COMPENDIUM

DE

MÉDECINE DOSIMÉTRIQUE

OU

MATIÈRE MÉDICALE

CHIMIQUE, PHARMACEUTIQUE, PHARMACODYNAMIQUE, CLINIQUE

PAR LE

Dr Albert Van Renterghem

DE GOËS (ZÉLANDE).

———

Grand Prix du Concours de l'Institut libre de Médecine dosimétrique
de Paris (1885).

COMPENDIUM

DE

MÉDECINE DOSIMÉTRIQUE

IMPRIMERIE A. LESIGNE,
19, rue de la Charité, à Bruxelles.

COMPENDIUM

DE

MÉDECINE DOSIMÉTRIQUE

OU

MATIÈRE MÉDICALE

CHIMIQUE, PHARMACEUTIQUE, PHARMACODYNAMIQUE, ET CLINIQUE

PAR LE

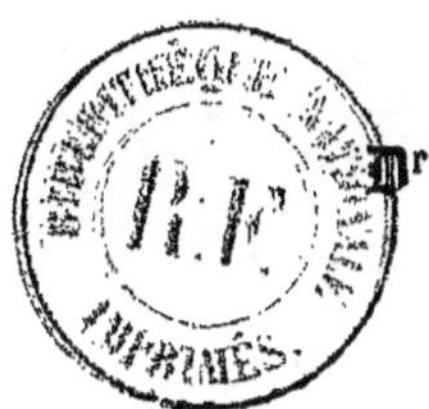

Dʳ **Albert Van Renterghem**

DE GOÉS (ZÉLANDE).

———

Ouvrage couronné au Concours de 1885 de l'Institut libre de Médecine
dosimétrique de Paris.

<table>
<tr><td>**PARIS**</td><td>**BRUXELLES**</td></tr>
<tr><td>GEORGES CARRÉ</td><td>A. MANCEAUX</td></tr>
<tr><td colspan="2">LIBRAIRES-ÉDITEURS</td></tr>
<tr><td>112, boul. Saint-Germain</td><td>12, rue des Trois-Têtes</td></tr>
</table>

1886

A M. LE DOCTEUR

A. BURGGRAEVE,

PROFESSEUR ÉMÉRITE DE L'UNIVERSITÉ DE GAND

(BELGIQUE).

———

Cher et Vénéré Maître,

Il va y avoir bientôt quatre ans que je me suis converti à votre belle et admirable méthode thérapeutique, et je ne crains pas de vous avouer que ma foi en l'art de guérir — grâce à la dosimétrie — n'a fait qu'augmenter depuis ce temps.

Permettez-moi de vous exposer un épisode de ma vie, triste et douloureux, en vérité, mais qui a contribué amplement à préparer ma conversion.

Le 21 février 1882, j'eus le malheur de perdre ma fille unique, — un bel enfant de bientôt cinq ans. — La sensation de voir souffrir un enfant bien aimé et de ne pouvoir le soulager est terrible; mais elle l'est doublement quand son père est en même temps le médecin.

Laissez-moi vous esquisser à grands traits la maladie de ma petite fille et sa fin prématurée.

Jeudi 16 février, au matin, ma femme trouva la petite, à son lever, fiévreuse, toussant et l'estomac dérangé. L'enfant avait assisté la veille à une réunion de ses petites amies où probablement elle se sera refroidie en jouant.

Je rassure la mère, prescris la diète et conseille de tenir la petite bien chaudement.

Cependant la fièvre s'allume et se maintient, avec des rémissions matinales, jusqu'au dimanche matin.

La petite commençait à demander à manger, et j'espérais déjà la guérison en bonne voie; seulement la toux persistait.

La nuit du dimanche au lundi, elle dormait assez bien; pourtant, je me levai jusqu'à trois fois, effrayé du son rauque de la toux, à de longs intervalles.

Toute la journée du lundi se passa fort bien. L'enfant joua avec son petit frère comme si de rien n'était; mais la voix était enrouée, et se voilait de plus en plus vers le soir. Comme la petite était un peu plus fatiguée vers cinq heures, la mère la coucha aussitôt.

A sept heures l'enfant se réveille en pleurant et ne veut plus rester dans son lit.

A part l'aphonie, il n'y avait pour le moment rien d'alarmant dans son état.

Elle s'amusa pendant quelques instants à voir des images, lorsque tout à coup elle fut prise d'un accès d'anhélation.

Dès lors, ma femme et moi, nous multipliâmes les soins que nous n'avions cessé de lui donner.

Malgré tout, les accès d'étouffement et de toux rauque se répétaient de plus proches en plus proches, distancés par quelques courts répits de sommeil.

Au grand matin, le mardi, j'espérais avoir gagné la cause; les intervalles entre les crises devenaient de plus en plus longs. L'enfant, à vrai dire, exténuée de fatigue et de sommeil, goûtait un peu de repos.

Je crus pouvoir profiter de cette amélioration pour visiter un client très sérieusement malade, demeurant à une lieue environ de ma résidence.

Arrivé à destination je le trouvai dans un état tellement grave qu'il me fut moralement impossible de le quitter.

Figurez-vous ma position. D'un côté, mon enfant chérie, ma femme éplorée réclamant ma présence; d'un autre côté, un malade confié à mes soins luttant contre la mort. Mon père, un vieux praticien, médecin expérimenté, me remplaçait près des miens, tandis qu'ici j'étais le seul, le dernier espoir de salut!

Lorsque, après trois longues heures, il fut évident pour les témoins de la lutte que la mort approchait et que ma présence devenait inutile, je quittai une scène d'agonie pour une autre plus pénible encore.

. . . .

Une heure après mon départ, les crises étaient revenues, de véritables accès de suffocation, et je trouvai mon enfant... les extrémités froides, tâchant d'aspirer, avec ses dernières forces, un peu d'air qui allait bientôt lui manquer tout à fait.

La mort était imminente... je n'en doutais nullement...

Cependant je dis à ma femme qu'il nous restait un dernier espoir, une dernière chance de salut! Je n'osais prononcer le mot; mais instinctivement la mère avait compris ma pensée.

Après quelques mots échangés avec mon père et un confrère appelé à l'aide, je procédai à l'opération de la trachéotomie.

Ma femme, courageuse jusqu'à la fin, nous assistait de son mieux. Hélas! l'enfant expirait quelques secondes après l'introduction de la canule dans la trachée-artère.

Quelques semaines plus tard, ma femme tomba gravement malade.

Une fièvre bilieuse continue la consumait.

Après un mois, la malade était tellement faible et amaigrie que sa perte me paraissait prochaine et inévitable.

Cependant la fièvre cessa alors et fut suivie d'une longue convalescence, entravée par des vomissements presque incoërcibles et qui menaçaient à leur tour la vie de ma compagne.

Il est inutile, je pense, de vous dire que mon père et moi nous avions épuisé tous nos efforts et mis à contribution tout notre savoir thérapeutique pour sauver nos malades; vous me croirez encore quand je vous dirai que les tristes revers que je venais d'essuyer n'avaient fait qu'accroître mon scepticisme en médecine et avaient ébranlé profondément ma foi en thérapeutique.

Et pourtant il me fallait continuer ma profession, soigner des malades tout en étant persuadé de l'impuissance de l'art!

C'est alors que je pris connaissance d'un petit volume du docteur J. A. van der Stok, un de mes compatriotes, dans lequel il expose votre doctrine.

L'ouvrage de cet auteur respirait une conviction si profonde de sa part et un tel enthousiasme pour la réforme thérapeutique que vous venez d'établir, que je sentais le besoin impérieux d'expérimenter votre méthode.

Depuis lors, je n'ai eu qu'à me louer de l'application de la dosimétrie dans le traitement de mes malades. La foi dans la valeur des médicaments m'est revenue et je n'ai qu'un regret, c'est de ne pas avoir été initié plus tôt aux vérités des principes que vous avez posés.

L'étude de vos œuvres et les résultats obtenus dans ma pratique particulière ont donné naissance, cher ami, à l'idée d'écrire la pharmacologie des agents médicamenteux simples usités en dosimétrie.

Je m'occupais déjà depuis longtemps de la composition de ce travail, lorsque l'Institut libre de médecine dosimétrique fixa un concours de prix pour l'année 1885, et proposa entre autres la question :

« Un travail d'ensemble sur la matière médicale dosimétrique. »

Vous dire que j'ai été heureux et fier de la décision du jury qui a bien voulu me décerner un des prix et classer mon livre sur le même rang que l'œuvre du professeur Laura, le savant promoteur de la dosimétrie en Italie, ce serait traduire imparfaitement ma pensée.

Veuillez combler mon bonheur, cher maître, en me permettant de placer mon travail sous le patronage de votre nom.

Dr A. W. VAN RENTERGHEM.

Goës, 1er mars 1886.

RÉPONSE.

Mon Cher Docteur,

J'ai lu votre lettre avec une émotion que chacun comprendra; elle fait mieux ressortir ce qu'a de coupable la résistance à une méthode aussi sûre, aussi prompte et aussi commode que la dosimétrie.

En médecine comme à la guerre, toute hésitation est mortelle; et sous ce rapport on peut dire que l'expectation a fait plus de victimes que les batailles les plus meurtrières.

Vous en avez fait la triste expérience; votre chemin de Damas a été d'autant plus douloureux que le père se rencontrait dans le médecin. Votre conversion aura donc le mérite de convaincre tous ceux que n'aveugle pas leur vanité personnelle ou intérêt mal entendu.

Pour ma part je suis heureux que le hasard, plus encore que votre malheur domestique, vous ait converti à la dosimétrie. Il en serait de même de beaucoup d'autres, si l'École ne s'obstinait à garder le silence. Non qu'elle doive approuver, mais au moins elle devrait examiner ce qu'il y a de vrai ou de faux dans ma doctrine. Elle devrait comprendre qu'en dehors du vitalisme il n'y a pas de médecine possible. Là est toute la question : soutenir les forces; car, comme l'a dit Hippocrate, c'est la nature seule qui guérit. Nous ne faisons que lui venir en aide, Naturœ servitus.

Espérons, mon cher docteur, que les mauvais jours de la profession sont passés et que la croyance en la thérapeutique renaîtra avec l'évidence des faits.

L'insuccès vous avait rendu sceptique, le succès vous a rendu la foi, non la foi aveugle, mais la foi intelligente qui a pour devise : « Aide toi, Dieu t'aidera. »

Je saisis cette occasion pour vous féliciter de votre succès. Vous avez compris qu'en médecine il ne saurait y avoir trop de remèdes, et que, bien appliqués, tous peuvent avoir leur utilité. La polypharmacie, c'était le minerai; la dosimétrie, c'est l'or pur extrait de sa gangue; et vous aurez été un des chercheurs.

Votre dévoué,

Dr BURGGRAEVE.

PRÉFACE.

Dénués, dans la petite ville que nous habitons, des sources bibliographiques, qu'offrent les grands centres, il nous a été impossible de consulter, autant que nous l'eussions désiré, les œuvres originales.

Nous avons cependant puisé largement dans les meilleurs traités de matière médicale, de pharmacologie, de toxicologie et de clinique, tant français qu'étrangers.

Les œuvres de Cl. Bernard, Gubler, Vulpian, Rabuteau; de Hüsemann-Hilger, Nothnagel-Rossbach, Schmiedeberg, Binz, Buchheim, von Schroff, Dragendorff, Kobert, Lewin; de van Hasselt, Plugge; de Bartholow, Lauder Brunton, Sydney Ringer, etc., etc., pour n'en pas citer d'autres, nous ont permis de donner un aperçu de tout ce qui est connu, pour le moment, des agents médicamenteux usités en dosimétrie.

Les travaux innombrables du vénérable auteur de la méthode dosimétrique, les écrits divers de ses disciples, les 13 volumes du *Répertoire de médecine dosimétrique* qui ont déjà paru, ainsi qu'une expérience personnelle de bientôt quatre ans, nous ont mis en état de faire connaître la meilleure manière de se servir des médicaments simples, et d'établir leurs indications spéciales.

Nous avons cru devoir aussi traiter de quelques agents, non admis encore par M. Burggraeve en pharmacie dosimétrique: ainsi de l'antipyrine, de la nitro-glycérine, de la thalline et autres, attendu que l'expérience clinique nous semble décider en leur faveur, et parce que nous savons que la dosimétrie n'exclut aucun progrès.

Dr A. W. van Renterghem.

Goës (Hollande), 5 mars 1886.

ERRATA.

PREMIÈRE PARTIE.

CHAPITRE PREMIER.

Origine de la médecine dosimétrique.

L'initiation de la dosimétrie fut le mémoire sur « *le Choléra indien* », lu en 1854 par feu le baron Éverard, médecin particulier de la reine de Hollande, à l'Académie royale de médecine de Belgique.

Dans ce mémoire, le docteur Éverard expose le traitement *atomistique* du docteur Mandt, de Saint-Pétersbourg, traitement couronné de succès.

Le docteur Éverard avait été témoin de ces succès lors de l'épidémie de choléra qui décima la population de la capitale de Russie, en 1832.

Mandt était un allopathe qui croyait à l'*homœopathicité* des remèdes, mais qui les employait à dose tangible et ne se servait que des principes actifs.

Or, en ce temps, on ne connaissait guère les alcaloïdes et, hormis la quinine, la morphine, on en faisait rarement usage en médecine.

Les extraits alcooliques de rhus, de bryone, de noix vomique, la quinine, le camphre, le musc, réduits en poudre impalpable et mélangés de sucre de lait, furent administrés par doses de 2 1/2 à 3 milligrammes.

Nous faisons suivre ici le « traitement atomistique du docteur Mandt » (1) :

Le choléra étant constitué, nous admettons le cas où le malade conserve encore un pouls perceptible et où le corps n'est pas complètement froid. Dans cet état le traitement est toujours le même. On administre une poudre composée de :

Extrait alcoolique sec de noix vomique . . .	1/50e de grain.
Acide phosphorique.	1/50e , —
Sucre de lait en poudre	5 grains.

Cette préparation est répétée selon la violence des vomissements ou des déjections alvines : ainsi, toutes les cinq, quinze, trente minutes. Le médecin rapproche ou éloigne les prises selon la nécessité.

En même temps, on a eu soin de faire tremper un drap de lit dans de l'eau froide salée; puis, après l'avoir fortement tordu, on en emmaillotte le malade afin de favoriser la réaction. Ordinairement le retour de la chaleur commence après quelques heures. « Je l'ai vu survenir — dit le docteur Éverard — en moins de vingt-quatre minutes, ainsi que la cessation des crampes. »

Ce but ayant été atteint, reste à observer les conséquences de l'attaque sur la membrane gastro-intestinale et même pulmonaire. Si, après quelques heures, l'état du cholérique s'aggrave, mais que le froid ne soit pas encore universel, on alterne le remède précité avec le suivant :

Extrait alcoolique de noix vomique	1/50e de grain.
— de vératrum blanc.	1/50e —
— de gramen	5 grains.
Sucre de lait en poudre.	5 —

La chaleur revient ordinairement quand le traitement a été institué avec soin et promptitude. Si elle tarde à reparaître, on renouvelle le drap trempé dans de l'eau salée. Dans l'entretemps on applique sur le ventre un cataplasme de *carduus marix*.

Quand la maladie arrive à sa troisième forme, soit d'emblée,

(1) *Rép. de méd. dos.*, 1883, p. 400.

soit successivement, par une aggravation de tous les symptômes : l'oppression devenant excessive, le pouls nul, la peau froide et cyanosée, alors le péril est imminent, il faut faire sur tout le corps des frictions avec de la glace et du sel pilés. Aussitôt cette opération faite (et elle doit se faire avec vigueur et vitesse), le malade est enveloppé derechef dans le drap mouillé et par-dessus une couverture en laine, et il est remis au lit.

En même temps on donne, alternativement, le premier remède (noix vomique et acide phosphorique) et la préparation suivante :

Musc . . . . 1/50ᵉ de grain.
Extrait alcoolique de noix vomique . . . . 1/50ᵉ —
Sucre de lait en poudre . . . . 5 grains.

Ces poudres sont administrées à des intervalles plus rapprochés : toutes les cinq, six, dix, quinze ou vingt minutes.

Après quelques heures d'attente, si la peau ne reprend pas la moindre trace de chaleur, il faut répéter les frictions avec la glace et le sel. « J'ai vu — dit le docteur Éverard — un cholérique à qui on a dû faire sept fois la même opération, et il a été sauvé. »

Si le choléra est sec, foudroyant, apoplectique, avec ou sans paralysie, même traitement interne, et on donnera alternativement :

1° Extrait de noix vomique . . . . 1/50ᵉ de grain.
   Musc . . . . 1/50ᵉ —
   Sucre de lait. . . . . 5 grains.
2° Camphre . . . . 1/50ᵉ de grain.
   Sucre de lait. . . . . 5 grains.

Ces remèdes sont donnés comme il a été dit plus haut : toutes les cinq, dix, quinze ou vingt minutes, selon la violence des symptômes.

Le docteur Éverard fait voir les précautions qu'exigent les malades à leur sortie de l'accès cholérique. Quelle que soit la forme grave que le malade ait traversée, le médecin doit surveiller attentivement la réaction : l'activer ou la modérer. Il supprime graduellement les doses de médicaments ; d'abord il abandonne le musc, le camphre, le vératrum et même l'acide phosphorique ; il laisse la noix vomique seule. Les prises du remède deviennent plus rares.

Il ajoute parfois 1/50ᵉ de grain d'extrait d'aconit ou de bryone, suivant qu'il veut combattre un excès de réaction ou qu'il prévoit une apparence de retour d'un accès de choléra.

C'est surtout dans ce moment de transition que les soins les plus attentifs sont nécessaires.

Aussitôt que le retour de la chaleur commence à se faire, il faut appliquer un cataplasme émollient, dans lequel on a mélangé deux onces d'herbe d'aconit. On conçoit qu'après une atteinte aussi profonde de la vitalité, l'imminence du typhus doit être grande ; c'est encore là un danger que les malades ont à traverser et qui n'est pas le moins grand. Tous les moyens les mieux dirigés ne suffisent pas toujours à conjurer le développement d'un état typhoïde, surtout quand la diarrhée a été le symptôme dominant.

Aussitôt que la langue devient sèche et la tête confuse, douloureuse, avec un certain degré d'exaltation, de délire, on ajoute à la noix vomique 1/50ᵉ de grain d'extrait alcoolique de belladonne, et même on donne ce dernier remède seul, suivant que les symptômes cérébraux sont plus marqués.

Le médecin seul doit juger s'il faut augmenter ou diminuer les prises du remède. Ordinairement il est administré toutes les deux ou quatre heures.

Pour toute boisson, on donne de l'eau pure. Si le malade tombe dans un grand affaissement, l'extrait alcoolique de *rhus toxicodendron* est donné, toujours à dose atomistique. Si le malade arrive au dernier degré de gravité du *typhus* et que déjà l'on soit en droit de supposer un commencement d'exsudation ou la formation prochaine d'un épanchement dans le cerveau : après avoir fait raser la tête, on applique un linge fortement enduit avec un onguent d'acétate de zinc (deux gros sur une once d'axonge), puis la tête est recouverte d'un bonnet de soie cirée. »

Une épidémie de fièvre pernicieuse qui régnait en même temps que le choléra donnait double besogne aux médecins, et ne faisait pas moins de ravages.

Mandt considérait le choléra comme une fièvre algide pernicieuse, et pensait devoir opposer aux deux maladies les mêmes moyens, c'est-à-dire les excito-moteurs vasculaires et nervins.

Le docteur Éverard terminait sa lecture de cette manière :

« Les résultats de ce traitement, ceux qui sont dus au traitement du docteur Mandt, l'étude comparative des symptômes des deux maladies (fièvre intermittente et choléra), ne laissent aucun doute sur les rapports intimes qui existent entre elles. Nous pourrions encore ajouter à l'appui de notre opinion les observations faites dans plusieurs localités du Caucase, de la Perse et de la Turquie. J'ai eu occasion de recevoir de plusieurs médecins qui ont suivi les armées russes dans ces contrées, en particulier de M. le docteur Pellican, médecin en chef, les renseignements les plus précis sur les fièvres qui ont fait des ravages affreux parmi les troupes. Ces fièvres sont si rapidement mortelles que la nuance entre les formes qu'elles revêtent et celle du choléra est presque nulle. La mortalité est peut-être plus grande encore, car le génie intermittent, moins violent dans le premier accès, continue de frapper et de tuer la plupart de ceux qui n'ont point succombé dans les premiers jours. Dans le traitement de ces fièvres graves qui régnent au Caucase, le sulfate de quinine est porté à des doses énormes; et encore il manque le plus souvent son effet. »

Le mémoire du docteur Éverard ne fut pas même l'objet d'une discussion, nous dit le professeur Burggraeve (1); le fléau avait cessé, et messieurs les académiciens préférèrent s'endormir dans leur fauteuil.

« Ce travail, dit-il, me donna à réfléchir. J'avais assisté à la terrible épidémie qui venait de sévir à Gand; et, comme chirurgien d'un des hôpitaux temporaires, j'avais vu combien tous les traitements institués avaient été vains. »

Voilà ce qui décidait l'honorable auteur de la médecine dosimétrique à expérimenter la méthode de traitement de Mandt, en l'appliquant, à défaut de choléra, dans les divers cas de fièvres qui ne manquaient pas dans son service de chirurgie.

Pour simplifier la méthode et permettre ainsi son universalisation, il substituait les alcaloïdes là où Mandt donnait les substances mêmes.

Avant l'application de la méthode défervescente et les pansements de Lister, les deux tiers au moins des opérés succombaient, soit au traumatisme, soit aux infections purulentes. Les pansements de Lister firent descendre la mortalité à 20 et 15 p. %, tandis qu'après la combinaison avec l'alcaloïdo-thérapie, tant préventive que curative, elle descendit à 5 et 2 1/2 p. %, où elle s'est maintenue depuis.

(1) *Organon de médecine dosimétrique*, p. 11.

Après avoir fait ces expériences, le docteur Burggraeve en soumit les heureux résultats à l'Académie royale de médecine de Belgique.

Un premier mémoire traitant de la médecine *atomistique* passa sans objections. A l'occasion d'un deuxième, un membre de l'Académie alla jusqu'à proposer l'ordre du jour sans discussion ni examen, disant que « ce n'était pas scientifique ».

La discussion n'eut pas de conclusion; on la renvoya à une communication ultérieure. « On comprend que je m'en gardai, dit le docteur Burggraeve : on communique ses idées aux hommes de bonne volonté, et non à ceux dont les livres saints ont dit : « *Aures habent et non andiebunt* ».

CHAPITRE II.

L'œuvre de Burggraeve.

Le professeur H. Lebert, de Breslau, auteur d'un traité de pathologie et de thérapie générales, livre qui a paru en 1866, y définit l'état de la thérapie à cette époque. Sa définition est l'expression exacte des idées qui, encore de nos jours, règnent en médecine officielle. A cet effet, nous n'avons qu'à rappeler les longues discussions sur le traitement de la fièvre typhoïde, qui ont occupé un nombre respectable de séances de l'Académie de médecine de Paris, sans aboutir à quelque résultat utile. Les princes de la médecine officielle sont entrés dans l'arène, tous brisant une lance, qui pour la méthode rationnelle, qui pour la méthode expectante « armée ou non armée », qui pour les bains froids ou tièdes, qui pour un traitement exclusif, soit par le salicylate de soude, ou bien encore par le sulfate de quinine. En somme, M. Vulpian a déclaré que les méthodes thérapeutiques les plus diverses donnent des résultats sensiblement analogues.

Ne faut-il pas s'étonner que, dans un pareil état de choses, à un moment où les lumières officielles ne pouvaient parvenir à s'entendre ni à résoudre la question, le président de la docte assemblée, M. Hardy, ait retiré brusquement la parole à notre courageux confrère belge, M. Emile Chavée, en lui lançant ces mots : « Cela n'est pas possible ! » lorsque celui-ci commentait, à la tribune de l'illustre aréopage, le principe de la jugulation des maladies aiguës? M. Hardy aurait dû se rappeler une des paroles de F. Arago : « Celui qui, en dehors des mathématiques, prononce le mot *impossible*, manque de prudence. »

M. Lebert, dans son livre, déjà cité, émet l'avis qu'à part les soins d'hygiène et une bonne diététique, l'*expectation* doit former la base d'action (il serait plus raisonnable de lire inaction) dans toutes les maladies typiques. « Ces maladies, dit-il, ne sont pas seulement enclines à la guérison, mais elles guérissent en effet dans une certaine période de temps que l'emploi des médicaments ne saurait presque raccourcir. »

« Ainsi, dans les exanthèmes fébriles aigus, on peut se passer de médication, à moins qu'il ne se présente quelque symptôme grave auquel répondra l'indication symptomatique. »

« La simplicité, le calme et la prudence dans la prescription des remèdes forment les traits caractéristiques de la médecine actuelle. »

Nous approuvons, sans doute, ces qualités dans le médecin ; pourtant il nous semble qu'on peut pousser cette simplicité trop loin, et que l'abstention d'agir au moment donné peut faire autant de tort au malade qu'une médication trop énergique ; disons mieux, qu'une médication déraisonnable.

La thérapie de Mandt, comme nous l'avons dit dans le chapitre précédent, fut le point de départ de l'idée fondamentale de la dosimétrie. M. Burggraeve commençait une série d'expériences dans son service à l'hôpital civil de Gand, qui le mirent à même de découvrir la possibilité de *prévenir* quelquefois, de *juguler* souvent et d'*enrayer* toujours le syndrome fièvre.

Indépendamment de M. Burggraeve, le professeur C. Liebermeister, de Tubingue, a démontré, dans différents travaux et plus particulièrement dans son *Handbuch d. Pathol. und Therap., des Fiebers*, paru en 1875, et dans les *Antipyrétische Heilmethoden*, qui font partie du *Handbuch der Allgem. Therapie*, du professeur Ziemssen, paru en 1880, « que dans les maladies aiguës fébriles le grand danger pour le malade réside surtout dans le symptôme fièvre. » La plupart des médecins sont maintenant unanimes sur ce point et partagent l'avis que, conséquemment, les méthodes antipyrétiques, en général, sont d'urgence dans ces maladies.

Une petite minorité, s'appuyant sur l'autorité de Cohnheim, réagit contre cette tendance en thérapeutique, et persiste à voir dans la fièvre ce qu'y voyaient les anciens : c'est-à-dire le *conamen naturae* qui tend à éliminer la matière peccante, une tendance qu'on s'abstiendra d'annuler.

Selon l'école régnante « *il n'y a pas de fièvre sans lésion organique.* »

Au contraire, M. Burggraeve, tout en admettant que la lésion organique et la fièvre peuvent marcher de pair, nie absolument que la dernière soit uniquement la conséquence fatale de la première.

« Il faut, dans toute maladie, distinguer deux périodes : la première *dynamique*, ne présentant que des troubles fonctionnels, la seconde *organique*, se traduisant par le changement anatomo-pathologique du tissu. »

« C'est surtout dans cette première période que le médecin doit agir, c'est alors qu'il doit déployer ses forces, qu'il doit tâcher de juguler, de faire avorter la maladie.

« Arrivée dans sa deuxième phase, la lésion anatomique étant là, il ne peut plus être question de juguler ; mais encore ne faudra-t-il pas se croiser les bras et voir se faire, en silence, les progrès de la maladie ; on tâchera d'enrayer, de sauver ce qui peut encore être sauvé, afin qu'il y ait aussi peu de dégât que possible.

« Comme on ne peut jamais savoir combien de temps il faudra à la maladie pour parcourir sa première période, il est du devoir du médecin d'agir à temps et d'être d'autant plus actif que le péril paraît grand. »

De cet énoncé découle la règle du maître : « *A maladie aiguë un traitement aigu.* »

La méthode de Mandt, consistant à administrer de petites doses de médicaments à des intervalles plus ou moins rapprochés, selon l'urgence des symptômes, suggéra au docteur Burggraeve une autre idée, non moins heureuse : celle de rompre avec le vieux précepte des doses *maxima* et *minima* de la pharmacopée.

Cette idée portait loin dans ses conséquences et visait à une véritable révolution, tant en pharmacie qu'en thérapeutique.

D'abord il faut savoir ce qu'on donne ; après, combien on donne, enfin, comment on donne.

Il est évident qu'avec les vieilles formes médicinales, les décoctions, les infusions, les extraits, les teintures, on ne peut jamais savoir au juste combien du principe actif sera ingéré à un moment donné par le malade.

Une foule de circonstances peuvent influer sur la richesse en matière active contenue dans une plante.

Le climat, le temps de l'année, le sol, la période de végétation, les soins apportés à la récolte et à la conservation dans les officines, sont autant de causes avec lesquelles il faut compter quand on voudra se servir du végétal brut.

Pourquoi donc ne pas écarter d'emblée cette source trop féconde en erreurs et ne pas se servir des *principes immédiats,* les seuls et vrais médicaments naturels et rationnels?

. La chimie moderne nous a dotés d'une foule de ces principes, *alcaloïdes, glycosides* et autres, mais on en a tout bonnement peur. On les tient enfermés dans les armoires à poisons hermétiquement closes.

Il fallait donc commencer à les retirer de là. Mais comment s'en servir?

En effet, au temps dont nous parlons, il n'y avait guère que la quinine et la morphine qui fussent passées en usage journalier.

Et dire que, déjà en 1826, la chimie nous offrait une dizaine au moins d'alcaloïdes! M. Richard, dans son Formulaire de poche, qui a paru en 1824, en énumère encore davantage.

Nous transcrirons ici quelques lignes de ce petit volume :

« L'analyse chimique des substances végétales a fait, dans ces derniers temps, de rapides progrès, et a procuré à la thérapeutique des médicaments énergiques, dont la composition est toujours identique. Les substances alcalines obtenues des végétaux, jouissant presque toujours des mêmes propriétés que les médicaments dont elles ont été tirées, et étant d'une administration beaucoup plus facile, nous avons cru devoir réunir, dans un même chapitre, les caractères de ces substances et quelques détails sur leur mode de préparation et leurs combinaisons, en nous bornant à celles qui offrent le plus d'intérêt pour la thérapeutique. »

La plupart des *principes immédiats* des végétaux n'étaient connus que de nom aux médecins et ne figuraient dans les boutiques des pharmaciens qu'à titre de poison.

Il est vrai que la pharmacologie expérimentale avait établi l'action toxique pour la plupart d'entre eux, et avait fixé la dose suffisant à tuer un animal.

Mais on ne saurait de ces expériences *in animá vili* — tout en appréciant leur valeur incontestable pour la science — conclure à l'action physiologique des agents médicaux sur l'homme sain, encore moins à leur valeur thérapeutique en cas de maladie.

Nous sommes parfaitement de l'avis de M. Vulpian, quand il dit :

« Lorsqu'il est question de médicaments dont l'action ne se manifeste chez l'homme, d'une façon appréciable, que dans les cas de maladies ou d'affections spéciales, nous n'avons aucun renseignement à attendre de la physiologie expérimentale : toutes nos informations doivent être puisées dans la clinique.

» Le nombre des agents thérapeutiques auxquels s'applique cette proposition est grand. On peut dire qu'il y a une forte partie de la physiologie des médicaments qui, dans l'état actuel de la science, ne peut être étudiée que chez l'homme malade. » (Leçons sur l'action physiologique des substances toxiques et médicamenteuses, 1882.)

Un large champ d'expérimentations s'ouvrait donc pour M. Burggraeve. Il a fait pour les simples ce que Hahnemann, avant lui, a fait pour les composés.

Dans son *Manuel de Pharmacodynamie,* le savant auteur de la dosimétrie décrit sommairement l'action physiologique et thérapeutique des principaux agents employés en dosimétrie.

Plusieurs autres publications, tant du maître que de ses élèves, ont concouru à augmenter la somme de ces connaissances. Le *Répertoire universel de médecine dosimétriqne,* journal mensuel qui vient d'entrer dans sa treizième année, y a largement contribué, tant par des articles de fond que par des faits cliniques.

Une fois admis qu'on ne se servira que des alcaloïdes ou autres agents actifs des plantes, et des produits chimiques absolument purs, reste la question des doses et de la forme médicinale.

Quant à la première question : celle de la dose qu'on devra administrer dans un cas donné, on la trouvera en tâtonnant ; on commence à administrer à un adulte, 1/2, 1 ou 2 milligrammes d'un médicament quelconque, suivant l'activité plus ou moins grande de l'agent médical qui est en cause ; s'il s'agit d'un enfant, on fractionnera davantage, selon le besoin du moment.

Cette première dose donnée, le médecin en observe l'effet ; il attend pour répéter le médicament le temps qu'il faut à la première prise pour être absorbée et déployer son action.

De cette manière, il pourra recommencer après dix minutes,

un quart d'heure, une demi-heure, une heure, etc., selon l'effet produit par l'agent et selon la résistance plus ou moins grande de la maladie.

Aussitôt qu'on voit l'effet physiologique se produire, on donne les doses à plus grandes distances, ou bien encore on supprime le médicament.

La règle qui précède sera suivie à la lettre par le médecin quand il s'agira d'un malade qu'il ne connait guère.

La susceptibilité pour les alcaloïdes, la manière de réagir de différentes personnes contre l'action des médicaments héroïques est tellement variable, qu'il faut toujours se tenir en garde pour éviter des désagréments.

Si l'on traite le même patient une autre fois, on peut être plus hardi et, — connaissant sa sensibilité plus ou moins grande pour tel ou tel agent, — donner d'emblée une dose plus forte dont on soutiendra ou augmentera l'effet en continuant, à distances assez courtes, par des doses ordinaires.

Dans les cas aigus, on continue toujours à répéter les petites doses *jusqu'à obtention de l'effet désiré,* indépendamment de la quantité absolue du médicament.

Nous voilà donc loin de la dose *maxima* magistrale, à laquelle on tient tant en allopathie, et qui nuit autant au succès de nos confrères que leurs doses massives.

La seconde question, celle de la forme médicinale, a été encore résolue par le docteur Burggraeve d'une façon fort satisfaisante.

Ici le maître a fait un emprunt à l'homœopathie. Le globule des homœopathes, contenant une dose infinitésimale de médicament, a servi de spécimen pour le granule dosimétrique, contenant, celui-ci, un remède très actif à dose minime mais toujours tangible.

Cette forme a résolu d'emblée le problème d'offrir au malade un remède absolument pur, d'une action toujours identique, d'une manière agréable et aussi mignonne que possible.

Il a fait mettre sous forme de granule parfaitement soluble, tous les agents dosimétriques demandés.

La création d'une pharmacie dosimétrique spéciale était absolument nécessaire.

En effet, l'auteur de la nouvelle méthode thérapeutique aurait eu beau recommander l'emploi de l'aconitine, de la quassine, de la cicutine, etc., ces agents non spécifiés dans le Codex ne se trouvant pas dans les pharmacies, ou bien le médecin expérimentant avec des agents tantôt inertes, tantôt toxiques, les effets obtenus auraient bientôt discrédité la dosimétrie.

En confiant à un pharmacien de 1re classe la fabrication de ses médicaments dosimétriques, l'honorable professeur n'a pas entendu lui en assurer le monopole, mais s'en réserver le contrôle rigoureux, comme garantie de leur pureté et bonne fabrication. La chose était d'autant plus nécessaire que les falsifications des substances héroïques sont plus nombreuses de jour en jour, ainsi que le démontrent les poursuites devant les tribunaux.

En récapitulant ce chapitre, nous constatons donc que l'œuvre immense du professeur de Gand peut être réduite à deux faits capitaux, savoir :

1° *La démonstration de la jugulabilité possible des maladies aiguës.*

Les maladies typiques ne parcourent leur cycle que pour autant qu'on les laisse faire. Donc guerre à l'expectation !

2° *La vulgarisation de l'emploi des principes actifs des plantes.*

Il n'y a pas de doses *maxima*. On doit se servir de la matière active simple et non du végétal brut. Donc révolution en pharmacie.

De ces deux faits nous obtenons comme résultats :

a. Réduction notable de la mortalité et du chiffre des maladies chroniques ;

b. Simplification longtemps désirée en fait de matière médicale et de pharmacie.

CHAPITRE III.

De l'action thérapeutique des remèdes.

La plupart des auteurs contemporains n'admettent que l'action physico-chimique des remèdes. M. Schmiedeberg, le savant professeur de pharmacologie de Strasbourg, auteur d'une Matière médicale qui vient de paraître, en parlant de l'action des agents pharmacologiques s'exprime de la manière suivante :

« Les changements dont sont affectés les éléments d'organes sous l'influence des agents pharmacologiques, sont de *nature chimique*; l'action d'un même agent est sensiblement égale tant sur l'organisme vivant qu'après la mort de l'organe. L'acide sulfurique concentré détruit tout aussi bien la structure d'un organe vivant que celle d'un organe qui a cessé de vivre. »

Cependant le *modus quo* de l'action chimique d'un agent pharmacologique, notamment sur les nerfs et les muscles, est loin d'être toujours si tranchant que dans le cas cité.

Quelquefois nous sommes en état de constater en général une altération du tissu, par exemple, la coagulation du contenu de la fibre musculaire ou de la cellule nerveuse.

Le plus souvent, cependant, nous n'observons rien de pareil, et la cellule affectée du médicament n'a subi, *apparemment* du moins, aucun changement.

Cependant, nous sommes forcé de conclure à une modification quelconque, comme nous observons des troubles fonctionnels.

L'état normal de ces éléments organiques, surtout leurs fonctions ordinaires, dépendent d'une certaine *constitution molécu- laire*; celle-ci peut subir des changements notables après la plus légère excitation, et causer par là ces troubles de la fonction.

Là constitution moléculaire des organes élémentaires peut encore être dérangée par la résorption de substances étrangères à l'organisme, qui par leur présence font l'effet d'une pierre qu'on jetterait dans le rouage d'une machine compliquée.

Il nous est impossible pour le moment, et probablement même dans l'avenir le plus éloigné il ne nous sera pas donné de traduire ces changements opérés dans la constitution moléculaire, par la méthode graphique, ni de les exprimer par une formule mathématique ou chimique.

Cette manière d'agir des agents toxiques ou pharmacologiques dépend absolument des qualités particulières des molécules de la substance toxique.

Nous ne savons pas pourquoi une molécule de *strychnine*, après son absorption dans les cellules nerveuses de la médulle, augmente l'irritabilité réflexe qui peut porter au *tétanos*, tandis que beaucoup d'autres agents, qui ont en apparence le même aspect, ne déploient pas cette action ou bien présentent une action contraire.

En comparant toutes les substances toxiques, nous pouvons conclure que leur action particulière ne dépend ni de la grandeur de la molécule (c'est-à-dire du nombre des atomes qui la composent) ni de la présence d'un élément particulier. Il n'y a pas un seul élément qui soit un poison dans toutes ses combinaisons.

De petites molécules, comme celles de l'acide cyanhydrique, par exemple, peuvent être de violents poisons, tandis que de grandes molécules sont absolument inoffensives.

L'hypothèse d'une action moléculaire spéciale des agents toxiques des nerfs et des muscles, gagne en probabilité par le fait qu'ils ne détruisent pas les éléments d'organes, mais que ceux-ci continuent, après l'élimination du poison, à fonctionner d'une manière normale.

S'il n'en était pas ainsi, jamais on n'oserait se servir du chloroforme, par exemple.

On peut entretenir pendant des semaines et des mois une mydriase artificielle par l'atropine, sans que les organes élémentaires s'en ressentent ou en souffrent.

Les substances toxiques qui détruisent le tissu, ne pourront jamais atteindre la cellule nerveuse pendant la vie de l'individu, puisqu'elles se décomposent et perdent leur faculté d'agir en chemin.

Le cautère potentiel n'a qu'une action strictement locale, tandis que le poison moléculaire n'a pas ou peu d'action locale, n'agissant qu'après son absorption et alors encore seulement sur des organes spéciaux ou sur des parties spéciales, quelquefois fort restreintes, du système nerveux. » (1).

Selon M. Vulpian (2), les poisons et les médicaments qui agissent par absorption sont transportés par la circulation dans tous les points de l'organisme, et pénètrent même vraisemblablement dans tous les éléments anatomiques.

« Les effets de chaque poison tiennent peut-être en partie à ce que les substances pénètrent plus facilement dans certains éléments anatomiques que dans d'autres; mais à coup sûr, la véritable explication de ces effets se trouve dans la nature spéciale de la matière organisée des diverses sortes d'éléments anatomiques. Ces éléments sont nécessairement impressionnés d'une façon différente par telles ou telles substances dont ils incorporent quelques molécules : les uns paraissent insensibles à l'influence d'un agent toxique qui en paralysera ou excitera d'autres. D'autre part, les propriétés physiologiques de certains éléments anatomiques sont modifiées de diverses façons par des substances toxiques différentes. C'est ainsi que se produiront les troubles fonctionnels par lesquels se traduira l'action de tel ou tel poison.

« Les éléments anatomiques sont donc différents les uns des autres, non-seulement par leurs caractères morphologiques, physiques, chimiques, vitaux; mais encore par la manière dont leurs propriétés physiologiques sont influencées par certaines substances qu'ils incorporent éventuellement. »

Il nous semble que les auteurs que nous venons de citer sont parfaitement d'accord sur un point : c'est-à-dire qu'il y a des agents toxiques et médicamenteux dont on ne peut expliquer l'action sur l'organisme par les lois physico-chimiques seules.

M. Schmiedeberg est également d'avis qu'on pourrait admettre une action moléculaire spéciale sur les nerfs et les muscles, une action qui ne dépendrait ni de la grandeur des molécules ni de la présence d'un élément chimique particulier, une action propre, subjective, aux molécules du poison.

M. Vulpian admet une nature spéciale de la matière organisée

(1) Gründriss-der Arzneimittellehre von Dr O. Schmiedeberg, 1883.
(2) OEuvre citée, p. XXV.

dont les éléments seraient différemment impressionnés par telle ou telle substance ; tandis que les uns ne réagissent pas, les autres sont excités ou paralysés par une substance toxique.

Nous sommes exactement du même avis. Seulement, tout en faisant une part respectable à l'action *chimico-physique* de certains remèdes, tels que les acides, les alcalis, etc., qui exercent une influence absolument identique sur les organes vivants et sur les tissus morts, nous distinguons l'action *catalytique* modificatrice des fonctions et n'agissant que pendant la vie de l'individu.

En ce sens, les médicaments dosimétriques sont pour la plupart des *modificateurs vitaux*.

En effet, on ne saurait écarter du débat, ni passer sous silence, l'influence incontestable de la *vitalité*.

Les alcaloïdes végétaux agissent en général par contact : une action de forme supérieure indépendante de toute action chimique, nommée *catalyse physiologique*.

Par leur seule présence les modificateurs, sans rien céder ni prendre à la cellule nerveuse, à la fibre musculaire, apportent un changement dans leurs fonctions.

Ils ne s'assimilent pas aux tissus; c'est pourquoi il faut se garder de donner les médicaments en excès, comme font les allopathes, car ce qu'il y a de trop reste dans l'organisme et va être une cause de troubles, tant organiques que fonctionnels, à moins que le remède — maintenant devenu poison — ne se décompose et ne perde sa faculté de nuire.

La dosimétrie ne reconnaît pas la spécificité des remèdes, elle n'admet que leur action physiologique.

Elle partage les vues de M. Gubler (1) « que les lumières de la biologie dissiperont les fantômes de la *spécificité morbide* et de la *spécificité thérapeutique*. »

Pour que nous accordions le nom de spécifique à un remède dans une maladie appropriée, nous exigeons qu'il la guérisse toujours, en tenant compte, bien entendu, des conditions exigées, tant pour l'emploi de l'agent thérapeutique que pour l'état individuel de la personne malade.

Or, il n'y a pas, que nous sachions, un seul remède qui puisse satisfaire à cette donnée.

____

(1) *Commentaires thérapeutiques,* préface VIII.

Prenons par exemple le *salicylate de soude*, réputé spécifique pour le rhumatisme, et donné à doses massives par nos confrères allopathes :

« Lorsqu'il s'agit du rhumatisme articulaire, ce sel n'est réellement efficace que dans les cas aigus, surtout dans les cas de rhumatisme fébrile multi-articulaire, plus ou moins mobile. C'est là qu'il triomphe *d'ordinaire* (1). Il n'a plus qu'une utilité éventuelle et rare dans les cas de rhumatisme subaigu, et il en a encore moins dans les cas d'exacerbation aiguë du rhumatisme articulaire chronique.

« On peut dire que, dans ces cas, le soulagement qu'il produit, lorsqu'il y a soulagement, n'est habituellement que momentané : au bout de deux, trois ou quatre jonrs les douleurs reprennent leur intensité première, ou à peu près, quoique le malade reste soumis à des doses élevées du médicament.

« Ce médicament est même impuissant contre les complications du rhumatisme articulaire aigu. Il n'a aucune action, dans l'immense majorité des cas, soit sur la péricardite, l'endocardite et l'endo-péricardite rhumatismales, soit sur la pleurésie rhumatismale, et j'ajoute que tous les médecins sont d'accord sur ce point (2). »

Ce qui n'empêche pas qu'ils continuent à bourrer leurs malades rhumatisants de produits salicylés, tant est grande la routine!

Ce qui est vrai pour le salicylate de soude, ne l'est pas moins pour la quinine, le remède spécifique de la fièvre intermittente.

Nous avons eu souvent à traiter des cas de fièvres paludéennes, pendant notre séjour aux Indes orientales, à Java, à Bornéo, qui se montraient absolument réfractaires à cet antitypique et antipyrétique puissant, donné à doses souvent énormes. Quelquefois la combinaison de la médication quinique et des composés arsénicaux nous fit réussir. Plus souvent il n'y avait que le changement du milieu, le transport des malades dans les contrées hautes des belles montagnes du Sumatra ou de Java, qui pût mettre un frein à l'action délétère du poison miasmatique. Il faut reconnaître que dans ces temps, nous ne connaissions pas la méthode

---

(1) Nous soulignons ce mot.
(2) VULPIAN, *Œuvre citée.*

dosimétrique, qui donne au médecin des armes perfectionnées et un arsenal mieux pourvu que la pharmacie classique.

Il n'y a pas jusqu'au mercure et jusqu'à l'iode même, qui dans le véritable sens du mot mériteraient la dénomination de spécifique.

Où est le praticien qui puisse avancer un seul fait de guérison incontestable de syphilis, soit par les mercuriaux, soit par les iodés, soit par ces deux ordres de remèdes combinés?

« La syphilis est-elle curable? Nous n'hésitons pas à répondre : *Non, elle n'est pas curable;* car une maladie qui, après des périodes de calme de trente, cinquante, soixante ans même, présente des manifestations différentes de l'accident primitif, mais étant de même nature que lui, c'est-à-dire syphilitiques, cette maladie n'est pas une maladie curable. »

Voilà l'opinion du docteur Armand Rizat, auteur d'un excellent Manuel pratique des maladies vénériennes qui a paru en 1881.

Maintenant il faut distinguer. Nous ne contestons pas la valeur thérapeutique du mercure et de l'iode dans les accidents syphilitiques; seulement nous ramenons leur pouvoir à leur faculté perturbante de la nutrition faisant absorber les exsudats ou fondre les hypertrophies, les conséquences du *virus*. Or, cette action n'est nullement particulière aux exsudats syphilitiques, mais s'exerce tout aussi bien dans des cas d'hypertrophie scrofuleuse, strumeuse, etc.

Le sulfure de calcium, agent très actif dans les diphtéries, je dirais presque indispensable, et que nous devons à notre savant confrère le docteur P.-A. Fontaine, de Bar-sur-Seine (1), ne doit son efficacité qu'au concours d'autres facteurs médicamenteux, tels que les défervescents, la quinine, etc.

En somme, le dosimètre ne soigne pas la maladie, qu'il est loin de considérer comme une entité, mais il soigne le malade.

Avant de quitter ce sujet, disons encore un mot de l'*action élective* des agents médicaux.

Telle est l'action des mydriatiques sur les sphincters, en général sur les fibres musculaires lisses circulaires; de la strychnine, qui rehausse l'irritabilité réflexe du système cérébro-spinal et tonifie les nerfs vaso-moteurs; de la curarine, agissant sur les

______

(1) Voir son *Mémoire sur le traitement dosimétrique de la diphtérie.*

points de rencontre entre les extrémités terminales des nerfs moteurs et de la substance propre des faisceaux musculaires ; de la pilocarpine sur les centres nerveux sécrétoires, mais surtout sur ceux des glandes salivaires et sudorales.

Nous ne pouvons que constater le fait, sans nous en rendre compte chimiquement.

CHAPITRE IV.

De la combinaison de divers modificateurs médicamenteux.

Rarement un seul remède suffira pour mener une maladie à bonne fin, c'est-à-dire à la guérison. En dosimétrie, il faut observer la *dominante* et la *variante* du traitement ou l'indication causale et l'indication dynamique.

Choisissons un exemple : une névralgie du nerf sciatique peut se présenter dans des conditions telles que, si celles-ci ne sont pas bien appréciées, la maladie devient incurable.

Il faut savoir faire la part des causes. Ainsi, le mal est-il rhumatismal, est-il syphilitique, est-il de nature paludéenne, dépend-il simplement d'une obstruction alvine? Il faut l'emploi du modificateur causal.

Une prudente expérimentation servira de pierre de touche et le succès répondra aux essais répétés. Les commémoratifs nous guideront également dans notre choix.

A cette occasion, nous nous rappelons un cas de sciatique, traité pendant deux mois par le salicylate de soude, à raison de 6 grammes par jour, par l'électricité, par les piqûres hypodermiques au chlorhydrate de morphine, sans amélioration aucune.

Les douleurs étaient intolérables, l'anorexie survint, une fièvre intermittente quotidienne s'y joignit, et le malade dépérissait à vue d'œil.

C'est alors que nous fumes consulté. Nous changeâmes la médication et administrâmes le protoiodure d'hydrargyre à raison de 5 granules par jour comme *dominante* du traitement, un sel de quinine et la strychnine comme *variante :* le premier pour parer aux accès, le second pour relever la vitalité, ayant soin de de faire commencer la journée par le lavage intestinal au Sedlitz.

L'état du malade s'améliorait dès les premiers jours ; la fièvre le quitta, l'appétit revint et après deux semaines du traitement les douleurs ne se firent plus sentir.

Nous avons revu de temps en temps notre patient, que nous soignons dès lors exclusivement par la dosimétrie.

On pourrait nous objecter que le mercure aurait suffi dans le cas cité ; il est fort probable qu'un allopathe s'en serait tenu là ; peut-être aurait-il guéri le malade tout aussi bien sans l'aide d'autres médicaments. Seulement, nous pensons qu'il n'aurait pas atteint son but aussi vite que nous.

Nous sommes d'avis qu'en médecine officielle on fait trop la chasse aux spécifiques. Le temps est aux microbes, comme dit spirituellement M. Burggraeve ; il ne faut pas tant les décrire que chercher à les expulser.

Que ferons-nous pour nos malades en attendant la découverte du spécifique qu'on pourra opposer à chacun d'eux ?

Pour notre part, nous conseillons d'entrer dans notre voie, de faire de la médecine des symptômes, de la polypharmacie si l'on veut, mais de la bonne polypharmacie alors.

Procédons encore par un exemple :

Au mois d'août 1883 on vint nous réveiller la nuit pour un cas de catarrhe gastro-intestinal aigu.

Une dame frisant la soixantaine, qui les derniers jours déjà se trouvait un peu indisposée : mauvaises digestions, appétit variable, selles retardées, était prise, vers 1 heure du matin, de douleurs de ventre, de vomissements et de dévoiements répétés.

Appelé à 4 heures, nous trouvâmes la patiente dans un état vraiment très alarmant : la voix rauque, les extrémités froides, un pouls très faible, accéléré, presque filiforme, prostration, soif, vomissements et diarrhée, précédés de douleurs à la hauteur du nombril.

Bref, en temps d'épidémie nous n'eussions pas hésité à diagnostiquer un cas de choléra. On se rappellera que justement à cette époque nous étions menacé du fléau qui visitait alors l'Égypte.

Un cas de choléra nostras suivi de mort, dans un port voisin (Flessingue), et discuté dans la feuille locale, avait suffi à alarmer notre malade et contribuait beaucoup à l'aggravation de son état.

Notre médication fut fort simple. Muni d'une pharmacie de poche, nous pûmes nous mettre immédiatement à l'œuvre.

A 4 h. 15, nous administrâmes : sulfate de strychnine, hyosciamine, aâ 2 granules, chlorhydrate de morphine, 5 granules.

4 h. 20. Dévoiement liquide rizacé.

4 h. 24. Nouveau dévoiement.

4 h. 30. Deuxième administration de granules, comme à 4 h. 15.

4 h. 33. Selle liquide.

4 h. 37. Nausées, dévoiement.

4 h. 45. Troisième administration de granules.

5 h. La malade est un peu mieux, elle se sent lasse, n'a plus de mal au ventre, les extrémités sont moins froides.

Pour être juste, il faut dire que nous avions fait appliquer des bouteilles d'eau chaude aux bras et aux jambes.

Sa soif étant encore intense, nous ne lui donnions que de l'eau à petites gorgées, de cinq en cinq minutes.

5 h. 15. Sulfate de strychnine 2 granules, hyosciamine 1 granule, et morphine 2 granules.

A ce moment nous quittâmes la patiente, en enjoignant au mari de ne donner les doses d'abord que de demi-heure en demi-heure, et si le mieux continuait, de les espacer davantage.

Nous revînmes à 9 heures du matin : la malade avait pris cinq fois les granules depuis 5 heures ; elle dormait maintenant, le pouls était calme, plus développé, à 80 pulsations, les extrémités avaient recouvré la chaleur normale, le flux de ventre, le vomissement, la douleur avaient cessé comme par enchantement. Nous fîmes supprimer la morphine et donner les deux autres agents à raison d'un granule seulement d'heure en heure.

A midi, notre malade délirait un peu ; c'était un délire tranquille, nullement alarmant ; elle avait la langue épaisse, sèche, et parlait avec difficulté ; le visage était rouge, les extrémités chaudes ; légère transpiration.

Hormis ces symptômes, elle se trouvait parfaitement bien et jouissait d'un bien-être ineffable, revirement naturel de son état antérieur.

Nous cessâmes toute médication et ne revîmes la malade que le lendemain matin à 9 heures.

La nuit avait été excellente, elle eut une transpiration abondante et une bonne diurèse. Elle avait de l'appétit et demandait à se lever. Les légers symptômes toxiques dus à l'hyosciamine avaient disparu.

Nous accordâmes un bouillon, du laitage et quelques biscuits; la malade put quitter le lit, mais ne sortirait pas encore ce jour-là. Le jour après, rétablissement complet qui s'est maintenu.

Le succès de la médication dosimétrique dans ce cas est indiscutable; les moyens médicamenteux employés, soit 10 milligrammes de sulfate de strychnine, 7 milligrammes d'hyosciamine et 27 milligrammes de chlorydhrate de morphine ont suffi à ramener les fonctions troublées à leur ordre naturel. Après une bonne nuit, la malade était totalement rétablie, malgré son âge avancé, malgré l'attaque sérieuse qu'elle venait d'essuyer, malgré l'ingestion d'alcaloïdes (hyosciamine et strychnine) que feu M. Gubler considérait comme incompatibles et antagonistes.

L'appétit était bon, la langue normale, pas de faiblesse; au besoin la dame aurait pu sortir et vaquer à ses affaires.

En eût-il été de même si un allopathe l'avait traitée?

Nous craignons que non. En effet, quelle eût été notre médication dans un pareil cas, avant notre conversion à la dosimétrie?

La poudre de Dower, l'opium brut en poudre, une tisane de décoction de salep additionnée de laudanum ou quelque autre médicament à base opiacée eût été choisi, et cela à doses élevées.

Eussions-nous ainsi atteint notre but? Non, nous l'eussions dépassé. La balance eût penché du côté opposé : nous eussions donné la constipation à la malade, avec tout son cortège de symptômes dyspeptiques. En somme, la maladie eût au moins traîné encore quelques jours.

L'opium narcotise l'individu et suspend la sécrétion intestinale; en même temps il abrutit, ou bien il excite, et, au lieu d'arrêter le mouvement désordonné de l'intestin, celui-ci continue.

La strychnine donne du ton à tout le système nerveux, relève les fonctions vitales; associée à l'hyosciamine qui agit en relâchant les fibres musculaires lisses circulaires, elle rétablit l'équilibre de la fonction motrice, du mouvement péristaltique des intestins; la morphine à petites doses excite le nerf d'arrêt de l'intestin, le splanchnique, fait diminuer les contractions anormales et avec elles la douleur; enfin elle arrête la sécrétion de la muqueuse.

On voit que la dosimétrie s'accorde parfaitement avec la

physiologie et que, grâce à elle, nous allons atteindre le but visé par Gubler, c'est-à-dire que la thérapeutique ne sera que le corollaire de la physiologie.

Une association de divers agents beaucoup usitée en dosimétrie est celle des défervescents : aconitine, digitaline, vératrine, quinine, auxquels on ajoute quelquefois la strychnine.

Tous sont excito-moteurs. En activant les nerfs vaso-constricteurs, ils enraient la fièvre, c'est-à-dire qu'ils tendent à rétablir l'équilibre entre l'action du grand sympathique et celle du pneumo-gastrique.

Mais à part l'action commune à tous, ils possèdent des propriétés distinctes qui exigent leur emploi particulier, ou bien des *combinaisons différentes*.

Ici le médecin devra être le seul juge.

La pratique a consacré la loi de Fordyce : « que par l'administration de plusieurs agents similaires ensemble, on atteint son but plus tôt et à raison d'une quantité relativement moindre de chacun d'eux, que par l'emploi d'un seul médicament ».

Tout en préconisant l'emploi simultané de divers agents dans un cas donné, suivant les symptômes qui se présentent, nous faisons quelques réserves.

Ainsi nous nous bornons à attaquer les symptômes principaux d'une maladie par les modificateurs appropriés, convaincu que les symptômes secondaires subordonnés aux premiers, disparaîtront avec ceux-là.

D'ailleurs, un seul médicament peut remplir plus d'une indication à la fois. Ainsi dans le rhumatisme aigu fébrile la vératrine opposée au symptôme fièvre combattra en même temps le symptôme douleur, et lèvera la sécheresse de la peau en déterminant une hypercrinie salutaire des glandes sudorales.

Nous sommes d'avis que le médecin sera d'autant plus sobre dans le choix et l'application des divers modificateurs médicamenteux, que ses connaissances en pharmacologie — reposant surtout sur l'expérience clinique — augmenteront.

CHAPITRE V.

La question de la posologie est une question fort grave pour le médecin allopathe et, il faut l'avouer, fort difficile. La richesse fabuleuse des Codex de tous les pays, les différentes préparations pharmaceutiques de plusieurs médicaments, les difficultés à faire une prescription satisfaisante à tous les égards, seraient en état de donner le vertige au médecin trop consciencieux.

Aussi, généralement il ne se sert que d'un nombre fort restreint de remèdes et les prescrit suivant des formules magistrales dont il n'a garde de dévier. En dehors de ces *recettes,* il se permet de temps en temps de prescrire le spécifique à la mode.

Tout cela n'a rapport qu'au praticien routinier.

Le jeune docteur, qui vient de finir ses études et commence la carrière, n'est pas aussi heureux.

Après avoir établi son diagnostic selon les règles de l'art, il lui faut instituer une médication, point capital pour le malade, difficulté immense pour le jeune Esculape.

On fait silence autour de lui, on le questionne du regard, en attendant que l'oracle fasse entendre sa sentence.

Penché sur son carnet il griffonne une ordonnance quelconque, quelque remède fort innocent, au hasard, bien heureux de s'être tiré pour le moment d'une mauvaise passe, et se proposant d'étudier, de retour chez lui, la partie thérapeutique de la maladie de son client.

L'étude de la thérapeutique, de la matière médicale, de la pharmacologie est de nos jours encore trop négligée.

On suppose qu'il est suffisant de faire un diagnostie raffiné, et l'on recule trop l'art de guérir sur le second plan.

Nous savons d'expérience qu'il en est ainsi en Hollande. En Allemagne, la chose paraît être encore pire, s'il en faut juger du moins d'après un discours inaugural prononcé par le professeur J. Rossbach, à l'ouverture de ses leçons, à l'université de Iéna, le 18 novembre 1882.

M. Rossbach y décrit l'état actuel de la thérapie médicale et de l'enseignement thérapeutique aux universités de l'Allemagne.

Faisant allusion à la dépréciation de la médecine actuelle, du moins dans l'esprit public, il cite un mot du prince de Bismarck lancé dans un discours prononcé au Reichstag, où ce grand homme comparaît entre elles les sciences sociales et la médecine :

« Les sciences sociales ne sont pas des sciences exactes; il ne s'agit chez elles que du traitement d'organisations et de corps vivants dont on ne sait approfondir ni disséquer la véritable nature; nous sommes ici absolument dans le même cas que les médecins les plus savants devant la nature intime de l'organisme humain. La chirurgie a acquis un développement très appréciable, la médecine cependant n'a fait que de pauvres progrès depuis le commencement de l'histoire. Dans cette branche la science se trouve haut perchée à cheval, mais elle ne connaît guère le sol sous ses pieds. »

Ces paroles ne sont pas seulement l'écho de ce qu'on pense de la médecine dans le monde profane, mais beaucoup de médecins partagent cette opinion, dit M. Rossbach.

Le professeur d'Iéna démontre, en donnant l'histoire abrégée du développement de la thérapeutique, depuis le commencement de ce siècle, que le blâme jeté sur la médecine est immérité, et que si la chirurgie peut prôner sur un développement remarquable, la médecine n'est pas si arriérée que voudrait le faire croire le Chancelier de l'État.

Au contraire, le médecin vraiment érudit et sachant manier tous les moyens de défense que lui offrent, de ce temps, les sciences médicales, ne combattra plus en vain la maladie et n'aura pas besoin de baisser les armes devant elle; dans les cas guérissables il ne sera ni mécontent ni désillusionné !

Mais malheureusement l'érudition nécessaire en thérapeutique fait défaut à la grande masse de nos médecins, et cette lacune déplorable dans leur savoir est causée par l'imperfection de l'enseignement universitaire.

En effet, la thérapeutique et ses sciences accessoires sont tellement négligées, qu'elles sont considérées comme la Cendrillon à côté des autres branches de l'enseignement, à laquelle on n'accorde qu'à contre-cœur une toute petite place.

Le candidat, qui se présente devant la commission de l'État qui lui déférera en dernier lieu son diplôme de médecin, n'a besoin, en fait de matière médicale et de thérapeutique, que de savoir rédiger quelques prescriptions et de citer quelques doses *maxima!* L'étudiant le plus appliqué n'en sait pas plus long, tout au plus a-t-il appris par cœur quelques ordonnances.

Le jeune diplômé, quittant — souvent avec distinction — les bancs de l'Université, est comme l'individu qui veut peindre, mais qui ne connaît que la formule pour faire quelques compositions de couleurs. Il sera aussi impossible au dernier de faire un tableau à l'aide de ses couleurs, qu'au premier de traiter une maladie avec ses médicaments.

On pourrait compter par milliers le nombre des victimes qui, par suite de l'ignorance du médecin traitant, ont perdu la vue, la voix, l'ouïe, même la vie!

Dans une note, M. Rossbach communique quelques considérations présentées par lui, au nom de la faculté de médecine de Wurzbourg, au gouvernement royal de la Bavière.

Entre plusieurs autres, nous relevons l'assertion suivante :

« Beaucoup de jeunes gens commencent leur carrière sans la moindre connaissance de pharmacognosie, ils ne connaissent pas même de vue les médicaments les plus usités, comme : le seigle ergoté, l'hydrate de chloral, le tannin! Il est arrivé qu'un médecin prétendait que le cinabre est un sel d'étain, etc.

Cela ne se passe pas seulement en Bavière ; il en est de même partout en Allemagne.

Les prescriptions des jeunes médecins ne donnent souvent que trop de prise à la raillerie de nos pharmaciens.

N'est-ce pas une dérision, en effet, qu'un apothicaire soit forcé d'apprendre au docteur qu'on ne peut prescrire les fleurs de zinc en infusion!

Et dire que ces mêmes médecins peuvent être désignés un jour ou l'autre pour le contrôle des pharmacies! »

Nous pensons pouvoir nous en tenir là pour démontrer que la prescription des médicaments et leur posologie, présentent des difficultés sensibles pour beaucoup de nos confrères d'outre-Rhin.

Le Codex officiel assigne les doses que le médecin ne devra pas dépasser dans ses prescriptions, sans en avertir expressément le pharmacien. Cette dose est calculée pour l'adulte.

Nous reconnaissons qu'en allopathie, où l'on procède par doses massives, cette mesure est nécessaire afin de prévenir des erreurs possibles !

Nous concevons que, pour le médecin qui entre en pratique, la difficulté de fixer la dose des agents qu'il veut prescrire doit être grande.

En effet, hormis la dose *maxima,* il doit tenir compte de l'âge de son malade ; ainsi il ne pourra donner que :

1/12ᵉ à des enfants au-dessous d'un an,
1/6ᵉ   id.   de 1 à 3 ans,
1/3ᵉ   id.   de 3 à 7 ans,
1/2ᵉ   id.   de 7 à 14 ans,
2/3ᵉ   id.   de 14 à 20 ans,
2/3ᵉ aux vieillards de 60 ans.

Cependant si le sujet est du sexe féminin, il ne donnera que les 3/4 de ces doses réduites, et pour le cas que la femme soit enceinte ou bien pendant la ménorrhée, il les réduira encore à un tiers.

Encore ne pourrait-il pas se tenir machinalement à ces données ! Il faut qu'il tienne compte de la force relative de l'individu, de l'habitude, de l'idiosyncrasie, mais surtout du tempérament. Ainsi au colérique conviendra une petite dose ; au tempérament sanguin on pourra donner un peu plus ; au mélancolique on donnera davantage ; enfin on réservera les grandes doses au flegmatique.

Or, cela n'est pas encore fini là.

Il faudra aussi faire leur part aux différentes préparations pharmaceutiques.

Ainsi la dose d'un *extrait* peut être évaluée à la moitié ; celle d'une *teinture* équivaut à deux tiers ; celle d'une *décoction* au double ou au triple ; celle de la macération au triple jusqu'au quintuple de la quantité qu'on oserait prescrire du végétal brut.

Les règles énoncées ci-dessus sont empruntées à un petit manuel de M. Opwyrda (1).

L'auteur a puisé à son tour dans les travaux de MM. les docteurs Knebusch et Sendner (2).

Supposons le cas que le jeune praticien ne trouvât pas de données satisfaisantes dans ces règles, il pourrait se rattraper sur quelques formules.

Ici il aura vraiment le choix. Car voilà la formule de Gaubius, celle de Fonssagrives, une autre de Cottereau, ou bien encore celle de Young.

Prenons qu'il choisisse la dernière ; il n'aura qu'à chercher la solution du problème suivant :

$$x = a\frac{y}{12 + y}$$

Le facteur a représente la dose normale pour l'adulte, le facteur y l'âge de l'enfant.

Pour le médecin qui n'a pas oublié son algèbre le choix ne sera pas difficile.

Vu l'abondance extrême et la richesse toujours croissante des remèdes, il est à peu près impossible au praticien d'être au courant de leurs doses.

De là l'origine d'une quantité respectable de *mémoranda,* de *formulaires de poche,* de *vademecum,* qu'il pourra consulter à tout moment.

Quelques-uns sont assez mignons pour qu'on puisse les serrer dans son carnet ; il y en a pour tous les goûts : tel docteur préfère des ordonnances complètes qu'il n'aura qu'à copier, tel autre trouvera l'indication simple des doses suffisante.

L'année 1883 a été fertile dans ce genre d'opuscules pour la Hollande ; nous n'en comptons pas moins de trois qui ont paru récemment.

Après l'exposition de tout ce qu'un médecin allopathe a besoin d'observer et de retenir pour la seule fin d'écrire une recette, nous procéderons à établir la méthode suivie par le dosimètre pour le même but, laissant à nos lecteurs le soin de juger.

D'abord le bagage du médecin dosimètre est bien plus léger

(1) *Alg. en Byz Recepteerkunst,* 1874.
(2) *Die normaldosen der Arzneimittel.*

que celui de l'allopathe ; il ne compte pas, comme celui-ci, ses remèdes par centaines ; ordinairement il n'emploie qu'un nombre fort restreint de médicaments. Donnez-lui la strychnine, l'hyosciamine, la morphine, la quinine, les défervescents : aconitine, vératrine, digitaline, et il pourra se tirer d'affaire au besoin.

Aussi apprend-il à les manier avec art !

Le dosage des granules ayant pour base l'activité plus ou moins grande du remède, à raison de 1 centigramme, 1 milligramme et un demi-milligramme de substance active, a été un coup de maître de l'illustre auteur de la dosimétrie.

Quand il est question d'administrer un agent quelconque, on est d'abord renseigné sur l'énergie de son action en se rappelant son dosage.

Il n'y a pas un seul modificateur dosimétrique qu'on ne pourrait faire ingérer, à la dose d'un granule à la fois, à un enfant d'un an dans des circonstances de maladie appropriées au remède. Pour les nouveau-nés et les enfants au-dessous d'un an, on broyera un granule, ou fractionnera la dose, de manière que cette dose première soit donnée en quatre fois, à des intervalles plus ou moins longs.

En répétant cette dose, selon le besoin, de quart d'heure en d'heure ou à des intervalles plus grands, on obtient l'effet désiré après un temps plus ou moins long, selon la résistance de la maladie et l'impressionabilité du sujet.

Maintenant on conçoit qu'il ne faut pas prendre cette règle au pied de la lettre.

Il est évident que si l'on ne donnait jamais qu'un granule à la fois on perdrait souvent un temps précieux ; on ne peut calculer d'avance combien de temps il faudra à une affection pour parcourir sa période dynamique, et comme il faut agir pendant ce temps, le médecin devra multiplier le granule (que nous considérons comme *étalon*) autant que de besoin, afin d'arriver à ce juste rapport entre le remède et le mal, en deçà et au delà duquel il n'y a pas de guérison possible. Pour cela le médecin aura à surveiller le malade attentivement dans les cas aigus ; il ne le quittera qu'après s'être assuré de la manière d'agir d'une ou de deux doses au moins, il répétera ses visites plusieurs fois, au besoin, dans la journée, et réglera l'administration du remède d'après les symptômes.

Voilà pour les cas aigus. Dans les maladies chroniques, il faut procéder lentement. Ce que le temps a produit, comme le dit judicieusement M. Burggraeve, ne peut être détruit qu'avec le temps; il faut donc donner des doses relativement faibles.

Ainsi dans les maladies organiques du cœur, quatre à six granules de digitaline suffisent pour entretenir la régularité du rhythme de l'organe — du moins autant que l'état plus ou moins avancé de la maladie le permettra; on ajoutera, pour parer à la débilité profonde qui souvent accompagne cet état, un excitant tel que la strychnine ou un tonique tel que l'arséniate de fer. On peut résumer ces considératious dans cette loi fondamentale de Burggraeve :

« Aux maladies aiguës un traitement aigu; aux maladies chroniques un traitement chronique. »

Nous tenons à enregistrer ici un aveu de M. Vulpian, que nous copions d'une note qui se trouve au bas de la page 595 de ses « *Leçons sur l'action physiologique des substances toxiques et médicamenteuses* », édition de 1882 :

« ..... Mais je ne crois plus qu'une quantité de strychnine, insuffisante pour produire de légers spasmes musculaires, soit tout à fait impuissante : il est impossible effectivement qu'elle ne détermine pas, dès qu'elle n'est plus infinitésimale, un léger degré d'augmentation de l'excitabilité de la substance grise bulbo-médullaire. Cet effet, quelque faible qu'il soit, et bien qu'il puisse ne pas être directement reconnaissable, peut n'être pas inutile dans le traitement de certaines maladies, lorsqu'il se répète chaque jour, pendant des semaines. »

Nous ajoutons que ce qui est vrai et accepté pour la strychnine ne l'est pas moins pour les autres agents.

On sait que M. Burggraeve préconise l'emploi journalier d'une faible dose de strychnine, d'aconitine et de digitaline, et le lavage intestinal au sulfate neutre de magnésie pour corriger sa balance physiologique, comme un des moyens à atteindre un grand âge.

Eh bien! pour quiconque a l'honneur de le connaître personnellement, il n'est pas douteux que son système empêchera les glaces de l'âge, et que les petites doses d'aconitine et de digitaline, tangibles elles aussi, *prouveront n'être pas inutiles,* comme dirait M. Vulpian.

CHAPITRE VI.

Des formes médicinales.

La forme médicinale la plus usitée en dosimétrie est celle du *granule*.

Le granule dosimétrique, fabriqué dans le laboratoire de M. Ch. Chanteaud, à Paris, sous le contrôle du professeur Burggraeve, n'est pas le granule comme le veut le *Codex*.

Le premier, fait par le procédé dit de la bassine, d'une solubilité parfaite et pour ainsi dire instantanée, n'est composé que du principe actif enrobé de sucre de lait, tandis que le second, fait au pilulier, demande en sus pour sa fabrication un *tantum* de gomme adragante ou autre. Or, cette addition nuit à la solubilité immédiate et fait que le granule officiel porte un nom usurpé, et devrait prendre rang parmi les pilules.

Outre sa solubilité, le granule dosimétrique présente l'avantage de résister mieux aux avaries du temps et des conditions du dehors.

Nonobstant cela, le granule — comme tout ce qui est de ce monde — n'est pas encore parfait.

Pour atteindre la perfection, le dosage devrait être absolument exact.

Voilà donc le point vulnérable qui est devenu l'arme de guerre dont se servent les ennemis de la dosimétrie — du moins ici en Hollande — pour tâcher d'enterrer ce progrès.

Un professeur de chimie pharmaceutique de la faculté d'Utrecht s'est occupé de faire l'analyse quantitative et qualitative de quelques granules Chanteaud, et a trouvé qu'ils ne contenaient pas exactement la quantité voulue de principe actif. Aussitôt il a publié ses résultats et a proclamé que dès lors il ne pouvait plus être question de dosimétrie.

Selon nous, il eut mieux fait de s'appliquer à perfectionner la méthode du granulage et de produire des granules au dosage exact, que de déprécier une forme médicamenteuse nouvelle qui présente de si sérieux avantages et de prononcer *ex cathedrá* son *veto*.

Tout en déplorant l'imperfection du granule, nous pensons que la méthode thérapeutique du professeur Burggraeve — baptisée *dosimétrie* — doit être séparée de la question des granules.

On peut, en effet, parfaitement soigner ses malades selon les lois fondamentales de la dosimétrie, sans faire usage de cette forme médicinale.

Nous pouvons parler d'expérience. Dans la ville où nous exerçons, quelques pharmaciens, se basant sur l'autorité du professeur Wefers Bettink d'Utrecht, ont signifié au public qu'ils ne vendraient plus les granules Chanteaud.

Nous nous vîmes donc forcés à nous servir des formes allopathiques et nous croyons nous être bien tiré de cet embarras.

Des quatre pharmaciens de la ville, un seul continuait à dispenser les granules.

Eu égard à la grande différence d'action des alcaloïdes de provenance diverse, nous avons dû expérimenter beaucoup d'entre eux sur notre propre personne, afin de comparer leur action physiologique à celle des produits granulés.

Ces expériences et les résultats heureux que nous obtînmes de l'emploi tant des granules Chanteaud que des alcaloïdes et autres produits du commerce nous ont donné l'idée d'écrire la présente matière médicale.

Les formes médicinales : poudre, solution, pilule soluble et granule, peuvent être employées en dosimétrie.

L'ordre suivi dans leur énumération correspond à la valeur relative que nous leur attribuons, de sorte que la forme la moins préférée est représentée par la poudre.

Dans ces derniers temps on a introduit les globules de gélatine Yvon. Nous n'avons pas encore eu l'occasion d'expérimenter cette forme nouvelle ; au premier abord cependant elle nous paraît présenter quelques avantages. Si la solubilité de la capsule est équivalente à celle du granule, nous n'hésiterions pas à l'accepter dans la pratique.

Disons maintenant quelques mots de la *poudre* et de la *solution*.

La poudre, composée d'un mélange du principe actif et de sucre de lait, doit être triturée pendant un temps assez long pour qu'on puisse être assuré que les parties composantes soient suffisamment mélangées. La division au nombre désiré de prises ne devra jamais se faire à l'œil; on devra insister pour que chaque prise soit pesée séparément.

Dispensée de cette façon au malade, cette forme offre l'avantage d'un dosage exact. Elle a le désagrément de ne masquer ni l'odeur ni la saveur du médicament, mauvaise qualité qu'elle partage tant soit peu avec la solution.

Ces deux formes ont en outre le désavantage de mettre le remède en contact avec les muqueuses de la bouche et du gosier, ce qui fait que dans beaucoup de cas elles ne sauraient être utilisées.

En ajoutant à la solution un peu de sirop, on peut quelquefois rendre cette forme à peu près acceptable.

Nous nous en servons souvent pour les enfants en bas-âge. Il faut toutefois être bien assuré que le remède voulu est parfaitement dissous; en outre, on prendra le soin de mesurer exactement la cuiller dont on fera usage et de fixer, d'après sa capacité, le quantité du *vehiculum* nécessaire.

Nous arrivons maintenant à la troisième en rang dans l'ordre accepté des formes médicinales que nous préconisons : à la *pilule soluble*. C'est avec intention que nous appuyons sur l'adjectif.

La pilule *soluble,* quant aux avantages qu'elle présente, se rapproche le plus du granule. En effet, la solubilité est précisément la question dominante ici.

En allopathie on ne se soucie guère de ce point capital ; la plupart du temps on abandonne au pharmacien le soin de décider des ingrédients dont celui-ci se servira pour faire la masse pilulaire.

Quand il s'agit de mettre en pilules quelque remède indifférent, on peut s'expliquer cette manière de faire du médecin; mais du moment qu'on a affaire à un remède actif, la nonchalance en cette matière devient un crime impardonnable.

Le dosimètre, qui ne prescrit que des agents actifs et qui manœuvre avec des petites doses répétées à courtes distances, doit pouvoir compter que la pilule sera dissoute dans le temps voulu.

Voilà donc une question grave que nous avions à résoudre

avant de pouvoir nous aventurer à prescrire les alcaloïdes en pilules !

Après l'essai de différentes compositions, nous nous sommes arrêté à faire faire la masse pilulaire avec du jus de réglisse et une goutte d'eau simplement, avec du miel seul ou bien encore avec du miel et de l'extrait de gentiane additionné d'un *tantillum* de glycérine.

Voici quelques formules comme nous les rédigeons souvent :

1. Pr. Croton chloral . . . . 5 grammes.
   Suc de réglisse . . . . 5 décigrammes.
   Eau distillée . . . . q. s.
   Pour faire 200 pilules.

2. Pr. Bisulfate de quinine. . . . . 1 gramme.
   Sulfate de strychnine . . . . 50 milligrammes.
   Miel blanc . . . . 500 —
   Pour faire 100 pilules.

3. Pr. Aconitine amorphe de Merck . } aā . . . 5 centigrammes.
   Digitaline pure de Merck . . }
   Vératrine pure . . . . 25 miligrammes.
   Arséniate de strychnine . . . . . . 1 centigramme.
   Extrait de gentiane . . . . } aā . . . 5 décigrammes.
   Miel blanc. . . . . }
   Glycérine . . . . 1/2 goutte.
   Pour faire 50 pilules.

Nous avons expérimenté : 1° avec des pilules fraîchement préparées ; 2° avec d'autres dont la fabrication datait de plus de quatre semaines ; enfin 3° avec des pilules de trois mois de date.

Celles du poids de 15 à 20 milligrammes étaient dissoutes ou décomposées :

Les premières en 10 à 15 minutes ;
Les deuxièmes en 10 à 26 minutes ;
Les troisièmes en 15 à 60 minutes.

Le poids de la pilule a une influence si manifeste sur la solubilité que nous tenons à la signaler.

Ainsi des pilules de croton chloral, faites suivant l'exemple n° 1, du poids de 150, 75, 30 et 15 milligrammes, ont été dissoutes respectivement après 120, 26, 16 et 12 minutes.

Toutes ces expériences ont été faites dans des conditions absolument analogues.

Les pilules ont été mises dans des récipients en verre emplis pour les trois quarts d'une solution aqueuse d'acide chlorhydrique au 2/100me, et soumises à une température de 36 à 37° centigrades au bain-marie.

De deux minutes en deux minutes les récipients furent vivement secoués.

Afin de comparer la solubilité des granules Chanteaud à celles de nos pilules, nous en avons soumis également quelques-uns à la même expérience.

Les résultats ont été favorables au granule dosimétrique. Nous trouvâmes pour eux les chiffres suivants :

Arséniate de strychine, dissous en	4	minutes.
Sulfure de calcium,	—	10	—
Quassine,	—	20	—
Benzoate de lithine,	—	8	—
Iodoforme,	—	6	—
Arséniate de fer,	—	6	—
Aconitine,	—	7	—

De ces données, nous croyons pouvoir conclure :

1° Que le granule dosimétrique est préférable à la pilule ;

2° Que la solubilité de la pilule diminue, *cœteris paribus*, en raison directe de l'augmentation de son poids et de son âge.

Qu'on nous permette encore quelques observations avant de clore ce chapitre.

Si nous ne sommes pas aussi *exclusif* que beaucoup de nos confrères dosimètres, nous tenons à affirmer que, de toutes les formes médicinales, nous donnons la préférence au granule Chanteaud. Avec lui on est toujours sûr d'administrer un médicament pur, constamment le même et de solubilité absolue.

Pour les médecins qui n'ont pas l'occasion de se procurer les alcaloïdes et autres agents d'une provenance toujours la même, ou bien de vérifier l'activité relative de ces produits, nous les engageons à ne pas quitter les chemins battus et à se tenir au granule dosimétrique.

Beaucoup de nos collègues se trouveront cependant dans les mêmes conditions que nous, c'est-à-dire qu'il leur faudra compter avec messieurs les pharmaciens de leur résidence ! Nous croyons que, pour eux surtout, le travail que nous faisons ne sera pas fait en vain et qu'ils trouveront de quoi s'orienter tant dans le choix des agents qu'ils voudront employer, que dans la manière de les administrer.

CHAPITRE VII.

De l'absorption, de l'élimination, de l'accumulation et de l'accoutumance.

C'est avec intention que nous avons omis de traiter, dans le chapitre précédent, de l'injection sous-cutanée et de l'introduction de médicaments par *l'anus,* afin de mieux faire ressortir que l'injection du remède par la voie stomacale est la plus usitée en dosimétrie.

Il est clair que le cas peut se présenter que cette voie ne puisse être utilisée. On recourra alors à la piqûre hypodermique, ou bien on introduira le remède par l'anus, le vagin, l'urèthre, etc.; selon le besoin ou les circonstances spéciales.

Or, il y a souvent à observer une grande différence dans l'énergie d'action d'une quantité égale d'un même agent, suivant que celui-ci est introduit dans l'organisme par des voies différentes. En effet, la faculté d'absorber n'est pas égale pour tous les organes.

En général, l'action du remède se manifeste le plus vite après l'injection intra-veineuse; elle se montre plus tard après l'injection sous-cutanée; puis vient en troisième lieu l'introduction par le rectum ou l'estomac, par les poumons, enfin par la vessie, etc.

Ainsi le docteur Falck (1) a prouvé, en expérimentant sur des chiens, que pour tuer un animal du poids moyen de 10 kilog. il lui fallait 7 1/2 millig. de strychnine par voie sous-cutanée, 20 millig. en injectant la solution dans le rectum et 39 millig. en introduisant le poison dans l'estomac.

(1) *Lehrbuch der Praht. Toxicologie.*

La vessie ne paraît pas propre à l'absorption ; en outre cette voie est peu commode. Il est rare qu'on y introduise un remède autrement que pour en demander l'action topique.

Le rectum, qu'on aura toujours soin de débarrasser de son contenu auparavant, présente des conditions plus avantageuses ; on peut ici se servir de petits lavements ou bien de bougies.

La voie sous-cutanée est beaucoup usitée en allopathie. Il faut reconnaître qu'elle offre des avantages qui font défaut aux autres modes d'application et que même, quelquefois, on ne peut guère s'en passer.

Avant notre conversion à la dosimétrie, nous en faisions un usage très fréquent. Depuis, nous n'avons dû que rarement recourir à la piqûre.

On fera bien de se rappeler — le cas échéant — que l'absorption dans le tissu cellulaire sous-cutané se fait plus rapidement que par les voies digestives et que, conséquemment, on doit être prudent dans le choix de la dose, surtout si l'on ne connaît pas la susceptibilité de l'individu.

L'introduction par les voies aériennes est de rigueur pour quelques agents très actifs, tel que le chloroforme, le nitrite d'amyle.

Nous rappelons ici les résultats du docteur Peyraud, de Libourne, qui, se basant sur les expériences de M. Paul Bert, faites sur des chiens avec un mélange de 10 grammes de chloroforme sur 100 litres d'eau, est parvenu à endormir plusieurs de ses malades avec une quantité minime de chloroforme en procédant dosimétriquement (1).

Parmi les causes diverses qui exercent une influence sur la faculté d'absorber de la muqueuse gastro-intestinale, nous nommons surtout l'état de vacuité ou de réplétion de l'estomac et des intestins.

Ainsi un demi-milligramme d'aconitine cristallisée, ingérée sous forme de pilule soluble, le matin à jeun, nous donnait, après 25 à 30 minutes, la sensation caractéristique de chaleur âcre à la pointe de la langue, tandis qu'une même dose prise deux jours plus tard, immédiatement après avoir déjeuné, ne nous donnait aucune sensation.

---

(2) Voir *Répertoire de médecine dosimétrique*, 1884, p. 76.

Il sera superflu de remarquer que l'intégrité du tissu absorbant d'une part, et la composition chimique et la solubilité relative du médicament d'une autre part, sont autant de causes pouvant accélérer ou entraver l'absorption.

Les médicaments, pour autant qu'ils ne sont pas décomposés durant leur séjour dans l'organisme, sont éliminés comme tels après un certain temps par les différents émonctoires naturels.

Il sera donc du devoir du médecin de favoriser les excrétions du malade, vu que leur suppression pourrait devenir cause d'accumulation du remède.

Ainsi le retard des selles pourrait dans ce cas amener l'*aconitisme* ; l'aconitine étant éliminée en partie par les intestins peut, pendant son trajet par le tube digestif, être résorbée de nouveau et produire, en se joignant aux doses absorbées depuis dans l'estomac, des symptômes toxiques.

Eu égard à cet état de choses, on ne saurait insister assez sur l'observation d'une règle capitale que le maître ne cesse de répéter, savoir : de commencer chaque jour la médication dosimétrique par le lavage intestinal ; la dose matinale de sulfate neutre de magnésie ayant le triple effet d'agir sur les émonctoires du tube digestif, des reins et de la peau.

En suivant ce précepte on n'a pas à craindre *l'accumulation*, ce fantôme qui cause tant d'effroi aux allopathes !

Ainsi l'accumulation de la digitale, si redoutée d'eux et avec raison, n'est guère à craindre pour le médecin dosimètre qui, au lieu de se servir du remède grossier, emploie la digitaline pure, parfaitement soluble, ne donne que des doses minimes dont il surveille attentivement l'action, et prend les mesures nécessaires à l'élimination de l'agent au fur et à mesure que celui-ci a fait son effet.

On entend par *accoutumance* la faculté du malade d'absorber des quantités relativement énormes d'un remède, sans qu'il en éprouve — du moins apparemment — du dommage, ce qui certainement se présenterait si ces mêmes doses étaient ingérées par un individu non accoutumé.

Ce fait s'explique par l'application de la loi physiologique :

Toute excitation produit un double effet, elle est cause de sensation ou de mouvement, mais cause aussi d'épuisement nerveux. Or, l'épuisement nerveux augmentant, le premier effet exigera une excitation chaque fois supérieure à la précédente pour atteindre le même but. Cet état de choses, souvent réitéré, conduit à la paralysie de la fonction et finalement à la dégénération de l'organe.

Voilà ce qui ne se voit que trop souvent en médecine allopathique. On fait trop la chasse aux spécifiques! Au lieu de se servir d'une combinaison rationnelle de modificateurs qui s'adresserait en même temps à la cause et aux effets, on s'arrête à la spécificité, et on ne donne la plupart du temps qu'un seul agent, dont on agrandit la dose si la quantité première ne suffit pas ou ne suffit plus.

Le dosimètre évitera l'accoutumance pour ses malades. Au lieu d'*exciter* par des doses massives qui font dépasser le but, il *incite* par ses doses minimes et réussit à relever l'énergie défaillante des centres nerveux.

En élargissant le choix des agents médicamenteux, en mettant aux mains du praticien des armes de précision, en lui permettant de s'en servir comme pierre de touche, de faire des combinaisons variées et appropriées au cas particulier, la dosimétrie a contribué largement à diminuer le chiffre de ces malheureux qui cherchent dans l'opium et ses congénères l'oubli de leurs peines.

On a quelquefois à tenir compte d'une propriété individuelle au malade, nommée *idiosyncrasie*, se traduisant par une manière tout à fait particulière de réagir à un remède.

Ainsi l'instillation d'une solution aqueuse d'atropine dans l'œil, qui ordinairement ne produit que la dilatation pupillaire, peut déterminer tout un cortège de symptômes inflammatoires connu sous le nom d'*atropinisme*.

De même le baume de copahu détermine quelquefois un exanthème.

Nous pourrions facilement multiplier ces exemples, mais nous croyons qu'ils suffiront pour mettre le médecin sur ses gardes.

En surveillant l'effet des premières doses et en avertissant le malade ou les personnes qui le soignent de la possibilité de pareils symptômes, on agira avec prudence et on gagnera en outre la confiance de ses clients.

CHAPITRE VIII.

Classification des médicaments.

La pharmacie dosimétrique est composée principalement des principes actifs des végétaux : alcaloïdes, glycosides, résinoïdes, acides organiques et de quelques préparations chimiques minérales et organiques.

Il est évident que par là beaucoup de médicaments figurant dans (disons plutôt encombrant) les Codex officiels des différents pays, ne seront pas même mentionnés dans ce travail.

Le médecin dosimètre ne trouvera dans ces pages que les renseignements nécessaires pour ce qui regarde les agents dosimétriques proprement dits.

Les classifications des médicaments suivies ordinairement ont pour base : l'histoire naturelle, le caractère chimique, l'action physiologique, ou bien la valeur thérapeutique des agents.

Chaque mode de division a trouvé ses défenseurs parmi les pharmacologues en renom.

Ainsi Pereira accepte l'histoire naturelle, Schuchardt et Scoresby Jackson la combinaison de celle-ci et du caractère chimique, et ainsi de suite.

Une manière de classifier très originale, mais qui, selon l'avis de son auteur lui-même, est encore loin d'être parfaite, est le *système naturel* de Buchheim.

Cet auteur réunit en groupes pharmacologiques les agents divers dont l'action et les qualités sont à peu près semblables, en dénominant chaque groupe d'après son membre le mieux connu et le plus caractérisé.

Ainsi en créant le groupe de la strychnine il a placé, à côté de cet agent bien connu, la calabarine, la brucine, la thébaïne.

Dans le groupe de la saponine, il réunit la digitonine, la sénégine, la cyclamine, la primuline, etc.

Avec l'augmentation de nos connaissances des principes actifs des remèdes et de leur action, la classification de Buchheim se perfectionnera de plus en plus ; son système a beaucoup d'avenir.

Le docteur Burggraeve admet dans la classification qui lui est propre, neuf groupes bien distincts :

1. *Incitants vitaux.*

Strychnine et sels.
Brucine.

2. *Défervescents.*

Aconitine.
Vératrine.
Quinine, etc.

3. *Calmants.*

Cette classe est subdivisée en :

a. Narcotiques : Morphine, codéine, hyosciamine, atropine, cicutine.

b. Antinévrosiques : Valérianates.

c. Anesthésiques : Chloroforme, iodoforme, croton-chloral, cocaïne, etc.

4. *Éliminants.*

Subdivisés en :

a. Expectorants : Émétine, apomorphine.

b. Sudorifiques : Pilocarpine.

c. Diurétiques : Digitaline.

d. Purgatifs : Podophyllin, Sedlitz, bryonine.

5. *Toniques digestifs.*

a. De l'estomac : Quassine.

b. De l'intestin : Jalapine.

6. *Reconstituants.*

Arsenic, fer, iode et sels.

7. *Antiputrides.*

Acide phénique, acide salicylique, sulfures.

8. *Vermifuges.*

Santonine, pelletiérine, kousséine.

9. *Neutralisants.*

a. Acides : Eaux minérales alcalines.
b. Alcalins : Eaux minérales acidulées gazeuses.

Tout en reconnaissant l'excellence de cette division, qui donne un aperçu succinct de notre arsenal pharmaceutique, nous ne saurions toutefois l'admettre comme rigoureusement logique.

La digitaline, par exemple, classée parmi les diurétiques, se trouverait avec autant de droits dans la classe des défervescents ; le sulfure de calcium, rangé à côté de l'acide salicylique, pourrait aussi bien prendre rang dans la subdivision des expectorants, etc.

En somme, toute classification est défectueuse : il n'y en a pas une qui réponde à toutes les exigences.

Aussi nous nous abstiendrons d'en choisir une et traiterons les agents employés en dosimétrie selon l'ordre alphabétique.

DEUXIÈME PARTIE.

A

Aconitine.

APERÇU HISTORIQUE ET QUALITÉS PHYSICO-CHIMIQUES.

Un des principes actifs des aconits, l'aconitine, a été obtenu dans sa modification amorphe en 1833 par MM. Geiger et Hesse.

Cette aconitine, baptisée *allemande*, a été fort longtemps officinale en Allemagne.

Encore de nos jours on se sert de ce nom pour la distinguer d'autres produits désignés comme *aconitine française* et *anglaise.*

Cette distinction peu scientifique doit disparaître et faire place à une dénomination plus rationnelle qui se basera sur la composition chimique et l'action physiologique de ces agents.

Depuis 1833, on s'est beaucoup occupé d'analyser les différentes espèces d'aconits, tels que l'*A. Napellus,* l'*A. Paniculatum,* l'*A. Lycoctonum,* l'*A. Cernuum,* l'*A. Ferox* et autres. On a constaté qu'elles contiennent, tant dans les feuilles que dans les racines, mais surtout dans ces dernières, une quantité toujours variable de principes dont quelques-uns sont inertes, comme l'acide aconitique, tandis que les autres sont doués de l'activité plus ou moins accentuée inhérente à la plante.

Ainsi on distingue :

1. *Aconitine cristallisée.*
2. *Aconitine amorphe.*

3. *Napelline de Duquesnel*.

4. *Pseudo-aconitine cristallisée,* nommée aussi quelquefois *Napelline de Flückiger*, mais plus souvent *Acro-aconitine* (Ludwig) ou *nepaline*.

5. *Pseudo-aconitine* amorphe.

6. *Pikraconitine*.

7. *Aconelline* (F. H. Smith), suivant Jelletet synonyme de *narcotine*.

8. *Japaconitine*, alcaloïde de l'*A. japonienne*.

9. *Aconine*, produit de dédoublement de l'*Aconitine*.

10. *Pseudo-aconine,* produit de dédoublement de la *pseudo-aconitine*.

11. *Lycoctonine,* synonyme de la précédente.

12. *Acolyctine,* synonyme d'*aconine* selon Hubschmann, et de *napelline* selon Groves, Williams et Wright.

Cette nomenclature donne une idée de la richesse en matières plus ou moins actives des aconits, mais en même temps elle nous avertit qu'il y a du danger à se servir des préparations officinales de l'aconit telles que l'extrait, la teinture, puisque ni le médecin qui prescrit, ni le pharmacien qui prépare l'ordonnance, ne savent au juste la quantité relative de matière active qui va être ingérée par le malade.

Suivant M. Dragendorff, de Dorpat (1), l'aconitine et ses sels (azotate, chlorhydrate et sulfate) ont été obtenus cristallisés par MM. Erhard et Helwig déjà avant M. Duquesnel. Cependant ce savant chimiste français écrit dans son travail : *Des aconits et de l'aconitine,* fait en collaboration de M. Laborde, à la page 27 :

« Le produit ainsi obtenu est l'aconitine cristallisée, que nous avons ainsi nommée parce que ce nom ne pouvait appartenir à aucune des substances connues, jusqu'à cette époque, sous le nom d'aconitine. »

Le commerce nous offre sous le nom collectif d'aconitine une quantité de produits, soit amorphes, soit cristallisés, qui présentent une différence notable en énergie d'action.

Ainsi sont notées : les aconitines de Friedlander, de Petit, de Morson, de Merck, de Duquesnel, de Hottot, de Schuchardt, de Hopkins et Williams et autres encore.

---

(1) Consultez docteur G. Dragendorff. *Die Gericht-chem. Ermittlung von Giften* 1876, s. 202.

Il est évident qu'on ne saurait prescrire indifféremment ces préparations, quoique la différence ne porte que sur le degré d'activité, et que les effets physiologiques et thérapeutiques, à part les doses, soient les mêmes avec des aconitines de puissance inégale.

Nous ne saurions, pour cela, assez applaudir à la sage mesure du maître, celle d'avoir créé un établissement où le médecin dosimètre peut se procurer une aconitine pure et d'énergie constamment la même.

Ne fût-ce que pour l'aconitine seule, une pharmacie dosimétrique centrale, sous le contrôle du docteur Burggraeve, aurait déjà suffisamment sa raison d'être.

Une méprise de la part du pharmacien peut avoir de graves conséquences.

A cet effet, nous rappellerons le cas mentionné par M. Denos dans le *Bulletin de thérapeutique :*

« Un malade sujet à des attaques d'angine de poitrine se servait, sur l'indication de son médecin, de granules d'aconitine Hottot. L'apothicaire délivrait une aconitine moins active au lieu de la préparation prescrite.

« Comme le médecin n'observait pas l'effet accoutumé de la dose ordinaire, il la fit augmenter à quatre granules par jour. Le malade continuait à prendre ses granules pendant quelques jours et s'en trouvait fort bien.

« Mais voilà qu'un beau jour le pharmacien, après avoir épuisé son aconitine peu active, lui substituait la préparation de Hottot. Le malade, ne se doutant de rien, prit ses granules aux heures prescrites et fut bel et bien empoisonné ! En effet, pendant quelques heures il fut en péril de mort. »

Un fait du même genre, mais dont le dénouement a été plus tragique, s'est passé à Winschoten (Hollande), le 16 mars 1880.

Le docteur C. Meyer prescrivait depuis longtemps déjà dans les névralgies, surtout celles de la deuxième et de la troisième branche du nerf trijumeau, l'azotate d'aconitine, mais exigeait du pharmacien la préparation du docteur Friedlander. Il avait informé les pharmaciens de la ville que s'il prescrivait l'aconitine, c'était toujours la préparation susmentionnée qu'il voulait pour ses malades.

Le dimanche 14 mars, M. Meyer avait prescrit pour un malade des environs de Winschoten la recette suivante :

Pr. Azotate d'aconitine. . . . . 200 milligrammes.
Teinture de chenopodea ambrosoïde. . . . 100 grammes.
Dissoudre. A prendre d'heure en heure 20, 40 à 60 gouttes.

Dans l'après-dîner du mardi suivant, la femme du malade vint trouver le médecin, lui montra la potion prescrite à son mari, et lui fit part que l'état de ce dernier avait tellement empiré après l'ingestion de quelques gouttes du médicament, qu'il avait refusé d'en continuer l'emploi ; il avait été pris d'une sensation de brûlure à la gorge, de vomissements, etc.

M. Meyer répondit que maintes fois il s'était servi du même médicament ; qu'il le prescrivait presque tous les jours dans des cas de céphalalgie, que souvent il l'avait prescrit à sa mère, et qu'il considérait l'obstination du mari à refuser de prendre sa médecine comme du mauvais vouloir.

Pour prouver à la femme qu'elle pouvait avoir une confiance absolue dans la vertu de son médicament, il versa une cinquantaine de gouttes de la fiole dans un verre de vin qu'il vida d'un trait en présence de la dame.

Après une heure environ, M. Meyer se trouvait mal, et quatre heures et demie après avoir pris le médicament, il était mort empoisonné.

Le docteur Haakma Tresling, qui a donné des soins à son collègue, nous apprend que l'apothicaire chargé de la préparation du médicament s'était servi de la pseudo-aconitine, ou bien de l'aconitine Duquesnel, au lieu de la préparation exigée de Friedlander. Le stock de son aconitine Friedlander était épuisé, et il ne se doutait pas que l'action physiologique des aconitines du commerce diffère si énormément.

La différence d'action des aconitines peut être causée par le mode de préparation, par l'espèce d'aconit employée, par les altérations que la matière active subit sous l'influence de divers agents chimiques et physiques.

D'après MM. Groves, Williams et Wright, les racines d'*Aconit Napellus* contiendraient une quantité relativement grande d'aconitine et peu de pseudo-aconitine, tandis que celles de l'*Aconit ferox* seraient riches en pseudo-aconitine et pauvres en aconitine ; ils contiendraient en outre encore un troisième alcaloïde.

Les aconitines du commerce seraient, selon leurs analyses, toutes des mélanges d'aconitine, de pseudo-aconitine, d'aconine et de pseudo-aconine. Un de ces mélanges était composé de 70 p. % de pseudo-aconitine, de 0.6 p. % d'aconitine, de 22.8 p. % de pseudo-aconine et de 4.8 p. % de H_2O.

Le docteur Dragendorff (1), s'appuyant sur ses expérimentations faites de concert avec M. Adelheim, dément l'assertion de MM. Hottot et Liégeois, qui ont avancé que les aconitines du commerce ne seraient que des mélanges d'aconitine cristallisée et amorphe dans des proportions diverses.

MM. Laborde et Duquesnel émettent l'opinion que leur aconitine cristallisée pure peut différer dans sa forme cristalline, dans son action sur la lumière polarisée, dans l'aspect de ses sels et même dans son action physiologique, selon sa provenance de racines et d'espèces différentes.

La véritable constitution chimique de l'aconitine n'est pas encore connue. Ainsi, M. Stahlschmidt donne comme formule $C^{60} H^{47} Az O^{14}$ (2), von Planta $C^{30} H^{47} Az O^{7}$ (3) ; le docteur Falck, dans son *Handbuch der prakt. Toxicologie*, propose $C^{33} H^{43} Az O^{12}$, tandis que MM. Laborde et Duquesnel ont trouvé pour l'alcaloïde cristallisé : $C^{54} H^{40} Az O^{20}$.

Nous ne connaissons pas dans la matière médicale un autre agent dont les préparations diverses présentent une telle différence en énergie d'action ; telle aconitine est, pour ainsi dire, inerte, quand telle autre est toxique au plus haut degré.

Voilà bien la raison pour laquelle la Pharmacopée allemande a banni l'aconitine de la liste des préparations officinales et s'en tient à la teinture et à l'extrait d'aconit.

La Commission de la Pharmacopée américaine n'a pas su se résoudre à accepter une préparation d'aconitine pour le Codex des États-Unis.

Le savant chimiste anglais, M. Wright, se plaint dans le « *Pharmaceutical journal* » de n'avoir pu convaincre la com-

(1) OEuvre citée, p. 202.
(2) Gubler, *Commentaires thérapeutiques*.
(3) Coster en Opwyrda, *Handleiding bij het gebruik van de 2e uitgave v. d. Pharmacopaea Neerlandica.*

mission *ad hoc* de la possibilité d'obtenir une préparation toujours uniforme de l'alcaloïde en question (Hüsemann) (1).

En Hollande, l'aconitine est officinale. Le Codex, en énonçant les qualités physico-chimiques de cette préparation, a en vue, selon les commentaires de MM. J. Coster et R. J. Opwyrda, l'aconitine la moins toxique, dite allemande.

Or, comme la plupart des caractères exigés par le Codex sont applicables à plusieurs préparations d'énergie très-différente, comme la dénomination d'aconitine allemande n'est pas applicable à un produit d'origine et d'action toujours identiques, tandis que la pharmacopée fixe une *dosis maxima* de 4 millig. jusqu'à 32 millig. par jour, nous pensons que la commission du Codex hollandais aurait dû insister sur l'action physiologique de l'aconitine, ou bien s'en tenir aux formes médicinales anciennes, comme le fait la *Pharmacopœa germanica*.

Il paraît qu'en France on a l'intention de proscrire toute aconitine qui ne serait originaire du laboratoire Duquesnel. Selon M. Dujardin-Beaumetz, l'aconitine cristallisée de Duquesnel figurera comme officinale dans l'édition nouvelle du Codex français, qui se prépare en ce moment.

Le professeur Hüsemann (2) se demande si, aux bords de la Seine, on aurait trouvé la solution du problème de définir une préparation d'aconitine suffisamment pour qu'on fût capable de la distinguer des autres aconitines du commerce, sans se préoccuper de l'action physiologique?!

Le professeur de Goettingue ne sait pas au juste si l'inscription officielle de l'aconitine Duquesnel vise au monopole pour ce fabricant; il en serait désolé, comme il ne saurait croire qu'on possédât à Paris, n'en déplaise à M. Duquesnel, une aconitine cristallisée d'action invariable.

En n'acceptant comme officinale que l'aconitine Duquesnel, il semble qu'on se propose d'interdire la vente d'aconitine d'autre provenance, qu'à la rigueur le vendeur d'un tel produit pourrait être poursuivi judiciairement.

Les avis touchant les vertus de l'aconitine comme médicament sont loin d'être unanimes.

Plusieurs pharmacologues allemands distingués, entre autres

---

(1) *Pharm. Zeitung,* 1884, no 8.
(2) *Ibidem.*

MM. Schmiedeberg et Nothnagel, sont d'opinion que l'aconit et ses préparations, dont Storck a doté la matière médicale dans le siècle dernier, peuvent être considérés maintenant comme des remèdes abandonnés.

D'autres leur attribuent quelque valeur dans les névralgies, dans les rhumatismes.

Le docteur Binz, de Bonn, pense qu'il vaut mieux substituer des narcotiques et des antipyrétiques mieux connus et moins toxiques à l'aconitine, qu'on agira ainsi avec plus de sécurité tout en obtenant absolument le même résultat (1).

Feu le professeur Gubler, dans ses « *Leçons de thérapeutique* », parlait de l'aconitine comme d'un médicament d'une très-grande puissance et certainement appelé à beaucoup d'avenir. M. Gubler estimait surtout cet agent comme antinévralgique. Il ne l'appréciait cependant pas dans toute sa valeur, comme nous le faisons en dosimétrie.

Nous ne croyons pas exagérer en admettant que la postérité bénira l'auteur de la méthode dosimétrique, le vénérable professeur de Gand, ne fût-ce que pour le seul fait d'avoir introduit en pratique cet alcaloïde.

Les aconitines en général, se présentent, dans la modification amorphe, comme une poudre blanche ou blanc-jaunâtre ; dans la modification cristalline, sous la forme d'octoèdres rhomboïques (les azotates, Falck) ou de rhomboïdes réguliers ou coupés sur des angles aigus, de façon à prendre la forme d'hexagones, ou bien sous celle de petits prismes courts à quatre facettes, terminés par des sommets dièdres (Laborde et Duquesnel).

M. Groves affirme ne pouvoir distinguer les cristaux de pseudo-aconitine de ceux de l'aconitine.

Le docteur Falck (2) reconnaît une même forme cristalline aux deux produits, à la nepaline ou pseudo-aconitine et à l'aconitine, c'est-à-dire, celle d'octoèdres rhomboïques ; la nepaline aurait, selon cet auteur, comme formule chimique $C^{36} H^{49} Az O^{11}$.

Dissoute dans l'eau et soumise à l'action d'une chaleur de 150° centigrades, l'aconitine se dédouble en acide benzoïque et en aconine, matière inerte ; dans sa solution aqueuse, la nepaline, soumise à une chaleur de 104 à 105° centigrades, se dédouble pareil-

---

(1) *Grundzüge der Arzneimittellehre*, 1882.

(2) Œuvre citée.

lement en acide dimethylprotocatéchique et en pseudo-aconine inerte.

Toutes ces préparations sont plus ou moins solubles dans l'eau.

En nous basant principalement sur des expériences faites sur nous-mêmes, nous sommes amené à conclure que l'action physiologique est sensiblement identique pour toutes les aconitines avec lesquelles nous avons expérimenté; il n'y a de différence que dans les doses qu'il faut employer pour atteindre l'effet désiré.

Le professeur Erich Harnack, de Halle, et R. Mennicke (1) ont expérimenté les aconitines sur les grenouilles Ils sont arrivés à cette conclusion :

« Quoiqu'il faille admettre que, selon toute probabilité, l'aconitine, la pseudo-aconitine et la japaconitine (de l'aconit japonien) sont des substances de constitution chimique différente, on est forcé de reconnaître que leur action pharmacologique ne diffère pas sensiblement, et que si on y mettait les soins nécessaires, il est plus que probable qu'on pourrait extraire, des aconits les plus dissemblables, des alcaloïdes d'une action et d'une énergie absolument identiques. »

M. Mandelin, dans un article fort intéressant sur l'aconitine, inséré dans l'*Archif der pharmacie* (2), vient aux conclusions suivantes :

« La japaconitine est identique avec l'aconitine; ces deux agents et la benzoyl-aconine ont les mêmes propriétés chimiques et pharmacologiques.

La benzoyl-aconine est une substance cristallisée, constituant le véritable principe actif de l'aconit *Napellus*. Les alcaloïdes amorphes qui avec elle se trouvent dans cette plante n'ont qu'une valeur pharmacologique secondaire.

La vératroyl-aconine ou pseudo-aconitine est le principe actif des racines de l'aconit *Ferox*.

L'aconitine et la pseudo-aconitine sont identiques, jugées au point de vue pharmacologique, et constituent les poisons les plus violents. La dose mortelle pour un homme adulte est de 3 milligrammes. La dose *maxima* donnée en une fois ne devrait pas surpasser un dixième de milligramme, la dose totale pour une journée ne pourrait pas aller au delà d'un demi milligramme.

(1) Consultez *Berlin. Klin. Wochenschrift*, 22 october 1883.
(2) Relaté dans *Pharm. Weekblad*, 1885, n° 50.

La différence en activité et en toxicité de l'aconit *Napellus*, de l'aconit japonien et de l'aconit *Ferox* dépend simplement de la richesse variable en aconitine; elle n'est pas causée par la toxicité différente des alcaloïdes qu'elles renferment, comme on l'a cru jusqu'aujourd'hui.

L'aconine et la pseudo-aconine, sont très-probablement identiques; elles sont beaucoup moins toxiques que les alcaloïdes-mères.

Les aconitines du commerce sont ou bien de la benzoyl-aconine (préparations françaises et allemandes) ou bien de la vératroyl-aconine (préparations anglaises).

Le procédé le plus simple et en même temps la plus certain à juger la valeur d'une aconitine, est la méthode pharmacodynamique. On se servira à cet effet, de préférence, d'animaux à sang chaud, lapins, rats, chats, etc. Pour eux la dose léthale peut être évaluée de 5/100 à 75/1000 de milligramme pour un kilogramme de poids de l'animal.

Mandelin propose enfin d'abandonner les dénominations : aconitine, japaconitine et pseudo-aconitine, et de n'accepter que celles de benzoyl-aconine et de vératroyl-aconine. »

Tous nos essais ont porté sur les substances suivantes :

1. Aconitine cristallisée Duquesnel;
2. — cristallisée Merck;
3. — de l'aconit japonien Merck;
4. — de l'aconit ferox Merck;
5. — amorphe de Merck;
6. — Chanteaud granulée;
7. — amorphe de Friedlander.

ACTION PHYSIOLOGIQUE ET TOXIQUE.

Nous suivrons, dans la description de l'action physiologique et toxique de l'aconitine, l'ordre suivant :

1. Exposé du résultat de nos expériences *in animâ propriâ,* ou effets physiologiques sur l'homme sain ;
2. Effets toxiques sur l'homme sain; cas du docteur Meyer;
3. Expériences personnelles d'autres auteurs;
4. Résumé de l'action physiologique et toxique.

I. — Dans nos expériences personnelles, nous n'avons jamais poussé plus loin que jusqu'à l'intoxication commençante.

Nous commençâmes toujours par le lavage intestinal au Sedlitz Chanteaud *modo ordinario,* et ne changeâmes absolument rien à notre manière de vivre accoutumée : donc, nous prîmes nos repas aux heures fixées et vaquâmes à nos affaires comme si de rien n'était.

En course ou chez nos malades, la fiole de solution d'aconitine ou les granules nous tinrent compagnie.

Voilà comment nous procédâmes :

Selon l'énergie d'action supposée à l'alcaloïde à expérimenter, nous en faisions faire une solution aqueuse titrée, ou des pilules solubles, au quart de milligramme, au milligramme ou au centigramme.

Ainsi les aconitines cristallisées de Merck, de Duquesnel, la nepaline, la japaconitine étaient dosées au quart, les préparations amorphes au milligramme, au demi-centigramme ou au centigramme.

En premier lieu, disons que, par suite du contact de la solution ou de la pilule (dans le cas où nous la laissâmes fondre dans la bouche), nous éprouvâmes à la pointe de la langue et à la portion interne des lèvres un picotement, une sensation de chaleur âcre, de fourmillement comparable à celle que produit une pastille de menthe poivrée.

La faculté d'éveiller cette sensation est propre à toutes les aconitines sans exclusion aucune. Nous la ressentîmes aussi bien par le contact du produit du docteur Friedlander, qui constitue l'aconitine la moins active, que par celui de la nepaline ou de l'aconitine cristallisée de Duquesnel.

Cependant l'intensité et la persistance de la sensation locale varient, en plus ou en moins, selon l'énergie supérieure ou moindre de la préparation usitée.

Il nous est arrivé, en avalant une dose de solution d'aconitine très active, de ne rien sentir de particulier à la langue.

Bientôt nous nous aperçûmes que deux raisons expliquent ce fait.

La langue peut être préservée du contact par une couche de mucus ou de salive, ou bien le liquide étant immédiatement avalé ne reste pas assez longtemps dans la bouche pour permettre la résorption locale.

En se rinçant la bouche et en y laissant séjourner la solution quelques instants avant de l'avaler, la propriété organoleptique se montre après quelques secondes jusqu'à deux minutes.

Quelquefois la sensation nous fit défaut à la langue, mais se montra très sensiblement au voile du palais et à l'arrière-bouche.

Pour chaque aconitine, nous avons cherché la dose suffisante pour produire chez nous les premiers symptômes subjectifs d'action physiologique, puis la quantité relative d'alcaloïde — donnée en doses successives et répétées — nécessaire pour occasionner l'intoxication commençante.

Les premiers symptômes subjectifs, se traduisant par un léger fourmillement aux joues et du picotement à la pointe de la langue — indépendant cette fois de l'action locale — se présentaient après 12 à 45 minutes.

On reconnait l'intoxication commençante par la sensation de fraîcheur d'abord, puis d'horripilations dans le dos, par la lourdeur dans les membres, par la tension et l'engourdissement de la face.

En prenant des doses fractionnées de l'alcaloïde et les continuant à intervalles plus ou moins longs, selon l'effet obtenu, nous éprouvâmes successivement le cortège de symptômes suivant :

La sensation décrite à la langue se communiquant aux lèvres et dans un moindre degré aux joues, à la racine du nez, au front; resserrement aux tempes, légère céphalalgie frontale, fourmillement aux mains, aux avant-bras, aux cuisses, surtout du côté externe; fraîcheur puis horripilations dans le dos. Nous avions la face rouge et la sensation d'excitement comme d'une légère ébriété alcoolique, l'appétit normal, souvent même plus grand que de coutume.

La diurèse se trouvait un peu activée ainsi que le mouvement péristaltique des intestins, sans influence néanmoins sur les selles.

Le cerveau se trouvait parfaitement libre et nous pouvions travailler sans être autrement incommodé.

La nuit qui suivait la journée d'expérimentation, était calme, nous goûtions un excellent sommeil, et le lendemain au réveil toute trace d'aconitisme avait disparu.

Le pouls oscillait entre 84 à 70 pulsations, la température entre 37°6 et 37° centigrades.

Nous avons pris pendant le cours de plusieurs de nos expériences des séries de tracés sphygmographiques, sans obtenir de la méthode graphique quelque résultat utile; ce qui ne nous semble nullement extraordinaire, puisque nous nous sommes tenu en dedans des limites physiologiques et comme il y a une foule de circonstances qui peuvent faire varier le tracé.

Il serait oiseux de reproduire ici nos expérimentations *in extenso*. Nous nous bornerons à faire connaître : 1° la dose suffisante à produire, sur nous, des symptômes subjectifs appréciables, et 2° la quantité totale absorbée, dans le courant d'une expérience de quelques aconitines, sans arriver à produire des symptômes alarmants.

La dose minima produisant un effet décidé, donnée en une fois, oscillait : pour les préparations cristallisées de Duquesnel et de Merck, de 1/4 à 1/2 milligramme, l'effet étant sensiblement le même pour les deux; celle pour l'aconitine amorphe de Merck, tout comme pour les granules Chanteaud, de 10 à 15 milligrammes; pour le produit amorphe du docteur Friedlander, de 300 milligrammes.

La quantité totale absorbée dans le cours de 12 heures à intervalles réguliers et à doses fractionnées se portait pour :

> L'aconitine Duquesnel, à 3 1/2 milligrammes;
> — Merck cristallisée, de 3 à 4 milligrammes;
> — Merck amorphe, à 60 milligrammes;
> — Chanteaud granulé, à 50 milligrammes;
> — docteur Friedlander, à 1 gramme.

II. — Les effets toxiques d'une dose massive d'aconitine sur l'homme sain ont été bien décrits par le docteur Haakma Tresling, dans sa relation de l'empoisonnement de son collègue le docteur Meyer (1).

La dose de 3.6 milligrammes d'aconitine cristallisée fut prise en solution immédiatement après le repas, à 4 heures et demie de l'après-dîner.

A 5 heures 30, le docteur dit qu'il se trouve mal; cependant il parvint à écrire une lettre au pharmacien pour lui demander des explications.

Il est pâle et a de la peine à se tenir debout. Inquiétude qui ne

---

(1) Consultez *Nederl. Tydschr. v. Geneesk.*, 1880, Blz. 229.

diminue pas après que le pharmacien, qui entre à 7 heures, lui a confessé qu'il a employé une autre aconitine que la précédente. On fait mander M. Haakma Tresling, à qui nous allons donner la parole :

« Dans la soirée du 16 mars 1880, j'entre à environ 8 heures dans les appartements du docteur Carl Meyer.

« C'est bien à vous, cher collègue, de venir ; peut-être vous pourrez m'aider ! — De quoi est-il question ? demandai-je. — D'un empoisonnement par l'azotate d'aconitine, dit-il, et — en désignant le pharmacien — voilà le malfaiteur !

« Une centaine de fois et plus, j'ai dit que je ne veux que de l'aconitine Friedlander, et voilà que ce monsieur me sert un autre produit !

« En ce qui concerne ma personne, ce n'est rien ; je passerai par là, étant accoutumé à cet agent, mais je m'inquiète pour ce pauvre malade de Beerta qui, au moment que nous parlons, en prend peut-être encore ! »

Le docteur Meyer se trouvait étendu sur une chaise longue et avait l'aspect plus pâle que d'ordinaire. Le pouls est petit, très irrégulier, de fréquence normale. Il a la peau froide. En approchant une lumière de ses yeux, je m'aperçois que les pupilles sont contractées.

Il se plaint de tiraillements douloureux, de contractions de la bouche, de sentiment de brûlure de la langue et resserrement dans le bas-ventre ; anxiété précordiale, déglutition difficile, perte du goût, tuméfaction de la langue, difficulté grande de se mouvoir et de se tenir sur les jambes.

Céphalalgie intense. Sur ma demande depuis quand il se trouve mal, il me répond : depuis une heure et demie. Jusqu'ici le *sensorium* est parfaitement libre.

Il me dit qu'il s'est fait déjà deux injections à l'huile camphrée au dixième. Nous consultons ensemble pour ce qu'il y aurait à faire. Nous convenons d'administrer du café noir au cognac et de faire des frottements de la peau à l'eau-de-vie, puis nous donnerons de l'eau-de-vie camphrée en lavage et, selon lui, de la teinture de digitale, nous appliquerons des sinapismes aux extrémités, et nous nous servirons de l'électricité dans le cas de détresse respiratoire.

A ce moment le pharmacien nous quitta pour aller chercher les remèdes.

Le pouls, que je tenais constamment sous le doigt, était tantôt plus, tantôt moins perceptible.

« Ça ira, collègue, ça ira, dit-il. Comment va le pouls? » Le pouls est variable, lui dis-je.

« Bon Dieu comme j'ai froid! » s'écrie-t-il, et il répète cette exclamation à chaque instant ». La peau est en effet, surtout vers les extrémités inférieures, comme glacée.

Nous le couvrons bien chaudement et renouvelons les sinapismes. A un moment donné il s'écrie : « Je n'y vois plus! » Je m'aperçois qu'à cet instant les pupilles sont dilatées; bientôt elles se contractent de nouveau et le malade de dire : « La vue me revient, collègue, comment va le pouls? » Assez bien, dis-je, il est variable comme les pupilles; ferai-je une injection à l'éther?

« Oui, oui, ça fera du bien. » Après la piqûre, il me remercie pour mes soins et demande : « Voudriez-vous rester ici, collègue? » Servez-vous donc un verre de vin et prenez un cigare. « Moi, j'ai déjà bu une demi-bouteille. »

Avec quelque peine j'avais réussi cependant à lui ingérer quelques tasses de café noir au cognac. La déglutition était difficile. Il déclare avoir perdu complètement le goût. L'inquiétude permanente était caractéristique. Tout à coup il me dit : « Ne tâcherai-je pas de vomir? »

Je lui réponds : « Si vous en sentez le besoin, c'est bien, mais cela augmentera votre faiblesse! »

Sur ce, il met deux doigts dans la bouche et vomit des masses consistantes, colorées en rouge.

J'ai encore omis de dire qu'avant de vomir il cracha beaucoup de matières muqueuses qui lui venaient de la gorge.

Il se plaignait constamment de la tête et de l'épigastre.

Des vomissements spontanés suivirent la vomituration artificielle.

A 8 heures 40, après un vomissement, il s'écrie : « Il fait encore noir, collègue ; il me semblait que je voyais quelque chose! » et est pris de convulsions.

Celles-ci débutent par la rougeur de la face et des conjonctives, le regard brillant; après quoi, l'écume se montre aux lèvres, puis des mouvements involontaires des extrémités inférieures ainsi que du visage surviennent; la respiration devient stertoreuse et pénible.

Ce premier accès fut court. L'accès fini, il me demande : « Qu'est-ce que j'ai eu donc, collègue, est-ce que je vais être nerveux? je ne croyais pas avoir les nerfs irritables. Je croyais voir et entendre quelque chose; j'ai des bourdonnements dans les oreilles. Je suis sourd tantôt de l'une, tantôt de l'autre oreille. Comme j'ai la tête lourde! »

Je fais la première injection d'éther. A cette occasion il retrousse lui-même la manche de son habit.

L'injection lui fait du mal.

Immédiatement après il s'écrie de nouveau : « Comme j'ai froid! je ne vois plus rien, collègue! » Pupilles très dilatées. Vomissements réitérés; puis deuxième accès de convulsions, qui est beaucoup plus grave et dure plus longtemps que le précédent.

Il s'en remet mais est exténué. En voyant pleurer la demoiselle qui nous prêtait son assistance, il dit : « Ne pleurez pas, ça ira mieux maintenant! »

Avec quelque peine je parviens à lui faire avaler deux cuillerées de café au cognac. Il me semble que le pouls est moins débile, du moins pendant quelques pulsations. A sa demande : « Comment va le pouls! » je lui réponds : Le pouls va mieux, comment vous trouvez-vous? « Mal me répond-il, j'ai la tête en feu, je ne vois rien. » Je lui dis que je veux répéter l'injection.

C'est bien, répond-il; mais alors prenons le bras gauche. Il découvre encore ce bras, me disant : « Enfoncez fermement l'aiguille, collègue! »

Après l'injection, je lui demande : Vous ai-je fait beaucoup de mal? « Mais non, merci. »

A 8 heures 53 minutes vomissements énormes; je lui soutiens la tête; sueur froide; il se couche sur le dos et est pris pour la troisième et dernière fois de convulsions qui terminent cette scène douloureuse. Après cet accès il ne se remet plus, les pupilles sont dilatées, insensibles à la lumière, la respiration lente, difficile.

En vain j'applique le courant continu. La respiration se ralentit de plus en plus, le pouls devient insensible, le cœur ne bat plus et le pauvre homme expire à 9 heures.

La durée de l'intoxication a été de 4 heures et demie.

III. Dans des expériences faites sur leur propre personne avec de l'aconitine amorphe, MM. Dworzak et Heinrich éprouvaient d'abord de la tension dans les joues et au front, sensation qui bientôt fit place à des douleurs assez intenses dans ces parties, douleurs d'abord rémittentes et changeant de lieu, puis continues et fixes. Le pouls plus fréquent au commencement, diminuait bientôt en fréquence, devenait petit, débile et dicrote. Les pupilles étaient tantôt dilatées, tantôt contractées. Le mouvement péristaltique des intestins était augmenté, il se montrait des éructations.

Après des doses plus grandes (20 à 30 milligrammes), lourdeur de la tête, tintements et pesanteur dans les oreilles, vertige, difficulté à rassembler les idées; les douleurs frontale et faciale augmentent après le moindre exercice du cerveau, sensation de fatigue inaccoutumée, incapacité de faire un mouvement, diurèse augmentée.

Reil observait les mêmes symptômes; il fait en outre mention de dyspnée et de pollutions nocturnes.

Achscharumow éprouvait des vertiges, des éructations et une grande faiblesse après une dose de 60 milligrammes d'aconitine allemande; il ne ressentait pas de douleurs dans les ramifications du nerf trijumeau (Hüsemann.) (1).

Le docteur E. Hottot, dans son étude physiologique de l'aconitine (2), rapporte les effets de cet alcaloïde étudiés sur lui-même et sur deux autres personnes :

« *A l'extérieur.* — Lorsque l'aconitine est appliquée sur une partie fine de la peau, soit en dissolution dans l'alcool, soit en pommade, elle détermine bientôt un sentiment de chaleur, puis de brûlure, accompagné d'élancements et de démangeaisons; plus tard on éprouve de la pesanteur et de l'engourdissement dans les parties affectées; il semble qu'elles soient comprimées par un poids lourd; d'autres fois, la peau est comme soulevée et contractée par les muscles situés au-dessous; sa couleur n'est pas modifiée, il y a anesthésie. Ces symptômes durent plusieurs heures, quelquefois un jour entier; ils ne sont jamais suivis d'accidents généraux.

« *A l'intérieur.* — Les doses ont été portées successivement jusqu'à trois milligrammes. Ce sont les symptômes éprouvés à cette dose que je vais exposer.

(1) *Arzneimittellehre.* II, 1437.
(2) *De l'Aconitine*, p. 48.

« Presque aussitôt après avoir pris l'aconitine, on éprouve sur toute la muqueuse buccale une sensation d'âcreté et de chaleur qui se propage rapidement à la gorge, et plus tard à l'estomac.

« Cette impression devient bientôt de plus en plus vive; il y a brûlure et engourdissement des lèvres, de la langue et du pharynx; en même temps on remarque une salivation souvent très-abondante, déterminée sans doute par l'action irritante de l'aconitine sur les glandes mucipares.

« A ces effets locaux viennent bientôt se joindre des phénomènes généraux; on éprouve d'abord du malaise, de la faiblesse, de la pesanteur de tête; puis des nausées, des bâillements fréquents, de l'oppression et un affaiblissement musculaire très prononcé. Le pouls s'élève, mais dans une faible limite; la peau est moite. On remarque des fourmillements sur diverses parties du corps, et plus particulièrement à la face et aux extrémités.

« Après un temps variable, l'abattement augmente, il y a céphalalgie, souvent douleurs lancinantes de la face, siégeant plus particulièrement sur le trajet des nerfs; les nausées sont fréquentes, quelquefois accompagnées de vomissements.

« L'affaiblissement musculaire est plus grand, les fourmillements plus manifestes, surtout dans l'immobilité; les membres sont comme engourdis, la face tendue et gonflée; le pouls tombe, la respiration est difficile, la sensation de brûlure à la gorge devient pénible; on remarque des sueurs abondantes. Plus tard il y a prostration générale; on éprouve un brisement des membres, de la difficulté à serrer les objets; le moindre effort épuise, on se sent comme énervé : la respiration est lente, profonde; le pouls baisse notablement, l'intelligence reste nette; il n'y a pas de somnolence, rarement de la tendance au sommeil; la pupille est dilatée, mais cette dilatation est loin d'être aussi énergique que celle produite par l'atropine; elle se produit lentement et cesse le plus généralement sous l'influence d'une vive lumière.

« Ces symptômes durent de dix à seize heures; peu à peu le pouls se relève, la respiration devient plus libre, les forces reprennent, l'appétit qui avait été suspendu renaît; en un mot tout rentre dans l'ordre.

« Les symptômes qui persistent en dernier lieu sont : l'âcreté de la gorge, la pesanteur de la tête et de la courbature. »

En expérimentant avec l'aconitine, M. Burggraeve (1) éprouvait, après avoir mâché un granule dosé au milligramme de l'alcaloïde, une saveur amère, piquante, qu'il crût inoffensive; mais au bout de quelques secondes il fut pris d'une constriction violente du gosier. « J'étais, dit-il, dans cet état dont parle Virgile : *Vox faucibus hœsit*. J'éprouvais des nausées et ne pouvais faire de renvois; le pharynx était comme fermé. Un picotement brûlant provoqua des éternuments et la fermeture des narines. La sensation de brûlant s'étendit à toute la muqueuse pharyngienne et œsophagienne, comme si j'avais mâché du *daphne misereum*. Le pouls avait notablement baissé, puisqu'il ne battait plus que 66 fois par minute. L'état de nausée et de malaise se maintint également; j'éprouvais des horripilations. Pendant tous ces phénomènes la tête était parfaitement libre, puisque j'écrivis la présente symptomatologie pendant que j'étais sous l'influence de l'aconitine. Le tout se termina par une abondante transpiration et diurèse.

Ces premiers phénomènes passés, je continuai à prendre des granules d'aconitine, cette fois en les avalant directement, à l'intervalle de vingt minutes. La réaction fébrile qui avait été la conséquence de la première expérience, tomba au cinquième granule, et je me sentis dans un état de bien-être extrême, sans spasme ni sécheresse de la gorge. Le pouls battait 75 fois par minute, et le thermomètre appliqué sous l'aisselle ne donnait que 36.5° centigrades. Cet état se termina encore par diurèse et diaphorèse. »

IV. — En résumé, nous concluons, avec MM. Laborde et Duquesnel, que l'aconitine est un modificateur puissant du système nerveux. Elle exerce une influence notable sur les principales fonctions de l'économie, en agissant avec prédominance sur la portion bulbo-spinale du myélencéphale et sur le système du grand sympathique.

Son action élective sur les nerfs du sentiment, dont elle réduit ou supprime les fonctions, est manifeste, ainsi que celle sur le *centre vaso-moteur*.

A *dose physiologique* elle calme la circulation, diminue le calibre des capillaires et abaisse la température.

(1) Consultez *Organon de médecine dosimétrique*, p. 42

Le professeur Binz reconnaît à l'aconitine le pouvoir de réduire le nombre de pulsations et celui de diminuer la tension artérielle, mais lui dénie toute influence favorable sur la réduction de la chaleur morbide.

Cette dernière assertion cependant ne paraît reposer que sur l'autorité de H. C. Wood (*A study of fever* 1875) et nullement sur l'expérience clinique du pharmacologue de Bonn (1).

Quand même MM. Laborde et Duquesnel, dans leur beau travail : *Des aconits et de l'aconitine*, n'eussent pas démontré que, sous l'influence de l'aconitine, la *température* offre des modifications parallèles et proportionelles à celle de la tension sanguine et des phénomènes vaso-moteurs en général, modifications aboutissant à un *abaissement thermique* plus ou moins considérable (2), il ne serait pas difficile de réfuter l'opinion erronée du docteur Binz. Nous n'aurions qu'à choisir parmi les observations cliniques innombrables contenues dans le *Répertoire universel de médecine dosimétrique*, et parmi celles qui nous sont propres.

A *dose toxique*, l'aconitine paralyse la fonction respiratoire et secondairement le cœur.

SUBSTANCES SYNERGIQUES ET ANTAGONISTES.

Il est d'usage, dans les livres traitant de matière médicale, de consacrer quelques lignes à l'énumération d'agents qu'on ne saurait réunir dans une même formule, étant incompatibles soit par leurs propriétés chimiques, soit par leur action médicamenteuse, et à d'autres qui, possédant des qualités analogues, peuvent être réunies dans une prescription magistrale.

Si nous nous conformons à cette coutume, on ne devra pas conclure de là que nous acceptons comme établie, l'existence d'agents médicinaux d'action complètement analogue, ni de médicaments véritablement antagonistes.

Pour nous qui admettons l'*électivité* des modificateurs médicaux, nous considérons comme *synergiques*, dans le sens propre du mot, c'est-à-dire comme concourant au rétablissement de l'équilibre des fonctions troublées, des agents qui, à un autre

(1) Consultez *Vorlesungen über Pharmakologie*, Abth. I., S. 152. — 1884.
(2) OEuvre citée, p. 343.

point de vue, pourraient être classés, avec autant de droit, parmi les *antagonistes*.

A vrai dire, il y a-t-il des antagonistes?

Voyons ce que nous dit feu le professeur Gubler à ce sujet (1).

« Pour que l'antagonisme soit efficace, il faudra la réunion d'un nombre de conditions qui est tel qu'on ne le rencontre à peu près jamais. Pour que deux substances se servent réciproquement d'antidote, il faut qu'elles soient antagonistes, à la fois, sur tous les points où l'action d'une d'elles s'est portée. Car enfin, s'il y a un seul point qui échappe à l'action du contre-poison, alors vous aurez déterminé des phénomènes contraires dans de certains points plus favorisés, et vous aurez permis le développement progressif, excessif, léthal de tous les accidents qui se produisent d'un autre côté. »

Après avoir fait connaître notre opinion sur ce point, disons que l'*aconitine* a des analogies avec la *vératrine*, la *colchicine*, la *delphinine*; sous certains rapports — notamment par son action excito-motrice sur la fibre organique — elle présente de l'analogie avec la *strychnine*, la *brucine*, la *caféine*, la *quinine*.

Nous ne connaissons pas de modificateurs réels de l'action de l'aconitine; elle n'a pas de véritables antagonistes. Cependant le dénouement fatal de l'empoisonnement par cet alcaloïde pourrait peut-être, par l'établissement de la respiration artificielle, être retardé et même prévenu.

En effet, la paralysie du centre respiratoire joue le principal rôle dans la mort par l'aconitine.

Le trouble de la fonction cardiaque, action secondaire de l'aconitine, pourrait être enrayé soit par le *curare*, soit par l'*atropine* qui, paralysant les fibres d'arrêt du nerf pneumogastrique, suppriment son intervention et empêchent ainsi l'aconitine d'exercer sur le cœur son action perturbatrice habituelle. On ne peut voir ainsi dans ces deux agents, que des antagonistes partiels. (Laborde et Duquesnel.)

USAGES THÉRAPEUTIQUES.

A part la *strychnine*, il n'y a pas de médicament aussi précieux,

---

(1) *Cours de thérapeutique*, 1880, p. 539.

d'une application aussi fréquente, pour le médecin qui sait le manier, que l'aconitine.

En dosimétrie cet alcaloïde trouve son indication dans la plupart des maladies, car il n'y a que fort peu de cas qui ne présentent des symptômes fébriles, inflammatoires ou névralgiques.

En effet, son action sédative sur les centres vaso-moteurs, se traduisant par la chute du pouls et la diminution du calorique, l'élève au premier rang des remèdes dits *défervescents*; sa propriété de réduire le calibre des vaisseaux capillaires, lui imprime le caractère d'*antiphlogistique* par excellence — par son usage on peut supprimer les soustractions de sang; enfin, son pouvoir anesthésique sur les nerfs du sentiment lui désigne une place d'honneur comme antinévralgique.

Analysons maintenant les cas dans lesquels on se servira avec avantage de ce médicament.

L'aconitine est donnée soit seule, soit combinée à la strychnine et à la digitaline, dans ce que M. Burggraeve a nommé l'entraînement puerpéral et chirurgical; donc, à vrai dire, à titre préventif des accidents fébriles et inflammatoires, qui souvent sont la conséquence de l'accouchement et des opérations chirurgicales.

C'est encore dans ce sens que l'auteur de la méthode dosimétrique préconise l'emploi de cette trinité défervescente à la fin de la journée, pour prévenir ou modérer la fièvre physiologique vespérale et pour assurer le repos de la nuit; c'est ce qu'il a nommé « équilibrer la balance physiologique ».

Comme moyen curatif elle est indiquée dans toutes les maladies fébriles, tant dans les fièvres essentielles que dans les fièvres symptomatiques; elle l'est à double titre dans les fièvres inflammatoires.

Tant que le symptôme fièvre existe, l'aconitine est à sa place et d'autant plus que la température est plus élevée et le pouls plus fréquent. On tiendra cependant compte de l'état général du malade; ainsi, pendant la période de froid de la fièvre intermittente, ou pendant le frisson initial de la pneumonie, on commencera la médication en relevant la vitalité par la strychnine et on n'associera l'aconitine à cet agent que lorsque la réaction sera établie.

Elle convient donc à tous les états fébriles, quelles que soient leurs causes ou leur siège. On peut l'administrer aussi bien dans la pleurésie que dans la bronchite, dans le rhumatisme que dans la pneumonie, dans la fièvre typhoïde que dans la fièvre puerpérale, dans la péricardite comme dans la méningite. Comme abortif elle nous a servi maintes fois dans le stade initial de l'angine catarrhale.

Ayant la gorge sensible, nous sommes très enclin au rhume. Avant notre conversion à la dosimétrie, il nous arrivait souvent de contracter une angine simple accompagnée d'amygdalite. Toujours l'angine se déclarait par un accès de fièvre plus ou moins grave, et rarement nous en avions pour moins de six à huit jours avant d'être rétabli. Depuis que nous avons appris à apprécier la valeur thérapeutique de l'aconitine, c'est-à-dire depuis plus de deux ans, nous avons toujours réussi par son emploi préventif, dès que les signes prémonitoires de l'angine se présentaient, à conjurer l'inflammation et la fièvre.

Rarement l'aconitine est employée seule; le plus souvent on la combine avec d'autres agents, et cette manière de faire est rationelle, puisque presque toujours on doit faire face à plusieurs indications.

Combinée à la digitaline, elle est un puissant diurétique.

On l'associera avec avantage à la vératrine dans le cas où les symptômes sthéniques ou inflammatoires sont prédominants, surtout chez les sujets jeunes et robustes; à la quinine dans les fièvres à type rémittent ; à la digitaline dans les maladies aiguës, avec mouvements tumultueux du cœur; à la caféine dans les cas de somnolence, de torpeur du cerveau ; à la strychnine pour prévenir la dépression générale ou pour relever la vitalité.

Donnée au début des affections inflammatoires, dans les hypérémies actives, les fluxions irritatives, l'aconitine suffit, le plus souvent, à arrêter le processus morbide, à diminuer son intensité, ou à prévenir son extension aux tissus et organes environnants.

Elle est efficace, comme calmant, dans l'irritabilité exagérée du cerveau se traduisant par de l'inquiètude, de l'agitation, de l'insomnie, du délire.

Dans le délire alcoolique, par exemple, elle fait merveille pour peu qu'on la donne combinée à la digitaline, à la strychnine, auxquels on fera bien d'ajouter, selon l'occurrence, l'hyosciamine ou la morphine

Il est à prévoir que les médecins aliénistes tireront beaucoup d'avantage de l'emploi de ce modificateur puissant, dans les autres formes de délire, du moment qu'ils voudront entrer dans la voie dosimétrique.

L'aconitine est d'un succès merveilleux dans les névralgies hypérémiques, et soulage souvent dans les autres formes.

Les névralgies du nerf trijumeau ne sont pas seules tributaires de l'action de l'aconitine, celle-ci s'étend sur toutes les névropathies d'origine centrale, causées par l'hypérémie directe ou réflexe des centres nerveux.

Elle réussit souvent comme palliatif de la douleur dans les maux de dents.

Quelquefois nous avons eu du succès en introduisant un granule d'aconitine, soit seul, soit ensemble avec un granule d'hyosciamine, dans la partie cariée de la dent souffrante.

Dans les névralgies symptomatiques d'une diathèse ou d'une dyscrasie, il faudra joindre à l'aconitine le modificateur spécial de la diathèse ou de la dyscrasie. On donnera donc une préparation de quinine, les arséniates, l'iode, les salicylates, etc., selon le besoin.

Comme adjuvant, dans les névralgies, on pourra recourir à l'application d'une pommade à l'aconitine *loco dolenti*.

Dans le délire et dans les convulsions des enfants, du moment que ces symptômes sont dus à une hypérémie localisée dans les centres nerveux, on se trouvera bien de l'emploi de l'aconitine.

Dans les cas chroniques, on peut la donner également; ainsi dans les catarrhes asthmatiques, dans les rhumatismes chroniques, les douleurs arthritiques : les névralgies anciennes, l'amaurose congestive; associée avec un agent métallique, le fer, l'arsenic, le zinc, — selon les cas particuliers — elle peut être efficace dans les convulsions cloniques : l'épilepsie, la chorée. (Burggraeve.)

L'emploi de l'aconitine est également très indiqué dans la pléthore vraie et *essentielle*, avec ou sans hypérémie viscérale localisée, dans laquelle le succès est dû à la persévérance dans l'administration de ce puissant modificateur de la fonction nerveuse et de la crase sanguine : ce moyen m'a réussi très souvent à moi-même. (Laura.) (1).

____

(1) Prof. Laura, *Répertoire universel de médecine dosimétrique*, 1884, p. 179.

Ce même auteur conseille d'essayer cet alcaloïde dans les cas de *bourdonnements d'oreilles;* l'aconitine guérirait toutes les fois qu'il n'y a pas de contre-indication précise chez le malade, ou que le mal ne provient pas d'une cause matérielle irréparable et *réelle,* quoique le diagnostic ne puisse la faire connaître pendant la vie.

Devant les succès obtenus dans ces dernières années par les médecins dosimètres avec l'aconitine, on doit être surpris, dit le professeur Laura, de rencontrer dans la *Matière médicale* du docteur Nothnagel, le passage suivant : « L'aconitine est un médicament tout à fait superflu. »

Nous ajouterons que la plupart des auteurs allemands partagent plus ou moins cet avis. Entre autres M. Hüsemann, dans son excellent traité « *Arzneimittellehre* » s'exprime de la manière suivante :

« L'emploi thérapeutique des racines d'aconit est maintenant très limité; il se base plus sur l'empirisme que sur l'observation véritable. Cet agent a quelque renommée dans le traitement des douleurs rhumatiques et autres, par exemple des névralgies, ou encore comme remède abortif des affections inflammatoires et catarrhales.

« L'usage de l'aconitine devra se borner autant que possible à l'application sus-épidermique; encore pourrait-on même, dans ce cas, la remplacer avantageusement par la vératrine (1). »

En France l'opinion semble être un peu plus favorable à l'aconitine, du moins les auteurs du travail « *Des aconits* » etc., que nous avons déjà cité, lui accordent une place considérable en thérapeutique pratique.

Selon MM. Laborde et Duquesnel, son emploi ne serait nettement indiqué que dans la névralgie faciale protopathique et dans le rhumatisme articulaire aigu.

Ces messieurs déplorent l'abus qui en a été fait et qui en est fait encore aujourd'hui, surtout à l'étranger, dans la pathologie humaine et dans la médecine vétérinaire; il leur serait facile de montrer combien on s'est égaré en généralisant et en étendant à presque tous les états morbides les applications de l'aconitine, de façon à compromettre par là les mérites réels d'un médicament

(1) Th. II, S 1140, 1883.

précieux, véritablement héroïque, quand il est renfermé dans les vraies limites de ses indications (1).

Quant à nous, nous ne désespérons pas que bientôt les médecins de tous les pays se rallieront aux sages préceptes du docteur Burggraeve, et que leurs succès innombrables obtenus par l'application dosimétrique de l'aconitine porteront tous les pharmacologues à apprécier la grande valeur thérapeutique de ce puissant modificateur.

MODES D'ADMINISTRATION ET DOSES.

Hormis les cas rares d'application externe, nous sommes d'avis que comme mode d'administration il convient de donner l'aconitine sous forme de granule ou de pilule soluble, et par la voie stomacale seulement.

En effet, les injections hypodermiques préconisées par quelques auteurs nous paraissent condamnables sous deux rapports.

En premier lieu, l'introduction de la solution d'aconitine par voie sous-cutanée est très douloureuse; en second lieu, la résorption pour ainsi dire immédiate expose aux accidents toxiques.

Pour éviter la répétition trop fréquente des piqûres on serait tenté, en usitant de ce moyen, d'augmenter les doses tout en les espaçant davantage; or voilà justement l'écueil (*les doses massives*) que la dosimétrie nous apprend à éviter.

Pour l'usage externe on peut se servir d'une solution alcoolique, ou mieux encore d'une pommade ou de l'incorporation huileuse de l'alcaloïde *amorphe*, à raison de 100 à 500 milligrammes pour 25 grammes de véhicule; si l'on se sert de l'aconitine *cristallisée*, il faudra réduire la dose entre 5 et 25 milligrammes. Bientôt après son application, il se déclare un sentiment de chaleur qui peut aller jusqu'à la sensation de brûlure, suivie de pesanteur, d'engourdissement et d'anesthésie; contrairement à ce qu'on voit sur les muqueuses soumises à l'action topique de l'aconitine, notamment la rubéfaction, la couleur de la peau sous les mêmes conditions n'est pas modifiée.

Si nous préférons, pour l'usage interne, de prescrire l'aconitine en granules ou en pilules, nous n'excluons pas d'une manière absolue la solution aqueuse.

(1) OEuvre citée, p. 278.

Cette forme médicinale convient, en effet, dans le traitement des enfants en bas-âge. Dans le plus petit nombre de cas on parvient à faire avaler à ces petits malades la pilule ou le granule; plus souvent ils sont rejetés ou bien vont se perdre dans quelque repli, et alors, en fondant, produisent sur la muqueuse l'effet local qu'on eût voulu éviter.

Aussi, pour les enfants de moins de deux ans d'âge, nous écrasons quelques granules Chanteaud dans une quantité suffisante d'eau additionnée d'un peu de sucre, et faisons prendre cette mixture extemporanée par cuillerées à café.

Pour ces tout petits nous nous servons peu de l'aconitine cristallisée, puisque son dosage exact, dans les quantités minimes, présente quelque difficulté. On conviendra qu'il est plus facile au pharmacien de préparer une solution aqueuse de 10 milligrammes d'aconitine amorphe, qu'une autre de 5 décimilligrammes d'aconitine cristallisée. Nous ne prétendons pas que cela ne soit possible, et que le pharmacien consciencieux ne s'acquittera parfaitement de sa tâche; seulement le médecin n'est pas toujours sûr de la disposition momentanée de l'apothicaire, et comme il s'en faut de fort peu pour éveiller des symptômes toxiques chez un enfant d'un âge si tendre, il vaut mieux employer la modification amorphe qui ne présente pas tant de difficulté à manier.

Comme nous avons déjà eu l'occasion de le dire, on peut obtenir de toutes les aconitines les mêmes effets thérapeutiques; mais si l'on veut se servir d'une autre que celle de Chanteaud, il est indispensable et *absolument nécessaire* que le médecin prescrivant s'assure d'avance de l'énergie d'action de l'alcaloïde que l'apothicaire va mettre dans sa préparation.

Ainsi, dans la ville où nous résidons, les quatre pharmaciens nous présentent chaque fois qu'ils renouvellent leur *stock* d'aconitine, des échantillons tant du produit amorphe que de la modification cristallisée, que nous expérimentons ensuite, pour nous rendre compte de leur énergie relative, sur notre propre personne. De cette façon nous évitons des malheurs qui, sans cette précaution, pourraient arriver.

Nous ne pensons pas à recommander une préparation spéciale d'aconitine à nos confrères. Toutes les aconitines peuvent servir; pourvu qu'on observe les conditions citées.

Dans notre pratique, nous nous trouvons fort bien des granules Chanteaud.

L'aconitine employée pour le granule dosimétrique se rapproche le plus de la préparation amorphe de Merck, dont nous nous servons aussi beaucoup, tout comme de l'aconitine cristallisée de la même origine.

En prenant pour *étalon* le granule d'aconitine Chanteaud dosé au 1/2 milligramme, on est en droit d'attendre le même effet physiologique de 1/40me de milligramme de la préparation cristallisée soit de Merck, soit de Duquesnel, soit d'autre source encore.

Le médecin, même le plus timoré, ne courra donc aucun risque d'empoisonner son malade s'il a soin de fractionner les doses d'aconitine suivant cette donnée.

Armé de ces granules et agissant selon les règles de la dosimétrie, il obtiendra les mêmes succès.

Si l'on veut prescrire le remède en pilules on agira sagement en suivant nos conseils donnés plus haut dans le chapitre traitant des formes médicinales, et de ne formuler la recette que pour un nombre restreint de pilules, formule qu'on répétera autant de fois que de besoin, afin d'avoir toujours des pilules fraîchement préparées.

Le nombre de granules ou de pilules à donner en une seule fois et la limite de temps entre deux doses se règlent selon les circonstances.

Dans les cas aigus, soit fièvre inflammatoire, soit névralgie, on multipliera autant de fois l'étalon et mettra des instants de repos d'autant plus courts entre les doses, que les symptômes paraissent graves et le péril imminent.

Il va sans dire que la nouvelle dose ne sera pas donnée avant que la précédente ait eu le temps d'être absorbée.

On pourra donc laisser des distances plus courtes avec les granules Chanteaud qu'en faisant emploi de la forme pilulaire.

Dans les fièvres on se réglera sur le thermomètre; dans les accès de névralgie, sur le degré des douleurs.

Ainsi, dès qu'on voit descendre le mercure ou que les douleurs diminuent d'intensité, on espacera davantage et diminuera les doses; on fera de même du moment que le malade se plaint de fourmillements ou d'engourdissement commençant, symptômes propres à l'action de l'aconitine. On suspendra l'usage du médicament tout à fait dès qu'on aura obtenu la défervescence ou la sédation, pour le reprendre aussitôt que le thermomètre annonce l'élévation de la température au-dessus de la normale ou dès la récidive des douleurs.

La quantité totale d'aconitine absorbée dans les 24 heures n'y fait absolument rien, on poursuit la médication jusqu'à effet utile.

Dans les cas chroniques, lorsqu'il n'y a ni pyrexie, ni inflammation, ni crise aiguë, on donnera le médicament à intervalles de 2 à 3 heures, à raison de un ou plusieurs granules, suivant l'indication spéciale.

Adonidine.

Le principe actif de l'*Adonis vernalis*, — plante persistante de la famille des *Renunculacées*, croissant en Italie, en Suisse et en France — a été découvert par le docteur Vincenzo Cervello (1).

L'adonidine est un glycoside incolore et inodore, d'un goût amer très prononcé, se dissolvant rapidement dans l'alcool, mais étant peu soluble dans l'éther et l'eau.

Le professeur Cervello admet, d'après ses expérimentations sur divers animaux, qu'elle présente les vertus physiologiques et toxicologiques de la digitaline. Quant à son énergie d'action, elle serait plutôt analogue à la digitoxine.

Comme cette dernière substance peut, suivant Koppe, produire des phénomènes toxiques à la dose d'un milligramme, nous avons expérimenté avec l'adonidine sur nous-même, afin de savoir à quoi nous en tenir.

Le produit offert, sous le nom d'*adonidine*, par la maison E. Merck, de Darmstadt, forme une poudre d'un jaune-brun et d'une odeur qui rappelle légèrement celle du pain d'épice. Cette préparation est peu soluble dans l'eau, mais davantage dans l'alcool; elle a un goût amer très pénétrant.

Il est plus que probable que la matière active de l'*Adonis vernalis* n'entre que pour une légère part dans la composition de cet

______

(1) *Archivio per le scenze mediche*, vol. V.

agent, ce qui expliquerait d'abord les différences, en qualités physiques, entre l'adonidine de Cervello et celle de Merck.

M. Schmiedeberg a déjà fixé l'attention sur ce sujet (2).

Voici le résultat de nos expérimentations personnelles :

Nous nous sommes servi d'une solution de 100 milligr. d'adonidine de Merck, dans 10 centimètres cubes d'alcool étendu de
90 centimètres cubes d'eau distillée.

Le premier jour nous avons pris 3 milligr. de principe actif,
divisé en doses d'un demi-milligramme, de 2 heures en 2 heures ; le
deuxième jour, nous avons poussé jusqu'à 10 milligr., à raison de
2 milligr. de 2 heures en 2 heures ; le troisième jour nous avons
porté la quantité totale à absorber à 40 milligr., divisée en doses
de 3 milligr. et prises d'heure en heure. Le quatrième jour nous
nous sommes tenu à la quantité totale de 4 centigrammes, mais
répartie, cette fois, en doses de 1 centigramme, ingérées à 2 h. 40
de relevée, à 4 h. 10, puis à 8 h. 30 et à 9 h. 30 du soir.

Le cinquième jour enfin, la dose totale fut portée à 6 centigrammes, divisée en 12 prises égales ; les 8 premières doses furent
ingérées, de quart d'heure en quart d'heure, entre 2 h. 15 et 4 h.
de l'après-midi ; les 4 dernières, de demi-heure en demi-heure,
entre 7 h. 30 et 9 h. du soir.

Subjectivement nous n'avons éprouvé absolument rien d'anormal pendant toute la durée de l'expérimentation, ni les jours
suivants. Toutes les fonctions marchaient comme de coutume.

Un abaissement notable dans le nombre des pulsations a été
cependant observé le quatrième et le cinquième jour.

Notre pouls, donnant dans l'état normal 80 au maximum et 70
au minimum, est descendu, le quatrième jour, vers 9 h. 30 du
soir, à 58 pulsations, et le jour suivant, à 10 h. du soir, à 62.

Dans la matinée du cinquième ainsi que dans celle du sixième
jour, le pouls était revenu à la normale.

Le dernier jour de l'expérimentation nous avons pris deux
tracés sphygmographiques.

Le premier fut pris à 2 h. de l'après-midi, au commencement
de l'expérimentation, le pouls donnant 74 pulsations ; le second à
10 h. du soir, le pouls battant 62 fois par minute.

(1) Consultez *Beiträge z. Kenntniss der pharmakol. Gruppe des Digitalins. im Archif. f. Exp. Pathol. u. Pharmak.* Bᵈ XVI, S. 186.

N° 1.

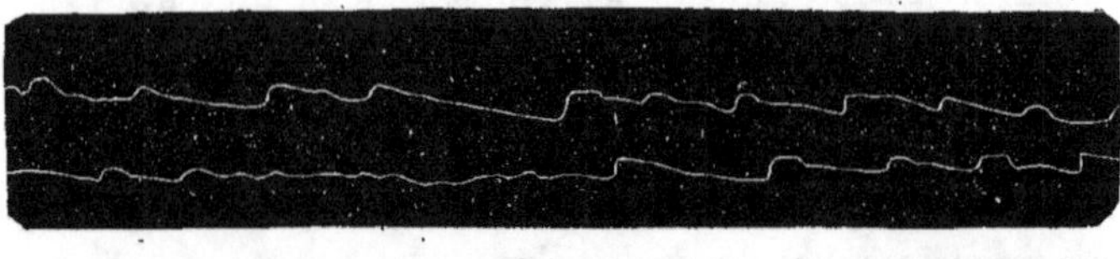

N° 2.

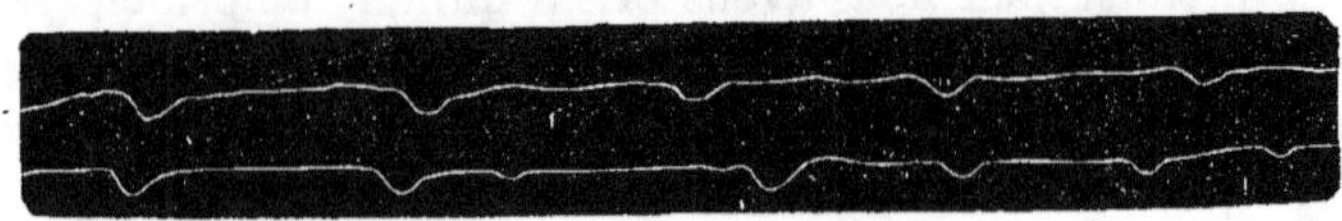

En comparant ces tracés, nous pûmes observer dans le dernier une diminution d'amplitude de la projection pulsative, la formation de plateau horizontal et une ligne descensionnelle uniforme propre à l'action de la digitaline.

Nous concluons que l'*adonidine* de Merck est une préparation de beaucoup moins d'énergie que celle dont s'est servi le docteur Cervello ; qu'elle présente l'action physiologique de la *digitaline* pure, ne donne pas de phénomènes d'accumulation et pourrait avantageusement remplacer le principe actif de la digitale.

Nous nous proposons d'étudier sa valeur thérapeutique, aussitôt que l'occasion se présentera dans notre pratique.

Quant à son usage, nous renvoyons à l'article concernant la digitaline.

Dans les cas aigus, nous pensons — en fait de dosage — qu'on ferait bien de donner ce médicament à raison de 2 à 3 milligr., de quart d'heure en quart d'heure. — Il est bien entendu que nous avons en vue ici la préparation de Merck. Probablement il en est de cet agent comme de l'*aconitine*, c'est-à dire qu'il faut s'assurer, avant de le prescrire, de son énergie d'action.

Agaricine.

Synonyme : Acide agaricinique.

Formule : $C^{16} H^{30} O^5 + H^2 O$.

L'acide organique qui porte ce nom, est un des principes actifs
d'un champignon qui se développe sur le mélèze (*Larix europea
D. C.*), un conifère croissant dans les parties septentrionales de la
Russie européenne et asiatique, et dans les Alpes.

L'agaric blanc, polypore du mélèze, *Polyporus officinalis*,
Fries; *Boletus laricis*, L., est un champignon hyménomycète
qui peut atteindre la grosseur d'une tête d'homme et le poids de
14 livres.

Le produit du commerce se présente sous forme de morceaux
légers, blanc-jaunâtres, plus ou moins coriaces, difficiles à pulvériser, d'une saveur douceâtre d'abord, puis très amère; sentant
le moisi.

Suivant Hager (1), l'agaric contiendrait de 30 à 33 p. % d'une
résine nommée *laricine*; en outre, des acides fumarique, citrique,
malique, etc. Braconnot y a trouvé jusqu'à 72 p. % de matière résineuse. La laricine, de couleur rouge-brun, est insoluble dans la
benzine et le carbure de soufre, peu soluble dans l'alcool et le chloroforme, facilement soluble dans l'éther, l'ammoniaque et la solution de potasse caustique. Les solutions alcalines sont foncées et
deviennent mousseuses par agitation.

L'agaricine de Schoonbrodt, matière non-azotée cristallisable,
d'une saveur douceâtre et âcre, a été obtenue par cet auteur en
soumettant la résine à l'éther.

G. Fleury obtint, en opérant avec l'éther absolument anhydre,
directement sur le végétal brut réduit en poudre, deux substances
différentes, savoir : une résine amorphe — résine d'agaric — et un
acide cristallisable en aiguilles très fines : l'acide agaricinique
(Hager).

Les dernières recherches chimiques datent du mois d'avril
1883 (2) et ont été faites par Jahns de Goettingue. Ce chimiste,
après une exposition claire des travaux précédents de Masing,
Fleury et autres, et après avoir comparé leurs résultats à ceux
qu'il a obtenus, arrive à conclure qu'en soumettant l'agaric blanc
à l'action de l'alcool chaud, ce champignon cède au liquide les
substances suivantes :

1° 16 à 18 p. % d'un acide bibasique (acide agaricinique);

2° 3 à 5 p. % d'une matière cristalline indifférente;

(1) *Handb. d. Pharm.* Praxis, 1876.
(2) *Archif der Pharmacie.*

3° 3 à 4 p. % d'une substance amorphe blanche ; et enfin,

4° 25 à 30 p. % d'un corps résineux amorphe rougeâtre et de réaction acide, très amer, et présentant les propriétés cathartiques de l'agaric.

Les agaricines du commerce sont souvent des substances impures, plus ou moins riches en acide agaricinique.

Cette dernière substance possède la propriété physiologique d'arrêter et de prévenir la sueur, tandis que la résine d'agaric a une action cathartique.

Suivant Nothnagel et Rossbach, les cristaux d'acide agaricinique sont inodores, sans saveur déterminée, insolubles dans l'eau froide, peu solubles dans l'eau chaude, mais se dissolvant facilement dans l'alcool bouillant.

L'agaricine pure de Merck est une poudre blanche, tirant légèrement sur le jaune, sans la moindre saveur ni odeur.

ACTION PHYSIOLOGIQUE.

L'emploi thérapeutique de l'agaric blanc date de 1767. Ce fut de Haen qui découvrit sa propriété d'arrêter les sueurs colliquatives des phtisiques. Avant lui on se servait de la drogue comme éméto-cathartique. Après lui, Barbut (de Nîmes) l'administrait à raison de 2 grains, dans une cuillerée d'eau, dans la soirée et obtenait le plus souvent la diminution des sueurs.

Keil, Burdach, Frantzsch, Toël, Radius, Kopp et Brisson obtinrent des succès pareils.

Kopp le recommande beaucoup dans les sueurs nocturnes des phtisiques, tout comme dans celles propres à d'autres maladies de consomption, mais surtout dans l'hypercrinie de la peau des arthritiques.

Max Simon (1834), Brisson (1832) et Toël (1831) publièrent des résultats cliniques démontrant l'efficacité du médicament lorsqu'il n'y avait pas de diarrhée, ou qu'il existait des diarrhées légères, que l'emploi concomittant de l'opium faisait disparaître, tandis qu'il était inutile dans les diarrhées contre lesquelles l'opium était impuissant. Les observations de Max Simon, recueillies dans le service d'Andral, prouvèrent que l'agaric blanc pouvait être employé à de fortes doses : par exemple à celles de 1 à 2 grammes, sans produire aucun dérangement des fonctions digestives, ni aucun de ces effets qui l'ont fait placer, à tort, parmi les purgatifs et même parmi les drastiques. (Rabuteau.)

Legangeux (1) eut des résultats tantôt favorables, tantôt nuls; Rabuteau vit, dans le service de G. Sée, l'agaric diminuer les sueurs pendant deux ou trois jours, puis devenir impuissant les jours suivants.

Pour Gubler, l'efficacité de l'agaric dans les sueurs des phtisiques serait la conséquence de son action dérivative sur l'intestin. Contradictoirement, le même auteur relève que ce champignon passe, à tort, pour drastique, vu qu'on a pu le donner à la dose de 4 grammes et davantage, sans obtenir d'effets purgatifs.

Von Schroff observe qu'il faut aller jusqu'à 4 et 8 grammes pour obtenir l'effet éméto-cathartique de ce remède.

Comme la chimie nous a fait connaître divers principes actifs de l'agaric, dont l'un (la résine) posséderait principalement la propriété purgative, tandis que l'autre (l'acide agaricinique) aurait la qualité anhydrotique, il est tout simple que le médecin ne se servira dorénavant que de ce dernier principe au lieu d'employer le champignon en substance.

On ne sait pas au juste de quelle manière ce remède agit sur l'organisme. Il est fort probable qu'il exerce son action sur les glandes sudoripares ou sur les appareils nerveux périphériques, comme le fait l'atropine.

A l'encontre des mydriatiques, il n'agit pas sur les glandes salivaires, ni sur les muqueuses de l'arbre trachéo-bronchique et du tube intestinal.

USAGES THÉRAPEUTIQUES, MODES D'ADMINISTRATION ET DOSES.

L'agaricine a été expérimentée surtout par le docteur Seyffert, de Würzbourg.

Cet auteur conclut de ses expériences que cet agent est aussi efficace que l'atropine — tout en étant moins toxique que l'alcaloïde de la belladone — dans les sueurs hectiques.

Il administrait d'abord 4 à 5 milligrammes à un adulte, en une

---

(1) *Des sueurs profuses chez les phtisiques et des moyens employés pour les combattre.* Thèse de Paris, 1871, cité par Rabuteau.

fois, pour augmenter successivement jusqu'à 20 milligrammes lorsque l'accoutumance s'établissait.

Seyffert ne vit se produire l'effet physiologique que 5 à 6 heures après l'administration du remède. Il a eu recours quelquefois à l'injection hypodermique. L'effet anhydrotique était le même, mais l'opération est tellement douloureuse pour le malade qu'il a abandonné ce mode d'administration.

Le docteur allemand est d'avis que l'agaricine peut être considérée comme un remède assez fidèle.

Le principe actif de l'agaric a encore fait le sujet de quelques expérimentations cliniques dans le service du professeur Riegel, de Giessen. Le docteur Proebsting prescrivait l'agaricine associée à la poudre de Dower, en pilules. Chaque pilule contenait 5 milligrammes d'agaricine et 75 milligrammes de poudre de Dower.

Administré aux phtisiques, une à deux pilules suffisaient à prévenir les sueurs.

M. Proebsting évalue la valeur antihydrotique de 10 milligrammes d'agaricine, égale à un demi-milligramme d'atropine. A l'encontre du docteur Seyffert, cet observateur a constaté qu'il ne fallait pas un temps si long — de 5 à 6 heures — pour avoir l'effet du remède; mais qu'il déployait, au contraire, très vite son action (1).

Nous avons peu d'expérience personnelle de cet agent, que M. Burggraeve vient d'ajouter à l'arsenal dosimétrique; deux à trois fois seulement nous nous en sommes servi et en avons obtenu alors l'effet désiré en administrant 5 granules en une dose dans la soirée, à des adultes.

Le granule dosimétrique est dosé au milligramme de substance active.

Comme l'agaricine n'est pas soluble dans l'eau, elle ne se prête pas à être prescrite en mixture. L'emploi hypodermique étant trop douloureux pour le malade, on se gardera naturellement d'y avoir recours.

On se contentera par conséquent, à donner ce remède en pilules solubles ou en granules.

L'effet thérapeutique ne se montrant pas immédiatement, du moins selon M. Seyffert, comme après l'administration de l'atro-

---

(1) *Centralblatt f. Klin. Medizin*, n° 6, 1884.

pine, mais demandant 5 à 6 heures avant de se déclarer, il faudra tenir compte de cette particularité quand il s'agira de combattre les sueurs profuses par le principe actif de l'agaric.

Suivant l'âge du malade, on pourra fixer la dose de 2 à 5 granules en une fois, sauf à augmenter celle-ci le jour suivant si elle ne se montre pas ou si elle ne paraît plus efficace.

Nothnagel et Rossbach fixent la dose, pour l'adulte, de 5 à 20 milligrammes.

Il y aura probablement de l'avantage à alterner, de temps en temps ce remède avec l'atropine, l'hyosciamine ou la picrotoxine, pour éviter l'élévation trop considérable des doses, ou bien encore de faire des associations de ces divers agents qui pourront concourir ainsi au même but.

Anémonine.

Synonyme : Camphre de l'anémone.

Formule : $C^{15} H^{12} O^6$ (Lœwig et Weidmann).

Le camphre de l'anémone constitue le principe actif de plusieurs espèces de plantes appartenant à la famille des *Renonculacées* (J.).

Telles sont :

1° L'*Anémone pulsatilla* (L.) ou *Pulsatilla vulgaris* (Miller), pulsatille, coquelourde, passe-fleur, herbe au vent, teigne-œuf, coquerelle, fleur de Pâques, fleur du vent, fleur des dames ;

2° L'*Anémone pratensis* (L.), *Pulsatilla pratensis* (Miller), *Pulsatilla nigricans* (Stork), anémone des prés, pulsatille noire ;

3° L'*Anémone nemorosa* (L.), anémone ou renoncule des bois, anémone sylvie, fausse anémone, bassinet blanc ou purpurin, coqueret blanc, sylvie sanguinaire ;

4° L'*Anémone hepatica* (L.), ou *Hepatica triloba* (D. C.), trinitaire ou herbe de la Trinité.

Selon Pline, le nom d'anémone ἀνεμώνη lui serait donné de ce que sa fleur ne s'ouvre que par le vent : ἄνεμος.

Les anémones sont des herbes vivaces, à tige souterraine ramifiée et cultivées dans les jardins comme fleurs d'agrément. A l'état sauvage elles croissent dans les régions froides et tempérées. La coquelourde préfère les endroits sablonneux et les coteaux secs de la France ; la pulsatille noire croît dans les prés, les bois, les terrains sablonneux de l'Europe centrale ; le coqueret blanc est commun dans les bois ombreux de la France et de la Sibérie.

Les anémones étaient déjà connues dans les temps hippocratiques. Les médecins anciens préparaient des feuilles de pulsatille des espèces de pessaires qui favoriseraient la menstruation.

Les indigènes du Kamschatka se servent du suc récent des anémones, comme poison de leurs flèches. Les plaies causées par ces armes seraient incurables et souvent mortelles.

Le médecin viennois von Storck (1771) a expérimenté le premier avec ce remède qu'il a introduit en thérapeutique.

Mohrenheim, Zimmermann, Bonnet et de Ramin ont expérimenté après lui.

Hahnemann a donné une large place à la pulsatille parmi les remèdes homœopathiques (Altschul).

Quoique paraissant encore dans quelques pharmacopées, entre autres, dans le Codex francais, comme extrait et alcoolature, l'anémone pulsatille est absolument tombée en désuétude. Ses préparations pharmaceutiques sont tellement inconstantes et dangereuses à manier qu'il est absolument nécessaire de se servir du principe actif de la plante, si on veut employer celle-ci en thérapeutique.

Entrevu par Storck, Vauquelin et Robert, le principe actif a été découvert et étudié attentivement par Heyer.

Outre le principe actif, l'anémonine, la pulsatille possède un autre principe non azoté, mais inerte, l'acide anémonique.

L'anémonine peut être isolée de la manière suivante : préparer une eau distillée très concentrée d'anémone, et abandonner cette eau à elle-même pendant plusieurs semaines. Il se dépose alors une substance blanche qu'il faudra purifier par des cristallisations méthodiques dans l'alcool. On obtient, en agissant de cette manière, une anémonine blanche, cristalline, dont les cristaux appartiennent au type orthorhombique. Le principe actif de l'anémone est neutre au papier de tournesol ; il est peu soluble dans l'eau, l'alcool et l'éther ; il n'est pas volatile, mais se ramollit à 150 degrés, laissant dégager de l'eau et des vapeurs piquantes (Fehling).

L'anémonine doit être considérée comme l'anhydride d'un acide isomère de l'acide anémonique, savoir de l'acide anémoninique, lequel se formerait en bouillant l'anémonine en présence d'une solution aqueuse d'alcalis caustiques.

L'anémonine *à l'état fondant,* mis en contact avec la langue, produit sur cet organe un goût âcre et brûlant suivi d'un engourdissement qui persiste plusieurs jours. Les vapeurs qui se dégagent de l'anémonine jetée sur une lame de fer-blanc chauffée au rouge, provoquent l'irritation des conjonctives et des muqueuses nasales (Heyer) (1).

ACTION PHYSIOLOGIQUE ET TOXIQUE.

Nous ferons précéder la description de l'action physiologique de la plante-mère telle qu'elle a été décrite par (2) Sobernheim à celle de son principe actif.

La plante fraîchement cueillie n'a pas d'odeur caractéristique, sa saveur est âcre et piquante. Les personnes occupées aux manipulations diverses de la plante fraîche, obligées de faire les préparations pharmaceutiques, eau distillée, extrait, etc., sont sujettes au larmoiement, à l'éternuement, à la sensation de chaleur âcre dans la gorge. Ces symptômes ne paraissent pas lorsqu'on manipnle les plantes séchées ou longtemps conservées.

Le principe âcre domine pour la plus grande part dans les effets produits par la plante.

Il produit surtout son action irritante sur les muqueuses, sur la peau et sur les organes uro-poétiques.

Ainsi les symptômes les plus constants, se produisant après l'application externe et interne de doses assez fortes, sont : un exanthème vésiculeux, l'éternuement répété, la toux fatigante et une sensation de prurit dans l'urèthre, enfin les phénomènes résultant d'une irritation de la muqueuse du tube gastro-intestinal ; d'abord des signes dyspeptiques, puis de la douleur dans le creux de l'estomac, de l'entérodynie et les phénomènes éméto-

(1) Comparez Hüsemann, *Arzneimittellehre.*
(2) *Handb. d. Prakt. Arzneimittellehre.*, 1840, S. 48.

cathartiques. Si l'on a trop forcé la dose, ces symptômes locaux sont suivis de ceux occasionnés par l'action éloignée sur le centre cérébro-spinal.

La tête est entreprise, les fonctions des organes des sens se pervertissent, il se produit des spasmes, des convulsions, et la mort se produit par paralysie.

Orfila, expérimentant sur les animaux, a vu mourir un chien auquel il avait administré 45 grammes de suc récent de pulsatille par voie stomacale, en un laps de six heures. L'animal présentait les symptômes de gastro-entérite aiguë, et l'estomac portait à l'autopsie les signes indubitables d'inflammation aiguë. Ce même observateur introduisit 10 grammes d'extrait de pulsatille dans une plaie pratiquée à la cuisse d'un chien. Cette application fut suivie de mort après vingt-huit heures. La dissection du cadavre fit voir les phénomènes propres à l'inflammation locale de la cuisse, tandis que la muqueuse gastrique était injectée.

Pfaff rapporte une action spéciale de la pulsatille et qui reviendrait surtout à son principe actif, savoir sur les nerfs du globe de l'œil; donnée en quantité suffisante, elle provoquerait des douleurs térébrantes et tranchantes dans l'organe de la vue.

Von Storck a prétendu que l'action de la pulsatille sur le système nerveux ne se révèle que par une sorte d'hyperesthésie se produisant de préférence sur les points où la sensibilité est amoindrie, ainsi dans la paralysie des membres, dans l'amaurose.

Suivant Galtier (1), l'action vénéneuse des anémones à dose élevée se traduit comme il suit : hoquet, hébétude, tremblement des membres, diarrhée sanguinolente, hématurie.

Dix grammes d'extrait sur la peau tuent un chien en quelques heures, quatre grammes introduits dans l'estomac d'un chien, à qui on lie l'œsophage, amènent la mort en huit heures.

Clarus, cité par von Schroff, s'est assuré que les doses élevées d'anémone (surpassant un décigramme), administrées aux animaux, provoquent la stupeur, la paralysie des extrémités, la retardation du pouls et de la respiration. Cet auteur pense qu'il faut considérer l'anémonine comme un agent narcotique formant le trait d'union entre la nicotine et l'aconitine.

L'anémonine a été expérimentée par nous sur notre personne.

____

(1) *Traité de Toxicologie*, 1855, t. II, p. 296, cité par **Dujardin-Beaumetz**.

La substance dont nous nous sommes servi a été tirée directement de son fabricant, M. E. Merck, de Darmstadt.

Elle se présente sous forme de grands cristaux orthorhombiques blancs, se dissolvant, quoique difficilement, dans une abondance d'eau, un peu plus facilement dans l'alcool.

L'huile grasse et la glycérine ne savent pas la dissoudre.

Nous avons fait usage d'une solution alcoolique à 4 p. %o pour l'usage externe, de pilules solubles à 1 milligramme de principe actif pour l'emploi intérieur, enfin d'une solution aqueuse à 1 p. %o pour collyre.

Une goutte de cette solution aqueuse, instillée à différentes reprises dans l'œil, provoquait une légère sensation de brûlure très fugitive et le larmoiement. Après quatre instillations répétées d'heure en heure, nous n'avons pas vu se produire d'injection de la conjonctive.

Quelques gouttes de la solution alcoolique précitée, dont nous avions imbibé un morceau de linge qui fut appliqué sur la partie interne de l'avant-bras, suffisaient à provoquer la vésication.

En effet, après six heures d'application la peau était rouge et il se présentait de petites vésicules ; le linge, humecté de nouveau et couvert d'un morceau de taffetas ciré, fut replacé dans la soirée. Le lendemain au réveil, la vésication était complète. Il s'était formé une large bulle chargée de sérosité.

Pour nous assurer de ses effets locaux sur la muqueuse gastro-intestinale, nous avons pris l'anémonine en doses croissantes à l'intérieur.

Un premier jour nous prîmes une pilule de trois heures en trois heures jusqu'à concurrence de cinq, un second jour une pilule d'heure en heure, soit douze pilules ; un troisième jour la dose fut portée à deux pilules d'heure en heure, un quatrième jour à quatre pilules, jusqu'à concurrence de soixante pour la journée.

Jusqu'à ce moment nous n'avions remarqué aucun phénomène toxique.

Après deux jours de repos l'expérimentation fut continuée.

Cette fois-ci nous prîmes dix pilules à la fois, d'heure en heure, jusqu'à concurrence de 150 pilules.

De légers symptômes prodromiques de dyspepsie se présentèrent dans la soirée.

De l'inappétence et la sensation d'avoir un corps étranger dans l'œsophage, qu'on ne peut parvenir à faire passer dans l'estomac.

Le lendemain ces symptômes avaient disparu. Les selles allaient une à deux fois par jour; la consistance des fèces était normale.

Cette régularité dés selles chez un individu ordinairement constipé permet d'accorder à l'anémonine la propriété de favoriser la kopropoëse.

Après deux autres jours de repos, nous avons repris l'expérimentation. Nous voulions nous assurer de la dose suffisant, prise en une fois, pour provoquer ces mêmes signes préliminaires de la dyspepsie.

Pendant cinq jours consécutifs, nous avons ingéré le matin, à jeun, une dose ascendante d'anémomine dissoute dans l'alcool et diluée d'eau.

Nous avons débuté par 10 milligrammes de principe actif et avons dû pousser jusqu'à 50 milligrammes pour éprouver l'effet voulu. Ce cinquième jour nous déjeunâmes sans appétit; les signes légers dyspeptiques ne paraissaient plus dans l'après-dîner et, à part deux selles molles, nous n'avons rien pu constater d'anormal.

Nous pensons pouvoir conclure de ces expériences que l'anémonine, très irritante et toxique quand elle est appliquée à l'extérieur et très probablement quand on l'emploie par voie sous-cutanée, ne possède pas ces qualités quand elle est administrée par la bouche.

Donnée par la bouche à l'homme adulte à raison de 1 à 10 milligrammes d'heure en heure, elle ne produit qu'une stimulation légère des fonctions du tube gastro-intestinal.

Si l'on dépasse cette limite, le principe actif de l'anémone peut donner lieu aux phénomènes toxiques de gastro-entérite.

USAGES THÉRAPEUTIQUES, MODES D'ADMINISTRATION ET DOSES.

L'emploi de l'anémonine en thérapeutique doit naturellement se baser sur celui qu'on a fait de la plante-mère.

Elle se recommande surtout à l'usage par son innocuité relative et de ce qu'il est possible de la doser exactement.

La pulsatille préconisée *intus* et *extra* dans quelques maladies des yeux, taies, albugos de la cornée, cataracte commençante, amblyopies, amauroses, surtout quand elles sont greffées sur la diathèse arthritique et rhumatismale ou compliquées de troubles fonctionnels des organes abdominaux, sera avantageusement remplacée par son principe actif.

Ainsi nous serions tenté d'essayer l'anémonine dans la plupart des amauroses essentielles et de la donner dans ces cas, soit seule, soit associée à la strychnine. Elle conviendrait dans les cas si bien spécialisés par Nagel comme tributables de l'alcaloïde de la noix vomique.

Ainsi, on pourra prescrire l'anémonine dans les amauroses *sine materiâ,* toxiques ou traumatiques, dans l'anesthésie de la rétine; même pourrait-on l'essayer dans l'atrophie commençante de la pupille optique.

Quoique nous n'attendions pas beaucoup d'un traitement spécial par les médicaments dans des cas de cataractes confirmés ou à leur début, il faut convenir cependant que la méthode stimulante et dissolvante médicamenteuse peut se vanter de quelques rares succès. Un essai dans des cas où l'opération doit encore être ajournée ou quand celle-ci serait déclinée par le malade, serait certainement permis.

Les taies de la cornée, les albugos seraient peut-être susceptibles de guérison par l'état sub-inflammatoire que pourrait créer une application locale réitérée de la solution aqueuse d'anémonine.

Si quelques auteurs, Lobenstein-Lobel, Ramm et Seidler, ont prescrit avec succès l'extrait de pulsatille dans la paraplégie, il y a lieu de croire que celle-ci aura été périphérique et diathésique (rhumatismale).

On ne risque rien d'essayer l'anémonine si un cas semblable se présente.

Clarus prétend avoir eu des résultats très favorables de l'anémone dans le catarrhe aigu et chronique des bronches, mais surtout comme calmant de la toux spasmodique et irritative de la coqueluche et de la grippe. Pour ce qui regarde la coqueluche, il convient de relever ici que Ramm (1828) n'aurait eu, grâce à l'extrait de pulsatille noire, qu'un seul coqueluchon de mort, dans une longue pratique.

Quoique nous possédions dans notre arsenal thérapeutique un

nombre assez grand de remèdes antibéchiques et presque suffisant à nous tirer d'affaire dans la pluralité des cas, il y a cependant des toux rebelles qui résistent à tous nos moyens. Si, dans un pareil cas, nous nous trouvions désarmé — et quel praticien n'a pas éprouvé un pareil déboire — nous n'hésiterions pas à prescrire l'anémonine.

Rappelons ici qu'en Russie l'eau distillée des fleurs de pulsatille constitue un remède vulgaire dans les affections arthritiques et rhumatiques et dans l'amaurose (Sobernheim).

Stork attribuait à la pulsatille la propriété de calmer les douleurs rhumatismales invétérées; il prescrivait encore ce remède dans les exanthèmes chroniques et dans les ulcérations serpigineuses, syphilitiques et autres (von Schroff).

Un large champ d'expérimentation clinique est donc ouvert au médecin pour essayer le nouveau remède dans ces diverses maladies.

Pour ce qui regarde le mode d'administration, la forme pharmaceutique et le dosage, nous sommes d'avis qu'il faudra se tenir à l'administration du remède par la bouche sous forme de granules, de pilules solubles ou bien de solution.

La solution alcoolique d'anémonine ne laisse pas précipiter le principe actif, si on l'additionne d'une quantité d'eau.

L'action vésicante peut être obtenue par l'emploi d'une solution alcoolique d'anémonine de 4 p. $^o/_{oo}$; pour collyre on se servira plutôt de la solution aqueuse à 1 p. $^o/_{oo}$.

Employée à l'intérieur, on ne risque rien à faire prendre des doses de 1 à 10 milligrammes d'heure en heure, ou à plus courtes distances, suivant l'âge de l'individu et sa résistance au remède.

Antipyrine.

Formule : $C^{11} H^{12} Az^2 O$.

Synonyme : Di-méthyl-oxy-quinizine.

Ce nouveau médicament, dérivé de la base hypothétique quinizine ($C^9 H^{10} Az^2$), a été obtenu en 1884 par le docteur Ludwig Knorr, assistant à l'Institut chimique de l'université d'Erlangen.

Le professeur W. Filehne, de la même université, ayant fait des expérimentations cliniques avec cet alcaloïde obtenu par synthèse, lui trouvait une propriété antipyrétique tellement puissante, qu'il proposa de le nommer *antipyrine*.

Nous empruntons les considérations chimiques suivantes, sur l'antipyrine, à un article très intéressant, traitant des dérivés de la quinoléine et de la pyridine, du professeur P. C. Plugge, de Groningue (Hollande) [1].

L'antipyrine fait partie de la grande classe des dérivés de la quinoléine, notamment d'un de ses groupes appelé par Knorr : *dérivés de la quinizine.*

Il entend par là des compositions chimiques dérivant d'une base hypothétique : quinizine : $C^9 H^{10} Az^2$, dont voici la structure :

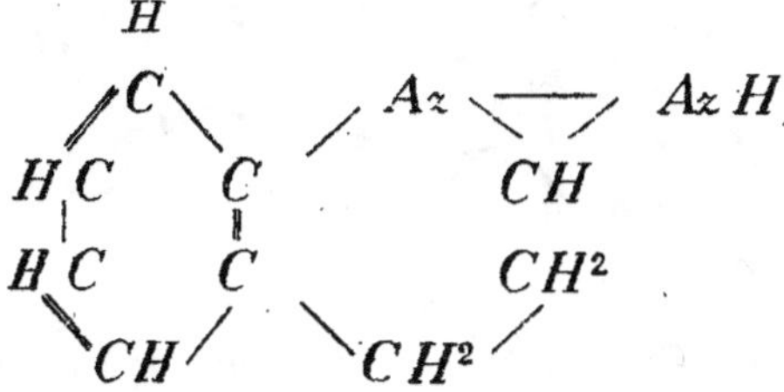

On voit qu'on obtient cette formule en substituant dans la *tetra-hydroquinoléine* $(C^9 H^{11} Az)$:

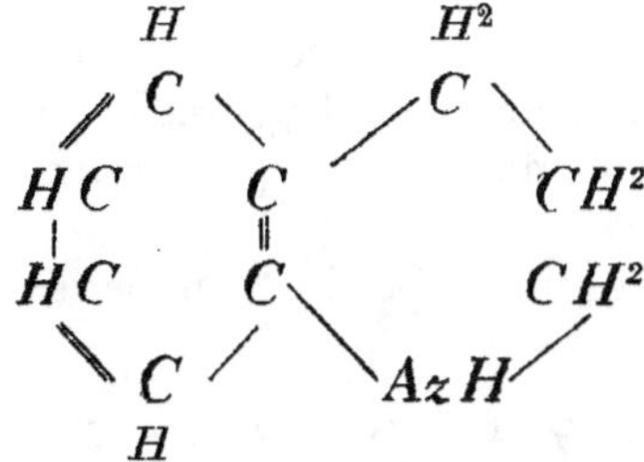

le groupe bivalent $Az\,H$ (imide) à deux atomes H, et cela de manière que c'est l'hydrogène lié à l'azote qui se trouve substitué et que, conséquemment, deux atomes Azote se trouvent associés mutuellement.

(1) Comp. *Weekblad voor Pharmacie*, 1885, nᵒˢ 3 et 4.

Les dérivés de la quinizine renferment ainsi ce groupe d'atomes caractéristique :

$$R\,I - Az - Az\,H$$
$$C$$
$$R\,II$$

La première représentante de ce groupe, obtenue par Knorr, est la méthyl-oxy-quinizine : $C^{10}\,H^{10}\,Az^2\,O$, ou bien :

Cette combinaison naît de la condensation d'un nombre égal de molécules de phényl-hydrazine, $C^6\,H^5 - Az\,H - Az\,H^2$ et d'éther acétyl-acétique : $CH^3 - CO - CH^2 - CO - OC^2\,H^5$, avec élimination d'eau et d'alcool.

Il faut, suivant Knorr, distinguer deux stades dans cette transmutation : d'abord il se forme à froid — l'eau s'éliminant — de l'éther acétyl-acétique de phényl-hydrazine; puis, après avoir chauffé jusqu'à 100°, de la méthyl-oxy-quinizine avec élimination d'alcool.

On peut traduire ce procès par les formules suivantes :

I.

$$C^6\,H^5 - Az\,H - Az\,H^2 + CH^3 - CO - CH^2 - CO.\,OC^2\,H^5 =$$

$$C^6\,H^5 - Az - Az\,H$$
$$H^2O + \quad C - CH^3$$
$$C\,H^2\,CO\,OC^2\,H^5$$

(éther acétyl-acétique de phényl-hydrazine).

II.

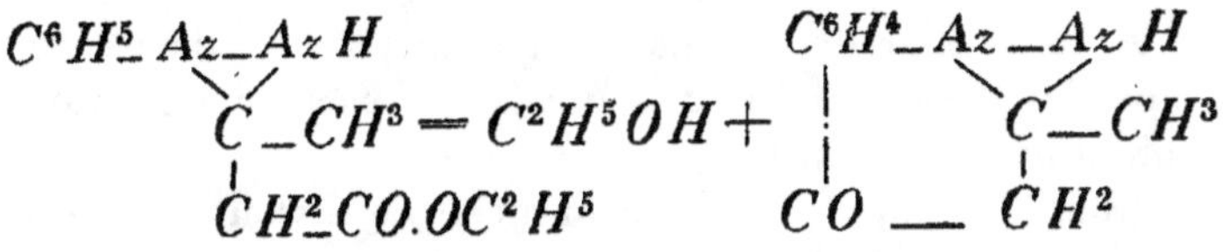

$$C^6H^5\,Az\!-\!Az\,H$$
$$C\!-\!CH^3 = C^2H^5OH + \quad C^6H^4\!-\!Az\!-\!Az\,H$$
$$CH^2CO.OC^2H^5 \qquad\qquad CO\ \_\_\ CH^2 \quad C\!-\!CH^3$$

(éther acétyl-acétique de phényl-hydrazine).   (méthyl-oxy-quinizine).

Dans la réaction représentée sous II, le groupe d'oxy-éthyl (C^2H^5O) et un atome H se détachent du noyau benzol, et le nouveau produit de condensation contient encore un atome H lié à l'Az, qui peut être substitué par les radicaux d'alkyl et d'acide sulfurique et par les métaux.

En remplaçant par CH^3 l'atome H lié à l'Az dans la méthyl-oxy-quinizine secondaire, on obtient la di-méthyl-oxy-quinizine tertiaire ou *antipyrine* : $C^{11}H^{12}Az^2O$ ou bien :

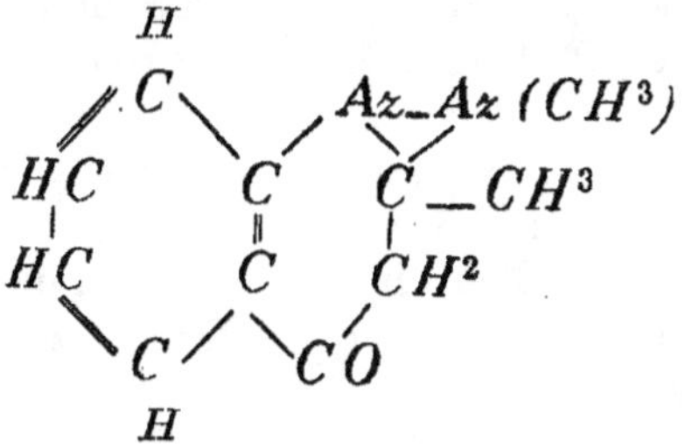

$$\begin{array}{c}
H \\
C \\
HC \qquad C \qquad C\!-\!CH^3 \\
HC \qquad C \qquad CH^2 \qquad Az\!-\!Az\,(CH^3) \\
C \qquad CO \\
H
\end{array}$$

Voici la méthode employée par Knorr pour méthyler la méthyl-oxy-quinizine :

Chauffer à parties égales de la méthyl-oxy-quinizine, de l'iodure de méthyle et de l'alcool méthylé, à 100°, procéder à la décoloration de la substance obtenue, par ébullition avec une solution d'acide sulfureux ; éliminer l'alcool par distillation et isoler enfin la di-méthyl-oxy-quinizine à l'aide de la soude caustique en solution concentrée.

L'antipyrine du commerce se présente sous forme d'une poudre cristalline blanchâtre ou blanc-jaunâtre, sans odeur sensible et de saveur légèrement amère.

Son amertume est cependant beaucoup moindre que celle de la quinine. Soluble dans 50 parties d'éther, elle cristallise de cette solution en petites feuilles luisantes (évaporation rapide) ou en petites colonnes obliques rhombiques (évaporation lente). La solubilité du pseudo-alcaloïde dans l'eau est vraiment étonnante.

A 15° centigrades, 10 parties d'antipyrine ne demandent que 6 parties d'eau pour être dissoutes; si on élève la température, sa solubilité accroît encore.

Dans l'alcool et le chloroforme il se dissout de même très facilement.

Exposé à la chaleur, l'antipyrine se fond à 113°, se colore en rouge puis en brun et laisse un résidu brunâtre d'une odeur rappelant celle de l'huile volatile de succin. Ce résidu se dissout dans le chloroforme (la solution est rouge) et dans l'alcool, il est peu soluble dans l'éther et insoluble dans la benzine, l'essence de térébenthine et la potasse caustique.

La di-méthyl-oxy-quinizine ne subit pas de changement par le contact de l'acide chlorhydrique ni par celui de l'acide azotique (1.185 pesanteur spécif.) à froid; du moment cependant qu'on chauffe un mélange d'antipyrine et d'acide azotique, le liquide rougit et se dissout en un corps huileux rouge-pourpre et un corps résineux brun.

La plupart des réactifs des alcaloïdes déterminent des précipités dans les solutions d'antipyrine.

Les réactions que l'on obtient par la solution de perchlorure de fer, par l'acide azoteux et par l'acide azotique fumant, sont très caractéristiques.

Le perchlorure de fer colore la solution d'antipyrine en rouge-brun, coloration qui disparaît en additionnant une goutte d'acide sulfurique concentré.

L'acide azoteux et l'acide azotique fumant ajoutés séparément à la solution aqueuse d'antipyrine, dans le premier cas de 5 p. %, dans le second de 1 p. %o, le liquide prend une teinte verte (Schweissinger) (1).

M. van der Meulen (2), de Drachten (Hollande), fait mention d'une méthode différente de produire la décoloration verte de la solution d'antipyrine. Il introduit dans un tube un morceau de cuivre jaune et une dilution de $H\,Az\,O_3$, fermé légèrement au moyen d'un bouchon pourvu d'une bande de papier à filtrer qu'il a eu soin de tremper auparavant dans la solution d'antipyrine à

(1) *Archif. der Pharm.*, B⁰ 22, S. 687-695, relaté dans *Pharmac. Rundschau*, 1884, S. 241-243.
(2) *Weekblad voor Pharmacie*, 1884, n° 49.

5 p. %. Après quelque temps et sans chauffer le liquide on voit le papier prendre la teinte verte, passant au rouge clair et finissant par devenir jaune.

Schweissinger déconseille l'association dans une même formule de l'antipyrine et du calomel ou d'administrer ces deux agents simultanément, ce que peut-être on serait tenté de faire dans une maladie inflammatoire. Ces corps paraissent en effet ne pas être chimiquement indifférents l'un à l'égard de l'autre.

On peut s'assurer de la présence de l'antipyrine dans les urines en ajoutant à une certaine quantité du liquide (disons un centimètre cube), une goutte de solution de perchlorure de fer.

Il se forme d'abord un précipité de phosphates ; ce précipité est redissout lorsqu'on additionne l'urine d'une autre goutte du réactif. En agitant et chauffant maintenant on voit se produire la coloration rouge (bourgogne) caractéristique.

Si l'urine ne présente que des traces d'antipyrine et qu'elle est d'une teinte brun-foncé, on fait évaporer d'abord, puis digérer par le charbon animal avant de procéder à l'expérimention du liquide filtré suivant la méthode mentionnée.

ACTION PHYSIOLOGIQUE.

Nous connaissons peu de publications en fait d'expérimentations avec l'antipyrine sur l'homme sain.

Un article du docteur I. J. Hage (1) fait passagèrement mention de l'innocuité relative de cet agent pour l'homme bien portant.

Une demoiselle de 13 ans, non malade, avait pris le matin à neuf heures, une dose de quatre grammes à la fois. Observée attentivement, on n'a pas pu remarquer des modifications de la température ni du pouls ; l'enfant ne montrait pas de sueurs, n'éprouvait pas de nausées ni de céphalalgie.

Après une heure on constatait la présence du médicament dans l'urine ; l'élimination par les reins atteignait son maximum dès la quatrième jusqu'à la sixième heure. Trente heures après l'ingestion de l'antipyrine l'urine en contenait encore des traces.

Une autre publication, tendante à démontrer que le nouvel antipyrétique, administré à l'homme sain, peut donner lieu à une

____

(2) *Over de werking van Antipyrine*, in *Ned. Tijdschr. v. Geneesk.*, 1884, B⁴ 629.

élévation de la température, contient le résumé de deux observations faites sur sa personne par le docteur H. Sanders, d'Amsterdam (1), observations dont voici le résumé ·

I.

Heures.	T. (in ore).	Pouls.	
9.15	37.7	72	
9.45	37.7	72	1.500 milligrammes d'antipyrine.
10.02	37.8	71	Grande chaleur à la tête.
10.17	37.6	70	Id. et chaleur brûlante aux oreilles.
10.33	37.6	67	Chaleur diminue, mais persiste aux oreilles.
10.49	37.6	67	
11.03	37.5	66	
11.19	37.5	65	Sensation de froid.
11.33	37.5	63	
11.49	37.4	63	
12.06	37.5	64	Chaleur augmente un peu.
12.30	37.4	63	
1.00	37.5	66	

II

(deux jours après).

Heures.	T. (in ore).	Pouls.	
8.45	37.4	75	
9.10	37.4	76	2 grammes d'antipyrine.
9.26	37.7	73	Sensation de réplétion de l'estomac.
9.40	37.8	75	Chaleur; oreilles brûlantes, surtout à gauche.
9.55	37.7	73	Battement des tempes, tension des parotides; légère sialorrhée.
10.10	37.8	75	Chaleur augmente; tension de la tête, nausées.
10.25	37.6	69	Chaleur moins intense, plus générale.
10.40	37.7	73	
11.05	37.7	70	
11.30	37.7	66	Tension des parotides persiste. Malaise général.
12.00	37.5	68	
12.30	37.5	61	
1.00	36.8	60	Oreille gauche chaude et rouge.
1.30	37.3	62	
2.00	37.1	60	

(1) *Ervaringen omtrent het Antipyrin in de praktijk*, in *Ned. Tijdsch. v. Geneesk.*, 1885, Blz. 153.

Dans la première expérimentation, la température s'est élevée passagèrement d'un dixième de degré, dans la seconde le calorique a augmenté de quatre dixièmes, élévation persistante pendant trois heures et demie.

Comment expliquer cette élévation de la chaleur, demande M. Sanders, quand ordinairement l'antipyrine détermine un abaissement du calorique? L'auteur pense que le médicament modifie les fonctions des vaso-moteurs ; les effets dissemblables de l'antipyrine seraient attribuables à l'état spécial des centres vaso-moteurs au moment où ils sont impressionnés par cet agent.

D'autres observateurs ont remarqué exactement le même phénomène. Ainsi, dans le service du professeur Naunyn, à Kœnigsberg (Prusse), on a fait prendre à des individus valides des doses de cinq grammes d'antipyrine. Chez ceux-ci encore on observait, au lieu d'un abaissement une élévation du calorique d'environ un demi degré centigrade. Ces doses ne produisaient d'ailleurs, à l'exception près de légères sueurs, rien de bien remarquable (1).

Nous avons à notre tour essayé ce remède sur nous-même à l'état sain. Voici le résumé de l'expérimentation :

	Heures.	Pouls.	Température.	Doses.
Après-midi	1.30	72	37.4	1 gramme.
—	1.45	»	37.7	
—	1.50	»	»	1 gramme.
—	1.55	76	37.8	
—	2.10	77	37.7	1 gramme.
—	2.30	78	37.8	1 gramme.
—	2.40	84	37.4	
—	2.45	82		
—	2.50	»	37.6	1 gramme.
—	3.00	82	37.6	
—	3.15	»	»	1 gramme.
—	3.30	80	37.2	1 gramme.
—	3.45	82	37.4	1 gramme.
—	4.00	80	37.2	1 gramme.
—	4.15	78	37.2	1 gramme.
—	8.00	82	36.4	
—	11.00	70	36.8	

Quinze minutes après avoir pris la première dose, la solution de perchlorure de fer décelait la présence du médicament dans

(1) Falkensteim, *Berl. Klin. Woch.*, 1884, p. 370.

l'urine ; après vingt-quatre heures la réaction était des plus caractéristiques ; après quarante-huit heures l'urine contint encore des traces de l'alcaloïde ; le troisième jour il n'y paraissait plus.

Le premier symptôme de l'action de l'antipyrine fut observé vers 2 h. 40, notamment de la chaleur au visage et la rougeur de la face.

Au dîner, à 4 h. 30, nous avions peu d'appétit, la chaleur au visage persistait.

Vers 7 heures du soir léger malaise général, tendance à l'assoupissement, légères nausées.

A 11 heures du soir le malaise est passé ainsi que l'état nauséeux, l'inappétence persiste. Chaleur moindre au visage, pâleur des joues. A peine au lit, nous nous sommes immédiatement endormi.

Le lendemain matin au réveil pouls 72, température 37.4. Quantité d'urine ordinaire. Pendant toute la journée nous ne nous sentons pas aussi bien que de coutume ; l'appétit surtout laisse à désirer.

Le jour suivant rien ne paraît plus.

Dans le cours de trois heures nous avons ainsi absorbé dix grammes d'antipyrine sans avoir été *gravement* incommodé de ce remède. En nous servant de capsules nous sûmes éviter le goût particulier — pas trop désagréable il est vrai — du médicament, qui à la longue finit par déterminer des maux de cœur.

L'absorption de l'antipyrine peut se faire très vite, puisque après quinze minutes déjà il paraissait dans l'urine. La température, après une élévation de fort courte durée de quatre dixièmes de degré, revint au chiffre normal à la fin de la deuxième heure, pour atteindre son *minimum* (36.4) six heures après le début de l'expérience.

Les oscillations du pouls n'ont pas été parallèles à celles de la température. Avec le minimum de chaleur a correspondu le *maximum* (ou à peu près) du nombre des pulsations.

Le malaise général, l'état nauséeux, l'inappétence qui se faisait sentir encore le lendemain, enfin la dépression du calorique d'un degré Celsius démontrent suffisamment que le remède n'est pas aussi innocent pour l'homme sain que pourrait le faire croire l'observation du docteur Hage. D'autre part, il ressort de celle-ci, des expérimentations de M. Sanders — qui eut des battements des tempes, de la tension des parotides, de la sialorrhée — enfin de notre expérience personnelle, que la manière de réagir n'est pas identique pour différentes personnes.

Si nous avons essayé ce remède sur notre personne — étant bien portant — nous avons eu l'intention de nous assurer quel effet pourrait produire, sur l'homme non fiévreux, l'administration de quelques doses massives d'antipyrine à distances assez rapprochées. Cet essai nous permet de conclure à la grande maniabilité du nouvel antipyrétique. Cet agent possède, en effet, le grand avantage de ne pas nuire directement à l'individu, c'est-à-dire de ne pas déterminer des symptômes toxiques graves lorsqu'il est administré dans des circonstances et dans des conditions non appropriées au remède.

L'étude des effets physiologiques de l'antipyrine est encore très incomplète. Comme cet agent s'adresse surtout à une fonction pathologique : la fièvre, on ne peut pas trouver d'action corrélative bien nette sur l'organisme sain. Des expérimentations sur les animaux, lapins, cobayes, faites entre autres par Hénocque, ont révélé l'*action hémostatique* de cet antipyrétique, action qui paraît être supérieure à celle du perchlorure de fer et de l'ergotine; elles ont établi encore qu'à larges doses il réduit énergiquement l'hémaglobine, propriété qui ne se manifeste pas quand on n'emploie que des doses légères; enfin elles démontrent qu'administré à toxicité, l'antipyrine détermine un abaissement du calorique animal, mais provoque en même temps des phénomènes nerveux des plus graves : anesthésie, paralysie, convulsions. (Grasset) (1).

Pour ce qui regarde le mode d'application de ce remède, il est à observer que l'absorption se fait plus rapidement par voie sous-cutanée que par l'estomac, et que la résorption par l'intestin *rectum* est à peu près égale à celle qui s'opère par ce dernier organe.

L'injection hypodermique est peu préférable, puisque ce mode d'introduction est douloureux et détermine souvent une tumeur locale persistant deux à trois jours. (Erb) (2).

L'application par lavement est au contraire un moyen précieux, surtout en pédiatrie. Une solution simple du médicament dans un peu d'eau tiède n'irrite pas la muqueuse intestinale, est parfaite-

(1) *L'Organe de la confraternité médicale*, 1885, p. 14.
(2) *Aerztl. Mittheilungen aus Baden*, 34 Juli 1884, und *Berl. Klin. Woch.*, 10 Nov. 1884.

7

ment retenue et produit le même effet thérapeutique qu'une dose égale administrée par la bouche. (Penzoldt) (1).

ACTION THÉRAPEUTIQUE.

Depuis que le professeur Filehne a publié ses résultats cliniques, une quantité de médecins ont répété ses essais :

Huchard, Ricklin et Hénocque, Denux, G. Sée, en France ; Masius, Snyers, Barbier, en Belgique ; May, Guttmann, Penzoldt, von Norden, Cahn, Ernst, Müller, Pribram, en Allemagne ; Sanders, Hage, en Hollande, pour n'en pas citer d'autres, conviennent unanimement du pouvoir antithermique considérable de l'antipyrine.

Les auteurs reconnaissent de même que les inconvénients thérapeutiques : sueurs, horripilations, collapsus, qui se présentent souvent sous l'emploi de l'hydrochinon, de la résorcine, de la quinoléine, de la kairine, accompagnent rarement l'usage de l'antipyrine.

Le dosage préconisé par Filehne (soit de $2 + 2 + 1$ gramme d'heure en heure pour l'adulte) est assez généralement accepté comme parvenant le plus souvent à réduire le calorique morbide d'un à trois degrés centigrades, dans les maladies fébriles en général.

Guttmann (2) fait observer que l'effet apyrétique peut encore être obtenu avec une dose seule de quatre grammes, ou bien en donnant un gramme du remède d'heure en heure pendant cinq fois de suite. Des prises de cinq décigrammes répétées d'heure en heure pendant six heures consécutives ont un effet antifébrile moins énergique et moins durable ; des doses plus légères seraient inertes ; une prise seule de deux grammes peut ne pas produire d'effet.

Le docteur Götze (3), assistant à la clinique médicale de Iéna (service du professeur Rossbach), rapporte qu'il a eu des conséquences fâcheuses en suivant à la lettre la recommandation de Filehne quant au dosage de l'antipyrine. Tous les auteurs, dit Götze, se plaisent à répéter que la dose fixée par Filehne peut

---

(1) *Antipyrin in der Kinderpraxis, Berl. Klin. Woch.*, 28 Juli 1884.
(2) *Berl. Klin. Woch.*, 19 Mai 1884.
(3) *Berl. Klin. Woch.*, nº 10, 1885.

sûrement abaisser la température d'un à trois degrés, et qu'administré de cette façon, le remède ne détermine pas d'action nuisible sur le cœur. Il avoue qu'en thèse générale la plupart de ses observations viennent en appui de cette opinion ; cependant il a observé deux cas où la dose voulue par Filehne ne produisait pas l'effet antithermique désiré, et deux autres où cette même dose provoquait un abaissement du calorique très subit et accompagné de symptômes de collapsus.

L'auteur, pour prévenir ces accidents, a depuis débuté chez d'autres malades avec des doses moins massives, afin de tâter d'abord leur susceptibilité particulière.

L'abaissement de la température est ordinairement accompagné d'un abaissement équivalent de la fréquence du pouls.

L'élévation subséquente à l'apyrexie (stade persistant beaucoup plus longtemps que celui obtenu par la kairine), se fait lentement et graduellement et n'est pas précédé d'horripilations.

L'action sur le pouls se traduit non seulement par une diminution en fréquence, mais encore par une augmentation de la tension artérielle. Chez plusieurs malades typheux, le docteur Cahn (1), de Strasbourg (service du professeur Kussmaul), a observé de même une augmentation correspondante des urines.

Le docteur L. von Hoffer, de Graz (2), conclut de ses observations que l'antipyrine n'exerce pas d'action nocive sur le cœur, ni sur les reins. Il concède que la diminution en fréquence du pouls ne marche pas de pair avec celle du calorique, mais il a pu par contre s'assurer sur plusieurs malades de dothiénentérie que la tonicité du système vasculaire s'accroît, et que le dicrotisme du pouls disparaît, du moment que la température baisse.

Götze constatait toujours une amélioration équivalente du pouls à la diminution de la chaleur morbide.

. Maragliano (3) appelle l'attention des cliniciens sur le fait que l'antipyrine produit la dilatation des vaisseaux périphériques, notamment du tégument cutané. (Lewin) (4).

Quelquefois l'antipyrine détermine un exanthème analogue à l'érythème produit par la quinine. Plusieurs auteurs en ont rap-

(1) *Berl. Klin. Woch.*, 1884, n° 36.
(2) *Wien. Med. Woch.*, 1884, n° 47.
(3) Relaté dans *Deutsch. Med. Woch.*, 1884, n° 24.
(4) *Berl. Klin. Woch.*, 1884, S. 707.

porté des cas ; ainsi Cahn (1), Alexander (2), Ernst (3) et d'autres encore. Nous-même nous avons vu se produire ce phénomène chez un phtisique (jeune homme de 19 ans), le cinquième jour de l'administration journalière de cinq grammes d'antipyrine. Cet inconvénient disparaissait aussitôt que nous réduisions les doses à deux grammes par jour.

A peu d'exceptions près, les auteurs conviennent que l'état général du malade était beaucoup amélioré durant l'apyrexie factice. (Busch) (4).

MM. Penzoldt et Sartorius (5), qui ont employé ce remède dans la pratique pédiatrique, assurent que l'abaissement de la température opérait le plus souvent un effet favorable manifeste sur les autres phénomènes morbides tant subjectifs qu'objectifs et cela sans déterminer ordinairement des symptômes secondaires désagréables. Ces auteurs ne pensent pas que l'antipyrine ait modifié le cours de la maladie dans les cas observés par eux. Cependant ils conviennent que l'état général s'améliorait toujours sous l'influence du remède, que les enfants se montraient plus dispos, qu'ils avaient le someil plus calme, que la toux diminuait, etc. Un cas de pneumonie catarrhale très grave se terminait par la mort nonobstant l'apyrexie soutenue par le remède. Ils sont d'avis que dans les cas où la température ne remontait pas après avoir été abattue par l'antipyrine, cas se terminant par guérison, celle-ci doit être plutôt attribuée à une amélioration spontanée qu'à l'influence favorable du remède.

MM. Penzoldt et Sartorius ont condensé les résultats obtenus de leurs observations dans les conclusions suivantes :

1° Dans la thérapeutique infantile l'antipyrine se montre d'une valeur antipyrétique très réelle ;

2° Administré à dose suffisante cet agent peut déterminer des chutes de la température de plusieurs degrés, persistant plusieurs heures ;

3° La diminution en fréquence du pouls n'équivaut pas toujours à l'abaissement du calorique ;

(1) *Loc. cit.*
(2) *Breslauer Arrztl. Zeitschr.*, 1884, n° 14.
(3) *Centralblatt f. Kl. Med.*, 1884, n° 33.
(4) *Berl. Klin. Woch.*, S. 424, 1884.
(5) *Ibid.*, S. 641, 1884.

4° L'apyrexie factice a le plus souvent un effet très favorable sur l'état général du petit malade ;

5° Comme inconvénients thérapeutiques il n'y a qu'à signaler le vomissement dans des cas assez rares. Ce phénomène se présentant, il faudra changer le mode d'administration du remède ; on introduira l'antipyrine par lavement au lieu de le faire ingérer par la bouche ;

6° Le dosage le plus convenable au début de la médication est celui de donner trois fois de suite, à une heure d'intervalle, autant de décigrammes du remède que l'enfant compte d'années d'âge.

Si, avec cette dose, l'on ne parvenait pas à obtenir l'effet désiré, on élèverait les prises du remède de décigramme à décigramme.

Dans le cas où l'on préfère administrer le remède par voie rectale, on introduira par un seul lavement trois à six fois autant de décigrammes d'antipyrine que le nombre d'années de l'enfant malade ;

7° Il nous a semblé que l'emploi prolongé du remède détermine une certaine accoutumance chez les petits malades.

Le docteur Cahn est d'avis, d'après ce qu'il a vu de l'action du remède dans des cas d'érésipèle et de pneumonie, qu'il semble agir favorablement sur le procès morbide même, à part son action antithermique.

M. Pribram (1), professeur de clinique à Prague, a constaté dans l'agent qui nous occupe, un remède qui diminue sûrement la température fébrile et les symptômes qui en dépendent : pouls, respiration, sécheresse de la bouche, délire, etc. Selon ce clinicien, l'antipyrine développe cette action également dans les affections où la quinine n'agit pas ou n'agit qu'à fortes doses ; il serait d'une utilité particulière dans le typhus, dans la tuberculose et dans la pneumonie ; dans le rhumatisme aigu il serait inférieur au salicylate de soude ; dans la tuberculose avancée, il pourrait diminuer les pertes de l'organisme.

Le docteur Götze, que nous avons déjà cité, prétend que, selon lui, l'antipyrine est un antipyrétique et rien de plus ; cet agent ne modifierait aucunement le cours de la maladie, et dans des maladies contagieuses graves les phénomènes morbides ne se

____

(1) *Prager Med. Woch.*, 1884, relaté par Halkin, *Journ. des Accouch.*, nov. 1884.

trouveraient nullement mitigés du moment que la fièvre serait abattue.

M. Masius (1), professeur de clinique à Liége, a constaté l'efficacité de l'antipyrine dans le rhumatisme articulaire aigu. Non-seulement, dit cet auteur, la température fut amenée au degré physiologique, mais en même temps il se produisit une amélioration notable de toutes les manifestations articulaires. Dans plusieurs cas de rhumatisme articulaire non fébrile, l'honorable professeur a obtenu des résultats non moins favorables de l'antipyrine que dans le rhumatisme articulaire aigu à fièvre intense.

Pour prévenir les récidives, M. Masius a constaté qu'il est indispensable de continuer l'usage de l'antipyrine pendant une huitaine de jours, après la disparition des phénomènes morbides.

Il lui a paru que cette substance avait, dans le rhumatisme articulaire vrai, des propriétés analogues à celles du salicylate de soude, mais que son action curative ne fut pas aussi persistante que celle de ce dernier médicament. Par contre, dit-il, l'antipyrine n'a pas les effets désagréables du salicylate : les vomissements sont rares, les transpirations peu abondantes; il n'y a ni vertiges, ni surdité, ni bourdonnements d'oreilles et les voies digestives restent en bon état. Il ajoute que l'antipyrine ne réussit généralement pas, quand le rhumatisme tend à se fixer dans les articulations.

Dans une leçon clinique faite à l'Hôtel-Dieu, traitant des antipyrétiques, le professeur G. Sée a parlé spécialement des vertus de l'antipyrine.

Selon ce clinicien, les inconvénients de l'antipyrine sont presque nuls. Il l'a expérimentée dans la fièvre typhoïde et dans la pneumonie; mais c'est contre la fièvre des phthisiques qu'elle a fait véritablement merveille, tandis que le sulfate de quinine ne lui a jamais réussi chez les tuberculeux.

Il considère l'antipyrine comme nettement indiquée dans cette maladie, et croit qu'elle permettra de faire évoluer la tuberculose sans fièvre et cela sans inconvénient pour le malade (2).

---

(1) Séance de l'Acad. royal de Méd. de Belgique, 31 janvier 1885, relaté dans le *Journ. des Accouch.*, 25 février 1885.

2) *Praticien*, relaté dans *Journal des Accouchements*, 15 janvier 1885.

Quelques expériences sur la valeur du remède comme antity-pique ont été instituées par le docteur Falkenheim (1).

Il a administré l'antipyrine dans six cas de fièvres intermittentes à doses de 5 grammes et plus, avant l'accès.

L'administration a été faite à temps variés.

A un de ces malades il a même fait prendre le remède jusqu'à concurrence de 25 grammes dans les 24 heures, sans obtenir le résultat espéré.

Dans un cas de fièvre tierce l'accès ne se montra plus, après l'emploi d'une dose de 5 grammes.

Cette observation est cependant peu concluante, comme le relève l'auteur lui-même : « La fièvre ne serait probablement pas revenue, quand même nous n'eussions pas donné de médicament du tout, vu que le second des deux accès observés dans la clinique était déjà beaucoup plus faible que le premier, et que d'ailleurs on observe souvent que les individus entrant à l'hôpital, souffrant de fièvre paludéenne, sont quittes de leur maladie sans le secours de remèdes. »

Dans les cinq autres cas, l'antipyrine se montrait impuissante à conjurer les accès de fièvre.

Nous avons essayé l'antipyrine dans quelques cas de notre pratique.

I.

Ch., garçon de 7 ans, maigre, pâlot, quoique ordinairement bien portant, est soumis à mes soins le lundi 9 mars (matin à 8 heures). Il s'est couché hier soir, fatigué d'avoir joué toute la journée au grand air. La maman me communique que la nuit son enfant a beaucoup rêvé et qu'il lui semblait que le garçon avait la fièvre : peau brûlante, face rouge, grande soif, etc.

Le malade est couché, se plaint de courbature dans le dos, a des envies de vomir, n'a pas été à selle. Il tousse de temps en temps et paraît sous le coup d'un rhume assez grave. Le pouls est à 100, la température à 37°4 centigrades.

Comme le petit refuse de vider un verre d'eau au Sedlitz, que nous lui avions préparé, nous procédons à un lavement d'eau salée et ordonnons d'administrer de l'émétine à raison de deux

(1) *Berl. Klin. Woch.*, 16 juni 1884.

granules, de demi-heure en demi-heure, jusqu'à effet vomitif. Revenu à midi, nous constatons que l'enfant a eu de copieuses selles et qu'il a vomi trois fois. L'émétine avait été supprimée dès la troisième prise. Comme il n'y avait pas encore de fièvre, nous prescrivons le sulfate de strychnine un granule, et l'hydro-ferro-cyanate de quinine dix granules, à prendre ensemble d'heure en heure.

Le soir à 10 heures, nous trouvons le malade au lit, toussant peu, ayant des éternuements répétés. Il ne se plaint plus de mal nulle part, n'a plus des envies de vomir et a mangé une tartine et un morceau de viande froide.

Il ne peut pas dormir.

Le pouls est à 110, la température à 38°6 centigrades.

Nous supprimons quinine et strychnine, qui sont remplacés par l'antipyrine en pilules d'un décigramme de substance active, et administrées à raison de deux pilules de demi-heure en demi-heure.

<pre>
10 heures,   T. 38°6   P. 110
11   »   » 38°2   » 110
11-30 »   » 37°9   »   94
Minuit,   » 37°6   »   84
</pre>

En tout, l'enfant a absorbé 1 gramme d'antipyrine.

Il ne s'est endormi que vers 3 heures de la nuit.

10 mars. Le matin à 8 heures au réveil, T. 37°5, P. 104. Envies de vomir. Vers 9 heures vomissement de matières bilieuses.

Lavement d'eau tiède salée. Selles copieuses. Toux rare et grasse.

Médication : Strychnine et quinine, comme le jour précédent.

La fièvre n'est pas revenue.

Le rhume (un léger catarrhe bronchique) n'a pas eu d'autres suites, et après quatre à cinq jours l'enfant a repris le chemin de l'école.

II.

A., bel enfant bien nourri, âgé de 2 ans. Toux sèche sans fièvre dans la nuit du 15 au 16 mars.

16 mars. Médication pour la journée : hydro-ferro-cyanate de quinine trente granules, arséniate de strychnine deux granules,

apomorphine dix granules, dissous dans de l'eau sucrée dix cuillerées, à donner une cuillerée d'heure en heure.

Il joue et mange bien. On le couche vers 6 heures du soir.

Pendant la nuit il tousse de temps en temps d'une toux grasse. A 3 heures du matin, la mère le trouve en plein accès de fièvre.

Appelé, je constate une température de 40° centigrades dans le rectum et 140 pulsations.

Nous lui administrons d'emblée un petit lavement de deux décigrammes d'antipyrine, et un second à une heure de là. Le petit continue à dormir. Le lendemain matin, 17 mars à 8 heures, il présente une température de 38° centigrades.

On lui administre à ce moment, par la bouche, 1 décigramme d'antipyrine en solution.

Médication pour la journée : hydro-ferro-cyanate de quinine cinquante granules, arséniate de strychnine trois granules, apomorphine dix granules, dissous comme hier et administrés en doses réfractées d'heure en heure.

L'enfant joue et mange comme de coutume jusque vers 5 heures du soir, lorsqu'il refuse son dîner.

La température prise à ce moment donne 38° centigrades. Administration de 1 décigramme d'antipyrine *per os* ; même dose à 6 heures, après quoi on couche le petit malade. A 11 heures du soir nous nous assurons de son repos calme, la chaleur est normale, le pouls à 90 pulsations.

Au quart avant 1 heure dans la nuit, la mère le trouve frissonnant dans son berceau.

Elle prend l'enfant près d'elle pour le réchauffer et nous fait quérir.

Arrivé à 1 heure 30 minutes du matin, le stade de froid a passé et l'enfant est dans celui de chaleur de la fièvre : température 39°4, respiration très fréquente, pouls 130.

1 h. 30 m. Lavement de 2 décigrammes d'antipyrine.

2 h. 30 m. T. 39° P. 130, second lavement.

3 heures.   » 38°5 » 126. Nous nous retirons alors.

18 mars. Le matin à 8 heures température 37°4. L'enfant est un peu irrité, il a soif et faim.

Nous ordonnons pour la journée : sulfate de quinine un granule au centigramme d'heure en heure, et arséniate de strychnine un granule au demi-milligramme de 2 heures en 2 heures.

La journée se passe très bien, l'appétit ne laisse rien à désirer, et le petit patient s'amuse avec ses jouets ; il ne tousse presque pas et est couché vers 6 heures du soir. A 10 heures environ, horripilations ; la nuit à 1 heure, température 38°2, il dort d'un sommeil calme. Pas de médicaments.

20 mars. Le matin à 7 heures température 38°2. A 8 heures 1 décigramme d'antipyrine est administré pour la bouche ; à 9 heures le thermomètre ne marque plus que 37°4 ; seconde administration d'un décigramme d'antipyrine.

A partir de 10 heures, strychnine et quinine comme le jour précédent. L'enfant reprend ses jeux, mange à ses heures et n'a plus montré le moindre signe de fièvre.

III.

G. W., phtisique, âgé de 19 ans, a des accès de fièvre journaliers, débutant régulièrement vers 11 heures du matin, pour ne se terminer que bien avant dans la nuit, si la médication antipyrétique n'est pas assidûment instituée.

Sans médicaments, la température atteint le soir vers 11 heures 39°5 à 40°2 centigrades, baisse lentement pour atteindre le taux normal au grand matin, ou bien encore il n'y a que rémission de la température et la fièvre acquiert le type continu remittent.

En administrant : aconitine, vératrine, digitaline et strychnine à petites doses de demi-heure en demi-heure, dès que le calorique monte au-dessus de la normale, nous parvenons à tenir la température entre 38°4 et 39° centigrades et à avoir l'apyrexie dès 1 à 2 heures de la nuit. Donc franche intermittence.

L'antipyrine donnée seule d'abord aux doses massives de Filehne, soit de 2 + 2 + 1 grammes, à 11 heures, à midi et à 1 heure de l'après-dîner, détermina l'apyrexie totale et complète. Après trois jours cependant, notre malade se plaignait qu'il se sentait plus faible que lors de l'emploi des alcaloïdes défervescents. Nous ajoutons alors la strychnine, à raison de deux granules d'heure en heure, ce qui évidemment fut d'un excellent effet.

Le cinquième jour le malade fut alarmé par une efflorescence maculeuse à la figure et aux extrémités, même dans la paume des mains, et de démangeaisons aux lieux affectés. Successivement nous avons réduit la dose journalière d'antipyrine d'un gramme. L'érythème disparaissait aussitôt. Deux grammes suffirent à entretenir l'apyrexie complète tout en évitant la réapparition de l'affection cutanée.

En ne donnant qu'un gramme la température atteignait le soir 38°4, mais en associant les granules défervescents : aconitine, vératrine, et digitaline à l'antipyrine, et en donnant les trois premiers agents à raison de deux granules de chaque de demi-heure en demi-heure, le dernier à raison d'une seule dose de 5 décigrammes à 1 gramme, nous obtenions l'apyrexie complète ou peu s'en fallait ; notamment le calorique ne dépassait plus 37°5 à 38° centigrades.

Les granules furent continués jusqu'à 7 à 8 heures du soir.

Notons que le matin, avant 11 heures, le malade prit la strychnine et la quinine dosimétriquement.

Le patient, qui dépérissait à vue d'œil, toussait beaucoup et n'avait pas d'appétit, quand on laissait faire la fièvre, se sentait tellement bien du moment que la médication antipyrétique combinée fut appliquée, qu'il se figurait presque guéri.

Au moment que nous rédigeons cet article, le malade est depuis 9 mois confié à nos soins. Les quatre premiers mois son poids a baissé de 9 kilogrammes ; depuis ce temps, il s'est fait peser deux autres fois, la première il avait regagné 2 kilogrammes, la seconde fois (il y a quelques jours), le poids avait de nouveau augmenté de 5 livres. Il faut avouer qu'il mange énormément et digère à merveille.

Nous constatons avec plaisir que le médecin de l'hôpital Bichat, M. Huchard (1), s'oppose aux doses massives d'antipyrine et qu'il émet l'avis que la posologie de ce médicament doit être modifiée. Chez les phthisiques, il ne veut que des doses de 50 centigrammes à 1 gramme ; dans la fièvre typhoïde, il ne prescrit que 1 gramme toutes les 3 à 4 heures. De cette façon, dit l'éminent clinicien, on évite les sueurs profuses qui constituent à peu près le seul inconvénient pour ce médicament ; on n'arrivera certainement pas toujours à ramener la température à l'état normal, ce qui est inutile et peut être dangereux, mais on modère l'élévation fébrile, ce qui est suffisant et plus pratique. Dans toute maladie fébrile, continue-t-il, c'est l'exagération de la fièvre, c'est la *complication d'hyperthermie* variable suivant les maladies, qui doit seule

______

(1) *Journal de médecine et de chirurgie pratiques*, article 12852, 1885.

constituer une indication thérapeutique. Dans le service de M. Huchard, un goître, ex-ophtalmique sans fièvre, a été très amélioré par l'emploi de l'antipyrine à la dose quotidienne de 1 gramme pendant un mois. Sous l'influence de ce médicament, que M. Huchard a eu l'heureuse idée d'employer à titre de vaso-constricteur, on vit rapidement disparaître les accès de palpitations, diminuer dans une grande mesure l'hypertrophie thyréoidienne et les battements artériels du cou. Il en résulte que l'antipyrine qui, outre son pouvoir antithermique puissant, possède encore d'autres propriétés, pourra peut-être rendre quelques services dans le traitement des névroses oculaires vasomotrices.

Dans la médecine infantile, M. Huchard aime beaucoup à se servir de ce produit, mais encore ici se tient-il à des doses bien moindres que celles préconisées par Penzoldt et Sartorius. Selon lui, 25 à 30 centigrammes suffisent pour un enfant de 4 ans, 40 à 50 centigrammes au plus pour un enfant de 7 ans. Cet auteur insiste sur la *complète innocuité* de l'antipyrine, à la condition, bien entendu, de la prescrire à doses modérées ; il affirme qu'entre ses mains, elle n'a jamais produit le moindre accident dans plus de cent cas soumis à son observation. Il pense que l'antipyrine a une action spéciale sur la fièvre des tuberculeux et de toutes les maladies du poumon, où elle produit sûrement un assez grand abaissement thermique avec de petites doses.

AGENTS SYNERGIQUES, AUXILIAIRES.

Il faut citer ici l'aconitine, la vératrine, la digitaline qui partagent avec l'antipyrine son pouvoir antithermique, du moment qu'ils sont administrés dosimétriquement; puis, l'acide salicylique, la quinine, la kairine, etc., s'ils sont donnés aux doses voulues par l'École. La strychnine doit figurer comme un excellent auxiliaire.

USAGES THÉRAPEUTIQUES, MODES D'ADMINISTRATION ET DOSES.

Nous considérons l'antipyrine comme un remède défervescent de grande puissance, qui est appelé à seconder l'action des antithermiques dosimétriques : aconitine, vératrine, digitaline, et qui — le cas échéant — peut remplacer avec avantage ces médicaments dans le traitement des fièvres en général.

L'expérimentation clinique devra juger des indications spéciales qui réclameront l'emploi de l'antipyrine de préférence aux autres défervescents.

Pour autant que nous en pouvons juger jusqu'à ce moment, il convient avant tout comme calmant de la fièvre dans la phtisie pulmonaire. On fera bien de tenter des essais avec ce remède seul et en combinaison avec la strychnine et les alcaloïdes défervesvents dans toutes les fièvres, tant essentielles que symptomatiques. Nous conseillons cependant de procéder avec le nouvel antithermique comme le *maître* a prescrit d'agir avec la quinine, les salicylates et les alcaloïdes défervescents, c'est-à-dire d'éviter les doses massives et de s'en tenir aux prises fractionnées et filées. Nous aimerions à voir doser l'antipyrine au centigramme comme les sels de quinine.

Le granule ainsi dosé peut sans danger être administré à l'enfant nouveau-né et être répété de quart d'heure en quart d'heure, selon le besoin. Administré isolément, on pourra porter la dose à dix et vingt granules à la fois, à répéter aux mêmes distances. Donné concurremment avec la vératrine, l'aconitine, la digitaline, on prendra un nombre égal de granules des différents agents, suivant l'effet qu'on obtient.

Du moment qu'on connaît la susceptibilité personnelle du malade pour l'antipyrine, nous ne voyons pas de danger dans l'administration exceptionnelle de doses plus élevées du remède en deux ou trois fois, pour obtenir la défervescence à bref délai.

Dans la pratique infantile cette manière de procéder pourra présenter quelque avantage.

On peut très bien, chez les *babies*, recourir à l'application par l'anus. De petits lavements de cinq à dix granules dissous dans 10 à 20 grammes d'eau tiède, répétés d'heure en heure, suffisent souvent chez ces petits malades à faire tomber pouls et température, après une ou deux applications.

Apomorphine.

QUALITÉS CHIMIQUES.

L'apomorphine, connue sous ce nom depuis 1869, est identique avec la sulfomorfide, substance obtenue en 1843 par Arppe et résultant de l'action de l'acide sulfurique sur la morphine.

On peut l'obtenir à l'état de chlorhydrate en faisant agir l'acide chlorhydrique sur la morphine pendant deux à trois heures, tout en l'exposant à une chaleur de 140 à 150° Celsius.

A l'aide du bicarbonate de soude, la base se dégage, elle est blanche, cristalline, la couleur change vite, et de verte devient d'un noir presque luisant. Sa formule est celle de la morphine moins l'eau. Ainsi on écrit l'apomorphine $C^{17} H^{17} Az O_2$, tandis que la morphine est représentée par $C^{17} H^{19} Az O_3$.

L'apomorphine est très soluble dans l'eau ; sa solution d'abord incolore passe du vert au noir après un temps plus ou moins long, mais sans perdre de ses qualités physiologiques. Une solution verte conservée pendant une année et une autre de couleur noire, après dix-neuf mois, présentaient l'effet vomitif désiré (Jurasz, Harnack).

C'est surtout le chorhydrate, une poudre sèche, blanc-grisâtre, de réaction neutrale et se dissolvant fort bien dans l'eau, qui est beaucoup usitée en médecine.

En pharmacie dosimétrique on se sert de l'apomorphine pure granulée au milligramme.

ACTION PHYSIOLOGIQUE ET TOXIQUE.

Gee (1869) et après lui Siebert (1870) furent les premiers qui introduisirent cet agent en thérapeutique. Après eux un grand nombre d'observateurs se servirent de l'apomorphine et démontrèrent sa grande valeur comme vomitif. On appréciait surtout sa propriété de ne pas irriter le tissu sous-cutané comme le fait l'émétine et le tartre stibié, ce qui la rendit propre à être employée en injection hypodermique.

Le vomissement provoqué par ce médicament est ordinaire-

ment précédé d'une légère sensation de chaleur, de vertige, d'apathie, en même temps le pouls et la respiration sont plus fréquentes
et la sécrétion salivaire se trouve activée. L'effet vomitif est suivi
d'assoupissement, de sommeil léger.

Ce n'est qu'en réveillant l'activité du centre du vomissement
dans la moelle allongée que l'apomorphine exerce son action
vomitive. Sous ce rapport elle se distingue de l'émétine qui, tout
en agissant directement sur ce centre, procède aussi par voie
réflexe en irritant la muqueuse stomacale.

Des doses très élevées, massives, peuvent amener le collapsus.

A part l'action vomitive, l'apomorphine possède des qualités
qui la mettent au premier rang parmi les remèdes employés dans
les maladies des voies respiratoires.

Les belles expérimentations du professeur J. Rossbach (1) ont
démontré que cet agent a pour effet d'exciter largement la secrétion muqueuse des voies aériennes. Les doses minimes tout
comme les doses vomitives auraient cet effet. L'apomorphine
partage, selon cet auteur, cette propriété avec l'émétine et la pilocarpine.

Le mucus sécrété a l'aspect du sérum, les glandes mucipares
sont hypertrophiées.

L'hypersécrétion ne dépend pas d'une hypérémie de la muqueuse de l'arbre broncho-trachéal ni d'une excitation centrale
des cellules glandulaires ; elle n'est attribuable qu'à l'action directe
de l'agent sur la glande elle-même ou sur la partie périphérique
des nerfs sécrétoires ou de ses ganglions.

M. Rossbach expérimentait sur des chats. Après avoir lié les
principaux vaisseaux afférents de la trachée-artère, il coupait tous
les nerfs trachéo-laryngiens et oblitérait les deux bouts de la trachée-artère. Ainsi il mettait l'influence des centres nerveux hors
de question, tout en réduisant l'afflux du sang artériel à un minimum.

L'injection sous-cutanée de quelques milligrammes d'apomorphine produisit tout aussi bien après qu'avant ce procédé expéri-
mental des résultats sensiblement analogues, c'est-à-dire une
sécrétion muqueuse exagérée.

(1) Berl., Klin. Woch , no 20, 1882.

SUBSTANCES SYNERGIQUES ET ANTAGONISTES.

Nous possédons dans l'émétine une substance vraiment synergique; en effet, cet alcaloïde possède des propriétés vomitives et béchiques analogues à celles de l'agent qui nous occupe à ce moment.

Elle peut, dans la plupart des cas, remplacer l'apomorphine.

Cependant dans le traitement des maladies de l'enfance et dans les cas où la voie stomacale ne peut être employée (trismus, maladies mentales), on donnera de préférence l'apomorphine.

On agira de même dans les maladies qui exigent des précautions spéciales pour l'intégrité de la muqueuse stomacale et pour le fonctionnement régulier de la digestion.

La pilocarpine présente une analogie d'action partielle pour autant qu'elle cause de l'hypersécrétion de la muqueuse trachéobronchique; le vomissement qui survient quelquefois après son emploi pourrait donner lieu à lui attribuer une synergie complète. Or les symptômes de sialorrhée et d'hypercrinie sudorale priment trop son action physiologique pour lui prêter plus qu'une valeur relative comme remplaçant de l'apomorphine.

Le chloral et la morphine ont la faculté de suspendre l'effet vomitif de l'apomorphine (Hüsemann). Aussi, dans les empoisonnements par les narcotiques, dans les états comateux, on s'adresserait en vain à l'apomorphine pour amener le vomissement, propriété qu'elle partage d'ailleurs avec les émétiques irritants.

Les mydriatiques, l'hyosciamine, l'atropine réclameraient plutôt le titre d'antagoniste, comme ils agissent, non-seulement sur la muqueuse laryngo-bronchique dont ils répriment la sécrétion, mais encore puisqu'ils exercent une influence calmante sur le vomissement en levant le spasme des fibres musculaires constrictives.

Cet antagonisme cependant est loin d'être absolu, et hormis le cas dans lequel on s'adresse aux hautes doses d'apomorphine pour en obtenir l'effet vomitif, on peut fort bien prescrire simultanément cet agent et l'hyosciamine ou des autres modificateurs médicamenteux, comme nous aurons l'occasion de le démontrer plus loin.

USAGES.

L'application de l'apomorphine en thérapeutique se borne principalement à son usage comme émétique et comme expectorant.

Quelques auteurs font mention de son emploi comme calmant et soporifique dans les cas de manie aiguë (von Gellhorn), d'autres le réclament dans le spasme de la glotte (Münnich) ou le préconisent pour couper les accès épileptiques (Vollender) (1).

Nous sommes d'avis qu'il en est de cet agent comme de la plupart des remèdes nouveaux, c'est-à-dire qu'on lui a fait une réputation qui le plus souvent paraît imméritée.

Comme nous avons déjà eu l'occasion de le relever, on peut administrer l'apomorphine en injection hypodermique sans causer de l'irritation locale. Grâce à cette propriété, on se servira de la piqûre avec avantage, par exemple : pour décharger l'estomac dans les cas de surcharge de cet organe avec complication d'enivrement alcoolique, ou encore pour déblayer les voies respiratoires de fausses membranes, de l'accumulation de mucosités, ou bien pour en expulser des corps étrangers, etc.

En sa qualité d'expectorant, l'apomorphine trouve son indication dans les catarrhes chroniques des voies respiratoires, surtout dans ceux qui se distinguent par de la sécheresse des muqueuses, ainsi que dans les affections catarrhales aiguës du larynx, de la trachée-artère et des bronches, lorsque les crachats sont très adhérents et visqueux.

Suivant M. Rossbach, le remède est fort bien supporté, même par les enfants, et peut être employé en doses suffisantes pour amener une expectoration plus facile et des crachats plus liquides et moins visqueux, sans produire des nausées ou sans faire perdre l'appétit.

Ce même auteur s'en est servi avec le meilleur succès dans des cas de croup véritable d'enfants de deux ans.

« Depuis que j'ai appris à connaître les qualités excellentes et l'usage vraiment si pratique de l'apomorphine dans toutes ses particularités, écrit le professeur Rossbach (2), je traite avec une certaine prédilection les catarrhes chroniques, même les plus

(1) Consultez Hüsemann, *Arzneimittellehre*, Th. II, S. 592.
(2) *Berl. Klin. Wochenschrift*, 1882, S. 305

tenaces, tandis qu'avant ce temps j'ai dû souvent reconnaître mon impuissance thérapeutique dans ces mêmes cas. »

Nous avons eu souvent l'occasion d'employer l'apomorphine, et nous ne pouvons que souscrire à l'opinion favorable du savant pharmacologue de Wurzbourg.

Contrairement à ce qu'avancent Fraenzel et Beck (1), nous avons prescrit ce médicament avec avantage à des phtisiques pour combattre leur toux sèche et opiniâtre.

Dans quelques cas de coqueluche, l'apomorphine nous a très bien réussi. Il est vrai que, dans cette maladie, rarement nous nous sommes borné à l'emploi isolé de cet agent quelque excellent qu'il soit pour remplir son indication spéciale. Nous en faisions un usage précieux en sage combinaison avec l'hyosciamine, le sulfure de calcium, la brucine et l'hydro-ferro-cyanate de quinine.

Ainsi nous obtenions l'effet antispasmodique désiré de l'hyosciamine, tout en altérant la composition du crachat par l'apomorphine; en même temps le sulfure de calcium exerçait sa vertu parasiticide sur la muqueuse laryngo-bronchiale, tandis que la brucine et la quinine paraient à la fièvre et soutenaient la vitalité.

MODES D'EMPLOI ET DOSES.

Comme expectorant, nous préconisons l'emploi interne de l'apomorphine, soit en granules, soit en solution.

L'altération de la couleur ne nuit pas à la composition ni à l'action du médicament; on fera bien cependant d'avertir le malade que ce phénomène de décoloration se produira.

L'addition d'un peu de sirop de sucre simple préviendrait, selon Blaser, la décoloration; nous ne partageons pas cette opinion, puisque la solution aqueuse avec ou sans addition de sirop ne tardait pas à changer de couleur.

Les doses à employer à cet effet sont, pour les enfants au-dessous d'un an, de 1/4 à 1 milligramme à répéter d'heure en heure; pour les personnes âgées, on peut aller jusqu'à 1 centigramme d'heure en heure.

Comme vomitif, on obtient des effets prompts en injectant sous la peau aux enfants très jeunes de 1/2 à 4 milligrammes, aux

(1) Consultez Hüsemann, *Arzneimittellehre*, Th. II, S. 592.

personnes âgées de 5 à 10 milligrammes; dans le cas où la voie stomacale est préférée, on amènera le vomissement en répétant les doses expectorantes à très courts intervalles, ainsi de dix minutes en dix minutes.

En dosimétrie, sauf indication contraire péremptoire, on associe souvent l'apomorphine à l'émétine et à l'émétique pour arriver plus vite au but.

Arbutine.

Formule : $C^{12} H^{16} O^7$.

Cette substance est un glycoside qui se rencontre dans les feuilles d'une Ericacée, la *Gaultheria procumbens,* et dans celles d'une Vaccinée, la *Busserole.*

La gaulthérie couchée est un petit arbuste du Canada (Amérique septentrionale), appelé aussi *Palomnier* et fort employé dans le pays comme stimulant et diurétique. L'infusé de ses feuilles constitue une boisson fort agréable, utile dans l'asthme, selon Coxe.

On en obtient par distillation une essence nommée *Wintergreen,* qui est la plus pesante de toutes les huiles volatiles et qu'on emploie pour la parfumerie. Dans les derniers temps, Gosselin et Bergeron ont employé cette essence en solutions alcooliques à 2 1/2 p. % dans les pansements antiseptiques.

Cette huile agirait par l'acide methyl-salicylique qu'elle contient.

La busserole, raisin d'ours, *Arctostaphylos uva ursi* (Spreng), *Arbutus uva ursi* (L.), *Arctostaphylos officinalis* (Wimmer), est un petit arbuste indigène des montagnes de l'Europe, de l'Asie et de l'Amérique. Ses feuilles, qui sont quelquefois confondues avec celles de *Buxus sempervirens* (L.), de *Vaccinium uliginosum* (L.) et de *Vaccinium vitis idaea* (L.), contiennent dans 100 parties :

3,5 parties d'arbutine.
34   —   d'acide tannique.

  6 parties   d'acide gallique.
10   —   de matière extractive saccharine.
11   —   de matière gommeuse.
  3   —   de résine.
  2   —   de cire.
  5   —   de sels de chaux.
  3   —   d'acides organiques.
17   —   de substance ligneuse.
  6   —   d'eau.

Enfin des traces d'une huile essentielle.

Selon quelques-uns, les feuilles de busserole contiendraient des traces d'un autre glycoside, l'éricoline — qui se trouve plus abondamment dans des autres éricacées — se dédoublant, sous l'influence de la chaleur et en présence d'acide sulfurique dilué, en sucre et en éricinol, une substance huileuse.

Trommsdorff a isolé un autre principe des feuilles du raisin d'ours, notamment l'urson, isomère ou polymère de l'éricinol.

L'urson ($C^{20} H^{17} O^{2}$) est une substance indifférente cristallisable en aiguilles soyeuses brillantes et incolores et insoluble dans l'eau. Selon Hughes, cet agent aurait, à une dose de 50 milligrammes, des propriétés diurétiques (Hüsemann).

L'arbutine est un glycoside cristallisable, blanc, légèrement amer, qui en présence de l'émulsine ou d'acides dilués se dédouble en glycose, en hydrochinon et en methyl-hydrochinon (Hlasiwetz et Habermann).

Elle se dissout assez difficilement dans l'eau froide, facilement dans l'eau chaude et l'alcool.

L'acide phosphoro-molybdénique la colore en bleu.

Kavalier (1852) l'a découverte et isolée le premier.

ACTION PHYSIOLOGIQUE.

Les feuilles de la busserole ont de tous les temps eu leur principale indication dans les maladies du système uropoétique, surtout dans celles qui résultaient ou étaient accompagnées d'une atonie des tissus ou d'une hypersécrétion des muqueuses.

On prêtait à ce remède des propriétés diurétiques et astringentes. L'infusé ou la décoction des feuilles le plus souvent usitées, contiennent comme principes actifs surtout du tannin, puis de l'arbutine, tandis que l'urson — qui aurait des propriétés diurétiques, — n'étant pas soluble dans l'eau, n'y paraît pas. Pour obtenir l'effet thérapeutique de l'*uva ursi*, on pourra donc tout aussi bien s'adresser au tannin seul, à l'arbutine ou à ces deux principes réunis.

Rappelons-nous à cet effet les expérimentations physiologiques faites par le docteur Lewin (1).

Après l'introduction de l'arbutine, soit par voie sous-cutanée, soit par la bouche, ce glycoside passe dans le sang et est éliminé en partie comme tel, mais en majeure partie comme acide hydrochinon-sulfurique par les urines. Quelque temps après avoir été excrété, le liquide rénal présente la couleur vert-olive ou vert-brun, par où s'accuse la présence de l'hydrochinon.

Cette dernière est un produit de décomposition de l'acide hydrochinon-sulfurique.

L'arbutine est une substance inoffensive selon Lewin, parce que l'hydrochinon se formant dans l'organisme par dédoublement, s'associe immédiatement à l'acide sulfurique — association inactive. Si l'acide hydrochinon-sulfurique se dédoublait déjà durant sa présence dans la vessie par exemple, on pourrait craindre la résorption de l'hydrochinon. Pourtant, même dans ce cas, les quantités d'hydrochinon seraient trop minimes pour être toxiques.

Il n'est pas impossible, selon Lewin, que la formation de l'hydrochinon et son dédoublement puissent produire un effet thérapeutique sur l'organe malade (la vessie, par exemple), avec lequel il est mis en contact.

On serait tenter de remplacer l'arbutine par l'hydrochinon, puisque c'est de cette dernière substance que dépendrait l'effet thérapeutique. Lewin désapprouve cette substitution; il paraît effectivement qu'il faut accorder une part notable dans l'effet curatif de l'arbutine à ce que le dédoublement de ce glycoside s'effectue précisément dans l'organe malade.

M. Lewin relève que les qualités antiputrides de l'hydrochinon ont été suffisamment établies par Forster; il admet d'ailleurs que l'action spécifique des feuilles d'*uva ursi*, dans le traitement du

(1) Comp. *Virchow's Archif*, Bd XCII, Heft 3.

catarrhe vésical, ne peut être attribuée qu'à l'hydrochinon, c'est-à-dire que le tannin n'y serait pour rien.

Or, continue-t-il, l'usage de l'infusé est-il rationnel? Pour donner au malade une quantité suffisante d'arbutine, il faudrait prescrire 30 à 80 grammes de feuilles pour une mixture de 180 grammes; celle-ci contiendrait alors une dose trop considérable de tannin. Sa richesse en acide tannique ferait que l'infusé ne serait pas toléré par l'estomac.

C'est pourquoi il veut tourner la difficulté et prescrire l'arbutine pure.

Parmi les auteurs qui ont étudié l'action physiologique de l'arbutine, nous nommons d'abord von Schroff. Le pharmacologue de Vienne a fait prendre à des individus sains des doses de 100, 200, jusqu'à 500 milligrammes sans observer le moindre effet; la quantité et la couleur des urines ne changèrent point, et il ne lui réussit pas de démontrer la présence du médicament dans l'urine.

Mencke a donné jusqu'à 3 et 4 grammes d'arbutine dans la journée, dans des catarrhes de la vessie et des urétères (Nothnagel et Rossbach).

Jablonowski a fait prendre 20 grammes de ce glycoside dans le courant de quarante-huit heures à l'homme adulte sans observer le moindre symptôme toxique; il trouvait constamment après l'usage de cet agent une substance dans l'urine qui avait de l'analogie avec l'humus et qui était insoluble dans l'alcool (Hüsemann).

Nous avons essayé l'arbutine blanche cristallisée de Merck sur notre personne. Un gramme de ce glycoside, mélangé avec neuf grammes de sucre de lait et divisé en dix prises égales, fut pris par la bouche dans le courant de dix heures. Nous ne nous sommes aperçu de rien d'extraordinaire.

USAGES THÉRAPEUTIQUE, MODES D'ADMINISTRATION ET DOSES.

L'arbutine n'agissant, pour autant que nous sachions, que comme antiputride et antiseptique, action qu'elle exerce sur les tissus et sur le contenu des voies urinaires, sur l'organe par où elle s'élimine, elle trouvera son indication dans les blennorrhées chroniques de la vessie, dans la pyelite, enfin dans la blennorrhagie de l'urèthre.

Elle conviendra surtout dans les cas de fermentation putride des urines, quand les eaux lâchées répandent une odeur infecte, ammoniacale.

On l'associera alors avec avantage à l'acide borique qui possède, comme elle, des propriétés antiseptiques.

Nous pensons qu'on pourrait doser le granule dosimétrique à un centigramme de substance active.

Comme il est nécessaire que la substance médicamenteuse soit en contact continuel avec l'organe malade, on fera bien d'administrer le remède de demi-heure en demi-heure, à raison de un à deux granules au centigramme.

Des agents divers qui peuvent être appelés à prêter leur concours, nommons la cubébine, la pipérine, comme stimulants de la muqueuse urinaire, la strychnine, la quinine, comme toniques et resserrants des tissus, la digitaline comme diurétique et antiphlogistique, l'hyosciamine, l'atropine, comme relâchants des sphincters, la cicutine, la codéine, comme analgésiques généraux, la cocaïne comme anesthésiant local, etc.

Nous avons recueilli dans la littérature un cas de guérison de catarrhe vésical chronique dû à l'emploi seul de l'arbutine.

Voici le fait communiqué par le docteur Ungar dans une séance de la « Niederrheinische Gesellschaft für Natur-und Heilkunde zu Bonn (1) », le 21 juillet 1884 :

Un homme âgé de 68 ans, sujet à l'hypertrophie de la prostate et forcé d'avoir recours à l'usage répété du cathéter depuis 1875, avait contracté bientôt un catarrhe vésical qui résistait à toutes les médications.

La maladie de la vessie allait toujours en empirant; le malade devait lâcher l'eau à chaque moment, les urines étaient fétides et ammoniacales quoiqu'on pratiquait deux fois par jour une injection intra-vésicale d'une solution aqueuse d'acide phénique au 1/2 p. %, tandis que le malade prenait de l'acide salicylique à l'intérieur.

En 1879, le cortège des symptômes fût agrandi par des hémorrhagies vésicales assez graves. Ces pertes de sang se répétaient, à partir de la moitié de l'année de 1883, au moins toutes les semaines et duraient deux à trois jours.

Dans les premiers jours de mai 1884, on a commencé l'emploi

____

(1) Comp. *Berl. Klin. Wochenschrift*, 27 october 1884.

de l'arbutine, en supprimant en même temps toute autre médication externe et interne.

Le malade prenait les quatre premiers jours, trois fois dans la journée, 5 décigrammes, puis trois fois 1 gramme du remède sous forme de poudre.

L'effet de cette médication a été très favorable.

Depuis quelques semaines, le malade lâche des urines exemptes de pus et de mucosités ; l'odeur nauséabonde ne paraît plus, enfin les hémorrhagies ne se sont plus présentées. L'état général est amélioré en conséquence et le patient ne ressent plus les ténesmes continuels. Si le besoin d'introduire la sonde pour vider la vessie toutes les cinq à six heures, exigé par l'occlusion anatomique de l'urèthre, ne lui rappelait pas son infirmité, le malade se croirait complètement rétabli.

Il est à observer que le patient, qui prend encore journellement deux doses de 5 décigrammes d'arbutine, n'a pas, pendant toute la durée de la médication, présenté d'accident thérapeutique quelconque (Ungar).

Dans notre pratique nous avons fait l'observation suivante, dans laquelle assurément l'arbutine a contribué pour une large part au succès du traitement institué :

« Une jeune paysanne, âgée de 22 ans, malade depuis six mois, se soumet à notre traitement dosimétrique après avoir eu des soins de deux confrères allopathes, avant nous.

État présent. — Jeune fille, plutôt faible que robuste, n'a plus eu sa période depuis le commencement de sa maladie. Elle présente — au grand complet — les symptômes de blennorhée grave du vagin et de catarrhe vésical subaigu. Le toucher lui est très pénible et douloureux, le vagin peu lubrifié est très chaud et sécrète un muco-pus fétide. Les urines lâchées — pour ainsi dire continuellement — de cinq minutes en cinq minutes au moins, sont chargées de mucosités et répandent une odeur infecte. Elle ne peut pas dormir la nuit; dans la position couchée, qui lui est très pénible, elle a en permanence sous elle son vase de nuit, de peur de salir son linge. La station assise est impossible, aussi se promène-t-elle la plus grande partie du temps de long en large dans la chambre. Pas de fièvre. Digestion assez bonne. Selles dures de deux en trois jours. Pas de complication syphilitique.

Traitement institué. — 1° Irrigation locale du vagin de trois heures en trois heures avec une solution tiède de chloral boraté, soit chloral 1 gramme, borax 5 décigrammes, eau 1 litre ;

2° Lavage intestinal tous les matins au sulfate neutre de magnésie ;

3° Hyosciamine Chanteaud, un granule de quart d'heure en quart d'heure pour parer aux ténesmes douloureux, jusqu'à effet ;

4° Arbutine, quatre pilules solubles au centigramme et digitaline Chanteaud un granule d'heure en heure, depuis 6 heures du matin jusqu'à 10 heures du soir.

A une semaine de là nous rendons une deuxième visite à notre malade.

Dès le deuxième jonr, elle avait pu dormir la nuit ; elle ne fut éveillée que deux ou trois fois pour émettre l'urine. Les deux premiers jours elle avait fait un usage fréquent de l'hyosciamine. Pendant la journée le besoin d'uriner était moins fréquent, toutes les heures seulement.

Les selles sont régulières maintenant, elle a dû diminuer la dose matinale de sel. — Elle peut garder maintenant la station assise sans incommodité. Les douleurs dans les parties génitales, les émissions, l'écoulement ont diminué. Les urines sont plus limpides. En somme, la malade est en voie de guérison.

Nous conseillons de continuer le même traitement.

Sept jours après nous revoyons la patiente et pouvons nous convaincre que tout marche à merveille et que la guérison parfaite est prochaine.

Les urines ont perdu leur odeur repoussante, elles sont presque claires et sans dépôt.

Le vagin ne sécrète plus qu'une quantité normale de *mucus*. La malade dort toute la nuit ; dans la journée elle peut veiller aux soins du ménage. L'émission des urines se fait maintenant toutes les deux à trois heures seulement.

L'arbutine sera réduite dorénavant à deux pilules au centigramme d'heure en heure, la digitaline à un granule de deux heures en deux heures.

L'irrigation du vagin ne sera faite qu'une fois dans la journée.

L'hyosciamine est supprimée ainsi que le sel neutre.

Notre troisième visite nous permet (le vingt-et-unième jour du traitement) de constater que tout est rentré dans l'ordre normal.

Par précaution, nous prions la patiente de prendre pendant le cours d'un mois encore, cinq fois dans la journée une pilule d'arbutine et un granule digitaline, enfin de pratiquer l'irrigation au chloral boraté deux ou trois fois par semaine.

Nous sommes heureux de pouvoir ajouter que la guérison s'est maintenue. »

Arsénieux (Acide).

SYNONYMES.

Oxyde blanc d'arsenic, arsenic blanc.

QUALITÉS CHIMIQUES.

L'arsenic forme avec l'oxygène deux principales combinaisons : l'acide arsénieux et l'acide arsénique.

Ce qu'on désigne ordinairement par acide arsénieux ou arsenic blanc n'est, à vrai dire, que l'acide arsénieux anhydre $As^2 O^3$. Le corps hydraté $H^3 As O^3$ ne peut être obtenu artificiellement [1].

L'acide arsénieux est dimorphe. Une de ses modifications est incolore, amorphe, vitreuse; sa pesanteur spécifique est de 3.738; elle ne tarde pas à cristalliser lentement de la périphérie au centre et à prendre l'aspect de la porcelaine. De là la dénomination d'arsenic *vitreux*, se rapportant à la modification amorphe récemment préparée ou d'arsenic *porcelanique* dès que cette cristallisation lente s'est opérée. Ce changement moléculaire est accompagné de phosphorescence (Gubler).

La seconde modification obtenue par sublimation, d'une pesanteur spécifique de 3.689, cristallise — en la recueillant dans une atmosphère à 300° — en prismes droits à bases rhombes, à 200° en octoèdres réguliers.

Les deux formes sont peu solubles dans l'eau.

L'acide arsénieux *amorphe* se dissout dans 25 parties d'eau, l'arsenic blanc cristallin en exige 80 parties à une température de 13° c. (A. Chapuis) [2].

---

[1] Dr F. A. Falck, *Lehrbuch der Prakt. Toxicologie*, S. 94.
[2] *Précis de Toxicologie*, p. 136.

Selon Falck (1), l'arsenic vitreux demanderait 108, la modification cristalline 355 parties d'eau à 15° c.

Gubler (2) admet les chiffres suivants : l'acide transparent se dissout dans 103 parties d'eau à 15° et dans 9.33 seulement d'eau bouillante ; celui qui est opaque ne demande que 80 parties d'eau fraîche et 7.72 parties d'eau bouillante.

La dissolution aqueuse, d'un goût désagréable, légèrement douceureux et de réaction acide, est lente à se produire.

L'acide arsénieux n'est que très difficilement mouillé par l'eau et demande, pour se dissoudre, une ébullition très longue.

Il est soluble dans les huiles, très soluble dans l'acide chlorhydrique et dans l'alcool. Chauffé avec le charbon ou l'hydrogène, il perd son oxygène et se trouve réduit à l'état métalloïdique.

En combinaisons avec les alcalis, il précipite en jaune les sels d'argent, et en vert les sels de cuivre. L'hydrogène sulfuré le précipite de ses dissolutions acides en jaune.

ACTION PHYSIOLOGIQUE ET TOXIQUE.

L'acide arsénieux produit une action locale caustique, sans influencer directement l'albumine des tissus.

Liebig et Heller étaient d'avis que celle-ci s'opérait en enlevant le soufre à l'albumine. Cette opinion paraît fausse (Hüsemann).

L'irritation et la mortification des tissus vivants soumis à son action locale ne sont pas le fait d'une simple action chimique. En effet, après avoir imprégné les éléments histologiques, l'arsenic ne détruit pas leur structure, mais il s'oppose, en arrêtant les actes vitaux, à l'échange de matériaux — condition indispensable à la nutrition de l'organe — et provoque ainsi l'escharification et l'inflammation éliminatrice consécutive.

Le tartre émétique et la cantharidine présentent un mode d'action analogue, en tant qu'eux aussi ne réagissent que sur le *tissu vivant*.

L'effet caustique local serait donc plutôt *vital* et exclurait l'idée d'une action chimique.

Si l'arsenic agit en arrêtant les actes vitaux, on conçoit que ses

(1) OEuvre citée, p. 94.
(2) *Commentaires thérapeutiques*, p 377.

effets escharotiques seront d'autant plus prononcés que la vitalité sera moindre dans les parties exposées à sa puissance.

Il produit, en effet, des désordres plus profonds et plus rapides dans les tissus exsangues que dans ceux où une circulation active entraîne incessamment le poison : dans les épigénèses condamnées à périr prématurément que dans les parties normales ayant droit de domicile et naturellement vivaces.

C'est ainsi que l'arsenic poursuit au loin les subdivisions d'une masse cancéreuse, en respectant les cloisons de l'organe primitif dans les interstices duquel cette production morbide s'est développée ; tandis que le caustique sulfurique, par exemple, détruit circonférenciellement tout ce qui se présente sur son passage, comme ferait le fer rouge. La moindre résistance du produit accidentel, relativement aux tissus normaux, vis-à-vis du métalloïde, s'explique par la vitalité et la longévité moindres des éléments histologiques morbides, ainsi que par la moindre vascularité de leur assemblage. L'arsenic n'est donc pas ce caustique intelligent qu'on pourrait croire, et qui, sachant épargner les parties saines, s'en irait à la recherche de la production nuisible jusque dans les profondeurs des régions affectées ; c'est un agent aveugle comme les autres, qui se diffuse indifféremment dans toute la substance environnante, mais dont l'action n'étant pas assez brutale pour être inévitable, varie selon qu'il rencontre dans son chemin des tissus plus ou moins résistants, et des conditions plus ou moins favorables à la réalisation de ses effets.

Dans une masse de cellules, naturellement caduques, telles que celles de l'encéphaloïde, il anéantit subitement les actes vitaux, tandis que dans un tissu abondamment pourvu de capillaires sanguins, l'arsenic, rapidement emporté par la circulation, n'a pas le temps de s'accumuler en quantité suffisante pour frapper de mort les éléments histologiques qui, d'ailleurs, mieux nourris, résistent davantage à la destruction.

En définitive, l'eschare produite par l'arsenic est une sorte de momification plus voisine de l'état asphyxique de la substance cérébrale au début du ramollissement par l'oblitération artérielle, qu'elle ne l'est de la masse informe et anhiste laissée par la potasse ou par un caustique chimique d'une égale violence (Gubler).

L'acide arsénieux a la faculté de retarder et d'arrêter en quelque sorte la putréfaction et diverses fermentations.

Ainsi l'on peut s'en servir avec avantage pour la conservation des cadavres, la préparation des fourrures, etc. Toutefois sa valeur antiseptique n'est pas absolue. L'addition d'une solution arsénicale à une matière en voie de putréfaction n'arrêtera pas, par exemple, la fermentation putride. Dans la solution d'acide arsénieux quelques espèces botaniques inférieures, telles que le *Mucor imperceptibilis* DC. (Gubler), même des microbes comme le *Bacterium Termo*, se nourrissent et se développent parfaitement.

M. C. E. Hoffmann trouvait des quantités innombrables de vibrions et de monades dans l'intestin d'un individu mort empoisonné par l'arsenic (Hüsemann).

L'arsenic possède la propriété de retarder la fermentation alcoolique; cependant après quelques jours il semble perdre son pouvoir, et on n'arrive à arrêter absolument cette fermentation qu'en augmentant la quantité première et qu'en le laissant très longtemps en contact avec le liquide.

Il est à remarquer toutefois que les cellules du ferment, quoique atteintes dans leur vitalité et dans leur reproduction, ne sont pas détruites par cet agent énergique.

Le professeur Binz, de Bonn, a formé, avec la collaboration de M. H. Schultz, une théorie de l'intoxication par l'arsenic basée sur des expérimentations. Nous reproduisons ici l'exposition qu'il donne dans ses *Éléments de pharmacologie* (1) :

Le protoplasma vivant, mais surtout le tissu du cerveau, du pancréas, de la muqueuse stomacale et de la rate, digéré hors de l'organisme avec de l'acide arsénieux, possède la faculté de métamorphoser cet agent en acide arsénique.

Les tissus de l'organisme en général, mais particulièrement celui des organes susdits, réduisent l'acide arsénique en acide arsénieux.

La formation de l'acide arsénique par oxydation de l'acide arsénieux, grâce à l'intervention du protoplasme, se fait aussi longtemps que celui-ci possède ses qualités vitales spécifiques.

L'organisme vivant possède, lui aussi, la faculté d'oxyder et de réduire les deux acides, car en introduisant l'un d'eux dans une anse de l'intestin grêle d'un animal vivant, on y retrouve bientôt l'autre.

(1) Dr Binz, *Grundzüge der Arzneimittellehre.*

L'acide arsénieux, introduit directement dans l'estomac, peut être absorbé et se présenter dans le sang ou la lymphe comme arséniite de soude. Ce qui passe l'intestin grêle ou ce qui est absorbé par la peau se transforme sur place en sel de soude.

Aussitôt que ce sel vient en contact avec le protoplasme, il se transforme en arséniate de soude ; le $Na^3\ Az\ O^3$ devient $Na^3 Az\ O^4$.

Immédiatement l'oxydation en arséniate est suivie de nouveau de réduction en arséniite, le $Na_3\ Az\ O_4$ redevient $Na^3\ Az\ O_3$.

Cependant l'acide arsénique cède avec véhémence et en forme active une partie de son oxygène au tissu oxydable. Par ce fait, il porte atteinte à la structure du protoplasme vivant dans lequel il vient de naître, et comme l'acide arsénieux, qui est introduit après lui, subit la même oxydation, la formation d'acide arsénique se répète aussi longtemps qu'il se trouve de l'acide arsénieux dans la circulation.

On pourrait exposer les faits encore ainsi : l'acide arsénieux agit comme désoxydant sur le protoplasme vivant, nuit par là aux tissus et répète toujours cette action, puisque l'acide arsénique constamment formé de nouveau est réduit dans le sang en acide arsénieux. L'arsenic métalloïdique n'est ainsi que le porteur inactif par soi-même de l'oxygène *in statu nascenti*.

On ne pourrait mieux le comparer qu'à l'azote dans ses combinaisons caustiques d'oxyde d'azote et d'acide hypo-azotique qui, tout en passant d'un état dans l'autre, agissent d'une façon délétère sur les éléments d'organe, tantôt par oxydation, tantôt par désoxydation.

S'il faut admettre une différence d'action entre ces deux agents, elle ne consisterait que dans un degré supérieur d'énergie, avec laquelle l'azote sait activer les atomes d'oxygène, les dégager hors des molécules fermés, les attirer et les repousser.

Aussi longtemps que ce procès permanent du *va et vient* de l'oxygène se fait avec modération, il agit comme *excitant trophique* sur les éléments d'organe, tout comme agissent des doses minimes de phosphore ; l'énergie de croissance augmente.

Mais des doses plus fortes d'arsenic, exagérant le procès décrit, portent atteinte à l'organisation élémentaire et deviennent cause d'escharification du tissu glandulaire et de ses vaisseaux, de dégénération graisseuse et de paralysies, conséquences funestes de l'intoxication des deux acides de l'arsenic.

L'arsenic ou l'acide arsénieux agissent donc, soit par désoxydation, soit par oxydation de la cellule vivante, tout comme le phosphore, qui, lui aussi, sait activer violemment l'oxygène, ou bien comme certains ferments pathologiques qui, par leur présence en quantité considérable dans l'organisme, peuvent entraîner la destruction rapide, l'ulcération, la dégénération graisseuse et la paralysie finale des tissus.

Les cellules, qui jusqu'ici se trouvaient dans des conditions de dissociation normale, s'épuisent et s'usent vite par l'influence continue et véhémente de l'oxygène.

La propriété antifermentative et antiputride de l'arsenic repose aussi sur la mise en action de l'oxygène.

Les ferments agissent sur l'arsenic comme le fait le protoplasme animal, et périssent, comme celui-ci, aussitôt que l'agent destructeur se trouve en quantité suffisante. Du moment, cependant, que les ferments ont, par leur quantité relative, la prépondérance sur lui, l'arsenic cèdera son oxygène et se transformera en hydrogène arsénié, qui est soluble, et la masse subira l'influence du ferment.

L'application externe de l'arsenic blanc ne produit pas, ou bien fort tard, l'action caustique, parce que sa transformation en acide arsénique ne se fait, sur l'épiderme et sur les muqueuses externes, que fort lentement.

Pour qu'il puisse agir vite, il lui faut la température de l'intérieur de l'organisme et le concours de tissus aptes à lui permettre une prompte métamorphose (Binz).

Après cette exposition, nous tenons à relever, avec Hüsemann, que les auteurs en général sont loin d'être d'accord quant à l'action physiologique de l'arsenic. Tandis que les uns prétendent que cet agent donne la fièvre, d'autres le considèrent comme fébrifuge ; ceux-ci y voient un médicament d'épargne qui retarderait l'oxydation des éléments d'organes ; ceux-là, au contraire, prétendent qu'il précipite les mouvements d'assimilation et de désassimilation. La majorité des pharmacologues soutiennent son action dépressive et paralysante sur le système nerveux, lorsqu'une minorité respectable lui prête des vertus névrosthéniques

L'action si différente de doses plus ou moins grandes d'arsenic, suffirait à elle seule à expliquer les opinions si contradictoires des auteurs, mais on ne doit pas oublier, d'ailleurs, que beaucoup d'expérimentations, — ayant servi de base à ces opinions, — ont été faites *in animâ vili*, et que, des résultats ainsi obtenus, on ne peut conclure qu'avec les réserves nécessaires.

Pour ce qui est de l'hypothèse si attrayante de Binz, — même pour celui qui ne veut admettre que l'action chimique des médicaments — nous ne saurions lui accorder beaucoup de valeur.

La présence du métalloïde arsenic n'y joue qu'un rôle secondaire, ce qui nous parait inacceptable.

Ainsi, comme l'a dit fort bien M. Hüsemann, les sels de proto et de deuto-oxyde de fer se comportent d'une manière analogue vis-à-vis de l'oxygène, sans qu'il y ait la moindre question d'une action toxique de la part de ces agents.

Comment expliqueront encore, MM. Binz et Schülz, l'action spécifique de l'arsenic dans les combinaisons de ce métalloïde avec des éléments autres que l'oxygène; du moment qu'il est reconnu que toutes les compositions arsénicales une fois résorbées et entrées dans la circulation, présentent sensiblement les mêmes symptômes que l'acide arsénieux?

Pour nous, l'action des médicaments métalliques, et notamment celle de l'arsenic, est catalytique. L'acide arsénieux agit en excitant la vitalité du sang, qu'il rend plus plastique. Les globules rouges, quoique diminuant en nombre d'après Delpeuch, deviennent plus riches en hémoglobine.

L'action tonique sur le tissu musculaire est très marquée.

Hahnemann a fixé, le premier, l'attention sur l'influence myotique de cet agent.

« Le pouvoir constricteur de l'arsenic — dit-il — est démontré après la mort par de nombreux phénomènes : on trouve d'ordinaire les orifices cardiaque et pylorique de l'estomac dans un tel état de contraction, qu'on ne saurait y faire passer la moindre quantité d'air. Le pharynx est contracté aussi, ainsi que le diaphragme et les muscles de l'abdomen; de même de tous les sphincters, spécialement l'anus et la vessie. L'ouverture du canal cholédoque est tellement rétrécie que la bile ne saurait y passer. » (Burggraeve, *Organon.*)

L'action de l'arsenic sur le système nerveux en général, et spécialement sur les centres, est incontestable.

M. Burggraeve lui accorde une action spéciale sur les nerfs vaso-moteurs, qui empêche la paralysie des vaisseaux.

M. Vryens est d'avis que l'arsenic diminue l'excitabilité du système nerveux en général.

M. Böhm lui prête une action paralysante sur les vaisseaux du bas-ventre. L'hyperémie passive des organes abdominaux et une diminution de l'énergie du cœur seraient causes d'un amoindrissement de la pression vasculaire. Celle-ci serait indépendante d'une action directe du centre vaso-moteur.

Suivant Dogiel, les petites doses activeraient, les grandes doses d'arsenic ralentiraient la circulation.

Lesser admet que l'arsenic exerce, après une excitation passagère préalable, une influence calmante sur le centre de la respiration.

Une diminution du calorique a été observée après des doses toxiques, mais aussi après des doses physiologiques d'arsenic données pendant une durée de temps notable. (Cunze, Lolliot.)

L'absorption de l'acide arsénieux se fait par toutes les muqueuses, par la surface des plaies, des ulcérations, ou bien de simples excoriations.

Il est éliminé principalement par les reins, puis par la peau et la muqueuse intestinale, par la bile (Taylor), même par les poumons (Flandin).

L'élimination de l'acide arsénieux par les reins commence ordinairement après six à huit heures; celle de l'arséniate de potasse après une heure déjà.

Chatin a trouvé de l'arsenic dans le sérum produit par un vésicatoire.

La déposition dans différents organes, surtout dans la rate, ne parait se faire que pendant un temps assez court.

Suivant Orfila et Geoghegan, tout l'arsenic serait éliminé en quinze jours ; exceptionnellement l'élimination complète durerait plus longtemps, vingt-cinq jours d'après Maclagan (1).

La question d'élimination, à laquelle se rattache celle de l'accumulation, est très importante ; elle exerce une influence notable sur la ligne de conduite à suivre dans l'application de l'arsenic dans les différentes maladies.

En vérité, les conditions particulières dans lesquelles se trouve le malade décident en cette matière.

____

(1) Consultez Hüsemann, *Arzneimittellehre*, S. 807.

Voici l'opinion de M. Gubler (1) à ce sujet :

« Quand le sujet est en bon état, qu'il a été surpris par l'intoxication dans de bonnes conditions de santé, que les reins sont sains, il n'y a pas d'accumulation.

Et cela se comprend : la soupape est ouverte, le rein est apte à l'issue de matières étrangères, le filtre laisse passer à peu près toutes les substances qui lui sont livrées ; si donc on n'introduit pas des doses massives, capables de tuer tout d'un coup, il se peut qu'il n'y ait pas la moindre accumulation, et que, autant il entre de substance, autant il en sort par les différents émonctoires.

Supposez le cas inverse : des reins qui ne fonctionnent pas bien ; supposez un sujet qui a une néphrite interstitielle ou parenchymateuse, ou bien l'affection constituée par la présence de matières amyloïdes ; ce sujet va être livré au poison dont il ne pourra pas se débarrasser ; il urine très peu et par conséquent il n'aura pas la faculté d'éliminer le poison. Voilà donc deux conditions inverses et dans lesquelles les phénomènes se passent aussi d'une manière inverse.

Quelle est la durée de l'élimination de l'arsenic ? C'est là aussi un point des plus importants. Il est clair que cette durée peut être indéfinie, si l'administration est continue. Mais, bien entendu, nous supposons qu'il s'agit de la durée de l'élimination après qu'on a cessé l'administration des doses, ou bien lorsqu'il n'y a eu que l'administration d'une seule dose massive.

Il y a de très grandes divergences entre les différents observateurs : les uns croient à une rapidité trop grande de l'élimination, et pensent que tout l'arsenic est éliminé au bout de quinze ou dix-huit jours. Il y en a d'autres qui pensent qu'il ne faut pas moins d'un mois : Chatin, L. Orfila.

Moi, je vais au delà : et dans le cas dont je vous parle, où la malade avait probablement pris 8 grammes d'acide arsénieux, l'empoisonnement eut lieu le 25 septembre 1864 ; la femme est entrée dans mon service le 25 octobre suivant, le 27, je fis faire une analyse qui dénotait une grande quantité d'arsenic dans les urines ; par conséquent, il y avait trente-deux jours depuis l'empoisonnement. Une autre analyse a été faite treize jours après, et on en trouva encore.

(1) *Cours de thérapeutique*, 1880, p. 370.

Par conséquent, je puis dire que, pendant quarante-cinq jours, il y eut élimination d'arsenic par les urines.

Cependant, le 10 novembre une nouvelle analyse est faite qui ne révèle pas trace d'arsenic. Je donne alors de l'iodure de potassium, me souvenant des expériences de Natalis Guillot et de M. Melsens, le 15 ou 16 novembre.

Le 19 je fais une analyse, et une quantité considérable d'arsenic se trouve dans les urines. Il avait suffi pour cela de doses très modérées d'iodure de potassium.

Mais cette femme avait eu des accidents du côté des centres nerveux encéphaliques, un délire qui alternait avec de l'abattement, et j'avais dû lui appliquer des compresses froides après l'avoir fait raser. Ses cheveux ont repoussé, et j'ai pensé, au bout d'un certain nombre de mois, qu'il serait curieux que ses cheveux renfermassent de l'arsenic. L'analyse des cheveux, huit mois après l'empoisonnement, a donné une quantité d'arsenic encore considérable. Et ceci a une importance majeure en médecine légale, parce que les cheveux ne se détruisent pas. Vous n'avez qu'à voir la chevelure des momies et vous verrez combien elle se conserve ; de sorte qu'au bout d'un siècle on retrouverait encore l'arsenic dans les cheveux de quelqu'un qui aurait été empoisonné par des doses un peu considérables. » (Gubler.)

Continuons maintenant notre sujet en décrivant les phénomènes produits par l'arsenic sur l'organisme de l'*homme sain*.

Nous distinguerons les symptômes produits :

1° Par une dose massive toxique d'emblée ;

2° Par des doses moyennes souvent répétées, poussant à l'intoxication ;

3° Par de petites doses dosimétriques inoffensives ;

4° Par de petites doses ascendantes conduisant à l'accoutumance.

I. Après des doses massives d'acide arsénieux, 50 à 100 milligrammes en solution aqueuse par exemple, il se produit déjà, après quelques minutes, des nausées, puis des vomissements, accompagnés de sécheresse du gosier, de contraction de l'œsophage ; la déglutition se fait avec difficulté ; les symptômes de spasme peuvent s'élever à un degré tel qu'on penserait voir un individu atteint d'hydrophobie.

Bientôt se déclarent des douleurs dans la région stomacale, se propageant sur le bas-ventre, suivies de tympanite, de vives tranchées et de diarrhée.

Des masses sanguinolentes alvines sont déposées, non sans des ténesmes douloureux.

La peau est algide et couverte de sueurs profuses, un état de collapsus complet se présente, offrant beaucoup d'analogie avec le stade algide du choléra, analogie complétée souvent par des spasmes et des accès de lipothymie.

Quelquefois on observe des symptômes de dysurie, d'érection de la verge, même d'hématurie.

Dans les cas où l'absorption du poison se fait pour ainsi dire instantanément, les symptômes de gastro-entérite aiguë sont reculés au second plan et remplacés par ceux d'encéphalopathie.

De la faiblesse musculaire, des syncopes, de la céphalalgie, des délires, de l'anesthésie, des paralysies, des convulsions se présentent et sont bientôt, souvent après quelques heures, suivis de mort. Celle-ci est cependant, dans le plus grand nombre de cas, causée par les suites de la gastro-entérite, et termine la scène après deux à trois jours de souffrances. (Buchheim.)

II. Les doses moyennes de 5 milligrammes à 1 centigramme produisent une légère sensation de douleur dans l'estomac, sensation passagère simulant la faim et aiguisant l'appétit. Souvent répétées et à courte distance, elles entravent la digestion, la sensation d'appétit fait place au dégoût et à l'oppression stomacale après le repas. La sécheresse de la bouche et du gosier, une sensation de froid, la raucité de la voix, puis la salivation avec ulcération de la muqueuse des lèvres et de la langue, sont bientôt suivies des symptômes de gastro-entérite.

Les troubles fonctionnels des intestins ne sont que les précurseurs des phénomènes d'alimentation défectueuse de toute l'économie. Une toux sèche avec crachats sanguinolents, de l'anhélation se présentent.

Le soir, il y a un état fébrile manifeste, le sommeil est troublé par de mauvais rêves. Les palpitations nerveuses du cœur et l'anxiété précordiale ne font qu'augmenter le malaise de l'individu.

La nutrition insuffisante devient cause secondaire d'émaciation et de diminution générale des forces. Des œdèmes partiels affectant avec prédilection les paupières, de la rougeur de la conjonctive, sont autant de signes de cachexie. Le tissu cutané en général prend un aspect sale et se couvre d'eczéma et d'ulcérations; la chute des cheveux et la perte des ongles complètent le tableau de décadence organique de ce tégument.

A ces symptômes s'ajoutent des douleurs dans les membres, des tremblements, des spasmes, des paralysies et des anesthésies partielles.

Les facultés intellectuelles ne tardent pas d'être entreprises, surtout la mémoire se perd. La mort survient à la longue et met fin à l'existence misérable de l'être épuisé.

III. Il serait difficile, pour ne pas dire impossible, d'esquisser un tableau de symptômes produits sur l'homme sain par l'administration dosimétrique de l'acide arsénieux.

Les paroles de M. Vulpian, déjà citées plus haut, s'appliquent, de toute pièce, à l'action physiologique de cet agent administré dosimétriquement :

« Lorsqu'il est question de médicaments dont l'action ne se manifeste chez l'homme d'une façon appréciable que dans les cas de maladies ou d'affections spéciales, nous n'avons aucun renseignement à attendre de la physiologie expérimentale : toutes nos informations doivent être puisées dans la clinique. »

En effet, les quelques granules d'acide arsénieux ou d'une autre préparation arsénicale dosés au milligramme, produisant l'effet désiré dans des conditions de maladie, passeront parfaitement inaperçus dans l'économie du sujet valide.

IV. Les communications d'un auteur autrichien, M. von Tschüdi (1), relativement à la coutume bizarre d'arsénicophagie des habitants de la Styrie, de la Carniole et de la basse-Autriche, ont faits dans le temps beaucoup de sensation.

Le tableau tracé par cet observateur a paru flatté à quelques-uns (Gubler); d'autres ont douté de la bonne foi de l'auteur, ou lui prêtaient une trop grande crédulité.

Le doute n'est plus possible depuis que la présence de l'arsenic

(1) *Wien. Mediz. Wochenschrift*, 1851.

en abondance dans l'urine d'un Styrien arsénicophage a été dûment constatée (E. Schäfer).

Cette coutume bizarre de manger de l'arsenic a eu des précédents. Ainsi, tout le monde connaît la légende du roi Mithridate qui, étant habitué par un long usage à ce poison, vit échouer sa tentative de suicide et ne put parvenir à s'empoisonner par l'arsenic.

Les habitants de Whitbeck, en Westcumberland, qui se servent de l'eau fortement arsénicale d'une rivière prenant source dans les *Blackcomb-mountains* et traversant leur village, s'accoutument aussi bien que les Styriens à l'usage continu de l'arsenic. Hormis la sensation de sécheresse de la bouche et de la gorge, ressentie par les nouveau-venus, l'accoutumance paraît s'établir vite et les gens atteignent en général un âge avancé.

Les doses journalières d'arsenic, ingérées par les Whitbeckiens, seraient pourtant moins fortes que celles absorbées par les Styriens. (Hüsemann).

Les doses prises par quelques-uns d'eux sont en effet excessives. S'il faut en croire les relations de quelques auteurs, ils (les Styriens) atteindraient souvent, en augmentant progressivement, 200 à 400 milligr., même 1 gramme (Knapp) et 1.5 gramme (Heisch).

Ces quantités seraient prises journellement, ou bien tous les deux jours, ou enfin une ou deux fois par semaine.

Quelques précautions paraissent être prises : ainsi ils éviteraient de boire immédiatement après l'ingestion du poison; quelques-uns se gardent aussi de manger de la graisse; dans quelques contrées on supprime, de temps en temps, la dose ordinaire et on la remplace par une autre d'aloès ou de quelque purgatif, avec l'intention évidente de débarrasser l'organisme et de prévenir l'accumulation.

En général, les arsénicophages sont des hommes forts et bien portants, capables de soutenir de grandes fatigues; il y en a qui prennent de l'acide arsénieux depuis l'âge de 18 ans et jusque dans la plus grande vieillesse.

Les femmes en usent rarement; mais celles qui en font usage engraissent, leur peau devient plus claire, plus transparente. Celles qui étaient pâles prennent un beau teint et de belles couleurs.

C'est surtout pour vaincre l'essoufflement, la dyspnée qu'il ressent en gravissant les hauteurs, que le montagnard est porté à faire usage d'arsenic. L'expérience lui a enseigné que cet agent lui donne plus de souffle et d'agilité et le rend apte de gravir avec facilité les pentes rapides. La privation de la dose ordinaire est suivie de faiblesse, qui contraint à en reprendre l'usage.

Il y a pourtant une ombre à ce tableau : c'est que l'arsenic ne donne pas toujours d'aussi beaux résultats, et que quand ces hommes arrivent à en prendre des doses assez considérables, il peut en résulter des inconvénients sérieux, tellement que von Tschüdi, qui est le panégyriste le plus ardent de cette manière de faire, avoue qu'un certain nombre de sujets se rendent malades et arrivent au marasme. « C'est, dit-il, qu'ils en ont pris mal à propos. »

Toujours est-il qu'il y en a un certain nombre qui dépérissent, et parmi eux il s'en trouve qui ont des paralysies arsénicales.

Ce cas est évidemment rare, car en général ils ont le bon sens de ne pas atteindre des doses nocives. (Gubler.) (1).

SUBSTANCES SYNERGIQUES AUXILIAIRES.

Parmi les médicaments dosimétriques, l'acide arsénieux compte beaucoup de substances auxiliaires ; ainsi le fer, l'antimoine, le manganèse, mais surtout la strychnine et la quinine, doivent être nommés en premier lieu.

Ces agents, donnés de préférence dans leurs combinaisons chimiques d'*arséniates*, sont d'un usage fréquent.

En second lieu, nous nommons l'ergotine, l'aconitine, toniques du système vaso-moteur, les cyaniques, comme s'opposant à l'oxydation sanguine.

SUBSTANCES ANTAGONISTES, ANTIDOTES.

L'eau de chaux, la magnésie, le sesquioxyde de fer hydraté, sont les contre-poisons chimiques de l'acide arsénieux, donc, forcément, des substances incompatibles. Le mode d'action de l'antidote repose sur la formation d'*arsénites* insolubles. L'usage

----

(1) Nous aurions pu citer l'exemple de notre vénéré maître, le professeur Burggraeve, qui prend tous les soirs quatre milligrammes d'arséniate de strychnine et conserve ainsi sa verdeur tant intellectuelle que physique.

de ces médicaments conviendra donc dans les cas d'empoisonnement aigu par l'ingestion d'une dose considérable d'acide arsénieux.

Il y a un autre agent qui mérite d'être discuté ici : nous nommons l'iodure de potassium.

Ce médicament trouverait son application dans les cas d'empoisonnement lent ou chronique.

MM. Natalis Guillot et Melsens ont recommandé cette préparation pour ramener les quantités d'arsenic déposées dans
l'organisme ; et en effet, l'administration de ce sel laisse, dans des
cas donnés, une quantité énorme d'arsenic dans la circulation,
alors que depuis longtemps cette substance n'apparaissait plus
dans les excrétions. L'iodure favoriserait la solubilité du produit
arsénical et conséquemment son élimination.

M. Gubler a une autre manière d'interpréter ces phénomènes.

« L'iodure de potassium — dit cet auteur — jouit de la propriété remarquable de favoriser le mouvement de dénutrition, de
diminuer les engorgements, d'empêcher les hypertrophies, de
réduire les hyperplasies. C'est ainsi que l'iodure de potassium
rend de si grands services dans toutes les affections hyperplasiques
et dans l'affection hyperplasique par excellence, c'est-à-dire dans
la syphilis à la troisième période. J'ai pensé que l'iodure de
potassium, servant à désintégrer les substances médicamenteuses,
devait être considéré comme activant la dénutrition, favorisant le
tourbillon nutritif et rendant disponibles les déchets de nutrition
des éléments histologiques, c'est-à-dire les substances regressives
que vous connaissez, aux dépens desquelles se produisent l'acide
urique et l'urée, et, en même temps, les matières minérales qui en
font partie pendant un temps plus ou moins long. »

Il importe peu quelle interprétation on accepte : soit la manière physiologique, soit la manière chimique ; mais il y a certainement de l'avantage à employer l'iodure si le cas se présente.

USAGES.

De tout temps l'usage de l'arsenic a trouvé des défenseurs
enthousiastes à côté de détracteurs convaincus. Ces derniers pros-
crivaient son emploi médical parce qu'ils craignaient l'action
héroïque de cet agent et avaient peur d'empoisonner leurs malades.

Il faut convenir que, depuis quelque temps déjà, l'arsenic est mieux apprécié en thérapie et que le nombre des *arsenicophiles* surpasse beaucoup celui des *arsenicophobes*.

La manière de se servir de ce remède, savoir l'emploi de doses réfractées et le choix d'une forme médicinale assurant la solubilité et l'absorption de l'agent; les soins minutieux pour l'élimination du poison et la possibilité d'arrêter immédiatement la médication dès que le plus léger symptôme d'intoxication se présente, nous sauvegardent de tout danger d'empoisonnement. En suivant à la lettre les règles fondamentales de la dosimétrie, nous pouvons en toute sûreté, et avec les meilleures chances de succès thérapeutique, manier l'acide arsénieux et les préparations arsénicales en général.

Nous ne connaissons pas de contre-indication formelle pour l'emploi de l'acide arsénieux; même dans le catarrhe stomacal ou intestinal, la médication arsénicale — qui serait certainement désapprouvée par quelques auteurs — peut être parfaitement de saison et servir comme auxiliaire des autres modificateurs médicamenteux. Les enfants et les personnes chloro-anémiques supportent l'arsenic mieux que les pléthoriques (Romberg). La gravidité ne subit pas d'influence fâcheuse par ce médicament. (Isnard).

L'*usage externe* se borne principalement à l'application de l'acide arsénieux, à titre caustique, dans les *cancéroïdes* et la *dartre rongeante*; Ricord et Teissier l'ont préconisé dans le traitement des ulcérations phagadéniques d'origine syphilitique.

L'avantage de cet agent consiste principalement en ce que son action caustique est strictement localisée et qu'il laisse une belle cicatrice.

La *médication interne*, au contraire, fait un usage fréquent et multiple de l'arsenic.

Ainsi l'emploie-t-on comme réconstituant du sang, comme tonique et comme anti-périodique.

En 1883, un médecin allemand, le docteur H. Buchner (1), a préconisé l'emploi prophylactique et curatif des préparations arsénicales dans le traitement de la tuberculose.

Quoique depuis longtemps les arsénicaux jouissaient d'une

(1) *Zur Therapie der Lungen-Schwindsucht. Centralbl. f. Klin. Mediz.*, n° 25.
Ibid. *Die Aetiolog. Therap. und Prophylaxis der Lungen-Schwindsucht.*

bonne renommée comme moyens curatifs de la phtisie pulmonaire, (Trousseau, Isnard, Papillaud, Bouyer,) nul auteur n'y avait vu un remède spécifique.

Le docteur Buchner, cependant, admet cette vertu spécifique.

Selon lui, il ne faut pas tant chercher à tuer le microbe dans les maladies infectieuses par les remèdes antiseptiques, lesquels, la plupart du temps, tendent à diminuer la résistance *vitale* des tissus.

Au contraire, le médecin doit faire de son mieux pour rehausser cette résistance des éléments organiques, à soutenir l'organisme dans sa lutte contre le microbe.

Ce but ne pourra être atteint que par une modification *quasi* inflammatoire des tissus, considérée par Buchner comme la réaction naturelle et efficace de l'organisme animal contre l'invasion des infiniment petits.

Il suffit que cette modification — qu'il voudrait plutôt nommer action dynamique — soit à peine perceptible, pour opérer son effet. Le phosphore, l'antimoine, mais surtout l'arsenic, possèderaient la faculté de produire cette action dynamique.

Le docteur G. Kempner, de Berlin [1], se montre chaud partisan — du moins en partie — des idées énoncées par Buchner. Après avoir donné le résumé de ses expérimentations cliniques, il émet l'avis que, tout en niant l'action spécifique, on ne saurait mettre en doute une influence favorable sur la nutrition en général, de la médication arsénicale dans les cas graves, et que probablement celle-ci pourrait juguler les cas récents de tuberculose.

Tant qu'on n'aura pas encore trouvé l'agent apte à tuer le *Bacillus Koch,* sans tuer en même temps le tissu hébergeant le microbe de la tuberculose, il recommande de suivre en attendant le conseil très sensé de Buchner, savoir : de prescrire l'arsenic aux tuberculeux.

Environ à la même époque parut une publication du docteur Lindner [2], avec des résultats tant soit peu analogues.

Dans ses conclusions, l'auteur admet que le malade soumis aux arséniates ressent bientôt un mieux subjectif, que ses forces augmentent, que l'appétit lui revient, que la sueur nocturne n'apparaît plus, etc.

Un troisième observateur, le docteur R. Stintzing, auteur d'une

[1] *B. Klin. Wochenschrift,* 1883, nº 31.
[2] *Ueber Behandlung der Tuberkulose mit Arsen. Deutsch Mediz. Woch.,* nº 34.

brochure sur ce sujet (1) parue à Munich, y expose des résultats moins flatteurs. Il propose de supprimer l'usage de l'arsenic dans la médication des cas graves, chroniques; mais, en même temps, il approuve son emploi, à titre d'essai, dans les cas récents et douteux de tuberculose.

La série complète du *Répertoire universel de médecine dosimétrique* renferme dans ses pages une foule d'observations et d'articles concernant la thérapie de la tuberculose. Dans tous ces travaux, on réserve une large part à la médication arsénicale, sans partager l'enthousiasme de quelques-uns qui, exagérant la valeur médicinale de l'arsenic, voudraient lui attribuer une action spécifique qui, de fait, ne lui revient pas.

L'acide arsénieux et les arséniates n'agissent dans cette maladie qu'à titre de reconstituant du sang et de tonique. Leur rôle est restreint à une action auxiliaire qui, pour mener au but, doit être corroborée par celle des alcaloïdes défervescents et autres, combattant ainsi ensemble les symptômes principaux et très variés de la phtisie pulmonaire.

M. Gubler appréciait beaucoup l'acide arsénieux, comme remède, chez les tuberculeux.

Dans les conditions où la science se trouve placée aujourd'hui, dit-il dans son *Cours de thérapeutique* (2), nous pouvons dire qu'il y a un abaissement d'activité fonctionnelle dans tous les grands appareils et qu'il y a un ralentissement non seulement des combustions, mais aussi du mouvement de composition et de décomposition, par conséquent de la fièvre. Lorsque les tuberculeux sont sous l'influence d'une fièvre entretenue par des lésions localisées et qu'on leur donne de l'arsenic, il y a diminution de la fièvre, et en même temps possibilité, pour eux, de se restaurer davantage, puisque leur dénutrition est moins active.

Selon Gubler, l'arsenic est un agent qui produit une sédation dans tous les phénomènes d'hématose, dans les phénomènes de combustion respiratoire et dans tous les phénomènes d'excitation pathologique.

Comme reconstituant du sang, l'arsenic a trouvé une large application dans la cachexie paludéenne (Isnard), dans la chloro-anémie, la leucémie, l'anémie pernicieuse progressive (Malthe),

(1) *Beitrag z. Anwend d. Arseniks bei Chron. Lungenleiden, etc.*, 1883.
(2) 1880, p. 362.

mais surtout dans les cas de lymphomes et de lympho-sarcomes (Winiwarter, Billroth, Czerny, Chiari).

Une première communication de Billroth en 1871, dans laquelle le savant professeur de Vienne publiait les résultats heureux de la médication arsénicale dans un cas de lymphome pernicieux, fut bientôt suivie de la publication de quelques cas traités par l'arsenic dans la clinique du professeur Czerny et recueillis par Tholen.

Winiwarter fit connaître plus tard de nouveaux succès obtenus dans le service de Billroth.

Israel en 1880 et Karewsky en 1884 rapportent, le premier, une observation, le second, trois autres cas de lymphosarcomes traités et guéris ou améliorés par les arsénicaux.

Dans les comptes-rendus de la séance du 26 mars 1884 du *Berliner medicinische Gesellschaft* (1), nous relevons que MM. Grünmach, Lewandowski et Güterbock mentionnent, eux aussi, des résultats favorables obtenus par l'arsenic dans le traitement des lymphomes et des lympho-sarcomes.

Avant 1871, le pronostic de cette diathèse était reconnu fatal. Depuis ce temps, c'est-à-dire depuis que Billroth a eu l'heureuse idée d'utiliser l'arsenic, la majorité des malades affectés de cette diathèse a pû être guérie ou du moins placée dans des conditions de vie meilleures, peu différentes d'une bonne santé.

Parmi les diathèses heureusement influencées par les arséniates, citons aussi l'*hémoglobinurie*. Nous pouvons appuyer cette proposition d'une observation qui nous est propre, et se trouve relatée dans le *Répertoire universel de médecine dosimétrique* (2).

Résumons les faits :

Dans le cours de la convalescence d'une broncho-pleuro-pneumonie rebelle, traitée par les alcaloïdes et les arséniates et enrayée après une lutte de dix jours, se présentaient les symptômes d'hémoglobinurie accompagnée d'anémie grave.

Craignant que l'arsenic administré préalablement ne fût pour quelque chose dans la diathèse présente, nous nous abstenions d'abord de nous servir de cet agent. Cependant, comme l'état du malade s'aggravait de jour en jour et devint tel que la mort paraissait imminente, nous changeâmes — quoique tard — de médication et instituâmes le traitement arsénical préconisé par le

---

(1) *Berl. Klin. Woch.*, 1884, nº 18.
(2) 1883, p. 416.

professeur Burggraeve dans son *Manuel de thérapeutique dosimétrique*.

Les résultats furent surprenants. En effet, après six semaines de ce traitement, le malade était complètement rétabli, quoique présentant — sous forme d'un exanthème spécial — des symptômes propres à l'intoxication arsénicale commençante.

Ajoutons que la guérison — il y a maintentant deux ans de cela — s'est maintenue.

L'agent qui nous occupe, a encore trouvé une application dans la diathèse glycosurique.

Se basant sur les expérimentations physiologiques de Salkowsky, le professeur Leube a traité le diabète sucré par l'arsenic avec des résultats assez satisfaisants.

Popoff a répété les expériences cliniques de Leube et a vu disparaître la polyurie tout en observant une diminution notable de glycose.

Nothnagel et Rossbach admettent une influence spéciale de ce modificateur médicamenteux, mais ne partagent pas l'opinion favorable des auteurs quant à la guérison permanente du sujet diabétique.

Nous sommes d'avis que, dans un cas donné de diabète, il faut avant tout distinguer, et faire la part de la dominante et de la variante du traitement.

Plusieurs causes peuvent avoir la glycosurie comme effet. Le diabète sucré n'est qu'un symptôme, circonstance bien connue de chaque praticien, mais peu observée aussitôt qu'il s'agit d'instituer une médication rationelle.

Ainsi, au lieu de prescrire un régime animal exclusif avec force acide lactique et bicarbonate de soude, comme le veut Cantani, ou bien de s'en tenir au spécifique à la mode, à la glycérine (Schultzen), à l'acide phénique (Ebstein et Müller), à la teinture d'iode (Seegen), à l'iodoforme (Moleschott), et dernièrement à l'hypermanganate de potasse (Masoin), pour n'en pas citer d'autres, nous pensons qu'il faut tenir compte des circonstances où nous voyons naître le diabète : ainsi de l'helminthiase, d'une vie déréglée, de l'hystérie, des maladies intestinales et rénales, etc.

Le traitement variera donc selon ces différentes causes, et quoique dans le cas nous nous servirions sans doute des préparations arsénicales, telles que l'arséniate de fer, de strychnine, pour

tonifier le système nerveux et pour augmenter la crase sanguine,
les médicaments ne serviraient nullement de spécifique, mais con-
tribueraient seulement, pour une certaine part, dans la médication
à instituer et dans le régime à suivre. (Burggraeve) (1).

La grande classe des *névralgies* et des *névroses* constitue un
champ fertile pour l'application des arsénicaux.

Ces modificateurs agissent non-seulement dans les cas récents
ou chroniques périodiques, mais ils ont une action non moins
favorable dans les formes atypiques.

Dans la chorée et l'irritabilité nerveuse, l'arsenic a beaucoup
de succès. Isnard en vit de beaux résultats dans le *nervosisme*
consécutif aux maladies graves, dans l'état nerveux durant la
gravidité et la période de lactation, dans la névropathie particulière à la puberté et à l'âge de retour. Il le préconise encore dans
la chlorose; dans les récidives et les complications des névroses, il
préfère l'arsenic aux préparations martiales.

Dans l'adynamie, la période de convalescence des maladies
aiguës, dans le délire et le *collapsus* des maladies fébriles graves,
tout comme au début des fièvres et des inflammations en
général, dans les fièvres putrides ou typhoïdes, l'acide arsénieux
et ses congénères sont indiqués et agissent soit comme toniques
en empêchant la paralysie du centre vaso-moteur, soit comme
altérants du sang.

Trousseau et G. Sée le recommandent dans l'asthme, Huchard
l'a employé parfois avec un certain succès dans l'angine de
poitrine vraie contre les accès, dans les pseudo-angines de poitrine
comme calmant des douleurs (2); Dujardin-Beaumetz estime ses
qualités toniques et le préfère au fer dans les cardiopathies, spécialement dans les affections de la bicuspidale, dans le stade de
compensation.

Romberg est d'avis que la médication arsénicale trouve surtout
son indication dans les cas d'anémie et de névralgies tributaires
d'une maladie de la matrice et des ovaires.

En tonifiant et resserrant les tissus, mais en parant à la fois à
l'appauvrissement du sang, l'arsenic peut avoir du succès dans
les épanchements chroniques.

Ces mêmes vertus entrent certainement en ligne de compte

<hr>

(1) Consultez *Répertoire de médecine dosimétrique*, 1881, p. 327.
(2) Huchard, *Traitement et curabilité des angines de poitrine*, 1883, p. 44-45.

dans les maladies chroniques du foie et de la rate ; on peut considérer en effet l'arsenic comme désobstruant de ces organes.

Il nous reste à mentionner deux indications capitales des arsénicaux, notamment celle des maladies de la peau et de la fièvre palustre.

Pour ce qui est des dermatoses, les exanthèmes squameux mais surtout le psoriaris idiopathique, résistent rarement à l'arsenic, tandis que les affections cutanées papuleuses et pustuleuses, tout comme les ulcérations, sont plutôt aggravées.

L'emploi de l'arsenic dans les maladies de la peau est des plus anciens ; les Chinois — qui en fait d'invention sont nos maîtres — l'emploient pour guérir la lèpre, l'éléphantiasis et ce qu'ils nomment le *feu persique,* qui est une syphilis invétérée, comme il y en a tant dans ce pays. On peut dire que l'arsenic ne fait que pallier les maladies humorales de la peau, en resserrant son tissu et en retenant ainsi les principes morbides dans l'économie.

Aussi observe-t-on dans ces cas beaucoup de maladies du foie et de la rate, des affections organiques de l'estomac et du poumon, des cancéroses et des tuberculoses. Il s'agit donc d'être très prudent dans l'emploi de ces remèdes. Les préparations qui conviennent le mieux ici sont les iodures, tels que l'iodure d'arsenic et les iodures mercuriels, pour les maladies vénériennes mal éteintes — et on peut dire huit fois sur dix, c'est le cas. (Burggraeve) (1).

Dans les fièvres paludéennes intermittentes, surtout combiné à la quinine, l'arsenic s'est montré le plus fidèle antipériodique.

Dans plusieurs épidémies on a observé des fièvres palustres très opiniâtres, qu'on n'arrivait pas à guérir par le quinquina et ses préparations, céder facilement à l'acide arsénieux et cela sans récidives.

Cependant le contraire s'est vu aussi, c'est à dire des cas de fièvres réfractaires à la médication arsénicale, guérissant par la quinine.

Les préparations arsénicales paraissent avoir surtout un succès prompt dans les fièvres quartes. (Buchheim, Hüsemann.)

Baudin, et avec lui beaucoup de médecins militaires de l'armée d'Algerie, a démontré l'action antitypique indéniable de l'arsenic,

(1) *Organon,* p. 86.

déjà reconnue comme telle en 1670 par Slevogt et Melchior Frick.

Les règles à observer dans l'application de la thérapie arsénicale contre la fièvre intermittente ont été formulées par Baudin de la manière suivante :

1° Ouvrir le traitement par un éméto-cathartique.

2° Donner l'arsenic en plusieurs prises, la dernière deux heures avant le retour de l'accès ; atteindre rapidement la dose *maxima* en la fractionnant beaucoup pour obtenir la tolérance, et, dès que celle-ci fait défaut, abaisser proportionnellement la quantité journalière du fébrifuge et en faire prendre une partie par le *rectum* ; élever la dose plus ou moins, selon l'intensité du mal, et continuer l'administration de l'arsenic pendant un ou deux mois, s'il le faut, pour extirper une fièvre ancienne.

3° Prescrire un régime substantiel et abondant, composé principalement de viandes noires et de vins généreux. (Gubler) (1).

Avant de terminer cet article par les modes d'administration et le dosage, nous dirons quelques mots des préparations arsénicales diverses usitées en dosimétrie.

ARSÉNIATE D'ANTIMOINE.

Précipité blanc, composition obtenue par l'addition d'un arséniate alcalin à du trichlorure d'antimoine.

Ce sel fabriqué en 1853, sur les indications du docteur Papillaud, par le pharmacien Mousnier, et introduit dans le commerce sous forme granulaire, comme granules d'antimoine au demi milligramme (2), peut être pris, suivant son auteur, à la dose de deux granules matin et soir, pendant un temps indéterminé sans nuire. Papillaud préconise cette préparation dans les maladies de cœur.

Isnard et Jaubert le recommandent dans les névroses, les maladies de cœur et de la peau, mais principalement dans l'asthme et l'emphysème pulmonaire.

Dans les cas très opiniâtres d'asthme, Isnard eût des succès excellents de cette préparation, et la poussait jusqu'à 10 et 20 milli-

(1) *Commentaires,* p. 382.
(2) Consultez *Répertoire de médecine dosimétrique,* IV, p. 94

grammes par jour ; les cas ordinaires n'en demandaient que de
2 à 3 milligrammes (1).

A part sa propriété reconstituante, l'arséniate d'antimoine
possède une influence indéniable sur la muqueuse bronchique,
et peut servir d'expectorant dans la bronchite et la pneumonie
chroniques.

Burggraeve lui prête une action désobstruante du poumon et
des muscles, ce qui expliquerait le succès obtenu par son emploi
dans l'hépatisation pulmonaire et le rhumatisme musculaire (2).

ARSÉNIATE DE FER.

On obtient cette préparation par la double décomposition d'un
arséniate alcalin et du proto-sulfate de fer. C'est un précipité
blanc, se colorant rapidement à l'air et devenant vert-sale en se
transformant en arséniate ferroso-ferrique ; il est, quoique difficilement, soluble dans l'eau.

Son action porte principalement sur le sang.

Carmichael, Werneck et Biett le donnaient dans la cancérose
et le lupus à raison de 3 à 6 milligrammes une à deux fois par
jour, combiné à l'application extérieure en forme de pommade
à 1 : 20.

Convient dans l'anémie, la chloro-anémie, causée par le retard
de la puberté, dans la cachexie purulente, les dyscrasies sanguines, herpétismes, scrofulose, cancérose, syphilis, etc. Doses :
quatre à douze granules par jour. (Burggraeve.)

ARSÉNIATE DE MANGANÈSE.

Principe blanc, soluble dans l'eau, peut remplacer avec avantage l'arséniate de fer, quand celui-ci ne réussit pas dans les
anémies à reconstituer le sang. Il répond aux mêmes indications
que le sel de fer et est prescrit aux mêmes doses. On fera bien de
l'y associer le plus souvent. (Burggraeve.)

ARSÉNIATE DE POTASSE.

Sel obtenu en chauffant au rouge un mélange, à parties égales,

(1) Waldenburg und Simon, *Arzneimittelverordnungslehre*, S. 642.
(2) Consultez Burggraeve, *Études sur Hippocrate*.

de deutoxyde d'arsenic et d'azotate de potasse, dissolvant le résidu dans l'eau, et faisant évaporer la liqueur. Il est cristallisable en octaèdres à base carrée, soluble dans l'eau et jouit de toutes les propriétés médicinales de l'arsenic blanc.

L'action physiologique de cette préparation est semblable à celle de l'arséniate de soude, sauf peut-être la différence qui distingue en général les sels de potasse de ceux de soude, sous le rapport pharmaco-dynamique, les premiers étant plus hétérogènes à l'économie et plus toxiques que les seconds. (Gubler.)

ARSÉNIATE DE SOUDE.

Sel très soluble dans l'eau, cristallisable en prismes hexaèdres réguliers, efflorescents, que l'on obtient en versant dans une dissolution d'acide arsénique une dissolution de soude jusqu'à saturation, et évaporant la liqueur.

Les indications de cette préparation arsénicale, tout comme la précédente, ne diffèrent pas de l'acide arsénieux.

ARSÉNIATE DE CAFÉINE.

Préparation peu stable, comme beaucoup de sels ou prétendus sels de caféine. Possède les qualités des deux corps réunis.

Convient dans la migraine des chloro-anémiques, dans la tuberculose et les fièvres hectiques. Dans le premier cas à titre de tonique, de stimulant du cerveau, dans le second comme *retardateur vital* (Burggraeve), en diminuant la combustion organique.

Doses équivalentes à celles de l'acide arsénieux.

ARSÉNIATE DE QUININE.

Sel cristallisant en prismes incolores, peu soluble dans l'eau. On possède deux modifications de ce sel, notamment l'arséniate neutre et l'arséniate acide de quinine.

Il constitue une association précieuse de deux médicaments héroïques, dans les fièvres palustres. Marié à la strychnine (sulfate ou arséniate), l'arséniate de quinine est un remède souverain dans les fièvres zymotiques, typhoïdes, mais encore dans la fièvre puerpérale maligne (Faye); il trouve aussi son indication dans les névralgies typiques. Nous eûmes des résultats heureux de l'administration de ce sel combiné à l'arséniate de strychnine dans les métrorrhagies. Dans les cas aigus, un à deux granules de demi-heure en demi-heure; pour l'usage prolongé (cachexie paludéenne), associé à l'arséniate de fer, de strychnine, de caféine, huit à douze granules, par deux ou quatre à la fois par jour.

ARSÉNIATE DE STRYCHNINE.

Médicament très usité en dosimétrie, soluble dans l'eau, constitue l'incitant vital par excellence, jouissant des vertus toniques de ses deux composants. Voir à l'article *Strychnine*. Dosé au 1/2 milligramme.

IODURE D'ARSENIC.

Composé de l'iode et de l'arsenic métalloïdique. Cette composition permet à l'arsenic de traverser promptement le courant circulatoire et favorise ainsi la catalyse par laquelle s'effectue l'action médicamenteuse. Elle trouve principalement son emploi dans les maladies de la peau, surtout les dartres sèches, qui ont pour effet d'obstruer les pores de la peau et de produire ainsi des exfoliations sous forme de croûtes, de pellicules furfuracées, etc. L'iodure, en ouvrant les pores du tégument cutané à toutes les matières *peccantes*, c'est-à-dire aux matériaux excrémento-récrémentitiels mal élaborés, rend la peau lisse, douce, et favorise le mouvement de végétation. (Burggraeve.) Doses : six à huit granules par jour, au milligramme.

MODE D'ADMINISTRATION ET DOSES.

L'acide arsénieux et ses sels sont administrés en médecine dosimétrique, de préférence en granules ou en pilules solubles au milligramme; l'arséniate de strychnine seul fait exception, n'étant dosé qu'au demi-milligramme.

On peut cependant se servir de la solution aqueuse de ces préparations pour l'administration interne, ou encore pour l'injection sous-cutanée.

Le cas échéant, on fera bien d'ajouter un peu d'alcool à la dissolution, afin de prévenir le développement d'algues.

Les piqûres, beaucoup usitées dans le traitement topique des lymphomes, sont faites dans le parenchyme de la glande même.

Cependant, comme l'administration interne de l'arsenic peut s'appuyer sur des résultats tout au moins aussi favorables que ceux obtenus par les injections locales, nous déconseillons ces dernières et recommandons de s'en tenir au mode d'emploi ordinaire.

Ce mode ordinaire se traduit dans les cas chroniques : diathèses, dermatoses, etc., par l'usage de doses réfractées à un ou deux milligrammes administrées de deux à cinq fois par jour, en employant soit l'acide arsénieux, soit celui de ses sels qui répond le mieux à l'indication spéciale du cas particulier.

Nous possédons en effet, dans la pharmacie dosimétrique, comme nous l'avons exposé plus haut, toute une gamme de modificateurs arsénicaux qui nous permet de varier le traitement selon les besoins du moment.

Le médecin qui observe son malade jour par jour, jugera à la réaction et à la disposition spéciale de celui-ci s'il faut continuer, augmenter lentement ou diminuer de même, la quantité journalière de l'agent choisi, ou bien s'il doit substituer une nouvelle composition arsénicale à la précédente. Cette dernière manière d'agir est souvent nécessaire; comme il arrive qu'un sel de potasse soit mieux supporté qu'un sel de soude, ou bien que l'arséniate de manganèse réussit dans tel cas où vainement l'on a administré l'arséniate de fer, et ainsi de suite.

Lorsque le traitement devra être continué pendant un temps assez long, on fera généralement mieux de donner différentes préparations arsénicales à doses suffisantes, à la fois, que de s'en tenir à une seule composition à dose ascendante.

Un point capital sur lequel nous appelons l'attention de nos confrères, est celui de ne pas supprimer tout d'un coup l'arsenic dès que les premiers symptômes d'intoxication se présentent.

Du moment que se montrent les signes prémonitoires d'empoisonnement, on diminue lentement et jour par jour, les doses d'arsenic, pour s'en tenir à ces quantités réduites lorsque les signes alarmants ont disparu.

On agira pareillement dans les cas de guérison obtenus par les arséniates : les doses journalières seront réduites successivement, afin d'éviter des désordres graves, tels que l'amaigrissement, la perte des forces — dépendant d'une combustion exagérée — qui pourrait s'emparer de l'organisme en privant tout à coup celui-ci de l'action modératrice de la dose habituelle d'arsenic.

Dans les cas aigus — accès de névralgie, fièvre intermittente — on n'emploiera pas non plus les doses relativement massives ; on se bornera à des doses de 1 à 2 milligrammes administrées coup sur coup et distancées suivant les règles connues, et qu'on aura soin d'associer aux modificateurs médicamenteux spéciaux suivant l'indication du cas particulier, tels que : la caféine, la strychnine, la quinine, l'aconitine, etc.

Pour ce qui regarde enfin l'usage externe, on emploie le mélange de 120 parties de sulfure rouge de mercure, 8 parties de charbon animal, 12 parties de sang-dragon et 40 parties d'acide arsénieux, connu comme poudre forte du frère Cosme.

En Allemagne, on se sert quelquefois d'une pommade balsamico-narcotique de Hellmund, additionnée d'un neuvième de son poids de poudre Cosme.

En France, la poudre de Dupuytren, qui est un mélange d'une partie d'acide arsénieux et de nonante-neuf parties de calomel, est plus usitée.

On peut employer les poudres sous forme de pâte, d'onguent, de trochisques, ou bien se servir comme caustique, d'une solution concentrée d'arsenic blanc dans de la glycérine.

Asparagine.

L'asparagine est un principe végétal indifférent, existant dans plusieurs plantes. Elle est identique à l'althéine et synonyme d'agédoïte et d'asparamide. Elle représente dans l'organisme végétal un des principaux produits de décomposition des albuminoïdes : cette substance a donc pour le végétal une signification analogue à celle de l'urée ou de l'acide urique chez l'animal.

Mais tandis que l'urée et l'acide urique devenus inutiles à l'animal, doivent être éliminés au dehors, l'asparagine provenant de la destruction d'une molécule d'albumine, peut être immédiatement utilisée dans la plante verte, et servir à édifier une nouvelle molécule d'albumine. W. Pfeffer (1872) a montré que dans les légumineuses, l'asparagine qui se forme et s'accumule au moment de la germination (et provient de la destruction de la réserve d'albuminoïdes consommée pendant la germination), disparaît ultérieurement quand les jeunes plantes se chargent de chlorophylle, et que la disparition de l'asparagine coïncide avec la formation d'une quantité équivalente d'albumine nouvelle (1).

On l'a isolé, en premier lieu, de l'*Asparagus officinalis*, d'où dérive son nom. Les jeunes pousses ou turions d'asperge contiennent deux principes : l'asparagine et un extrait aqueux particulier, qui lui donnent ses propriétés les plus apparentes.

Elle existe aussi dans la pomme de terre, les feuilles de belladone et la racine de grande consoude. Selon Hüsemann, la racine de guimauve en contiendrait jusqu'à 2 p. %. Robiquet en trouva dans la racine de réglisse. Elle se produirait encore en assez grande quantité dans les graines de vesce *(Vicia)* pendant leur germination, et dans la plante avant la floraison.

L'asparagine se présente en prismes rhomboïdaux transparents, incolores, très durs, d'une saveur fraîche et nauséabonde. Elle est soluble en 40 parties d'eau froide, mais ne demande pour sa dissolution que 4 parties d'eau chaude; insoluble dans l'alcool, elle ne précipite par aucun réactif.

La formule chimique est représentée par :

$$C^2\,H^3\,(Az\,H^2)\begin{cases} C\,O\,O\,H \\ C\,O\,Az\,H^2 \end{cases}$$

D'après Plisson et Ossian Henry, la matière extractive de l'asperge communiquerait à l'urine l'odeur forte que tout le monde connaît.

Suivant Dendrick, cet agent exercerait une action sédative sur le cœur et activerait la diurèse.

Falck et Jacobi expérimentant avec des doses de 5 décigrammes à 1 gramme, n'arrivaient pas à observer une influence quelconque sur la circulation et les reins.

Posner (2) n'était pas plus heureux, puisque avec des doses considérables d'asparagine, il ne put parvenir à imprimer un

(1) Léon Frédericq, *Éléments de physiologie.*
(2) *Arzneimittellehre,* 1860

retard notable dans la fréquence des pulsations ou à augmenter la quantité d'urine. Cet auteur est porté à croire que l'odeur spéciale contractée par l'urine, après l'ingestion d'asperges, a été cause qu'on a faussement attribué à l'asparagine une action spécifique sur la diurèse.

Zingarelli en vit des effets favorables aux doses de 300 à 400 milligrammes, administrées plusieurs fois par jour dans l'ascite (1).

Hüsemann est d'avis que l'usage de ce médicament dans l'hydropisie et les maladies du cœur paraît peu rationnel.

Nous n'avons pas d'expérience personnelle de l'asparagine. Cependant nous croyons qu'il y aurait de l'avantage à l'essayer comme succédané de la digitaline et de la colchicine, ou mieux encore de l'associer à ces médicaments.

Dans ce cas, on le prescrirait en granules dosés au centigramme, dont on pourrait administrer cinq à six granules à la fois, de quart d'heure en quart d'heure, dans les cas aigus. Dans les cas chroniques on ne donnerait cette dose que quatre à cinq fois dans la journée.

Atropine.

HISTORIQUE ET PROPRIÉTÉS CHIMIQUES.

En 1833, MM. Geiger et Hesse isolèrent l'atropine pure de l'*Atropa Belladona*; dans cette même année ils trouvaient le principe actif de l'*Hyosciamus niger*, l'hyosciamine, et celui de la *Datura Stramonium*, la daturine. Or, la priorité de la découverte de l'alcaloïde principal de la belladone leur fut disputée par Mein, qui déjà, en 1831, aurait découvert l'atropine.

Nous disons l'alcaloïde principal de la belladone parce que, en effet, cette plante en contient deux autres, l'hyosciamine (Ladenburg) et la belladonine (Hübschmann).

---

(1) Dr G. A. F. Quarin Willemier, *Handleiding der Geneesmiddelenleer*, 1854.

Un travail récent de MM. Ladenburg et Roth (1) cependant, tend à démontrer que la belladonine n'est pas un alcaloïde spécial, mais qu'elle constitue un mélange d'atropine $C^{17}\ H^{23}\ Az\ O^3$ et d'oxyatropine $C^{17}\ H^{24}\ Az\ O^4$.

L'atropine peut être obtenue de toutes les parties de l'*Atropa Belladona*, de la feuille et de la racine de l'*Atropa Mandragora*, de la *Datura Stramonium*, de la *Datura Bicolor* et autres espèces encore. Cependant on se sert de préférence de la racine fraîche de jeunes plantes sauvages de l'*Atropa Belladona*, comme renfermant la quantité la plus considérable d'atropine.

La richesse, très variable, en principes actifs différents — pour ne pas mentionner la présence de matières peu actives : sels, albumine, fécule, etc., nous semble une raison suffisante pour se garder de son emploi en médecine et pour ne se servir que de l'atropine pure.

Tout ce que nous avons dit à ce sujet à propos de l'aconit et de l'aconitine est également applicable à la belladone et à son alcaloïde principal.

L'atropine cristallise en aiguilles soyeuses de forme prismatique. Elle est incolore, inodore et d'un goût désagréable, âcre et amer, qui persiste longtemps. Sa réaction est alcaline, elle fond à 90° et se volatilise ; en élevant lentement la température jusqu'à 140°, elle se décompose en partie.

Il faut 300 parties d'eau froide pour la dissoudre, et 58 parties d'eau bouillante. Cet alcaloïde est très soluble dans l'esprit de vin, et la solution alcoolique saturée est précipitée par une addition de très peu d'eau. Il est beaucoup moins soluble dans l'éther et exige pour se dissoudre 35 parties d'éther froid et 6 parties du même éther bouillant.

Enfin l'atropine est très soluble dans l'alcool amylique et ne demande que 3 parties de chloroforme pour sa parfaite dissolution.

En combinaison avec les acides, l'atropine forme des sels qui sont difficilement cristallisables, surtout quand ils sont acides ; les sels se dissolvent facilement dans l'eau, dans l'alcool et très peu dans l'éther.

Exposée longtemps au contact de l'air, l'atropine perd la faculté

(1) *Ueber das Belladonnin. Ber. d. Deutsch. Chem. Gesellsch.* XVIII. 1884, S. 153 ; relaté par Plugge dans son *Overzicht enz. van eenige belangrijke geneesmiddelen.* 1885, Blz. 12.

de se cristalliser, jaunit et contracte une odeur fort désagréable. Chauffée avec de l'acide sulfurique concentré et un peu de bichromate de potasse, dans un tube à essai, il se forme des vapeurs à odeur de benjoin très prononcée, de l'hydrure de benzoyle en même temps qu'un peu d'acide benzoïque. (Pfeiffer, Chapuis.)

Mise en présence pendant quelque temps de l'acide chlorhydrique fumant, de l'eau de baryte ou de la soude caustique, à la température ordinaire, l'atropine, dont la formule est présentée selon Buchheim par :

$$Az \begin{cases} C^8\ H^{14}\ O \\ C^9\ H^9\ O^2 \end{cases}$$

se décompose et donne par absorption d'une molécule d'eau, de l'acide tropique : $C^9\ H^{10}\ O^3$ et de la tropine $C^8\ H^{15}\ Az\ O$; en chauffant jusqu'à 100° ou 110° il se forme deux autres acides ayant la formule $C^9\ H^8\ O^2$, l'acide atropique et l'acide isatropique. Aucun de ces produits de dédoublement ne possède l'action dilatatrice de la pupille, propre à l'atropine. Cependant on doit accorder à la tropine une certaine influence sur le cœur et le mouvement péristaltique. (Fraser.)

Ladenburg a réussi à transformer artificiellement la tropine en atropine.

Le sel d'atropine le plus usité en médecine est sans contredit le sulfate, qui se présente sous forme d'une poudre blanche cristalline et se dissout en parties égales d'eau et dans 3 parties d'esprit de vin. La solution de ce sel est amère et désagréable au goût. Le valérianate d'atropine s'emploie en dosimétrie; il présente, hormis le goût propre à l'atropine, l'odeur spéciale et pénétrante de l'acide valérianique.

ACTION PHYSIOLOGIQUE ET TOXIQUE.

Les doses fractionnées d'atropine : 1/4 à 1/2 milligramme, données à courts intervalles, sur l'homme sain ont pour effet de produire successivement la sensation de sécheresse de la bouche et du gosier, avec soif, troubles de la vue, paralysie de l'accomodation, altération de la voix, aphonie, sensation de froid suivi d'accélération du pouls, rougeur de la face, vertige, céphalalgie et délire. En supprimant alors l'alcaloïde, tout rentre dans l'ordre endéans les douze heures, sauf le trouble de la vision qui peut persister un peu plus longtemps.

Les doses massives, — 5 à 10 milligrammes — répétées à courts intervalles, ou les doses énormes de 50 à 100 milligrammes à la fois, produisent les mêmes symptômes mais plus accentués; le stade d'excitation est fort court et est suivi bientôt de celui de paralysie : déglutition impossible, dysphagie, de symptômes rabiques, conjonctives injectées, yeux proéminents, face cramoisie, mydriase telle, que le limbe de l'iris disparaît complètement, délire furibond, finissant par une adynamie complète; chute du pouls, qui donnait d'abord 140 à 150 pulsations, et diminution notable de la chaleur, respiration difficile, démarche titubante, anesthésie de la peau, parésie, état soporeux, convulsions générales et partielles, rétention suivie d'incontinence d'urine et de fèces, ralentissement et irrégularité du pouls, et mort par asphyxie en 3 à 36 heures.

Souvent l'organisme résiste même à de fortes doses, soit que l'art intervient ou que la nature se tire d'affaire sans son aide, et l'on observe le retour graduel et assez rapide à l'état normal. Pendant plusieurs jours l'individu ressent de la faiblesse, et la vue ne se rétablit que très lentement.

Après avoir tracé, en général, l'ensemble des symptômes produits par l'alcaloïde de la belladone, nous continuerons la description de son action physiologique, en analysant les principaux groupes de symptômes.

Distinguons d'abord l'influence paralysante sur différentes régions du système nerveux central, après une période préalable assez courte d'excitation; puis l'action paralysante d'emblée de l'atropine sur quelques organes périphériques.

Les symptômes prédominants de l'action sur le système nerveux central sont surtout des signes d'exaltation des fonctions psychiques : vertige, agitation, mouvements choréiformes, délire caractérisé par une incontinence de gestes, de paroles, des hallucinations, suivis bientôt d'un état soporeux, de coma et de convulsions.

von Bezold explique les symptômes cérébraux par une action paralysante sur certains centres modérateurs, et croit que l'atropine fait naître le délire en supprimant l'action modératrice de la volonté et de la conscience.

Meuriot lui donne pour cause des troubles de la circulation

capillaire; l'insomnie serait la conséquence d'une suractivité du courant circulatoire, tandis que le coma résulterait de troubles plus graves. (Hüsemann) (1).

Gubler (2) pense que la rétine conserve plus longtemps les impressions visuelles; celles-ci trop lentement transmises se superposent et n'amènent plus au cerveau que les perceptions troublées d'images confondues; de là, délire et hallucinations.

Il résulte des expériences directes faites par Albertoni sur des singes et des chiens, que l'atropine accroit l'irritabilité des hémisphères cérébraux et les excite en même temps, pour les paralyser finalement par des doses très élevées et léthales. (Rossbach.)

Les organes périphériques paralysés par l'atropine sont principalement :

1° Le muscle ciliaire et les fibres terminaux du nerf oculomoteur, dans l'iris;

2° Les extrémités périphériques des nerfs moteurs, dans les muscles, et des nerfs sensitifs, dans la peau;

3° Les extrémités intracardiaques du système nerveux d'arrêt, du nerf vague;

4° Toutes les glandes;

5° Les muscles lisses en général, et les éléments nerveux moteurs des organes pourvus de fibres musculaires lisses, surtout des intestins.

I. En introduisant quelques gouttes d'une solution aqueuse d'atropine entre les paupières, on observe bientôt après, la dilatation pupillaire et la paralysie du pouvoir accommodateur.

Pour démontrer que cette action est strictement locale, il suffira de rappeler que la mydriase ne se montre que sur l'œil qui sert à l'expérimentation. D'ailleurs en portant prudemment une goutte de la solution sur la partie latérale du globe de l'œil, la dilatation de la pupille se montrera d'abord du même côté. (Fleming.) Cependant la preuve indéniable en a été donnée par de Ruyter. Cet observateur vit se produire la mydriase après une application d'atropine sur l'œil excisé de la grenouille.

(1) *Arsneimittellehre II.*
(2) Leçons de thérapeutique.

Les auteurs ne professent pas tous la même opinion quant au *modus agendi* de l'atropine dans la dilatation pupillaire.

Suivant Bezold et Bloebaum, il y aurait, à la fois, paralysie du nerf oculo-moteur et du sphincter; Albert Von Graefe et Rossbach partagent cet avis, tout en admettant d'ailleurs une excitation du nerf sympathique et du muscle dilatateur.Luchsinger et Szpilmann n'y voient qu'une action particulière sur la fibre musculaire lisse, puisque l'atropine n'exerce pas son influence spéciale sur la membrane pupillaire à muscles striés des oiseaux et des tortues.

Schmiedeberg ne saurait admettre que l'excitation du nerf sympathique soit pour quelque chose dans la mydriase par l'atropine, puisque cet alcaloïde n'excite pas les éléments nerveux d'autres organes périphériques.

L'instillation d'une solution d'atropine produit quelquefois l'irritation de la conjonctive, irritation qui, chez des sujets prédisposés, peut aller jusqu'à l'inflammation érésypélateuse de la muqueuse et forcer à abandonner ce remède.

Les symptômes éloignés d'intoxication observés après l'emploi local du mydriatique s'expliquent plutôt par des conditions anatomiques particulières du sujet.

Ce seraient surtout les personnes aux canaux lacrymaux relativement larges qui présenteraient les signes d'empoisonnement général.

Liebreich recommande dans ces cas, afin de prévenir l'absorption par la voie lacrymale, de fermer à l'aide de pincettes le point lacrymal inférieur et de retourner la paupière inférieure en dehors à chaque instillation d'atropine. (Lewin) (1).

Pfuhl raconte à ce sujet un cas sérieux d'intoxication génerale par l'application continue, pendant trois jours de suite, de deux gouttes dans chaque œil, répétée d'heure en heure, d'un collyre composé de 100 milligrammes d'atropine sur 15 grammes d'eau. (Binz.) (2)

L'introduction de l'alcaloïde par voie hypodermique et par voie stomacale, fait obtenir tout aussi bien la dilatation pupillaire que son application locale sur le globe de l'œil. Le phénomène se produisant ainsi après ce double mode d'emploi, représente la transition à l'action éloignée.

(1) *Die Nebenwirkungen der Arzneimittel*, 1881, p. 178.
(2) *Vorlesungen ueber Pharmacologie*, 1884, p. 239.

II. L'action hypocinétique et à fortes doses paralysante sur les extrémités périphériques des nerfs moteurs dans les muscles, de même que l'action stupéfiante sur les extrémités terminales périphériques des nerfs sensitifs de la peau, sans que le tissu musculaire soit affecté, est généralement reconnue (Hüsemann).

Gubler admet une diminution de la sensibilité après de légères doses, et mentionne des cas d'anesthésie complète après des doses plus élevées d'atropine. Ainsi l'injection sous-cutanée de quelques milligrammes d'atropine amenait, dans un cas cité par cet auteur, après deux heures, l'insensibilité complète; l'individu en question ne pouvait plus boutonner ses habits, parce qu'il n'en avait plus la force et que ses mains avaient perdu la faculté tactile.

Behier et Trousseau lui prêtent des propriétés analgésiques (1).

Suivant Bouchardat et Stuart, l'application endermique serait suivie d'un sentiment de brûlure. La piqûre hypodermique agit en diminuant la sensibilité locale; cette action surpasse souvent celle de la morphine.

III. Les petites doses d'atropine ont la faculté de paralyser les extrémités intracardiaques du nerf vague, de sorte que l'excitation centrale continue et normale du nerf vague ne pouvant plus se communiquer aux terminaisons périphériques intracardiaques, le pouls subit une accélération notable qui peut même atteindre deux fois le nombre des pulsations normales, tandis que la préssion sanguine s'élève.

Il faut bien que l'alcaloïde de la belladonne exerce encore une influence sur d'autres parties du cœur, puisqu'il est démontré qu'elle peut lever la paralysie du cœur causée par le chloroforme, les sels de potasse, les oxalates, les cholalates, l'apomorphine, le cuivre ou le zinc, l'antimoine ou la chinine. (Luchsinger et Socoloff.) (2).

IV. L'atropine tarit la sécrétion glandulaire; son action porte directement sur les fibres nerveuses sécrétoires; l'influence vaso-motrice n'y est pour rien.

L'excitation des fibres sécrétoires de la glande sous-maxillaire

____

(1) *Dict. de Thérap.* de Dujardin-Beaumetz, p. 472.
(2) Hüsemann, *Op. cit.*, S. 1083.

(chorda-tympani) d'un animal soumis à l'action de l'atropine ne produit pas de salivation (Keuchel), quoique les vaisseaux glandulaires se trouvent dilatés (Heidenhain). La sécrétion sudorale et muqueuse est arrêtée, l'hypersécrétion du pancréas causée par la muscarine est levée (Prévost), celle de la bile est diminuée (Prévost). Luchsinger ne vit pas apparaître la sueur à la patte d'un jeune chat atropinisé, en excitant le nerf sciatique. Goulden vit cesser la sécrétion de lait chez une femme soumise à la médication belladonée (1).

La suppression des sécrétions muqueuses explique la sécheresse et l'ardeur de la bouche, du gosier, la déglutition difficile et l'altération de la voix.

L'action spéciale sur les glandes est surtout manifeste sur les glandes salivaires, sudorales et muqueuses bronchiques.

V. Parmi les organes pourvus de fibres musculaires lisses, c'est sur l'intestin et son mouvement péristaltique que l'atropine exerce surtout son action. Elle arrête le mouvement péristaltique complètement, quand celui-ci ne dépend que des centres nerveux moteurs contenus dans la paroi même de l'intestin (Schmiedeberg). Son action paralysante porte principalement sur les fibres musculaires circulaires et se manifeste le mieux quand l'organe se trouve en contraction spasmodique, en levant le spasme. C'est encore ainsi qu'elle agit sur l'estomac, la rate, la vessie, la matrice, les bronches, etc.

Selon von Bezold et Bloebaum, les doses légères d'atropine diminueraient l'excitabilité du système ganglionnaire propre de l'intestin, de la vessie, des urétères, de la matrice, et paralyserait peut-être les fibres musculaires lisses elles-mêmes.

Keuchel admet que l'atropine paralyse l'influence modératrice du grand splanchnique sur les seules fibres motrices dirigeant le mouvement péristaltique (2).

Disons encore un mot de la rougeur scarlatiniforme de la peau et de la partie supérieure du corps. Elle peut avoir deux causes, dépendantes soit d'une action vaso-dilatatrice locale, ou bien de l'augmentation en fréquence des pulsations et de l'élévation de la pression sanguine.

---

(1) Schmiedeberg, S. 58, *Grundriss der Arzneimittellehre.*
(2) Hüsemann, *Op. cit.*, p. 1086.

L'influence de l'atropine sur les nerfs vaso-moteurs n'est pas douteuse et explique ses qualités antiphlogistiques. Tandis que von Bezold et Bloebaum (1) admettent la dilatation vasculaire consécutive à la paralysie des vaso-constricteurs, Meuriot accepte un stade initial d'excitation suivi de paralysie des vaso-constricteurs ; donc, contraction primitive, puis dilatation vasculaire.

Zeller a observé qu'une dissolution de sulfate d'atropine dans une solution neutre de chlorure de sodium dilate les artères, tout en activant la circulation dans les veines et les capillaires non dilatées ; par là le passage des globules blancs dans les tissus est réduit ; en même temps, on observe que le contact avec l'atropine fait perdre le mouvement amoboïde aux leucocythes émigrés et leur donne de la rondeur et de l'opacité. Ce même observateur ne vit jamais une contraction vasculaire occasionnée par l'atropine, comme le veulent Fleming, Jones et autres.

SUBSTANCES SYNERGIQUES, AUXILIAIRES.

Le groupe d'agents jouissant de propriétés dynamiques analogues à celle de l'atropine, se compose : de la belladonine(?), de l'homatropine, de la duboisine(?(, de l'hyosciamine et de la daturine(?). Quelques auteurs (2) citent encore la nicotine comme synergique de l'alcaloïde de la belladone.

Nous pensons que le principe actif de la *Nicotiana Tabacum* mérite plutôt d'être rangé parmi les antagonistes, car son application locale sur l'œil produit une contraction pupillaire très marquée, contraction qui se manifeste aussi, quoique moins accentuée, après l'introduction interne du poison. (Buchheim.)

Il est vrai que la myose pupillaire est suivie après quelque temps d'une légère mydriase. (Schmiedeberg.) Toutes les sécrétions, mais principalement celle de la sueur et de la salive, sont augmentées par la nicotine, symptômes qui s'arrêtent aussitôt après l'introduction de l'atropine.

Comme auxiliaires nous nommerons : l'acide cyanhydrique, à cause de ses propriétés mydriatique, analgésique et calmante de la toux ; sa combinaison avec la quinine, comme l'hydro-ferro-cyanate de quinine, constitue une préparation excellente et très

(1) Hüsemann, *ibid.*, S. 1082.
(2) Ad. Gubler, *Commentaires*, p. 603. Dujardin-Beaumetz, *Dict. de Thérapeutiques*, p. 477.

usitée en dosimétrie ; la cicutine qui détend les muscles en paralysant les extrémités périphériques des nerfs moteurs, tout en possédant des propriétés analgésiques et mydriatiques ; la morphine qui, quoique resserrant — donnée à haute dose — la pupille et congestionnant le cerveau, suspend les sécrétions de la muqueuse bronchiale et intestinale et calme la douleur ; la strychnine qui relevant le ton général augmente la contractilité débilitée des fibres musculaires longitudinales dans les cas mixtes de parésie et de spasme, qui se présentent souvent sous forme d'asthme, de dysurie, de rétention alvine ; le camphre monobromé qui, joint à l'alcaloïde de la belladone, a des vertus antigénésiques et antispasmodiques ; enfin la quinine et l'ergotine qui secondent l'atropine pour obtenir la sédation et pour combattre l'hyperémie.

SUBSTANCES ANTAGONISTES.

L'alcaloïde de l'*Agaricus muscarius* isolé par Schmiedeberg, la muscarine, excite les parties d'organes périphériques que sait paralyser l'atropine. Ainsi on observe après son emploi : retardation du pouls et abaissement de la pression sanguine, sialorrhée, larmoiement, augmentation des sécrétions sudorale, muqueuse, bilieuse et pancréatique, resserrement des pupilles et spasme de l'accomodation, contraction tétanique de l'estomac et des intestins, de la vessie, de la rate et de la matrice.

Si l'on a soin de soumettre auparavant l'individu à l'action de l'atropine, ces symptômes ne se produisent pas. Une fois évolués, les signes toxiques propres à la muscarine sont combattus efficacement et vaincus par des doses suffisantes d'atropine (Schmiedeberg). Il n'y a ici donc qu'un antagonisme relatif.

La question de l'antagonisme a été étudiée spécialement par le professeur Rossbach ; les résultats de ses expérimentations ont été résumés par cet auteur dans les conclusions suivantes : (1)

1° Un antagonisme physiologique absolu réciproque entre les actions de deux poisons n'existe pas ;

2° Deux substances toxiques agissant, l'une paralysante, l'autre excitante, sur un ou plusieurs organes ou parties d'organes bien limités, le poison paralysateur enrayera l'action excitante de

---

(1) Consultez *Handbuch der Arzneimittellehre von* Dr H. Nothnagel *und* Dr H.-J. Rossbach, 1884, S) 622.

l'autre, mais dans ce sens seulement que l'organe étant paralysé, perd son excitabilité.

3° Le poison excitant une partie d'organe bien définie ne peut, au contraire, jamais neutraliser l'action antérieure d'un toxique paralysant cette même partie.

On peut cependant se faire illusion sur l'existence d'un tel antagonisme réciproque. Une dose légère d'un agent paralysateur pourrait, par exemple, n'agir que sur la partie périphérique nerveuse d'un organe quelconque, tandis que, simultanément, une substance excitante portant son action sur la partie glandulaire ou musculaire de ce même organe, qui n'est pas frappée de paralysie, pourrait faire croire à l'excitabilité et à l'excitation de la partie nerveuse paralysée.

4° On ne peut admettre qu'un seul cas dans lequel un individu empoisonné par une substance toxique peut être sauvé par l'antidote physiologique. Supposons le cas que la vie soit menacée par une excitation énorme d'un ou de plusieurs organes, après une dose toxique d'un poison excitant. On peut conjurer alors le danger de deux manières, savoir : en ramenant à l'aide du poison paralysateur l'excitation excessive des organes indispensables à la vie à leur taux normal d'excitabilité, ou bien en les paralysant.

Dans ce dernier cas, il faudra prendre garde que cette paralysie ne menace pas la vie à son tour.

5° On ne peut donc pas nier l'existence — dans un sens relatif — d'un antagonisme partiel entre deux poisons.

Le poison paralysateur et calmant de l'excitabilité des organes menacés, servira toujours à sauver la vie en péril. Il faudra cependant manier le contre-poison avec beaucoup de prudence ; ainsi ne devra-t-on jamais administrer des doses massives, toxiques elles-mêmes, mais se servir de prises fractionnées, qu'on répétera à petites distances, jusqu'à sédation des symptômes menaçants, et jusqu'à réduction à l'état normal de l'excitation démesurée.

6° Quand deux agents possèdent de propriétés antagonistes sur une partie limitée d'un organisme, il ne s'ensuit pas que cet antagonisme porte aussi sur les autres parties de cet organisme. »

La pilocarpine et la nicotine possèdent des propriétés excitantes analogues à la muscarine. Il est à observer cependant que l'excitation des terminaisons périphériques du nerf d'arrêt du cœur, produite par ces alcaloïdes, est bientôt suivie de paralysie; de même on voit que la myose primitive est suivie d'une légère mydriase; tous les deux augmentent la sécrétion glandulaire et excitent des contractions de l'estomac et des intestins.

L'atropine prévient ces symptômes ou produit leur sédation.

Par son action spéciale sur la sécrétion des glandes muqueuses bronchiales, l'apomorphine est l'antipode indiqué de l'atropine.

L'expérience clinique nous a démontré cependant que, nonobstant leur antagonisme relatif, on peut fort bien se servir, à la fois, de l'une et de l'autre : de l'apomorphine pour diminuer la viscosité du mucus bronchial, de l'atropine pour lever le spasme.

La morphine est considérée par plusieurs auteurs comme possédant des propriétés antagonistes; quelques-uns l'ont proclamée comme le contre-poison de l'alcaloïde de la belladone. Nous sommes loin de partager cette opinion et cet enthousiasme.

Son action myosique et congestionnante lui imprime sans doute le cachet d'antagoniste de l'atropine, mais elle est l'égale de ce dernier alcaloïde pour sa faculté de tarir les sécrétions bronchiale et intestinale, et pour ses propriétés lénitives.

La physostigmine qui excite le système musculaire de la vie de relation comme celui de la vie de nutrition, et qui tend en même temps à paralyser tout le système nerveux central, est considérée souvent comme un exemple d'antagonisme complet avec l'atropine, et cependant cet antagonisme n'est qu'illusoire.

En expérimentant sur le chat on a pu, par l'administration successive de la muscarine, de l'atropine et de la physostigmine, déterminer d'abord le spasme de l'intestin, puis la détente complète et enfin, de nouveau, spasme; de même d'abord myose et spasme de l'accommodation, puis dilatation pupillaire et paralysie de l'accommodation, et finalement de nouveau resserrement de la pupille; la sécrétion salivaire arrêtée par l'atropine se rétablit et fait place à la sialorrhée après des doses convenables de physostigmine. (Schmiedeberg.)

On peut expliquer cet antagonisme apparent par l'action excitante de la physostigmine sur la fibre musculaire et le tissu de la glande, de manière que la paralysie des extrémités périphériques des fibres nerveuses causée par l'atropine, est apparemment neutralisée ou seulement masquée.

Il est évident que, pour admettre un antagonisme complet de

deux agents toxiques, ceux-ci devraient se neutraliser tout à fait ; l'action de l'un devrait être levée après l'administration de l'équivalent pharmacodynamique de l'autre.

En général, on peut admettre que les actions opposées des deux facteurs ne se font pas équilibre partout, celui-ci portant son influence sur tel point, celui-là sur tel autre, de manière qu'en définitive les effets s'ajoutent pour une part et s'annulent pour une autre.

C'est justement de cet état de choses que le médecin dosimètre doit savoir tirer sagement parti, en administrant, s'il le faut, différents alcaloïdes à la fois, agents apparemment antagonistes, mais en vérité synergiques dans certains cas donnés.

USAGES.

En allopathie, l'alcaloïde de la belladone est surtout considéré comme moyen curatif dans les maladies d'yeux ; on l'emploie dans ces cas principalement sous forme de collyre.

Tout en reconnaissant sa haute valeur comme mydriatique, nous sommes d'avis que l'atropine et ses congénères, dont nous traiterons plus tard, possèdent des propriétés non moins importantes qui les mettent au premier rang parmi les agents sûrs et indispensables dans le traitement d'un grand nombre d'affections morbides.

En ophthalmiatrie on s'en sert d'abord pour faciliter l'exploration de l'œil, puis encore dans un but curatif. Dans le premier cas on fera bien cependant de la remplacer par l'homatropine. A l'aide de cet agent la mydriase se détermine plus vite et est moins tardive à disparaître.

Ainsi l'instillation de quelques gouttes d'une solution aqueuse d'homatropine à 1 p. % pratiquée le soir à onze heures, produisit sur nous, après six minutes, de légers troubles de la vue ; après vingt minutes nous avions perdu absolument la faculté d'accommodation et dûmes suspendre notre lecture ; la dilatation pupillaire était très prononcée.

A notre réveil, le lendemain matin, la faculté d'accommoder s'était rétablie et la mydriase avait disparu ; ce qui n'aurait pas eu lieu si nous avions employé un collyre à l'atropine. Avec Völckers, Bertheau et autres, nous recommandons son emploi pour fixer le diagnostic de la réfraction et pour favoriser l'exploration à l'ophthalmoscope.

Du moment qu'on poursuit un but curatif, l'atropine est préférable. Le professeur Michel, de Würzbourg, recommande de s'assurer — avant d'employer ce remède — de la pression intra-oculaire du sujet malade, comme il est arrivé plus d'une fois qu'une seule application locale d'atropine suffisait à déterminer un accès de glaucome; dans les cas douteux, on devrait donc s'abstenir de son emploi.

Elle trouve son indication dans les inflammations irritatives superficielles de la cornée accompagnées de photophobie, surtout quand il y a complication de maladies de l'iris. Dans ces cas, l'atropine agirait surtout par sa faculté d'arrêter le mouvement amoboïde des globules blancs du sang en voie de migration, et celle de prévenir — en produisant la dilatation artérielle et l'accélération du courant sanguin dans la partie enflammée — l'adhésion des cellules migrantes à la paroi intérieure des capillaires et des veines. (Binz.)

Les ulcérations profondes de la cornée, qui font craindre la perforation et les affections de cette membrane, compliquées d'une pression intra-oculaire exagérée, ne sont pas du ressort des mydriatiques. Leur emploi hâterait la terminaison par nécrose de cette membrane.

Les maladies de l'iris, au contraire, sont du domaine spécial de l'atropine; on pratique même des instillations dans un but prophylactique. Les adhérences, suites de l'inflammation, peuvent souvent être prévenues par son application méthodique. Souvent on détermine la rupture des synéchies par l'emploi isolé de l'atropine; quelques auteurs recommandent, pour obtenir cet effet, l'application alternative d'une solution de physostigmine et d'une autre d'atropine.

Nous n'avons qu'à nous louer des excellents résultats obtenus dans le traitement des maladies des yeux depuis que nous avons appris à compléter la médication locale par l'atropine, par l'administration interne des divers modificateurs dosimétriques tels que l'aconitine, la vératrine, la digitaline pour abattre la fièvre et l'inflammation, de la quinine contre les accès, de la morphine, du croton-chloral pour combattre la douleur, auxquels souvent il faut ajouter les agents antidiathésiques : les iodures d'hydrargyre, etc.

Nous prenons note ici de la déclaration importante faite par le professeur Albini, de l'École de médecine de Naples, dans une séance de l'Académie de médecine et de chirurgie de cette même ville, reproduite par le journal italien « *Dosimetria* », dans sa livraison d'avril 1884. Le professeur Albini déclare avoir étudié la méthode Burggraevienne depuis 1873, et l'avoir appliquée sur le terrain des maladies oculaires dont il s'occupe spécialement, et que ses essais lui ont donné toujours les meilleurs résultats (1).

L'action modificatrice du système nerveux, incombante à l'atropine, se manifeste surtout dans sa qualité de relâchant musculaire.

Elle trouve son indication comme antispasmodique dans les constrictions des sphincters, des fibres musculaires lisses des différents organes, mais surtout des fibres circulaires : ainsi dans l'œsophagisme, la cardialgie, la colique intestinale, hépatique, rénale, utérine, le spasme du col de la vessie, de l'utérus, de l'orifice vaginal et uréthral, du sphincter anal.

Comme il arrive rarement que ces différents états dépendent simplement d'un seul facteur morbide, et que la plupart du temps il faut admettre plusieurs composants à former le syndrome qui se présente : savoir parésie ou paralysie des fibres longitudinales, excitation des fibres nerveuses sensitives, donc, de l'hyperesthésie et spasme des fibres musculaires circulaires, on aurait tort de s'adresser à l'atropine seule ; on devra, en effet, seconder son action relâchante en lui associant la strychnine, la brucine comme incitants généraux ; enfin la morphine et la cicutine pour rehausser son action stupéfiante.

Dans la période convulsive de la coqueluche, dans l'asthme spasmodique, l'atropine s'oppose avec succès au symptôme spasme.

Elle trouve encore son application dans la dysménorrhée, dans les vomissements soi-disant incoërcibles, dans les cas de volvulus, d'invagination, d'étranglement herniaire.

Or, dans aucun de ces cas, l'atropine seule ne conduira au but ; il faudra lui adjoindre les modificateurs divers répondant aux autres indications, tels que le sulfure de calcium, l'apomorphine, l'hydro-ferro-cyanate de quinine dans la coqueluche, la strychnine, les arséniates dans l'asthme, l'ergotine, les préparations

---

(1) *Répertoire universel de médecine dosimétrique*, 1884, p. 258.

martiales, la quinine, la strychnine dans la dysménorrhée, la brucine, la strychnine, la morphine pour combattre les vomissements, enfin la strychnine dans les étranglements intestinaux.

L'alcaloïde de la belladone nous donne l'exemple curieux d'un médicament qui peut servir tout aussi bien à lever la constipation qu'à guérir la diarrhée.

Dans le premier cas, en produisant la détente d'un spasme intestinal, elle rétablit le cours régulier des matières fécales; dans le second, en diminuant le mouvement péristaltique exagéré et la sécrétion glandulaire, elle arrête le flux de ventre.

L'influence modératrice, notable sur les sécrétions, a été mise à profit en administrant l'agent qui nous occupe, dans les sueurs nocturnes des phtisiques, dans la salivation exagérée, dans la bronchorrhée et, comme nous venons justement de l'exposer, dans le flux de ventre. Enfin quelques auteurs ont noté de bons résultats dans la lactorrhée.

Dans deux cas de lactorrhée soumis par nous au traitement par l'atropine, nous devons reconnaître que ce médicament n'a pas produit l'effet désiré. Nous avons eu des résultats plus heureux dans un cas de flux de salive.

Voici l'observation comme elle se trouve insérée dans le *Répertoire* : (1)

« *Ptyalisme*. 5 novembre 1882. Enfant pâle, chloro-anémique, de parents pauvres, en train de dentition (les quatre premières molaires commencent à se montrer), est atteint de salivation intense depuis quelques jours déjà.

La salive lui coule constamment de la bouche et a érodé la lèvre inférieure, le menton, la gorge, jusqu'à la moitié de la poitrine; la peau de toutes ces parties est rendue eczémateuse.

En examinant la bouche, je m'assure de l'état parfait des muqueuses et des gencives.

L'enfant, quoique faible, ne présente pas d'autre trace de maladie; il prend le sein.

Médication : Pommade à l'oxyde de zinc pour combattre l'eczéma.

Atropine (Chanteaud) un granule, sucre de lait 15 décigrammes.

---

(1) *Répertoire universel de médecine dosimétrique*, 1883, p. 362.

Mêlez pour six paquets. A prendre toutes les trois heures un paquet.

6 novembre. Depuis ce matin (après la cinquième prise) le petit garçon n'a plus salivé, ce dont la mère est très étonnée, parce que — me dit-elle — je conçois très bien que cet arrêt ne pourrait pas encore être l'effet du médicament.

Très étonné moi-même de la cure pour ainsi dire instantanée, je fis continuer la même prescription pendant deux jours encore.

La guérison s'est maintenue. »

Ebstein eut des résultats satisfaisants chez un hémiplégique atteint de salivation anormale; Rossbach fut moins heureux dans un cas analogue, tout comme dans un autre concernant un homme déjà âgé atteint de sialorrhée sans cause apparente.

Le symptôme fatigant de sueurs hectiques est annihilé la plupart du temps et amélioré toujours par l'atropine. Notre expérience personnelle nous permet de nous ranger du côté du grand nombre d'auteurs qui préconisent le principe actif de la belladone dans les sueurs pathologiques; nommons entre autres : Sydney-Ringer, Vulpian, Oettinger, Fothergill, Fraentzel, etc.; son emploi chez les phtisiques est d'autant plus indiqué, qu'il aide à combattre en même temps la toux et la diarrhée.

Recommandée par Gubler dans la bronchorrhée, elle agit ici comme calmant de la toux en diminuant l'irritabilité réflexe de la muqueuse bronchiale, comme modificateur de la sécrétion exagérée, enfin comme antispasmodique.

Nous ne pensons pas que les résultats heureux obtenus par l'atropine dans les cas d'incontinence d'urine puissent être attribués à une influence directe sur la sécrétion urinaire; nous sommes plutôt d'avis que l'alcaloïde agit ici en amortissant la sensibilité exagérée de la muqueuse vésicale.

L'atropine s'adapte également au traitement des pertes séminales involontaires; ici elle agirait aussi en stupéfiant la muqueuse uro-génitale. (Gubler, Stephanides, Norvatschek.)

Grâce à son action stupéfiante, on peut, avec beaucoup de chances de succès, avoir recours à l'atropine dans les affections névralgiques et dans quelques névroses.

Dans les névralgies du nerf trijumeau, l'odontalgie, l'otalgie, celles du nerf sciatique, dans l'épilepsie, la chorée, elle peut trouver son indication, associée aux modificateurs divers exigés par la dominante et la variante du traitement.

Ainsi dans les névralgies on la combinera à la morphine, la strychnine, la quinine, l'aconitine; dans la chorée on lui adjoindra les salicylates, les arséniates, les vermifuges, les alcaloïdes de la noix vomique.

Le valérianate d'atropine a joui longtemps de la faveur des praticiens dans le traitement de l'épilepsie. Préconisé par Schroeder van der Kolk, Michéa, Maresch, Scholz, il a été vanté comme spécifique pendant quelques années, lorsque le bromure de potasse est venu le détrôner.

Namias, Croserio, Lange ont eu des résultats excellents dans les cas récents; d'autres auteurs virent se produire des intervalles de quelques mois entre les accès dans les cas invétérés. Selon feu le docteur Schroeder van der Kolk, le grand psychiatre hollandais, l'atropine serait contre-indiquée dans le grand-mal causé par l'excitation sexuelle. (Hüsemann.)

Pour le médecin dosimètre, l'atropine n'a dans le traitement de l'épilepsie qu'une importance secondaire. Nous renvoyons le lecteur à l'étude intéressante sur l'épilepsie faite par le professeur Laura, de Turin (1), et au tableau synoptique du traitement dosimétrique de cette maladie, dressé par le docteur d'Oliveira Castro (2).

On pourrait encore se servir de l'alcaloïde de la belladone pour parer à la retardation dangereuse du pouls dans le cours des maladies inflammatoires de l'encéphale, ou dans le collapsus grave symptomatique d'une intoxication narcotique, grâce à sa propriété de diminuer l'excitabilité démesurée des extrémités périphériques du nerf vague dans le cœur.

Sa valeur comme agent ocytocique, qu'elle partage avec la strychnine, est reconnue à présent de tous les médecins dosimètres. Le *Répertoire de médecine dosimétrique* foisonne d'observations mettant en évidence cette action spéciale sur l'utérus.

Il ne tiendrait qu'à nous de multiplier le nombre de ces faits cliniques en y joignant nos observations personnelles, nous n'aurions que l'embarras du choix.

Nous recommandons particulièrement à nos lecteurs les articles

(1) *Répertoire universel de médecine desimétrique*, 1884, p. 117, etc.
(2) *Ibidem*, 1884, p. 306.

intéressants concernant ce sujet, dus à MM. le docteur Hamon
(de Fresnay) et le docteur F. Paquet (1).

MODES D'ADMINISTRATION ET DOSES.

L'atropine est administrée en solution aqueuse pour l'application externe sur l'œil malade, pour l'instillation dans le conduit
auditif externe dans les cas d'otalgie, pour l'injection sous-
cutanée, etc.; administrée à l'intérieur, on la donne en granules,
en pilules solubles ou en solution.

Pour l'instillation dans le sac conjonctival on se sert d'une
solution aqueuse de 10 centigrammes sur 100 grammes si l'on
se propose simplement de paralyser l'accommodation, ou bien
d'une autre de 5 centigrammes sur 20 grammes si l'on veut
obtenir instantanément une dilatation maximum de l'iris ou la
rétrocession d'un prolapsus de cette membrane à travers une
perforation dans la cornée.

L'injection sous-cutanée, recommandée chaudement par plusieurs auteurs dans le traitement des névralgies, est peu usitée
en dosimétrie.

Dans les cas rares où nous avons recours à l'emploi de la
morphine par voie hypodermique, nous additionnons d'un peu
d'atropine la solution, afin de prévenir le vomissement qui se
produit souvent après l'injection de la morphine seule. En cela
nous suivons l'exemple de Nussbaum, Fraigniand, Lubanski et
autres.

Un dixième, même un vingtième de milligramme d'atropine
pour un milligramme de morphine, est suffisant pour conjurer ce
symptôme désagréable.

A l'intérieur on donne aux adultes des doses d'un quart à un
demi milligramme, qu'on répète de demi-heure en demi-heure
dans les cas aigus : névralgies, spasmes, etc., jusqu'à effet, en
ayant soin de surveiller le malade et de faire espacer les doses
davantage si la sécheresse de la gorge ou le délire commençant
nous commandent d'être prudents.

Pour combattre les sueurs et l'incontinence d'urine nocturnes,
on donne, avant le coucher du malade, une dose isolée d'un demi-

____

(1) *Répertoire universel de médecine dosimétrique*, 1882, p. 186, 337 et 344.

milligramme, dose qu'on augmentera chaque soir d'un demi-milligramme jusqu'à ce qu'elle se montre efficace.

Nous avons quelquefois dû aller jusqu'à 3 et 4 milligrammes.

On fera bien, dans les cas de succès, de continuer, pendant quelques jours encore, l'administration de la dose utile.

Dans les cas chroniques, nous recommandons de chercher, en tâtonnant, la dose individuelle capable de déterminer l'apparition des premiers effets physiologiques, et de la répéter quatre à cinq fois par jour, de trois heures en trois heures.

Quant aux doses destinées aux enfants, on fera bien de dissoudre le granule dosimétrique d'un demi-milligramme, dans une dizaine de cuillerées à café d'eau, lorsqu'il s'agit d'enfants de moins de deux ans d'âge, et de donner, dans les cas aigus, une cuillerée de quart d'heure en quart d'heure, quitte à augmenter ou à diminuer la dose selon l'effet obtenu.

Au-dessus de deux ans, le granule est déjà fort bien supporté; il vaut mieux cependant de tâter la susceptibilité particulière de l'enfant et de commencer par un quart de granule et ainsi de suite.

Dans les cas chroniques, on administre les doses fractionnées selon les règles données pour l'adulte.

« La dose qui amène les effets physiologiques est très variable, non, comme beaucoup de médecins inclineraient à le croire, par le fait d'une idiosyncrasie inexplicable, mais en vertu de conditions anatomiques et fonctionnelles dont l'action mieux connue du médicament, nous fait comprendre l'influence.

Les personnes anémiques, épuisées, inanitées, près de défaillir, de tomber en syncope, ou sujettes au vertige, aux palpitations asthéniques, à la céphalalgie anémique, au délire reconnaissant la même cause, ou simplement placées sur la limite de ces accidents morbides par un état maladif ou par leur manière d'être naturelle, ces personnes, dis-je, supportent difficilement les préparations de belladone. Il en est tout autrement pour les sujets forts, d'un sang riche, d'une innervation régulière, ou bien pour ceux qui, sans être robustes ni sanguins, se font remarquer par une hypersthénie et même par une tendance hyperémique des centres nerveux.

En général, les enfants dont la substance cérébrale est très vasculaire, très irritable, et qui ne peuvent à cause de cela tolérer de minimes quantités d'opium, sont incomparablement moins sensibles que les adultes à l'action de l'atropine. » (Fuller, Gubler) (1).

Hüsemann recommande d'être très prudent en administrant l'atropine aux enfants, quoiqu'il reconnaisse que ceux-ci ne sont pas si sensibles à cet agent qu'à la morphine. Cette sensibilité serait d'ailleurs modifiable par l'état morbide : ainsi les enfants atteints de chorée présenteraient une grande tolérance pour l'atropine. Ce même auteur admet des idiosyncrasies pour tous les âges : les personnes nerveuses, hystériques, seraient très sensibles, les idiots pourraient tolérer des quantités relativement grandes de cet alcaloïde.

Rappelons encore que l'administration de doses toxiques assez considérables n'est pas ordinairement suivie de mort du sujet ; après des symptômes très alarmants, on voit souvent suivre un rétablissement complet.

A cet effet nous relaterons le cas d'un garçon, âgé de dix ans, qui vida d'un trait, le matin à 10 heures moins le quart, une fiole contenant 75 milligrammes de sulfate d'atropine en solution aqueuse ; à 10 heures et demie seulement on le fit vomir, ce qui n'empêcha pas que le cortège complet des symptômes d'empoisonnement n'apparût. A midi, le médecin pratiqua une injection sous-cutanée de 20 milligrammes de pilocarpine, injection qu'il répéta de quart d'heure en quart d'heure d'abord, puis à plus grandes distances. Vers 2 h. 30 de relevée il eut le bonheur de voir s'établir la salivation ; à ce moment, le malade délirait encore.

Le soir, à 6 heures, il ne restait des symptômes alarmants qu'une légère mydriase. La nuit fut calme et bonne, et le lendemain le garçon ne ressentait absolument plus rien d'anormal (Sanders) (2).

Un autre fait analogue, mais qui s'est passé dans des conditions bien pires, puisqu'ici l'art n'a pas pu intervenir, se trouve noté dans Gubler (3) :

« Un de mes anciens clients, avocat, était sujet à des migraines horribles. Or, ce qui n'est qu'une petite maladie pour

---

(1) A. Gubler, *Commentaires thérapeutiques*, 1868, p. 666.
(2) *Nederl. Tijdschrift v. Geneesk.*, Afd. I, 1882, Blz 711.
(3) *Cours de thérapeutique*, 1880, p. 537.

des gens de loisir, est quelque chose grave pour des gens qui ont à travailler à jour fixe. Il me demandait toujours de le débarrasser de sa migraine. « Si je connaissais un moyen, lui disais-je, je l'emploierais pour moi-même. » Genre de vie réglée; un peu de bromure de potassium.

Un jour, il rencontra chez un ami un médecin qui lui dit :

« Comment! M. Gubler ne vous débarrasse pas de votre migraine! Mais c'est facile. » Il ne voulut pas accepter de consultation dans un salon. Mais un jour, que j'étais en province, comme il eut un accès de migraine — et que je ne pus venir — il alla voir ce médecin. Celui-ci fit son ordonnance et lui donna 10 centigrammes de sulfate d'atropine dans 30 grammes d'eau. Il lui recommanda de prendre la potion par cuillerée à café jusqu'à disparition de sa migraine.

Mon client pensa qu'une cuillerée à café c'était bien peu : il prit une cuillerée à dessert. A peine avait-il avalé ce breuvage qu'il éprouva une sensation étrange de malaise, et fut saisi d'un délire subit. Dans son délire — comme c'était un jeune avocat qui avait son cabinet dans sa chambre — il se lève, met le pied au milieu de ses dossiers — croyant être sur son lit — et tombe. Il reste là jusqu'au lendemain matin, personne n'ayant rien entendu ; puis au jour, saisi par le froid, il revient à lui, toujours ne voyant pas clair. Il rassemble ses souvenirs et il se rappelle ce qu'il a fait.

Il en revint très bien. Je l'ai vu le lendemain au soir, il avait des pupilles très larges, mais il n'y avait plus de signes d'intoxication. »

L'alcaloïde pur et ses combinaisons avec l'acide sulfurique et l'acide valérianique rendent à peu près les mêmes services.

Les sels présentent l'avantage d'une plus grande solubilité, mais d'un autre côté ils représentent à poids égal une moindre somme d'action pharmacodynamique que l'alcaloïde pur, puisqu'il faut défalquer de leur poids celui des acides inertes par eux-mêmes dans ces quantités minimes.

Pour l'injection sous-cutanée le sulfate neutre d'atropine est employé de préférence.

B

Benzoïque (Acide).

SYNONYMES.

Acide de benjoin, fleurs de benjoin.

QUALITÉS CHIMIQUES.

L'acide benzoïque, $C^6 H_5$, $CO\,OH$, se trouve abondamment, dans le règne végétal, combiné à l'acide cinnamique. On le rencontre dans le benjoin, dans différentes résines, dans les baumes du Pérou, le styrax, le tolu, etc.; le règne animal en présente dans le castoreum.

Il y a différentes manières de le produire artificiellement. Ainsi par oxydation de l'essence d'amandes amères (l'aldéhyde de l'acide benzoïque ou hydrure de benzoyle), de l'alcool benzylique, de l'acide cinnamique, ou bien en faisant agir une solution chaude de potasse caustique, des acides hydratés ou bien des ferments sur l'acide hippurique.

Il se cristallise en aiguilles ou lames blanches ou tirant sur le jaune, opaques, luisantes, d'une saveur légèrement acide. Il se dissout dans 372 parties d'eau froide et 15 à 25 parties d'eau bouillante; il est plus soluble dans l'alcool et dans l'éther, dans les essences et dans l'acide sulfurique.

Ce dernier le convertit en acide sulfo-benzoïque; l'acide azotique à 1.42 en fait de l'acide nitro-benzoïque.

L'acide de benjoin pur est sans odeur; celui employé ordinairement — qu'on obtient du benjoin par sublimation — a une odeur empyreumatique rappelant le parfum de la vanille et causée par la présence d'huile aromatique qui contribue, pour une part, à son action excitante.

L'acide benzoïque obtenu de l'urine des herbivores, qu'on fait bouillir avec de l'acide chlorhydrique, a une odeur urineuse dont on peut le débarrasser par distillation avec le benjoin.

ACTION PHYSIOLOGIQUE.

Cet agent possède une action locale légèrement excitante, se manifestant au contact de la muqueuse des voies respiratoires et nasales avec les vapeurs ou la poudre des fleurs de benjoin, par la toux et l'éternuement. Pris par la bouche, il cause une sensation de chaleur âcre qui se communique à l'arrière-gorge et se fait même sentir dans l'estomac. Une fois absorbé, il stimule la circulation.

Les doses massives, 10 à 15 grammes par jour, produisent des nausées, le vomissement, une sensation de lourdeur dans la tête avec tintements d'oreille, elles augmentent la diaphorèse et l'expectoration.

Des doses plus élevées encore peuvent devenir mortelles par paralysie de la respiration.

L'acide benzoïque est un excellent antiseptique; son activité toxique vis à vis les microbes est supérieure à celle des acides phénique et salicylique. Bucholtz admet qu'il suffit d'une solution à 1 p. °/₀₀ pour empêcher le développement, et une autre à 4 p. °/₀₀ pour détruire la faculté des microbes de se reproduire.

En se combinant avec la glycocolle, l'acide du benjoin se transforme, pour une partie, dans les reins en acide hippurique (Schmiedeberg); une autre partie est éliminée par les urines sans subir d'altération.

La transformation en acide hippurique a été constatée en premier lieu par Wöhler.

Meissner et Shepard sont d'avis que l'élimination de l'acide benzoïque se fait encore, pour une petite, partie par la transpiration et la salive, sous forme de benzoates et de succinates.

Hüsemann (¹) concède qu'il ne soit pas impossible que l'acide urique — qu'on a reconnu être une combinaison de la glycocolle — fournisse les ingrédients nécessaires à la métamorphose, dans les reins, de l'acide benzoïque en acide hippurique. Il reconnaît toutefois que la diminution de l'acide urique, après l'introduction de l'acide benzoïque, admise par Ure, n'a pas été constatée par Keller et Pereira.

---

(1) *Spec. Arzneimittellehre*, S. 348, Bᵈ I, 1883.

SUBSTANCES SYNERGIQUES.

Par ses propriétés antizymotiques, l'acide salicylique est un agent vraiment synergique; les autres aromates, l'acide phénique, la résorcine, le thymol, les huiles volatiles, les baumes proprement dits, agissant à la manière de l'acide benzoïque.

Les alcalis, en le transformant en sel soluble et favorisant son passage dans le sang, sont des adjuvants.

SUBSTANCES ANTAGONISTES.

Nous n'en connaissons pas. Cependant on pourrait citer comme telles, les acides ordinaires, les astringents tanniques, comme ceux-ci opposent des difficultés à l'absorption de l'acide du benjoin.

USAGES.

On se sert avec avantage de l'acide benzoïque dans les pneumonies asthéniques, dans les catarrhes chroniques des bronches, même dans la coqueluche, comme stimulant de la muqueuse respiratoire afin de favoriser l'expectoration.

Elle est encore indiquée pour activer la diurèse et l'élimination des déchets organiques dans l'urémie, surtout dans les cas d'hydropisie et d'éclampsie urémiques.

Cependant, comme on n'est pas encore d'accord sur les véritables causes de l'urémie, il est difficile de n'accorder à l'acide benzoïque d'autre pouvoir thérapeutique que celui d'agir dans ces cas par sa seule propriété de se transformer en acide hippurique. On sait que Frerichs l'a recommandé dans l'urémie pour neutraliser le carbonate d'ammoniaque qui se formerait dans le sang. Quoi qu'il en soit de cette théorie, il faut reconnaître qu'il y a beaucoup d'observations cliniques de *morbus Brigthü* qui plaident en sa faveur (Hüsemann) (1).

En communiquant aux urines une action stimulante et astringente sur la muqueuse de la vessie et de l'urèthre, l'acide benzoïque possède une valeur thérapeutique incontestable dans la blennorrhagie uréthrale (Posner) (2).

(1) *Arzneimittellehre,* B^d I, S. 348.
(2) *Handbuch der Klin. Arzneimittellehre,* S. 440.

Robin et Gosselin le recommandent dans les cas de cystite avec urines fétides ammoniacales; l'acide borique nous a donné des résultats plus satisfaisants, de sorte que de ces deux agents nous choisirions le dernier. L'un et l'autre dérivent leur propriétés antiblennorrhagiques, du moins pour une partie considérable, de leur action antiseptique.

Quelques auteurs lui prêtent encore une influence calmante dans l'irritation de la vessie qui se traduit par l'incontinence des urines.

Selon le professeur Burggraeve, l'emploi de l'acide benzoïque est basé sur le fait que l'acide urique est remplacé par l'acide hippurique, et que ce dernier forme avec les bases du sang des sels extrêmement solubles, notamment la soude, la potasse, l'ammoniaque.

« Or, dit-il, dans les pyrexies graves, c'est surtout l'alcalinité du sang qu'il faut détruire, puisque c'est une des causes de l'ataxie qui caractérise ces affections (3) ».

Il sera inutile de faire observer que dans aucun des cas cités, l'acide benzoïque ne remplit à lui seul toutes les indications. Il faudra toujours lui adjoindre les alcaloïdes et les autres modificateurs médicamentaux exigés par l'état du malade.

MODE D'ADMINISTRATION ET DOSES.

On se sert en dosimétrie de doses moins élévées de ce médicament qu'en médecine ordinaire; aussi le trouve-t-on dosé au milligramme seulement dans le granule Chanteaud.

Quelques milligrammes d'acide benzoïque, disons trois à quatre, répétés de demi-heure en demi-heure dans les cas aigus, suffisent pour atteindre le but proposé. La forme pharmaceutique granulaire est la meilleure pour l'administration de cet agent.

Dans les affections des voies respiratoires, on le donnera de concert avec l'arséniate de strychnine, la brucine; dans les pyrexies graves, la fièvre typhoïde, le typhus, l'urémie aiguë, on aura en même temps recours aux défervescents, à la quinine, au lavage intestinal avec le sel neutre de magnésie; dans l'urémie chronique, on combattra les symptômes divers avec les modificateurs spéciaux.

(3) *Répertoire de médecine dosimétrique*, 1876, p. 263.

Loin de se tenir à un seul médicament, *in casu* à l'acide benzoïque, le médecin dosimètre combattra les formes multiples des états morbides tributaires de ce médicament avec les agents médicamenteux spéciaux exigés par les symptômes prédominants. Voici, par exemple, comment M. Burggraeve comprend le traitement de l'urémie chronique :

« Ainsi, du côté des organes des sens on observe l'amblyopie pouvant aller jusqu'à la suppression de la vue et due à l'œdème sous-rétinien, que l'ophthalmoscope permettra de distinguer de l'hémorrhagie rétinienne. Dans ce cas on ordonnera : acide phosphorique, sulfate de strychnine, hydro-ferro-cyanate de quinine, de chaque un granule, ensemble, toutes les heures.

Une particularité sur laquelle le médecin devra porter son attention, c'est si les pupilles conservent ou non leur contractilité; il distinguera ainsi l'amaurose symptomatique de l'amaurose organique, c'est-à-dire qu'il s'abstiendra de traitements superflus ou nuisibles. Les éblouissements n'ont lieu qu'exceptionnellement dans l'urémie.

Du côté de l'ouïe, il y a des bourdonnements et tintements, dépendant d'une sécheresse des membranes de l'oreille interne. La surdité dans ces cas provient d'un œdème des utricules auditifs; il peut en résulter des vertiges et des troubles de la coordination des mouvements, des douleurs céphaliques à forme hémicrânienne. Les mêmes moyens sont indiqués ici que dans l'amblyopie.

Du côté des organes du mouvement, il y a des convulsions — le plus souvent cloniques — dues également à l'anémie ou hydrémie cérébrale. Ces convulsions affectent la forme de l'épilepsie, et sont précédées de l'*aura* épileptique.

On comprend combien le traitement doit varier ici, selon qu'il y a ramollissement ou induration du tissu de la moelle épinière.

Dans l'épilepsie hydrémique on donnera : arséniate de fer, arséniate de strychnine, digitaline, ensemble, de chaque trois granules par jour.

Le bromure de potassium n'est indiqué que dans les spasmes aigus.

Dans l'urémie, il existe quelquefois des douleurs intolérables dans les membres et les articulations, qu'on calmera par la morphine et l'hyosciamine : de chaque un granule, ensemble, de demi-heure en demi-heure, jusqu'à sédation. On insistera sur le sel de Sedlitz en vue de prévenir les embarras gastriques, dus à un état bilieux.

Les gastralgies et les entéralgies seront calmées par la strychnine et l'hyosciamine, de chaque un granule, ensemble, de demi-heure en demi-heure, jusqu'à sédation.

S'il y a des troubles de la respiration, dyspnée, angine de poitrine, etc., comme ces troubles peuvent se terminer promptement par l'œdème pulmonaire, on les combattra sans retard par : arséniate de fer, arséniate de strychnine, hyosciamine, de chaque un granule, de demi-heure en demi-heure, ensemble, jusqu'à sédation.

On voit également survenir des épistaxis passifs chez les individus adonnés aux alcooliques ; on combattra ces hémorrhagies par : hydro-ferro-cyanate de quinine, arséniate de fer, de chaque un granule, ensemble, de quart d'heure en quart d'heure, jusqu'à cessation de l'épistaxis (Burggraeve) (1) ».

Les maladies des voies urinaires demandent aussi un traitement approprié à leur différentes causes et aux symptômes divers.

La digitaline, l'hyosciamine, la cicutine, l'arbutine, la cubébine, la strychnine, peuvent être appelés à concourir avec l'acide benzoïque à la guérison du malade.

Benzoates.

L'acide benzoïque forme, avec différentes bases, des sels très solubles dans l'eau. En dosimétrie on se sert des benzoates d'ammoniaque, de lithine, de soude.

Benzoate d'ammoniaque.

Formule $Az\,H_3,\ H\,O,\ C^{14}\,H^5\,O^3,\ H\,O$.

Préparation hygroscopiqne, extrêmement soluble dans l'eau. Lorsqu'on dessèche le sel devenu humide, il perd de l'ammoniaque et passe à l'état de bibenzoate. En dissolvant l'acide benzoïque à chaud dans l'ammoniaque concentrée, on obtient le sel neutre cristallisé.

------

(1) *Thérapeutique dosimétrique*, p. 134. — 1881.

ACTION PHYSIOLOGIQUE.

Cet agent joint aux qualités propres à sa base, celles de l'acide benzoïque.

Il emprunte à la première son action neutralisante des acides et augmente en qualité de sel neutre, pendant son passage par les reins, l'activité de cet émonctoire.

Les doses légères de ce sel une fois absorbées stimulent la circulation, elles accélèrent et renforcent le courant sanguin ; de là élévation de la température normale et exagération des sécrétions, surtout de celles des bronches et des glandes sudorales.

Les grandes doses, surtout quand elles sont continuées quelque temps, peuvent occasionner une dyscrasie sanguine se caractérisant par tendance à l'état aplastique du sang et aux hémorrhagies multiples, avec lésions de nutrition et une débilité profonde du sujet.

Il possède, comme l'acide benzoïque, des propriétés antiseptiques, modificatrices des muqueuses, et accroît comme celui-ci la proportion d'acide hippurique dans les urines.

USAGES.

Par ses propriétés neutralisantes et diaphorétiques, il convient dans toutes les affections où l'altération du sang s'ajoute à l'acidité des produits sécrétés, comme dans la fièvre typhoïde ; en qualité de diurétique dans certaines formes d'hydropisie.

Il peut trouver son indication comme dissolvant des concrétions pierreuses, dans la gravelle urique et la goutte tophacée.

Comme stimulant et sudorifique, on s'en sert dans les affections arthritiques atoniques.

Enfin sa propriété de stimuler la muqueuse bronchique le rend utile dans le catarrhe sec des bronches. .

MODES D'ADMINISTRATION ET DOSES.

Le benzoate d'ammoniaque est donné soit en solution aqueuse, soit en granules, par doses de 1 à 4 centigrammes, quatre à cinq fois par jour.

Le plus souvent on l'associe aux benzoates de soude et de lithine.

Il va sans dire que, dans la majorité des cas, il conviendra de prescrire, conjointement avec cet agent, les alcaloïdes et autres modificateurs médicamenteux exigés par l'état particulier du malade.

Benzoate de lithine.

Formule : $Li^2\ O,\ C^7\ H^6\ O^2$.

Sel très soluble dans l'eau, recommandé par Clément dans les affections arthritiques douloureuses des articulations ; cet auteur préfère le benzoate et le salicylate au carbonate de lithine.

On connaît les expériences comparatives de Garrod, qui exposait des fragments d'os et des cartilages munis d'incrustations arthritiques d'urate de soude dans des solutions égales de carbonate de lithine, de potasse et de soude, et pouvait s'assurer que le sel de lithine fait disparaître, après un certain temps, les incrustations complètement, celui de potasse en grande partie, tandis que le sel de soude n'opérait nul changement.

Le benzoate de lithine constitue un excellent diurétique ; il convient dans la goutte, où il a pour effet d'améliorer la constitution et de prévenir les accès, et dans la gravelle urique comme agent dialytique.

On le donne comme le benzoate d'ammoniaque en solution ou en granules, aux mêmes doses et dans les mêmes conditions.

Benzoate de soude.

Formule : $Na\ O,\ C^{14}\ H^5\ O^3,\ H\ O$.

Ce sel, soluble en 1 1/2 partie d'eau, moins soluble dans l'esprit de vin, se présente sous forme d'une poudre blanche amorphe, anhydre, ou bien cristallisé en aiguilles d'un goût piquant et douceâtre, qui s'effleurissent à l'eau.

ACTION PHYSIOLOGIQUE.

Le benzoate de soude jouit des propriétés physiologiques de l'acide benzoïque ; étant plus soluble, il est rapidement absorbé.

Il se comporte, une fois introduit dans la circulation, comme les autres combinaisons salines, en donnant lieu à une excitation plus ou moins marquée de la sécrétion urinaire. (Gubler.)

Suivant Bucholtz, il surpasse, en qualités antizymotiques, l'acide benzoïque.

En doses massives (1 à 5 grammes) il peut produire chez l'homme sain des nausées et des vomissements (Meissner), même des hémorrhagies des muqueuses stomacale et intestinale. (Schulte.)

USAGES.

En allopathie on se sert de cet agent dans différentes maladies parasitaires aiguës, sur la recommandation de Klebs, Brown, Schueller et autres ; ainsi dans l'érésipèle, la diphtérie, le typhus, le rhumatisme aigu, le catarrhe gastro-intestinal infantile.

Les doses énormes de 10 à 20 grammes et plus encore, dont on se sert souvent, ont un effet analogue à celui qu'on obtient avec des doses égales de salicylate de soude dont il est le succédané ; la plupart du temps cependant on n'obtient ni l'effet apyrétique, ni l'action antizymotique désirés.

Rappelons à nos lecteurs la réputation passagère qu'a possédé l'agent qui nous occupe comme spécifique contre la tuberculose. (Rokitansky, Krozak.)

En dosimétrie, l'usage du benzoate de soude est restreint aux mêmes cas et porte les mêmes indications que les benzoates de lithine et d'ammoniaque.

Nous le considérons comme un excellent dialytique et le prescrivons en combinaison avec les deux agents précédents et aux mêmes doses.

Bismuth (Sous-nitrate de).

Synonymes : Magistère de bismuth, blanc de fard.

Formule : $NO^3\ (Bi\ O) + Bi\ O - OH.$

Cette préparation, qu'on obtient par dissolution de l'oxyde de bismuth dans l'acide azotique, constitue une poudre blanche, laquelle, exposée à la lumière du soleil, devient jaunâtre. Elle est à peu près insoluble dans l'eau, se dissout facilement dans les acides azotique et chlorhydrique.

ACTION PHYSIOLOGIQUE.

Sous l'influence de l'acide chlorhydrique qu'il rencontre dans l'estomac, le sous-nitrate de bismuth se dissout en partie et est absorbé. Lewald a retrouvé du bismuth dans le lait d'une nourrice, Orfila, dans ses expériences sur les animaux, dans le foie.

La majeure partie du sel ingéré passe de l'estomac dans le tube intestinal, d'où il est éliminé avec les fèces qu'il colore en noir en formant, avec l'hydrogène sulfuré, dont il s'empare, du sulfure de bismuth insoluble.

Les petites doses (10 à 50 centigrammes) passent chez l'homme sain parfaitement inaperçues; les doses considérables, de 2 à plusieurs grammes, peuvent causer les symptômes de gastro-entérite aigue.

Quoique les auteurs qui préconisent ces doses massives attribuent les symptômes toxiques principalement à l'impureté du médicament qui, en effet, contient souvent du plomb et de l'arsenic, il ne faut pas perdre de vue que la présence accidentelle d'une quantité plus que normale d'acide dans l'estomac, pourrait occasionner le passage du sous-nitrate à l'état de nitrate de bismuth proprement dit.

On ne connaît au magistère de bismuth aucune action manifeste lorsqu'il est parvenu dans la circulation ; aussi son emploi comme antinévralgique et comme médicament opposé à l'épilepsie, à la chorée, à la coqueluche, etc., est-il tombé en désuétude.

Son mode d'action se restreint probablement à sa propriété locale astringente, antacide et absorbante pour l'hydrogène sulfuré, ou encore à ses propriétés antiseptiques (Kocher).

USAGES.

Traube, en préconisant l'emploi de ce sel dans les diarrhées symptomatiques des ulcérations intestinales, s'explique ainsi le *modus agendi* de cet agent :

Le bismuth formerait à la surface des ulcérations une couche protectrice qui mettrait les terminaisons périphériques des nerfs sensibles à l'abri des irritations; par là on préviendrait la douleur et les mouvements péristaltiques réflexes de l'intestin.

Quoi qu'il en soit de cette hypothèse, la plupart des auteurs sont d'accord à signaler le sous-nitrate de bismuth comme un antidiarrhéique puissant.

Rossbach et Nothnagel qui — il n'y a pas encore longtemps — le considéraient comme un médicament dont on pourrait très bien se passer, conviennent dans leur *Handbuch der Arzneimittel-lehre,* édition de 1884, que cet agent, donné en doses journalières de 3 à 5 grammes, peut produire des résultats meilleurs que beaucoup d'autres modificateurs médicamenteux.

Dans les ulcérations catarrhales folliculaires et dyssentériques chroniques, occasionnant les flux de ventre, ils lui attribuent presque une valeur spécifique; dans la diarrhée simple et celle qui accompagne les ulcérations tuberculeuses, son effet serait nul.

Dans les deux cas on a remplacé le sel de bismuth, et avec avantage, par la naphthaline pure, qui doit à ses qualités anti-septiques sa valeur comme agent antidiarrhéique.

Ce remède est beaucoup usité dans la cardialgie avec ou sans ulcérations, dans la gastrite chronique. On s'en sert encore pour parer aux vomissements des enfants liés à la dentition et à la diarrhée symptomatique de cet état, et celle qui se présente lors du sevrage.

MODE D'ADMINISTRATION ET DOSES.

Le magistère de bismuth se donne à l'intérieur en poudre ou sous forme de granules. Le granule dosimétrique est dosé au centigramme.

Rarement ce sel est administré seul : le plus souvent il est associé à l'hyosciamine, à la codéine, qui plus sûrement que lui font taire les douleurs névralgiques et le tord intestinal; à la strychnine, la brucine, la quassine, qu'on oppose au relâchement des tissus et qui relèvent le ton; à l'acide tannique, à la cotoïne, qui agissent comme modérateurs de l'hypersécrétion, à la naphthaline, comme antiseptique, enfin au Sedlitz, qu'on aura soin, pour peu qu'il se trouve indiqué, d'administrer le matin à jeun avant de commencer la médication.

En suivant cette manière de faire, on n'aura pas besoin de plus de cinq à dix granules de sous-nitrate de bismuth par jour pour un enfant en bas âge, ni de dépasser la dose de deux à quatre granules en une fois et administrée jusqu'à effet pour l'adulte.

Les doses de 60 à 80 grammes par jour, recommandées par Monneret, Brassac et autres, et qu'ils ont données — paraît-il — sans qu'il arrivât d'accidents, nous semblent pour le moins inutiles.

Si l'on n'atteint pas le but avec des doses beaucoup plus légères, c'est que l'on a mal saisi l'indication. Dans ces cas, on substituera au sel de bismuth un autre agent mieux approprié à l'état morbide, ou bien on lui associera un ou plusieurs des modificateurs médicamenteux cités plus haut.

Quant à l'usage externe, le blanc de fard est recommandé en injection dans la blennorrhagie chronique à raison de 5 à 10 grammes pour 100 grammes d'eau. Inutile de dire qu'on secouera le mélange avant de l'utiliser. Dans différentes affections de la peau, contre les gerçures douloureuses des seins, soit comme glycérolé, soit comme pommade, le sous-nitrate de bismuth a été recommandé.

<blockquote>
Pr. Glycérine. . . . . 1 partie.
    Sous-nitrate de bismuth . . . . 3 parties.
</blockquote>

<blockquote>
Pr. Sous-nitrate de bismuth . . . . 1 à 3 parties.
    Vaseline ou axonge . . . . 25 parties.
</blockquote>

Borique (Acide).

Synonymes : Sel sédatif de Homberg, acide du borax.

Formule : Acide borique anhydre $BH^2 O^3$, acide borique hydraté $BH^3 O^3$.

L'acide libre se trouve dans les émanations vaporeuses des Maremmes de Toscane ; combiné avec les bases il se rencontre dans plusieurs substances minérales.

Au Chili, on trouve des gisements considérables de borate de calcium ; dans l'Amérique du Nord c'est le boronatro-calcite qui sert à son extraction.

Pour l'emploi pharmaceutique on se procure cet acide par réduction du borate de soude par les acides chlorhydrique ou azotique.

Homberg (1702) a été le premier à découvrir l'acide du borax et à le préconiser comme sédatif et antispasmodique. C'est de là que lui revient le nom de sel sédatif de Homberg.

Il se présente en écailles brillantes, incolores, inodores, donnant une sensation graisseuse au toucher et d'un goût à peine acide.

Chauffé à 100° c. il perd la moitié de ses molécules d'eau, fond à une température plus élevée et devient anhydre. En refroidissant il prend l'aspect vitreux; puis perd peu à peu sa transparence par exposition à l'air humide en s'hydratant de nouveau à la surface et devient pulvérulent.

L'acide borique se dissout dans 3 parties d'eau bouillante, 5 parties de glycérine chaude, 15 parties d'alcool concentré chaud et 25 parties d'eau froide.

ACTION PHYSIOLOGIQUE.

Des doses légères (1 décigramme à 5 décigrammes), répétées d'heure en heure, n'ont pas d'action notable sur l'homme sain.

En élevant ces doses à 2 et 4 grammes, elles produisent des nausées et des vomissements; en les continuant, il se présente bientôt l'ensemble des phénomènes propres à la gastro-entérite.

Binswanger (1847) a vu se produire la diurèse avec augmentation du besoin d'uriner après 2 à 8 grammes d'acide borique. Selon cet auteur, l'acide du borax serait éliminé par les urines sous forme de sel de soude; d'accord avec lui, Rabuteau prétend qu'il s'élimine à l'état de borate alcalin.

En contradiction avec ces deux auteurs cependant, G. Polli, de Florence, affirme que l'acide borique ne subit aucune altération pendant sa traversée dans l'économie et passe en nature dans les urines.

Depuis longtemps déjà l'acide borique serait tombé en désuétude s'il n'avait pas d'autres titres à l'emploi en médecine que celui d'être un sédatif douteux ou un diurétique peu puissant; son usage aurait compté comme superflu si Gahn d'Upsala en Suède n'avait démontré sa haute valeur comme antiseptique.

C'est lui qui a introduit dans le commerce, sous le nom d'*aseptine*, une solution aqueuse d'acide borique, usitée depuis pour la conservation des viandes et du lait.

Sundewall inventait une aseptine double de Gahn, qu'il obtint par l'addition d'alun à la solution simple d'acide borique, et qu'il employait à la conservation des cadavres. (Hüsemann.)

USAGES.

L'acide borique trouve son application principalement en chirurgie.

Nordenström l'employa le premier en injections antiseptiques dans des cas d'empyème. Lister (1875), Credé (1877) et Greene (1880) faisaient ressortir sa supériorité au détriment de l'acide phénique dans les pansements antiseptiques ; Bezold (1875) louait beaucoup les insufflations d'acide borique pulvérisé dans les affections de l'oreille ; Wertheimber (1879) le préconisait en gargarismes dans l'angine pultacée ; enfin Rosenthal, de Vienne, pratiqua avec succès des injections d'une solution d'acide borique dans la vessie dans des cas de cystite.

Comme médicament interne, il a été recommandé dans les fièvres exanthématiques et puerpérales par Atkinson, dans la dyspepsie avec dégagement de gaz putrides par Greene, dans la cystite ammoniacale par ce dernier auteur, et par Rosenthal.

Nous avons eu l'occasion de l'expérimenter dans différents cas de cystite ammoniacale. La plupart du temps, nous pûmes constater une influence heureuse sur l'état des urines qui, de fortement alcalines et d'une odeur repoussante, montraient bientôt une réaction neutre ou légèrement acide, tout en perdant l'aspect trouble et la senteur nauséabonde.

Nous sommes d'avis que les injections locales sont superflues et pourraient, par le cathétérisme répété, augmenter l'irritation de la muqueuse des voies urinaires ; du reste, comme l'acide borique est éliminé comme tel ou comme borate alcalin par les urines, on peut parfaitement se contenter de l'administration interne.

MODES D'ADMINISTRATION ET DOSES.

Comme le développement des microbes peut être prévenu par une solution d'une partie d'acide borique sur 133 parties d'eau (Rossbach), il suffit, pour l'usage externe, gargarismes, injections, etc., d'une solution à 1 p. %.

Mentionnons ici la formule usitée pour le pansement par Lister :

Pr. Acide borique . . . . } aā 5.
    Cire blanche . . . . }
    Huile d'amandes douces . . . . } aā 10.
    Paraffine. . . . . }
      Melangez.

Pour l'usage interne, nous rejetons les grandes doses exigées par la plupart des auteurs.

Ainsi Greene, cité par Hüsemann, a poussé quelquefois jusqu'à 80 grammes par jour !

Nous admettons que, sans nuire directement au malade, on pourrait lui faire prendre de 4 à 5 grammes d'acide borique par jour ; mais comme cet agent nous a toujours réussi — notamment dans les cystites — aux doses réduites de 1 à 2 centigrammes répétées quatre à cinq fois par jour et données en granules ou en solution, conjointement avec les autres agents exigés par l'état du malade, nous sommes d'avis qu'on fera mieux de s'en tenir aux petites doses.

———

Borate de soude.

Synonyme : Borax.

Formule : $Na^2\,B^4\,O^7 + 10\,H^2\,O$.

Le borax, connu dans l'Inde et le Thibet sous le nom de *Tinkal* ou de *Pounxa* et importé de là en Europe, se rencontre naturellement en dissolution dans l'eau minérale de San Restituto, dans l'île d'Ischia. On peut l'obtenir artificiellement — et cela se fait en Toscane — par neutralisation de l'acide borique avec du carbonate de soude.

Le borax raffiné du commerce est un biborate hydraté, qui se présente sous forme de prismes hexaèdres terminés par des pyramides trièdres, se cristallisant à la température ordinaire.

Il est inaltérable à l'air humide, mais devient opaque et s'effleurit à l'air sec ; sous l'influence de la chaleur il perd son eau, subit la fusion aqueuse et se boursoufle.

Il ne lui faut que la moitié de son poids d'eau bouillante ou dix-sept fois son poids d'eau froide pour se dissoudre ; il ne se dissout pas dans l'alcool, mais facilement dans la glycérine.

Le borax est d'une saveur rafraîchissante et légèrement douce-reuse ; il possède une réaction alcaline moins prononcée que le carbonate de soude dont il est le succédané.

En solution, il absorbe l'acide carbonique et dissout la fibrine, l'albumine, la caséine et l'acide urique. (Gubler.)

ACTION PHYSIOLOGIQUE.

L'emploi interne de petites doses de borate de soude ne donne lieu à aucune sensation marquée ; donné à doses élevées et pendant un certain temps, il peut occasionner des symptômes inflammatoires de la muqueuse gastro-intestinale d'abord, puis causer l'état aplastique, l'hypoglobulie, la cachexie scorbutique propre à l'intoxication alcaline.

Selon Cyon, une dose journalière de 12 grammes ne donnerait pas lieu à des symptômes toxiques.

Le borax est éliminé en nature par l'urine; encore le trouve-t-on dans la bile et la salive. (Binswanger.)

La sécrétion urinaire se trouve stimulée par cet agent qui, en même temps, favorise la dissolution de l'acide urique. Copland lui prête une influence notable sur la contraction utérine et prétend avoir éliminé par son aide des polypes utérins. Poitevin s'en servit avec beaucoup de succès dans les métrorrhagies *post partem*. Gubler est d'avis que le borax n'a aucun effet sur la contraction utérine et qu'il n'exerce aucune influence qui puisse lui mériter le nom d'aphrodisiaque.

De même que l'acide borique, le borate de soude se distingue par son action antiseptique.

Ainsi on peut conserver pendant un temps assez long des parties de cadavres dans une solution de borax.

Bédoin prétend même qu'en empreignant le sol d'une même solution on peut prévenir la putréfaction des cadavres inhumés. Kosegarten vit, sous l'influence du borax, s'arrêter le développement de l'algue du ferment.

USAGES.

L'utilité du borax — grâce à sa propriété dissolvante sur l'acide urique — dans la gravelle urique est incontestable. Cependant son usage en dosimétrie se borne principalement à la médication externe, visant surtout ses propriétés antiseptiques et antacides.

Ainsi peut-on l'utiliser dans l'intertrigo, la leucorrhée, la balano-posthite, dans certaines ophthalmies catarrhales où le mucus puriforme acquiert la réaction acide.

Il est fréquemment employé contre le muguet, contre les ulcérations aphtheuses de la bouche, comme dans le ptyalisme, la glossite, les angines.

On a voulu attribuer son influence salutaire dans ces cas à une simple saturation des acides de la bouche ou de la région affectée, qui détruirait les conditions d'existence des champignons (*Oidium-Leptomitus*). Si cela était, on obtiendrait le même effet du carbonate de soude, par exemple, ou d'un sel alcalin quelconque. Comme cependant, ces moyens ont prouvé être de beaucoup moins efficaces, il est évident que la propriété antizymotique, propre au borax, doit y être pour beaucoup.

Mentionnons encore que le biborate de soude en lavement est préconisé par Bouchut et Droixhe, dans la diarrhée infantile. Le docteur Droixhe (1) le recommande particulièrement contre l'état catarrhal du gros intestin, l'acidité de ses sécrétions et la fétidité des déjections.

Pour être efficace il faut employer à la composition de ces lavements au moins 10 grammes de borax dans environ 100 grammes de véhicule mucilagineux.

L'emploi topique de cet agent peut présenter aussi des avantages contre certaines affections cutanées, comme moyen de dissolution des pellicules d'épiderme, cimenté par de la matière sébacée, et de nettoyage de la peau, dans les cas d'eczéma et d'éruption prurigineuse due à l'accumulation des produits des glandes sudoripares. (Gubler.)

MODES D'ADMINISTRATION ET DOSES.

Comme agent dissolvant dans la gravelle urique, nous proposons le borax, soit en granules, soit en solution aqueuse, à doses journalières de 20 à 40 centigrammes.

Pour l'emploi externe on fera bien d'éviter les additions de sirops, vu que la transformation facile des sucres par fermentation en acide lactique et acétique tendrait à augmenter la réaction acide des humeurs de la bouche qu'on tient à neutraliser.

Pour badigeonnage du pharynx et des parties environnantes, une solution de 5 parties de borate de soude sur 50 de glycérine est très usitée.

Une solution aqueuse à 2 p. % convient pour gargarismes; on

(1) *Conf. univers. sur la Méd. prat. de l'enfance*, 1884, p. 144.

diluera davantage si la solution doit servir pour collyre, disons jusqu'à 1 p. %.

Les lavements, injections vaginales et uréthrales se font suivant l'indication spéciale avec une solution de 1 à 10 p. %.

Dans les affections cutanées, mentionnées ci-dessus, des lotions à 3 ou 4 p. % ou bien une pommade de 5 grammes sur 30 grammes d'axonge auront l'effet désiré.

Quelquefois on pratique des insufflations de borax en poudre pour obtenir un effet immédiat sur la muqueuse malade.

Boraté (Chloral).

On entend sous ce nom une combinaison de l'hydrate de chloral et du borax en solution aqueuse, soit :

Chloral	10 parties.
Borax.	5 id.
Eau	150 id.

dont on fait des applications nombreuses en médecine, depuis que feu M. le docteur Hébert, pharmacien en chef de l'Hôtel-Dieu de Paris, a fait, à ce sujet, une communication fort intéressante dans une des séances (1877) de la Société de thérapeutique dosimétrique de Paris (1).

En présence du biborate de soude le chloral se décompose en chloroforme et en acide formique; le borax cède sa base à l'acide formique et l'on retient une solution de formiate de soude, de chloroforme très pur et d'acide borique en état naissant.

Cette combinaison possède donc des propriétés calmantes et anesthésiques relevant du chloroforme, et des qualités antifermentescibles empruntées à l'acide borique.

Les applications du chloral boraté sont extrêmement fréquentes. On s'en sert avec avantage après l'accouchement comme lavage désinfectant de la membrane utéro-vaginale, afin de prévenir la décomposition des lochies; dans son service de chirurgie, M. Burggraeve l'appliqua encore pour le pansement des plaies

---

(1) Consultez *Répertoire universel de médecine dosimétrique*, p. 446, 1877.

douloureuses; nous-mêmes nous l'avons prescrit souvent en gargarisme dans les angines simples et couenneuses. Le docteur N. Droixhe le recommande chaudement comme calmant dans la dentition difficile pour apaiser la douleur des gencives(1); dans les convulsions des enfants (2), tant pour amener la cessation des désordres musculaires que pour en empêcher le retour, enfin dans quelques formes de diarrhée infantile (3), pour assurer le repos du corps et du canal alimentaire, et pour parer à la fétidité des déjections.

Les doses dont se sert le docteur Droixhe sont d'un gramme de chloral et 50 centigrammes de borax par lavement. Il va sans dire qu'il n'y a rien d'absolu dans ces doses, et que le praticien les diminuera ou les augmentera selon le besoin du moment, de même qu'il aura à se servir pour véhicule d'une décoction tiède d'orge, de riz ou d'un liquide analogue.

La solution, comme nous l'avons formulée plus haut, peut se donner en gargarisme; cependant pour les personnes sensibles il y a lieu de prescrire une solution plus faible, soit 2 parties de chloral et 1 partie de borax pour 250 d'eau.

Pour pratiquer le lavage vaginal on doit diluer encore davantage et porter la quantité d'eau à 500 grammes pour 2 grammes de chloral et 1 gramme de borate de soude.

Bromhydrique (Acide).

Formule : H Br.

Combinaison de brome et d'hydrogène, se présentant sous forme d'un gaz incolore pesant, répandant des vapeurs blanches à l'air, et très soluble dans l'eau.

On l'obtient de deux manières :

1° En mêlant dans l'eau du brome et du phosphore, puis distillant et recueillant le gaz dans l'eau, quand on veut avoir l'acide à l'état liquide;

(1) *Méd. prat. de l'enfance,* p. 253, 1884.
(2) *Les convulsions des enfants,* p. 37, 1879.
(3) *Méd. prat. de l'enfance,* 2e partie, p. 144-159.

2° En faisant tomber goutte à goutte du brome dans la paraffine maintenue à 18°.

La solution saturée aqueuse a une densité de 1.78 à 0° et est extrêmement corrosive.

ACTION PHYSIOLOGIQUE.

L'acide bromhydrique possède une action physiologique analogue à celle du bromure de potassium, comme il ressort des expérimentations de Reichert sur les animaux.

Son action porte sur les nerfs, mais en même temps sur le tissu musculaire du cœur. Les doses moyennes produisent, avec ou sans une diminution passagère préalable, une augmentation de la pression sanguine; les grandes doses font d'emblée baisser la pression intravasculaire, même quand on a pris soin auparavant d'isoler les nerfs du cœur.

L'excitation des nerfs vaso-moteurs périphériques est cause de l'augmentation de la pression sanguine. On la reconnaît à la contraction des vaisseaux capillaires, et dans les cas d'intoxication, à la pâleur des muqueuses palpébrale et labiale.

Grâce à son action déprimante sur le cœur, l'acide bromhydrique exerce une influence perturbatrice sur la fréquence du pouls. En même temps il calme le système nerveux.

Chez la grenouille il étourdit et diminue l'action réflexe et le mouvement.

Chez les animaux à sang chaud le cerveau est peu influencé et l'action porte principalement sur le mouvement volontaire et réflexe. Les parties sensitives de la moelle sont plus tôt paralysées que les parties motrices. Une diminution d'excitabilité suivie de paralysie est observée tant pour les parties centrales que pour les extrémités périphériques des nerfs moteurs et sensibles. La fibre musculaire striée perd, elle aussi, de son excitabilité (Hüsemann) (1).

USAGES.

Les propriétés sédatives de l'acide bromhydrique ont dans ces derniers temps persuadé quelques praticiens d'essayer cet agent dans quelques cas appropriés.

(1) *Arzneimittellehre*, II, p. 1111.

Ainsi a-t-il été prescrit par Wade conjointement avec la quinine, afin de prévenir la céphalalgie dont souffrent quelques individus soumis à la médication quinique. Cet auteur lui accorde même des propriétés antifébriles.

Fothergill le préconise particulièrement dans l'épuisement nerveux consécutif aux excès alcooliques, dans l'insomnie, l'irritabilité nerveuse, les palpitations du cœur, l'hystérie, la coqueluche, la toux spasmodique, les vomissements dans la grossesse, la ménorrhagie avec excitation sexuelle et l'irritabilité gastrique.

Hamilton s'en servit avec des résultats excellents dans les fluxions du cerveau consécutives aux troubles fonctionnels du cœur. Comme antiépileptique il accorde la préférence au bromure de potassium.

Woakes le loue fort dans des cas de *tinnitus aurium* accompagnés de vertige.

Massini (1881) ne connaît pas d'agent qui surpasserait l'acide bromhydrique en activité pour combattre l'état nerveux. Il le donne en doses de dix gouttes de la solution concentrée un quart d'heure après les repas principaux, dans de l'eau sucrée.

En dosimétrie nous n'en faisons pas usage, hormis dans ses combinaisons avec la cicutine, la morphine et la quinine, comme :

Bromhydrate de cicutine,
    —   de morphine,
    —   de quinine.

Voir ces mots.

Bromure de camphre.

Synonyme : Camphre monobromé.

Formule : $C^{10} H^{15} Br O.$

La dénomination de camphre monobromé est plus exacte que celle de bromure de camphre, parce que le camphre est un corps neutre que l'on considère comme une aldéhyde et non comme une base. Le camphre constitue ici pour ainsi dire le véhicule du brome, lequel serait de cette façon plus facilement introduit dans l'économie (L. Hébert.) (1).

La découverte de ce corps, attribuée faussement au professeur Schwartz, de Gand (1863), revient de droit au chimiste français Laurent.

On l'obtient en chauffant entre 80 et 90° les cristaux rouges du camphre bi-bromé. En opérant de la sorte, il se dégage du gaz bromhydrique, et il se produit un liquide ambré se solidifiant par refroidissement et présentant une masse friable de camphre monobromé.

$$C^{10} H^{16} O Br^2 = C^{10} H^{15} Br O + Br H.$$

En le soumettant ensuite à l'action de l'alcool bouillant, on le purifie et l'on obtient après refroidissement des cristaux assez longs, des aiguilles prismatiques, rectangulaires, incolores, d'une odeur qui rappelle le camphre et d'une saveur amère.

Le camphre monobromé est insoluble dans l'eau, soluble dans l'alcool, l'éther, le chloroforme et les huiles fixes et volatiles.

ACTION PHYSIOLOGIQUE.

a. *Expérimentations sur l'homme sain.*

Nous avons essayé le bromure de camphre en granules au centigramme Chanteaud, sur nous-même.

Nous prîmes le premier jour un tube de 20 granules à raison de 2 granules d'heure en heure, en prenant soin de laisser fondre le granule dans la bouche avant de l'avaler.

L'action locale sur la muqueuse buccale s'est bornée à une sensation de chaleur fraîche, accompagnée d'hypersécrétion salivaire et muqueuse.

Un deuxième jour, nous portâmes la dose à cinq granules, d'heure en heure, jusqu'à concurrence de deux tubes. Ni la veille, ni ce jour-ci, nous ne ressentîmes aucun symptôme particulier qui aurait pu être reporté à l'action du bromure de camphre. L'appétit ne laissait rien à désirer et le repos de la nuit était excellent. Il nous sembla que le sommeil fut plus profond qu'à l'ordinaire.

____

(1) *Répertoire de médecine dosimétrique*, p. 333, 1875.

Le troisième jour, nous avons fait l'essai de doses allopathiques, soit de cinquante granules. Nous répétâmes cette dose élevée, d'heure en heure, jusqu'à quatre fois.

Un quart d'heure après la dernière prise, nous ressentîmes des bouffées de chaleur au visage; le front, le reste du visage, le cou se couvraient de sueur, les joues étaient pâles, et nous avions la sensation de tournoiements, de vertiges, celle d'être enlevé de terre.

Le pouls donnait ses 80 pulsations comme de coutume; la respiration était calme.

C'était à ce moment l'heure du dîner, mais à peine pûmes-nous avaler une bouchée. Cet état dura plus d'une heure et ne s'amenda que lentement. Quoique pouvant vaquer à nos affaires, ce ne fut que le lendemain, après avoir passé une fort bonne nuit, que nous nous sentîmes tout à fait rétabli, et que le dérangement de l'estomac avait cessé.

Sous l'influence des doses massives du camphre monobromé, nous avions l'humeur emportée et irascible.

Le professeur Burggraeve, qui a essayé cet agent pendant qu'il était enrhumé, put observer, après l'ingestion de quatre granules, une diminution de la sensibilité tactile de la muqueuse pharyngienne et laryngienne. Selon lui, le bromure de camphre réalise ce que les anciens disaient du camphre : *Camphora spasmos solvit* (1).

Il résulte de nos expérimentations personnelles que les doses légères, dosimétriques, de deux à cinq granules, répétées d'heure en heure, sont inoffensives pour l'homme sain, tandis que les doses massives allopathiques de 50 centigrammes, répétées d'heure en heure, dérangent l'estomac et poussent à l'intoxication.

M. Rosenthal (2) a constaté chez l'homme sain, après des doses de 1 gramme de ce remède, des symptômes toxiques analogues à ceux qui se présentent lors d'une intoxication par le camphre, soit : légers troubles psychiques, spasmes convulsifs, ralentissement du pouls et syncopes.

Samson (3), essayant ce même agent sur l'homme, constatait, après avoir donné une prise de 1 gramme, une diminution du

---

(1) *Répertoire de médecine dosimétrique*, p. 110, 1872.

(2) Hûsemann, *Arzneimittellehre*.

(3) *Practitioner* 1875.

nombre des battements du cœur. Ce même auteur qui, lors d'une première expérimentation ne vit aucune influence sédative ou autre sur les grands centres nerveux, constatait, dans une expérimentation ultérieure, un sommeil profond interrompu d'hallucinations.

Un auteur espagnol, Nolonta y Wio (1), fait mention d'une diminution notable des actions réflexes, de sommeil et de prostration, après l'usage du camphre monobromé.

Fonkaüfer (2) le préconise comme remède hypnotique à la dose de 12 à 15 centigrammes dans des cas d'insomnie.

Suivant Lawson, l'usage prolongé du camphre monobromé produirait des symptômes dyspeptiques. (Hüsemann.)

b. *Expérimentations sur les animaux.*

Différents auteurs ont essayé cet agent sur les animaux et sont arrivés à des résultats opposés.

Pour ce remède, comme pour tant d'autres, il n'y a donc que l'expérimentation clinique qui puisse décider et juger en dernier ressort.

Retraçons d'abord ce que les expérimentations des auteurs sur les animaux sains nous ont appris.

Pellacani (3), résumant ses expériences, vient aux conclusions suivantes :

Le camphre monobromé ne diffère pas d'une manière sensible dans ses effets physiologiques du camphre ordinaire.

Il agit cependant avec plus d'énergie sur le système vasculaire que ce dernier, et produit à doses égales des spasmes toniques des vaisseaux, lorsque le camphre seul n'amène qu'une légère augmentation de la pression sanguine. En outre le camphre monobromé excite le pneumo-gastrique.

Le chien est plus sensible à l'action du bromure de camphre que le lapin ; même quand cet agent serait donné à doses minimes, qui — s'il s'agissait du camphre ordinaire — passeraient inaperçues.

Les petites doses, insuffisantes pour produire l'excitation des

(1) *Independenzia medic. de Barcellona*, 1875.
(2) *Correspondenz Blatt d. Schw. Arzt*, 1875.
(3) *Archif. für Exp. Pathol. und Pharmakologie*, 1883.

grands centres nerveux, ne déterminent pas non plus les symptômes contraires, tels que : le sommeil, la sédation, la diminution de l'excitabilité réflexe.

Gubler (1) vit se produire sur un chien de forte taille, après l'injection de 1 gramme de bromure, des convulsions éclamptiformes.

Bourneville (2) a bien fait connaître l'action physiologique du remède qui nous occupe, qu'on peut résumer ainsi :

Le bromure de camphre diminue le nombre des battements du cœur, et détermine une contraction des vaisseaux auriculaires et des paupières; il diminue le nombre des inspirations sans en troubler le rythme; il abaisse la température qui descend progressivement jusqu'à la mort de l'animal (cochons d'Inde, lapins, chats); quand la dose n'est pas mortelle, à l'abaissement initiale succède une élévation qui ramène le sang à la température normale, mais en un temps plus long que celui nécessité pour l'abaissement; il jouit de propriétés hypnotiques incontestables et agit surtout sur l'encéphale; son usage prolongé détermine des spasmes cloniques des pieds, de l'assoupissement, et, si son usage est continué, de l'amaigrissement.

Suivant Rosenthal (3), le camphre monobromé produit chez les animaux le sommeil et une diminution considérable dans la fréquence du pouls et de la respiration, ainsi que l'abaissement de la température.

c. *Expérimentations cliniques.*

L'expérimentation clinique — aussi bien en médecine vétérinaire qu'en médecine humaine — par un grand nombre d'auteurs, nous permet de ranger le camphre monobromé parmi les agents vraiment actifs et indispensables de notre arsenal dosimétrique.

Le professeur Deneffe, de Gand (4), un des premiers, a fixé l'attention des praticiens sur les propriétés calmantes de ce médicament, et a obtenu un succès dans le délirium tremens, à l'aide de 3 à 4 grammes de ce produit.

(1) *Répertoire de médecine dosimétrique*, I, p. 111.
(2) Dict. de Dujardin-Beaumetz, p. 585. — *Progrès médical*, 1874-75. — *Gazette des hôpitaux*, 1874, p. 104.
(3) Hüsemann, *ibidem*.
(4) *Presse médicale belge*, 1871.

Goss (1) eut des succès indubitables avec des doses beaucoup plus petites dans la chorée, la spermatorrhée et la nymphomanie ; Hamilton, dans la chaude-pisse cordée ; Gallard, dans la chorée ; Vulpian, Potain, dans les spasmes hystériques, les palpitations, la dyspnée, la spermatorrhée ; Charcot et Bourneville, dans l'épilepsie ; Desnos, dans la prosopalgie ; Lannelongue, dans les affections douloureuses de la vessie ; M. Rosenthal, dans les palpitations nerveuses et l'irritabilité excessive de la vessie.

Le professeur Burggraeve (2) rapporte un fait intéressant de l'emploi du camphre monobromé dans l'orgasme sexuel. Un grand éleveur de Belgique, M. de Blicquy, avait donné — suivant les indications du professeur de Gand — ce remède à un jeune taureau destiné à l'abatage, mais qui par suite d'un état de rut n'engraissait point.

Il lui fut administré six granules par jour. Après deux jours l'animal était devenu calme et entré dans cet état de somnolence qui favorise la formation de la graisse. Au bout de six semaines il put être livré au boucher. Les chairs n'avaient aucune odeur ni goût de camphre.

M. A. Landrin, médecin vétérinaire, nous cite des cas de l'emploi heureux de cet agent contre l'éréthisme sexuel chez le cheval, le chien et le chat (3).

Les observations de cet auteur sont si concluantes que nous ne pouvons nous soustraire au plaisir de les reproduire ici :

« 1° *Chez le cheval.* — Une jument présente à certaines époques des accès de chaleur tels, qu'elle devient complètement inabordable ; le cocher n'ose plus l'approcher sans crainte d'être blessé, il est forcé de prendre beaucoup de précautions pour l'atteler. Elle crie, frappe, a le clitoris dans un état constant d'érection et projette par la vulve un mucus blanchâtre abondant ; elle offre, en un mot, tous les symptômes de nymphomanie qui font désigner, par les gens d'écurie, ces sortes de femelles sous le nom de *pisseuses.*

Le 15 août 1873, cet état étant devenu presque constant, je fus consulté sur ce qu'il y aurait à faire pour tâcher de la calmer.

(1) *Philadelphia Med. and Surg. Rep. Art.* 1876.
(2) *Répertoire de médecine dosimétrique*, I, p. 385.
(3) *Répertoire de médecine dosimétrique*, II, p. 190-194.

Je prescrivis l'administration du camphre bromé : deux granules de 1 centigramme, toutes les deux heures, dans une petite poignée de son frisé.

A peine l'animal avait-il pris douze granules que les symptômes diminuèrent sensiblement d'intensité, et au bout de vingt granules ils avaient complètement disparu.

Je fis administrer, malgré cela, tous les jours, six granules en trois fois et par deux, pendant quatre jours.

Le 13 octobre, la jument a un nouvel accès ; on lui administre encore vingt granules de camphre bromé, comme il avait été fait antérieurement. La chaleur disparut après l'absorption d'une douzaine de granules.

Enfin, le 29 décembre, nouvelle chaleur cédant rapidement comme dans les cas précédents.

Il est bon de noter que la dernière fois les symptômes étaient bien moins accusés.

Depuis cette époque jusqu'à ce jour, la bête n'a plus rien présenté d'anormal.

Bien qu'elle soit d'un caractère irascible, elle ne cause plus les désagréments qui avaient nécessité mon intervention.

L'accès se passe rapidement et sans le cortège des signes exagérés d'excitations génésiques que l'on observait auparavant.

2° *Chez le chien.* — Le 18 mars, M. Masson, rue des Récollets, me fait appeler en toute hâte pour un chien épagneul, âgé de trois ans, auquel il tient beaucoup et qui lui cause une grande inquiétude.

Depuis deux jours, cet animal refuse le manger ; il est triste et dans un état d'excitation très accusé : il a l'œil fixe, la bouche entr'ouverte, la mâchoire inférieure abaissée et agitée par des mouvements convulsifs, une bave filante peu abondante coule par les commissures des lèvres. Il n'obéit que difficilement, et quand on veut le toucher, il grogne et cherche à mordre ; il vient même de mordre un employé de la maison avec lequel il est cependant familier.

Mon diagnostic se trouve vite établi (ce n'est pas la première fois que je suis témoin d'excitations génésiques semblables). Je prescris le camphre monobromé, toutes les heures un granule au centigramme. On administre tout ce que j'avais remis, c'est-à-dire

vingt granules. Tous les symptômes disparurent complètement.

3º *Chez le chat.* — J'ai fait administrer à des chattes, dans
différents cas d'excitation érotique, si bien caractérisée chez cet
animal, le camphre bromé.

Chez un premier sujet, onze granules de 1 centigramme, administrés d'heure en heure, ont suffis pour obtenir la plus complète
tranquillité.

Chez une deuxième chatte, il a fallu aller jusqu'à quatorze granules. Chez une troisième, où les symptômes étaient très exagérés,
on a dû en arriver jusqu'à vingt-quatre, en administrant un granule d'heure en heure. »

M. Landrin termine ses observations en indiquant les bons
effets qu'il obtient toujours de l'administration du camphre
bromé, quand il fait une application un peu étendue d'emplâtre
ou de frictions cantharidés. Généralement, huit, dix ou douze
granules suffisent pour conjurer les accidents résultant de l'absorption de la cantharidine chez le cheval.

Le professeur Burggraeve fait suivre l'article de M. Landrin
de quelques courtes réflexions sur l'emploi du camphre monobromé sur le chien et le chat, dans cet état d'éréthisme génésique
qui frise de si près la rage.

On sait que cet état existe peu ou presque pas dans l'état de
nature. A Constantinople et dans toutes les villes de l'Orient où
les chiens, protégés par le fanatisme mahométan, vivent en liberté
et ne vaguent pas hors du quartier où ils sont nés, on sait qu'il n'y
a presque pas d'exemple que ces animaux soient devenus enragés ;
c'est que leurs besoins sexuels étant satisfaits selon les vœux de la
nature, ils ne sont pas pris de cet état hystérique qui porte à la
gorge, en détermine la constriction et donne lieu à une bave
écumeuse.

Tous les symptômes d'une rage débutante existaient chez le
chien qui fait l'objet de la seconde observation. La rapidité avec
laquelle les symptômes hystériques ont cédé après l'administration
du bromure de camphre, prouve la puissance de cet anaphro-
disiaque. Le camphre combiné avec le brome est donc une
ressource précieuse et trouvera de nombreux cas d'application
chez l'homme. (Burggraeve.)

Il ressort de ce que nous venons d'exposer que les effets du camphre monobromé sont ceux du camphre et du brome combinés. Ceux du camphre se manifestent par l'excitation simultanée des centres respiratoire et vaso-moteurs et du tissu musculaire du cœur, se traduisant par une plus grande activité de la respiration et du courant circulatoire, et en s'opposant à la paralysie imminente des centres vaso-moteurs.

Ceux du brome se montrent par la diminution de l'irritabilité maladive des régions motrices et sensibles de l'encéphale. Aux deux agents on doit accorder le pouvoir d'émousser l'éréthisme génésique.

On ne sait pas au juste comment le camphre monobromé quitte l'organisme et quels sont les émonctoires par où il est éliminé.

Gubler n'a jamais retrouvé le brome dans les urines et pense que le camphre, ne passant pas par les reins, empêcherait aussi le passage du brome par les urines.

L'observation clinique de M. Landrin, qui nous fit voir qu'il suffit d'administrer le camphre monobromé pour conjurer les accidents rénaux consécutifs à l'emploi de la cantharide, ferait supposer, à l'encontre de l'opinion de M. Gubler, que ce remède passant par les reins en même temps que la cantharidine neutralise l'action de cette dernière sur le tissu rénal.

On sait que le camphre change bientôt dans l'organisme en différents acides camphro-glycuroniques et perd son activité. Resté à démontrer que la combinaison du camphre monobromé subit la même décomposition, et que les effets physiologiques de cet agent appartiennent aux facteurs séparés ou bien au médicament entier.

USAGES THÉRAPEUTIQUES.

Il n'est pas étonnant qu'un remède qui possède à la fois une action excitante et une autre sédative soit indiqué dans une foule de cas.

Voilà ce qui a lieu avec l'agent qui nous occupe.

On l'emploie avec succès dans les affections adynamiques avec sécheresse des tissus comme le typhus, le choléra ; dans toutes les inflammations des voies respiratoires, digestives et génito-urinaires, dans toutes celles où il y a tendance à l'exsudation ou formation de couenne ou fausse membrane.

Il est utile dans les affections irritatives de l'isthme du gosier, contre l'œsophagisme, dans l'asthme et l'emphysème pulmonaire, dans la toux spasmodique et convulsive de certaines bronchites et de la coqueluche, contre certaines palpitations cardiaques nerveuses ou symptomatiques d'une lésion organique, contre les hypérémies en général et contre les affections des centres nerveux de forme congestive ou avec excès de stimulus.

On peut encore y recourir dans l'éréthisme uréthral ou au début des blennorrhagies avec érection : en un mot, dans toutes les affections où le brome a été recommandé (Burggraeve) (1).

Nous possédons en lui le meilleur sédatif du système génital; aussi convient-il dans les affections rabiques essentielles, dans la nymphomanie, l'hystérie, contre les pollutions nocturnes, le priapisme.

MODES D'ADMINISTRATION ET DOSES.

Le bromure de camphre étant insoluble dans l'eau, on fera bien de l'administrer sous forme de poudre ou, mieux encore, en granules ou pilules solubles.

Pour éviter le goût désagréable du médicament, on donnera naturellement la préférence à la forme granulaire qui est excellente. Notons cependant qu'on peut préparer des pilules suffisamment solubles en faisant la masse pilulaire avec le camphre monobromé et la moitié de son poids de miel blanc.

Les granules Chanteaud au centigramme sont parfaits de contenu, de forme et agréables au palais.

En dosimétrie, nous nous tenons aux doses légères : soit de un granule à la fois pour l'enfant, de deux à cinq pour l'adulte, pour une prise. Dans les cas aigus, on répétera ces doses suivant les lois dosimétriques, en les associant aux autres modificateurs médicamenteux exigés par les besoins du moment. Dans les cas chroniques quatre à huit granules, donnés deux par deux à larges distances, suffiront pour la journée.

(1) *La Médecine dosimétrique, ses fins et se moyens,* 1883, p. 185.

Brucine.

Synonymes : Caniramine, angusturine, pseudangusturine, vomicine.

La brucine dérive son nom du *Brucéa antidysenterica*, espèce du genre *Brucéa* de la famille des *Térébinthiacées xanthoxylées*. On a cru pendant longtemps que c'était d'elle que provenait la fausse angusture, mais on sait actuellement qu'elle vient du *Vomiquier, Strychnos nux vomica*.

Aussi Guibourt a-t-il proposé avec raison de remplacer le nom de *Brucine* par celui de *Vomicine*. Celui d'*Angusturine* qu'on a voulu lui donner n'a pas été adopté, parce qu'il semblerait indiquer un corps provenant de l'angusture vraie, l'écorce du *Galipea cusparea* (D. C.), qui contient un principe neutre, découvert par Saladin, la cusparine; la dénomination *Pseudan-gusturine*, comme faisant supposer l'existence d'une angusturine vraie, n'est pas acceptable non plus. Il y aurait plus de raison de baptiser l'alcaloïde en question du nom de *Caniramine*, dérivé du mot *Caniram*.

En effet, d'après Rheede, ce nom ancien revient au *Strychnos nux Vomica* (L). Le *Strychnos minor* (Blum) serait le *Tsjeru-katu-valli-caniram*, dont les graines, presque sans amertume, sont contenues dans une pulpe amère. Le *Strychnos colubrina* (L.) est le *Madira caniram* de Rheede, dont les graines, grosses comme la noix vomique, mais d'une couleur vert bleuâtre foncé, sont mélangées quelquefois à celle-ci dans le commerce (Nysten) (1).

Formule : $C^{23} H^{26} Az^2 O^4 + 4 H^2 O$.

Cet alcaloïde, découvert en 1819 par MM. Pelletier et Caventou, se trouve en grande quantité dans certaines familles des Loganiacées, à côté de la strychnine (1818, Pelletier et Caventou), de l'igasurine (1853, Desnoix), de la loganine (1884, Dunstan et Short), et de sept autres alcaloïdes (1858, Schützenberger), toutes de composition et de solubilité différentes des acides strychnique et tannique.

La brucine cristallise tantôt en prismes rhombiques droits,

---

(1) D ct. de Médecine, 12º éd.

tantôt en aiguilles, et forme avec divers acides des sels cristallisables et solubles. Elle est soluble dans 150 parties d'eau bouillante et dans 320 parties d'eau froide, très soluble dans l'alcool aqueux ou absolu, dans la benzine, le chloroforme, insoluble dans l'éther absolu. Elle possède une saveur très amère.

La potasse et la soude précipitent la brucine de ses solutions salines, et le précipité est insoluble dans un excès du précipitant.

L'ammoniaque décompose les sels de brucine. Le précipité est très soluble dans un excès d'ammoniaque. Mais si on abandonne la solution ammoniacale du jour au lendemain, la brucine se précipite à l'état cristallin, et sous cette forme un excès d'ammoniaque ne peut plus la dissoudre.

Des sels de brucine en solution neutre ou acide se comportent en présence des bicarbonates alcalins comme les sels de strychnine correspondants.

La brucine ou une de ses combinaisons versée dans de l'acide azotique concentré et à froid donne une coloration intense rouge sang, qui bientôt devient rouge jaune, et enfin complètement jaune si on vient à chauffer. En chauffant, il se dégage un gaz, doué d'une odeur de pomme de reinette, et qui serait, d'après Laurent, de l'éther azoteux. Il se formerait aussi un alcali nitré, la cacothéline ($C^{20} H^{22} Az^4 O^9$, Falck), produit d'oxydation de la brucine et cristallisable dans l'acide azotique.

Quand le liquide a été chauffé au point où on obtient la coloration jaune, qu'il soit concentré ou qu'on l'étende d'eau, si l'on ajoute du protochlorure d'étain ou du sulfhydrate d'ammoniaque, la couleur jaune faible devient violet très intense. Il faut éviter un excès d'acide azotique et préférer le protochlorure d'étain au sulfure ammonique, car ce dernier donne un dépôt de soufre qui peut masquer la coloration. Cette réaction est des plus caractéristiques pour la brucine.

La brucine se comporte comme la strychnine avec l'acide iodique et l'acide sulfurique.

Si, dans une solution d'un sel de brucine, on verse de l'eau chlorée, on obtient une liqueur d'un beau rouge pâle. La coloration passe au brun-jaune par addition d'ammoniaque. (A. Chapuis.) (1).

---

(1) *Précis de toxicologie*, p. 579-580.

La semence du *Vomiquier (Strychnos nux vomica),* mieux connu sous le nom de noix vomique, contiendrait 1.93 à 2.88 p. %, d'alcaloïde, dont la moitié serait, d'après Dragendorff, de la strychnine, l'autre moitié de la brucine.

Bernelot Moens a trouvé dans les semences du *Strychnos tieuté* 1.429 p. %, de strychine et des traces seulement de brucine. Celles du *Strychnos Ignatii,* les fèves de Saint-Ignace, posséderaient 1.39 p. %, de strychnine et des traces de brucine. (Dragendorff.)

L'écorce de la fausse angusture, au contraire, qu'on attribue au vomiquier, présenterait jusqu'à 2.4 p. %, de brucine et des traces de strychnine; dans le *Lignum colubrinum,* écorce du *Strychnos colubrina,* on trouve ces alcaloïdes en quantités relatives analogues.

Le *Strychnos ligustrina* (Blume) ne présente en fait d'alcaloïde que de la brucine (Dragendorff). Enfin l'écorce du *Strychnos gautheriana,* qui aurait de l'analogie avec la fausse angusture, encore connue — sous forme de poudre — comme *Hoàng-nàn,* contient des traces de strychnine et 2.7 %, de brucine. (Lesserteur, Vulpian.) (1).

Vu la richesse très variable en fait d'alcaloïdes, des préparations galéniques, tels que la teinture et les extraits alcooliques et aqueux, il est urgent de ne se servir en médecine que de l'alcaloïde pur.

En effet, selon Falck (2), la teinture renferme 0.244 à 0.353 p. %, l'extrait spiritueux 7.3 à 8.59 p. %, d'alcaloïdes (strychnine et brucine en parties égales), l'extrait aqueux 3.18 à 4.3 p. %, dont un cinquième de strychnine et quatre cinquièmes de brucine, concordant avec la plus grande solubilité de la brucine ; la strychnine exigeant 2500 parties d'eau bouillante et 6300 parties d'eau froide pour être dissoute.

La brucine du commerce est le plus souvent mélangée de strychnine (Hüsemann) (3), donc gare à son emploi !

Le granule dosimétrique Chanteaud, dosé au demi-milligramme et garanti parfaitement pur, présente au praticien une sécurité absolue.

(1) *Leçons sur l'act. physiol. des substances toxiques,* 1882.
(2) *Lehrbuch der Pract. Toxicol.* 1880.
(3) *Arzneimittellehre,* S. 914.

ACTION PHYSIOLOGIQUE.

La brucine exerce sur l'homme, comme sur les animaux, une action très analogue à celle de la strychnine, quoique beaucoup plus faible.

Elle agit toutefois avec une assez grande énergie et rapidité.

Sa toxicité est moindre que celle de la strychnine. D'après Magendie, il faudrait multiplier douze fois, d'après Andral, vingt fois, enfin selon F. A. Falck, trente-trois fois et demie la dose suffisante de strychnine, pour obtenir les mêmes effets toxiques de la brucine.

Afin d'éviter des redites nous renvoyons à l'article *Strychnine*, pour l'étude de l'action physiologique de la brucine, ainsi que pour les usages thérapeutiques.

La brucine est pour les enfants et pour les personnes faibles ce que la strychine est pour les adultes et pour les gens fortement constitués.

Étant beaucoup moins active elle expose moins à des accidents tétaniques.

Elle remplit exactement les mêmes indications que sa sœur la strychnine et constitue pour l'enfant l'incitant vital par excellence.

MODES D'ADMINISTRATION ET DOSES.

Afin d'éviter toute chance d'accident dans la pratique infantile, on fera bien, avant de prescrire cet agent, de s'assurer dûment chez le pharmacien de la pureté de sa brucine, ou mieux encore, on exigera les granules Chanteaud dosés au demi-milligramme.

On peut donner la brucine sous forme de granule ou en solution aqueuse, qu'on prendra soin d'édulcorer avec un sirop quelconque pour la rendre agréable aux petits bambins.

On donne aux enfants en bas-âge un granule à la fois, répété de quart d'heure en quart d'heure dans les cas aigus, jusqu'à effet, de quatre à six granules pour la journée dans les cas chroniques, associés aux autres modificateurs médicaux exigés par l'état du petit malade. Pour les personnes adultes très sensibles à l'action de la strychnine, on pourra porter ces doses à deux et cinq granules à la fois.

Bryonine.

Formule : $C^{48} H^{80} O^{19}$ (Walz).

Glycoside dédoublable par l'acide sulfurique en glucose et en deux corps amorphes : la bryorétine et l'hydrobryorétine, constituant le principe actif de la racine et de quelques autres parties de la bryone.

Le genre *Bryonia*, de la famille des *Cucurbitacées*, possède un nombre considérable d'espèces dont la plupart se trouvent dans l'Inde et l'Afrique; les seules espèces utilisées pour l'extraction du principe amer qui nous occupe sont européennes, la *Bryonia alba* et la *Bryonia dioëca*.

La liane herbacée indigène, qui porte ce nom en France, est encore connue sous différentes appellations vulgaires telles que : *navet galant, navet du diable, vigne blanche, couleuvrée;* chez les Anglais comme *jalap blanc*, chez les Allemands comme *navet de la goutte.*

Récoltée au printemps, la racine de bryone est moins riche en matière active que vers l'automne.

Le suc qu'on peut recueillir au printemps en creusant le sommet des racines — eau de bryone — purge assez violemment à la dose d'une cuillerée; la même quantité exprimée d'une racine récoltée en automne produirait une superpurgation dangereuse. (Dujardin-Beaumetz.)

Suivant Walz, la racine de bryone contiendrait un second principe amer cristallisable : la bryonitine.

La bryonine, qui constitue la partie active de la plante, se présente comme une résine blanc-jaunâtre, de saveur d'abord sucrée, puis amère, âcre et styptique. Elle est soluble dans l'eau et l'alcool, insoluble dans l'éther. L'acide sulfurique la dissout avec une coloration bleue passant au vert.

Une solution aqueuse de bryonine précipite le sous-acétate de plomb, le proto-nitrate de mercure et l'azotate d'argent. Les alcalis ne l'attaquent pas.

D'après Walz, on obtient la bryonine absolument pure en grains blancs ou à peine colorés, en la séparant par des lavages réitérés à l'éther d'une résine qui la souille.

La couleuvrée contenant, outre une quantité très variable de principe actif, une masse énorme d'amidon, un peu d'huile concrète de couleur verte, un peu de résine et quelques sels, il est évident qu'il vaut mieux de ne pas employer le végétal brut mais de s'adresser au glycoside seul, qu'on peut doser mathématiquement.

ACTION PHYSIOLOGIQUE.

Nous avons expérimenté ce glycoside sur nous-même. En prenant cinq granules au milligramme, d'heure en heure, jusqu'à concurrence de trente granules, soit 3 centigrammes, nous n'avons eu ni mal au ventre, ni de selles liquides.

Après avoir pris ces granules pendant la soirée, nous eûmes une nuit excellente, et fûmes réveillés le lendemain matin vers six heures pour aller aux lieux. Les selles étaient demi-consistantes.

Suivant Réveil, la bryonine purgerait à la dose de 1 à 2 centigrammes comme un puissant drastique.

Selon notre expérience, le glycoside de la bryone ne produit, à doses légères, ni irritation gastro-intestinale, ni ténesmes; il développe son action après huit ou douze heures.

A doses élevées toxiques, de 3 à 10 centigrammes, elle purge violemment avec des coliques atroces, quelquefois elle produit des vomissements, de la superpurgation, les symptômes de choléra, quelquefois ceux de choléra sec, occasionnés par une irritation locale des muqueuses gastro-intestinales.

SUBSTANCES SYNERGIQUES, AUXILIAIRES.

La jalapine, la colocynthine, l'élatérine possèdent les propriétés de la bryonine; comme celle-ci elles stimulent à doses légères l'activité du gros intestin; à doses plus élevées elles possèdent des propriétés purgatives qu'elles partagent avec le podophyllin, la podophyllotoxine et la picro-podophylline.

L'atropine et l'hyoscyamine constituent des auxiliaires excellents en corrigeant, par leur action antispasmodique et régulatrice du mouvement péristaltique, une irritation trop accentuée du tube digestif de personnes trop sensibles à l'action de la bryonine.

SUBSTANCES ANTAGONISTES.

Citons comme telles : la morphine, la cotoïne et le tannin.

USAGES THÉRAPEUTIQUES.

Médicament peu usité. Peut servir de succédané au podo-phyllin.

Agissant spécialement sur le cœcum, il sert à relever celui-ci et le gros intestin en général de sa torpeur et termine ainsi favorablement la digestion intestinale.

Il convient dans les affections abdominales torpides, dans les fièvres bilieuses, les flux de même sorte, les coliques vermineuse et stercorale.

Il est toujours avantageux de l'associer à l'hyoscyamine, pour peu qu'on se propose de l'employer à dose purgative.

MODES D'EMPLOI ET DOSES.

Pour les petits enfants on prescrit la bryonine en solution aqueuse en association avec l'hyosciamine, y ajoutant un peu de sirop simple : 2 à 3 milligrammes de bryonine et 1/2 milligramme d'hyosciamine pour la journée, donnés par cuillerées de demi-heure en demi-heure, jusqu'à effet.

Pour l'adulte, six à huit granules, donnés en deux fois, une heure après les repas, simultanément avec la jalapine, favoriseront la digestion.

L'effet purgatif s'obtiendra en prescrivant ce remède à la dose de cinq granules, répétés d'heure en heure ou de demi-heure en demi-heure — selon les circonstances — jusqu'à effet.

C

Caféine.

Synonymes : Methylthéobromine, triméthylxanthine (Strecker), théine, guaranine.

Formule : $C^8\ H^{10}\ Az^4\ O_2$.

L'alcaloïde de ce nom a été découvert, en 1820, dans les fruits du *Coffea Arabica* (L.), par Runge.

Mulder et Jobst démontrèrent, en 1838, que la théine, trouvée par Oudry, en 1827, dans les feuilles de *Thea Chinensis* (L.), et la caféine, sont des corps identiques.

Trois ans après la découverte de Runge, la caféine fut analysée par Dumas et Pelletier. Ce ne fut qu'en 1832 que sa composition exacte fut établie par Pfaff et Liebig.

A Strecker revient l'honneur d'avoir obtenu par synthèse la caféine (1861), en chauffant pendant vingt-quatre heures dans un tube fermé la combinaison argentique de théobromine avec l'iodure de méthyle. (E. Leblond.) [1].

D'après sa composition chimique, la caféine est de la méthyl-théobromine ou de la triméthylxanthine, l'alcaloïde du cacao, la théobromine étant de la diméthylxanthine.

Martius découvrit, en 1840, la caféine dans les fruits du *Paullinia sorbilis* (le guarana); Stenhouse, en 1843, dans le thé du Paraguay : *Ilex Paraguayensis* (Lamb.), de la famille des *Aquifoliacées*. On la trouve encore dans les noix de *Gourou* ou de *Cola (Cola acuminata)*, enfin dans le thé de l'*Ilex Cassine* et du *Cyclopia genistoïdes*. (Dragendorff.) [2].

Les alcaloïdes autrefois différenciés sous les noms de caféine, théine, guaranine, sont maintenant reconnus identiques et désignés sous le nom générique de caféine.

La proportion de caféine contenue dans ces différents végétaux peut être évaluée, selon le docteur G. Dragendorff, aux chiffres suivants :

Coffea Arabica	(fèves)	1	p. %
—	(feuilles)	1.15 à 1.25	—
Thea Chinensis	—	1.5 à 4	—
Paullinia sorbilis	(fruits)	1 à 5	—
Ilex Paraguayensis	(feuilles)	0.5 à 8	—
Ilex Cassine	—	0.122	—
Cyclopea genistoïdes	—	0.13	—
Cola acuminata	(fruits)	2	—

Avouons qu'il n'y a rien d'absolu dans ces chiffres, vu que

(1) *Étude physiol. et thérapeut. de la caféine*, 1883.
(2) *Die Gericht-chem. Ermittlung von Giften*, 1876.

d'autres auteurs, comme Stenhouse, Weyrich, Würthner, en avancent d'autres et que, évidemment, la proportion de caféine doit varier, suivant les différentes espèces d'une même plante, le lieu d'origine, le moment de la moisson et maintes autres causes encore qu'il serait oiseux d'énumérer.

La caféine est une base faible se combinant avec les acides et formant avec eux des sels bien définis ; cependant, parmi les sels solubles, plusieurs sont instables et se décomposent aussitôt qu'on les dissout dans l'eau.

Cristallisée de sa solution aqueuse, la caféine se présente en fines aiguilles prismatiques blanches et soyeuses, renfermant une molécule d'eau de cristallisation ou 8.4 p. %. Elle a une saveur très amère ; chauffée à 150° elle ne perd pas complètement son eau, fond à 178° et se sublime sans décomposition à 185°.

Elle est soluble dans environ 60 parties de suc gastrique (Leblond), dans 2 parties d'eau bouillante (Hüsemann) ; la solution saturée se prend en bouillie par le refroidissement ; à froid, il lui faut 90 parties d'eau, 9 parties de chloroforme, 50 parties d'alcool et davantage encore d'éther.

La densité de la caféine est de 1.23 à 19° centigrades.

L'acide azotique concentré, maintenu en ébullition avec la caféine, développe des vapeurs nitreuses et donne un liquide jaune qui prend une teinte pourpre par l'addition de quelques gouttes d'ammoniaque.

Si l'on continue l'ébullition, le liquide se décolore, cesse de rougir par l'ammoniaque et laisse déposer en s'évaporant des cristaux blancs nageant daus une eau mère chargée d'un sel de méthylamine. Quand on dirige un courant de chlore à travers une bouillie de caféine et d'eau, les cristaux disparaissent peu à peu et l'on obtient un mélange de plusieurs substances, dont la composition varie avec la durée de l'action.

Quand la proportion de chlore employée est relativement faible, les produits sont de l'acide amalique, appelé aussi tétra-méthylalloxanthine, de la méthylamine, du chlorure de cyanogène et de la chlorocaféine.

Chauffée avec l'acide chlorhydrique et une solution de chlorate de potasse, la caféine donne de l'alloxane qui colore la peau et prend elle-même une belle couleur rouge sous l'influence de l'ammoniaque.

Chauffée avec de la chaux sodée, la caféine dégage de l'ammoniaque et laisse un mélange de carbonate potassique, de carbonate sodique et de cyanure de sodium ; cette réaction distingue nettement la caféine de la pipérine, de la morphine, de la quinine et de la cinchonine, qui ne donnent pas de cyanure de sodium, lorsqu'on les soumet à un traitement semblable. (Leblond.)

DES SELS DE CAFÉINE.

Cédant aux désirs de plusieurs médecins, M. Chanteaud a enrichi la pharmacie dosimétrique de quelques sels de caféine, notamment du citrate, du valérianate et de l'arséniate.

Nous sommes d'avis que — ces sels se décomposant au moment de leur dissolution en acide et en caféine — il serait préférable d'employer la caféine en nature.

Les propriétés alcaloïdiques de la caféine, dit M. Tanret, sont extrêmement faibles. N'étant pas alcaline, elle est incapable de neutraliser la plus petite quantité d'acide, et si elle forme des sels avec certains acides, ces sels sont loin d'être aussi stables que ceux de la plupart des autres alcaloïdes.

Suivant cet auteur, les acides organiques ne forment pas de sels définis avec la caféine ; avec les acides minéraux on peut obtenir des sels parfaitement définis, seulement ils sont peu stables et se décomposent par l'eau et à l'air libre.

Par contre, M. Tanret a remarqué qu'en présence du benzoate, du cinnamate, du salicylate de soude, la caféine se dissolvait dans très peu d'eau et formait ainsi des sels doubles, très solubles et très riches en caféine.

M. E. Merck, de Darmstadt (1), a répété les expérimentations de M. Tanret et a pu s'assurer de la vérité des assertions du chimiste français.

La combinaison des sels doubles a lieu d'après les équivalents de ces divers corps.

Pour 244 parties de caféine, il faut 170 parties de cinnamate de soude ; ce sel contient ainsi 58.9 p. % de caféine.

Pour 244 parties (un équivalent) de caféine, il faut 288 parties (deux équivalents) de benzoate de soude, soit 45.8 p. % de caféine.

(1) *Pharm. Zeitung*, relaté dans *Pharm. Weekblad*, 1884, n° 17.

Pour 244 parties de caféine, il faut 160 parties (un équivalent) de salicylate de soude, soit 61 p. %, de caféine. (Leblond.)

Ce dernier sel est donc le plus riche en caféine.

Les trois combinaisons sont solubles en 2 parties d'eau bouillante ; la solution reste constante après refroidissement.

Nous proposons donc d'abandonner les soi-disant sels de caféine obtenus par l'acide citrique et valérianique, et de ne se servir que de la caféine pure et de son arséniate en granules, ou bien du sel double : le salicylate de soude et de caféine, si l'on veut introduire cet alcaloïde par voix sous-cutanée.

ACTION PHYSIOLOGIQUE ET TOXIQUE SUR L'ORGANISME EN GÉNÉRAL.

Dans leurs expérimentations sur les animaux, différents auteurs ont trouvé que la caféine exalte l'excitabilité réflexe et peut, à une dose de 100 à 200 fois plus forte que celle de la strychnine, donner lieu à des phénomènes tétaniques, notamment chez les animaux à sang chaud autres que l'homme ; elle est un excitant du cerveau.

Des symptômes de paralysie générale précédés de tétanisme et d'une augmentation de la sensibilité réflexe, finissant par la mort du sujet, ont été observés chez la grenouille, pour peu que la dose de caféine fût suffisante.

Expérimentant sur l'homme sain, il faut élever la dose de caféine au-dessus de 300 milligrammes pour arriver à des effets appréciables. La réaction personnelle de différents individus contre une même dose de caféine est très variable, et résulte peut-être d'une accoutumance plus ou moins grande au café, sinon d'une idiosyncrasie individuelle.

Ainsi Aubert ne ressentît, après 360 milligrammes de caféine, qu'une lourdeur passagère de la tête, symptôme disparaissant en une heure ; après 500 milligrammes, augmentation passagère et légère du pouls, une heure après lourdeur de la tête, léger tremblement des mains, signes d'intoxication qui s'évanouirent immédiatement.

MM. C.-G. et J. Lehmann (1), au contraire, présentaient, après des doses sensiblement égales, 300 à 600 milligrammes, des

---

(1) Nothnagel et Rossbach, S. 656, *Arzneimittellhere.*

symptômes beaucoup plus graves : excitation énorme du système nerveux et vasculaire : pouls très fréquent et irrégulier, respiration difficile, oppression, céphalalgie, bourdonnements, photopsie, délire, hallucinations, insomnie, érection du membre viril et besoin continuel d'uriner.

Un autre observateur, Caron, eut, après 500 milligrammes de caféine, de la céphalée, du tremblement, des nausées, de la somnolence, tandis que la fréquence du pouls diminuait de 30 pulsations.

Kelp prescrivait à une dame nerveuse une dose de 480 milligrammes et vit se développer un cortège très alarmant de symptômes pendant environ trois heures. Après vingt-quatre heures seulement toute trace d'intoxication était effacée.

L'empoisonnement débutait par le vertige, une sensation de fatigue générale, de l'anxiété précordiale, accélération du pouls, pulsation abdominale; à ces symptômes s'ajoutaient bientôt un tremblement des extrémités, grincement des dents, enfin une lourdeur de la tête et des contractions spasmodiques des muscles du cou et de la nuque.

Notons enfin que Hüsemann a observé, après 240 milligrammes de caféine, un état congestif de la tête et des troubles respiratoires, tandis que Frerichs, après l'absorption d'une dose unique de 2 grammes, n'eut que de la pesanteur de la tête, de la congestion au cerveau et un vomissement suivi de la disparition complète des symptômes toxiques (1).

L'homme peut s'accoutumer à des doses ascendantes de caféine. Les symptômes toxiques, même les plus graves, ne sont que passagers et disparaissent vite.

ACTION SUR LES DIFFÉRENTS ORGANES ET SUR LES FONCTIONS.

Action sur le système nerveux central.

Les doses modérées favorisent, les doses massives dépriment l'activité cérébrale.

Chez l'homme, la caféine agit plutôt sur le cerveau, chez l'animal, sur la moelle.

(1) Lewin, *Die Nebenwirkungen der Arzneimittel*, 1881.

Action sur les nerfs périphériques et les muscles striés.

Eulenburg a observé qu'en plongeant les nerfs dans une solution de caféine, ceux-ci se paralysent.

Bennett, Falk et Stulhmann virent, après l'injection de fortes doses de caféine, se développer une paralysie des nerfs sensitifs ; après une ingestion sous-cutanée de cet alcaloïde, Eulenburg a constaté la paralysie des nerfs sensitifs environnant le point de la piqûre.

En suivant le mode ordinaire d'ingestion, notamment *per os,* la caféine frappe le cerveau et la moelle bien avant les nerfs périphériques.

La caféine agit comme stimulant de la fibre musculaire striée.

Cette qualité expliquerait le besoin impérieux d'uriner qui succède si souvent après l'ingestion du café, sans qu'il y ait accumulation d'urine dans la vessie, ou encore comment le café défatigue pendant les longues marches.

Suivant Voit et Johanssen, les muscles striés de la grenouille présentent, sous l'action directe de la caféine : du mouvement du contenu de la cellule musculaire, perte de la striation transversale, tandis que la striation longitudinale s'accentue, raccourcissement de la fibre jusqu'à la moitié de sa longueur, laquelle en même temps se détache par ci par là du sarcolemme.

Johanssen prétend avoir observé le même effet sur les muscles du chat et émet conséquemment la théorie suivante :

« Les petites doses de caféine occasionnent le premier degré de la raideur cadavérique : l'état gélatineux de la myosine ; les grandes doses, la raideur cadavérique complète due à la coagulation achevée de la myosine. Si l'opinion de Herrmann est juste et que le procès chimique, s'évoluant dans ce premier stade, soit identique avec celui de l'activité du muscle, l'hypothèse que les doses légères de caféine doivent alléger le travail du muscle, présente beaucoup de probabilité. »

Dans leurs expériences sur le lapin, Rossbach et Harteneck ont obtenus des résultats différents.

Absorption et élimination.

La caféine pénètre rapidement dans l'organisme, ses effets sont passagers, de là on présume son élimination rapide. On la retrouve immodifiée dans l'urine et la bile. (Strauch.)

Action sur les organes digestifs.

Comme il ressort des expérimentations de M. Leblond dans des cas de hernie étranglée, on doit admettre que la caféine possède la faculté d'augmenter la contractilité musculaire de l'intestin.

Suivant Hannon et Peretti, elle exciterait les sécrétions intestinales et pourrait même provoquer la diarrhée.

Tandis que Wasse dénie toute influence sur les mouvements intestinaux, on voit Trousseau et Pidoux admettre que les grandes doses produisent le vomissement, de l'anxiété précordiale et des borborygmes.

Donnée à dose toxique, on a trouvé les vaisseaux mésaroïques gorgés de sang, ce qui naturellement n'empêche pas que les doses légères ne peuvent agir comme excitants sur les vaso-moteurs.

Action sur les sécrétions.

Léven, Stuhlmann, Falk et Méplain attribuent à la caféine une influence favorisante sur les sécrétions de la salive et de la bile.

Selon Gubler, Leblond et Riegel, elle provoque une diurèse plus ou moins abondante.

Action sur la respiration.

Marchant de pair avec l'augmentation de la sensibilité réflexe, la respiration se trouve d'abord accélérée, puis ralentie. Uspensky et Aubert eurent de bons résultats de la respiration artificielle dans le tétanos caféinique.

Action sur la circulation.

Chez la grenouille, soumise à l'influence de doses considérables de caféine, on voit que les contractions du cœur vont se retardant et s'affaiblissant.

En plongeant le cœur excisé dans une solution de caféine et de sel marin, on observe d'abord une augmentation, puis une diminution notable des contractions du cœur, qui finit par s'arrêter net en systole.

Le mouvement du cœur des animaux à sang chaud s'accélère après des doses minimes et moyennes de caféine; la pression sanguine augmente (Binz). En haussant la dose considérablement, le nombre de pulsations diminue au contraire, devient sous-normal et il se présente de l'arhythmie; la pression sanguine baisse; enfin le cœur, rempli de sang, s'arrête paralysé en diastole. (Nothnagel et Rossbach.)

Dans ses conclusions générales sur l'action de la caféine, M. Leblond admet que, donnée à dose physiologique, elle diminue la fréquence du pouls en augmentant l'énergie des battements cardiaques, et la pression sanguine par constriction vaso-motrice; à dose toxique, elle fait rapidement baisser la pression sanguine par paralysie des vaso-moteurs.

Enfin le docteur Riegel (1), professeur à Giessen, dans des expérimentations sur l'homme sain, faisant des injections sous-cutanées de doses assez considérables de sels doubles de caféine, soit de 4 décigrammes à 1 gramme, vient à conclure que :

1° La caféine ralentit l'action du cœur;

2° Elle occasionne une augmentation de l'amplitude de l'onde pulsatile ;

3° Elle rehausse la tension artérielle.

Action sur la température.

D'après ses expérimentations sur les animaux, le professeur Binz (2) est d'avis que la température ne subit pas de changement après des doses légères de caféine; les doses moyennes non suffisantes à produire des symptômes spasmodiques amènent une élévation de 0.6° c., les grandes doses capables à produire la rigidité musculaire, l'inquiétude, la salivation, élèvent la température en une à deux heures de 1 à 1.5° c.

Lichtenfelz et Fröhlich ont observé chez l'homme, une augmentation de 0.35° c. après l'ingestion d'une infusion à froid de 22.5 grammes de café torréfié.

(1) *Berl. Klin. Woch.*, 1884, n° 19.
(2) *Vorlesungen ueber Pharmakologie*, S. 266.

M. Leblond (1) se prononce différemment :

« La caféine semble avoir une action hypothermique; en effet, chez un lapin, tenu en liberté, des injections successives de caféine ont fait baisser rapidement la température centrale, et cela après la première injection, qui pourtant était suivie d'une légère élévation et malgré de violentes convulsions; chez un autre, les températures périphérique et centrale ont baissé pour remonter ensuite.

Enfin, dans nos expériences personnelles, il en est plusieurs qui sembleraient confirmer l'action hypothermique de la caféine, notamment les expériences V, VI, XII et XIV durant lesquelles, malgré une température ambiante de 18 à 20°, ou bien nous avons senti nettement une fraîcheur inaccoutumée aux extrémités, ou bien nous avons pu constater directement un abaissement du mercure dans le thermomètre tenu à la main.

Du reste, des faits cliniques concourrent à prouver cette opinion. »

Plus loin, dans ses conclusions, le même auteur assure qu'à dose physiologique et toxique, la caféine fait tomber la température périphérique, enfin plus prudemment « qu'elle semble faire baisser la température dans les pyrexies ».

M. Huchard, à la fin d'une observation insérée dans le travail cité de M. Leblond (2), émet l'avis que la caféine produit comme antipyrétique des résultats douteux; si la température s'abaisse, dit-il, c'est pour peu de temps.

M. Binz donne une explication très séduisante de l'augmentation du calorique animal observé par lui sous l'influence de doses toxiques de caféine (3) :

« Cette élévation de la température est due à l'excitation des centres nerveux moteurs et des muscles striés.

Ainsi on observe après l'ingestion de doses moyennes une augmentation de l'irritabilité réflexe et la rigidité commençante des extrémités; après de grandes doses, les convulsions, le spasme toxique, un opisthotonos mortel et les contractions fibrillaires du muscle après la mort. Nous savons que différentes causes peuvent mener à un même résultat.

(1) *Étude physiologique*, p. 106.
(2) *Ibid.*, p. 160.
(3) *Vorlesungen über Pharmakologie*, S. 266.

Ainsi est-il indifférent que la rigidité musculaire soit causée par un courant induit qui — suivant Leyden — peut augmenter le calorique de 5° c., ou bien par le stimulus chimique de la caféine sur les centres moteurs. La suractivité du muscle favorise donc la décomposition de sa substance, mais augmente en même temps le degré de chaleur. (Binz.) »

Action sur les oxydations.

Suivant Hoppe et Rabuteau, la caféine fait ralentir les échanges organiques. Le dernier signale même une diminution très notable de l'urée après l'usage de cet alcaloïde.

Beale, Bœcker, Gubler, Hammond, Bouchardat, Trousseau, rangent la caféine dans la série des agents qui empêchent la dénutrition.

MM. de Gasparin et Petit considèrent le café comme un véritable aliment; Schützte avise que l'infusion du café torréfié ralentit l'excrétion de l'urée et diminue considérablement l'activité du travail nutritif, la modérant comme un véritable aliment; Lehmann et Frœlich avancent que la caféine retarde le mouvement de décomposition des éléments organiques.

Voit, après avoir exposé que les expérimentations des auteurs sont défectueuses et ne peuvent permettre une conclusion irréprochable, est arrivé à des résultats opposés.

Il a établi, en effet, il y a déjà une vingtaine d'années, que le café ne modifie pas la quantité d'urée.

Edward Smith conclut que l'infusion de thé entretient l'alimentation tout en augmentant les pertes.

Roux (1874), dans des expérimentations sur lui-même, observait de l'augmentation des matériaux solides (surtout du chlore et de l'urée) de l'urine par l'injection du café; cependant, après un usage continu, il se produit bientôt une acclimatation et l'excrétion de l'urée et du chlore devient normale.

Binz (1) se prononce ainsi : « On a nommé le café un aliment d'épargne qui diminuerait l'excrétion de l'urée. L'élévation de la température sous l'influence de la caféine démentirait déjà cette assertion. Une analyse consciencieuse des différents travaux sur

____

(1) *Vorlesungen über Pharmakologie.*

ce sujet porte à croire que la caféine, bien loin d'être un agent antidéperditeur, augmente plutôt les pertes en urée et en acide carbonique. » Il lui reconnaît cependant la propriété d'émousser la sensation de faim et de fatigue.

Suivant M. J.-A. Fort, le café n'est ni un aliment d'épargne ni un aliment de dépense.

M. Francotte, de Liége, arrive au résultat que, sous l'influence de la caféine, les variations de la quantité d'urée et d'urine excrétée sont peu considérables et ne se produisent pas dans le même sens.

Pour M. Leblond (1), la caféine, prise à dose modérée, ne modifie en rien l'excrétion de l'urée, tandis que, prise en quantité immodérée, elle augmente au contraire la dénutrition.

Les échanges organiques ne sont pas influencés d'une manière notable par la caféine. (Nothnagel et Rossbach.)

Dans un article fort intéressant, inséré dans le *Répertoire de médecine dosimétrique* (2), M. le professeur Burggraeve émet son avis sur l'emploi dosimétrique de l'arséniate de caféine dans le travail de la dénutrition.

Après avoir exposé les opinions divergentes de MM. Gasparin et E. Roux, dont le premier veut que le café rende l'assimilation plus complète en diminuant la dénutrition, tandis que le second a été conduit par ses recherches à des résultats tout à fait opposés, c'est-à-dire que le thé et le café n'empêchent point la dénutrition des tissus, M. Burggraeve poursuit :

« Il est certain que la caféine, comme les alcaloïdes en général, ralentit la combustion ; cet effet antifébrile est surtout très marqué avec l'arséniate de caféine.

On sait avec quelle rapidité la fièvre fait maigrir, mais avec quelle rapidité aussi la fièvre cesse sous l'influence du café noir à haute dose. Lors de la guerre continentale du premier Empire, en présence de la rareté et de la cherté du quinquina, on se servait pour rompre une fièvre intermittente, d'une forte infusion de café noir. Or, qu'est-ce que la fièvre? Une combustion exagérée, une élévation outre mesure du calorique animal, d'autant plus grande que la fièvre présente un caractère de malignité ou d'ataxie.

(1) *Étude physiol. et thérapeut.*
(2) Voir vol. I, 1872-1873, p. 517 et suiv.

Nous avons fait, à notre tour, quelques expériences sur nous-même, et avons constaté, étant échauffé et sous l'influence d'un dérangement de corps, avec diminution de sécrétion biliaire, que l'arséniate de caféine rétablit rapidement cette sécrétion et diminue l'acide urique dans les urines, c'est-à-dire que moins d'urée se produit dans le sang.

Mais nous avons voulu nous en enquérir d'une manière plus précise. Un jeune malade (14 ans), en traitement dans notre service à l'hôpital civil de Gand, pour une plaie pénétrante du genou gauche, était en proie à une fièvre de consomption et pré-sentait des symptômes manifestes d'ataxie : chaleur à 40° centigrades, pouls à 130, odeur de nid de souris, urines fortement uratées. Il n'y avait donc pas de doute quant à l'exagération de la combustion et le petit malade maigrissait à vue d'œil. Nous résolûmes de le soumettre à l'action de l'arséniate de caféine. Avant l'administration du remède, les urines contenaient environ 34 p. % d'urée, c'est-à-dire que ce principe azoté existait en surabondance dans le sang, puisque ce sont les reins qui sont chargés avec la peau, de l'éliminer; ainsi que nous l'avons dit, les urines étaient rares et uratées. La soif n'étant pas excessive, on ne fit pas boire le malade plus que d'habitude et on lui donna douze granules d'arséniate de caféine par jour, trois par trois. Dès le premier jour l'effet sur la calorification fut manifeste, puisque le thermomètre, qui avait indiqué jusque là 40° centigrades, n'en marqua plus que 39 et des fractions, il y eut une légère moiteur de la peau et la langue devint plus humide.

Jusque là le malade avait eu des garde-robes difficiles et peu colorées; il eut ce jour, vers la soirée, une selle copieuse, plus foncée. Au bout de trois jours de ce traitement, l'amélioration fut sensible et le petit malade reprenait à vue d'œil.

Cependant il y eut par intervalles des poussées de fièvre dues à l'inflammation de la paroi synoviale du genou, et qu'il fallait combattre par la vératrine, tout en maintenant l'arséniate de caféine, car ces médicaments ne s'excluent pas l'un l'autre. Les urines, analysées tous les deux jours, donnèrent successivement une diminution d'urée.

Les limites extrêmes de l'urée relativement à l'urine rendue, seraient, selon Stuart Cooper, pour l'homme adulte de 12 à 33 pour 1,000 dans les vingt-quatre heures.

Or, chez notre petit malade les variations ou plutôt les décrois sances de l'urée ont été de 34 à 14.

Quelle est l'origine de l'urée dans l'économie? C'est comme l'a dit M. Dumas, une sorte de corps brûlé résultant de l'oxydation des matières azotées; l'oxygène du sang artériel, en passant par les capillaires, y détruit par une véritable combustion, les tissus devenus impropres à la vie; le carbone et l'hydrogène se trans-forment, du moins en partie, en acide carbonique et en eau, pour être rejetés par les poumons et la peau. Les matières azotées sont transformées en ammoniaque; mais comme ce corps ne peut exister à l'état libre dans l'économie sans produire de graves désordres (ainsi qu'on l'observe dans les maladies adynamiques), la nature le transforme en urée en le mettant en rapport avec l'acide carbonique et en éloignant de cette combinaison les éléments de l'eau.

De sorte que les deux combustions respiratoire et nutritive se viennent mutuellement en aide, en même temps que l'eau du sang n'est pas diminuée. — Admirable prévoyance.

Dans l'état de fièvre, les opérations de la nature ne sont pas changées, mais accélérées. Ainsi la combustion dénutritive étant augmentée, il se brûle plus d'azote, et le sang se charge de principes ammoniacaux; de là cette odeur de nid de souris propre aux fièvres malignes ou ataxiques; plus d'urée se forme également dans le sang et les reins sont incapables de l'éliminer en temps voulu.

L'art doit donc venir en aide à la nature. D'abord — si c'est nécessaire — en soustrayant par la saignée une partie de ce sang brûlé; question importante, et qui sera l'éternel souci des prati-ciens : la saignée dans les fièvres.

Ensuite en excitant ou réveillant de sa torpeur le système nerveux vaso-moteur par les alcaloïdes et en retardant la com-bustion par les arséniates.

Or, nous venons de voir combien, à ce double titre, l'arséniate de caféine est utile.

Nous ne craignons pas de nous tromper en disant que l'intro-duction de ce sel dans le régime des maladies aiguës sera une véritable conquête de la thérapeutique. Dans notre service à l'hôpital civil de Gand, quand nos blessés doivent traverser une période de fièvre un peu longue, nous les soumettons à l'arséniate de caféine, sans préjudice des autres médicaments.

Nous n'avons pas remarqué que l'alcaloïde du café empêchât le sommeil; mais si cela était, on y suppléerait par quelques granules de morphine avec ou sans chloral, car dans les maladies de consomption le grand point est de maintenir le sommeil. »

M. le professeur Schmiedeberg (1), sans se prononcer au sujet de l'action présumée de l'alcaloïde du café sur la température et sur les oxydations, résume ainsi son opinion :

« La valeur intrinsèque de la caféine se réduit principalement aux modifications particulières qu'elle fait subir aux muscles et au système nerveux.

Quand à la suite d'épuisement et de fatigues corporelles, le système nerveux ne conduit que lentement l'impression de la volonté aux muscles, et quand ces derniers ne peuvent que difficilement transférer en travail utile ce qui leur reste en énergie potentielle, la caféine est l'agent capable d'annihiler d'un côté les résistances outrées dans le système nerveux central en augmentant son excitabilité; tandis que d'un autre côté il permet à la fibre musculaire de passer plus vite de l'état de relaxation à celui de contraction.

Si l'action de la caféine est trop forte, l'état de contraction musculaire devient persistant.

Il n'est pas besoin pour cela que la caféine augmente l'excitabilité, ni le pouvoir conductif absolu du muscle normal. »

Devant ces divergences d'opinion des auteurs, opinions se basant sur les résultats obtenus par des expérimentations sur les animaux et sur l'homme sain avec des doses très variées, il est évident que la clinique seule pourra et devra juger en dernier ressort.

SUBSTANCES SYNERGIQUES, AUXILIAIRES.

La théobromine, presque identique de composition et d'effets, peut être considérée comme synergique de la caféine; sous beaucoup de rapports nous en rapprocherons la cocaïne.

Comme auxiliaires nous nommerons la strychnine, la quinine, à d'autres égards aussi la digitaline, les arséniates.

---

(1) *Grundriss der Arzneimittellehre*, 1883.

SUBSTANCES ANTAGONISTES, INCOMPATIBLES. — ANTIDOTES.

La morphine, qui stupéfie le cerveau, figure, du moins relativement, comme l'antagoniste de la caféine, ce qui ne nous empêcherait pas de nous servir dans un cas donné et de l'un et de l'autre agent à la fois; ainsi, comme le dit M. Burggraeve, rien ne s'opposerait à donner la caféine comme antidéperditeur dans un cas de phthisie, tout en opposant la morphine à l'insomnie dans ce même cas. Nous pensons que le médecin dosimètre aura rarement à se servir de l'alcaloïde de l'opium comme antidote dans une intoxication par la caféine, vu que les effets toxiques de l'alcaloïde du café — grâce à son élimination rapide — sont passagers et que des malades traités dosimétriquement n'absorbent jamais ces doses énormes qui poussent à l'empoisonnement.

USAGES THÉRAPEUTIQUES.

La caféine est de ces jours l'article à la mode pour les allopathes. Après que Botkin et Koschlakoff (1) ont préconisé son emploi dans l'hydropisie, que Leech (2) le recommande surtout dans l'hydropisie symptomatique des maladies organiques du cœur, Lépine (3) et Huchard (4) viennent publier leurs résultats dans les affections du cœur, et Leblond dans son œuvre déjà citée (1883) de considérer la caféine, non simplement comme succédané de la digitale, mais de recommander toujours son administration dans les cas graves, puisqu'elle déploierait plus souvent et beaucoup plus rapidement son action que ne le fait la digitale.

Enfin le docteur Fr. Riegel (5), de Giessen, déclare la caféine un remède cardiaque de grande valeur, digne d'être rangé sur la même ligne que la digitale et qui présente sous plus d'un rapport des avantages importants qui font défaut à cette dernière.

Se basant sur vingt et un cas cliniques, traités soit par la caféine

(1) *Virchow's Archif,* 1864.
(2) *Practitionner,* 1880.
(3) Société des sciences médicales de Lyon, 1882.
(4) *Union médicale,* 1882.
(5) *Berl. Klin. Woch.,* 1884, n° 19.

seule, soit par celle-ci et la digitale combinées, le professeur de Giessen arrive aux résultats suivants :

1° La caféine partage avec la digitale une même action régulatrice du cœur ;

2° Donnée sous forme et à dose appropriées, elle augmente l'énergie du cœur, retarde son action et rehausse la pression artérielle ;

3° Elle provoque très vite une augmentation notable de la diurèse ;

4° Les indications de la caféine sont les mêmes que celles de la digitale ;

5° Le meilleur mode d'application de la caféine est celle de petites doses, souvent répétées ;

6° Elle se distingue avantageusement de la digitale, par son action plus rapide et non accumulative ;

7° La caféine peut être indiquée et administrée avec succès dans des cas où la digitale a prouvé être inactive ;

8° L'emploi simultané d'agents narcotiques, surtout de la morphine et de la caféine, est peu recommandable ;

9° En général la caféine est fort bien tolérée, souvent même mieux que la digitale. Les sels doubles de caféine : la caféine natro-benzoïque, natro-salicylique et natro-cinnamylique, sont surtout recommandables, grâce à leur grande solubilité qui les rend propres à l'application hypodermique.

Voilà donc un secours inespéré pour les membres de la Société de médecine de Paris, qui, dans une de leurs séances, ont condamné l'emploi de la digitale ; celle-ci ayant, selon leur déclaration, tué plus de malades qu'elle n'en aurait sauvé. On n'avait garde de se rabattre sur le principe actif de la digitale aussi infidèle que celle-ci, à cause de la différence énorme en activité des produits divers que le commerce pharmaceutique offre au patricien sous le nom de digitaline.

Dans cet état de choses, il n'y a rien de singulier que, de toutes parts, les journaux de médecine chantent les louanges de l'alcaloïde du café. On est heureux de pouvoir se tirer d'un mauvais pas et d'accorder, en écartant du combat et la digitale et son principe actif, la palme à la caféine, comme médicament efficace dans les asystolies.

Nous ne saurions partager complètement cet enthousiasme pour le nouvel agent cardiaque.

Nous nous hâtons cependant de reconnaître que l'emploi de la caféine présente des avantages réels, et le préférons certes à la digitale. Mais de là à condamner la digitaline, il y a loin.

Nous sommes, au contraire, assurés que la digitaline pure, telle que nous la présente le granule Chanteaud, ne mérite pas d'hériter de la disgrâce incombant à la plante-mère.

Nous continuons d'accorder à la digitaline pure la première place dans les remèdes cardiaques et réservons à la caféine celle d'un excellent succédané.

« Il faut se garder, dit fort à propos M. Burggraeve, en commentant le travail du docteur Lépine (1), il faut se garder de faire une panacée de la caféine et de vouloir la substituer dans les maladies du cœur à la digitaline.

A la digitale, nous ne disons pas, parce que cette dernière a une action fort inconstante selon sa provenance. On est souvent obligé de combiner la caféine et la digitaline à la strychnine dans les insuffisances cardiaques avec symptômes dyspnéiques, et à l'hyosciamine quand il y a spasme. »

Dans les fièvres de consomption, dans la dénutrition rapide, on s'adressera avec raison à la caféine, associée à l'acide arsénieux ou à l'un de ses sels, ou bien à l'arséniate de caféine.

En attendant que les physiologues tombent d'accord, et pendant qu'ils disputent à la caféine une influence favorable ou défavorable sur les échanges organiques, l'expérimentation clinique, guidée par les lois de la dosimétrie, prononcera définitivement en cette matière.

L'alcaloïde du café a été prouvé être un remède souverain dans certaines formes de céphalalgie : la migraine, l'hémicranie, accompagnée de forts battements des artères dans la tête (Burggraeve) (2), celle qui dépend de chloro-anémie, ou qui est symptomatique de l'hystérie, la céphalée générale sans hypéralgie du tégument cutané (Rossbach), sont le plus souvent tributaires de la caféine.

Pourquoi guérit-elle la migraine? On ne saurait, dit M. Schmie-

<hr>

1) *Répert. de médec. dosim.*, t. X, p. 668.
(2. *Répert. de médec. dosim.*, t. XII, p. 337.

deberg (1), expliquer l'action curative du remède du moment que la nature du mal nous est encore inconnue.

L'action stimulante de ce médicament sur la cellule cérébrale se produit dans les cas de torpeur intellectuelle et nerveuse (Gubler), dans le coma, la somnolence; elle agit aussi bien quand cet état est consécutif aux longues veilles, que lorsqu'il est dû aux effets d'un coup de soleil, à l'intoxication par les alcooliques ou par les narcotiques.

Ainsi dans le coma des typhiques, tout comme dans la somnolence qui accompagne l'anémie profonde de l'hémoglobinurique, le principe actif du café sait réveiller le cerveau.

La caféine peut encore rendre des services inestimables à l'armée, surtout quand on la donne concurremment avec la strychnine, en permettant au soldat en campagne de faire de longues marches et des fatigues extraordinaires avec un *minimum* de nourriture.

En effet, grâce à sa propriété d'émousser la sensation de faim et de fatigue, qui la rapproche de la cocaïne, à son action stimulánte sur la cellule nerveuse et la fibre musculaire, décuplée pour ainsi dire, lorsqu'il se trouve associé à la strychnine, l'alcaloïde du café sait relever le moral et le physique du militaire, et le met en état d'essuyer des fatigues sous lesquelles, sans son aide, il pourrait succomber.

L'influence salutaire de la caféine dans les accidents consécutifs à l'abus du tabac et son pouvoir cholagogue ont été relevés par M. Burggraeve.

Dans un article fort intéressant (2), cet auteur décrit l'action déprimante du tabac sur le système nerveux et musculaire et démontre que l'arséniate de caféine possède la faculté de neutraliser l'action stupéfiante du tabac. Il a employé ce modificateur dans diverses formes de nicotisme chronique : asthme, dyspnées, dyspepsies, congestions cérébrales, névroses intermittentes, et s'en est bien trouvé.

Dans un autre article, traitant de la cholémie (3), l'auteur de la médecine dosimétrique définit les cas spéciaux dans lesquels la

(1) *Grundriss der Arzneimittellehre*, S. 48.
(2) *La médecine dosimétrique, ses fins et ses moyens*, 1883, p. 342.
(3) Ibidem, p. 155.

caféine se trouve indiquée pour favoriser la sécrétion et l'excrétion de la bile.

« Ainsi, dit M. Burggraeve, dans l'ictère catarrhal ou rhumatismal il faut insister sur les bains généraux, les légers laxatifs et, la détente obtenue, rappeler la sécrétion et l'excrétion de la bile par la quassine et la caféine, qui sont les deux alcaloïdes qui conviennent ici le mieux, parce qu'ils ne déterminent aucune irritation intestinale, surtout s'il est vrai, comme le dit Liebig, que la caféine augmente la quantité de la taurine. La dépression du pouls ne permet guère d'employer les autres alcaloides; toutefois, s'il y a fièvre continue, on donnerait la vératrine et l'aconitine, surtout en vue de l'hyperesthésie cutanée.

Dans l'ictère spasmodique, c'est principalement aux mydriatiques, hyoscyamine, atropine, qu'il faut recourir; toutefois, comme il se peut que le spasme dépende de la faiblesse, on peut dans ce cas faire emploi de la brucine, de la strychnine, soit seules, soit combinées avec la quassine et la caféine.

Dans l'ictère palustre on insistera surtout sur les préparations de quinine : arséniate, hydro-ferro-cyanate, valérianate, selon les symptômes; tout en continuant à rappeler la sécrétion et l'excrétion de la bile par la quassine et la caféine.

On doit ici compter avec le temps, par conséquent ne pas chercher à forcer le remède. »

Un médecin belge, le docteur N. Olleviers (1), a observé à deux reprises l'action antihelminthique de faibles doses de caféine chez une enfant de six ans qu'il traitait pour une céphalalgie.

M. Eulenburg, sollicitant l'action analgésiante locale de la base du café, recommande de traiter certaines névralgies par les piqûres hypodermiques de caféine.

L'action favorable exercée par cet agent sur la contractilité musculaire de l'intestin, a engagé quelques praticiens à s'en servir dans des cas d'hernie étranglée. (Leblond.)

Rappelons encore que Grindel, Rasori, Deliaux, l'ont usitée sous forme de café dans les fièvres continues, adynamiques et intermittentes, et que d'autres, Margrave, Pringel, Laennec en ont eu des résultats satisfaisants dans l'asthme essentiel. (Gubler.)

____

(1) *Répert. de médec. dosimét.*, t. VI, p. 118.

MODES D'ADMINISTRATION ET DOSES.

La pharmacie dosimétrique présente des granules de caféine et de ses sels (citrate, valérianate et arséniate), dosés au milligramme.

Pour des raisons que nous venons d'exposer plus haut, nous voudrions voir supprimer les citrate et valérianate de caféine. On pourrait continuer à se servir de l'arséniate, comme cette combinaison constitue un sel parfaitement caractérisé; au besoin, on saurait cependant très bien s'en passer et se servir de la caféine pure, associée à l'acide arsénieux ou à l'un de ses sels.

Le dosage de la caféine pure pourrait alors avantageusement être porté au centigramme; une même dose comme étalon conviendrait au natro-salicylate de caféine, au sel double le plus riche des trois — déjà cités — en alcaloïde; enfin l'arséniate de caféine serait dosé, comme avant, au milligramme.

L'administration de la caféine par voie sous-cutanée peut être indiquée, dans des cas de coma présentant des difficultés à l'introduction du médicament par la bouche, ou bien quand on se propose de traiter une névralgie et qu'on ne demande à la base du café que son action topique.

La pharmacie portative du médecin dosimètre contenant des granules de caféine et de salicylate de soude, permet au praticien de faire la solution extemporanée destinée à l'injection hypodermique au lit du malade.

En effet, prenant pour base la formule proposée par M. Tanret :

Salicylate de soude	3.10 grammes.
Caféine.	4 —
Eau distillée	6 —

dissous à chaud au bain-marie, il n'aura qu'à dissoudre les deux agents à parties égales dans le double de leur poids d'eau pour pouvoir procéder à l'application sous-cutanée.

Le plus souvent, la caféine est donné par voie stomacale en granules ou en pilules solubles.

Les formules suivantes permettent de faire d'excellentes pilules, suffisamment solubles :

Pr. Caféine	1 gramme.
Glucose	0.5 —
Eau distillée	q. s.
Pour 100 pilules.	

```
Pr.  Natro-salicylate de caféine.  . . . . . . .  1   gramme.
     Miel blanc . . . . . . . . . . . .   0.5   —
        Pour 100 pilules.
```

Passons aux doses. En médecine officielle on ne se gêne pas pour donner d'emblée des doses énormes. Ainsi, M. Dujardin-Beaumetz (1), traitant de l'emploi de la caféine contre l'hémicranie et les cephalalgies générales, écrit :

« Dans ces cas une administration de caféine en nature de 50 à 250 milligrammes *pro dosi*, de 500 milligrammes à 1, 2 et 3 grammes *pro die*, diminue souvent la durée et l'intensité des accès ; parfois elles les annihile complètement. D'autres fois, il est vrai, elle reste impuissante. »

Plus loin, parlant de l'application de ce remède dans les maladies du cœur, il rapporte que Huchard administre d'emblée 250 à 500 milligrammes et arrive progressivement, mais rapidement, à 500 milligrammes, 1, 2 et même 3 grammes de caféine, dose qu'il atteint cependant rarement. Huchard fait prendre cette dose en trois ou quatre fois dans la journée, afin de mettre le malade sous l'influence continue du médicament qui s'élimine très rapidement.

Ajoutons ici que M. Huchard (2) lui-même a reconnu inutile de dépasser la dose de 1.20 gramme.

L'expérience clinique lui aura sans doute appris que ces doses énormes étaient souvent fort offensives, puisqu'il conseille de conjurer les accès violents de gastralgie, les maux de tête consécutifs à leur ingestion, par l'addition d'un peu d'extrait thébaïque aux pilules de caféine.

Or, sachant qu'une dose de 240 milligrammes est suffisante pour produire chez l'homme sain des symptômes toxiques (Hüsemann), que dans le service de M. Sevestre, 500 milligrammes de caféine, pris en potion par un typhique, ont occasionné des convulsions atoniques et cloniques, qu'une même dose produisit chez un cardiaque des contractions des membres antérieurs et de l'amnésie, il est superflu, pensons-nous, de démontrer que ces doses monstres doivent être proscrites.

En dosimétrie nous atteignons le but, c'est-à-dire celui de

(1) *Dict. de thérapeut.*, p. 629.
(2) Comparez Leblond, *Étude de la caféine.*

calmer la douleur, de mettre un frein à l'action désordonnée du cœur, avec des doses bien moindres d'alcaloïde.

En effet, à quoi sert-il d'élever si démésurément la dose de l'agent médicamenteux, si ce n'est à surmonter l'apathie médicamenteuse du malade.

Eh bien ! marions la caféine à la strychnine, relevons par cet incitant de la vitalité la dépression du système nerveux, opposons aux symptômes principaux que présente le malade les modificateurs exigés par ceux-ci, concurremment avec la base du café, et avec des doses bien moindres on arrivera au but tout en épargnant au malade les accidents thérapeutiques.

Comme preuve de ce que nous venons d'avancer, nous faisons suivre ici le résumé d'un cas clinique relaté par nous dans le *Répertoire* (1).

Un menuisier arthritique fut soigné par nous au mois de mai 1882, pour une céphalalgie intense. La douleur térébrante se fit sentir le long de la suture sagittale, de l'occiput jusqu'au front; en même temps gastralgie irradiant dans les deux hypocondres. Selles retardées; urines chargées, rouges, faisant sédimenter des urates; pas de fièvre.

Le traitement institué alors : poudre laxative pour décharger l'intestin, injection sous-cutanée de morphine, et inhalations de nitrite d'amyle pour combattre les douleurs de l'estomac et de la tête, eut un effet tardif et douteux. Après huit jours seulement, notre malade put reprendre son travail.

Le 7 novembre 1883, le même patient nous fit quérir le matin à 5 heures, pour le soulager d'un mal de tête effroyable et ayant exactement le même siège que l'année passée. La céphalalgie était tellement intense qu'elle poussait au vomissement. En même temps le malheureux était atteint de gastralgie et d'une recrudescence d'inflammation artritique de l'articulation phalango-métatarsienne du grand orteil gauche.

Cette fois notre médication fut dosimétrique et autrement efficace :

Médication : Prendre immédiatement une cuillerée de Sedlitz, dissous dans un verre d'eau; arséniate de caféine au milligramme, deux granules tous les quarts d'heure jusqu'à cessation de la

(1) *Répert. de médec. dosimét.*, t. XI, p. 362.

céphalalgie ; sulfate de strychnine et hyosciamine au demi-milligramme, un de chaque tous les quarts d'heure, pour parer aux vomissements, jusqu'à effet ; carbonate de lithine au centigramme, dix granules pour la journée.

A notre visite du soir nous trouvâmes le malade encore au lit, mais très content de l'effet de notre médication.

En effet, après la huitième prise de caféine (soit 16 milligrammes d'arséniate), le mal de tête avait cédé complètement ; le malade avait eu deux bonnes selles ; après la troisième prise de strychnine et d'hyosciamine il n'avait plus eu de nausées.

Nous fîmes continuer pendant trois jours encore l'emploi du Sedlitz et du carbonate de lithine avec le meilleur succès.

Il serait difficile d'indiquer la juste part du succès attribuable à la caféine, dans la guérison de ce cas. En effet, la guérison n'est due qu'au concours heureux de différents agents. Et voilà justement ce qui distingue la thérapie Burggraevienne de la médication selon l'École.

La caféine ne doit pas être considérée comme un remède spécifique dans la migraine, puisque, à dose massive de 2 à 4 grammes même, elle peut rester impuissante (Dujardin-Beaumetz), encore moins comme un spécifique cardiaque, eu égard au nombre d'asystolies qu'elle ne saurait juguler à elle seule.

Suivant les indications spéciales et mariée aux autres modificateurs exigés par l'état du malade, on donnera à l'adulte dans le coma, la somnolence, la céphalalgie tributaire de la caféine, dans les insuffisances cardiaques et l'hydropisie dépendante d'elles, un ou deux granules de caféine pure, ou de natro-salicylate de caféine dosés au centigramme, ou bien le même nombre de granules d'arséniate de caféine au milligramme, et cela de quart d'heure en quart d'heure, ou plus distancé, selon les lois connues de la dosimétrie.

Pour l'injection hypodermique, que nous recommandons d'éviter autant que possible, nous conseillons de rester en deça de 2 centigrammes.

Dans les fièvres hectiques, dans la dénutrition rapide, l'arséniate de caféine est spécialement indiquée au taux de dix à vingt granules pour la journée.

Dans les longues veilles, pour tenir le cerveau en éveil, et afin de soutenir et ménager les forces dans les grandes fatigues corporelles, on aura soin de s'adresser à la caféine pure, mariée à la strychnine (arséniate), à raison de deux granules de caféine pour un de strychnine. Les personnes habituées à l'usage journalier du café ou du thé pourraient pousser la dose de caféine à cinq granules pour un de strychnine.

Comme agent neutralisant des effets du nicotisme chronique, l'arséniate de strychnine, de dix à vingt granules répartis dans la journée, se trouve préconisé par M. Burggraeve ; il va sans dire que le malade devra en outre faire un usage plus modéré du tabac.

L'arséniate de caféine se trouve encore indiquée à la même dose dans certaines formes d'ictère, comme agent cholagogue.

————

Calabarine.

Le *Physostigma venenosum*, une liane herbacée de grande dimension, ressemblant au haricot de nos jardins, appartient à la famille des *Papilionacées*, et est cultivée sur la côte occidentale de l'Afrique, notamment sur la côte de Guinée, depuis Vieux-Calabar jusqu'au Cap Lopez.

Ses gousses, d'une longueur de 12 à 15 centimètres, contiennent deux à trois graines ; les fèves de Calabar, nommées *éséré* au Vieux-Calabar, et *n'Chogo* au Gabon, sont usitées dans leur patrie dans les épreuves judiciaires ; de là le nom de fèves d'épreuve (*Ordeal-bean*).

D'abord on employait en médecine l'extrait alcoolique des fèves de Calabar ; cependant, depuis 1864, Jobst et Hesse ont su en isoler le principe actif sous forme d'un vernis incolore qu'ils ont baptisé *physostigmine*.

Ce produit amorphe et l'alcaloïde cristallisé, nommé *ésérine*, découvert en 1865 par Vée et Leven, substances présentant une même action physiologique, ont bientôt remplacé l'extrait.

D'après Harnack et Witkowsky, la fève de Calabar renferme un second alcaloïde qu'ils ont nommé *calabarine*. Ils prétendent que les préparations du commerce vendues sous le nom d'*ésérine* et de *physostigmine* sont plus ou moins riches en calabarine.

La calabarine est insoluble dans l'éther et peut naître de la physostigmine; suivant Harnack (1880), il suffit, pour que cette transformation s'opère, de conserver pendant fort longtemps le sulfate de physostigmine ou bien de soumettre ce sel à l'action prolongée de l'acide iodhydrique.

Elle est jusqu'à présent peu étudiée sous le point de vue physiologique et thérapeutique.

Les expériences de Harnack et Witkowsky ont démontré que l'action physiologique de la calabarine a quelque ressemblance avec celle de la strychnine. Elle est un excitant de la moelle, tandis que la physostigmine est un paralysateur des centres nerveux.

Il paraît que Amerigo Borgiotti (1877) l'a employée avec succès dans les phlegmasies endoculaires.

Il n'y a pas, que nous sachions, d'autres auteurs qui aient expérimenté cet agent sur les malades.

La pharmacie dosimétrique présentant des granules de sulfate de calabarine dosés au 1/2 milligramme, nous avons voulu nous assurer de son action sur notre propre personne.

Voici le résultat de notre expérimentation :

Ayant en vue d'essayer si la calabarine exercerait une action sur le tube digestif analogue à celle que produit l'extrait de calabar, qui a été donné souvent avec succès dans le catarrhe intestinal chronique, afin de lever la coprostase en activant le système musculaire intestinal, nous ne pouvions choisir mieux que notre personne pour faire cette expérimentation, étant sujet à la constipation habituelle. Depuis bientôt trois ans nous prenons régulièrement chaque matin à jeun une dose de sulfate de magnésie, et grâce à ce soin nous avons une à deux selles dans le courant de la journée. Pour peu que nous négligeons deux fois de suite la prise accoutumée de sel neutre, la constipation reparaît.

Avec intention, nous avions donc omis, pendant trois jours consécutifs, de prendre la dose purgative, de sorte que le jour de l'expérimentation et celui qui le précéda, nous n'avions pas été à la garde-robe.

A midi, après un léger déjeuner, nous prîmes cinq granules de sulfate de calabarine Chanteaud au 1/2 milligramme. Le pouls notait 80 pulsations.

A 1 heure de relevée, cinq autres granules.

A 1 h. 30, cinq granules; sensation de froid aux extrémités; le pouls est descendu à 68; gargouillement dans les intestins.

A 2 heures, cinq granules.

A 2 h. 30, cinq granules; pouls à 64, besoin d'aller à selle.

A 3 heures, cinq granules; une garde-robe assez copieuse; nous ressentons dans l'estomac un commencement de malaise. Pouls 64. Température 37.2.

A 4 h. 40, deuxième garde-robe, moins copieuse et molle. Après ce temps le mouvement péristaltique va lentement en diminuant.

Nous prîmes à 5 heures notre dîner, quoique sans grand appétit.

A 6 heures, le pouls est remonté à 72 et la chaleur normale revenue à la périphérie.

Dans la soirée, le besoin d'aller à selle se fait sentir légèrement, sensation que nous pouvions cependant facilement réprimer.

Nous concluons de ceci que le sulfate de calabarine granulé Chanteaud a une action excitante manifeste sur le mouvement péristaltique de l'intestin. Nous nous sommes arrêté juste à temps pour éviter les nausées et le vomissement, qui sans nul doute se seraient présentés si nous avions continué l'expérience.

Nous nous proposons de prescrire cet agent dans des cas analogues, afin de nous assurer pour de bon de son mode d'action.

Les préparations de calabarine du commerce étant d'une énergie d'action très variable, nous conseillons à nos collègues de se servir des granules Chanteaud et d'être très prudent dans le dosage.

En donnant aux adultes un à trois granules au demi-milligramme, de quart d'heure en quart d'heure, on atteindra *tuto* son but.

Pour la physostigmine, nous renvoyons à l'article spécial concernant cet alcaloïde. — Voir *Esérine*.

Calcium (Sulfure de).

Il existe un certain nombre de combinaisons du soufre avec le calcium, notamment le monosulfure $Ca\,S$, le bisulfure $Ca\,S^2$, le tétra sulfure $Ca\,S^4$ et le penta sulfure $Ca\,S^5$.

En dosimétrie, on se sert du monosulfure, qui n'est pas la préparation du codex ; cette dernière étant un mélange de chaux, de sulfure de calcium et d'hyposulfite de calcium.

On prépare le monosulfure, soit en faisant passer un courant de $H^2 S$ sur la chaux, soit par l'action au rouge du carbone ou de l'oxyde de carbone sur le sulfate de chaux, soit enfin en décomposant la chaux par le sulfure de carbone.

Le sulfure de calcium est un composé blanc, amorphe, d'une saveur d'œufs pourris des plus désagréables. Sa réaction est alcaline. Exposé à la lumière pendant un certain temps, il possède la propriété de rester lumineux dans l'obscurité, ce qui lui a fait donner le nom de *Phosphore de Canton*. En présence de l'eau bouillante, il se décompose en formant de l'hydrate de chaux et du sulfhydrate de calcium. Dissous dans l'eau froide, il est décomposé par l'acide carbonique, qui met de l'hydrogène sulfuré en liberté et forme du carbonate calcique. Les acides minéraux, même les plus étendus, le décomposent en formant des sels de calcium et dégageant de l'hydrogène sulfuré. (Dujardin-Beaumetz.) (1).

ACTION PHYSIOLOGIQUE.

Après leur ingestion dans le tube digestif, les sulfures.... sont décomposés partiellement au contact de l'acide chlorhydrique du suc gastrique, d'où résulte la mise en liberté d'une quantité correspondante d'acide sulfhydrique qui est absorbé; l'autre partie pénètre en nature dans l'économie. Puis, après cette absorption, on constate qu'une certaine quantité d'acide sulfhydrique s'élimine par les voies respiratoires et par la peau, et que les urines renferment un excès de sulfates.

En effet, Wöhler a démontré, en 1824, que les sulfures s'oxydent dans l'organisme.

Mais si la dose ingérée est forte, une partie de ces sulfures passe en nature dans les urines, qui colorent les sels de plomb en noir.

Il résulte de ces éliminations diverses : 1° une action sur les muqueuses du pharynx et des bronches dont la sécrétion est activée, ce qui rend l'expectoration plus facile; 2° une action sur l'excrétion des sueurs qui seraient augmentées, mais beaucoup

____
(1) *Dictionnaire de thérapeutique.*

moins qu'on ne le pense généralement ; 3° quelques effets diurétiques dus, soit à l'acide sulfhydrique, soit aux sulfates qui s'éliminent par les reins ; 4° enfin, on a remarqué des effets généraux
tels qu'une suractivité de la circulation ; on a même cité un
certain mouvement fébrile et une certaine augmentation de
l'appétit. (Rabuteau) (1).

Le même auteur établit comme parfaitement démontrée l'oxydation des sulfures en sulfates dans la profondeur de l'organisme
vivant, contrairement à ce qui a lieu dans le tube intestinal et
dans un organisme mort, où les sulfates se transforment en
sulfures.

Après des doses toxiques de sulfures métalliques, Wöhler et
Orfila ont constaté la présence dans les urines d'une partie de ces
sels immodifiés à côté d'une quantité de sulfates. (Buchheim) (2).

Ces mêmes doses peuvent donner lieu au dégagement d'une
quantité très considérable de gaz sulfhydrique dans l'estomac,
sans produire cependant l'action délétère sur les globules rouges,
qu'elle ne manquerait pas d'exercer si l'absorption se faisait
immédiatement par les poumons.

Respiré en trop grande quantité l'acide sulfhydrique devient
un poison hématique ou globulaire, qui rend les globules rouges
impropres à l'hématose. Il amène rapidement la mort.

Cependant on peut l'injecter dans les urines ou le faire absorber
par l'estomac sans produire d'accidents. C'est que, dans ces circonstances, l'acide sulfhydrique arrive aux poumons après avoir
passé dans le cœur droit ; de là il s'élimine dans l'atmosphère avec
l'acide carbonique contenu dans le sang, de sorte que le cœur
gauche n'en reçoit qu'une faible quantité, qui se répand dans
l'organisme. C'est cette minime quantité qui, transportée par la
circulation, activerait légèrement la fonction des follicules
sudoripares. (Rabuteau) (3).

USAGES THÉRAPEUTIQUES.

En allopathie on ne se sert guère du sulfure de calcium que

---

(1) *Éléments de thérapeutique*, 2ᵉ édition, p. 872. — Comp. docteur P. A. Fontaine, *Trait. dos. de la diphtérie*, p. 18.

(2) *Lehrbuch der Arzneimittellehre*, S. 98.

(3) Dʳ P. A. Fontaine, œuvre citée.

pour les usages externes. Il était réservé à un médecin français, praticien éminent doublé d'un savant, de faire ressortir les qualités inestimables de cet agent vulgaire, qualités propres à trouver une large application dans le traitement des maladies zymotiques.

Nous avons nommé M. le docteur P. A. Fontaine, de Bar-sur-Seine.

Ce fut le 3 avril 1875 que notre honorable collègue, gagné à la dosimétrie depuis la naissance de la méthode burggraevienne et chaud admirateur du maître, fit sa première communication au sujet du sulfure de calcium comme médicament interne dans le traitement de la diphthérie.

Cette communication, dans la forme d'une lettre adressée au professeur Burggraeve, contient l'exposé sommaire d'un nouveau mode de traitement de l'angine couenneuse, croup, etc.

Dans son mémoire « sur le traitement dosimétrique de la diphthérie par le sulfure de calcium », communiqué par l'auteur au Congrès international de médecine dosimétrique de Madrid (20 au 24 mai 1881), et couronné d'or dans la séance solennelle de l'Institut dosimétrique à Paris, le 5 décembre 1881, M. Fontaine trace l'histoire d'une formidable épidémie de diphthérie qui, pendant plus de cinq années, a régné à Bar-sur-Seine, sa rési-dence, et dans les communes environnantes, et donne l'exposition complète d'un nouveau mode de traitement contre cette maladie, qu'il fut à même d'inaugurer vers la fin de l'année 1874.

« M'inspirant des belles découvertes de M. Pasteur sur les fermentations et des recherches de M. Davaine sur l'existence des proto-organismes dans le sang des malades atteints de certaines maladies infectieuses, » dit M. Fontaine, « je me suis fait ce raisonnement : si l'infection diphthéritique procède d'une fermen-tation, produite elle-même par les microzoaires, bactéries ou vibrions, il est clair qu'en détruisant ces derniers, on empêchera la fermentation et par conséquent on détruira la maladie. »

Il fallait donc trouver un remède qui serait au poison diph-théritique ce que la quinine et l'arsenic sont au miasme paludéen.

En cherchant parmi les sels une substance capable d'arrêter le mouvement de décomposition résultant de l'infection diphthé-ritique, il avait songé au sulfite et à l'hyposulfite de soude qui arrêtent si bien la fermentation dans une cornue, et que Polli et

Pietra-Santa ont cru pouvoir utiliser pour arrêter les fermentations organiques auxquelles on rattache les maladies infectieuses ou putrides.

Cependant, en vue de l'objection de Rabuteau, Kletzinsky et autres, que les sulfites et les hyposulfites s'oxydent dès l'arrivée dans l'organisme et s'y métamorphosent en sulfates, objection mal réfutée par Polli, Fontaine a cherché dans la même série minérale un composé moins oxygéné, plus avide par conséquent d'oxygène, et par cela même meilleur comme antiferment.

C'est ainsi qu'il a choisi le sulfure de calcium dont la vertu parasiticide est bien démontrée.

Les sulfures se métamorphosant dans la profondeur de l'organisme vivant en sulfates par oxydation progressive, il est possible que le sulfure de calcium soit à un moment donné à l'état d'hyposulfite ou de sulfite, et déploie alors les mêmes vertus que la sulfite et l'hyposulfite de soude.

Comme nous l'avons exposé ci-dessus, une partie du sulfure de calcium est décomposé au contact de l'acide chlorhydrique du suc gastrique; l'acide sulfhydrique, résultant de cette décomposition, est absorbé en partie et dégagé après, spécialement par les voies respiratoires et par la peau, d'où résultent des modifications du côté de la muqueuse des voies respiratoires et une augmentation de l'excrétion cutanée, qui facilitent d'une part l'élimination du poison diphthérique, et de l'autre fluidifient les produits de la sécrétion muqueuse et favorisent l'expulsion des fausses membranes.

« Ainsi, sans parler de la vertu parasiticide des sulfures, que cette propriété parasiticide ou antifermentative soit inhérente au sulfure lui-même, puisqu'une partie traverse l'organisme sans se décomposer, soit qu'elle résulte de sa décomposition en acide sulfhydrique qui est absorbé, soit qu'elle tienne à sa transformation momentanée en sulfite ou en hyposulfite, il n'est pas moins établi que l'action physiologique des sulfures suffirait pour en justifier l'emploi dans le traitement de la diphthérie. Où trouver, en effet, dans la matière médicale, un agent qui, mieux qu'un sulfure : 1° agisse sur la muqueuse des voies respiratoires en excitant la sécrétion, en favorisant par conséquent l'expectoration, et par suite le détachement et l'expulsion des fausses membranes? 2° agisse comme dérivatif et diaphorétique en excitant la sécrétion intestinale et l'excrétion des sueurs, et facilitant par là même l'élimination du poison diphthérique ? 3° ait des effets diurétiques qui concourent au même résultat, c'est-à-dire l'élimination? 4° des effets généraux tels qu'une suractivité de la circulation, une certaine augmentation de l'appétit, très propres à combattre la déchéance générale dont sont frappés les diphtéritiques? » (Fontaine.)

Notre savant collègue de Bar-sur-Seine a choisi, parmi les sulfures, le sel de calcium de préférence à celui de potassium et de sodium, parce que le sulfure de potassium partage, avec tous les sels de ce métal, la fâcheuse propriété de paralyser la fibre musculaire, tandis que le sodium est un métal de faible activité et que les sels calcaires tiennent le premier rang parmi les réparateurs, c'est-à-dire qu'ils interviennent soit en fournissant aux éléments anatomiques et aux humeurs les matériaux nécessaires à leur constitution, soit en réparant les pertes dues à la désassimilation (1).

M. Sidney Ringer (2) a prescrit le sulfure de calcium avec succès à l'intérieur, en poudres, à raison de 1 à 40 centigrammes plusieurs fois par jour, dans des cas d'anthrax, de furonculose, d'ulcérations scrofuleuses, de plaies se caractérisant par la production de matières puriformes, ichoreuses et sanieuses.

M. le docteur L. C. E. E. Fock (3) eut des résultats également favorables dans des cas analogues et dans l'abscédation consécutive de la mammite aigue. Cet auteur prescrivait le remède en pilules.

On sait que Chaussier a proposé dès le concours de 1808 d'employer le sulfure de potassium contre le croup et la diphthérie. Quoique Ribes et lui en aient obtenu quelques succès dans une épidémie d'angine couenneuse observée à Paris en 1818, ils ont dû abandonner le remède parce que les enfants répugnaient à le prendre. La forme médicinale, sirop, électuaire, choisie par eux était — il faut l'avouer — peu engageante, et Fontaine aurait sans doute subi le même échec, si le granule Chanteaud n'avait été là pour sauver son idée et pour rendre possible, sinon agréable, sa médication.

<hr>

(1) Rabuteau, œuvre citée, p. 359, et Fontaine, œuvre citée, p. 24.

(2) *Handbook of therapeutics*, London, 1878, p. 99.

(3) *De physiolog. werking en het therapeutisch gebruik der geneesmiddelen*, 1878, 1ste Stuk, Blz, 8.

Dans la diphthérie, le sulfure de calcium est donné comme *dominante,* et est opposé à la cause. Ce n'est pas dire qu'à lui seul il suffirait de la guérir. Loin de là, les indications secondaires, la *variante,* demandent leur agent spécial.

Ainsi les défervescents, aconitine, digitaline, pour rompre la fièvre, la quinine (hydro-ferro-cyanate, arséniate) contre les redoublements, les émétiques pour provoquer l'élimination des fausses membranes, la strychnine pour relever le ton, devront seconder le sulfure.

M. Fontaine préconise de même le sulfure de calcium comme antiparasitaire dans le traitement de la coqueluche. Avec lui, beaucoup de médecins dosimètres ont pu vérifier les merveilleux effets de cet agent dans la guérison de ce fléau de l'enfance.

« Il fut un temps, dit le docteur Droixhe dans ses *Conférences sur les maladies de l'enfance* (1), où je ne donnais le sulfure que quand la maladie en était à sa deuxième période; en un mot, qu'au moment de l'hypercoqueluche.....

Aujourd'hui, je donne plutôt dès les premiers jours le sulfure de calcium, que j'estime aussi efficace contre le microbe de la coqueluche que contre le germe infectieux de la diphthérie.... »

Il n'est pas étonnant que, fort des résultats excellents obtenus dans ces deux maladies, on ait tâché d'étendre le nombre d'affections morbides auxquelles on pourrait opposer avec quelque raison ce puissant modificateur.

Ainsi le docteur d'Oliveiro Castro, le savant rédacteur du journal portugais : *Revista dosimetrica,* paraissant à Oporto, dans un mémoire : *Traitement de la variole,* a exposé les heureux résultats qu'il a obtenus grâce à cet agent combiné aux alcaloïdes défervescents dans le traitement de la petite vérole.

M. d'Oliveiro Castro est d'avis que le traitement, pour être véritablement efficace, doit répondre aux données suivantes (2) :

1° On doit commencer le traitement aussitôt que l'on soupçonne la maladie;

2° Le traitement doit être conduit de manière à saturer l'organisme du médicament parasiticide;

3° L'organisme doit toujours être conservé dans cet état de saturation, jusqu'à la certitude que l'effet désiré est obtenu;

(1) Partie spéciale, p. 223, parue en 1884, chez G. Bertrand, Liége.
(1) Comp. *Répert. de médec. dosim.,* t. IX, p. 733.

4° L'éruption même commencée, on peut la faire rétrograder, en tant qu'il n'y ait pas d'effusion de liquide dans les boutons, c'est-à-dire tant que les taches n'ont pas de tête ;

5° La pustulation accomplie, le sulfure pourra encore faire éviter des complications, détruire la mauvaise odeur, abattre considérablement la fièvre et atténuer la gravité de la maladie en hâtant la dessiccation, mais il ne pourra sitôt la réduire entièrement dans sa marche, d'une manière aussi visible ;

6° Le sulfure de calcium étant une substance d'odeur désagréable, et devant être pris à petites doses souvent répétées, nous ne voyons de préparation plus convenable que les granules dosimétriques, contenant un centigramme de substance active ;

7° L'intensité du traitement doit être en rapport avec ce que nous prétendons obtenir.

Le même traitement a été appliqué par notre confrère portugais à la rougeole, et sur l'indication du docteur Valledor à l'érésipèle.

Nous-même, nous avons eu l'occasion d'essayer le sulfure de calcium dans quatre cas de fièvre scarlatine, dont deux accompagnés d'angine couenneuse, et nous eûmes la satisfaction non-seulement de sauver tous nos malades, mais de les guérir dans fort peu de temps, tout en leur épargnant une longue convalescence.

Le docteur Félix Paquet (1), de Paris, a assigné une place au sulfure de calcium comme antiparasitaire spécial, préconisé par lui dans le choléra asiatique.

Nous ne croyons pas que cet auteur ait eu jusqu'ici l'occasion d'essayer ce médicament dans des cas de cette maladie.

Dans toutes les affections des voies respiratoires, le sulfure de calcium peut servir comme expectorant, surtout dans les toux sèches d'un catarrhe naissant ou dans celle des phtisiques; en activant la sécrétion des muqueuses du pharynx et des bronches elle facilite l'expectoration.

M. Burggraeve préconise l'emploi du sulfure de calcium combiné à la vératrine, au calmant de la peau, comme médicaments internes dans le pityriasis (2).

Depuis longtemps déjà cet agent jouit d'une juste réputation comme médicament externe dans la gale et les dartres.

---

(1) Comp. Dr Félix Paquet : *Le choléra, son traitement préventif,* 1883. Paris, chez l'auteur.
(2) *Répert. de médec. dosim.*, t. XI, p. 552.

On se rappelle le traitement spécial de la gale du docteur Vleminckx, qui, pendant des années, a été suivi dans les hôpitaux belges et hollandais.

Notons encore que le sulfure de calcium a été conseillé, d'après Trousseau et Pidoux, pour guérir la salivation mercurielle, et que Bush, de Strasbourg, s'en servit, mêlé avec parties égales d'extrait d'aconit, dans la phtisie pulmonaire (1).

MODES D'APPLICATION ET DOSES.

Il ressort de tout ce qui précède que le médicament qui nous occupe ne peut être donné que sous forme granulaire ou pilulaire.

Le granule Chanteaud, dosé au centigramme, est — il faut l'avouer — parfait.

Nous ne connaissons pas de préparations de ce genre qui pourraient rivaliser avec lui.

Quelquefois cependant nous nous sommes servis avec un succès égal de pilules. Nous préconisons la formule suivante :

Pr. Monosulfure de calcium . . . . 1 gramme.
    Glycose . . . . 500 milligr.
    Eau distillée. . . . . q. s.
      Pour 100 pilules.

Conformément aux règles fondamentales de la dosimétrie, on donne le sulfure de calcium dans les cas aigus pour les enfants — même de l'âge le plus tendre — à raison d'un granule, de quart d'heure en quart d'heure ; aux adultes, de deux ou trois granules jusqu'à exhalaison du gaz sulfhydrique par la peau et par les poumons, c'est-à-dire jusqu'à saturation. Après, on écarte les doses selon l'effet qu'on obtient ; ayant soin de tenir l'individu malade sous l'influence du remède durant tout le cours de la maladie.

La quantité absolue du remède n'y fait absolument rien, si l'on se tient aux doses minimes répétées à intervalles plus ou moins longs.

Ainsi, Fontaine en a donné jusqu'à vingt granules à un enfant d'un an, trente à son petit garçon âgé de vingt-deux mois,

____
(1) Comp. Fontaine, œuvre citée, p. 24.

soixante à des adultes dans l'espace de vingt-quatre heures; d'Oliveiro Castro, soixante à nonante granules aux adultes dans le même espace de temps.

En temps d'épidémie, le sulfure de calcium, à la dose de cinq à dix granules par jour pour les enfants, de dix à vingt pour les adultes, pourra être administré comme mesure prophylactique.

A partir du moment, dit Fontaine (1), que la religieuse garde-malade distribuait chaque matin des granules de sulfure de calcium à tous les enfants du pays, lors d'une épidémie régnant à Celles vers les mois d'octobre et novembre 1879, j'ai été parfois appelé à soigner des adultes atteints de diphthérie, dans certaines maisons où les enfants prenant du sulfure étaient indemnes; et l'épidémie ne cessa réellement que lorsque l'emploi du médicament eut été généralisé. .

Dans la diphthérie cutanée, Fontaine se sert de la solution de sulfure de calcium au huitième ou au quart; quoique d'un excellent effet, son odeur nauséabonde doit rendre circonspect dans son emploi, comme topique, contre l'angine ou coryza couenneux, à cause du dégoût qu'elle provoque chez les petits malades, dont il importe tant de soutenir l'appétit.

Comme antipsorique, ce médicament se trouve indiqué dans diverses affections du tégument cutané. Pour l'usage externe, on emploiera la solution au dixième; on évitera cependant de prolonger trop longtemps ce traitement, et on aura soin de laver aussitôt après l'application les parties malades, afin d'éviter une trop grande irritation de la peau.

Calomel.

Synonyme : Protochlorure de mercure; mercure doux.

Formule : Hg Cl ou *Hg² Cl².*

On distingue trois sortes de calomel d'après le mode de préparation; ainsi :

1° Le calomel par sublimation;

2° Le calomel pulvérulent (à la vapeur);

3° Le calomel par précipitation.

(1) OEuvre citée, p. 37.

Ce dernier retient une petite proportion d'acide nitrique et de nitrates de protoxyde et de deutoxyde de mercure, raison suffisante de s'expliquer son activité supérieure au calomel à la vapeur.

Le calomel pulvérulent est la préparation généralement usitée. Il se présente sous forme de poudre blanche devenant jaunâtre par pulvérisation continue ; examinée au microscope on s'aperçoit de sa nature cristalline.

Le mercure doux est sans odeur ni saveur et insoluble dans l'eau, l'alcool et les acides étendus.

A raison de son extrême division, de son absorption plus facile et de sa plus grande pureté, le calomel à la vapeur doit être considéré comme la meilleure préparation pour l'usage interne. Ainsi pour obtenir l'effet purgatif du calomel par sublimation, il faudrait doubler la dose suffisant pour obtenir cet effet du calomel pulvérulent. (Hüsemann.)

ACTION PHYSIOLOGIQUE.

Nonobstant son insolubilité dans l'eau et dans les acides étendus, le protochlorure de mercure ne tarde pas à se dissoudre dans l'estomac.

L'explication de ce fait ne paraît pas être facile, car les auteurs ne tombent guère d'accord à ce sujet.

Ainsi Buchheim et Oettingen pensent que le calomel se transforme en albuminate de protoxyde de mercure ; des quantités minimes de protochlorure de mercure peuvent, dans une solution concentrée de sel marin, passer à l'état de deutochlorure, il est vrai, mais le suc gastrique n'est pas assez riche en chlorure de sodium pour permettre cette métamorphose.

Voit, se basant sur le fait que le calomel dans une solution d'albumine doit se transformer en partie en sublimé, puisqu'il forme un précipité de mercure métallique (Liebig), admet que ce phénomène se produit aussi dans l'organisme (1).

Selon Gubler (2), la dissolution du calomel se ferait soit à la faveur des acides qui s'emparent d'une partie de sa base et le transforment proportionnellement en sublimé corrosif, soit par

(1) Nothnagel et Rossbach, œuvre citée, S. 208.
(2) *Commentaires*, p. 507.

l'intermédiaire des chlorures alcalins (Mialhe), qui forment avec lui un composé de chlorhydrate, de chlorure, d'hydrargyre et de sodium, sorte de sel double dans lequel le chlorure du métal de la dernière section joue le rôle d'acide par rapport à celui de la première.

« Il paraît démontré, dit M. Gubler, qu'un excès de matières organiques : albumine, mucus, épithélium, est capable de dissoudre une quantité notable de protochlorure hydrargyrique. »

L'influence réciproque du calomel et des albuminates est indubitable, puisque nonobstant son insolubilité dans l'eau, le protochlorure de mercure appliqué par voie sous-cutanée est parfaitement résorbé — donc sans subir l'influence du suc gastrique — et présente les symptômes propres à l'action éloignée. (Hüsemann) (1).

Le calomel détruit les ferments organisés, il n'altère pas l'action des ferments non organisés (ptyaline, pepsine, pancréatine).

Dans la digestion pancréatique et intestinale, il rend impossible la naissance de produits de dédoublements des corps albuminoïdes occasionnés par la fermentation putride, et prévient ainsi la formation des gaz H et HS.

Selon Wasilieff, le calomel tue les microbes et prévient leur évolution ; il constitue donc un excellent agent antiseptique et aseptique ; ces qualités expliquent suffisamment son action salutaire dans le traitement des troubles fonctionnels du canal gastro-intestinal.

Le phénomène primordial de l'action du calomel sur le tube digestif est l'état nauséeux, auquel se rattachent quelques troubles sympathiques, savoir : un état de malaise, de langueur pouvant aller jusqu'à la défaillance, un flux de salive qu'il ne faut pas confondre avec le ptyalisme caractéristique, quelquefois une sueur froide et un léger frissonnement précurseur du vomissement, qui est assez rare.

Ces premiers symptômes font place à une sensation désagréable vers le duodénum et le hile du foie, à des coliques intestinales, et finalement à de la diarrhée, si la dose est suffisante.

Les matières évacuées sont d'abord molles, puis féculentes, enfin liquides et fortement colorées en vert-d'herbe ou vert-olive. Les

---

(1) *Spec. Arzneimittellehre*, II, S. 757.

dernières selles causent au passage, dans la fin du rectum, une sensation pénible de cuisson plus ou moins vive. (Gubler.)

Il se trouve dans les selles une quantité notable de peptones, de leucine, de tyrosine, produits de la digestion pancréatique qui sont arrêtés dans leur métamorphose régressive, grâce à l'action restreignante du calomel sur la fermentation putride, et entraînés au dehors. (Radziejewski.)

Les grandes doses de protochlorure, soit de 10 à 50 centigrammes, données coup sur coup et à petits intervalles, ont un effet simplement purgatif; le mercure étant évacué immédiatement par les selles, l'action éloignée ne se présente pas.

Lorsqu'on répète l'usage des grandes doses, il peut survenir de la diarrhée persistante, des vomissements répétés et des symptômes d'entérite et d'hépatite, avec ulcérations de la muqueuse digestive et passage à la gangrène.

Employé à trop faible dose, en un mot quand l'action purgative est manquée, on voit survenir la salivation, la stomatite ulcéro-membraneuse, parfois la gangrène de la bouche, un gonflement énorme de la face, la fétidité de l'haleine, la gêne de la déglutition et de la respiration, si la langue et les différentes parties de l'isthme guttural sont extrêmement tuméfiées, enfin la mort, dans des cas heureusement fort rares.

Le plus souvent le calomel à doses fractionnées n'occasionne que du ptyalisme et une stomatite modérée, compliquée ou non d'un peu d'hypercrinie pancréatique et de diarrhée muqueuse. Dans ces conditions, une partie du protochlorure hydrargyrique est absorbée, et va produire dans le sang et les tissus les effets altérants. (Gubler.)

La teinte herbacée des selles à calomel n'a pas encore reçu d'explication entièrement satisfaisante.

On a tâché de les expliquer par l'action cholagogue du protochlorure du mercure (Michéa, Mialhe, Buchheim), ce qui paraît douteux; d'autres attribuent ce phénomène à la formation du sulfure d'hydrargyre par la combinaison de l'hydrogène sulfuré et du mercure libre (Traube); Hoppe-Seyler fait remarquer la faculté que possède le calomel excessivement pulvérisé de colorer en vert les selles normales fraîchement déposées, ainsi que la bile; Wasilieff nous rappelle que, sous les conditions normales, la bilirubine et la biliverdine, les matières colorantes de la bile sont détruites ou passent à l'état d'hydrobilirubine, par la fermentation putride dans l'intestin, et que pour cette raison ils ne se présentent pas dans les matières fécales de l'homme sain; le calomel, en arrêtant cette fermentation et en activant le mouvement péristaltique, permet aux matières colorantes de la bile de quitter le tube digestif sans avoir subi de transformation.

SUBSTANCES SYNERGIQUES, AUXILIAIRES.

Suivant l'objet qu'on se propose, on trouvera les synergiques du calomel dans les purgatifs : podophyllin, bryonine; dans les constipants : cotoïne, paracotoïne; dans les altérants antiphlogistiques, dans les sialagogues : pilocarpine, ou les anthelminthiques : kousséine, santonine.

Les chlorures alcalins et les acides capables de s'emparer d'une partie de la base peuvent être considérés comme ses adjuvants, en ce sens qu'ils aident le protochlorure d'hydrargyre à se transformer en une substance d'une activité supérieure.

Quand on veut obtenir rapidement les effets généraux du mercure, on donnera au calomel la morphine comme auxiliaire, qui en apaisant la révolte des intestins prolongera le contact avec la membrane absorbante.

SUBSTANCES ANTAGONISTES, INCOMPATIBLES. ANTIDOTES, CONTREPOISONS.

Parmi les antagonistes chimiques et dynamiques du protochlorure hydrargyrique, on pourrait ranger les alcalis libres et les astringents.

Les acides et les chlorures alcalins, favorisant la transformation du calomel en sublimé corrosif, deviennent incompatibles du moment qu'on n'a en vue que l'action purgative des grandes doses. Dans les cas où l'action éloignée n'est pas désirée, il sera prudent d'éviter les limonades minérales et les bouillons salés.

USAGES THÉRAPEUTIQUES.

Il serait peu intéressant de dresser une nomenclature détaillée des états morbides auxquels on a — depuis les temps les plus reculés — opposé le calomel. Il faudrait alors faire passer la revue à presque toutes les maladies qui ont affligé le genre humain. (Hüsemann).

Dans quelques pays, dit Oesterlen, règne une véritable calomelanomanie, qui souvent a eu des conséquences fatales.

C'est surtout en Angleterre, en Amérique, dans les colonies anglaises qu'on abuse de ce remède.

Selon nous, on ferait bien d'abandonner le calomel dans le traitement de l'hépatite aiguë des pays tropicaux, dans les différentes formes d'ictère, dans les inflammations aiguës des séreuses, enfin comme remède adjuvant dans les fièvres rémittentes, biliaires et autres.

En effet, les indications auxquelles cet agent doit répondre, celles de ramener la sécrétion et l'excrétion biliaire, de déblayer les intestins, d'agir sur la plasticité du sang et de produire l'antiphlogose, peuvent être infiniment mieux remplies en instituant le traitement dosimétrique par les alcaloïdes.

L'action cholagogue attribuée au calomel par Gubler est quelque peu douteuse.

Buchheim partage, il est vrai, cette opinion, mais les expérimentations sur les animaux pratiquées par Kölliker, H. Muller, Scott, Bennett, Radziejewski tendraient plutôt à faire admettre le contraire. Rutherford expérimentant sur le chien affirme pertinemment avoir constaté une diminution de la sécrétion biliaire sous l'influence du proto-chlorure de mercure.

H. Köhler est d'avis qu'il peut y avoir eu cause d'erreur en ne distinguant pas assez entre la sécrétion et l'excrétion de la bile. Or, cette dernière peut fort bien subir une augmentation passagère causée par l'élimination d'obstacles, soit de mucus, soit de concrétions pierreuses ou par la simple détuméfaction de la muqueuse catarrhale des conduits biliaires, tandis que, simultanément, le foie secrète moins de bile. (Rossbach). (1).

Aussi, pour activer la sécrétion et l'excrétion de la bile, on fera mieux de s'adresser à la quassine, à la caféine ou encore à l'émétine, l'évonymine, la podophylline. L'effet purgatif, obtenu en même temps de ces derniers agents, peut être renforcé par une dose journalière matinale de Sedlitz ou de sulfate de magnésie.

Quant à l'inflammation des séreuses, à l'hépatite, aux fièvres

____
(1) Nothnagel und Rossbach, œuvre citée, S. 210.

remittentes et intermittentes, biliaires et autres, elles seront combattues avec un succès bien meilleur par les alcaloïdes défervescents : aconitine, vératrine, secondés par la strychnine, la quinine, les arséniates; tout en n'ayant pas à craindre en même temps l'intoxication mercurielle, qui ne manque pas de s'instituer aussitôt que l'effet purgatif du calomel fait défaut ou lorsqu'on est forcé de revenir à la charge avec ce modificateur.

Nous approuverions son emploi dans la syphilis, s'il ne possédait au suprême degré l'inconvénient de faire saliver et d'amener des altérations fâcheuses du côté de la bouche. Dans les maladies vénériennes, nous donnons, préféremment au calomel, le proto-iodure d'hydrargyre, qui, partageant avec les autres iodures métalliques la propriété de faire traverser rapidement au métal le torrent circulatoire, prévient ainsi l'accumulation du mercure dans l'organisme, partant la cachexie mercurielle.

Une mention exceptionnelle et favorable doit être faite au proto-chlorure hydrargyrique dans le traitement du catarrhe gastro-intestinal des enfants. Beaucoup de diarrhées et de cas de choléra infantile guérissent en effet par des doses légères de ce sel de mercure.

Il est plus que probable que l'action obstipante de ce remède purgatif doit être attribuée à ce qu'il arrête la fermentation putride du contenu de l'intestin, et décharge le ventre des matières peccantes.

Grâce à sa propriété de tuer les organismes inférieurs des deux règnes, propriété qu'il a de commun avec toutes les préparations mercurielles solubles, le calomel réussit souvent comme anthelminthique, surtout quand on l'associe à la santonine et la kousséine.

L'application externe du calomel, sous forme de poudre, sur les condylomes, qu'on aura pris soin de mouiller auparavant avec de l'eau salée, a souvent beaucoup de succès. On l'emploie aussi comme collyre sec pour faire se dissoudre les albugos de la cornée.

Leber et Schlaetke ont constaté la formation de l'iodure d'hydrargyre dans l'œil chez les individus soumis à l'action de l'iodure de potassium, chez qui on effectuait en même temps les insufflations de calomel sur le bulbe oculaire. L'ophthlamie violente, qui peut être causée par là, rendra le praticien prudent et lui rappellera de ne pas combiner ces deux ordres de moyens.

MODES D'ADMINISTRATION ET DOSES.

L'emploi interne du calomel se borne en dosimétrie à son administration dans la thérapeutique infantile.

Dans la diarrhée on prescrira cet agent, dosé au milligramme, à raison de cinq granules, associés à un granule au milligramme de codéine, pour une dose, laquelle est répétée trois ou quatre fois par jour. La codéine ne possède pas l'action constipante de la morphine tout en partageant sa propriété anodyne. On arrêtera cette médication aussitôt que l'effet, l'élimination des excréments putrides, sera obtenu. Il faut se garder de continuer trop long-temps le mercure chez les enfants, quoique ceux-ci supportent en général le calomel mieux que les adultes, et que chez eux l'hyperpurgation et le ptyalisme ne se produisent pas si vite. On ne doit pas oublier, en effet, que le mercure, par son influence délétère sur la nutrition, peut, par un usage prolongé, facilement porter atteinte à la constitution du petit individu qui est dans la période de la vie où le corps reçoit son plus grand développe-ment.

Comme vermifuge on peut y recourir chez les enfants, associé à la santonine et la kousséine, à raison de quatre à six granules par jour, selon l'âge.

Cannabine.

Synonyme : Haschischine.

Le *Cannabis ativa* (L.) et sa variété le *Cannabis indica* (Lam.), chanvre ordinaire et chanvre indien, appartenant à la famille des urticées, sont porteurs tous deux d'un principe nar-cotique. Le premier est cependant si pauvre en matière active qu'il ne mérite pas que nous nous y arrêtions.

Rappelons cependant que les émanations qui se dégagent des plantations de chanvre peuvent provoquer des vertiges, une pseudo-ivresse. Ces effets seraient dus au cannabène, principe volatil dont nous parlerons tout à l'heure. Le chanvre cultivé en Suède, dans le Nord de la Russie, paraît dépourvu de propriétés énivrantes, puisque les habitants de ces contrées font — sans le moindre inconvénient — servir à leur alimentation les graines de cette plante.

Ils les mangent tantôt frites avec des aromates, tantôt pilées, mêlées avec du sel et étendues sur leur pain noir, en guise de tartine. (Hager.) (1).

Le chanvre indien est cultivé dans les Indes, en Perse, en Arabie. On distingue dans le commerce de la droguerie deux sortes de chanvre :

1° L'espèce la plus commune, nommée *bang* ou *guaza*, est composée des sommités fleuries desséchées ;

2° L'autre, plus riche en principes actifs, *gunjah* ou *ganja*, nous vient de Calcutta et se présente en faisceaux réunissant vingt-quatre plantes entières privées de leurs feuilles les plus grandes.

Le chanvre indien contient plusieurs principes.

D'abord il présente une matière amorphe résineuse, à laquelle les chimistes, MM. T. et H. Smith, qui l'ont isolée les premiers, ont donné le nom de *cannabine* ou de *haschischine*. La cannabine (Smith) est brune, fond en deça de 50°, n'est pas soluble dans les alcalis, et produit l'effet narcotique à une dose de 40 à 60 milligrammes.

Martius a su retirer de cette résine une substance amère, produisant avec l'acide azotique une matière cristalline, qu'il a nommée *oxycannabine*.

Personne, analysant la cannabine de Smith, y a constaté la présence d'une huile essentielle fluide, plus légère que l'eau, d'une couleur ambrée, à odeur de chanvre caractéristique, se composant de deux carbures d'hydrogène : un liquide et incolore, bouillant à 235—240°, $C^{18} H^{20}$, la canabène, et un autre cristallisant dans l'alcool, $C^{18} H^{22}$, l'hydrure de cannabène.

Les vapeurs de cannabène posséderaient une action stimulante d'abord, puis déprimante.

Lefort et Martius prétendent que le chanvre contient une

_____

(1) *Handb. d. Pharm. Praxis*, I, S. 701.

essence oxygénée, aromatique, peu active ; Bohlig, répétant !eurs recherches chimiques sur la plante récente, ne sut en isoler qu'une substance analogue au cannabène.

Preobrachensky (1) prétend avoir trouvé de la nicotine dans le haschisch.

Hüsemann est d'avis qu'il faut attribuer la présence du principe actif de la nicotine à la coutume régnant dans certaines contrées de mélanger les feuilles de tabac au chanvre.

Un alcaloïde volatile, nommé *cannabinine*, paraît avoir été isolé du *cannabis* par E. Siebold et Broadbury.

La résine associée au tanin a été introduite dans le commerce par E. Merck, de Darmstadt, sous le nom de *tannate de cannabine*. Cette préparation produirait les symptômes hypnotiques, quand elle est administrée à la dose de 150 à 400 milligrammes. (Fronmüller) (2).

Dans la *Pharmac. Zeitung,* n° 38, 1884, un autre chimiste allemand, Bombelon, rapporte avoir préparé une cannabine pure qu'il a su isoler du tannate.

Sa préparation se présente comme une poudre vert-brunâtre, sèche, sans saveur, insoluble dans l'eau, mais facilement soluble dans l'alcool, laquelle, donnée à une dose de 50 à 100 milligrammes, produirait le sommeil sans stade d'excitation préalable.

Il est plus que probable que l'action spéciale du chanvre se trouve présentée par l'oléo-résine de Smith, qui réunit à la fois et la cannabine et le cannabène.

Selon quelques auteurs, la résine privée de cette essence peut être administrée en doses dix fois supérieures à celle des principes réunis, sans produire d'effet physiologique. (Nothnagel et Rossbach.)

Il paraît que Matthew Hay a trouvé dans quelques espèces de chanvres une base végétale à action tétanique, qu'il a nommée *tétano-cannabine.*

Le tannate de cannabine nouvellement ajouté aux médicaments dosimétriques, et granulé au milligramme, est tout à fait analogue à la préparation de Merck. Celle-ci se présente sous forme d'une poudre fine grisâtre tirant sur le brun, inodore, sans saveur, ne se dissolvant pas dans la salive, dans l'eau ni dans l'esprit de vin.

(1) *Petersb. Mediz. Woch.,* n° 14, 1876.
(2) Cité par Hüsemann, *Arzneimittellehre,* II, 1063.

ACTION PHYSIOLOGIQUE.

L'action du chanvre et de ses préparations est connue en Orient depuis les temps les plus reculés. Ce végétal figure, avec l'opium, comme agent d'excitation cérébrale et de perceptions sensoriales; il est comme tel beaucoup usité dans une grande partie du globe.

Tandis que dans les Indes orientales, en Chine et dans une partie des Indes anglaises, on abuse surtout de l'opium, le haschisch règne en despote sur les populations d'Arabie, de Turquie, du continent d'Afrique, de la Perse et de l'Indostan.

Le chanvre est employé sous différentes formes : on le fume, on le mâche, on le prend à l'intérieur en infusion, en solution alcoolique, en pâtes.

Les pâtes sont obtenues en faisant bouillir les fleurs dans l'eau avec addition de beurre. On fait aussi des mélanges avec du café, du musc, des cantharides, du tabac, même avec de la noix vomique.

Ces préparations portent différents noms, variant suivant les peuples qui les usitent, et d'après leur composition spéciale.

La résine est connue dans quelques contrées des Indes comme *momia*, qui désigne la qualité supérieure, ou comme *churus* ou *tchers*, qui s'applique au produit impur.

L'herbe aux fakirs : *haschisch alfakara* des Arabes, se présente sous forme demi-molle : *majoon*, ou sous forme liquide : *chazzaki*, teinture d'allégresse.

Un extrait gras associé au sucre, aux amandes, à des aromates, était connu comme *dawamesk* ; enfin le *madjoend*, bien connu en Algérie, est un électuaire fait de miel et de poudre de chanvre indien.

Les récits et les relations diverses des voyageurs revenant de l'Orient, ont prêté aux effets narcotiques du chanvre quelque chose de fantastique et de miraculeux, que les observations réitérées faites en Europe avec les préparations diverses usitées dans les pays lointains, n'ont pas toujours pu affirmer.

Les qualités de l'agent employé, d'une part, et la manière différente de réagir des individus, sont causes de la variabilité des résultats obtenus.

« Il en est avec le cannabis comme avec l'alcool », dit von

Schroff, « l'un a le vin triste, l'autre a le vin querelleur. » Les idées favorites de l'individu percent malgré lui lorsqu'il subit l'influence du narcotique ; voilà pourquoi les rêves d'amour et de volupté éprouvés par les Orientaux ne sont que rarement observés par les individus d'un tempérament moins luxurieux.

Fronmüller et von Schroff sont les deux auteurs qui surtout ont beaucoup contribué aux connaissances pharmacodynamiques des préparations de chanvre, basées sur l'expérimentation sur l'individu sain et malade.

Voici les observations rigoureuses du professeur von Schroff(1).

« A un jeune homme nerveux, de constitution faible, je fis prendre le tiers d'une infusion de 12 grammes de *cannabis indica*, et une heure après les deux tiers restants.

Environ cinquante minutes après avoir ingéré la première dose, le pouls descendait de 82 à 66 pulsations, pour remonter bientôt à 73.

Pendant ce temps, le remède provoqua de la sérénité d'humeur avec tendance au mouvement, yeux brillants, injectés, et sensation de chaleur montant de l'estomac à la poitrine et à la tête.

La tête était lourde et entreprise, l'ouïe diminuait, puis survinrent des bourdonnements, de l'engourdissement des mains et des pieds, de la pâleur du visage et deux fois une émission de l'urine.

Après la seconde dose, le pouls se ralentit encore un peu d'abord, puis s'éleva en une demi-heure à 114 pulsations. Battement des carotides, visage rouge-cramoisi, la tête s'entreprend de plus en plus, les bourdonnements augmentent, émissions d'urine fréquentes, tendance toujours plus grande aux mouvements. Enfin éclate un accès très complet de manie aiguë avec une dépense énorme de force musculaire. D'abord le jeune homme exécutait avec une vitesse extraordinaire et d'une manière déréglée toute espèce de mouvements ; il riait, chantait, sautait, dansait, après quoi il s'emparait des objets environnants et les brisait ensuite. Il déployait une force telle que trois hommes robustes ne pouvaient parvenir à le maîtriser. Après un quart d'heure de ce tapage il tombait exténué et en sueur sur le parquet, mais le repos ne durait guère plus de vingt minutes. En effet, il se relevait de nouveau pour parcourir avec une vitesse folle, les cheveux au

(1) *Lehrb. d. Pharmakol.*, 1875, S. 534-535.

vent et portant le cachet d'un vrai maniaque, les salles et les corridors du vaste bâtiment où nous nous trouvions ; ce n'est qu'avec beaucoup de peine qu'on réussit à le saisir.

Pendant ce temps, la connaissance est restée intacte. Aux différentes questions qu'on lui adressait, le jeune homme répondait convenablement.

Sa sensibilité était émoussée ; il frappait à grands coups de poing sur une table, sans accuser aucune douleur.

Après une demi-heure il se calmait ; en fermant les yeux il voyait quatre anneaux jaunes, deux de chaque œil.

Après lui avoir fait boire une limonade, il s'apaisait tout à fait et, reconduit par un ami, gagna sa demeure.

Administré à deux autres personnes, l'infusé de chanvre indigène et de chanvre exotique, mais surtout le premier, ne produisait que des symptômes peu décidés : diminution de la fréquence du pouls, lourdeur de la tête, somnolence.

Mais ce qui est plus remarquable, c'est que les expérimentations faites avec différentes espèces de haschisch, et même avec une seule et même espèce chez différents individus ou chez un même individu à différentes époques, donnaient des résultats variables.

L'action la plus intense s'est manifestée après l'ingestion d'un haschisch sec que le professeur Sigmund m'a rapporté de l'Égypte, et que j'ai étudié sur sept individus à qui j'en ai fait prendre des doses de 7 à 58 centigrammes.

Ce haschisch a perdu de sa puissance après avoir été quelque temps conservé.

Moi-même j'en prenais un soir, à dix heures environ, 7 centigrammes, au moment de me coucher. Je me mis au lit m'occupant de lire et finissant un cigare. Vers onze heures, j'allais me reposer avec l'idée que la dose ingérée aurait probablement été trop légère, puisqu'elle n'avait pas encore produit le moindre symptôme, lorsque brusquement j'éprouvai une sensation de bourdonnement non seulement dans les oreilles mais dans toute la tête, comparable au bruit de l'eau en ébullition ; en même temps j'étais comme entouré d'une auréole lumineuse bienfaisante qui semblait pénétrer dans tout mon corps et le rendre diaphane.

Avec une facilité inaccoutumée je parcourais de longues séries d'idées tout en éprouvant un vif sentiment de mon existence et de ma personnalité. Je regrettais de n'avoir pas un crayon et du papier sous la main pour transmettre de suite en écrit tous les délices que j'éprouvais; je n'osais pas me lever pour quérir l'un et l'autre de peur que la sensation agréable ne s'évanouît, et parce que j'étais assuré de me rappeler parfaitement le lendemain à mon réveil tout ce que j'avais éprouvé, vu la clarté des séries d'idées et la vivacité des impressions que je ressentais.

Comparant mes sensations à celles qu'on attribue ordinairement à l'action du haschisch, je remarquai l'absence de tout sentiment érotique.

Le lendemain, l'intention à reproduire immédiatement dans mon imagination la scène nocturne chavirait complètement. Je ne me rappelais plus rien de toutes les suavités éprouvées, sinon le peu que je viens de rapporter.

Pour ce qui regarde les autres expérimentateurs, je dois observer que chez eux le pouls, après un léger abaissement préalable, augmentait ordinairement en fréquence et dépassait la normale; ces fluctuations se répétaient même quelquefois. Tous avaient la tête entreprise, lourde, sensation accompagnée quelquefois de chaleur, rarement de douleur ou de vertige. Le bourdonnement fut constamment observé, phénomène comparé par les uns au bruit d'une cataracte, par les autres, à celui d'une fontaine. Chez tous je constatai la dilatation pupillaire, précédée chez un seul de myose; les fonctions des organes des sens (vue, ouïe, toucher) en général avaient perdu en énergie chez beaucoup d'entre eux; chez un seul l'acuité de l'ouie avait augmenté.

Tandis que généralement on ressentait de la pesanteur, de l'engourdissement des extrémités inférieures, deux expérimentateurs accusaient une exagération de la sensibilité tactile et de l'irritabilité réflexe. Chez ceux-ci, en même temps, augmentation de l'énergie de tous les organes des sens et une envie de rire insurmontable.

Tous étaient somnolents; ce symptôme ne se montrait cependant pas dans toutes les périodes de l'expérimentation. La connaissance persistait toujours. Au moment de s'endormir il se présentait des hallucinations, on voyait des couleurs des plus brillantes et des plus agréables, on sentait le sol se dérober sous ses pas, on croyait tomber à l'envers ou s'envoler dans l'espace infini.

La sérénité d'humeur ne laissait généralement rien à désirer, tendance au rire, souvent des fous-rires sans motif apparent ou bien occasionnés par la vue de formes bizarres, de caricatures.

Chez plusieurs, les mouvements s'exécutaient avec paresse; chez eux la démarche était chancelante, les mains tremblaient; chez d'autres, tendance à se battre, à faire du tapage, à importuner les gens; sensation de chaleur et de froid subjectif se succédant de temps à autre, bâillements répétés, tendance à fermer les yeux, chez quelques-uns besoin fréquent d'uriner.

Plusieurs des expérimentateurs trouvaient quelque analogie dans les effets narcotiques produits par l'éther et par le chanvre. Tous dormaient profondément la nuit suivant l'expérimentation; un seul avait des rêves voluptueux, les autres ne rêvaient pas ou bien ils avaient des rêves indifférents ou horribles.

L'appétit ne souffrît chez aucun. A part un peu de fatigue et de lourdeur à la tête on ne ressentait plus rien le lendemain. »

Comme particulièrement intéressant, von Schroff relève une intoxication par le haschisch qu'il a observée sur un de ses élèves, le docteur Heinrich. Ce monsieur avait pris d'un coup 73 centigrammes d'un haschisch, tiré de l'Orient sous le nom de *birmingi*. Cette dose massive produisait une dépression énorme et persistante de l'action cardiaque et de tout le système circulatoire; en même temps abaissement de tous les actes vitaux et crainte de la mort. Une période d'excitation fort courte avait précédé le stade adynamique.

von Schroff en tire la conclusion que le chanvre indien peut donner lieu à des effets diamétralement opposés, notamment à l'exaltation et à la dépression excessives.

Fronmüller, qui a étudié spécialement l'action hypnotique du chanvre et qui peut juger d'après environ mille expérimentations, administra à un individu peu civilisé 15 grammes d'une préparation de chanvre venu d'Orient et connu sous le nom d'électuaire de *madjum*. Le sujet en expérience en éprouva bientôt un tournoiement et un vertige tels qu'il ne pût qu'à grande peine regagner son lit. Il ne se sentait pas capable de se relever, mais il voyait et entendait tout ce qui se passait autour de lui, même répondait-il aux questions qui lui furent adressées. Son imagination flottait dans le ciel et sur l'eau; tantôt il jouait avec les anges, se sentant transporté et volant dans les airs, tantôt il voguait dans une barque avec des jeunes filles belles et charmantes.

Nous ne possédons pas une expérience aussi grande de l'action du chanvre sur les animaux. On sait cependant que le carnivore et le poisson sont très sensibles à ce poison ; l'herbivore, au contraire, peut manger une quantité assez grande de ce végétal sans en être le moins du monde incommodé. (Christison, O'Shaugnessy.)

Donné au chien, il provoque la démarche titubante, la somnolence et le sommeil. Injecté sous la peau chez la grenouille, 100 milligrammes de cet agent produisent après quelques heures de l'accélération du mouvement respiratoire, de l'excitation générale, probablement une légère hyperesthésie, suivie de langueur et de fatigue, enfin rétablissement complet. (Valentin.)

En somme, on peut conclure de ce qui précède que le chanvre indien et ses préparations agissent principalement sur le cerveau et plus particulièrement sur les fonctions de l'imagination. Il agit tout autrement que l'opium, puisqu'il narcotise sans modifier ou annihiler la connaissance, puis il n'altère pas la digestion, ne produit pas la constipation et augmente la diurèse.

Nous avons fait quelques essais avec le tannate de cannabine sur nous-même ; en voici les résultats :

Les expérimentations ont été faites avec la préparation de Merck administrée sous forme de poudre et en pilules.

Nous avons ingéré des doses ascendantes vespérales de cannabine, en ayant soin d'alterner un jour d'expérimentation avec un jour libre pour éviter l'effet possible d'une accoutumance au remède.

Une dose de 50 milligrammes était suffisante à occasionner un sommeil plus profond que de coutume et non troublé de rêves. Au réveil nous ne ressentions rien du côté de la tête, et l'appétit au déjeuner ne laissait rien à désirer.

Après avoir pris le double, soit 10 centigrammes, les symptômes hypnotiques étaient les mêmes, point de rêves. Le lendemain la tête était entreprise, sensation qui se dissipait pourtant vers neuf heures du matin. Appétit normal. Selles le matin sans avoir pratiqué le lavage intestinal au Sedlitz.

Une dose de 15 centigrammes provoquait le sommeil, mais un sommeil moins profond que celui produit par une légère dose (5 à 10 milligr.) de morphine. Pas de rêves. Au réveil, mal de tête persistant jusque bien avant dans l'après-midi. Pas d'influence sur les selles.

L'appétit laissait à désirer, la langue n'était cependant pas empâtée comme après l'usage de la morphine.

Nous croyons pouvoir conclure de ceci, que le tannate de cannabine ne représente pas la totalité des principes actifs du cannabis. La propriété stimulante de l'action cérébrale ne lui revient certainement pas; la faculté de produire l'état hypnotique ne peut pas lui être dénié, mais elle est beaucoup moins accentuée que celle de la morphine. Une dose relativement faible administrée à l'adulte (50 milligr.) ne provoque pas d'accidents thérapeutiques; des doses plus élevées (100 à 150 milligr.) produisent de la céphalalgie.

Si le tannate de cannabine — du moins aux doses employées par nous — n'occasionne pas des symptômes saburraux des premières voies comme le ferait la morphine, et ne produit pas la constipation comme celle-ci, elle ne saurait remplacer cette dernière comme agent soporifique, étant un médicament hypnotique d'une énergie d'action beaucoup inférieure.

USAGES THÉRAPEUTIQUES, MODES D'ADMINISTRATION ET DOSES.

Nous sommes d'avis que le tannate de cannabine ne sera pas d'une application bien fréquente en médecine.

Il ne sera nettement indiqué que dans des cas légers d'insomnie, symptomatique d'une excitation du système nerveux central. Les cas graves resteront certainement du ressort des modificateurs de l'innervation et de la circulation; nous avons nommé l'aconitine, la strychnine, la digitaline, des calmants de l'excitabilité réflexe et de la sensibilité, des bromures, enfin des hypnotiques héroïques, du chloral, de la morphine.

Comme tout remède nouveau, il a été appliqué dans une série de maladies, loué par les uns, déprécié par les autres.

Ainsi a-t-il été recommandé dans les névralgies, les rhumatismes, la goutte (Grimault), dans les convulsions, le tétanos (Bouchut, O'Shaughnessy), dans la chorée (Corrigan), dans l'hystérie, l'épilepsie, le délire des buveurs, l'hydrophobie (Cazin); on a voulu même y voir un contre-poison de la strychnine.

Nous pensons qu'il y aurait peut-être quelque avantage à employer cet agent en pédiâtrie, comme hypnotique. On connaît les dangers inhérents à l'administration des opiacés aux enfants. Le tannate de cannabine à doses minimes et réfractées pourrait peut-être remplacer avec avantage la morphine dans les cas d'insomnie et de surexcitabilité nerveuses.

Étant insoluble, on fera bien de prescrire ce médicament sous forme de poudre, mélangé au sucre de lait, ou encore en granules ou en pilules.

Le granule n'est dosé qu'à un milligramme de substance active, ce qui rend facile son administration et son dosage dans le traitement des enfants.

Pour obtenir l'effet hypnotique chez l'adulte, il convient d'administrer une dose de 5 centigrammes à la fois; on pourrait encore prescrire des doses de 1 centigramme, qu'on ferait ingérer de dix minutes en dix minutes jusqu'à effet.

Nous pensons qu'il vaut mieux de ne pas pousser au delà de 1 décigramme de tannate de cannabine à la fois, pour éviter la céphalalgie qui accompagne ou qui suit ordinairement les doses élevées de ce médicament.

Le granule dosimétrique conviendra surtout à l'enfant. Chez lui, on observera scrupuleusement les règles fondamentales de la dosimétrie et ne dépassera pas — pour le baby au-dessous de deux ans — la dose d'un granule à la fois, à répéter jusqu'à effet.

L'enfant plus âgé pourra prendre deux granules et plus, s'il le faut, à la fois, selon son âge et sa susceptibilité individuelle.

Chloral (Hydrate de).

Formule : $C^2 HCl^3O, H^2O$.

L'hydrate de chloral se forme lorsqu'on ajoute au chloral de l'eau en petite quantité, jusqu'à 12 p. %; il se présente alors sous forme cristalline (tables rhomboïdales volumineuses).

Les cristaux incolores, diaphanes, d'une densité de 1.901, ont une odeur spéciale aromatique et une saveur âcre et désagréable; à 58° ils fondent et présentent à l'état liquide une densité de 1.575. Chauffés à 78°, ils se dédoublent en chloral anhydre et en eau.

L'hydrate de chloral est très soluble dans l'eau (à raison de deux parties d'hydrate de chloral pour trois parties d'eau), soluble dans l'alcool et l'éther.

En présence des alcalis, 100 parties d'hydrate de chloral font obtenir 72.2 parties de chloroforme.

Le chloral a été découvert en 1832, par Liebig; il fut étudié surtout par Dumas, qui en 1834 construisit sa formule.

Ce ne fut qu'en 1861 qu'on essaya cet agent sur l'homme. Buchheim découvrit ses qualités hypnotiques en l'expérimentant sur sa personne et sur quelques malades. Il n'a cependant rien publié sur ce sujet avant 1872 (1). Quoique la priorité de Buchheim en cette matière soit indubitable, il faut reconnaître que O. Liebreich a introduit l'hydrate de chloral en thérapeutique (2).

ACTION PHYSIOLOGIQUE ET TOXIQUE.

L'hydrate de chloral est moins volatile, mais plus soluble dans l'eau que le chloroforme; il est vite résorbé par l'estomac et les différentes muqueuses, plus rapidement cependant après l'application sous-cutanée.

L'injection intra-veineuse, préconisée par Oré, répétée par Deneffe, a été abandonnée depuis.

Les auteurs soutiennent des opinions différentes quant au sort du chloral après son entrée dans le torrent circulatoire.

Liebreich, ayant remarqué qu'il avait un mode d'action analogue à celui du chloroforme, en induisit que le chloral n'agissait qu'en produisant dans le sang du chloroforme. Le chloral se dédoublant, dans les liquides alcalins, en chloroforme et en acide formique, la même réaction devrait se produire dans le sang, qui lui aussi est un liquide alcalin.

Il est vrai, dit Liebreich, que la quantité d'alcali contenue dans le sang ne peut suffire pour transformer en chloroforme tout le chloral absorbé; mais grâce à la circulation continuelle du sang, l'alcali se renouvelle toujours à mesure qu'il est consommé; le dédoublement du chloral ne peut donc pas se faire d'un seul coup dans le sang, mais chaque molécule de chloral consomme les molécules d'alcali qui l'entourent, et c'est seulement lorsque

(1) *Arch. f. Path. Anat. u. s. w.*, 1872, B^d 56, S. 2.
(2) *Das Chloral, ein neues Hypnoticum und Anaestheticum. Berl. Klin. Woch.*, 1869, S. 325.

tout l'alcali du sang a été employé à ce travail que la transformation cesse. A chaque instant il se développe donc une minime quantité de chloroforme, qui va se fixer aussitôt sur les ganglions cérébraux, et ensuite sur ceux de la moelle épinière et du cœur. (Nothnagel und Rossbach.)

Rabuteau et Personne partagent l'opinion de Liebreich ; ils admettent que sous l'influence du bicarbonate de soude contenu dans le sang, le chloral se dédouble en chloroforme et en formiate de soude.

Selon Liebreich et Richardson, le chloral n'agit que par le chloroforme qu'il dégage. Byasson, Follet et Arloin attribuent son action en partie à l'acide formique.

Nombre d'auteurs, au contraire, ne peuvent admettre la théorie de Liebreich et soutiennent que le chloral agit comme tel, et ne subit pas la transformation en chloroforme.

Ils ne sauraient admettre que le chloral soit capable de faire perdre au sang, pendant la vie, son alcalinité, alors que les acides les plus énergiques, à doses mortelles, ne le peuvent pas ; en admettant ce fait d'ailleurs comme réel, il aurait pour corollaire forcé la cessation de la vie.

En second lieu, une série nombreuse de dérivés du méthane ou hydrure de méthyle, ont une action semblable à celle du chloroforme, sans pour cela agir en se décomposant et en donnant naissance à ce produit.

D'un autre côté, Herrmann et Thomaszewiez ont montré que l'acide trichloracétique, qui, comme le chloral, donne naissance à du chloroforme dans les liquides alcalins, a pu être donné à des lapins aux doses de 2 à 5 grammes sans qu'il produisît la moindre action.

Il peut donc paraître douteux que le chloral agisse par suite de son dédoublement en chloroforme et en acide formique. (Nothnagel und Rossbach.) (1).

Comme ces considérations théoriques ont peu de valeur pour la pratique et que l'action hypnotique n'en est pas moins démontrée, nous passerons outre.

L'application topique d'une solution saturée d'hydrate de chloral est douloureuse et provoque de l'irritation inflammatoire qui peut aller jusqu'à la scarification et à la vésication.

(1) *Handbuch der Arzneimittellehre*, 1884, S. 406.

L'injection sous-cutanée d'une solution à plus de 15 p. %, a le même effet.

En badigeonnant une plaie avec la solution au cinquième, celle-ci se recouvre d'une eschare mince, peu adhérente.

Quand on ingère le médicament, il a sur les premières voies une action topique, qui peut aller jusqu'à une légère causticité avec une grande concentration. Si la solution est forte : saveur piquante, brûlante, âcre, désagréable et persistante, surtout dans l'arrière-bouche ; hypercrinie salivaire réflexe. Parvenu dans l'estomac, le chloral y détermine une sensation de chaleur, de la douleur plus ou moins vive et une révolte de l'organe. Par action réflexe il peut alors produire de la salivation, des nausées et même des vomisse-ments (Labordé). Il pourrait même donner lieu, dans le cas d'une grande concentration, à des ulcères gastriques (Testut) (1).

Une dose de 2 à 3 grammes, donnée par la bouche, par le rectum ou par la voie sous-cutanée, détermine chez l'homme sain, après dix à quinze minutes, la sensation de fatigue et de somno-lence, suivie bientôt d'un sommeil naturel qui dure environ cinq heures.

Sa respiration et son pouls sont ralentis ; les pupilles sont rétré-cies, l'excitabilité réflexe reste normale ; un bruit intense, une inci-tation douloureuse peuvent réveiller le sujet, qui retombe bientôt dans son sommeil.

Au réveil, la pupille est dilatée et il n'y a pas, le plus souvent du moins, de céphalalgie, de nausées ou de vomissements.

Les doses de 3 à 5 grammes provoquent un sommeil plus pro-fond, qui peut durer dix heures ; pendant son cours l'individu est insensible et l'excitabilité réflexe éteinte ; l'irritation de la cornée ne provoque aucun mouvement des paupières, les muscles sont relâchés.

Des doses plus élevées, ou, s'il s'agit de personnes très sensibles au chloral, les doses précédentes, peuvent être mortelles. Il sur-vient un ralentissement notable des mouvements respiratoires, de l'affaiblissement des battements du cœur, de la mydriase, enfin la paralysie respiratoire, ou — dans des cas rares cependant — l'arrêt brusque et définitif du cœur. (Jolly.)

Les doses moyennes, physiologiques, augmentent d'abord,

---

(1) *Dict. de thérapeut.*, Dujardin-Beaumetz, p. 827.

pendant un temps assez court, la pression artérielle. Bientôt le contraire a lieu, l'énergie du cœur diminue, les parois des artères se relâchent et font diminuer la pression intravasculaire.

Les doses toxiques paralysent d'emblée le centre respiratoire et le cœur (Binz) (1).

Ce même auteur est d'avis que la diminution de la pression sanguine est causée principalement par la paralysie des vaso-moteurs (2).

Le chloral fait baisser la température animale; une dose hypno-tique moyenne diminue le calorique de 0.5 à 1° c., une dose toxique de 5° et plus encore.

Les organes digestifs ne sont pas incommodés par le chloral, même à haute dose, pourvu qu'on l'emploie en lavage; donné en saturation, il provoque la nausée et le vomissement.

Le sang ne subit pas de modification par le chloral, même à haute dose, quand il est ingéré par la bouche (Porta-Djurberg); une injection immédiate dans la veine détruit les globules rouges et provoque l'hémoglobinurie. (Ritter et Feltz.)

L'usage continué de jour en jour donne lieu, le plus souvent, à ce qu'on a nommé le *chloralisme chronique*.

Macleod a vu des gens supporter des doses modérées pendant cent jours et plus; ce qui cependant est l'exception.

D'autres individus présentent, au contraire, des effets toxiques après un usage assez court.

L'accoutumance au chloral est moins prononcée que celle à la morphine ou à l'alcool; on doit bien augmenter de temps en temps la dose pour obtenir l'effet ordinaire, mais on n'atteint jamais ces doses énormes exigées par les morphiomanes.

Citons comme les symptômes de l'intoxication chronique par le chloral, les troubles digestifs, la conjonctivite, de l'insomnie, de la dyspnée, des exanthèmes, enfin des troubles intellectuels.

AGENTS SYNERGIQUES ET AUXILIAIRES.

Pour nous, la morphine, l'alcaloïde stupéfiant de l'opium, figure comme le principal auxiliaire du chloral; elle est synergique dans ce sens qu'elle aussi produit l'hypnose et l'anesthésie.

(1) *Grundzuge der Arzneimittellehre*, 1882, S. 30.
(2) *Vorlesungen über Pharmakologie*, S. 80.

AGENTS INCOMPATIBLES, ANTAGONISTES.

La strychnine, dit Liebreich, est l'antidote du chloral sans admettre la réciproque.

Rajewsky et Liégeois soutiennent, au contraire, que le chloral est l'antidote de la strychnine.

Faucon et Debierre sont d'avis que le chloral est aussi bien l'antagoniste de la strychnine que celle-ci l'est du chloral.

Un grand nombre d'auteurs se sont occupés de cette question; les uns admettent un antagonisme relatif (Horand, Puech, Arnould), d'autres un antagonisme absolu. (Byasson, Follet.)

Nous avons fait, en 1872, quelques expérimentations sur des lapins, pour étudier spécialement l'antagonisme supposé de ces deux agents.

Voici les résultats déduits de nos observations (1) :

1º Une dose toxique de chloral et une autre de strychnine données simultanément causent la mort de l'animal;

2º Le chloral administré peu de temps après une dose toxique de strychnine, avant que les symptômes tétaniques aient fait apparition, contrarie et peut empêcher quelquefois les convulsions toniques;

3º Donné après un premier accès tétanique, le chloral peut calmer l'excitabilité réflexe exagérée déterminée par la strychnine;

4º La strychnine est un contre-poison réel du chloral, puisque:

a. Il abrège la durée du stade hypnotique après des doses moyennes;

b. Il prévient la terminaison léthale après des doses toxiques;

c. Enfin il permet au médecin d'intervenir à temps, pour éliminer le poison en provoquant le vomissement, lorsque des doses énormes ont été administrées par la bouche et que celles-ci n'ont pas encore pu être absorbées.

Nommons avec la strychnine, comme antidote du chloral, l'alcaloïde du café. En effet, la caféine, réveillant la torpeur du cerveau, excitant le centre vaso-moteur et stimulant la fibre musculaire, mérite sous ce triple rapport d'être essayé dans l'intoxication par l'hydrate de chloral.

(1) Comp. Dr A. W. van Renterghem : *Over de waarde van strychnine bij chloral-vergiftiging,* dans *Geneesk. Archief v. d. Zeemacht,* 1873, Bl^z 110.

CONTRE-INDICATIONS A L'EMPLOI DU CHLORAL.

Mentionnons ici les lésions cardiaques avancées, les lésions de l'encéphale et de la moelle, états morbides dans lesquels ce médicament pourrait produire une dépression fatale, puis les maladies graves de l'estomac (ulcères, carcinome), à raison de ses propriétés irritantes; l'hystérie, le délire alcoolique (non compliqué d'accidents chirurgicaux graves), dans lesquels il excite plus souvent qu'il ne produit la sédation; enfin dans les accès douloureux de la goutte, si on n'a pas fait précéder son emploi de l'usage des alcalins.

USAGES THÉRAPEUTIQUES.

En dosimétrie l'emploi du chloral hydraté n'est pas aussi étendu qu'en médecine ordinaire; cependant l'alcaloïdo-thérapeute ne l'exclut point d'une façon absolue. Nous lui reconnaissons des qualités hypnotiques sérieuses, mais nous nous opposons à son emploi à doses massives et à son application quand même.

Ainsi nous ne saurions partager l'avis de MM. Nothnagel et Rossbach, que tous les cas d'insomnie, quelle que soit leur cause, doivent être tributaires du chloral (1).

Nous admettons, il est vrai, que le plus souvent, donné à lui seul, il provoquera le sommeil de l'individu, mais on peut atteindre ce but dans plusieurs cas en s'adressant aux sédatifs du système nerveux : strychnine, brucine, camphre bromé; du système vasculaire : aconitine, digitaline; ou du système musculaire : hyoscyamine, vératrine, surtout par une sage combinaison de ces différents facteurs.

On a recours au chloral dans le traitement interne des maladies pour son action hypnotique, anesthésique et antispasmodique.

Il a sans doute la plus grande valeur comme hypnotique. Sous ce rapport il se rapproche le plus de la morphine.

Le chloral hydraté présente cependant des qualités qui le caractérisent comme supérieur à celle-ci, et expliquent parfaitement la préférence qu'on lui accorde dans beaucoup de cas.

Ainsi il provoque le sommeil plus sûrement et à plus bref délai

---

(1) *Arzneimittellehre*, 1884, S. 446.

que la morphine; il n'entraîne pas aussi constamment après lui le cortège de symptômes dyspeptiques : céphalalgie, nausées, vomissements, comme le fait celle-ci; on peut aussi le continuer pendant quelque temps sans provoquer l'accoutumance et sans produire la constipation; pour faire dormir les enfants, on s'adressera plutôt au chloral, qui ne présente pas tous les dangers inhérents à l'usage de la morphine dans l'âge tendre.

A titre de médicament anesthésique et antinévralgique, le chloral est inférieur à la morphine.

En effet, l'alcaloïde de l'opium fait taire la douleur à doses très légères, insuffisantes à produire le sommeil; le chloral, au contraire, ne tue la douleur que parce qu'il fait dormir.

Comme anesthésique topique dans les névralgies, on n'a rien à attendre du chloral.

Nous voudrions voir borner l'emploi du chloral à titre d'hypnotique :

a. Aux cas de délire alcoolique se présentant chez des individus sous le coup d'accidents très graves, accidents qui, comme une fracture communitive, etc., pourraient compromettre la guérison;

b. Aux délires fébriles des enfants menacés de convulsions éclamptiques;

c. Aux névralgies ou autres douleurs rebelles causant l'insomnie et résistant aux modificateurs ordinaires, pour autant qu'elles soient consécutives à des lésions anatomiques ou qu'elles se rapportent à des dyscrasies ou à des diathèses spéciales;

d. Enfin, à la manie puerpérale.

Dans les cas mentionnés sous *a* et *d* on fera bien de le combiner à la morphine, comme ces agents associés, concourant au même but, le font atteindre à moindre délai.

Nous proscrivons l'emploi du chloral dans tous les autres cas d'insomnie, ainsi dans l'agrypnie causée par les travaux de tête exagérés, dans le délire fébrile des adultes, dans la privation de sommeil symptomatique de la dyspepsie, de l'alcoolisme, du morphinisme, etc.

En effet, on atteindra dans ses derniers cas mieux son but en éliminant d'abord les causes directes, soit en prohibant le travail exagéré, en abattant la fièvre, en traitant la dyspepsie, en supprimant l'alcool et la morphine, pour amener ensuite le calme du cerveau par l'application dosimétrique de l'aconitine, de la digitaline, de la strychnine, secondés s'il y a lieu par l'hyosciamine et la morphine.

Quoique quelques auteurs, notamment M. J. Russel, aient produit des observations qui plaident en faveur du chloral dans le délire des typhiques, ils ne cachent pas le revers de la médaille puisqu'ils mentionnent en même temps que l'usage de ce remède, même à doses relativement légères (1 à 1.5 gramme), a été suivi d'une dépression notable de l'action cardiaque, du pouls, et que ce dernier a présenté quelquefois de l'arythmie. Il est évident que l'action paralysante du chloral sur les vaso-moteurs est ici en jeu et pourrait précipiter la terminaison léthale. Aussi le médecin dosimètre s'adressera-t-il aux alcaloïdes excito-moteurs qui, en faisant tomber la fièvre, calment en même temps l'action du cerveau et du cœur.

Afin de prévenir qu'on ne nous accuse d'être en contradiction avec nous-mêmes, en recommandant le chloral dans le délire fébrile dés enfants, quand du même coup nous proscrivons son emploi dans le délire typhique des adultes, nous devons un mot d'explication. La paralysie vaso-motrice est, en effet, autant à craindre chez les uns que chez les autres. Aussi n'avons-nous ici en vue que le cas spécial de convulsions menaçantes, complication qui pourrait provoquer tout à coup la mort de l'enfant.

Tout médecin connaît les mille difficultés à faire avaler une médecine aux enfants, surtout dans le délire, mais il n'ignore pas, non plus, le danger de la morphine à cet âge ; c'est pourquoi, et pour gagner un temps précieux, nous ne reculerions pas à appliquer de petits clystères, répétés à intervalles réguliers, de chloral hydraté, quitte à instituer — après avoir conjuré le danger d'une éclampsie imminente — une médication rationnelle pour prévenir les récidives.

Le chloral a été essayé dans la plupart des affections morbides spasmodiques : tétanos, rage, chorée, éclampsie puerpérale, coqueluche, asthme nerveux, avec plus ou moins de succès, de même dans le mal de mer et dans les vomissements symptomatiques de la gravidité.

Dans toutes ces maladies le chloral peut être remplacé, et il l'est en effet avec avantage, par d'autres agents qui remplissent mieux que lui les indications spéciales.

Ainsi dans le tétanos, la chorée, l'éclampsie, on s'adressera surtout à la vératrine et à la cicutine, pour rendre le calme au système nerveux strié, auxquelles on associera, suivant l'indication symptomatique, la strychnine, l'aconitine, l'hyosciamine; dans la rage, on appliquerait le traitement préconisé par le docteur Burggraeve (1) : strychnine, hyosciamine, camphre monobromé, pilocarpine; dans la coqueluche celui que nous conseille le docteur Fontaine : sulfure de calcium et les défervescents ; enfin dans l'asthme, les vomissements des femmes enceintes, le mal de mer, on prescrira avec un meilleur succès la strychnine et l'hyosciamine.

MODES D'APPLICATION ET DOSES.

La saveur âcre de l'hydrate de chloral fait que ce remède, administré à l'intérieur en solution, doit être édulcoré au sirop de groseilles ou de framboises.

Les petit lavements au chloral, qu'on aura soin d'administrer à la température du corps, peuvent se donner dans un véhicule mucilagineux quelconque ou en émulsion dans le lait.

Nous nous sommes employé avec avantage des prescriptions suivantes :

> Pr. Hydrate de chloral . . . . 1 à 5 grammes.
> Jaune d'œuf . . . . n° 1.
> Lait de vache . . . . 250 grammes.
>   M. pour 5 lavements.

> Pr. Hydrate de chloral . . . . 1 à 5 grammes.
> Décoct. de racine de guimauve. . . . . 250 grammes.
>   Dissolvez pour 5 lavements.

Employé à l'extérieur comme pansement antiseptique, antiputride, pour injections détersives vaginales et autres, nous l'associons au borax (2).

Dans les cas exceptionnels de délire alcoolique aggravé d'une complication chirurgicale, ou dans les insomnies consécutives aux douleurs névralgiques rebelles, nous prescrivons le chloral hydraté à raison de 5 décigrammes, associé à autant de milligrammes de

---

(1) Comparez *Répert. de médec. dosimét.*, 1882, p. 478.
(2) Comparez l'article *Chloral boraté.*

chlorhydrate de morphine pour une dose, à répéter de quart d'heure en quart d'heure jusqu'à obtention de l'effet désiré.

Nous prescrivons le chloral seul de 2 à 5 décigrammes pour une dose, à donner de dix en dix minutes, jusqu'à production de sommeil, dans les cas de manie puerpérale.

Pour prévenir les convulsions éclamptiques des enfants fiévreux, nous préconisons les petits lavements réitérés de quart d'heure en quart d'heure, jusqu'à effet hypnotique.

Chloral (Hydrate de Croton-).

Synonyme : Hydrate de butyl chloral.

Formule : $C^4\ Cl^3\ H^2O,\ H^5O$.

Découvert par Krämer et Pinner (1), il a été introduit en thérapeutique, ainsi que l'hydrate de chloral, par Liebreich (1876).

Ce corps cristallisé se présente en paillettes luisantes, volatilisant sous l'action de la chaleur; il a une saveur âcre et brûlante, est peu soluble dans l'eau froide, se dissout mieux dans l'eau chaude, et est facilement dissous par l'alcool. On l'obtient par l'action du chlore sur l'aldéhyde.

Le nom de *croton-chloral* devrait être abandonné et remplacé par celui de *butyl-chloral.*

S'il s'agissait en effet de croton-chloral, il aurait pour formule $C^4\ Cl^3\ H^3O$ et devrait dériver de l'acide crotonique $C^4\ H^6\ O^2$, un des principes actifs de l'huile de croton, ce qui n'est pas, comme on a reconnu qu'il est dérivé de l'alcool butylique $C^4\ H^8\ O$.

ACTION PHYSIOLOGIQUE.

Ses qualités physiologiques ressemblent en général à celles de l'hydrate de chloral. Comme ce dernier, le croton-chloral produit le sommeil.

Il en diffère cependant par sa propriété de provoquer l'anesthésie des nerfs cérébraux avant et pendant que l'action hypnotique se présente.

---

(1) *Berichte d. Deutsch. Chem. Gesellsch.*, 1870, S. 386, et *Binz. Vorlesungen über Pharmakol.*, S. 86.

Une action déprimante sur le cœur qui rend l'emploi du chloral dangereux pour les cardiopathes, n'est pas démontrée pour le croton-chloral. Disons que, pour obtenir la narcose, il faut une dose de croton-chloral supérieure à celle de chloral, et que l'action hypnotique — du moins dans les expérimentations sur les animaux — ne persiste pas aussi longtemps.

EMPLOIS THÉRAPEUTIQUES.

Les indications de ce remède peuvent facilement être déduites de ce que nous venons de dire.

On s'adressera spécialement à lui pour calmer la douleur dans la névralgie du nerf trijumeau, dans le tic douloureux, l'odontalgie (Liebreich, Yeo, Emmert, Berger), pour produire l'anesthésie de l'œil, du visage, quand il s'agit de faire des opérations à ces parties.

Yeo l'a administré avec succès comme calmant de la toux nerveuse et spasmodique, Nicholson dans la coqueluche (1).

J.-V. Méring (2) prétend que l'action anesthésique spéciale sur les nerfs cérébraux n'est pas démontrée, qu'elle est au moins douteuse. Il vient à cette conclusion après des expérimentations sur les animaux.

On pourrait objecter à M. V. Méring, dit fort à propos le professeur Binz (3), que les effets négatifs obtenus de l'application de nos agents narcotiques sur l'animal sain, ne prouvent absolument rien contre les résultats positifs de l'expérimentation clinique de ces mêmes agents sur l'homme malade.

MODE D'ADMINISTRATION ET DOSES.

Étant peu soluble dans l'eau froide et vu son goût désagréable, on donnera le croton-chloral de préférence en granules ou en pilules solubles.

Les granules de croton-chloral Chanteaud sont dosés au centigramme.

(1) Hüsemann, *Arzneimittellehre*, II, 1079.
(2) Comp. *Arch. f. exp. Path. und Pharmak.*, 1875, B^d III, S. 485.
(3) *Vorlesungen über Pharmakol.*, S. 87.

Nous prescrivons quelquefois le croton-chloral suivant cette formule :

Pr. Butylchloral . . . , ... 5 grammes.
Suc de réglisse . . . . 5 décigr.
Eau distillée . . . . q. s.
   Pour faire 200 pilules.

Ces pilules, contenant chacune 25 milligrammes de matière active, sont dissoutes (1) en un quart d'heure.

On donnera pour calmer la douleur dans le tic douloureux, le croton-chloral à raison de dix granules Chanteaud à la fois, répétés de dix minutes en dix minutes ; pour obtenir l'effet hypuotique, il faudrait tripler cette dose et la continuer jusqu'à effet.

Nous avons eu quelquefois du succès dans la rage des dents en introduisant un granule de chroton-chloral dans la partie cariée de la dent ; en répétant deux à trois fois ce manège nous parvînmes souvent à faire taire la douleur.

Chlorhydrique (acide).

Synonymes : Acide hydrochlorique, acide muriatique.

Formule : Cl H.

On obtient cet hydracide, composé de volumes égaux d'hydrogène et de chlore, en traitant le chlorure de sodium par l'acide sulfurique, qui le dégage sous forme d'un gaz incolore, d'odeur vive et suffocante, plus pesant que l'air, et se changeant au contact avec lui en une épaisse fumée blanche. Il est très soluble dans l'eau. Un volume d'eau à 0° c. absorbe 500 ; et à 15° c. 450 volumes de gaz chlorhydrique.

Ce liquide incolore, plus lourd que l'eau pure, et qui fume fortement à l'air, a été nommé *acide chlorhydrique.*

L'acide chlorhydrique fumant contient de 30 à 35 p. %. de gaz

---

(1) Comp. chap. VII, *Des formes médicinales.*

èt est ordinairement impur, étant mélangé d'acide sulfurique et sulfureux, de chlore, de fer et d'arsenic.

L'acide chlorhydrique pur, d'une densité de 1.124, contient environ 25 p. % de gaz chlorhydrique.

Enfin l'acide chlorhydrique dissous est la préparation qu'on emploie en médecine; il est un mélange d'une partie d'acide muriatique pur et de deux parties d'eau.

ACTION PHYSIOLOGIQUE.

Le suc gastrique de l'homme contient de l'acide chlorhydrique libre; on évalue sa quantité de 2.5 à 3 p. %. L'acide provient du chlorure de sodium du sang, décomposé dans l'acte de la sécrétion des glandes à pepsine. Pendant que l'acide ainsi formé est mis en liberté dans l'estomac, le sodium est repris par le sang, puis déversé en partie par les sécrétions intestinale, pancréatique et biliaire dans l'intestin grêle, èt éliminé pour une autre partie par les urines. Voilà pourquoi, selon Meissner, Quincque, Maly, les urines des carnivores et de l'homme sont moins acides et quelquefois même alcalines.

La quantité d'acide chlorhydrique libre dans le contenu de l'estomac atteint son *summum*, deux à quatre heures après le repas. Avant et après ce temps on n'en trouve pas. (Edinger.)

L'acide chlorhydrique joue, dans le processus digestif, un rôle important. Il assure la dissolution d'un grand nombre d'éléments nutritifs, en dissolvant complètement leurs sels (os, cartilages, etc.) insolubles dans l'eau (carbonate et phosphate de chaux), et en privant les substances collagènes de leur faculté de se gélatiniser. Il suffit de 1 p. % d'acide chlorhydrique dans le suc gastrique pour faire subir aux substances albuminoïdes qui arrivent dans l'estomac une modification qui les rend solubles dans les acides, pour les transformer en parapeptones.

Seul, il peut même faire passer en partie la myosine en peptone assimilable. La présence constante de l'acide chlorhydrique, donne à la pepsine sa faculté de peptoniser; aussitôt que l'acide disparaît (dyspepsie par défaut d'acide), l'action peptonisante de la pepsine est supprimée.

En ajoutant de temps en temps de l'acide libre, on donne

l'aptitude à une même quantité de pepsine de digérer le nouveau *quantum* d'albumine.

On peut s'expliquer ce processus en acceptant la formation hypothétique d'un chlorhydrate de pepsine, qui pendant l'acte de la digestion laisserait dégager de l'acide chlorhydrique à l'état naissant sur les substances albuminoïdes, et déterminerait ainsi dans ces substances un dédoublement de nature hydrolytique.

Comme les peptones développés de cette manière ne peuvent plus être coagulés, ni par l'ébullition, ni par les acides minéraux, ni par les sels métalliques, et qu'ils se diffusent alors facilement à travers les parois gastro-intestinales, on peut parfaitement se faire une idée de l'action digestive de l'acide du suc gastrique.

Cependant une proportion trop forte (elle ne doit pas dépasser un pour mille en moyenne) supprime le pouvoir digestif du suc gastrique, tout comme la saturation de l'acide par l'addition d'un excès d'alcali.

A l'état normal, à mesure que le contenu alcalin des aliments augmente, le suc gastrique se charge en proportion d'acide chlorhydrique et l'équilibre est rétabli. Mais si, comme dans les maladies, ou par privation de sel marin, les glandes à pepsine ne produisent plus d'acide, ou encore si l'ingestion d'une trop grande quantité d'alcali a neutralisé l'acide libre, on peut alors, à l'aide de l'acide chlorhydrique, porter secours au processus digestif.

Reste à savoir la quantité juste d'acide qui fait défaut, puisque l'excédant nuit autant que la privation.

Comme tous les acides, du reste, l'acide chlorhydrique est un agent antifermentescible peu énergique. Suivant Büchholtz, il retarde le développement des bactéries, en solution de 0.066 p. %, et le supprime en solution de 1.32 p. %/ .

Les petites doses médicinales d'acide chorhydrique ne produisent pas d'autres effets sur l'organisme. Il n'arrive pas dans les humeurs à l'état d'acide, mais dans sa combinaison avec le natrium, comme chlorure de sodium, et à cette dose le sel culinaire ne fait pas plus d'effet qu'une goutte d'eau tombant dans la mer. L'action stimulante sur le cerveau, celle de provoquer la gaieté et le trouble des sens que lui prêtaient Boerhave et van Swieten, ne lui reviennent pas de fait.

A l'état de concentration et à doses élevées, l'acide muriatique produit un effet analogue, mais moins violent que celui déterminé par les acides sulfurique et nitrique.

Il provoque sur la peau une vive inflammation, avec cuissons, picotements ; la peau rougit et il s'y forme des vésicules et des plaques d'empâtement ; ce n'est qu'après des applications réitérées qu'il provoque des pertes de substance assez profondes.

L'action produite sur les muqueuses est plus violente ; il se forme dans la bouche des eschares blanc-grisâtre, dans l'estomac des eschares jaunâtres. Cinq grammes d'acide chlorhydrique introduits par la bouche ont suffi dans un cas à causer la mort après des symptômes violents de gastro-entérite.

Allen fait mention de cas d'intoxication dans lesquels l'ingestion de 15 à 60 grammes d'acide concentré n'a pas eu cette issue fatale.

L'inhalation des vapeurs blanches d'acide chlorhydrique peut provoquer une trachéo-bronchite et une toux opiniâtre.

Les symptômes généraux, violents, qui se présentent après l'ingestion de doses toxiques, sont secondaires et dépendants de l'inflammation gastro-intestinale. (Nothnagel und Rossbach.) (1.)

AGENTS INCOMPATIBLES, ANTAGONISTES, CONTRE-POISONS.

Les alcalins sont les antagonistes naturels de l'acide chlorhydrique.

Dans une intoxication par cet agent, on fera usage de la magnésie hydratée fraîchement préparée ; au besoin on peut se contenter de la magnésie calcinée, de l'eau de chaux, d'une dissolution de savon, de la craie, de coquilles d'œuf, de la cendre de bois ou des alcalins pareils. Ils neutralisent l'acide en formant des sels insolubles ou peu nuisibles. On préférera la magnésie hydratée, comme avec elle on n'a pas à craindre le développement d'acide carbonique qui pourrait favoriser la perforation de la paroi stomacale. On donnera ces antidotes en grande quantité et dissous dans une abondance d'eau. Le lait et les blancs d'œufs qui formeraient avec l'acide des *coagula* moins irritants pourraient servir à défaut des alcalins.

(1) *Handbuch d. Arzneimittellehre,* 1884, S. 327-329.

AGENTS SYNERGIQUES.

Les acides minéraux, les digestifs, pepsine, diastase.

USAGES THÉRAPEUTIQUES.

Cet hydracide rend des services non seulement signalés aux sujets affectés de dyspepsie atonique ou d'apepsie par défaut d'acide, mais encore dans la dyspepsie acide. En effet, le suc gastrique très acide est souvent parfaitement inefficace, trop peu chlorhydrique pour agir. (G. Sée.)

Loin de réclamer la neutralisation des acides indéterminés par les alcalins, ce suc exige plutôt l'addition d'une nouvelle quantité d'acide chlorhydrique. (G. Sée.)

Les apeptiques par défaut d'acide sont les chloro-anémiques (Manassein), les grands mangeurs qui se nourrissant trop font peu ou point d'exercice, les fiévreux. (Manassein.) [1].

Il va sans dire qu'il ne suffit pas, dans les cas nommés, de prescrire l'acide chlorhydrique comme agent unique, mais qu'il faut ici, comme partout en thérapeutique, faire la part des symptômes.

Ainsi on débarrassera l'estomac chargé d'aliments en fermentation anormale (par l'acide lactique, butyrique, etc.), par le lavage journalier au Sedlitz, par la pompe stomacale ou par le tube Faucher; on relèvera le ton de l'organe par la strychnine, la quassine; on préviendra la fermentation putride par de légères doses d'arséniate de soude, d'acide salicylique; on administrera l'hyosciamine, la morphine, la codéine pour calmer le spasme, pour prévenir la douleur, pour adoucir une réaction trop vive; enfin on fera appel aux adjuvants digestifs : pepsine, diastase, etc.

On se sert quelquefois de l'acide chlorhydrique dans les diarrhées par fermentations putrides, dans les catarrhes gastro-intestinaux des enfants qu'on a à soigner si souvent en été. Ces cas là cependant seraient, selon notre avis, plutôt du ressort du calomel.

L'acide chlorhydrique fumant sert à cautériser les aphthes, les plaies sanieuses, gangréneuses, atteintes de pourriture d'hôpital,

---

[1] Cet auteur est d'avis que le suc gastrique du fiévreux n'est pas dénué de pepsine, mais que l'acide chlorhydrique lui fait défaut. (V. R.)

les ulcérations scorbutiques, les surfaces malades dans les stomatites ulcéro-membraneuses, mercurielle et gangréneuse, la diphthérie infectieuse et les angines malignes en général.

On en a fait, dans ces dernières années, un usage abusif dans les angines couenneuses, mais on commence à reconnaître que la cautérisation, presque jamais indispensable, rarement utile, souvent nuisible, ne convient que dans les angines d'origine infectieuse, constituant l'accident primitif de la maladie et comparables à la pustule maligne dans le charbon, ce qui est le cas infiniment rare. (Gubler.)

Fontaine a eu recours souvent à l'acide chlorhydrique dilué dans les cas de diphthérie, quand les fausses membranes étendues en nappe sont très adhérentes et qu'il est impossible de les détacher à l'aide du jus de citron. L'acide chlorhydrique aurait une action plus dissolvante sans irriter davantage.

MODES D'APPLICATION ET DOSES.

Pour l'usage externe, on s'adressera à l'acide chlorhydrique pur, concentré quand il s'agit de cautériser énergiquement les plaies sanieuses atteintes de pourriture d'hôpital.

Les ulcérations scorbutiques de la bouche, les aphthes, les plaques diphthéritiques sont badigeonnés de temps en temps avec une solution d'une partie d'acide muriatique pur sur 15 parties d'eau. Fontaine (1) conseille d'employer 15 à 20 gouttes d'acide chlorhydrique pur dans une cuillerée d'eau.

Employé comme médicament interne, il paraît que la dose de 1 gramme d'acide chlorhydrique pur est suffisante pour les vingt-quatre heures. On le dissoudra dans 750 grammes d'eau et fera prendre cette quantité divisée en parties égales quelques instants après les repas. Les personnes très sensibles prendront la solution à la température du corps et auront soin de la boire lentement. (Talma.) (2).

Cette manière d'agir nous semble préférable au procédé de Leube (3), qui prescrit quatre à huit gouttes d'acide chlorhydrique

---

(1) *Traitement de la diphtérie*, p. 29.

(2) *Over behandeling van maagziekten, Ned. Tijdsch. v. Geneesk.*, 1884, B⁰ 678.

(3) *Krankheiten des Magens, im Handb. d. Spec. Path. und Thérap.*, von Dʳ H. v. Ziemssen, Bᵈ VII, 2ᵉ hälft., S. 203.

concentré dans un verre à vin d'eau, deux heures après le repas.

Aux fiévreux on pourrait donner la solution de Talma additionnée d'un peu de sirop de sucre en guise de limonade.

Cicutine.

Synonymes : Coniine, conicine, conine.

Formule : $C^8 H^{15} Az$.

La cicutine constitue la matière active principale de trois plantes qui portent communément la dénomination de *ciguës*. Toutes trois appartiennent à la famille des ombellifères. Ce sont :

1° La grande ciguë, *conium maculatum, cicuta major*;

2° La ciguë vireuse, cicutoire aquatique, *cicuta virosa, cicutaria aquatica*; et

3° La petite ciguë des jardins, faux persil, aethuse, *aethusa cynapium*.

On rencontre la cicutine dans toutes les parties de la plante, semences, feuilles et tige.

Dans les semences de la grande ciguë on trouve encore une deuxième base à action moins énergique, la conhydrine $C^8 H^{17} Az O$.

La plante est d'une énergie d'action très variable; Dragendorff trouva dans les feuilles et tiges récentes 0.0466 à 0.094 p. °/₀, dans les feuilles anciennes et conservées 0.26 p. °/₀ de cicutine, dans les semences recueillies avant la maturité complète 0.766 p. °/₀.

Holmes, expérimentant avec la grande ciguë écossaise, trouva la plante sans propriété toxique aucune. Close ne put isoler plus que 0.0003 p. °/₀ de principe actif des feuilles conservées et trouva le produit ordinaire du commerce totalement inerte.

Von Schroff, expérimentant sur les lapins, n'observa pas le moindre symptôme toxique après l'ingestion de doses assez considérables (2 et 4 grammes) d'extrait de *conium*.

Un troisième principe actif, notamment la méthyl-conicine, a été découvert par Planta et Kékulé dans la cicutine du commerce.

Ces données suffiraient déjà, croyons-nous, à condamner l'emploi des préparations galéniques et du végétal brut. Cependant si nous ajoutons que souvent la ciguë vireuse et la petite ciguë ne renferment pas la moindre trace de cicutine, et que dans la première de ces plantes on rencontre toujours un corps indifférent résineux très toxique (d'une action identique à la picrotoxine), la cicutoxine, il nous semble suffisamment démontré que la prudence seule devrait conduire les praticiens à n'employer que la cicutine pure ou ses sels cristallisables (chlorhydrate, bromhydrate).

La cicutine pure, isolée par Brandes en 1827, qui lui donna le nom de *conicine*, l'année suivante par Gieseke, qui l'appela *cicutine* (Rabuteau), et en 1830 par Geiger (Binz), est un liquide incolore, oléagineux, plus léger que l'eau, doué d'une odeur pénétrante, désagréable, rappelant l'urine de souris, le tabac et la ciguë.

Elle s'altère au contact de l'air, passe du jaune au brun, devient plus consistante et change en dégageant de l'ammoniaque en une masse résineuse azotée, d'un goût très amer. Exposée à l'air humide ou à une grande chaleur, elle laisse dégager de l'acide butyrique, reconnaissable à l'odeur.

Sa densité est de 0.87 à 0.89, son point d'ébullition est situé vers 163° (Hüsemann) à 212° (Chapuis).

Elle distille sans altération à l'abri de l'air, et brûle, exposée à l'air et à l'action d'une grande chaleur, avec une flamme claire et fuligineuse.

Elle est peu soluble dans l'eau pure, très soluble dans l'eau acidulée par l'acide chlorhydrique.

Cent parties d'eau peuvent, à basse température, dissoudre une partie de conicine (1).

Elle possède ce caractère singulier d'être plus soluble dans l'eau froide que dans l'eau chaude, de telle sorte qu'une solution saturée à froid se trouble par la chaleur. L'alcool la dissout en toutes proportions, l'éther aussi; il en est de même du chloroforme, de l'acéton, du benzol et des huiles essentielles.

Les solutions aqueuses et alcooliques ont une forte réaction alcaline. Elles précipitent un grand nombre d'oxydes métalliques de leurs combinaisons salines; elles peuvent même chasser l'ammoniaque. Les sels d'argent sont précipités par la cicutine et le précipité est soluble dans un excès de cet alcaloïde.

(1) Binz, *Vorlesungen über Pharmakol.*, S. 120.

Le mélange d'une solution de sulfate d'alumine et d'une solution aqueuse de cicutine laisse déposer, au bout d'un certain temps, des cristaux octaédriques, qui paraissent être formés par un sel double d'alumine et de cicutine.

Le chlorure d'or forme un précipité d'un blanc jaunâtre, insoluble dans l'acide chlorhydrique; le bichlorure de mercure un abondant précipité, soluble dans ce même acide.

Le chlorure de platine ne précipite pas les solutions aqueuses un peu étendues des sels de cicutine, parce que la combinaison de cet alcaloïde correspondant au sel double de platine et d'ammoniaque est bien insoluble dans l'alcool et l'éther, mais soluble dans l'eau.

Le sel double se dissout également dans l'alcool bouillant, et se dépose par refroidissement à l'état amorphe.

L'eau de chlore détermine un fort trouble blanc dans un mélange d'eau et de cicutine.

Un courant de gaz chlorhydrique sec, dirigé dans de la cicutine, lui communique une couleur pourpre qui passe lentement au bleu indigo. Cette coloration serait due aux impuretés de la cicutine (Chapuis) (1).

La conhydrine ou cohydrine, d'action physiologique analogue mais moins énergique que la précédente, est un alcaloïde oxygéné, cristallisé et volatil, découvert par Wertheim dans les fleurs, les semences et enfin en quantité bien moindre dans les feuilles du *Conium maculatum*.

En la chauffant en présence de l'acide phosphorique déshydraté, elle perd son eau et passe à l'état de cicutine.

La méthylconicine $C^8 H^{14} (CH^3) Az$ liquide, incolore, mêlée à la cicutine du commerce, se forme probablement déjà dans la plante par substitution du radical méthyl (CH^3) pour H. Suivant Crum Brown et Fraser, son action déprimante sur l'irritabilité réflexe serait plus accentuée que celle de la cicutine.

Il se présente encore d'autres produits de substitution de la cicutine, notamment :

1° La diméthylconiine, moins toxique que la cicutine et la méthylconiine; donnée à doses de 200 à 400 milligrammes aux

____

(1) *Précis de toxicologie*, p. 644.

lapins, elle présente l'action paralysante sur les nerfs périphériques propre à la curarine, et produit la mort ; et

2° L'éthyl et la diéthylconiine, qui ont des propriétés analogues à la précédente (Pélissard, Jolyet, Cahours).

Nommons encore un agent qui aurait les mêmes qualités physiologiques que la coniine. Hugo Schiff a découvert une cicutine artificielle se formant par distillation du butyraldéhyde et qu'il a nommée *paraconicine* : $C^8 H^{15} Az$.

Selon Schiff, la disposition des éléments dans les deux formules serait ainsi :

$$\text{Cicutine :} \quad \begin{array}{l} CH - CH^2 - CH^2 - CH^3 \\ \| \\ CH - CH^2 - CH^2 - CH = Az\,H \end{array}$$

$$\text{Paraconiine :} \quad \begin{array}{l} CH - CH^2 - CH^2 - CH^3 \\ \| \\ Az - CH = CH = CH^2 - CH^3 \end{array}$$

HISTORIQUE.

Dans les temps anciens, on se servait de la ciguë pour l'exécution des criminels, mais on l'employait aussi comme médicament.

On sait que Phocion et Socrate, victimes tous deux de haines injustes et d'odieuses intrigues, reçurent de la main du bourreau la coupe empoisonnée. Platon raconte d'une manière saisissante la mort de son maître par le κώνειον :

Un esclave apporte à l'illustre vieillard la coupe empoisonnée :

« Que dois-je faire ? demanda tranquillement Socrate.

— « Vous promener après avoir bu, et vous coucher sur le dos, lorsque vos jambes commenceront à s'appesantir. »

Socrate prend aussitôt la coupe, l'approche de ses lèvres et la vide lentement. Puis tout en se promenant dans sa prison, il s'efforce de consoler ses amis éperdus et désespérés.

« Rappelez votre courage, leur dit-il, j'ai toujours entendu dire que la mort devait être accompagnée de bons augures. »

Cependant il continuait à se promener. Dès qu'il sentit de la pesanteur dans les jambes, il se mit sur son lit et s'enveloppa de son manteau. L'esclave montrait aux assistants les progrès du poison. Déjà un froid mortel avait glacé les pieds et les jambes et les environs du bas-ventre, il était près de s'insinuer au cœur, lorsque Socrate soulevant son manteau dit à Criton :

« Nous devons un coq à Esculape, n'oublie pas d'acquitter ce vœu. »

— « Cela sera fait, mais n'as-tu rien autre chose à nous ordonner? »

Socrate ne répondit point; un moment après il fit un mouvement (ἐκινήθη).

L'esclave l'ayant découvert, reçut son dernier regard, et Criton lui ferma les yeux (1). »

Cette manière d'exécuter les criminels était également usitée dans la cité phocéenne de Massilia et dans l'île de Cos.

Valère Maxime dit que l'on conservait publiquement à Massilia un breuvage fait avec la ciguë, et qu'on le donnait à ceux qui obtenaient du Sénat la permission de s'ôter la vie (2).

Aeliane rapporte que dans l'île de Cos on donnait de temps en temps des *banquets* qui devaient servir aux vieillards et aux personnes qui avaient envie de quitter ce monde, à se *suicider en public*; comme plats principaux figuraient les têtes de pavots et la ciguë (3).

Une loi, à Cos, ordonnait de faire boire la ciguë à tous ceux qui avaient passé la soixantaine, l'île étant trop petite pour suffire à leur alimentation. (Tournefort.)

L'emploi thérapeutique du conium était très répandu dans les anciens temps. Déjà du temps d'Hippocrate et d'Arétée l'employait-on comme médicament. Théophraste, et longtemps après lui, Dioscoride, nous en ont transmis les propriétés (4).

Ce dernier rapporte qu'on peut s'en servir comme collyre anodin, qu'il guérit l'érésipèle et les affections cutanées herpétiques, qu'on peut l'opposer aux pertes séminales nocturnes et qu'il exerce une influence atrophiante sur la mamelle et le testicule.

L'Hiérophante, le prêtre président aux mystères d'Eleusis, et enseignant les choses sacrées aux initiés, se servit du suc récent

(1) Imbert-Gourbeyre, *Recherches sur la mort de Socrate par la ciguë.*
(2) Chapuis, *Précis de toxicologie.*
(3) v. Hasselt, *Vergiftleer*, Blz 488.
(4) Kluyskens, *Mat. méd. prat.*, I, p. 66.

de la grande ciguë pour se frictionner les parties génitales. Ayant fait vœu de chasteté et de peur de succomber à la tentation, il faisait appel aux vertus antiaphrodisiaques bien connues de ce médicament et neutralisait ainsi un oubli possible de sa promesse sacrée.

Depuis ces temps reculés la ciguë figure dans toutes les pharmacopées et est vantée comme remède dans les névralgies, les fièvres, les tumeurs, les inflammations des organes externes, dans la galactorrhée, etc.

En Allemagne on est peu à peu revenu de son usage, ce qu'il faut surtout attribuer aux préparations inefficaces des pharmacopées.

En effet, dit Binz (1), comment ces préparations sauraient-elles nous garantir la présence du principe actif qui est volatil et apte à se décomposer? Le praticien, après les avoir appliquées une ou deux fois, sans en obtenir le moindre effet, les abandonne naturellement.

Les médecins anglais, pouvant disposer d'une préparation meilleure, notamment le suc de ciguë mêlé à l'alcool, sont restés fidèles au remède.

Crichton Browne, J. Harley, F. Taylor, ont publié des succès obtenus à l'aide de cet agent, dans certains cas de manie, de spasmes cloniques, d'épilepsie (1872-1882) (2).

Feu le professeur Kluyskens, de Gand, comptait la ciguë comme un agent hypocinitique vraiment efficace.

« Mon expérience, dit ce grand praticien, s'est tellement prononcée en faveur de ce moyen, que je le regarde comme spécifique dans toutes les affections musculaires purement spasmodiques, à moins qu'une périodicité régulière n'atteste la présence d'une fièvre latente, qui ne demande que du quinquina pour guérir (3). »

Pour obtenir la guérison par ce remède, il faut, dit le même auteur, élever la dose jusqu'à ce que son action se manifeste d'une manière sensible sur le cerveau et ses dépendances et puisse y changer le mode morbide de vitalité. Il pense qu'il est permis de dire, avec Cullen, qu'il faut que les effets de la ciguë deviennent très forts pour qu'elle soit un remède efficace.

---

(1) *Vorlesungen ueber Pharmacologie*, I, 125.
(2) Conf. Binz, œuvre citée, S. 125.
(3) Kluyskens, *Mat. méd. prat.*, I p. 69.

Parmi les auteurs français qui ont loué l'emploi de la ciguë, nommons le grand clinicien Trousseau, qui a préconisé les larges cataplasmes de ciguë dans la phtisie et les tumeurs tuberculeuses et carcinomateuses ; Laboulbène, qui affirme son efficacité contre les monarthrites chroniques rhumatismales et autres, et Gubler qui croit à son utilité pour engourdir la douleur, et spécialement pour diminuer les contractures réflexes, compliquant souvent les lésions articulaires (1).

Dans plusieurs pharmacopées on a adopté la cicutine comme officinale, afin d'assurer ainsi au médecin l'emploi d'un succédané qui, représentant le principe actif de la plante-mère, constitue un agent d'une action toujours la même, et peut supprimer toutes les préparations galéniques de la ciguë.

La dernière édition de la Pharmacopée allemande, toutefois, ne mentionne plus la coniine, vu que son emploi dans les derniers temps était devenu très rare. Binz se demande à quoi devoir attribuer l'abandon de ce remède par les praticiens? Est-ce à cause de sa volatilité, de sa propriété de se décomposer par la seule exposition à l'air, de son odeur désagréable, ou bien ne possède-t-il pas les propriétés médicamenteuses exagérées que quelques auteurs lui ont attribuées?

On peut parfaitement remédier aux premiers défauts en se servant des sels cristallisés de cicutine, soit le chlorhydrate préconisé par L. van Praag, soit le bromhydrate introduit en thérapie par Mourrut (1876).

Le bromhydrate de cicutine ($C^8\,H^{15}\,Az.\,H.\,Br.$) se présente sous forme de petits prismes rhombiques incolores, résistant à à l'influence de l'air, facilement solubles dans l'eau.

Il contient 60.7 °/₀ de cicutine et possède exactement les mêmes propriétés thérapeutiques et toxiques que l'alcaloïde pur. Il en diffère par sa stabilité et est préférable à la cicutine pour l'emploi sous-cutané.

En effet, la coniine pure produit dans le tissu sous-cutané l'effet local caustique propre à l'ammoniaque, tandis que le bromhydrate ne présente rien de pareil.

Les sels de cicutine du commerce sont d'une énergie d'action

____

(1) *Commentaires*, p. 618.

souvent fort variable. Binz en a vu tellement pauvres en cicutine que leur valeur comme médicament était nulle (1).

ACTION PHYSIOLOGIQUE ET TOXIQUE.

La cicutine pure appliquée sur les muqueuses ou introduite dans le tissu cellulaire sous-cutané exerce une irritation locale. Le badigeonnage de la peau avec une solution de cicutine produit l'anesthésie locale (Guttmann). Instillée dans l'œil elle cause, outre la dilatation pupillaire, de la blennorrhagie et de l'inflammation de la cornée. Bientôt après, absorbée, elle efface cette première impression irritante et donne naissance à des effets stupéfiants d'une extrême énergie.

Elle est éliminée en partie par les urines, pour une autre partie par les poumons (L. van Praag), et le reste est décomposé dans l'organisme. (Hüsemann.)

L'action éloignée a été étudiée par un grand nombre d'auteurs, dans des expérimentations *in anima propria,* dans la clinique et sur différents animaux.

Le symptôme prédominant de l'action éloignée de la cicutine est la paralysie, d'abord des extrémités terminales, puis des troncs des nerfs moteurs.

La paralysie, limitée d'abord aux muscles volontaires, se généralise et gagne les muscles respiratoires de la poitrine et de l'abdomen, le cœur gauche (Schroff), en dernier lieu le diaphragme, et entraîne finalement la mort par asphyxie. La dyspnée précédant la mort par asphyxie est accompagnée de convulsions cloniques.

L'action du cœur reste inaltérée pendant fort longtemps, si on prend soin de prévenir l'anoxémie en instituant à temps la respiration artificielle.

Le cerveau parait ne pas être entrepris, vu que la conscience reste intacte même après des doses toxiques.

Un action spéciale sur le centre spinal revient selon toute probabilité à la cicutine, puisque l'action réflexe se perd chez les animaux à sang chaud avant que l'irritabilité des nerfs périphériques s'évanouisse. (Crum Brown et Fraser.)

---

(1) *Vorlesungen,* etc., S. 127.

Une quantité très minime, disons un quart de goutte (1), de cicutine pris par la bouche peut provoquer chez l'homme sain une
sensation de brûlure à la langue, une constriction légère du
gosier, du flux de salive, des nausées et le vomissement, du
malaise général et de la chaleur à la tête.

Une goutte (2) peut produire des symptômes alarmants tels
que : vertige, impossibilité de rassembler ses pensées ou de
fixer son attention sur un objet quelconque, somnolence, malaise
très accentué, troubles visuels, dilatation pupillaire, altération de
l'ouïe et du toucher, fourmillements, faiblesse, démarche incertaine
et vacillante, cyanose et sueurs froides, enfin contractions musculaires spasmodiques quand on force les muscles en mouvement.
(Schroff.) Dans leurs expérimentations sur leur propre personne,
MM. Heinrich et Dillnberger observaient toujours un pouls petit
et faible, présentant, après les grandes doses de cicutine, une légère
augmentation de fréquence qui était bientôt suivie d'une diminution du nombre des pulsations. (Hüsemann.)

Le professeur Burggraeve a essayé cet alcaloïde sur sa propre
personne. Ce qu'on a dit de la violence de la cicutine, dit cet
auteur, qu'on a été jusqu'à vouloir comparer à l'acide prussique,
est évidemment exagéré. Nous avons très souvent pris des granules jusqu'à effet physiologique, c'est-à-dire jusqu'à solliciter
artificiellement les fonctions vitales, et voici ce que nous avons
remarqué :

Du côté des fonctions de relation, une tendance au repos et un
sommeil, sans fatigue, un assoupissement tout autre que celui
que produit la morphine — qui détermine un sentiment de
pression ou serrement dans les tempes — un réveil calme sans
mal de tête ; du côté des fonctions végétatives, un ralentissement
du pouls et une augmentation notable de la diurèse et de la diaphorèse. On comprend que la ciguë calme ainsi les douleurs du
cancer et répare les forces du malade par le sommeil. (*Thérapeutique dosimétrique*, p. 144.)

A. Eulenburg mentionne la sensation de faiblesse et de vertige
après l'injection sous-cutanée de 1 milligramme de coniine, ce
qui n'empêche pas qu'il a injecté le double et plus encore quelquefois sans nuire au malade (3).

(1) Environ 10 à 12 milligrammes.
(2) Environ 50 milligrammes.
(3) *Subcutane Arzneim application im Handb. d. Allg. Thérapie* von Dr H. v. Ziemssen, B^d I, S. 86.

La cicutine est un poison pour les animaux vertébrés; on a constaté encore son action toxique sur les lombrics et les insectes. On a cru que certains oiseaux pouvaient résister à la ciguë, tandis qu'il est certain que la coniine les tue. Il parait qu'il faut attribuer cette quasi-immunité à la circonstance qu'ils ne digèrent pas la semence de ciguë, qui ainsi passe inaltérée leur tube intestinal.

Il est fort difficile, dit le professeur Hüsemann, de fixer la dose toxique léthale, vu que la cicutine du commerce est d'une énergie d'action si variable. Cet agent n'est le plus souvent qu'un composé de cicutine, de méthylconiine et d'ammoniaque.

L'action de la cicutine peut aussi diminuer d'énergie par le seul contact de l'air.

Von Schroff assure qu'avec une coniine qui lui avait servi à tuer en moins de sept minutes un lapin par l'instillation de quelques gouttes dans l'œil, il ne réussit pas, quelque temps plus tard, en employant une quantité égale, à provoquer autre chose qu'une inflammation locale.

En général, on peut admettre qu'il faut un décigramme de cicutine pour tuer un pigeon, et un peu plus d'un centigramme pour faire trépasser un lapin.

. Les symptômes de l'intoxication par la cicutine, chez les animaux à sang froid, présentent une analogie frappante à ceux de l'empoisonnement par le curare.

Une à deux minutes après l'introduction du poison chez la grenouille, il se déclare une paralysie générale, débutant tantôt aux extrémités antérieures, tantôt aux membres postérieurs; la respiration, d'abord irrégulière, s'arrête bientôt, tout comme le cœur lymphatique. Le cœur, au contraire, continue à battre pendant des heures encore, lorsque toutes les autres fonctions ont cessé.

Si la dose n'a pas été trop grande, l'animal se rétablit dans le cours de vingt-quatre heures.

La ligature de l'artère iliaque prévient la paralysie dans le membre correspondant (Kölliker).

Chez la grenouille on n'observe jamais de convulsions dans le cours de l'intoxication par la coniine; celles qu'on observe chez les animaux à sang chaud sont des spasmes cloniques symptomatiques de l'asphyxie.

Les contractions fibrillaires musculaires qu'on voit se présenter chez les animaux à sang chaud, dès le début de l'intoxication, sont probablement les effets d'une excitation primaire précédant la paralysie des extrémités périphériques des nerfs moteurs.

Chez les mammifères soumis à l'action de la cicutine et pendant la période d'apathie et de paralysie, le *sensorium* et la sensibilité sont d'abord parfaitement libres et intacts; la respiration s'arrête bien avant le cœur, qui conserve longtemps son irritabilité électrique. Il est indéniable que la cicutine exerce son influence immédiate sur les centres nerveux, puisque la ligature de tous les vaisseaux des extrémités ne saurait empêcher une diminution de l'irritabilité réflexe. Les centres psycho-moteurs paraissent, au contraire, n'être affectés que secondairement et par suite de l'anoxémie ou d'une altération de la pression intravasculaire. (Lautenbach.)

Prévost admet que les sécrétions lacrymale, salivaire et rénale sont augmentées par la coniine (Schmiedeberg), mais il nie une influence directe de cet alcaloïde sur les nerfs sensibles et sécrétoires (Hüsemann).

Jolyet et Pélissard ont démontré l'action paralysante de la cicutine sur les extrémités périphériques du nerf pneumo-gastrique; elle se montre plus tôt et après des doses plus légères qu'il n'en faut pour paralyser les extrémités périphériques des nerfs moteurs.

La pression intravasculaire et le calorique animal augmentent.

Chez l'homme on observe cette augmentation de la température même après des doses médicinales.

Le mouvement respiratoire, dans les intoxications graves, est au début accéléré et convulsif, après il retarde. Le mécanisme de la respiration ne subit pas d'altération après des doses légères de cicutine, ne provoquant qu'une démarche incertaine, parétique.

La mydriase est un signe assez constant; rarement il se produit l'effet opposé dans l'intoxication par la coniine.

Le mouvement péristaltique des intestins persiste encore après la mort du sujet.

Ihmsen a prétendu que l'empoisonnement par la cicutine ferait subir des changements caractéristiques au sang. Selon Hüsemann il n'en est rien. Le sang d'un animal mort empoisonné par la cicutine ne diffère en rien de celui d'un asphyxié.

19

Binz rapporte le fait suivant concernant l'action physiologique et toxique de l'extrait liquide de ciguë (1) :

Une jeune femme, de constitution débile, prit en une dose 4 drachmes (soit 16 à 20 grammes) de l'extrait liquide de ciguë. Vingt minutes après elle est prise de nausées et de vertiges. Elle laissa tomber un encrier qu'elle tenait dans la main et ne pouvait plus marcher. On la fit coucher.

Le pouls, qui montait d'abord à 120 pulsations, se calmait déjà après quelques minutes.

La femme était calme, mais ne pouvait exécuter le moindre mouvement des bras ni des jambes. Une heure après avoir pris le médicament, la paralysie avait gagné à peu près tous les muscles. Les paupières étaient closes, les pupilles dilatées, le cerveau parfaitement libre, calme, mais actif. Invitée à ouvrir les yeux, elle ne pouvait parvenir à exécuter ce mouvement des paupières.

Pouls et respiration normales, chaleur naturelle de la peau.

Après une heure elle pouvait ouvrir les yeux, et dans le cours de trois heures la motricité était rétablie.

Il ne lui restait le jour suivant que de légères douleurs dans les muscles des extrémités inférieures.

Dans ce cas, comme du reste dans tous les cas de l'emploi interne de cet agent, le cœur et la conscience restent libres. Si cependant on fait prendre des doses de coniine plus grandes, il survient la paralysie du diaphragme qui occasionne la vénosité sanguine et conséquemment le trouble des fonctions du cerveau et du cœur.

Imbert-Gourbeyre fait mention de délires et de convulsions à la suite de l'emploi de la ciguë ou de ses préparations. Il est probable que, dans ces cas, on se sera servi de préparations impures.

H. Schulz a démontré que l'opinion d'un auteur (R. Buchheim ?), qui admet que la coniine produit chez les animaux à sang chaud des convulsions autres que celles consécutives à l'asphyxie, est erronée et doit être attribuée à des expérimentations mal interprétées. (Binz.)

---

(1) Cet extrait (pharmacopée anglaise) est composé de trois parties du suc récent et d'une partie d'alcool.

SUBSTANCES SYNERGIQUES, AUXILIAIRES.

Nous nommons comme telles la morphine, l'atropine, l'hyosciamine, la lobéliïne, la curarine, la vératrine et l'aconitine, qui partagent toutes la faculté de diminuer ou d'abolir l'irritabilité musculaire, la conduction des nerfs moteurs et la force excitomotrice de la moelle.

SUBSTANCES ANTAGONISTES, INCOMPATIBLES. — ANTIDOTES.

La strychnine, la brucine, la picrotoxine, doivent figurer comme antagonistes.

Il ne faut pas toutefois nous prendre ici au pied de la lettre : il n'y a qu'un antagonisme relatif entre la strychnine et la cicutine, dans ce sens que celle-ci augmente l'irritabilité réflexe de la moelle, tandis que celle-là réduit la force excito-motrice de la médulle.

Le tannin, l'iodure ioduré de potassium, sont les contre-poisons chimiques.

USAGES THÉRAPEUTIQUES.

La cicutine n'a pas pour les auteurs allemands la valeur thérapeutique que lui attribuent quelques cliniciens français.

Ainsi M. Schmiedeberg (1) émet cet avis :

L'usage de la coniine, surtout dans les maladies spasmodiques, n'est aucunement basé sur une indication rationelle, ni même sur l'empirisme ; son emploi est purement traditionnel.

Feu le professeur Buchheim écrit dans la troisième édition de son *Lehrbuch der Arzneimittellehre :* Les résultats cliniques obtenus par le principe actif de la ciguë, ne sont pas assez favorables pour conclure à son utilité en thérapeutique.

MM. Nothnagel et Rossbach (2) pensent que cet alcaloïde — qui a en outre l'exécrable qualité de se décomposer facilement — ne présente pas des avantages réels qui décideraient à l'employer de préférence à d'autres agents d'une action moins énergique.

(1) *Grundriss der Arzneimittellehre,* 1883.
(2) *Handbuch d. Arzneimittellehre,* 1884.

Dans la coqueluche, son action favorable serait encore moins démontrée que celle de l'atropine. Comme moyen externe, elle peut diminuer la sensibilité exagérée et tuer la douleur dans les névralgies et les tumeurs d'origine différentes (même le cancer).

Le docteur Binz (1) trouve la cicutine indiquée dans le tétanos strychnique, dans le blépharospasme et les névralgies externes.

En France, poursuit le pharmacologue de Bonn, on se sert beaucoup de cet agent, et, comme il paraît, avec de bons résultats.

Comparons à ces appréciations assez calmes des auteurs d'outre-Rhin, les opinions plus enthousiastes de leurs confrères français !

L'action contro-stimulante, exercée sur la moelle par la cicutine, désigne naturellement cet alcaloïde dans tous les cas morbides caractérisés par des convulsions toniques, des contractions, la rigidité tétaniforme, ainsi que dans la coqueluche, dans la rage, le tétanos traumatique ou spontané, et dans les empoisonnements par la strychnine et la brucine. Pereira constate cependant que, malgré la cessation des convulsions, la mort semble accélérée par l'intervention de la cicutine.

Des expériences cliniques sont donc indispensables pour décider de la valeur antidotique réciproque de la cicutine et des poisons convulsivants.

La cicutine n'est pas seulement hypocinitique, elle est aussi stupéfiante ou anesthésique, et trouve son emploi dans les affections éminemment douloureuses. Mais c'est à mon avis dans les maladies hyperesthésiques et spasmodiques de l'appareil respiratoire, qui lui sert de voie d'élimination, par exemple dans les toux quinteuses et la coqueluche, que la cicutine est appelée à rendre les plus grands services. Seulement, afin de bénéficier de sa volatilité, il faut éviter de l'associer à des acides et l'employer à l'état libre, dissoute dans l'alcool, puis diluée dans une potion.

Depuis Storck, la ciguë est employée empiriquement contre les engorgements ganglionnaires et viscéraux, et contre le cancer. Les modernes ont accordé le même pouvoir à son alcaloïde. Nul doute que les malades n'en retirent des avantages réels en quelques circonstances ; mais cela se borne à un apaisement des spasmes ou des douleurs.

____

(1) *Grundzuge d. Arzneimittellehre*, S. 22, 1882.

La cicutine ne saurait être qu'un palliatif de certains symptômes concomitants du cancer ou de la scrofule. Fronmüller et Mauthner en ont fait une application rationnelle aux cas d'ophthalmies scrofuleuses, remarquables par l'excessive sensibilité pour la lumière avec spasmes palpébraux, etc. (Gubler) (1).

Rappelons cependant, à cette occasion, la communication suivante du professeur von Schroff (2) de Vienne :

« Dans un cas de cancer du sein inopérable, où les glandes axillaires se trouvaient aussi entreprises, j'ai pu observer la guérison des ulcérations carcinomateuses très étendues et l'arrêt de la maladie après l'emploi du conium pendant plusieurs semaines consécutives. »

Après Gubler citons Dujardin-Beaumetz (3) :

En 1876, cet auteur a rappelé l'attention sur les propriétés médicatrices de ce corps. Rappelant que la cicutine agit, comme le curare, sur les nerfs moteurs, mais qu'à l'inverse de ce dernier elle provoque l'anéantissement de la neurilité du pneumo-gastrique, qu'elle amène en outre de l'anesthésie, il était tout naturellement conduit à prescrire l'emploi dans les perturbations du système nervo-moteur et du nerf pneumo-gastrique. Associé au bromure de potassium, disait ce savant médecin, le bromhydrate de cicutine doit donner de bons résultats dans les phénomènes convulsifs, et en particulier contre les symptômes réflexes qui ont pour point de départ le nerf vague, la toux convulsive, l'asthme, la coqueluche, le hoquet, la dysphagie, les vomissements, la bronchite et la laryngite spasmodiques, affections dans lesquelles le médicament a déjà donné de bons résultats suivant Schlesinger, Butler, Armstrong, etc.

Stewart et Corry ont guéri par la cicutine deux cas de tétanos traumatique ; Welch et John Harley ont guéri par le même moyen des choréiques. Dans les convulsions de l'enfance, dans le tic douloureux, le bromhydrate de cicutine ne serait peut-être pas un mauvais médicament. Comme la cicutine accélère le pouls (Casaubon), diminue la tension artérielle (Pelvet et Martin-Damourette), perturbe l'organisation et les fonctionnements des hématies (Casaubon, Pelvet et Martin-Damourette), action qui

---

(1) *Commentaires*, p. 617.

(2) Comp. son *Lehrbuch der Pharmacologie*, 1873, S. 574.

(3) *Dict. de thérapeut.*, p. 588.

donnerait la clef de son action résolutive (agirait comme le font les médicaments dits altérants), la cicutine doit participer de ces effets lorqu'elle est poussée à une dose suffisante.

L'opinion de Hüsemann tient tant soi peu le milieu entre les appréciations divergentes des auteurs que nous venons de citer :

Le principe actif de la ciguë convient, selon lui, surtout dans les spasmes musculaires d'origine périphérique. Quelques auteurs s'en sont servis avec de bons résultats dans les spasmes de l'organe respiratoire, notamment dans la coqueluche (Spengler, W. Reil), dans l'asthme (Pletzer), dans l'angine de poitrine (Erlenmeyer), dans la toux opiniâtre et fatigante du tuberculeux (Nega).

Comme antidote dans le tétanos par la strychnine ou dans les spasmes occasionnés par la picrotoxine ou l'acide phénique, cet agent ne remplit pas ses promesses.

Il ne possède pas au même degré les qualités anodines qui reviennent à la morphine. Dans la cardialgie il ne satisfait pas le plus souvent ; cependant dans la cardialgie qui accompagne les troubles fonctionnels du foie, il a réussi à Reil.

Son application locale peut servir à faire taire la douleur dans la carie dentaire.

Quant à l'usage empirique qui faisait jadis du conium une spécifique du cancer, un dissolvant des tumeurs glandulaires, il est réduit aujourd'hui à son application externe dans l'ophthalmie scrofuleuse.

Elle réussit à merveille à combattre la photophobie et le blépharospasme.

H. Schülz recommande d'employer la cicutine en lieu et place du curare, mais encore dans les spasmes localisés.

Murawjew et L. van Praag avancent que cet agent serait contre-indiqué chez les individus cachectiques et chez ceux qui seraient menacés de paralysie.

W. Reil conseille d'éviter les grandes doses de cicutine dans le traitement des névralgies chez les chloro-anémiques ; il faudra dans ces cas surveiller attentivement l'effet du remède. Le même auteur a observé que le vertige est un symptôme qui se présente très tôt chez les personnes bien nourries, pléthoriques et d'un tempérament irritable.

Certains états morbides, tétanos, hydrophobie, se montrent

réfractaires à la cicutine; il faut des doses assez élevées pour amener l'effet physiologique.

Le médecin dosimètre s'adresse souvent à la cicutine.

Elle est indiquée concurremment avec les mydriatiques, comme antispasmodique. On l'administre dans les douleurs hyperesthésiques ou névrosiques, dans les irritations de la moelle épinière, dans les spasmes douloureux des sphincters. Elle calme les douleurs lancinantes dues à la présence de cancers, sur lesquels elle n'exerce aucune action propre.

Dans les toux spasmodiques elle constitue un excellent calmant : non seulement elle ne supprime point l'expectoration, mais elle la favorise, contrairement aux opiacés. La cicutine procure un sommeil calme, sans lourdeur de tête au réveil, qualité qui la rend propre à guérir certaines insomnies en calmant l'irritation nerveuse qui est cause du manque de sommeil.

Comme antigénésique elle rend des services signalés, surtout quand on l'associe au camphre monobromé ; elle pourrait convenir aussi dans les affections hystériques au plus haut degré de paroxysme.

Dans les hyperesthésies cutanées, le prurit, dans l'angine de poitrine, l'application de la cicutine compte de beaux succès. Le bromhydrate de cette base est encore indiqué dans la méningite tuberculeuse ; dans les cris méningiques, c'est-à-dire les lançures du cerveau, il fait tomber la fièvre et amène la sédation du cerveau. Dans toutes les maladies de l'enfance avec hyperesthésie, on peut employer ce sel avec succès. (Burggraeve.)

MODES D'ADMINISTRATION ET DOSES.

L'arsenal du médecin dosimètre contient des granules de cicutine au demi milligramme.

Pour l'emploi interne il est préférable de se servir du bromhydrate, qui est un sel cristallisable et ne se décompose pas aussi facilement que la base seule.

Celle-ci convient mieux pour l'usage externe, pour frictions, collyres, onguents.

Étant très soluble dans l'eau, il est facile d'administrer le bromhydrate en solution aqueuse.

Ce sel convient mieux que sa base seule pour l'application sous-cutanée.

Quant aux doses, on agira avec la cicutine comme avec tous les agents héroïques, c'est-à-dire avec prudence.

Ne connaissant pas la susceptibilité du sujet on ne hasarde rien de commencer la médication par un granule à la fois, soit 1 milligramme de bromhydrate ou un demi-milligramme de cicutine, en répétant, dans les cas aigus, les doses de quart d'heure en quart d'heure jusqu'à effet. Dans les cas chroniques il y a lieu de s'en tenir à quatre ou six granules de cicutine par jour.

On vient plus vite et plus sûrement au but en procédant dosimétriquement qu'en suivant le mode d'administration des médecins allopathes, qui donnent des doses de 10 milligrammes à l'adulte, de 2 milligrammes à l'enfant à la mamelle.

Une dose de 15 milligrammes donnée d'emblée peut causer le vertige et la démarche vacillante. En haussant progressivement la dose on peut faire prendre à un enfant en bas-âge jusqu'à 10 à 15 milligrammes de bromhydrate de cicutine à la fois (Landoure, Andhouy). Selon Dujardin-Beaumetz, on peut aller jusqu'à 100 et 200 milligrammes par jour pour l'homme fort. Voilà encore l'indication d'une dose maxima. Les allopathes ne savent pas s'en défaire.

Figurons-nous un cas de tétanos, réfractaire comme on sait au plus haut degré à la cicutine, devra-t-on s'arrêter au 200e granule. Il est évident que non.

On fait la pierre de touche, on tâte la susceptibilité particulière du sujet et on lui donne, suivant l'indication, un ou plusieurs granules à la fois, qu'on répétera à petites distances jusqu'à effet obtenu, sans faire attention aucune au nombre de granules absorbés.

Pour l'injection sous-cutanée on peut se servir d'une solution aqueuse de bromhydrate à 2 p. %.

Une solution de 50 milligrammes de cicutine dans 5 à 15 centimètres cubes d'alcool faible, peut être employée avec succès pour badigeonner une surface muqueuse ou cutanée douloureuse.

Mauthner a préconisé dans le blépharospasme et dans les tumeurs glandulaires scrofuleuses une solution à 1/100me de cicutine dans l'huile d'amandes douces, soit 50 milligrammes pour 5 grammes d'huile.

Cette huile médicamenteuse peut, dans les ophthalmies, servir en guise de collyre, ou bien on se sert dans ces cas d'une dissolution de 100 milligrammes de cicutine dans 10 grammes d'alcool faible, ou encore d'une suspension de 50 à 150 milligrammes de l'alcaloïde pur dans 25 grammes d'eau de gomme.

Il convient d'observer que, dans pluralité des cas d'ophthalmies, on s'adressera avec plus de raison au principe actif du coca, qui fait le sujet de l'article suivant.

Cocaïne.

Formule : $C^{17} H^{21} Az O^4$.

La cocaïne constitue le véritable principe actif des feuilles de l'*Erythroxylum coca,* arbrisseau spontané dans l'Amérique méridionale et cultivé en grand dans la Bolivie. Les feuilles les plus riches en alcaloïde n'en renferment pourtant pas au delà de 0.2 p. %.

A côté de cette base, on rencontre l'*Hygrine*, principe inerte, selon Wöhler, qui l'a expérimenté sur le lapin. L'*Ecgonine*, $C^9 H^{15} Az O^3$, un troisième alcaloïde, est un produit de dédoublement de la cocaïne.

En effet, quand on chauffe cette dernière en présence de l'acide chlorhydrique, elle se dissocie en acide benzoïque, en alcool méthylé et en ecgonine.

La cocaïne isolée, la première fois, en 1850, par Wöhler et Niemann, se présente sous forme de grands prismes incolores ; elle se dissout peu dans l'eau pure, facilement dans l'eau rendue légèrement acide par l'acide chlorhydrique, ou encore dans l'alcool et l'éther.

Elle donne des sels qui cristallisent difficilement, à l'exception du chlorhydrate. (Rabuteau.)

ACTION PHYSIOLOGIQUE.

Nous suivrons dans la description de l'action physiologique principalement l'exposé de MM. Nothnagel et Rossbach (¹), en

----

(1) *Handbuch d. Arzneimittellehre,* 5e Auflage, S. 668 et suiv.

nous réservant d'en dévier là où il ne répond pas à notre opinion, et d'y entrelacer les résultats de nos expérimentations personnelles.

ACTION LOCALE.

Le badigeonnage d'une solution aqueuse concentrée et l'injection hypodermique de cocaïne produisent l'anesthésie et l'anodynie locales.

Une solution de 100 milligrammes de cocaïne pure dans 15 grammes d'eau acidulée, retenue durant quelques instants dans la bouche, détermine bientôt l'anesthésie quasi-complète de la partie de la langue et des muqueuses de la bouche qui ont subi son contact. L'effet du froid et de la chaleur, les légères piqûres, le goût du sel, du vinaigre, de la quassine ne sont plus perçus.

Von Anrep badigeonnait une partie de sa langue avec une solution de cocaïne et produisait ainsi l'anesthésie ; il pouvait constater en même temps que la partie libre continuait à répondre aux excitations normales.

L'anesthésie se déclare presque immédiatement, pour persister en diminuant lentement de vingt-cinq à cent minutes.

Nous avons, sur l'exemple du docteur Köller (cité par Brettauer au congrès d'ophthalmologie de 1884), instillé quelques gouttes d'une solution de cocaïne (chlorhydrate à 2 p. %) dans l'œil. Nous ressentions d'abord une légère sensation de brûlure, immédiatement suivie de celle de sécheresse et d'un commencement d'anesthésie qui, après deux à cinq minutes, devint complète. Nous pouvions impunément promener un objet pointu sur toute la surface de la cornée et de la conjonctive sans éprouver la moindre douleur et sans déterminer l'action réflexe ordinaire (clignement des paupières, sécrétion lacrymale). Environ dix minutes après l'instillation, nous pouvions constater le début d'une dilatation de la pupille. Notons que l'œil du côté opposé n'était pas affecté.

La mydriase était accompagnée de paralysie de l'accommodation.

En répétant de quart d'heure en quart d'heure l'instillation de cocaïne, nous avons réussi à maintenir la cornée insensible pendant des heures entières.

La pupille atteignait le degré de dilatation qu'on obtient par l'homatropine. — Voir p. 163.

L'anesthésie et la paralysie de l'accommodation diminuaient en énergie, aussitôt qu'on suspendait les instillations. Environ une heure après la dernière application locale, la cornée et la conjonctive avaient regagné leur sensibilité et l'accommodation s'était rétablie. Seule, la mydriase persistait en diminuant lentement, elle aussi, pendant dix à douze heures environ. Le tout se passait sans nuire le moins du monde à l'œil.

ACTION ÉLOIGNÉE.

Les expérimentations sur le chien, conduites par MM. von Anrep et Rossbach, et ayant pour but d'étudier l'action éloignée de la cocaïne sur les animaux à sang chaud, ont démontré que le principe actif du coca exerce une influence notable sur les fonctions intellectuelles de l'animal.

Presque immédiatement après l'injection sous-cutanée d'une dose de cocaïne équivalente à 10 milligrammes pour 1 kilogramme du poids de l'animal, un chien bien portant et parfaitement calme avant l'opération, change tout à coup d'humeur.

En effet, il ne peut rester un moment sur place, se met dans la position verticale sur les pattes de derrière, tient les pattes de devant haut en l'air et décrit en sautant constamment des cercles autour de son maître. Tout l'appareil musculaire est en action continuelle, la queue est en mouvement, les muscles de l'abdomen et du thorax sont toujours en jeu. Les mouvements n'ont rien de convulsif; le chien, au contraire, a l'air d'être très réjoui et semble exprimer à sa manière la satisfaction de revoir son maître. L'ensemble de ses traits et de sa manière de faire dénote la joie et exclut toute idée de douleur. Ce qui est caractéristique dans ces symptômes, c'est qu'ils persistent pendant des heures entières sans discontinuer, à moins qu'on n'entrave le mouvement. Si on force l'animal, en lui passant la main sur la tête, à se tenir coi, il ne remuera plus; l'accélération du mouvement respiratoire est alors l'unique signe de l'excitation.

Après une à trois heures, l'animal se calme petit à petit, sans donner le moindre signe d'abattement; il est gai et se porte à merveille.

En portant la dose de 10 à 15 milligrammes, l'animal réagit d'une manière plus violente au principe actif des feuilles de coca.

Il change, quelques moments après l'injection, tout à coup de physionomie, ne reconnaît pas son maître, est inquiet, criaille d'une manière lamentable et tremble de tout son corps. Le moindre bruit l'effraie, augmente le tremblement et lui fait rentrer la queue entre les jambes. La tête exécute des mouvements de pendule continuels, mouvements qui deviennent de plus en plus forts; la frayeur et le tremblement vont toujours en augmentant.

L'animal ne bouge pas de place, les mouvements de pendule de la tête se propagent à d'autres groupes de muscles et font exécuter au corps entier des mouvements en guise de serpent.

Cependant la muqueuse de la bouche est sèche, la peau chaude, les pupilles sont dilatées et la respiration est accélérée.

Après quinze minutes la scène change; le stade de frayeur et de tristesse fait place à l'exaltation, après l'abattement l'animal devient joyeux et exprime de toutes les manières son attachement au maître; cette période, d'une durée équivalente à la première, forme la transition graduelle aux mouvements de manège que nous avons décrits plus haut.

Le chien commence à gambader en décrivant un cercle.

Avec beaucoup de peine, le maître parvient quelquefois à rompre le charme; alors l'animal accable celui-ci de caresses pour recommencer de plus belle sa course circulaire, en prenant cette fois-ci son maître comme point de milieu. Après trois à quatre heures seulement la bête revient au calme, la respiration devient normale, la température périphérique baisse et l'animal s'endort. Son sommeil est calme, les muqueuses s'humectent de nouveau; seule la mydriase persiste encore quelque temps. Quelques heures plus tard, il y a euphorie complète et le chien dévore avec appétit sa pitance.

Une dose plus élevée encore, soit de 20 milligrammes, cause une exaltation psychique et musculo-motrice considérable, suivie d'une faiblesse musculaire non moins grande; l'animal ne se relève plus, il est couché sur le côté et respire avec difficulté. Si on l'appelle de son nom il lève péniblement la tête et vous regarde d'une manière lamentable.

Après vingt minutes, des spasmes cloniques se présentent, quelquefois de l'opisthotonos, les pattes de derrière font le mouvement de natation ; les convulsions augmentent en violence, l'animal a perdu conscience et frappe la tête avec véhémence sur le parquet.

L'état spasmodique persiste sans discontinuer pendant une heure environ ; après ce temps on observe de courts instants de répit, les pauses deviennent plus grandes et le tout se termine en trois à quatre heures par le rétablissement de l'animal. Il reste cependant encore assez longtemps dans un état d'assoupissement, se montre indifférent pour ce qui se passe autour de lui et ne se soucie pas de manger.

Voici les résultats d'une expérimentation sur notre propre personne :

Nous avons pris, de midi à quatre heures de relevée, la cocaïne pure de Merck en doses de 100 milligrammes. De demi-heure en demi-heure, nous prîmes dix pilules solubles à 1 centigramme chaque, en ayant soin de les faire fondre dans la bouche et de les avaler lentement, pour étudier en même temps l'action topique de l'alcaloïde sur les muqueuses buccale et pharyngienne.

La dernière prise n'était que de 7 centigrammes, c'est-à-dire tout ce qui nous restait de cocaïne pour le moment.

Dans l'espace de quatre heures, nous avions donc absorbé jusqu'à 870 milligrammes de cocaïne pure.

Dès la deuxième prise, nous ne ressentîmes plus la légère tendance au sommeil qui nous incommodait avant midi, suite d'une mauvaise nuit.

Dès la troisième dose, sensation agréable, éveillée comme au début d'un léger alcoolisme.

L'activité cérébrale est accrue, nous travaillons avec plaisir, les pensées se suivent avec vitesse, le jugement est plus prompt.

Nous avons l'humeur gaie, nous nous sentons une bienveillance pour tout le monde.

Cet état de choses se maintient tout le temps de l'expérimentation.

Après la septième dose, nous nous apercevons d'une chaleur agréable ; la face est rouge, le pouls accéléré, la respiration normale.

Nous avons envie de parler sans cesse et d'être en mouvement. Il nous semble d'être en état de lever de grand fardeaux.

Ces symptômes persistent encore environ trois heures après la dernière dose pour s'évanouir lentement, de sorte que le soir, à onze heures, tout était rentré dans l'ordre normal.

A trois reprises nous avons consulté le pouls et le thermomètre.

A midi, nous comptions 74 pulsations et le calorique mesuré sous l'aisselle montait à 37.4° c.

Un peu avant quatre heures, au moment de prendre la dernière dose, le pouls oscillait entre 110 à 120 pulsations et le thermomètre marquait 37.4° dans l'anus, et 37.9° sous le bras.

A onze heures du soir, avant de nous mettre au lit, la température sous le bras était redescendue à 37.4° et le pouls à 76.

Dans le cours de la soirée, que nous passâmes au théâtre, nous n'avons ressenti ni épuisement, ni fatigue.

Au dîner, à 4 h. 30, nous n'avions pas de faim, cependant nous mangions comme de coutume ; peut-être la perte du goût y était-elle pour quelque chose.

En effet, nous prenions notre dîner machinalement, sans reconnaître la saveur des mets, et, quoique dînant sans contrecœur, il nous aurait été bien égal de nous en passer.

La digestion était bonne. Pas d'influence sur les selles ni sur les urines.

Nous nous couchâmes à 11 h. 30, après un léger repas, et passâmes une bonne nuit.

Notons que le soir, au moment du coucher, nous avions la tête un peu entreprise, un léger indice de céphalalgie au front, au-dessus des yeux et au sommet.

Le lendemain, cette sensation subsistait encore, pour nous quitter vers midi.

Dans ses expérimentations sur lui-même, von Schroff a trouvé que les petites doses activent le travail cérébral et que les grandes occasionnent, après une période fort courte d'excitation, la dépression de l'activité du cerveau et le sommeil ; Fronmüller observait le vertige, le délire, le tintement d'oreilles et le sommeil ; Plass, le vertige et un sentiment de faiblesse.

Nothnagel et Rossbach, qui cependant n'ont pas expérimenté sur l'homme sain, émettent l'avis que les petites doses et les doses moyennes de cocaïne devront produire chez l'homme tout comme chez l'animal, des symptômes d'exaltation.

ACTION SUR DIFFÉRENTS ORGANES.

Tout le système nerveux central subit l'influence de la cocaïne.

L'alcaloïde agit directement sur les cellules nerveuses, sans le concours de troubles circulatoires.

Au début, la substance grise des hémisphères cérébraux est engagée et produit l'exaltation psychique.

L'augmentation de la sensibilité réflexe, la suractivité des systèmes circulatoire et musculaire sont autant de signes que les autres centres nerveux, les tubercules quadrijumeaux, le cervelet, la médulle allongée et la moelle épinière, sont aussi entrepris.

Dans la plupart des cas, l'excitation par la cocaïne est suivie, comme celle qui est produite par la caféine, d'un retour complet et sans transition à l'état normal; il faut des doses relativement énormes pour faire précéder le rétablissement d'une période de faiblesse et de paralysie.

La dilatation pupillaire peut aisément être produite par l'application externe; il faut des doses toxiques employées par la bouche ou par la voie sous-cutanée pour produire le même effet.

Chez l'animal, la respiration est activée, mais surtout par les doses toxiques; souvent on observe des irrégularités dans le type respiratoire, qui peuvent conduire à la paralysie de la respiration.

Selon von Schroff, la cocaïne occasionne chez l'homme le ralentissement du mouvement respiratoire précédé d'une accélération initiale. (Hüsemann.) Dans nos expérimentations personnelles la respiration n'a pas été modifiée.

L'action du cœur est accélérée par les doses moyennes; chez le chien le nombre de pulsations est quelquefois porté au triple tout en conservant leur énergie normale. Les grandes doses font retarder le pouls. Les fibres cardiaques du pneumo-gastrique perdent en excitabilité après des doses légères, et se paralysent par les doses moyennes.

L'accélération du cœur est donc occasionnée, comme dans l'intoxication par l'atropine, par la paralysie du nerf d'arrêt.

La pression intravasculaire augmente après les doses moyennes, pour diminuer rapidement après les grandes doses, tout comme après l'usage de l'atropine.

Le calorique du tégument cutané augmente, tandis que la température centrale baisse de 0.5 à 1° c. Du moment que l'animal entre dans le stade convulsif, la température mesurée dans l'anus remonte au-dessus de la normale.

Les muscles striés ne subissent pas de modifications. (Rossbach et von Anrep.)

Le mouvement péristaltique des intestins, après une accélération momentanée accompagnée d'ischémie de la paroi intestinale, est bientôt suivie d'une diminution notable du mouvement de l'intestin, d'une dilatation musculaire et d'une hypérémie veineuse.

Rien du côté de la sécrétion ni de l'excrétion urinaire.

Les sécrétions muqueuse et salivaire sont diminuées.

La paralysie respiratoire constitue la cause de la mort chez l'animal à sang chaud empoisonné par la cocaïne ; le cœur continue à fonctionner quelque temps encore après la mort générale.

Maintenant, quel est l'effet de la cocaïne sur les échanges de l'économie? Doit-on considérer l'alcaloïde du coca comme un agent d'épargne dans le sens prêté par plusieurs auteurs à la caféine?

Il est reconnu que l'emploi du coca permet aux indigènes du Pérou et de la Bolivie de supporter de longues marches et de grandes fatigues sans prendre de nourriture. Mais il n'est pas moins vrai que ces mêmes individus qui — sans avoir été tourmentés par la faim et sans fatigue apparente — ont fait une rude journée, mangent pour trois lorsqu'ils ont atteint leur destination. Von Anrep, pour élucider cette question, a fait quelques expérimentations sur le lapin.

Il en a conclu que la mort par inanition ne tarde pas à frapper dans le même temps ou environ l'animal privé de nourriture, qu'il ait été ou non soumis à l'action de la cocaïne.

Si nous comparons ces expérimentations peu concluantes aux recherches faites par Manuel Espinosa, Moreno y Maiz et Demarle (1), nous sommes porté à penser avec ces derniers auteurs que la cocaïne possède la propriété d'activer le mouvement de nutrition. La cocaïne serait ainsi un agent d'oxydation, au même titre que les ferrugineux, les hypophosphites et les chlorures alcalins.

_____

(1) Comparez Rabuteau, *Traité élément. de thérapeut.*, 1884, p. 443.

Manuel Espinosa, vit — sous l'influence de coca — se produire une augmentation notable de l'urée et de l'acide urique, ainsi que de l'acide phosphorique, et notait également une exhalation plus grande de gaz carbonique par les voies respiratoires.

Moreno y Maiz ayant soumis deux rats à une alimentation insuffisante, et ayant ajouté chaque jour 2 grammes d'extrait de coca à la nourriture de l'un d'eux, celui-ci mourut au bout de cinq jours, après avoir perdu 61 grammes de son poids, tandis que celui qui n'avait pas reçu de coca survécut, et n'avait perdu, au bout de cinq jours, que 44 grammes de son poids.

Demarle a cru pouvoir conclure de ses recherches, que si les forces persistent sous l'influence du coca, l'amaigrissement n'en est pas moins très prompt, et qu'avec le marasme arrive la mort. On ne peut donc pas, à l'exemple de quelques-uns, assimiler le coca au café ou à l'arsenic, puisque ces derniers agents modèrent le mouvement de nutrition, tandis que le coca l'accélère.

AGENTS SYNERGIQUES, AUXILIAIRES.

La caféine, la strychnine, l'isagurine, la brucine, la cicutine, l'atropine, enfin l'aconitine présentent toutes une analogie d'action — partielle du moins — avec l'alcaloïde de coca.

Ainsi la caféine excite, comme celui-ci, l'action de la cellule cérébrale et du système musculaire; les principes actifs de la noix vomique partagent avec lui la faculté d'augmenter l'excitabilité réflexe de la moelle épinière; la cicutine produit tout aussi bien que la cocaïne, l'anesthésie et l'analgésie locales; l'atropine possède comme elle, le pouvoir de paralyser le nerf d'arrêt du cœur et de produire la mydriase; cette dernière faculté revient, du reste, aussi à l'aconitine. (Rabuteau, von Schroff.)

AGENTS INCOMPATIBLES.

On se gardera d'associer l'acide chlorhydrique à la cocaïne, ou bien on s'adressera plutôt au chlorhydrate de cette base, l'acide chlorhydrique possédant la propriété de dédoubler, sous l'influence de la chaleur, la cocaïne en ecgonine inerte, en alcool méthylé et en acide benzoïque.

USAGES.

Rappelons d'abord que, jusqu'ici, la cocaïne a été peu usitée en thérapeutique. Dans son pays d'origine, le coca jouit d'une réputation immense, mais n'est guère employé comme médicament.

Grâce à cet agent, les indigènes peuvent accomplir une grande somme de travail sans éprouver aucune déperdition de forces, malgré une alimentation insuffisante.

Voyons sous quel rapport le cocaïne pourrait servir en thérapeutique.

D'abord, son action locale, produisant l'anesthésie, l'anodynie de la peau et des muqueuses, la dilatation pupillaire et l'anesthésie de la cornée, la rend propre à figurer comme agent topique dans une série notable d'états maladifs.

Elle est indiquée, comme calmant de douleur, dans les stomatites, les gingivites ; ici il y aura de l'avantage à l'associer au borate de soude, qui est antacide et antiseptique (1).

Les affections prurigineuses sont évidemment de son domaine. Nous avons réussi, par des badigeonnages réitérés d'une solution de cocaïne, à calmer le prurit des grandes lèvres et de l'anus, symptôme qui fait souvent le désespoir du malade et du médecin.

L'application locale d'une solution à 20 p. %, ou encore l'insufflation de la cocaïne pure pulvérisée (et passée au tamis) de 20 à 50 p. % et mélangée de sucre de lait, produit l'anesthésie de l'arrière-gorge, du pharynx, des arcs palatins, du voile du palais, et permet au médecin spécialiste de soumettre le malade le plus réfractaire à l'inspection laryngoscopique et de procéder aux opérations délicates dans ces régions, sans perdre un temps précieux.

On sait qu'il faut souvent des semaines pour atténuer la sensibilité réflexe exagérée de ces parties, et que fort souvent le bromure de potassium ne tient pas toutes ses promesses.

Le malade étant moins agité, et le médecin moins pressé d'agir au moment propice, ces opérations ne présentent plus les mêmes difficultés.

La cocaïne nous a réussi à rendre insensible la muqueuse nasale. Grâce à elle, nous avons pu enlever avec le galvano-

---

(1) Nous avons calmé, sur nous-même, une rage de dent, rien qu'en laissant dissoudre dans la bouche, un granule de cocaïne.   Dr B.

caustique — sans causer de douleur — des polypes muqueux nasaux à un malade qui, ayant précédemment subi la même opération, sans anesthésie locale préalable, refusait de se soumettre de nouveau à ce procédé opératoire, vu les douleurs que lui causaient les manipulations nécessaires pour saisir les tumeurs dans l'anse.

Les douleurs de la gorge accompagnant l'angine catarrhale, l'hyperesthésie du pharynx consécutive aux ulcérations folliculaires, l'hyperesthésie de la muqueuse laryngienne et bronchique, seront favorablement modifiées par l'emploi local de la cocaïne, soit en badigeonnage, soit par inhalation à l'aide du pulvérisateur.

L'ophthalmiâtre comptera le principe actif du coca parmi les agents médicamenteux dont il ne pourra plus se passer.

En effet, cette base peut lui rendre des services signalés, car l'anesthésie complète de la cornée et de la muqueuse conjonctivale oculaire produite par l'instillation de quelques gouttes d'une solution aqueuse de cocaïne, va lui permettre d'enlever avec facilité les corps étrangers, de faire les opérations nécessaires sur l'œil sans causer la moindre douleur à l'individu, et sans être incommodé lui-même par les mouvements réflexes des paupières.

La cocaïne proscrira l'ophthalmostat.

Comme succédané de l'atropine, mais encore de l'homo-atropine, on pourra s'en servir pour l'exploration de l'œil. Dans les ophthalmies scrofuleuses, les kératites phlycténoïdes accompagnées de blépharospasme, de photophobie, de larmoiement, nous accorderions même la préférence à la base du coca. Elle remplacera l'atropine, avec avantage, chez les personnes sujettes à l'atropinisme.

En résumé, l'application locale de cet agent s'étendra à toutes les muqueuses qui sont à la portée de l'art. Ainsi l'urètre, le vagin, la vessie, etc., pourront être explorés et soumis aux opérations nécessaires sans que le malade ressente de douleurs.

Quant à l'emploi interne, nous pensons qu'il y aurait lieu d'essayer cet agent dans les vomissements causés par une trop grande impressionnabilité de l'estomac au contact des aliments, dans la gastralgie symptomatique d'ulcérations de cet organe.

Dans ces cas, nous n'avons, du reste, en vue que la faculté de la cocaïne d'engourdir la douleur et à produire l'anesthésie.

Rabuteau croit qu'on pourra retirer des avantages du coca dans la glycosurie et dans l'albuminurie. Selon cet auteur, il est probable qu'en vertu de son action sur la nutrition, le coca activerait la combustion des matières sucrées et albuminoïdes, qui seraient ainsi utilisées, au lieu d'être éliminées en pure perte.

Si on veut prescrire cet agent chez les phtisiques, on se propose, par là, de favoriser leur digestion. « On a vu, dit-il, l'appétit renaître et, ce qui est important, les vomissements diminuer ou cesser complétement sous l'influence du coca, chez des sujets atteints de cette maladie au troisième degré. »

L'emploi du coca semblerait devoir être avantageux dans le traitement de l'obésité.

Quoique ne pouvant étayer notre opinion d'aucune observation clinique nous pensons que la cocaïne — qui représente *sans nul doute* le principe actif du coca — peut convenir, à doses légères et souvent répétées, comme agent symptomatique à opposer aux vomissements des phtisiques, mais que là doit s'arrêter son indication. Or, comme la cocaïne active la combustion des tissus, on agirait sagement en l'associant aux arséniates, à la caféine, aux hypophosphites (?), qui retardent le mouvement d'assimilation et de déassimilation.

L'énergie d'action de la cocaïne augmente d'une manière notable quand on lui associe la strychnine.

Ainsi, dans nos expérimentations personnelles, nous avons réussi à bannir le sommeil et à nous rendre dispos et apte au travail intellectuel pendant la journée qui suivit une nuit de veille passée au chevet d'une parturiente, en prenant, de quart d'heure en quart d'heure, 2 centigrammes de cocaïne et 1 milligramme d'arséniate de strychnine, jusqu'à concurrence de 20 centigrammes du premier et de 10 milligrammes du second alcaloïde.

Combinée à la strychnine et à la caféine, elle peut, sans nul doute, servir à soutenir les forces de l'individu qui, quoique mal alimenté, doit faire de grandes fatigues.

Encore y aurait-il de l'avantage de la prescrire dans cette combinaison aux travailleurs de l'esprit, à l'avocat, à l'orateur, afin d'aiguiser les facultés de l'intelligence.

MODES D'ADMINISTRATION, DOSES.

La cocaïne ou le chlorhydrate de cette base, dissous dans l'eau ou dans l'alcool dilué, à raison de 2 à 20 p. %. peut être employé en injection hypodermique, en inhalation, ou en badigeonnage.

On aura soin de répéter l'application externe tous les quarts d'heure ou toutes les demi-heures au moins, pour obtenir des effets soutenus.

Ces mêmes solutions peuvent servir comme collyre. Il faudra, pour maintenir l'anesthésie de la cornée, réitérer l'instillation de cocaïne de dix minutes en dix minutes.

L'effet mydriatique est obtenu après une seule instillation et se maintient pendant dix à douze heures ; la paralysie de l'accommodation accompagnant la dilatation pupillaire, est moins constante ; en effet, après une heure déjà on peut s'apercevoir que le muscle de Brücke n'est plus totalement paralysé, et que la faculté de contraction et de détente commence à se restituer.

Pour l'emploi interne, nous proposons des granules ou des pilules solubles dosés au centigramme. Le granule dosimétrique n'est dosé qu'au 1/2 milligramme de substance active (1). La prescription suivante nous a donné beaucoup de satisfaction :

        Pr. Cocaïne pure . . . .   1 gramme.
            Miel blanc . . . .   300 milligr.
            Pour cent pilules.

Dans les vomissements on donnera un de ces granules, soit seul, soit associé à la strychnine et à l'hyosciamine, de quart d'heure en quart d'heure, et on distancera les prises suivant l'effet obtenu.

Si l'on désire employer cet agent seul comme incitant vital, on le donnera selon la susceptibilité personnelle du sujet, à raison d'un à cinq granules au centigramme de demi-heure en demi-heure, jusqu'à effet obtenu.

Avec des doses moins élevées, soit d'un à deux granules, mais alors associées à la caféine et à la strychnine, celle-ci à raison de 1 à 2 centigrammes, celle-là en doses de 1/2 à 1 milligramme, on obtiendra sensiblement le même résultat.

(1) Ce dosage permet d'approprier la cocaïne à tous les âges. Il n'y a qu'à augmenter le nombre des granules.   Dr B.

Codéine.

Formule : C^18 H^21 Az O^3 + H^2 O.

La codéine, qui dérive son nom de ἡ χώδη — pavot — est, après la morphine, la base la plus importante de l'opium, à raison de son abondance, de ses applications, et surtout des travaux dont elle a été l'objet.

La dosimétrie, en détournant le praticien de sa routine à prescrire l'opium, ne fait que suivre le progrès. La chimie qui a su isoler les différents principes actifs de ce médicament, les expérimentations pharmacologiques, nous ont appris leur mode d'action; il n'est ainsi que tout naturel que la clinique rejette le composé dangereux, l'arme à deux tranchants de Hufeland, et ne se serve que des principes extractifs, dont elle peut toujours mesurer l'action.

« En prescrivant l'opium, dit Binz (1), le médecin donne au malade une substance complexe qui peut produire des inconvénients thérapeutiques incontrôlables, puisqu'ils dépendent de la richesse toujours variable du médicament en principes actifs divers. Dans les cas graves, où il sollicite son action narcotique — celle de la morphine — il évitera de le prescrire. »

Nous allons plus loin que le savant pharmacologue de Bonn, puisque nous proscrivons l'emploi de l'opium dans tous les cas, tant graves que légers.

La codéine a été découverte en 1823, par Robiquet; homologue à la morphine, elle en est l'éther méthylique, la morphine renfermant un oxyhydrite phénolique. (M. E. Grimaux.) (2).

Elle cristallise en octaèdres ou en prismes quadratiques; chauffée à 100°, elle perd son molécule d'eau.

Elle se dissout facilement dans l'éther, dans l'alcool, dans le chloroforme, et est assez soluble dans l'eau.

Robiquet a déterminé cette solubilité; il a trouvé que *mille* parties d'eau dissolvaient 12 6/10 parties d'alcaloïde à 15°, 37 parties à 43° et 58 8/10 parties à 100°.

Ses sels ne sont que très lentement précipités par l'ammoniaque et le sont immédiatement par la potasse et la soude; ces propriétés

(1) *Vorlesungen ueber Pharmakologie*, S. 62.
(2) *Les alcaloïdes de l'opium.* — Comparez : *La Revue scientifique*, t. XXVIII, 1882, p. 16.

la caractérisent nettement et la distingent de la morphine. (Grimaux.)

La codéine précipite par l'acide phospho-molybdique, par l'iodure de potassium ioduré, par le tannin. L'acide sulfo-molybdique développe, dans les solutions de cette base, une coloration verte qui passe ensuite au bleu, puis au jaune au bout de vingt-quatre heures. (Rabuteau.)

L'opium brut contient environ 0.6 p. $\%$ de codéine.

Cet alcaloïde, ainsi que ses sels, a une saveur amère, légèrement acerbe et nullement nauséeuse.

On peut obtenir la codéine par synthèse, en chauffant une solution alcoolique de morphine, de soude et d'iodure de méthyle. (Grimaux.)

Une base analogue à la codéine, la codéthyline $C^{19} H^{25} Az O^3$, cristallisée et d'une action convulsivante, peut être obtenue par ce même procédé, en remplaçant l'iodure de méthyle par l'iodure d'éthyle.

ACTION PHYSIOLOGIQUE ET TOXIQUE.

Nous passerons en revue successivement les appréciations diverses des auteurs.

D'abord celles qui ont pour base les expérimentations sur les *animaux*; puis celles qui résultent des expériences faites sur l'*homme*.

Action sur les animaux.

Kunkel (1) a le premier étudié les effets de cette base sur les animaux. Il conclut qu'elle possède une action excitante et peut causer les convulsions des extrémités et des muscles du cou; si la dose est léthifère, la mort est occasionnée par l'influence du poison sur le cervelet et sur la moelle allongée.

Berthé (2), se basant sur des expérimentations sur le chien, contredit Kunkel; il dénie à la codéine toute influence toxique sur le cervelet et sur le bulbe rachidien.

Claude Bernard (3) l'a largement expérimentée sur le chien. Cet

(1) *Journal de chimie médicale,* 1833, XI, 223. — Comparez pour cette citation et quelques suivantes H. v. Schröeder, *Archif f. experiment. Pathol. und Pharmacologie,* B^d XVII, 1883.

(2) *Moniteur des hôpitaux,* IV, 1856.

(3) *Comptes rendus,* t. 59, p. 406.

auteur attribue à la codéine une action narcotique moins prononcée que celle de la morphine. Le sommeil n'est jamais aussi complet. L'animal a plutôt l'air d'être calmé que d'être vraiment endormi ; il peut toujours être réveillé facilemeut, soit par le pincement des extrémités, soit par le moindre bruit qui se fait autour de lui. Si le bruit est fort, il tressaille des quatre membres et cherche à s'enfuir.

Le sommeil par la codéine n'est accompagné ni suivi des symptômes désagréables consécutifs à celui par la morphine.

Lorsque l'animal se réveille, il est dans son humeur naturelle; on ne lui reconnaît ni cet effarement, ni cette paralysie du train postérieur, succédant à l'emploi de la morphine.

Barnay (1) est d'avis que l'influence de la codéine sur les animaux se caractérise par l'action convulsive, et que l'effet hypnotique est incertain, raison suffisante pour cet auteur de recommander la prudence dans son emploi sur les malades.

Wachs (2) et Falck (3) ne lui prêtent pas de valeur comme hypnotique ; l'action de la codéine aurait beaucoup d'analogie avec celle de la picrotoxine.

Dernièrement, W. von Schroeder a fait une étude très complète sur le groupe pharmacologique morphine et codéine (4).

Nous relevons ce qui suit de ses expériences sur les animaux :

Les injections sous-cutanées de 5 à 8 milligrammes de codéine sur la grenouille, produisent une légère narcose suivie d'une augmentation de l'excitabilité réflexe.

En injectant davantage, 20 à 30 milligrammes, point de narcose, mais au lieu de cela symptômes tétaniques, suivis bientôt (après 20 à 40 minutes environ) de paralysie générale.

Sur le lapin, une injection de 15 à 20 milligrammes de codéine détermine le sommeil; cependant si l'on introduit durant ce stade narcotique une nouvelle dose de cette base dans l'organisme, l'effet soporifique fait place à des symptômes convulsifs.

Si l'on injecte sur le même animal, de suite, 30 à 40 milligr. de

(1) *Étude expérimentale sur l'action physiologique et toxique de la codéine, comparée à celle de la narcéine et de la morphine,* 1877.

(2) *Das Codein,* Diss. inaugural, Marburg, 1868.

(3) *Deutsche Klinik,* 1869 et 1870.

(4) *Untersuchungen ueber die pharmakologische Gruppe der Morphins,* inséré dans *Archif f. Exp. Path. und Pharmakol.,* 1883, B^d XVII, S. 96-144.

l'agent toxique, on observe — sans narcose préalable — immédiatement l'augmentation de l'excitabilité réflexe et les symptômes tétaniques.

Ses expérimentations sur le chien lui démontrèrent que, chez cet animal, le stade narcotique est plus accentué que chez le lapin et la grenouille.

L'action stupéfiante de la morphine ne s'observe pas avec la codéine. Falck a même constaté, dans ses expérimentations sur le chien, des déjections alvines répétées, après l'usage sous-cutané de la codéine.

La codéine ne produit dans le stade narcotique aucun changement marqué dans la pupille, pourtant :

« Il importe aussi d'ajouter, dit Barnay, comme phénomène se rattachant à l'action de la codéine, une tendance à la dilatation pupillaire, au lieu de l'atrésie, qui caractérise généralement les effets des alcaloïdes, soporifiques proprement dits, de l'opium. L'atrésie ne se montre qu'au début et très passagèrement ; la dilatation pupillaire apparaît et persiste dès que l'on entre dans la période que l'on peut appeler convulsive. Rappelons que la dilatation pupillaire est habituellement la caractéristique des toxiques convulsivants ; à ce point de vue la codéine ne fait pas exception à la règle. »

. La codéine, tout comme la morphine, ne possède pas une action immédiate sur la pupille ; on ne saurait, en effet, produire la dilatation ou le rétrécissement pupillaire par l'instillation d'une solution aqueuse de cette base entre les paupières, comme cela se fait par l'atropine, la cocaïne, la muscarine, l'ésérine.

Von Schroeder est d'avis que la codéine et la morphine ont une action analogue sur la pupille (du moins chez l'homme et chez le chien) ; ainsi, que toutes deux produisent la myose dans le stade narcotique et la mydriase dans le stade tétanique. Seulement, avec la morphine le rétrécissement se prolonge bien avant dans ce dernier stade, tandis que la dilatation se produit beaucoup plus tôt avec la codéine.

L'auteur conclut qu'en général la narcose produite par la codéine est peu accentuée, et accompagnée de symptômes désagréables ; cet alcaloïde ne mérite pas, selon lui, d'être rangé dans l'ordre des narcotiques, et si dans la pratique on s'en sert comme succédané de la morphine, pour remplacer momentanément cette dernière, afin de prévenir l'accoutumance, on s'adresserait, avec beaucoup plus de raison, au chloral ou à ses congénères.

Action sur l'homme sain.

Grégory (1) fait connaître, dans une lettre à Robiquet, qu'il a fait avec cet agent quelques expériences sur sa personne et sur ses élèves.

150 milligrammes de nitrate de codéine ne produisirent rien ;

300 milligrammes occasionnèrent l'accélération du pouls, de la chaleur à la tête et à la figure, et une légère excitation générale du cerveau, qu'il pourrait le mieux comparer au début de l'ébriété alcoolique. Après quelques heures, dépression générale, nausées, vomissements et enfin sommeil.

Robiquet (2) fit deux séries d'expérimentations sur l'homme sain, la première série avec des doses de 100 à 200 milligrammes, la seconde avec celles de 10 à 20 milligrammes de codéine.

Les résultats étaient très surprenants.

Ainsi, après les grandes doses : sommeil agité, suivi au réveil de lourdeur à la tête et de nausées ; après les petites doses, au contraire, sommeil calme, naturel, et au réveil rien d'anormal.

Von Schroff (3) n'obtenait rien de doses inférieures à 100 milligrammes. Cette dose produisit de la lourdeur à la tête, sensation de compression au front et aux tempes, nausées, inaptitude au travail et somnolence.

Nous avons essayé la codéine sur nous-même. Dans le courant de la soirée, de 6 à 11 heures, nous avons pris, de quart d'heure en quart d'heure, 5 milligrammes de codéine, jusqu'à concurrence de 100 milligrammes.

Sauf un peu de rougeur de la face, une légère excitation du système nerveux, nous ne ressentîmes pendant ce temps rien de bien tranché. Le sommeil se fit un peu attendre, il était minuit passé avant de nous assoupir.

Le sommeil était léger, troublé de songes. Au réveil, serrement aux tempes, sensation désagréable dans la tête, inappétence.

(1) *Journal de pharmacie*, 1834, p. 285.
(2) *Gazette des hôpitaux*, 1856, p. 130.
(3) *Lehrbuch der Pharmakologie*, 1856, S. 476.

Quoique n'ayant pas pris notre dose ordinaire de sulfate de magnésie, selles liquides au matin.

Vers 1 heure de l'après-dîner du jour suivant, après une bonne promenade au grand air, tout signe d'intoxication s'était évanoui.

Souvent nous avons pris le soir, au coucher, une seule dose de 10 milligrammes de codéine, et chaque fois nous ne tardions pas à nous endormir de suite. La nuit était excellente, le sommeil profond et au réveil nous nous sentions réconfortés et bien reposés. (van Renterghem.)

Prise en une fois, à la dose de 150 milligrammes dissoute dans un verre d'eau légèrement acidulée par l'acide chlorhydrique, elle a produit chez Rabuteau (1), au bout d'une demi-heure, une certaine fatigue musculaire, accompagnée de démangeaisons, notamment dans les extrémités des membres, et une contraction de la pupille, qui a duré plus d'un jour. Elle n'a pas provoqué le sommeil, à peine un commencement de somnolence.

Bardet (2) a étudié la codéine sur sa personne et sur des personnes malades : 150 milligrammes de chlorhydrate de cette base n'avaient pas d'effet ; 200 à 250 milligrammes produisirent une faiblesse musculaire générale, lourdeur à la tête, mais point d'effet hypnotique. Il croit que les auteurs ont confondu cette lourdeur avec de l'hypnose. Le mal de tête empêcherait le sommeil.

400 milligrammes provoquaient une telle faiblesse que la marche était devenue impossible. Il vit souvent, après cette dose, se produire le prurit, et deux fois un érythème de la peau.

Après 200 à 400 milligrammes, pris le soir, sommeil agité, suivi de céphalée, de nausées et de vomissements.

En somme, il est d'avis que la codéine doit être rayée de la liste des agents narcotiques.

Hüsemann (3) conclut que la codéine, donnée à petites doses, est un hypnotique, mais qu'à grandes doses, elle a une action analogue à celle de la picrotoxine.

Résumant les opinions des auteurs et les comparant aux résultats que nous avons obtenus nous-même, nous sommes amenés à conclure que :

La codéine, à petites doses, possède une action calmante,

---

(1) *Traité élémentaire de thérapeutique et de pharmacologie*, 1884, p. 579.

(2) *Étude physiologique et clinique sur les alcaloïdes soporifiques de l'opium*, 1878.

(3) *Arzneimittellehre*, II, S. 1043, 1883.

légèrement hypnotique, calme la sensation de faim, ne constipe pas ni ne dérange la digestion; à grandes doses, elle excite, produit l'agitation, la céphalée, l'inappétence, la nausée, le vomissement, et peut conduire aux convulsions.

USAGES THÉRAPEUTIQUES.

Il va sans dire que les grandes doses de codéine ne sont pas usitées en dosimétrie.

La codéine, à doses réduites, peut remplacer avantageusement la morphine comme hypnotique pour assurer le repos de la nuit.

A cet effet nous nous servons quelquefois de la combinaison des deux bases, connue sous le nom de *sel de Grégory* (1).

On évite par l'emploi du sel de Grégory, mais surtout en faisant usage de la codéine seule, les « inconvénients thérapeutiques » de la morphine. Tout en obtenant la sédation et le sommeil, on préserve le malade de la constipation et du dérangement des fonctions digestives.

La codéine convient mieux que la morphine dans les irritations des voies aériennes.

Comme calmant de la toux, nous aimons à la combiner à l'iodoforme, qui est un stimulant diffusible et calmant à la fois. A eux deux, ils produisent l'anesthésie dans les affections irritatives des premières voies, ils ne suppriment point la sécrétion muqueuse comme tend à le faire la morphine.

Une combinaison fort heureuse, surtout dans les toux sèches, est celle de la codéine et de l'apomorphine, qui ramène la sécrétion muqueuse à son état naturel, surtout dans la dernière période de la phtisie pulmonaire.

(1) Grégory, d'Édimbourg, avait donné un procédé d'extraction de la morphine qui consiste à précipiter, par le chlorure de calcium, la solution d'opium concentrée; il se forme un méconate de chaux insoluble, et le chlorhydrate de morphine, resté en solution, cristallise par la concentration des liqueurs. C'est le chlorhydrate ainsi obtenu qu'on livrait directement au commerce. Ce procédé fournissait un rendement plus grand que les autres méthodes.

Robiquet essaya de retirer la morphine de ce sel et constata que la quantité obtenue ne correspondait pas au chlorhydrate mis en réaction; il soupçonna que celui-ci n'était pas du chlorhydrate de morphine pur, comme on le croyait, et après en avoir isolé la morphine par l'ammoniaque, il obtint avec la potasse un nouveau précipité, soluble dans l'éther et cristallisant admirablement en présence d'un peu d'eau. C'était une nouvelle base salifiable de l'opium, la codéine, et le chlorhydrate livré par Grégory était un *mélange* de chlorhydrate de morphine et de codéine; on le trouve désigné quelquefois sous le nom de *Sel de Grégory*. (E. Grimaux, *Revue scientifique*, 1882, p. 15.)

Associée au bromhydrate de cicutine, à l'hélénine, elle rend des services dans les toux spasmodiques.

Nous aimons à associer la codéine à la vératrine, pour prévenir, chez les personnes qui ont la muqueuse stomacale très sensible à cet antipyrétique puissant, les nausées et le vomissement, qui nous forcent quelquefois à supprimer ce défervescent avant qu'il ait pu développer suffisamment son actiou modératrice sur le système vaso-moteur.

En effet, après l'usage un peu prolongé de doses répétées, du reste assez petites, soit de un à deux granules de vératrine, à petites distances, on peut ressentir d'abord une sensation comme de la faim, mais qui bientôt dégénère en inappétence, et peut être suivie de nausées et de vomissements.

La codéine, donnée simultanément avec la vératrine, prévient ou émousse cette sensation et permet de continuer le défervescent jusqu'à effet utile.

Dans les gastralgies, les entéralgies, dans les épreintes douloureuses au col vésical, elle déploie son action anodine qui, quoique moins puissante que celle de la morphine, présente l'avantage de ne pas être suivie d'embarras gastrique et de rétention alvine. Dans les cas cités, on secondera son action en lui associant un antispasmodique : hyosciamine, atropine, cicutine, et l'incitant vital par excellence, la strychnine.

Dans la pratique infantile, nous conseillons d'employer la codéine en place et lieu de la morphine, partout où il est indiqué d'abattre la douleur et de produire le sommeil. Il paraît que les enfants, tout comme les femmes, les vieillards et les sujets menacés de congestion cérébrale, la supportent mieux que la morphine. (Gubler.)

En allopathie, la codéine possède quelques admirateurs.

Ainsi, Trousseau et Pidoux (1) ont signalé que les malades atteints de bronchite aiguë, arrivés à la période d'hyperesthésie et de spasme des bronches, tourmentés par une toux continuelle, sont remarquablement soulagés par la codéine prise au commencement de la nuit.

Magendie, Robiquet, Berthé, Aran et Krebel, recommandent son usage comme hypnotique et comme sédatif dans les névralgies. (Des Brulais, Marcé.)

---

(1) *Traité de thérapeutique et de matière médicale*, 1877.

Barbier, Berthé, Miranda et autres louent son emploi dans les cardialgies et les coliques, Guibert dans la toux convulsive.

Vigla et Aran vont même jusqu'à la préconiser dans la bronchorrhée et dans le dévoiement intestinal, pour diminuer et arrêter l'hypersécrétion des muqueuses.

Rabuteau ne partage pas la bonne opinion des auteurs que nous venons de citer. Selon lui, la codéine pure ne peut être dangereuse chez l'homme qu'à de hautes doses, qui doivent être dans tous les cas supérieures à celles de 15 centigrammes chez l'adulte. « Elle est très peu soporifique, très peu analgésique. Elle n'empêche pas les courants exosmotiques, c'est-à-dire qu'elle n'arrête pas la diarrhée. Cette substance ne mérite donc pas d'être employée. Elle est inutile, si on la prescrit à doses insignifiantes ; elle est fatigante et sans résultat, si on la donne en doses actives. »

MODES D'ADMINISTRATION ET DOSES.

La codéine a été dosée par le professeur Burggraeve au milligramme. Le granule Chanteaud ou la pilule soluble, dosés au milligramme et administrés par la bouche, suffisent pleinement au besoin.

Nous ne voyons aucune raison à recourir à la piqûre hypodermique, ou bien de prescrire le sirop de codéine.

Cette dernière forme médicinale est peu recommandable. Nous savons que dans les pharmacies parisiennes se vendent, sous ce nom, des sirops d'une énergie d'action fort variable (1). Ainsi administré aux enfants, le sirop de codéine pourrait donner lieu à des symptômes toxiques.

Brard (de Jonzac) (2) rapporte une observation qui semblerait prouver que la codéine fut toxique à hautes doses. « Un homme, âgé de quarante-cinq ans, avait pris en vingt-quatre heures un flacon de sirop de codéine, renfermant, au dire du pharmacien, 125 milligrammes de cet alcaloïde. Quatorze heures après, cet homme mourut dans le coma. »

« Il est indubitable, dit Rabuteau, que ce sirop, dit de codéine, devait renfermer de la morphine, qui coûte moins cher. » Défions-

____

(1) Hüsemann, œuvre citée, S. 1057.
(2) Société médicale de Jonsac, 1868-1869. — Comp. Rabuteau, œuvre citée, p. 579.

nous donc des produits dont nous ne sommes pas sûrs et qui sont souvent la cause de désaccords, sinon entre les physiologistes, du moins entre médecins qui ont cru administrer de la codéine, tandis qu'ils administraient en réalité de la morphine.

A l'opinion de Trousseau, qui compare une dose de 12 milligrammes de morphine comme équivalente en énergie d'action à 300 milligrammes de codéine, ou à celle de Fronmüller qu'il faut six à huit fois plus de codéine que de morphine pour obtenir l'effet narcotique, nous opposons les résultats des expérimentations sur l'homme sain de Robiquet et les nôtres, puis enfin ceux recueillis dans notre pratique journalière.

Dix à vingt granules de codéine, administrés le soir, suffisent à calmer la toux et à produire un sommeil calme chez l'adulte. Si on va au delà, on doit s'attendre le lendemain à des symptômes quasi-dyspeptiques (1).

Cette même dose donnée à l'enfant peut causer des symptômes toxiques fort dangereux. (Robiquet.)

Nous l'avons souvent administrée à raison d'un granule de quart d'heure en quart d'heure, jusqu'à concurrence de deux à quatre, chez des enfants de moins de deux ans d'âge, pour produire le sommeil et pour calmer la toux, avec le meilleur succès.

Comme calmant de la toux, chez l'adulte, nous engageons nos confrères à essayer la codéine seule ou combinée aux autres modificateurs indiqués plus haut, à raison d'un granule de demi-heure en demi-heure, jusqu'à effet obtenu.

On fera de même dans le traitement de la cardialgie et de l'entéralgie.

La strangurie symptomatique d'une affection chronique des voies urinaires, peut être justiciable de la codéine. Trois à quatre granules de codéine avec autant de cicutine et d'atropine, répartis dans la journée, suffisent le plus souvent à réprimer les spasmes du col de la vessie.

Donné afin de neutraliser l'effet irritant local de la vératrine sur la muqueuse stomacale, on ajoute un granule de codéine à chaque prise du défervescent.

(1) Il est bien entendu qu'il faut procéder granule par granule, jusqu'à effet, selon le mode dosimétrique.   Dr B.

Colchicine.

Formule : $C^{17} H^{19} Az. O^5.$ (Hübler.) $C^{17} H^{23} Az O_6.$ (Hertel.)

Cet alcaloïde représente le principe actif du colchique, nommé encore *vieillotte, tue-chien, safran des prés (Colchicum autumnale* L).

Appartenant à la famille des liliacées, le colchique croît en Europe (partie centrale et septentrionale), de préférence dans les prairies humides.

La colchicine se trouverait aussi, suivant quelques auteurs, dans le bulbe du *Colchicum variegatum.* Dragendorff cependant n'a pas réussi à isoler le principe actif de cette plante.

Elle a été trouvé en premier lieu par MM. Geiger et Hesse, dans les semences de la vieillotte.

On se rappelle que Pelletier et Caventou, analysant le tubercule du colchique d'automne, pensèrent y avoir trouvé un alcaloïde semblable à la vératrine, à l'état de supergallate.

Les recherches postérieures de Geiger et Hesse ont démontré que l'alcaloïde du colchique était distinct de la vératrine. (Gubler.)

Johansson, étudiant la plante sèche, a trouvé que les semences vertes, mûres, contiennent 1.15 p. %, les feuilles 1.46 p. %, le bulbe 1.4 à 1.58 p. %, et les racines 0.634 p. % de colchicine pure. (Falck.) (1).

Suivant Hüsemann (2), il y a dans les semences fraîches, avant et pendant la maturité, 0.2 p. %, dans les jeunes bulbes récents et en été 0.08 p. %, en octobre et en mai encore moins de colchicine.

Quoique se trouvant dans toute la plante, les semences et le bulbe constituent les parties les plus riches en alcaloïde.

La colchicine, qui donne avec divers acides des sels bien définis mais peu stables, se présente comme une masse résineuse jaunâtre quand on l'a obtenue par l'évaporation lente d'une solution alcoolique ou éthérique, ou bien en aiguilles microscopiques déliées et incolores, quand elle forme le résidu d'une solution dans l'esprit de vin très faible.

La masse résineuse devient molle à 130°, se liquifie à 140° sans

____

(1) *Lehrbuch d. Prakt. Toxicologie.*
(2) *Arzneimittellehre,* II.

perdre son eau. Si on la laisse alors refroidir, elle change en masse vitreuse de couleur brune.

L'eau dissout la colchicine lentement mais en toutes proportions. Cette solution présente une réaction neutre ; elle se décompose assez vite sous l'influence de la lumière du jour, de sorte qu'après un certain temps les réactifs chimiques ne réussissent plus. (Struve.) (1).

Facilement soluble dans l'alcool faible et dans l'éther (Geiger et Hesse), elle se dissout encore dans la benzine, l'alcool amylé et le chloroforme. (Dragendorff.)

La dissolution dans les alcalis dilués subit tôt ou tard une décomposition et se colore en jaune vif.

Soumise, en présence d'un acide dilué, à une température de 100° c. dans des tubes de verre hermétiquement fermés, ou bien en la laissant quelque temps en contact avec de l'eau de baryte, la colchicine se décompose.

Hertel expose la formation des produits de décomposition de la manière suivante :

La colchicine chauffée en présence d'acide minéraux, perd une molécule d'eau et se transforme en colchicéine :

$$C^{17} H^{23} Az O^6 = H^2 O + C^{17} H^{24} Az O^5.$$
$$\text{(Colchicine.)} \qquad\qquad \text{(Colchicéine.)}$$

Trois molécules de colchicine exposées à l'air perdent une molécule d'ammoniaque et trois molécules d'eau, et se transforment en colchicorésine :

$$3\,(C^{17} H^{23} Az O_6) = Az H^3 + 3 H^2 O + (C^{51} H^{60} Az^2 O^{15}).$$
$$\text{(Colchicine.)} \qquad\qquad \text{(Colchicorésine.)}$$

En perdant davantage d'ammoniaque, notamment quand deux molécules colchicine perdent une molécule d'ammoniaque et deux molécules d'eau, ou bien quand deux molécules colchicorésine perdent une molécule d'ammoniaque, il se forme de la B. colchicorésine.

$$2\,(C^{17} H^{23} Az O6) = Az H^3 + 2 H^2 O + (C^{34} H^{39} Az O^{10}).$$
$$\text{(Colchicine.)} \qquad\qquad \text{(B. colchicorésine.)}$$

$$2\,(C^{51} H^{60} Az^2 O^{15}) = Az H^3 + 3\,(C^{34} H^{39} Az O^{10}).$$
$$\text{(Colchicorésine.)} \qquad\qquad \text{(B. colchicorésine.)}$$

(1) Dragendorff, *Die Gericht chem. Ermittlung von Giften*, 1876, S. 261.

Ce même auteur avance que la colchicéine, la colchicorésine et la B. colchicorésine ont gardé les propriétés toxiques de la colchicine (1).

La colchicéine se cristallise en aiguilles fines; isomère de la colchicine, moins soluble dans l'eau et moins amère, elle présente la réaction d'un acide faible et serait plus toxique que la dernière. (Oberlin.)

Quelques auteurs, et dernièrement encore Hertel, prétendent que la colchicéine résiderait toute formée dans la plante. Suivant Hübler il n'en est rien. (Dragendorff.)

ACTION PHYSIOLOGIQUE ET TOXIQUE.

Les expérimentations faites avec cet alcaloïde par MM. Rossbach et Wehmer (2), nous apprennent que la colchicine est un agent qui prend du temps avant de produire son action.

En doses relativement petites il tue, tant les animaux homoiothermes et poikilothermes, que l'homme. Les carnivores paraissent être les plus sensibles au poison; les omnivores et les herbivores moins, tandis que les animaux à sang froid résistent le mieux à l'alcaloïde du colchique.

Ainsi un chat du poids de 3 kilogrammes, serait tué par 5 milligrammes; le lapin et l'homme succomberaient à 3 centigrammes, et la grenouille serait tuée par 20 milligrammes.

Mann rapporte la mort d'un homme quatre jours après avoir pris, en doses réparties, 13.65 grammes de vin de colchique, quantité équivalente, selon Falck, à 25 milligrammes de colchicine.

Köller a vu se rétablir une femme qui avait ingéré 45 milligrammes; Warneke observa le rétablissement après 68 milligrammes de colchicine.

Falck (3) assure que toute personne ayant pris 40 grammes de teinture ou de vin de colchique (soit 60 à 70 milligrammes de principe actif), est une personne morte.

En augmentant, même d'une manière considérable, les doses léthales, les symptômes toxiques ne gagnent pas proportionnellement en gravité, et la mort ne s'ensuit pas plus vite.

---

(1) J. Hertel. *Versuche über die Darstellung und Constitution des Colchicins. Pharm. Zeitschr. für Russland,* 1884. s. 245, relaté par le docteur P.-C. Plugge, dans son *Overzicht enz.,* 1885, Blz. 46-48.

(2) Comp. Nothnagel und Rossbach, *Arzneimittellehre,* 1884.

(3) *Lehrb. d. Prakt. Toxicol.,* 1880.

Après une période d'excitation préalable, le système nerveux central est paralysé.

Chez la grenouille, l'excitation des fonctions de la moelle est surtout très accentuée et se traduit par des spasmes.

Chez l'homme, et en général chez l'animal à sang chaud, les symptômes d'excitation sont presque nuls.

Chez tous, la paralysie finale du système nerveux central est également complète : privation de sentiment et de sensation, paralysie du mouvement volontaire et réflexe, troubles et enfin paralysie de la respiration.

Les extrémités périphériques des nerfs sensibles sont aussi paralysées ; les nerfs moteurs et les muscles striés ne sont pas attaqués. (Rossbach.)

Cependant Rabuteau (1), se basant sur des expériences décrites dans ses *Éléments de toxicologie,* émet l'opinion que la colchicine est une substance *paralysant les nerfs moteurs et les nerfs sensitifs,* toutefois après avoir excité ces derniers.

Aussi cet auteur pense que la mort est consécutive à un affaiblissement de plus en plus considérable des mouvements respiratoires, à cause de la *paralysie des nerfs moteurs,* et à un affaiblissement progressif des battements cardiaques, qui, bien que rapides à cause de la paralysie du pneumo-gastrique, sont excessivement faibles par suite de la paralysie des ganglions auto-moteurs.

Cette opinion cadre peu avec celle d'autres auteurs.

Ainsi Schmiedeberg (2) dit : ce poison paraît ne point agir sur le cœur ; Buchheim (3), citant Rossbach : la colchicine n'exerce pas une influence notable sur le cœur ; le nerf d'arrêt n'est paralysé que fort tard, les nerfs moteurs et les muscles ne sont pas modifiés, de sorte que le cœur continue à battre avec son énergie normale jusqu'à la mort.

Binz (4) est d'avis que la colchicine ne modifie pas les fonctions des nerfs moteurs, des muscles et du cœur. Enfin Nothnagel et Rossbach (5) : du côté de la circulation d'abord rien d'anormal ;

---

(1) *Traité élém. de thérap.*, 1884, p. 923.
(2) *Grundriss d. Arzneimittellehre*, S. 92.
(3) *Lehrbuch d. Arzneimittellehre*, S. 542.
(4) *Vorlesungen ueber Pharmakologie*, S. 164.
(5) OEuvre citée, S. 725.

longtemps après la mort des autres organes, le cœur continue à battre.

Albers a observé que chez la grenouille, le cœur continuait ses mouvements rhythmiques pendant neuf à seize heures encore après la paralysie respiratoire. (Hüsemann.)

La mort finale du centre de la circulation est moins causée par la colchicine, qu'elle n'est due aux métamorphoses secondaires du sang (par l'acide carbonique). Il faut des doses assez élevées pour paralyser le nerf d'arrêt du cœur. La pression sanguine reste longtemps normale et ne diminue qu'au commencement de l'agonie.

La partie abdominale du nerf pneumo-gastrique et le grand splanchnique ne sont pas paralysés pendant la majeure durée de l'intoxication.

Les intestins souffrent beaucoup de la colchicine. Chez les animaux à sang chaud la muqueuse gastro-intestinale se tuméfie et est injectée de sang; des hémorrhagies, des coliques intestinales, les vomissements et la diarrhée sont des symptômes assez constants.

Hüsemann mentionne que, dans des cas pourtant assez rares d'empoisonnement par la colchicine, les symptômes de gastro-entérite font quelquefois défaut; alors les spasmes toxiques formeraient le symptôme dominant de l'intoxication.

Les reins sont hyperémiés, la sécrétion urinaire est toujours diminuée. La fin léthale est certainement amenée par la paralysie de la respiration. (Nothnagel et Rossbach.)

Le docteur F.-A. Falck (1), résumant les relations diverses d'empoisonnement par la colchicine, mais surtout par les différentes préparations du végétal brut, nous en donne la symptomatologie suivante :

Les premiers symptômes peuvent débuter assez vite après l'ingestion du poison, mais dans le plus grand nombre de cas, ils tardaient jusqu'à trois à dix-neuf heures à se montrer.

Il est évident que dans le dernier cas il s'est agi de préparations galéniques du colchique et non de la colchicine pure.

D'abord l'individu empoisonné ressent des douleurs accompagnées de la sensation de brûlure dans la bouche, le long de

____

(1) OEuvre citée, S. 263.

l'œsophage jusque dans l'estomac ; il a une soif ardente. Bientôt s'y joignent les nausées, les vomissements répétés, coliques, selles liquides et très souvent rétention d'urine. Puis survient le collapsus, causé en partie par le dévoiement exagéré ; pâleur du visage, yeux cerclés, respiration difficile, pouls débile et retardé, vertiges, délires.

Les facultés mentales peuvent rester intactes jusqu'au moment de la mort, qui est précédée souvent de douleurs dans la plante des pieds, de crampes douloureuses dans les mollets, quelquefois de paralysie.

Rabuteau signale parmi les effets qui caractérisent la colchicine, surtout la gastro-entérite, qui est telle, lorsque les doses sont fortes, qu'il survient une diarrhée sanguinolente et même l'écoulement de sang.

Heinrich, expérimentant sur sa personne, éprouvait, après une dose unique de 10 milligrammes de colchicine, un goût très amer et âcre, puis des nausées, des renvois, des éructations, de la sialorrhée, pendant des heures consécutives ; le pouls avait diminué en fréquence de onze battements dans les deux premières heures.

Une quantité de 20 milligrammes, prise en une fois, déterminait pendant les quatre premières heures les mêmes symptômes, puis un sommeil agité et maintes fois interrompu par les vomissements et le besoin d'aller à la selle. Le jour suivant inappétence, état nauséeux, fièvre, météorisme, selles muqueuses et des ténesmes persistant encore pendant quatre jours.

Krahmer présentait les mêmes symptômes après une dose de 10 milligrammes, seulement il n'observait rien du côté de la respiration, ni du pouls (1).

Nous avons pris, pour essayer cet agent sur nous-même, vingt granules de colchicine au demi-milligramme, répartis dans la journée à raison d'un granule de demi-heure en demi-heure.

Sauf une accélération passagère du mouvement péristaltique intestinal, nous n'avons rien éprouvé des symptômes désagréables qui ont suivi les doses élevées prises par les auteurs que nous venons de citer.

---

(1) Comp. Hüsemann, œuvre citée, Bd II.

Un malade arthritique, auquel nous avions prescrit la colchicine en pilules solubles au demi-milligramme chacune, à prendre une d'heure en heure, présentait le cinquième jour, après avoir pris en tout 35 milligrammes de colchicine, des symptômes dyspeptiques, qui cependant étaient peu graves et s'amendaient de suite après la suppression du médicament.

Citons encore Gubler, qui décrit ainsi l'action physiologique du colchique :

« A doses minimes et répétées, il provoque la sécrétion de la muqueuse intestinale et des glandes salivaires. Les reins, la peau, le foie, ressentent aussi cette influence.

A plus forte dose, il produit la sensation de chaleur à l'estomac, des nausées et des vomissements, un sentiment de faiblesse et de malaise, de la céphalalgie, des effets purgatifs ; et, le cas échéant, l'éruption menstruelle.

Pendant l'état nauséeux, le pouls se ralentit et la diurèse est accrue, ou bien il se manifeste une sueur profuse. Les vomissements amènent d'abondantes évacuations bilieuses. Enfin, lorsqu'il est ingéré en quantité excessive, le colchique donne lieu à une exagération des symptômes gastro-intestinaux, accompagnés de douleurs aiguës dans le ventre et des phénomènes cholériformes qui succèdent aux superpurgations : la faiblesse et la précipitation du pouls, l'accélération de la respiration, le refroidissement des extrémités, l'atonie musculaire des membres et la suppression de l'urine.

Chelius a vu la proportion d'acide urique doubler dans l'espace de deux jours, mais on voit souvent l'inverse dans le rhumatisme aigu, pendant l'usage du colchique, ce qui porterait à croire que ce médicament diminue plutôt la formation de l'acide urique qu'il n'en favorise l'élimination. On observe aussi quelquefois des convulsions et de l'insensibilité. Le pouls devient intermittent, puis imperceptible, et la mort arrive, précédée par une extrême prostation. »

RÉSORPTION ET ÉLIMINATION.

La colchicine est lentement résorbée ; nous avons vu que, même introduit dans l'économie par voie hypodermique, ses effets se font attendre à peu près une heure.

Une partie de l'alcaloïde ingéré par la bouche, reste dans

l'intestin et est rejetée avec les fèces, une autre partie est résorbée. Celle-ci subit pour une part la décomposition dans l'organisme, et pour une autre part est éliminée par les reins. (Dragendorff.)

Souvent on a confondu les effets de la colchicine avec ceux de la vératrine. En comparant leur action, on aperçoit vite qu'elles sont loin d'être identiques.

La première ne provoque ni éternuement, ni salivation, lorsqu'elle est introduite dans la bouche. Les deux alcaloïdes font vomir ; seulement là où la vératrine suscite le vomissement immédiat, la colchicine ne le détermine qu'après un temps relativement long.

La vératrine peut produire une légère diarrhée, la colchicine provoque une gastro-entérite. La première est plus vite absorbée et ne fait qu'un fort court séjour dans l'économie ; la seconde demande — même lorsqu'elle est introduite sous la peau — plus d'une heure avant d'agir et s'élimine assez lentement.

La vératrine agit sur le muscle strié et particulièrement sur le tissu musculaire du cœur, il retarde le mouvement de cet organe ; la colchicine ne modifie pas les fonctions du centre circulatoire.

L'alcaloïde du *Veratrum album*, appliqué localement, détermine à la peau la sensation de picotement et de brûlure suivie d'anesthésie, celui du colchique n'exerce pas d'action locale et n'est pas résorbé par la peau intacte. Introduit sous le tégument cutané, il ne produit pas d'anesthésie locale, mais détermine après quelque temps les symptômes propres à l'action éloignée.

Le docteur Heyfelder, qui a traité quelques affections rhumatoïdes par des piqûres de colchicine, assure que, dans un tiers des cas, il a vu s'évoluer une inflammation locale et restreinte de la peau aux environs des piqûres. L'injection fut toujours immédiatement suivie d'une sensation de brûlure et de démangeaisons durant au moins une heure, mais quelquefois toute une journée.

Enfin, quelles que soient les doses de colchicine, du moment qu'elles sont léthales, la mort arrive à peu près dans le même temps, ce qui est loin d'être applicable à la vératrine.

SUBSTANCES SYNERGIQUES, AUXILIAIRES.

La vératrine, l'aconitine, l'émétine et la digitaline sont, sous un certain rapport, synergiques de la colchicine.

SUBSTANCES ANTAGONISTES, CONTRE-POISONS.

La morphine, donnée en dose équivalente, peut neutraliser les effets les plus apparents de la colchicine ; d'autre part — donnée en petite dose — elle peut favoriser l'action éloignée du principe actif du colchique en engourdissant la sensibilité de la muqueuse gastrique, ce qui assure l'absorption de la colchicine. Le tannin constitue l'antidote chimique ; il peut servir en même temps à remplir l'indication symptomatique en arrêtant le flux de ventre.

USAGES THÉRAPEUTIQUES.

L'agent qui nous occupe est usité principalement dans la goutte et dans le rhumatisme.

Son action évacuante et spoliatrice, qui pourrait le faire utiliser dans l'hydropisie, dans le catarrhe bronchique et dans les maladies inflammatoires en général, peut être obtenue au moins tout aussi bien, pour ne pas dire beaucoup mieux, par des autres modificateurs moins énergiques que la colchicine.

Si on en fait usage dans les diathèses goutteuse et rhumatismale, il faut convenir que son emploi se base uniquement sur les succès obtenus par le colchique dans ces affections depuis les temps les plus reculés.

Home, Copland et Williams l'ont beaucoup loué au commencement de ce siècle.

On attribuait dans le temps au colchique la faculté d'augmenter la sécrétion et l'excrétion de l'acide urique. Or, les expérimentations pharmacologiques et les expériences cliniques ont démontré que cette action ne lui revient pas.

L'emploi de la colchicine en thérapie est donc moins basé sur la physiologie que sur l'empirisme.

En Angleterre ce remède jouit d'une certaine vogue. Todd, Garrod et autres ont établi quelques règles à observer dans son emploi, que nous aimons à reproduire ici (1) :

1. Le colchique peut être administré aux constitutions robustes

---

(1) Comp. Nothnagel und Rossbach, œuvre citée, S. 726, et Burggraeve, *Pharmacodynamie dosimétrique*, p. 44.

et jeunes, quand la goutte n'est pas trop enracinée, dans les cas aigus.

2. Si l'individu est débile ou d'un âge très avancé et dans la goutte chronique, on sera prudent avec ce remède; dans le dernier cas on ne le donnera que s'il se présente des exacerbations.

3. Le remède ne doit pas être donné à une dose susceptible de provoquer des nausées, des vomissements ou des purgations, car ces différents états sont défavorables à son action curative.

4. Il ne doit jamais être administré au début d'un paroxysme, et on ne doit le faire prendre qu'après avoir évacué l'intestin par un purgatif salin.

5. On ne doit d'abord l'administrer qu'à petites doses, que l'on augmente progressivement peu à peu.

6. Il s'est montré utile dans les accès de goutte irrégulière (goutte encéphalique), tout comme dans les accès de goutte ordinaire.

7. Il ne guérit pas la diathèse, mais exerce une action palliative dans les paroxysmes.

8. On peut le considérer comme avantageux, lorsqu'il augmente la sécrétion urinaire et l'évacuation de la bile; lorsque les matières fécales sont fermes, mais enduites de mucosités, et que la peau est le siége d'une sécrétion abondante.

9. Les effets du colchique doivent être surveillés soigneusement, parce que, de même que la digitale, il est susceptible de s'accumuler dans l'économie.

Les opinions des auteurs, quant à sa valeur thérapeutique dans le rhumatisme, sont très divergentes.

Ainsi, tels le préfèrent dans le rhumatisme musculaire et articulaire aigu, tels autres lui accordent la préférence dans les cas chroniques. Les uns mentionnent de beaux résultats quand la colchicine pousse aux évacuations, les autres obtinrent des succès quand ils surent éviter les symptômes de gastro-entérite.

Nothnagel et Rossbach n'ont rien vu de bien décidé de ce remède.

Rossbach (1) et Gerhardt (2) proposent son application locale sur la muqueuse pharyngienne et laryngienne, afin de produire l'anesthésie locale. Maintenant que nous avons la cocaïne qui

(1) OEuvre citée, S. 726.
(2) Binz, *Vorlesungen ueber Pharmakologie*, S. 465.

remplit bien mieux cette indication, il ne peut guère être question d'employer la colchicine dans ce but.

Dans ses commentaires sur le Codex, Gubler fait honorablement mention du colchique : « Ce remède diminue l'intensité des manifestations goutteuses, abrège les accès, détourne le travail morbide des régions où il s'était primitivement fixé, mais il n'a pas le pouvoir de faire cesser la disposition organique dont dépendent les symptômes, ni d'en empêcher le retour. Il en est de même dans le rhumatisme, dans lequel le remède est employé aussi avec avantage, comme antiphlogistique et palliatif des accidents aigus. »

Rabuteau, dans son *Traité de thérapeutique*, émet l'opinion que le colchique et son principe actif sont des agents non-seulement dangereux, mais moins utiles qu'on le croyait jadis. Il n'y a peut-être que la goutte, dit ce savant médecin, où le colchique puisse être avantageux, et cela de deux manières : d'abord en agissant comme purgatif, car on sait que les évacuants sont utiles dans cette maladie ; en second lieu, en calmant la douleur, car nous savons que le colchique diminue la sensibilité.

Nous croyons bien faire d'intercaler ici une note de Binz (1), concernant les hautes doses des préparations du colchique :

« Il est reconnu que le colchique a beaucoup nui dans les cas de rhumatisme articulaire aigu, en provoquant des dévoiements répétés. En effet, on force par ce procédé le malade, avec ses membres endoloris et enflammés, à un mouvement continuel, ce qui ne peut manquer de mettre celui-ci à bout de forces. »

Le docteur A. Cantani, professeur de clinique médicale à l'université de Naples, et auteur d'un livre classique : *Pathologie et thérapie des maladies des fonctions de nutrition*, dont nous possédons la traduction allemande par le docteur S. Hahn, range le colchique et ses préparations parmi les médicaments qui peuvent rendre des signalés services dans le traitement des paroxysmes aigus de la goutte (2).

« Le colchique, dit M. Cantani, s'est montré expérimentalement être un remède puissant dans les paroxysmes de la goutte aiguë.

(1) Comparez ses *Vorles. ueb. Pharmak.*, S. 465.

(2) Comp. Cantani, *Oxalurie, Gicht und Steinkrankheiten*, traduit de l'italien par le docteur S. Hahn, 4880, S. 454 und folg.

Nos anciens, les médecins grecs et romains, le connaissaient sous le nom de *hermodactylus, surugen, éphémeron, anima articulorum* et *colchicum*.

La majeure partie des remèdes soi-disant spécifiques contre la goutte, recommandés à la quatrième page des journaux, ont pour base une préparation quelconque de colchique.

Il est très probable que le colchique possède une action particulière sur les échanges organiques des cartilages articulaires et des tissus environnants qui se trouvent entrepris par la diathèse goutteuse, puisqu'on n'a pas besoin de si fortes doses pour provoquer les purgations et une fièvre artificielle avec augmentation du calorique et du nombre des pulsations.

Même les doses minimes, incapables d'irriter le tube digestif, diminuent la fréquence du pouls et de la respiration, et ne favorisent pas l'excrétion de l'acide urique et de l'urée, comme le croyaient Christison, Maclagan et Chelius, et ne sauraient diminuer la production de l'acide urique (Greves).

Aussi, poursuit Cantani, ne puis-je accepter l'opinion enthousiaste de Garrod, qui considère le colchique comme le spécifique de la diathèse goutteuse et comme un agent qui, au besoin, peut servir de pierre de touche pour distinguer entre la goutte et le rhumatisme chronique, ou bien pour confirmer un diagnostic douteux de *goutte anormale*.

La goutte n'est pas, en effet, une infection spécifique qu'on peut traiter par un spécifique, par un antidote, mais elle est une altération spéciale des fonctions de nutrition de l'organisme. Un remède anti-goutteux ne pourra donc agir favorablement que sur les altérations des tissus cartilagineux et de leurs entourages qui « eo ipso » sont doués d'une certaine lenteur dans leurs mouvements d'assimilation et de désassimilation.

De même que le colchique, en haute dose, provoque une fièvre artificielle et augmente les échanges moléculaires dans tout l'organisme, de même les petites doses — suffisantes pourtant à produire l'effet curatif anti-goutteux — peuvent accélérer le mouvement d'oxydation et de désoxydation dans les tissus doués d'une lenteur innée des fonctions de nutrition, et combattre de cette manière les accès de goutte.

Les faits contradictoires que le colchique se montre tantôt très actif et constitue sans nul doute un agent souverain dans beaucoup de paroxysmes goutteux, et que tantôt il paraît ne pas soulager du tout (Aegineta, Petit, Todd), s'accordent parfaitement avec notre opinion personnelle (Cantani). »

L'auteur que nous venons de citer recommande de combiner le traitement par le colchique avec l'administration de légers purgatifs, et surtout des purgatifs salins.

On évite ainsi la résorption des produits de fermentation putride qui pourraient attiser le procès inflammatoire des parties atteintes par la diathèse goutteuse.

Le docteur Heyfelder, déjà cité plus haut, fait dans le *Berlin. Klin. Wochenschrift*, 1877, S. 197-199, la relation d'une série de cas de rhumatisme musculaire et articulaire qu'il a traités avec un succès marqué par l'injection hypodermique de colchicine. L'auteur a suivi ce traitement sur l'exemple d'un médecin espagnol, le docteur Badia, qui signalait une guérison de rhumatisme chronique obtenu par l'application sous-cutanée de l'alcaloïde du colchique. M. Heyfelder recommande de faire les piqûres dans le voisinage immédiat de la partie souffrante et de soumettre les névralgies rhumatismales et le rhumatisme chronique des articulations à cette médication.

Nous finirons ces observations en rappelant à la mémoire de nos lecteurs le bel article du professeur Burggraeve (1) sur le traitement dosimétrique de la goutte.

« La goutte est-elle un mal incurable? Autant demander si on peut empêcher un mur salpétré de suer. On a beau y mettre des enduits, il faut que le sel de nitre en sorte, et il se forme ainsi des efflorescences qu'on ne saurait mieux comparer qu'aux concrétions articulaires des goutteux.

Tous les traitements anti-goutteux mis en usage jusqu'à ce jour — y compris les spécifiques — sont basés sur l'iatrochimie : c'est-à-dire corriger l'excès d'acide sur les alcalis du sang, cause primordiale de la goutte et du rhumatisme goutteux. Ils ont également en vue les diurétiques, afin d'éliminer le principe urique, colchique, scille, digitale, antimoniaux, etc. Mais ces moyens sont temporaires et n'empêchent pas la goutte d'avoir ses époques.

C'est, en effet, qu'on a agi sur les effets et nullement sur les causes.

---

(1) *Répertoire universel de médecine dosimétrique*, 1883, p. 709 et suiv.

La cause est la diathèse goutteuse, c'est-à-dire une combustion incomplète de l'urée ; par conséquent la formation de l'acide urique en excès. Le sang perd alors son état neutre ; et c'est surtout sur la chair musculaire et sur les articulations que le dépôt acide a lieu (incrustations tophacées).

La goutte est héréditaire, non le principe goutteux, mais la tendance à sa production. C'est l'histoire de l'hérédité en général. La goutte attaque plus communément l'homme que la femme ; mais celle-ci n'est pas indemne. Seulement chez elle les accès sont moins violents.

Les goutteux ont généralement un tempérament atone ; ils répugnent aux exercices corporels, parce que leurs muscles sont affaiblis et leurs articulations sèches ; ils ont une tendance à l'obésité, ils sont en général vifs, mais d'une vivacité qui n'a rien de méchant ; au contraire, ils sont bons enfants, comme ils sont joyeux convives.

Le danger pour eux est dans la non apparition de la goutte aux époques habituelles ; et c'est pour cela qu'on a dit avec raison qu'il ne faut pas chercher à les guérir de leur mal. Mais ce mal peut être atténué et éliminé insensiblement par le traitement dosimétrique, lequel consiste dans l'usage journalier du Sedlitz Chanteaud, afin de restituer au sang ses principes alcalins, et à prendre le soir en se couchant quatre granules d'arséniate de strychnine et autant d'aconitine et de digitaline. L'action de ces alcaloïdes est facile à comprendre : la strychnine tonifie à la fois les systèmes nerveux et musculaire, et permet aux goutteux de faire de l'exercice, seul moyen d'activer la combustion, comme les locomotives de nos chemins de fer dont le foyer est activé par la rapidité du courant d'air. C'est pour ce motif que la marche, l'exercice du cheval et tous les exercices corporels conviennent aux goutteux ; mais pour cela il leur faut le coup de fouet ; par conséquent la strychnine. L'aconitine tempère la tendance à la fièvre ; car quoique les goutteux soient généralement d'un tempérament atone, chez eux le système veineux l'emporte sur le système artériel, et on sait que le sang veineux est plus chaud que le sang artériel.

Quant à la digitaline, son action est connue : elle augmente la pression intra-vasculaire ; aussi les urines coulent-elles avec plus de facilité sans qu'il y ait hypersécrétion. C'est en cela que la digitaline est si utile, puisqu'elle empêche les affections du cœur et des reins : cardite, péricardite, endocardite, néphrite granuleuse ou mal de Bright, etc. La perspiration de la peau est également facilitée, sans perte pour l'organisme, car c'est le principe sudorique qui est éliminé.

Pour en revenir à notre comparaison, c'est le mur qui sue d'une manière insensible.

Ceci est d'autant plus important que chez les goutteux la sudation se fait plutôt à l'intérieur qu'à la surface ; il faut donc l'y rappeler. Il faut également activer les fonctions digestives par la quassine et l'arséniate de soude : trois à quatre granules de chaque à chaque repas.

Ceci est d'autant plus important que chez les goutteux il y a tendance à la dyspepsie acide ; et c'est cette acidité même qui détermine leurs accès.

Nous résumerons le régime et traitement des goutteux dans les points suivants :

1° Tous les matins, Sedlitz Chanteaud ;
2° Aux repas, quassine et arséniate de soude ;
3° Au coucher, arséniate de strychnine, aconitine et digitaline;
4° Régime mixte, animal et végétal, éviter les excès de table ;
5° Exercice journalier ;
6° Hydrothérapie (spunge-bath des Anglais).

Avec ces précautions le goutteux peut faire comme les autres individus, car à la rigueur, ce n'est pas un malade ; seulement il faut empêcher qu'il ne le devienne.

Pour cela il doit éviter tous ces allèchements du charlatanisme, tant officiel que privé : qui par les drastiques, qui par les soi-disant anti-goutteux, qui par le salicylate à haute dose, ce dernier surtout, qu'on pourrait nommer la « mort aux goutteux ». Conçoit-on qu'en dépit des solidarités histologiques, à un arthritique qui a déjà les séreuses articulaires sèches, crépitantes, on administre un remède qui produit sur les séreuses splanchniques les mêmes effets ?

Parmi les moyens externes, il en est un qu'il ne faut pas négliger, parce qu'il est rationnel : nous voulons parler des lotions d'aluminate de soude, dont on a voulu faire une panacée contre la goutte, mais qui ne sont qu'un adjuvant.

Quant aux vins anti-goutteux, nous pourrions recommander celui au colchique, si, à la longue, il n'irritait les muqueuses et ne produisait des effets contraires à ceux qu'on en attend. Nous préférons donc une dizaine de granules de colchicine par jour, dans un peu de vin de Bordeaux, quatre à la fois.

Le bordeanx est tonique et rafraîchissant, et on n'a pas à craindre les sophistications des vins médicinaux en général.

La goutte noueuse ou tophacée devra se traiter par les bains alcalins, les douches, le massage, à l'exclusion des prétendus spécifiques. » (Burggraeve.)

MODES D'ADMINISTRATION ET DOSES.

En somme, nous pensons qu'il faudra prescrire la colchicine, à titre d'essai, dans les cas de diathèses goutteuse et rhumatismale, comme dominante du traitement, et ne l'administrer qu'en petites doses, disons d'un à deux granules au demi-milligramme pour l'adulte, à répéter dans les cas aigus d'heure en heure, et à donner deux à quatre fois par jour dans les cas chroniques.

Quant à la variante du traitement, il faudra insister sur le lavage intestinal au sulfate de magnésie chaque matin; relever le ton de l'estomac par la quassine et l'arséniate de soude ; dans les cas aigus, combattre la fièvre par les défervescents : aconitine, digitaline, auxquels on ajoutera le plus souvent l'arséniate de strychnine, comme incitant vital ; dans les cas chroniques, ce même trio, à raison de trois à quatre granules de chaque, le soir avant le coucher ; enfin il se peut que des douleurs atroces nous forcent de recourir aux anesthésiques. Le cas échéant, on s'adressera à la morphine et au chloral combinés. On se rappellera que le chloral fait d'autant plus vite et à moindre dose son effet chez les goutteux et les rhumatisants, qu'on aura eu soin de leur faire prendre pendant la journée des alcalins, par exemple sous forme d'une eau de table quelconque.

Il va sans dire que la colchicine ne doit pas être administrée chez les sujets dont les entrailles sont irritables ou atteints d'une lésion consécutive à une maladie antérieure, et que l'on doit suspendre son usage dès qu'il se déclare des symptômes de surexcitation du côté du tube digestif : douleurs, coliques, hyper-crinie.

Nous proscrivons l'emploi sous-cutané de la colchicine, parce qu'on fait appel à l'action éloignée de cet agent pour un but curatif et nullement à l'action strictement locale. Du reste, l'inflammation locale du tégument cutané que le docteur Heyfelder a constatée dans un tiers de ses cas et la sensation de brûlure constituent des raisons suffisantes pour abandonner ce mode d'application, qui encore n'est pas exempt de danger quand on se sert d'un alcaloïde aussi énergique que le principe actif du colchique.

Colocynthine.

Formule : $C^{56} H^{84} O^{23}$.

La matière active de la coloquinte, *Cucumis colocynthis* L., *Citrullus colocynthis* Arnott, est représentée par un glycoside qui se trouve dans le péricarpe charnu de son fruit.

La plante, appartenant à la famille des cucurbitacées, croît spontanément depuis le Japon jusqu'aux îles de l'archipel grec et sur le continent africain; elle est cultivée surtout en Espagne et dans l'île de Chypre.

Le commerce nous présente ordinairement deux espèces de coloquinte, l'égyptienne et la syriaque ou la chyprienne.

La première est préférable, dépassant la dernière en richesse de péricarpe, partant de principes actifs.

Herberger et Walz ont isolé la colocynthine. Cette substance cristallisable, blanc-jaunâtre, d'une amertume très prononcée, est soluble dans l'eau (une partie sur vingt parties si l'eau est froide, seize parties si elle est bouillante (Henke)), facilement soluble dans l'alcool, insoluble dans l'éther.

Soumise à l'action d'acides minéraux dilués, elle se dédouble en glycose et en colocynthéine.

Cette substance partage, suivant Sokolowsky, les propriétés pharmacodynamiques de la colocynthine. Un troisième principe, découvert par Walz et nommé *colocynthicine*, est insipide, insoluble dans l'eau, soluble dans l'éther et l'alcool bouillants; son action pharmacodynamique paraît être nulle.

La semence est dénuée des principes actifs. En Afrique septentrionale on s'en sert comme nourriture. Il paraît que le cheval, le porc et le mouton sont peu sensibles à l'action de la coloquinte. D'après quelques-uns, on ferait des confitures de son fruit au cap de Bonne-Espérance, et l'on s'en servirait en guise de douceur. Il faut croire ici à une méprise, et qu'il s'agit probablement d'une cucurbitacée ayant quelque ressemblance avec la coloquinte. (Hüsemann.)

D'après Henke (1), on ne pourrait guère retirer plus de 30 grammes de colocynthine de 5 kilogrammes de coloquinte.

ACTION PHYSIOLOGIQUE.

La connaissance des qualités pharmacodynamiques de la coloquinte rend facile d'établir l'action physiologique de son principe actif.

Nous savons qu'à doses modérées la coloquinte est un purgatif sûr et puissant, qu'il stimule à la fois la contraction intestinale et la sécrétion de la muqueuse digestive. L'augmentation des urines, qu'on a observée surtout après des doses fortes de ce remède, serait due, tant à une action locale de la colocynthine — qui s'élimine par les reins — qu'à une dérivation sur l'intestin. Les évacuations séreuses abondantes par bas, déchargent les organes abdominaux d'une pression excessive. Le système circulatoire veineux rénal se trouve conséquemment dégorgé, le mouvement du sang artériel dans cet émonctoire s'accélère et l'élimination des urines se trouve favorisée.

Hufeland comptait la coloquinte parmi les diurétiques les plus puissants. Grâce à son principe actif, la colocynthine, fait observer Sobernheim, la coloquinte agit avec prédilection sur le système ganglionnaire abdominal et sur les plexus médullaires inférieurs. C'est bien ainsi qu'il faut s'expliquer son action favorable dans les paralysies des extrémités inférieures, de la vessie et du rectum (Schneider, Kölpin, Horn, Schmuhr). Cette action est en partie altérante, en partie stimulante, et présente beaucoup d'analogie avec celle des agents narcotiques âcres ; aussi du moment qu'on exagère les doses, il se présente des symptômes toxiques narcotiques : lourdeur de la tête, vertiges, délire, obnubilation de la vue, surdité, etc.

(1) *Pharmac. Rundschau*, juni 1883.

Les doses exagérées, dépassant le but, déterminent des selles rares et sanguinolentes, de vives coliques, des ténesmes, des nausées, des vomissements, parfois aussi de la tension et une sensibilité excessive du ventre, la suppression complète des selles et de l'urine, la rétraction des testicules, le priapisme et la mort. (Gubler.)

L'autopsie fait reconnaître des signes de gastro-entérite, ainsi que des traces d'inflammation du foie, des reins et de la rate.

La coloquinte agit manifestement sur le gros intestin.

Rutherford a trouvé que la coloquinte agit plus énergiquement sur la sécrétion de la bile que ne le fait le jalap et l'huile de croton.

Les doses fractionnées de colocynthine et administrées à intervalles convenables, n'ont pas, comme nous avons pu nous en assurer sur nous-même, l'action drastique des doses massives. Donnée à raison de 2 à 3 milligrammes, à répéter deux à trois fois par jour, la colocynthine active les fonctions physiologiques du gros intestin. Ces mêmes doses, répétées à courtes distances, provoquent l'hyperpurgation.

USAGES THÉRAPEUTIQUES, MODES D'ADMINISTRATION ET DOSES.

Eu égard à son amertume, on évitera de prescrire le glycoside de la coloquinte en solution aqueuse. On le donnera plutôt en pilules solubles ou en granules.

Le granule dosimétrique est dosé au milligramme de substance active.

On se gardera de choisir ce remède comme purgatif dans la constipation chronique, parce que donné, quelque temps durant à doses excessives, il pourrait déterminer l'ulcération de la muqueuse intestinale. Les grandes doses pourraient d'ailleurs occasionner le collapsus chez les individus faibles.

Comme hydragogue, on peut l'associer à l'élatérine et le donner à raison de 1 à 2 milligrammes d'heure en heure.

On le prescrit quelquefois avec avantage dans les hydropisies occasionnées par rétention des excrétions glandulaires abdominales, ou par engorgement du système circulatoire veineux de la veine-porte; on le prescrit encore quand celles-ci sont compliquées de néphrite chronique.

En dosimétrie on l'emploie surtout dans le but de favoriser la digestion intestinale.

Pour remplir cette indication, il convient de l'administrer après les repas, à la dose de 2 à 4 milligrammes.

Convallamarine.

Formule : $C^{46} H^{44} O^{24}$ (Walz).

Le glycoside de ce nom représente un des principes actifs du muguet des Parisiens (*Lilium convallium* des pharmaciens, *Convallaria majalis L. Asparaginées*) qu'on aura soin de ne pas confondre avec une plante d'un genre différent : le muguet reine des bois (*Asperula odorata*).

Dans ces derniers temps, M. Germain Sée (1) a fait de son mieux pour remettre en honneur l'emploi du muguet comme médicament cardiaque, abandonné depuis longtemps.

M. Stoeder (2), professeur de chimie pharmaceutique à Amsterdam, rappelle qu'il en a déjà été fait mention en 1663 dans le *Herbarius Kruyt- en Bloem-Hof,* van P. Van Engelen. Là, il a trouvé la description de la plante et de son action thérapeutique :

« Les fleurs récentes, soumises à l'action d'un bon vinaigre et digérées au soleil, constituent un remède excellent contre la lipothymie et la faiblesse.

L'eau distillée de cette plante fortifie le cœur et le cerveau, et est bonne contre les palpitations de cœur. »

Il paraît, fait observer M. Stoeder, qu'on attribuait l'effet thérapeutique, dans ce temps-là, à l'huile essentielle du muguet.

Déjà en 1796, dit le docteur Pel (3), professeur de clinique médicale à l'université d'Amsterdam, le convallaria avait passé hors d'usage, s'il faut en croire l'œuvre classique de Sepp (4).

Cet auteur, du moins, parle du muguet comme d'un remède qui avait eu jadis beaucoup de vogue, mais que maintenant on ne prescrivait presque plus.

(1) *Bulletin général de thérapeutique,* 1882.
(2) *Nederl. Tijdschr. v. Geneesk.,* 1883, p. 246.
(3) *Over de aanwending van Convallaria Majalis by Hartziekten. Ned. Tijdschr. v. Gen.,* 1883, n° 40.
(4) *Afbeeldingen der artsenygewassen,* Amsterdam, 1796.

En 1830, Walz a découvert dans la convallaria deux glycosides qu'il a nommés *convallamarine* et *convallarine,* dont la première représenterait le véritable principe de la plante, tandis qu'à la seconde reviendrait une action légèrement purgative.

Stanislas Martin (1) obtenait de ses analyses du muguet des résultats différents. Selon lui, la convallaria contiendrait un alcaloïde, un acide propre, une huile essentielle, puis encore de la matière colorante, cire, gomme, etc.

Tanret et Merck ont depuis su isoler, comme Walz, les deux glycosides, mais ne mentionnent pas la présence d'un alcaloïde.

La convallamarine de Merck se présente comme une poudre amorphe, jaunâtre, inodore, d'un goût amer, assez soluble dans l'eau, plus facilement soluble dans l'alcool. La solution aqueuse secouée vivement est rendue spumante, propriété qu'elle partage avec la digitaline et la digitaléine.

Dissoute dans l'acide sulfurique concentré, elle présente la coloration jaune passant au rouge-brun qui, après l'addition d'un peu d'eau, change en beau violet.

La convallarine est à peu près insoluble dans l'eau.

ACTION PHYSIOLOGIQUE ET TOXIQUE.

La convallamarine, rangée par Schmiedeberg (2) dans le groupe pharmacologique de la digitaline, est, selon cet auteur, un glycoside facilement soluble dans l'eau, ayant beaucoup d'analogie avec la digitaléine.

Elle a été étudiée par Walz et Marmé.

Le principe actif de la convallaria a été trouvé être un poison cardiaque très énergique. Donnée en doses pas trop grandes, la convallamarine paralyse le cœur des animaux à sang froid (qu'elle arrête en systole), comme celui des animaux à sang chaud (arrêt en diastole); administrée à petites doses elle excite le pneumogastrique, tandis que les doses énormes paralysent ce nerf.

L'influence de la convallamarine sur la pression intravasculaire

(1) *Union pharmaceutique,* 1868. — Comp. Stoeder, *Ned. Tijdschr. v. Gen.,* 1883.

(2) *Beiträge z. Kenntniss der pharmakol. Gruppe des Digitalins. Archif f. Exp. Pathol. u. Pharmak.* B^d XVI, S. 164.

chez les mammifères, étudiée par Marmé (1), fait distinguer quatre périodes différentes de l'action de cet agent :

1° Augmentation de la pression artérielle normale, accompagnée dans le plus grand nombre des cas d'une diminution en fréquence des pulsations ;

2° L'augmentation de la pression se maintient, tandis que le pouls s'accélère et va dépasser la fréquence normale ;

3° Pression intravasculaire se maintenant encore, mais accompagnée d'irrégularités dans l'action cardiaque et de fréquence variable du pouls ;

4° Abaissement précipité de la pression artérielle, arrêt subit du cœur et mort de l'individu.

L'action de la convallamarine, comme du reste celle de tous les membres du même groupe pharmacologique, porte spécialement sur le muscle cardiaque, et est absolument indépendante d'une vaso-constriction consécutive à l'excitation des nerfs vaso-moteurs. (Boehm) (2).

Nous avons fait avec la convallamarine quelques expérimentations sur notre propre personne.

La préparation usitée, répondant exactement aux qualités physiques et chimiques décrites plus haut, nous est envoyée directement de Darmstadt, par l'intermédiaire de notre pharmacien.

Nous avons pris le principe actif de la convallaria pendant trois jours consécutifs, en répartissant la dose journalière en prises égales et administrées de demi-heure en demi-heure.

Le premier jour nous avons absorbé, sous forme de pilules solubles au milligramme de substance active, 100 milligrammes de convallamarine. Nous commençâmes l'expérimentation avec cinq pilules, que nous répétâmes toutes les demi-heures jusqu'à 8 1/2 heures du soir.

Subjectivement nous n'avons rien ressenti, toutes les fonctions marchèrent comme de coutume, le pouls balançait entre 78 et 75 pulsations, mais était plus développé le soir.

Le deuxième jour nous avons doublé les doses, de sorte que le soir, à 10 heures, nous avions ingéré 200 milligrammes de substance active. Vers l'après-midi, du gargouillement dans le ventre ; le soir, deux selles molles, pas de mal au ventre. Notons

(1) *Göttinger Nachrichte*, S. 167, 1876. — Comp. Schmiedeberg, *loc. cit.*
(2) *Archif für die Ges. Physiol.*, Bd V, S. 489. — Comp. Schmiedeberg, *loc. cit.*

que ce jour-là nous avions avec intention supprimé notre dose matinale de sel neutre.

Le pouls, marquant le matin 82 pulsations, en donnait 80 le soir à 10 heures.

Pendant la nuit suivante, une selle molle.

Le dernier jour, la dose de convallamarine a été portée à 500 milligrammes, administrée en pilules dosées au centigramme, et dont nous prîmes deux pilules de demi-heure en demi-heure, de 11 heures du matin jusqu'à 7 1/2 de relevée ; enfin, depuis ce temps jusqu'à 9 heures du soir, quatre pilules à la fois. Le pouls, quoique gagnant en énergie, n'avait pas, le soir à 11 heures, au moment de notre coucher, augmenté en fréquence. Le nombre de battements oscillait, matin et soir, entre 78 et 82.

Toute la journée, mais surtout depuis 4 heures de relevée, nous avons observé de l'accélération du mouvement intestinal péristaltique. L'estomac fonctionnait assez bien et, quoique n'ayant pas beaucoup de faim, nous mangeâmes et digérâmes assez bien.

Dans la journée nous avons eu cinq selles molles peu abondantes, dans la soirée de légères douleurs dans le ventre, pendant la nuit deux selles moins féculentes, sans cependant être tout à fait liquides.

Le lendemain matin nous avons pratiqué *modo ordinario* le lavage intestinal par le Sedlitz, afin de nous débarrasser un peu plus vite de la substance toxique qui nous avait un peu incommodé la nuit. En effet, hormis l'effet sur les selles, nous n'avons éprouvé, après 11 1/2 heures du soir, que des symptômes de fièvre artificielle. Le pouls battait avec plus de force que de coutume et donnait de 100 à 110 pulsations dans la minute. La température, mesurée à deux reprises sous le bras, marquait 37°4 c. Le cœur et les tempes battaient bien fort. Cependant nous nous endormions. Éveillé vers une heure de la nuit par un violent coup de sonnette, nous fûmes obligé de nous rendre en voiture à un quart d'heure de notre résidence, pendant un temps de gelée, pour un accouchement laborieux que nous terminions par le forceps. Avouons qu'il nous coûtait beaucoup de peine à assister la parturiente comme il le fallait. Les tractions nécessaires à dégager la tête, nous fatiguaient outre mesure et déterminaient de temps à autre des envies de vomir, que nous avions de la peine à réprimer. Cette excursion nocturne, peu agréable dans les circonstances où nous nous trouvions, se terminait vers 3 heures du matin.

Toujours battements énergiques et plus fréquents du cœur et des artères ; de temps en temps des épreintes douloureuses.

Nous réussîmes cependant encore cette fois à nous endormir. Vers 7 heures du matin le mouvement accéléré du cœur diminua ; vers 8 heures deux bonnes selles liquides et urines assez copieuses après le Sedlitz. Nous nous levâmes à 9 heures et prîmes notre café au lait.

Le pouls était parfaitement calme et redescendu à 80 pulsations. Plus rien du côté du ventre.

Nous concluons de ces expérimentations que la convallamarine amorphe de Merck a une action sur le cœur et sur les intestins.

A doses légères, l'action sur le mouvement péristaltiqne est peu marquée ; les doses moyennes augmentent les selles ; les doses toxiques provoquent un catarrhe gastro-intestinal aigu.

Les doses de 5 à 10 milligrammes, administrées d'heure en heure, n'ont pas eu chez nous l'effet de diminuer la fréquence du pouls, quoique l'énergie des battements, consécutive à l'augmentation de la pression artérielle, se fût sensiblement accrue.

Les doses de 20 à 40 milligrammes, administrées coup sur coup, ont produit un commencement de paralysie du nerf pneumogastrique, se traduisant par l'accélération fiévreuse des battements cardiaques. (2e stade de M. Marmé.)

Nous n'avons pas observé un effet marqué sur les fonctions rénales ; la quantité d'urine émise journellement était sensiblement égale avant, pendant et après l'expérimentation.

De ce que le lendemain du troisième jour, après 9 heures, le pouls était redevenu normal et que du côté des intestins nous n'avons plus été incommodé, puis que dans la matinée des deux jours précédents nous n'avons rien senti absolument d'anormal, nous concluons que la convallamarine ne s'accumule pas dans l'organisme.

Les préparations pharmaceutiques : teinture, extraits aqueux et alcooliques, infusion et poudre des fleurs de convallaria, ont été expérimentées en clinique.

Employée en Russie comme remède vulgaire dans les hydropisies, les médecins russes ont été amenés à essayer la convallaria dans les maladies du cœur.

Troitzky, Bojojawlensky et Simanowsky (1), rapportent des

(1) *Centralblatt f. Kl. Medicin*, 1881. — Comp. Pel, *N. Tijds. v. Gen.*, 1883.

bonnes réussites obtenues, les deux premiers par l'infusion de 3.6 à 7.2 grammes du végétal brut sur 180 grammes d'eau, à prendre une cuillerée trois à quatre fois par jour ; le dernier par la teinture à raison de dix gouttes quatre fois dans la journée.

On obtint des succès décisifs dans les palpitations nerveuses du cœur, dans les troubles fonctionnels consécutifs aux lésions organiques de la valvule mitrale, dans les maladies cardiaques compliquées de néphrite chronique, dans l'angine de poitrine.

Germain Sée (1) recommande de se servir de l'extrait aqueux des fleurs et tiges de la convallaria. Chez l'homme ce remède aurait une influence favorable sur les fonctions cardiaque et rénale, et exciterait légèrement l'évacuation des selles.

Dans les affections du cœur compliquées d'hydropisies, la convallaria surpasserait en activité tous les autres remèdes. Il la préfère à la digitale, parce qu'elle ne s'accumule pas comme celle-ci dans l'organisme, et ne lui connaît pas de contre-indications.

Hurd (2) eut des résultats extrêmement favorables chez deux malades cardiaques, auxquels il administrait l'extrait de convallaria à raison de cinq à douze gouttes quatre fois par jour.

Leyden (3), au contraire, n'a pas eu le moindre succès de la convallaria.

Ce remède n'amenait pas de diminution dans la fréquence du pouls, n'augmentait pas la quantité des urines et ne guérissait pas les symptômes dyspnéiques.

Stiller (4), de Pesth, a expérimenté le « nouveau cardiaque » sur vingt et un malades ; il se servait de l'infusion de 5 à 10 grammes pour 160 grammes d'eau. Chez deux malades seulement il a eu quelque succès ; encore ce succès n'était que très relatif.

Cet auteur pense que les résultats peu favorables qu'il a obtenus, et qui diffèrent si notablement de ceux de G. Sée, sont peut-être dus à l'usage de plantes moins riches en principes actifs que celles employées par le clinicien de l'Hôtel-Dieu.

Le docteur Pel, dans son service à l'hôpital d'Amsterdam, a essayé l'extrait aqueux de convallaria :

1° Dans les lésions valvulaires organiques accompagnées de troubles circulatoires ;

(1) *Bulletin général de Thérapeutique*, 1882 ; relaté par Pel.
(2) *Centralblatt f. Kl. Medicin*, 1882 ; relaté par Pel.
(3) *Deutsch. Med. Wochenschrift*, 1881 ; relaté par Pel.
(4) *Wiener Med. Woch.*, nov. 1882 ; relaté par Pel.

2º Dans les affections du tissu musculaire du cœur ;

3º Enfin, dans les affections rénales avec suppression de l'urine causée par l'action défectueuse du cœur (surtout du ventricule gauche).

Sur dix-sept malades, cet auteur n'a eu qu'un seul résultat heureux.

Il conclut de ses observations :

1º L'extrait de *Convallaria majalis*, même à grandes doses, ne présente pas d'action nuisible ; quelquefois il paraît favoriser la déjection alvine ;

2º Dans la faiblesse du ventricule gauche, qui accompagne souvent les affections rénales chroniques, la convallaria ne paraît pas posséder la propriété de tonifier le muscle cardiaque ni celle de favoriser la diurèse ; ces qualités lui reviennent cependant dans l'insuffisance bicuspidale, spécialement dans la période de compensation incomplète ;

3º Quoique n'ayant pas les inconvénients thérapeutiques de la digitale, la convallaria ne saurait faire concurrence à ce remède ; dans les indications formelles, pressantes, un essai avec l'extrait du muguet ne nous semble pas permis.

A quoi faut-il attribuer, se demande M. Pel, les jugements contradictoires sur la valeur pharmacodynamique de la *Convallaria majalis ?*

On pourrait les attribuer, il est vrai, à la richesse variable en convallamarine du végétal brut employé, ou bien aux procédés divers employés à fabriquer les extraits. Quoi qu'il en soit, finit le professeur hollandais, je me propose de reprendre ces expérimentations et de faire usage alors de la plante récente fraîchement cueillie.

Nous ne connaissons pas d'expérimentations cliniques faites avec la convallamarine. Jusqu'ici nous n'avons pas eu l'occasion de prescrire ce glycoside en cas de maladie.

La convallarine, le deuxième glycoside du muguet, se présente comme une poudre amorphe blanche tirant légèrement sur le jaune. Elle est d'un goût fort différent de sa sœur, bien moins amer ; son odeur rappelle la résine de jalap. Elle est presque insoluble dans l'eau et présente la même réaction à l'égard de l'acide sulfurique que la convallamarine.

Nous en avons pris, afin d'étudier son action physiologique, des pilules au demi-centigramme d'heure en heure jusqu'à concurrence de 5 centigrammes, et avons pu constater qu'elle agit comme purgatif assez énergique. Il faut des doses beaucoup plus grandes de convallamarine pour obtenir le même effet sur les selles.

SUBSTANCES SYNERGIQUES, AUXILIAIRES.

Nous comptons un nombre assez considérable d'agents synergiques de la convallamarine, dont il suffira de nommer la digitaline, l'helléboréine, l'évonymine, la scillitine et l'adonidine. Comme auxiliaires devront figurer les toniques du cœur, les arséniates (de soude, de strychnine, de caféine), mais encore les défervescents : l'aconitine, la vératrine, la quinine.

SUBSTANCES ANTAGONISTES, INCOMPATIBLES.

De véritables antagonistes, il n'y en a pas. Le tannin pourrait servir de contre-poison chimique.

USAGES THÉRAPEUTIQUES, MODES D'ADMINISTRATION ET DOSES.

Il va sans dire que puisque la chimie nous a doté du principe actif de la plante, nous condamnons absolument l'usage de la convallaria comme telle.

Nous n'avons rien à faire de son huile volatile, du parfum de ses fleurs sous forme d'eau distillée de muguet (encore nommée *eau d'or*), qui passait anciennement pour ranimer les forces vitales, ou qui servait à augmenter les propriétés agréables de la poudre de muguet, qu'on prisait à la manière de celle du tabac.

Nous ne visons pas non plus à ses qualités de purgatif, nous sollicitons tout simplement son action cardiaque.

L'application de la convallamarine pourra être essayée dans tous les cas où nous nous servons de la digitaline.

Nous renvoyons donc à cet effet à l'article « *Digitaline* ».

On peut sans inconvénient employer la convallamarine en granules ou en pilules solubles dosés au milligramme et les administrer à l'adulte en prises de quatre à cinq à la fois, de quart d'heure en quart d'heure dans les cas aigus, selon les lois de la dosimétrie, de trois à quatre fois dans la journée dans les cas chroniques.

Pour l'enfant en bas âge, on fractionnera le granule suivant les circonstances; aux enfants plus âgés on peut sans danger administrer un granule à la fois, à distancer selon le besoin. On se rappellera, le cas échéant, que le principe actif du muguet peut pousser à la purgation, ce qui peut ne pas être indifférent, du moment qu'il s'agit d'une constitution déjà débilitée.

Cotoïne.

Formule : $C^{22}\ H^{18}\ O^{6}$.

L'écorce de *Coto*, originaire de la Bolivie, fut envoyée en Europe en 1873. Le coto-coto ou china-coto, usité par les indigènes comme remède souverain dans les diarrhées, fut expérimenté pour la première fois à Munich, par le professeur von Gietl [1].

Dans seize cas de diarrhée cet observateur comptait quinze guérisons.

Fronmüller [2], après lui, obtint cinquante guérisons complètes, vingt-six améliorations et neuf cas réfractaires sur quatre-vingt-cinq malades.

Il était donc prouvé que le remède avait une valeur thérapeutique réelle.

Cependant, les inconvénients thérapeutiques du coto l'auraient certainement fait abandonner, si M. Jobst [3] n'avait pas réussi à en isoler le principe actif : la cotoïne.

En effet, après les trois ou quatre premières doses, les malades montraient de l'aversion, une répugnance presque insurmontable pour le remède ; si nonobstant on continuait le médicament, on observait des vomissements et des douleurs brûlantes à l'estomac.

L'origine botanique du coto est peu connue ; il est cependant fort probable que cette écorce appartient à un arbre de la famille des laurinées [4].

[1] *Archif der Pharmacie*, 1875.
[2] *Allg. Mediz. Central-Zeitung*, 1878.
[3] Comp. *Cotorinde und ihre wirksamen Bestandheile*, von Dr Burkart, dans *Berl. Klin. Woch.*, n° 20, 1877.
[4] Hüsemann, *Arzneimittellehre*, I, S. 516.

La cotoïne est un corps cristallisé, indifférent, de couleur blanc-jaunâtre, d'une odeur âcre et balsamique, dont la formule chimique a été trouvée par MM. Jobst et Hesse.

Elle se dissout, quoique difficilement, dans l'eau froide, très facilement dans l'eau chaude, l'alcool, l'éther et le chloroforme.

L'acide chlorhydrique dilué n'en dissout que des traces, les solutions aqueuses alcalines le dissolvent facilement, en se colorant en jaune.

La présence de la cotoïne dans un liquide quelconque, se trahit immédiatement par la coloration rouge-sang, qui se montre dès qu'on soumet le liquide à l'action de l'acide azotique, concentré, pur, à une température de 100° c., ou par la coloration jaune-brun si on la met en contact avec l'acide sulfurique.

ACTION PHYSIOLOGIQUE.

Nous suivrons dans la description de l'action physiologique, principalement l'étude très complète sur la cotoïne insérée par son auteur, M. P. Albertoni, de Gènes, dans l'*Archif für Experim. Pathol. und Pharmakologie* (1).

Avant de communiquer ses expériences personnelles, l'auteur rappelle que déjà, avant lui, MM. Burkart et Pribram ont fait quelques expérimentations.

Suivant le premier (2), une injection sous-cutanée pratiquée sur le lapin ne produisit pas de symptômes toxiques. Pribram (3) rapporte que de petites doses de cotoïne suffisent à arrêter la fermentation putride pancréatique et à retarder l'acidification et la coagulation du lait. La cotoïne posséderait ainsi des vertus antiputrides et antizymotiques. L'action de la pepsine et celle de la ptyaline ne seraient pas modifiées par elle. Les deux auteurs démontrent que le principe actif du coto passe dans les urines et paraît diminuer l'excrétion de l'indican.

Albertoni a remarqué que, donnée à l'homme sain — plusieurs fois par jour en doses de 10 à 20 centigrammes — la cotoïne paraît augmenter un peu l'appétit; qu'elle n'occasionne pas des

---

(1) B⁴ XVII, 1883, S. 294-303.

(2) *Coto-rinde und Cotoin, in Württemb. med. Correspondenzbl.*, n° 20, 1876.

(3) *Ueber Coto-präparate und deren Nutzen bei den Diarrh. der Kind., in Prager Med. Woch.,* n° 34, 1880.

sensations désagréables ni des troubles fonctionnels et — ce qui est assez remarquable — qu'elle ne provoque pas la constipation alvine.

Cet agent ne modifie pas la digestion; insoluble dans le suc gastrique, il passe inaltéré dans l'intestin. Il est fort probable qu'il se dissout dans la bile et dans les sucs intestinaux. Ce qui est certain, c'est qu'il passe dans le sang, puisqu'il est éliminé par les urines.

L'auteur a procédé à deux séries d'expérimentations, afin de savoir à quoi s'en tenir au juste, concernant l'influence que la cotoïne exercerait selon Pribram sur les procès putrides.

La première série devait décider si elle agit comme antiputride dans l'organisme vivant; la seconde, si cette même propriété lui revient en dehors de l'organisme.

Chacun sait, dit Albertoni, que l'intestin est pour ainsi dire une place d'élection pour le procès putride, grâce à la présence du suc pancréatique et des bactéries. On y rencontre en effet à peu près tous les produits de fermentation putride : peptones, tyrosine, leucine, acides organiques, phénol, indol, scatol, ammoniaque, acide carbonique, acide sulfhydrique, hydrogène, protocarbure d'hydrogène.

La plupart de ces agents sont résorbés; ainsi on ne retrouve que des traces de phénol dans les excréments, tandis qu'il passe pour la plus grande partie dans les urines. J. Munk trouvait sous des conditions normales jusqu'à 0.017 et 0.054 grammes de phénol dans les urines de vingt-quatre heures; Salkowsky en a trouvé bien davantage dans les cas de rétention alvine.

Jaffé a démontré que l'indican des urines dérive de l'indol. C'est ainsi que de l'analyse de l'urine — d'après la présence en plus ou en moins de l'indican — on peut conclure à l'état fonctionnel de l'intestin et à l'intensité du procès de fermentation putride de son contenu.

Se basant sur ces données et expérimentant sur sa personne, Albertoni a trouvé *que le phénol continue à se présenter dans l'urine nonobstant l'usage de la cotoïne.*

Si la quantité d'indican contenue dans l'urine *diminue* chez les gens souffrant de la diarrhée et soumis à l'usage de la cotoïne — comme le rapportent MM. Burkart et Pribram — il faut regarder ce fait (indéniable d'ailleurs) comme secondaire, c'est-à-dire comme consécutif à l'amélioration de la maladie intestinale.

Pour élucider la seconde question, il a soumis le pancréas d'nn chien, récemment tué, pour une partie *a* à l'action de l'eau distillée, pour une autre partie *b* à l'eau distillée additionnée de cotoïne, enfin pour une troisième partie *c* à la solution aqueuse alcaline de cotoïne, sous des conditions identiques.

La partie *a* présentait les signes de putréfaction après vingt-quatre heures, la partie *b* après quarante-huit heures, la partie *c* après septante-deux heures seulement. Toutes présentèrent à l'examen microscoqique la présence de microbes ; la quantité des bactéries différait cependant, dans ce sens que la partie *a* était la plus riche, la partie *c* la moins pourvue en infiniment petits.

Albertoni conclut de ces faits que la cotoïne n'*arrête pas, mais entrave quelque peu le développement des microbes et la fermentation putride.*

L'auteur ne s'est pas arrêté là, mais a voulu approfondir, par des expérimentations très ingénieuses mais fort compliquées (et qui demanderaient trop de place pour être reproduites ici), quelle serait l'action physiologique *stricte dicta* de la cotoïne sur l'intestin même.

Il résulte de ces expérimentations, que le principe actif du coto *provoque la dilatation active des vaisseaux abdominaux.*

Nous savons, d'après les expériences de Salvioli, que la teinture d'opium produit la dilatation *passive* des vaisseaux intestinaux, et de celles de Mosso, que le chloral a un effet analogue sur les vaisseaux rénaux. Ces effets dépendent cependant d'un ordre d'action tout opposé, puisqu'il s'agit là d'une paralysie vasculaire.

Il n'y a, poursuit Albertoni, rien d'extraordinaire dans le fait que l'action dilatatrice de la cotoïne se borne tout bonnement au réseau vasculaire abdominal, et qu'elle ne s'étend pas au delà, du moment que l'indépendance et même l'antagonisme des différents territoires vasculaires est reconnu. Moi-même j'ai déjà eu l'occasion de démontrer que l'atropine, administrée à dose suffisante, dilate les vaisseaux périphériques et produit en même temps la vaso-constriction du réseau cérébral. Les deux actions sont centrales et indépendantes l'une de l'autre.

En résumé nous pouvons conclure :

1° Que la cotoïne en doses de 10 à 20 centigrammes, répétées plusieurs fois dans la journée, augmente l'appétit (Albertoni);

2° Qu'elle ne provoque pas la constipation chez l'homme sain;

3° Qu'elle possède — à un certain degré — des propriétés anti-putrides et antizymotiques;

4° Qu'elle ne nuit pas à la digestion;

5° Qu'elle détermine la dilatation active du réseau vasculaire intestinal, améliore — indirectement — la nutrition de la muqueuse intestinale et augmente la faculté d'absorber de cette dernière.

De là à conclure à son action médicatrice dans la diarrhée, il y a loin naturellement; aussi n'est-ce que l'empirisme qui nous a conduit à apprécier la cotoïne comme agent thérapeutique.

AGENTS SYNERGIQUES ET AUXILIAIRES.

La paracotoïne $C^{19} H^{12} O^6$, à peu près soluble dans l'eau, principe actif de l'écorce du *Para-coto*, possède les mêmes propriétés physiologiques et thérapeutiques que la cotoïne, mais à un moindre degré, de sorte qu'il faut en administrer des doses de cinq à six fois supérieures pour obtenir le même effet.

Les médicaments les plus divers peuvent lui servir d'*auxiliaires*, du moment qu'on veut opposer le modificateur spécial aux différents symptômes qui, pris ensemble, forment l'état maladif connu sous le nom banal de diarrhée. Ainsi nous pourrions citer les arséniates (de quinine, de strychnine) comme resserrants du tissu et incitants généraux, le tannin comme astringent, l'atropine comme antispasmodique, la codéine, la morphine, le nitrate de bismuth, comme anodins, la naphthaline comme antizymotique, la physostigmine, la strychnine, comme antiparalysateurs, pour n'en pas nommer d'autres.

Tous répondent à une indication spéciale. Au médecin à faire son choix et une sage combinaison des différents facteurs.

On ne peut, en effet, comparer l'action de la cotoïne à celle d'aucun des agents précités. Ses propriétés antiputrides n'expliquent pas suffisamment sa valeur comme médicament.

La théorie de son mode d'action, donnée par Albertoni, nous semble très acceptable.

L'absorption par la muqueuse intestinale joue un rôle important dans le développement de la diarrhée.

Il y a des cas de dévoiement où le mouvement péristaltique

est peu accéléré et où l'on trouve dans les excréments des aliments à peu près digérés.

Il est certain que dans cet état de choses, il faut accuser les entraves portées à la faculté d'absorber de la muqueuse.

Dans le catarrhe intestinal la muqueuse perd et a perdu pour une grande partie sa couche épithéliale, et la membrane dénudée laisse passer comme par un filtre le courant osmotique qui va alors du sang vers l'intestin.

Or si les épithèles font défaut ou s'ils ne fonctionnent pas, l'absorption s'arrête.

La cotoïne remplirait donc le rôle d'agir spécialement sur les épithèles, d'en modifier les fonctions physiologiques et d'en favoriser la nutrition par la dilatation active du réseau vasculaire abdominal.

AGENTS ANTAGONISTES.

Tous les médicaments provoquant la diarrhée, sont les antagonistes naturels de la cotoïne.

Il va sans dire qu'il faut distinguer. Supposons que le diarrhéique soit en même temps fiévreux, et que nous nous proposions de combattre les deux symptômes à la fois.

La vératrine et la convallamarine peuvent dans ce cas favoriser et augmenter le mouvement péristaltique, du moment qu'on les administre à doses suffisantes. Cependant nous ne reculerions pas le moins du monde à nous en servir pour abattre la fièvre en procédant dosimétriquement et en leur associant la codéine, l'hyosciamine pour neutraliser l'influence nuisible aux intestins. De même, il pourrait fort bien arriver que nous prescrivions à un malade souffrant d'un catarrhe intestinal chronique, une dose matinale de sulfate de magnésie pour le débarrasser plus vite du *contenu* nuisible, tout en administrant la cotoïne pour agir sur le *contenant*.

USAGES THÉRAPEUTHIQUES.

Les indications de la cotoïne comme remède ne sont pas, après tout ce que nous en venons de dire, bien difficiles à établir.

L'expérience clinique nous apprend qu'il y a des diarrhées par inanition; c'est surtout dans cette forme qu'elle paraît particulièrement indiquée. (Albertoni.)

Elle est certainement d'un bon effet dans la forme asthénique du catarrhe intestinal chronique.

Nous nous rappelons un pareil cas, que nous eûmes à soigner il y a quelques mois.

Une dame très âgée, anémique, faible, et ayant de temps en temps des accès d'angine de poitrine, souffrait depuis bientôt deux ans d'une diarrhée tenace qui avait résisté à tous les moyens.

Nonobstant toutes sortes de médications, malgré l'observation rigoureuse d'une diète convenable, le mal persistait. C'est dans ces conditions qu'elle eut recours à nous. Eh bien, à peine avait-elle pris pendant quelques jours la cotoïne, que nous pouvions constater une amélioration notable.

Cependant, à elle seule, la cotoïne ne put triompher du mal, et ce ne fut qu'après lui avoir adjoint le sous-nitrate de bismuth et les arséniates de strychnine et de quinine que le dévoiement morbide cessa pour tout de bon.

La diarrhée hectique des phtisiques est du ressort de la cotoïne. (Albertoni.)

Jeo (1), qui se servit de l'écorce de coto, en eut les meilleurs résultats dans la diarrhée des phtisiques, même dans des cas désespérés qu'il avait vainement traités par le tannin, l'ipéca et le bismuth.

Dans la pellagre (2) — du moins dans quelques cas relatés par des médecins lombards à M. Albertoni — la cotoïne s'est montrée salutaire.

Pribram et Rohrer signalent une série respectable de guérisons obtenues par cet agent dans les diarrhées infantiles. La cotoïne doit avoir surtout du succès dans les hypercrinies tenaces d'individus rachitiques et débilités.

Dans les diarrhées qui sont entretenues par des ulcérations intestinales, la cotoïne ne réussit pas mieux que les autres remèdes qu'on est habitué à opposer à cet état morbide.

---

(1) *Cotobark in the diarrhoea of phtisis. Practitioner*, Oct. 79.

(2) Maladie générale de nature encore peu connue, se manifestant d'abord par des symptômes du côté de la peau, suivis d'altérations graves de la muqueuse digestive et de ses fonctions, puis de troubles du système nerveux central. Elle est particulière à certaines contrées de l'Italie, et surtout au Milanais et au Piémont, au département des Landes, à quelques cantons des Pyrénées, en France, et également à quelques parties de l'Espagne. Nysten, *Dict. de Médecine*, p. 1112.

Dans les hypérémies intestinales avec entérorrhagie imminente, le principe actif du coto serait contre-indiqué. (Albertoni.)

MODES D'ADMINISTRATION ET DOSES.

La cotoïne étant peu soluble dans l'eau pure et réclamant pour sa solution parfaite une addition assez forte d'alcali, ayant d'ailleurs un goût peu agréable, nous sommes d'avis que, comme forme médicinale, celle de granule ou de pilule soluble présente le plus d'avantages.

On pourrait doser le granule ou la pilule au centigramme de principe actif.

Pour les enfants en bas-âge qui refusent le granule, on pourrait y substituer une émulsion ou un véhicule mucilagineux quelconque.

La solution proposée par Albertoni se formule ainsi :

Pr. Cotoïne	400 milligrammes.
Bicarbonate de soude	1 gramme.
Eau	100 —
Glycérine	20 —
Chauffez et dissolvez.	

Il est à remarquer que, si la solution n'est pas complète ; elle l'est pourtant à peu près.

Au nouveau-né on peut parfaitement administrer une dose d'un centigramme à la fois, à répéter d'heure en heure ; à l'enfant au-dessus de deux ans, nous ne voyons pas d'inconvénient à donner deux granules à la fois ; chez l'adulte, on peut pousser jusqu'à cinq et dix granules, dose qu'on pourra répéter d'heure en heure.

Cependant nous devons observer que ces doses, assez grandes, serviront seulement dans le cas où la cotoïne est donnée seule. Du moment qu'on l'associe aux autres modificateurs, on parvient au but avec des prises beaucoup plus légères.

Ainsi, dans le cas cité plus haut, où la cotoïne seule donnée jusqu'à concurrence de soixante granules au centigramme, dans la journée, parvenait à porter quelque amélioration dans l'état du malade, nous n'obtînmes cependant de succès complet qu'après l'administration simultanée de granules de cotoïne et de bismuth au centigramme, d'arséniate de strychnine au demi-milligramme, et d'arséniate de quinine au milligramme; un de chaque, les quatre à la fois, donnés d'heure en heure, pendant quatre à cinq jours.

Cubébine.

Formule : $C^{40} H^{40} O^3$.

Les fruits secs, ceuillis avant la maturité, du *Piper cubeba* L. ou *Cubeba officinarum* Miq. et du *Cubeba minor* ou *Canina* Miq., arbrisseau exotique de la famille des Pipéracées, originaire de Java, de Bornéo, de Sumatra, des côtes de Malabar, contiennent : une huile essentielle, la *cubébène*; un corps indifférent, la *cubébine*; et une résine composée d'une matière neutre et d'une matière acide : l'*acide cubébique*.

A part ces principes actifs, le fruit du *Cubeba* présente aussi de l'huile grasse, jusqu'à 8 p. %, de la gomme et des sels terreux de l'acide malique.

On trouve jusqu'à 6 et 15 p. % d'huile essentielle dans le poivre du cubèbe. Cette huile se compose, d'après Schmidt, de deux terpènes, carbures d'hydrogène.

Les octoèdres rhombiques, qu'on voit se former au fond du vase, sont des cristaux de camphre cubébique (hydrate de cubébène).

Le cubèbe est moins riche en cubébine (découverte par Cassola et Monheim, et obtenu à l'état pur cristallisable par Soubeiran et Capitaine); il n'en renferme que 0.4 à 2.5 p. %.

La cubébine ($C^{40} H^{40} O^3$ (Soubeiran) $C^{30} H^{30} O^8$ (Ludwig) se présente sous forme d'aiguilles fines blanches, où de petites feuilles soyeuses et luisantes; sans odeur ni saveur; elle est insoluble dans l'eau froide, se dissout peu dans l'eau chaude, mais facilement dans l'alcool bouillant; une partie de la substance est dissoute dans trente parties d'éther.

La résine neutre, ainsi que l'acide du cubèbe, sont amorphes, insolubles dans l'eau, très solubles dans l'esprit de vin, l'éther et le chloroforme. Le fruit sec contient de l'un et de l'autre environ 3 p. %. La plupart des sels fournis par l'acide cubébique sont incristallisables.

ACTION PHYSIOLOGIQUE ET TOXIQUE.

Les auteurs que nous avons pu consulter, sont unanimes sur ce point, que l'action thérapeutique du médicament complet, revient principalement à l'acide cubébique ; la cubébène serait déjà moins active, tandis que la cubébine serait inerte.

Rappelons d'abord l'action physiologique des fruits du cubèbe :

« Pris en quantité modérée, le cubèbe excite l'estomac, augmente l'appétit et active la digestion. A dose plus forte, 15 à 25 grammes, surtout si l'estomac est irrité, il occasionne une cuisson pénible, des nausées et des vomissements, des coliques et le dévoiement. Comme effets généraux on observe l'augmentation de la température et la soif, parfois de la céphalalgie, des mouvements convulsifs ou une paralysie partielle.

Les principes volatils résinoïdes du cubèbe, préalablement introduit dans le sang, s'échappent par la respiration, en réduisant la sécrétion bronchique ; par la sueur et la matière sébacée de la peau, en déterminant quelquefois un exanthème semblable à celui du copahu ; par l'urine, en augmentant la diurèse. (Gubler.)

Les hydrocarbures provenant du cubébène sont, grâce à leur volatilité, rapidement résorbés et forment dans l'organisme des acides glycuroniques. Ceux-ci passant dans l'urine sous forme de sels très solubles, semblent favoriser la diurèse et pouvoir rendre l'urine aseptique.

L'urine d'un sujet soumis à l'action du cubèbe, se décompose moins vite et présente — même quand l'altératiou s'est produite — peu ou point de bactéries de la fermentation putride.

Les doses excessives de cubèbe provoquent des ardeurs d'urines et d'autres symptômes de congestion et d'irritation de l'appareil uro-génital : douleurs lombaires, hématurie, etc.

Les principes actifs ont été expérimentés par MM. Bernatzik et Schmidt (1).

Ces auteurs n'ont pas vu se produire d'altération de la santé par des doses de 4 grammes de cubébine, répétées quatre fois dans les vingt-quatre heures ; le médicament passait en partie dans les urines, mais sans modifier la gonorrhée.

---

(1) Comp. Hüsemann, *Arzneimittellhere*, II, S. 1186.

L'acide cubébique a été expérimenté par Bernatzik, à raison de 10 grammes, en doses réparties en dedans de six à huit heures.

Chez l'homme sain, il vit se produire des renvois répétés, une sensation subjective de chaleur, une légère augmentation de la fréquence du pouls et du calorique normal, et une augmentation considérable de l'excrétion urique ; l'évacuation des urines était accompagnée de la sensation de brûlure et de légers ténesmes.

Schmidt a répété cette expérimentation avec des doses de 600 milligrammes, administrées de deux heures en deux heures pendant quinze heures, puis d'heure en heure.

Il observait de la chaleur à l'estomac, du mal à la tête et au ventre, une augmentation notable de la diurèse, et chez les malades souffrant de la gonorrhée, une sensation de brûlure dans l'urèthre.

Dans les urines et dans les excréments on a retrouvé des traces d'acide cubébique.

Il croit que la préparation d'acide cubébique employée par Bernatzik était impure et contenait une abondance de cubébine.

Le même auteur voyait se produire chez l'homme sain des symptômes assez graves après l'ingestion de dix gouttes de cubébène, répétée de deux heures en deux heures jusqu'à sept fois de suite. La tête était entreprise ; vertiges, troubles de la déglutition, vomissement, diarrhée, température fébrile, sommeil inquiet ; pendant quelques jours la personne soumise à l'expérimentation se trouvait encore indisposée. Ni par la cubébène, ni par l'acide cubébique la gonorrhée n'a été influencée, dit Schmidt.

Bernatzik a essayé, lui aussi, l'huile essentielle du cubèbe, à la dose cette fois-là, de quarante gouttes, jusqu'à 6 grammes, répétée de deux heures en deux heures.

Il ne vit se produire que des renvois, du vertige et le besoin d'uriner. Après avoir fait prendre 10 grammes, en six heures, il constatait une vive irritabilité des organes urinaires et du tube digestif et une augmentation du pouls et de la chaleur. Il ne vit cependant ni vomissement, ni diarrhée, ni albuminurie.

Nous concluons de ces expérimentations de MM. Bernatzik et Schmidt, avec les doses énormes employées par eux, que des trois principes : cubébine, cubébène et acide cubébique, aucun n'a présenté une action médicatrice sur la gonorrhée, et que les deux derniers agents ont, en sus, provoqué les symptômes toxiques propres aux hautes doses du cubèbe. Or, nous savons que le poivre de cubèbe donne dans le deuxième stade de l'uréthrite aiguë, et dans les gonorrhées chroniques, des résultats excellents. Il faudrait donc admettre que l'administration simultanée des trois principes, inactifs chacun en particulier, en tant que médicament propre, produit la guérison de la blennorrhée alors que les composants seuls n'effectuent rien.

Plutôt que d'acquiescer à cette proposition, nous tâcherons de trouver une solution différente du problème.

Au lieu d'administrer quatre fois 4 grammes, soit 16 grammes de cubébine dans les vingt-quatre heures, comme l'ont fait MM. Bernatzik et Schmidt, on pourrait se tenir à des doses plus légères.

Ainsi, nous savons que dans la gonorrhée on peut donner, sans déterminer de l'indisposition, trois fois par jour, un gramme de poudre de cubèbe, et qu'en augmentant progressivement on peut aller jusqu'à 30 grammes par jour.

Nous savons encore que le fruit sec contient de 0.4 jusqu'à 2.5 p. % de cubébine.

Supposons que la quantité totale de cubébine contenue dans le poivre soit absorbée par le malade, il n'aura alors pris par jour que 12 à 75 milligrammes de principe actif, comme minimum, et 120 à 750 milligrammes au maximum.

On n'aurait maintenant qu'à essayer dans des cas appropriés la cubébine à ces doses réduites, afin de voir si les résultats seraient meilleurs.

Nous choisissons la cubébine, puisqu'elle n'a pas provoqué, même à doses massives, les symptômes désagréables sur le tube digestif et sur les voies urinaires que présentent les deux autres principes actifs, et le fruit du cubèbe, quand ils sont administrés à doses suffisantes.

Nous la choisissons encore, puisque les expériences faites par Schmidt et Bernatzik, ont démontré qu'elle passe dans les urines.

Pour notre compte, nous devons dire que dans un seul cas de blennorrhée chronique de l'urèthre, nous avons essayé la cubébine de Merck. Nous en faisions prendre d'abord 50 milligrammes par jour en pilules solubles et, augmentant graduellement, nous avons poussé jusqu'à 150 milligrammes, répartis dans la journée.

Après avoir pris cette dose, assez élevée, pendant trois jours, le malade, qui cependant allait beaucoup mieux, se plaignit d'une sensation de brûlure au col vésical et d'un léger écoulement sanguin.

Nous supprimâmes immédiatement le remède, et le lendemain l'irritation avait cessé.

Deux cas de catarrhe vésical chronique ont encore été traités par nous avec le meilleur succès par cette même préparation.

I. — J. D., enfant de 2 ans, m'est présenté par son père le 24 avril dernier, comme souffrant d'incontinence d'urines pendant le jour. La nuit il dort bien, et ce n'est que de temps en temps qu'il pisse dans son lit. Les urines sont troubles, la miction douloureuse. La sonde nous permet de constater l'absence de calcul. Nous avons soumis l'enfant au traitement dosimétrique complet. L'arbutine, l'acide borique, le tannin, y ont figuré à tour de rôle, comme dominante ; la quinine (hydro-ferro-cyanate) pendant quelques jours, contre des accès de fièvre intermittente; l'hyosciamine, la codéine contre les ténesmes comme variante du traitement. Le 30 mai, il y avait une amélioration à constater, dans ce sens que l'enfant ne ressentait plus de douleurs et qu'il ne lâchait l'urine que d'heure en heure seulement; toutefois, l'urine présentait toujours l'aspect trouble et un dépôt muco-purulent. A ce moment nous modifiâmes le traitement en substituant la cubébine comme dominante aux agents précités. Dès le deuxième jour (nous avions fait prendre 15 milligrammes de cubébine par jour en granules au milligramme, soit un granule d'heure en heure), les urines sont limpides et le malade ne les rend plus que quatre à cinq fois par jour.

A une huitaine de là, nous pouvions supprimer toute médication. La guérison s'est maintenue.

II. — Madame L. G., souffrant de catarrhe vésical chronique, a été soumise au traitement par l'arbutine à doses croissantes (jusqu'à 3 grammes par jour). Les urines ont perdu leur odeur repoussante et l'état général de la malade s'est amélioré; seulement le mal persiste.

Après trois semaines de traitement, nous ajoutons la cubébine à raison de 25 centigrammes par jour, à doses fractionnées, à l'arbutine.

Cette fois encore le principe actif du cubèbe a réussi, et à quelques jours de là le catarrhe avait disparu.

Ces résultats nous semblent assez encourageants et permettent d'attribuer à la *cubébine* l'action antiblennorrhagique propre au *Piper Cubebae* sans partager les propriétés irritantes, qui sans doute reviennent au *cubébène*.

Selon M. Burggraeve (1) la cubébine a une action marquée sur les urines, qu'elle rend plus fluides et moins irritantes, par suite d'une transsudation de tout le tégument génito-urinaire.

Pour en avoir de l'effet, il faut donner deux ou trois tubes de cubébine par jour (soixante granules au milligramme). Elle n'occasionne ni coliques, ni dévoiement, comme le cubèbe.

Nous en avons obtenu d'excellents effets. (Burggraeve.)

USAGES THÉRAPEUTIQUES, MODES D'ADMINISTRATION ET DOSES.

Il n'y a guère que la blennorrhée et le catarrhe chronique des voies urinaires qui soient tributaires du principe actif du cubèbe. C'est surtout dans ces affections que nous conseillons à nos collègues de l'essayer.

Les heureux résultats obtenus dans les affections analogues des voies respiratoires par les baumes de copahu et de Pérou et par l'essence de térébenthine, qui jouissent de propriétés médicamenteuses peu différentes, invitent à expérimenter la cubébine dans des cas appropriés.

Le docteur F. Paquet (2) préconise la cubébine dans certaines formes d'anorexie où il la préfère à la quassine.

Étant peu soluble, il conviendra de prescrire la cubébine en granules ou en pilules au milligramme ou au centigramme de substance active. La pharmacie dosimétrique nous présente des granules au milligramme.

Nous aimons à associer cet agent, dans la blennorhée, au benzoate de soude, et, en cas d'irritabilité trop grande des organes sexuels, à la cicutine, à l'hyosciamine, à la codéine et au camphre mono-bromé.

Quant aux doses, il faut se conduire d'après les cas et les individus.

L'hyosciamine, la codéine et la cicutine combattront le spasme du col vésical et la douleur, le benzoate modifiera la sécrétion

(1) Comp. *Guide pratique de Médecine dosimétrique*, 6e édit., 1880, p. 55.
(2) Comp. *Éléments de thérapeutique dosimétrique*, « Chloro-annémie », 1883.

muqueuse et la ramènera à ses conditions physiologiques ; enfin le camphre mono-bromé fera tomber l'éréthisme de la verge. On aura soin de commencer la journée par le lavage intestinal au moyen d'une cuillerée à dessert de sulfate de magnésie ou de Sedlitz.

Ce traitement nous semble plus rationnel et se montrera certainement plus efficace et plus acceptable que celui avec le baume de copahu, surtout cette dégoûtante potion de Chopart, qui dérange les voies digestives et se traduit par des éructations repoussantes et dénonciatrices dans une affection où le mystère est généralement commandé.

Cyanhydrique (Acide).

Synonyme : Acide prussique.

Formule : H C N.

Cet acide fut découvert, en 1780, par Scheele, mais n'a été connu dans sa composition qu'en 1814, par les travaux de Gay-Lussac, qui faillit en être tué.

C'est un produit de la combinaison de l'hydrogène avec le cyanogène. On l'obtient en décomposant un cyanure métallique par un acide énergique. Après avoir déshydraté le produit, à l'aide du chlorure de calcium, on le condense par un refroidissement artificiel.

Il n'existe pas tout formé dans la nature, mais il peut être retiré d'un grand nombre de plantes, qui exhalent généralement l'odeur d'amandes amères ; ses éléments s'y trouvent et peuvent se grouper aisément pour lui donner naissance.

Ainsi, l'acide se forme quand on contusionne et frotte avec de l'eau les noyaux amers et les feuilles de beaucoup d'espèces de rosacées, appartenant à la tribu des pomées et des amygdalées, et en les exposant, après ce procédé, pendant quelque temps à un certain degré de chaleur.

L'amygdaline, qui se trouve dans le végétal, se décompose alors, par fermentation, sous l'influence de sa compagne l'émulsine, en acide cyanhydrique, sucre et essence d'amandes amères :

$$C^{20} H^{27} Az\, O^{11} + 2\, H^2 O = H\, C\, N + 2\, C^6 H^{12} O^6 + C^7 H^6 O$$

Amygdaline.	Eau.	Acide prussique.	Sucre.	Essence d'amandes amères.

L'amygdaline et l'émulsine ne sont pas toxiques ; cependant, lorsqu'on les introduit ensemble dans l'organisme, par exemple en faisant mâcher des amandes amères, ou en les injectant dans le sang, il se développe de l'acide cyanhydrique qui peut provoquer les symptômes d'empoisonnement.

L'acide prussique, fluide jusqu'à — 15° cent., est incolore et d'une odeur forte, analogue à celle d'amandes amères. Il bout à 26° cent. et est conséquemment très volatile. Ses qualités d'acide sont peu prononcées, il rougit à peine le papier bleu de tournesol. Très enclin à se décomposer — même dans des vases hermétiquement fermés — en sel d'ammoniaque, il perd vite son action.

En présence d'acides énergiques et d'alcalis, il se transforme en formiate d'ammoniaque.

Étendu d'eau, il résiste plus longtemps à la décomposition.

Sous forme anhydre, il n'est pas usité ; étendu de six fois son volume, ou huit fois et demie son poids d'eau, il constitue l'*acide cyanhydrique médicinal,* dont la pesanteur spécifique doit être de 0.980 à 0.984, et qui contient alors par gramme 0.19 d'acide anhydre.

Les préparations les plus usitées en médecine ordinaire, sont certainement l'*eau distillée d'amandes amères* et l'*hydrolat de laurier-cerise.*

Le codex allemand exige qu'elles ne renferment pas aú delà de 0.1 p. % d'acide cyanhydrique, le codex hollandais ne permet pas qu'elles dépassent 0.1006 p. %.

ACTION PHYSIOLOGIQUE ET TOXIQUE.

L'acide cyanhydrique anhydre, donné à dose de 60 milligrammes, peut foudroyer un homme adulte ou un grand mammifère. Il n'y a pas un seul agent toxique qui soit si rapidement absorbé et puisse, à dose léthale, provoquer, d'une manière si subite, la mort de l'individu.

Cette propriété fit croire jadis que l'acide prussique agissait par *sidération nerveuse.*

On sait maintenant que cette supposition est fausse.

Il ressort des expérimentations de Krimer et Preyer, que l'acide cyanhydrique n'agit sur le système nerveux central, qu'après avoir été absorbé et charrié par le sang vers les différents points d'élection sur lesquels il exerce son influence.

Ces auteurs ont démontré que — même après une dose absolument mortelle — les effets toxiques demandent au moins *quinze secondes* pour apparaître, c'est-à-dire le temps nécessaire à la masse sanguine d'avoir fait un tour circulatoire. Ils ont prouvé encore qu'en mettant l'extrémité centrale d'un nerf dénudé en contact avec de l'acide cyanhydrique, cet agent ne produit pas la mort. Ils ont fait une expérience non moins probante : dans une partie dont ils avaient préalablement coupé tous les nerfs, ils introduisirent le poison ; ils firent la même chose dans une autre dont ils avaient fait la ligature de tous les vaisseaux, mais en ayant soin de laisser les nerfs intacts ; dans le premier cas l'empoisonnement s'est produit, dans le second il n'y a pas eu le moindre symptôme toxique.

La nicotine, la coniine et l'aconitine se rapprochent en énergie d'action de l'acide prussique ; cependant, quoique l'alcaloïde cristallisé de l'aconit puisse produire la mort à une dose beaucoup moins élevée (3 à 3.5 milligrammes), son effet toxique demande plus longtemps pour se développer.

Les animaux à sang chaud sont plus sensibles à cet agent que les homoiothermes.

Même les plantes dont on peut retirer l'acide cyanhydrique ne résistent pas à son action, quand ils sont mis en contact avec cet agent. (Goeppert.) (1).

ABSORPTION ET ÉLIMINATION.

L'absorption — abstraction faite de l'injection intra-veineuse — se fait le plus rapidement par inhalation, un peu moins vite par l'injection sous-cutanée, par les différentes muqueuses, moins vite encore par les plaies, enfin le plus lentement par la peau.

L'acide prussique quitte l'organisme par les poumons et par le tégument cutané. Il est décomposé en partie dans l'estomac en formiates ; une partie passe inaltérée dans le sang et est emportée par ce liquide vers les différents organes.

(1) Goeppert : *De acidi hydrocyanici vi in plantas illud continentes ;* relaté par Van Hasselt. *Handleiding tot de Vergiftleer,* 1856.

ACCUMULATION, ACCOUTUMANCE.

L'action rapide mais fugace est caractéristique pour cet agent. Il ne saurait donc ici être question d'une action accumulative, si l'on excepte le cas où des doses trop fortes soient réitérées à trop petites distances. Au contraire, il se produit une certaine accoutumance, ce qui conduit naturellement à l'obligation d'augmenter de temps en temps les doses pour obtenir l'effet désiré. (Von Schroff.) (1).

Cette opinion s'accorde parfaitement avec celle de feu le docteur Posner (2), le savant rédacteur du *Berliner Klinische Wochenschrift*. Cet auteur qualifie l'action trop éphémère de l'acide cyanhydrique comme désavantageuse. En effet, la dose suivante du médicament ne se rencontrant jamais, même en partie, avec l'impression produite par celle qui a précédée — comme cela se voit avec les autres agents narcotiques — ne saurait causer les phénomènes de l'accumulation. Chaque dose d'acide prussique a conséquemment un terrain d'action fort limité, ce qui rend son usage plutôt approprié aux affections morbides ne réclamant qu'un effet momentané du remède, qu'à celle qui demanderait l'apaisement continuel d'une action morbide de la fonction nerveuse.

On ne saurait attribuer à ce poison des propriétés accumulatrices, vu son action exceptionnellement fugace. (Van Hasselt.)(3).

MM. Nothnagel et Rossbach ne peuvent pas concéder à l'acide prussique la propriété de produire l'accoutumance après avoir été employé pendant quelque temps; se basant sur l'autorité de Preyer, ils seraient plûtôt enclins à supposer une sensibilité croissante de l'individu pour l'action continuelle de ce poison (4).

Peu enthousiastes pour ce remède et ses synergiques, ils ne lui prêtent aucune valeur comme médicament.

Suivant ces auteurs, il faut administrer des doses assez fortes, déjà dangereuses, pour en avoir des effets sédatifs. Des prises plus légères ne produiraient que l'excitation des centres moteur, respiratoire et vaso-moteur; enfin, en répétant à petites distances

(1) *Lehrbuch der Pharmakol.*, 1873, S. 507.
(2 *Handb. d Klin. Arzneimittellehre*, 1866, S. 561-562.
(3) *Handleiding tot de Vergiftleer.* Afdeeling Plantenrijk. Blz. 367.
(4) *Handbuch der Arzneimittellehre*, S. 643 et 646.

les doses légères, celles-ci produiraient l'effet d'une dose toxique donnée d'emblée, c'est-à-dire l'accumulation.

Nous ne saurions laisser passer ces assertions sans commentaire.

Exposés aux émanations continuelles d'acide cyanhydrique, les ouvriers des fabriques *ad hoc,* quoique présentant des symptômes toxiques : céphalalgie, sialorrhéé, nausées, palpitations cardiaques, dyspnée, etc., n'en reprennent pas moins journellement leur travail.

S'il y avait susceptibilité croissante de l'individu, ou bien accumulation d'action, tous succomberaient et bientôt à la tâche.

Nous croyons plutôt que Hüsemann (1) est dans le vrai et qu'il faut voir dans ces phénomènes d'empoisonnement — non une intoxication chronique — mais des empoisonnements aigus, répétés coup sur coup.

Nous ne doutons nullement, comme il a d'ailleurs été démontré par Nunneley, dans ses expérimentations sur les animaux, que des doses — non *per se* léthales — données à courtes distances, puissent provoquer la mort, mais cela ne prouve rien absolument au désavantage de l'acide prussique.

Sous ce rapport il ne se distingue pas des autres agents énergiques.

SYMPTOMATOLOGIE.

Action locale.

Pris par la bouche, l'acide dilué a un goût amer assez intense et provoque la salivation.

Il produit la sensation d'engourdissement au lieu d'application et d'une légère chaleur à l'estomac. A l'état anhydre, mis en contact avec la cornée, il rend cette membrane blanche et opaque; à l'état de dilution de 2 p. %, il produit la dilatation pupillaire.

La solution aqueuse assez concentrée, appliquée sur la peau, possède la propriété d'anesthésier ce tégument; l'insensibilité peut persister pendant trois à quatre jours. (Robiquet et Preyer.)

(1) *Op. cit.*, S. 1123.

Action éloignée.

Administrée par la bouche, une petite dose — soit une goutte d'une solution aqueuse d'acide cyanhydrique anhydre à 2 p. %, ou bien dix gouttes d'hydrolat de laurier-cerise — ne produit qu'une faible diminution dans la fréquence du pouls.

Cette même dose, répétée coup sur coup à très petites distances, ou bien une dose plus forte donnée d'emblée, provoquent le vertige, l'obnubilation de la vue, la démarche incertaine, les nausées, la céphalalgie, des difficultés respiratoires, de l'oppression, de la faiblesse, la syncope, quelquefois le délire; le pouls est retardé et les battements du cœur sont à peine perceptibles.

Quelquefois on a vu — après des petites doses, fréquemment répétées et à petits intervalles — se présenter tout à coup la dyspnée, la sensation d'étouffement, le regard fixe et hagard, la perte de connaissance, des spasmes convulsifs et tétaniques, symptômes qui le plus souvent passaient vite et demeuraient sans conséquence; dans quelques cas, fort rares il est vrai, ils ont été suivis de mort. (von Schroff.)

Les grandes doses (10 milligrammes) et les doses léthales (50 à 60 milligrammes) d'acide anhydre, peuvent faire évoluer tout le cortège de symptômes que nous venons de décrire, dans les quinze minutes, quelquefois même en moins de trente secondes. Dans ce dernier cas, le stade convulsif est supprimé; le sujet empoisonné tombe comme foudroyé, en poussant un cri, et on n'observe que la défaillance, la mydriase, la cyanose, la respiration lente et difficile, enfin la mort.

Orfila décrit trois stades dans l'intoxication de l'acide cyanhydrique :

1. *Stade asthmatique.* — Dans le premier le poison agit successivement sur le cerveau, le poumon et le cœur : vertige, démarche titubante, détresse respiratoire, irrégularité de l'action cardiaque.

2. *Stade convulsif.* — Spasmes cloniques et toniques, quelquefois de l'opisthotonos, raideur des extrémités souvent accompagnée d'anesthésie.

3. *Stade narcotique.* — Anesthésie complète, relâchement de tous les muscles volontaires, état soporeux, battements cardiaques

et pulsatiles presque imperceptibles, mouvement respiratoire très retardé. Ce dernier stade est le plus long. (Schroff.) La mort termine ordinairement le stade comateux ou asphyctique. Ce dernier stade ne dure guère plus d'un quart ou d'une demi-heure, rarement il s'étend au delà et prend quarante-cinq minutes ou *une heure tout au plus*. Si la mort ne survient pas à ce moment, il y a lieu d'espérer que le sujet en reviendra. Christison admet qu'un individu empoisonné par l'acide prussique n'étant pas mort après quarante minutes, il y a beaucoup de probabilité qu'il se rétablisse. (Van Hasselt.)

Les lésions observées après la mort se bornent principalement à de l'hypérémie veineuse du cerveau et des organes abdominaux.

Quelquefois les muqueuses stomacales présentent des signes inflammatoires. Le sang est noirâtre, fluide et huileux. Celui-ci et les organes sentent manifestement l'acide prussique.

Quoique cet agent jouisse de propriétés désinfectantes et antizymotiques assez énergiques (Emmert), il ne paraît pas qu'elles suffisent à arrêter ou à retarder la putréfaction cadavérique.

Suivant Hüsemann, la décomposition du cadavre d'un empoisonné par l'acide prussique en serait plutôt accélérée.

MODE D'ACTION EN GÉNÉRAL.

L'acide prussique se comporte, suivant Hoppe-Seyler, vis-à-vis du sang et de l'hémaglobine tout autrement que le font les acides en général, même les acides les moins énergiques.

Ainsi, tandis que les autres acides détruisent l'hémaglobine, il ne fait pas même précipiter les albuminates, et quoique ne modifiant pas la matière colorante du sang, il forme avec elle une combinaison chimique. En effet, la solution de cristaux de cyanure d'hémaglobine présente au spectrum les raies obscures de l'oxyhémaglobine; elle les présente encore après des mois, alors que la solution d'hémaglobine seule fait voir, après quelques jours déjà, les bandes d'absorption caractéristiques à l'hémaglobine réduite.

Preyer prétend que l'acide cyanhydrique se combine tout aussi bien avec l'hémaglobine réduite qu'avec l'oxyhémaglobine; toutefois, la première combinaison n'est plus apte à se métamorphoser en oxyhémaglobine, tandis que l'hémoglabine réduite seule possède cette propriété.

Suivant Gäthgens, le sang désoxygéné, additionné d'acide prussique, ne perd pas la faculté d'absorber l'oxygène de l'air ambiant, mais une fois saturé d'oxygène, il ne le lâche plus.

On ne saurait cependant conclure de ces données que les symptômes toxiques et la mort par l'acide cyanhydrique soient uniquement causés par l'altération qu'il fait subir au sang.

Quand même ces phénomènes, qu'on n'a cependant jusqu'ici observés que dans le sang retiré du corps, se reproduiraient d'une manière identique dans le sang qui circule encore, ce que Preyer n'a pas pu constater, mais ce qui dernièrement paraît avoir été fait par Hiller, il y aurait lieu de supposer encore un *modus agendi* différent. La dose léthale du poison étant très minime, la quantité de cyanure d'hémaglobine formée par elle serait beaucoup trop petite pour pouvoir frapper d'inaction la grande masse d'hémaglobine normale qui continue à fonctionner.

Rappelons ici que Claude Bernard a trouvé que la présence de l'acide prussique dans le sang d'un animal vertébré produit la rutilance du sang veineux; peu de temps après il reprend sa coloration normale.

Suivant Preyer il aurait même un aspect plus foncé qu'avant.

L'analyse spectrale ne fait pas découvrir des différences entre le sang veineux devenu rutilant et le sang artériel, et ne permet pas de distinguer le sang redevenu foncé du sang asphyctique; il ressort de là que l'acide cyanhydrique n'y produit pas de modifications caractéristiques. (Nothnagel et Rossbach.)

La théorie de Schönbein, qui veut expliquer l'asphyxie des individus empoisonnés par cet agent par l'entrave portée aux échanges gazeux des corpuscules sanguins, n'est évidemment pas suffisante. Il faut absolument admettre ici une modification directe de la substance des centres nerveux.

Herrmann (1) a fait à ce sujet quelques expérimentations très intéressantes, qui démontrent que la grenouille — animal insensible aux poisons du sang tels que l'oxyde de carbone — succombe facilement à l'acide prussique, mais encore qu'on peut mettre dans ce cas le sang hors de cause. Il fit passer dans le courant

---

(1) Comp. Nothnagel et Rossbach, œuvre citée, S. 642.

circulatoire de la grenouille *exsangue* une solution de sel marin, et soumit sous ces conditions l'animal à l'action de l'acide cyanhydrique.

La grenouille n'en présentait pas moins les phénomènes toxiques caractéristiques et trépassa tout de même.

Il n'est peut-être pas inutile, à cette occasion, de rappeler à nos lecteurs les expériences d'Oertmann (1), démontrant que le sang n'est pas indispensable à la production des phénomènes d'oxydation organique. Oertmann remplace chez la grenouille tout le sang par un sérum artificiel, formé de chlorure de sodium et d'eau. Les grenouilles *salées* continuent à vivre, et les phénomènes chimiques de leur respiration sont presque aussi actifs qu'avant la suppression du sang (2).

Ces expérimentations ont porté (Hermann) à admettre une action de contact de l'acide prussique qui porterait obstacle aux échanges moléculaires de la cellule nerveuse.

Wallach (3) incline plutôt à attribuer l'action de cet agent à un procédé chimique d'oxydation et de désoxydation, analogue à celui qui est décrit par Binz, dans sa théorie sur l'action de l'arsenic.

ACTION SUR LES NERFS ET LES MUSCLES.

En premier lieu l'acide cyanhydrique porte son action sur le centre respiratoire dans la moelle allongée.

L'insuffisance respiratoire fait diminuer le procès d'oxydation et de désoxydation de l'économie en empêchant les échanges gazeux du sang; nous savons que, d'autre part, l'hémaglobine, sous l'influence du même agent, s'empare avec avidité de l'oxygène, mais ne le cède que très lentement. Ces deux effets se cumulant entravent la respiration des tissus et deviennent cause à leur tour des phénomènes tétaniques. (Herrmann.)

On ne sait pas encore au juste si l'on doit attribuer la paralysie des autres centres nerveux — de la substance grise du cerveau et de la moelle — reconnaissable à la perte de connaissance, de la motricité volontaire et de l'excitabilité réflexe, à une action

---

(1) *Pflüger's Archif.*, XV, 1877, relaté dans les *Éléments de Physiologie humaine*, par Léon Frédericq et J.-P. Nuel, I, p. 156.

(2) On sait que dans le choléra asphyxique les injections intraveineuses de sel marin ont été proposées et instituées avec succès.   Dr B.

(3) Nothnagel *und* Rossbach, œuvre citée.

directe de l'acide prussique sur ces centres, ou bien si l'on doit en accuser la suppression de la respiration des tissus.

Tandis que le contact du poison avec la partie périphérique du nerf moteur ou sensible suffit à paralyser celle-ci presque à l'instant, l'emploi interne d'une dose toxique produit la paralysie et la mort des centres nerveux, bien avant que les nerfs périphériques puissent être entrepris.

Ainsi, on trouve après la mort subite par l'acide cyanhydrique que le nerf moteur et la fibre musculaire striée sont encore excitables. Dans l'empoisonnement lent, alors que la fin léthale tarde assez longtemps, on a constaté que la paralysie nerveuse se propage lentement en allant du centre vers la périphérie. (Nothnagel et Rossbach.)

ACTION SUR LA CIRCULATION.

Le muscle du cœur et les nerfs cardiaques sont les parties du corps qui résistent le mieux à l'action de l'acide cyanhydrique. Au contraire, le centre vaso-moteur dans la moelle allongée est très vite impressionné et d'une manière assez intense.

Chez l'animal à sang chaud, l'action du poison débute par la retardation du pouls et par l'augmentation simultanée de la pression intravasculaire. La lenteur du pouls persiste jusqu'à la fin; la pression intravasculaire revient déjà après quelques secondes à son taux normal pour baisser ensuite; sous l'influence du tétanos toxique, elle augmente de nouveau pour redescendre enfin jusqu'à zéro.

Les pulsations cardiaques conservent assez longtemps leur énergie — même au moment où la pression intravasculaire a déjà considérablement baissé —; ce n'est qu'après l'administration de très fortes doses que le mouvement cardiaque perd en énergie.

Les modifications dans la pression sanguine sont causées par l'excitation d'abord, puis par la paralysie du centre vaso-moteur.

On ne sait pas encore au juste comment expliquer la retardation du pouls.

Preyer en a accusé une excitation centrale du pneumo-gastrique. Cependant comme l'atropine n'empêche pas le retard du pouls, cette supposition semble mal fondée.

Il n'en est pas moins remarquable que le cœur — tant des animaux à sang chaud que de ceux à sang froid — débilité à l'extrême par de grandes doses d'acide prussique, commence à revivre aussitôt qu'on fait des injections à l'atropine. (Preyer et Rossbach.)

ACTION SUR LA TEMPÉRATURE.

Mannassein rapporte que le calorique animal diminue après des doses non toxiques d'acide prussique [1].

Hoppe-Seyler et Zalesky concluaient de la rutilance du sang veineux chez l'animal empoisonné par l'acide prussique, qu'il y avait diminution dans les échanges moléculaires organiques, et par conséquent une production moindre de chaleur.

Fleischer, dans ses expérimentations sur les animaux, trouvait que les petites doses ne faisaient pas baisser constamment la température, et si elles avaient cet effet cela ne durait que fort peu de temps; les grandes doses dangereuses pour la vie du sujet réduisent toujours et considérablement le calorique, les petites doses agissent de même sur des animaux très sensibles au poison [2].

Du moment qu'il se présentait des symptômes tétaniques, la température augmentait (cela va sans dire) et atteignait quelquefois son maximum quelque temps après la mort [3].

SUBSTANCES SYNERGIQUES, AUXILIAIRES.

Les préparations pharmaceutiques connues sous le nom d'eau distillée d'amandes amères et d'hydrolat de laurier-cerise, possèdent une action entièrement semblable à celle de l'acide prussique médicinal (de Magendie), à l'intensité près.

Les cyanures de potasse et de zinc, mais encore l'hydro-ferrocyanate de quinine, ont une action physiologique nécessairement semblable, dérivant leur propriétés médicamenteuses principalement ou du moins en partie d'un de leurs composants, l'acide cyanhydrique.

[1] Comparez Schroff, œuvre citée. S. 405.
[2] Comparez Nothnagel *und* Rossbach, œuvre citée.
[3] Hüsemann, œuvre citée.

ANTIDOTES CHIMIQUES ET DYNAMIQUES.

L'empoisonnement aigu est tellement rapide que, le cas échéant, on n'aura guère le temps d'administrer un contre-poison.

On a cependant proposé comme antidotes : le chlore, l'ammoniaque, le nitrate d'argent, un composé de sulfure de fer hydraté et de magnésie, l'essence de térébenthine, l'infusion de café. Aucun de ces agents n'a été efficace.

L'atropine, préconisée par Preyer, pourrait, suivant Bartholow et Schroff fils, peut-être rendre quelque service dans des cas moins aigus.

On obtiendra certainement les meilleurs résultats en vidant d'abord l'estomac (si le poison a été pris par la bouche) soit par le tube Faucher, soit par la pompe stomacale ; on procédera ensuite à temps à la respiration artificielle (Preyer), avec ou sans trachéotomie ; enfin en employant dans le stade comateux les excitants, surtout les irrigations à l'eau froide.

USAGES THÉRAPEUTIQUES.

« Dans un mémoire présenté à l'Académie des sciences au mois de novembre 1817, « écrit Magendie (1), » j'avais fait connaître les heureux résultats qui ont suivi l'emploi de l'acide prussique dans le traitement des maladies de poitrine. Depuis cette époque, ce médicament a été employé par un grand nombre de médecins, non-seulement en Europe, mais encore dans plusieurs villes des États-Unis d'Amérique. Partout le succès a été le même ; et cette substance si redoutable en elle-même, doit maintenant être regardée comme une des plus intéressantes que possède l'art de guérir.

Convenablement affaibli, ses effets sur l'homme *malade* sont de calmer une irritabilité trop vive développée dans certains organes. Donné à dose convenable, mais à des intervalles trop rapprochés, on l'a vu produire la céphalalgie et une sorte de vertige qui se dissipait au bout de quelques minutes.

Il s'emploie avec succès dans tous les cas où l'irritabilité des organes pulmonaires est vicieusement augmentée ; ainsi l'on s'en

______
(1) *Formulaire de plusieurs nouveaux médicaments*, par F. Magendie, 6ᵉ édition, 1825, p. 55.

sert avantageusement dans le traitement des toux nerveuses et chroniques, dans l'asthme, la coqueluche, dans le traitement palliatif de la phtisie ; et un grand nombre d'observations portent maintenant à croire qu'il peut procurer une guérison complète lorsque cette maladie n'est encore qu'à son premier degré. En Angleterre, on l'a employé avec succès contre la toux hectique, sympathique de l'affection d'un autre organe, et contre la dyspepsie. En Italie, on s'en est servi pour calmer la trop grande irritabilité de l'utérus, même dans les cas de cancer, et pour modérer l'activité du cœur dans presque toutes les maladies sthéniques.

Le docteur Frish, médecin à Nyborg, en Danemarck, a calmé les douleurs intolérables, causées par un cancer du sein, et qui avaient résisté à tous les antispasmodiques, en faisant laver la surface de l'ulcère cancéreux avec l'acide prussique médicinal étendu. Il a aussi employé utilement ce remède dans plusieurs cas de phtisie. »

M. Magendie, que nous venons de citer, employait comme solution-mère l'acide cyanhydrique anhydre étendu de six fois son volume d'eau ou bien d'alcool. Avec l'alcool, il conserve mieux ses propriétés actives et s'évapore beaucoup moins promptement que lorsqu'on le mélange avec l'eau.

Parmi les formes sous lesquelles cet auteur donnait le plus souvent ce médicament, nous citerons son *mélange pectoral :*

Pr. Acide prussique médicinal. . . . . . . 1 gros.
Eau distillée . . . . 1 livre.
Sucre pur . . . . 1 once 1/2.

F. S. L. un mélange dont on prendra une cuillerée à bouche le matin, et une le soir en se couchant. On peut élever la dose de ce mélange jusqu'à six et même huit cuillerées en vingt-quatre heures. — *Il faut avoir soin d'agiter le mélange chaque fois qu'on veut en faire usage, sans quoi l'acide s'accumule à la surface, ce qui peut avoir des inconvénients graves.*

Nous avons relaté avec intention *in extenso* l'éloge enthousiaste — au sujet de l'acide prussique — du savant commentateur de Bichat (1), pour le mettre en contraste avec l'opinion mal-

(1) *Recherches physiologiques sur la vie et la mort,* par Xav. Bichat, 1822.

veillante — quant à la valeur thérapeutique de cet agent — de quelques auteurs contemporains.

MM. Nothnagel et Rossbach (1), par exemple, s'expriment ainsi :

« Dans le plus grand nombre de cas, on emploie dans la pratique journalière l'acide prussique associé à d'autres agents, tels que la morphine, l'atropine, etc. ; cette manière d'agir exclut évidemment la possibilité de se former un jugement de l'action thérapeutique isolée d'un des composants.

Voilà pourquoi nous avons — il y a de cela quelques années — essayé les préparations d'acide prussique seules dans des cas de maladies appropriés à ces remèdes. Les résultats obtenus de ces essais nous ont permis de conclure que jamais nous n'avons retiré quelque avantage bien décidé de ces médicaments administrés à *doses ordinaires* et *permises*. Depuis lors nous ne les prescrivons plus et nous n'avons pas été incommodés jusqu'ici de cette privation volontaire. L'acide cyanhydrique peut, selon nous, être remplacé avantageusement par d'autres médicaments ; son usage est superflu et peut quelquefois présenter du danger. »

M. Schmiedeberg n'en raffole pas non plus (2).

« Les *doses non toxiques,* dit cet auteur, ne produisent aucun effet sur l'homme sain, si ce n'est un léger vertige, une certaine oppression à la poitrine et une sensation âcre dans la gorge. On ne saurait encore décider pour le moment si l'action qui occasionne ces symptômes pourrait être utilisée en thérapie!

Nous ne possédons en effet, pour l'emploi de l'acide prussique en médecine, aucune indication, pas même une indication empirique ordinaire. »

Feu le professeur Buchheim (3) est encore plus laconique dans son appréciation.

« L'acide prussique dilué dont on a fait dans le temps un large emploi, n'est plus officinal, parce qu'il provoquait souvent des empoisonnements. »

Rappelons ici une citation de West, qui se trouve dans le *Manuel des maladies des enfants,* par le docteur Burggraeve (4).

---

(1) *Handb. d. Arzneimittellehre,* S. 646.
(2) *Grundriss,* etc., S. 52.
(3) *Lehrbuch der Arzneimittellehre,* S. 202.
(4) Voir à la page 39 et suiv.

West est grand partisan dans ce cas (coqueluche) de l'acide cyanhydrique; voici comment il s'exprime à cet égard :

« Si — dans la seconde période, la forme quinteuse — le caractère paroxystique de la toux est bien marqué et les retours des quintes très fréquents, on retirera un grand avantage de l'acide cyanhydrique. Je commence habituellement par une dose de 30 milligrammes de celui de la Pharmacopée de Londres (2), toutes les quatre heures, pour un enfant de neuf mois, en augmentant proportionnellement pour les enfants plus âgés. L'influence spécifique du médicament s'exerce, je pense, d'une manière plus efficace et plus sûre en rapprochant l'administration des doses qu'en les augmentant; c'est pourquoi je préfère donner une demi-dose toutes les deux heures, plutôt qu'une plus forte qui ne serait pas répétée aussi souvent.

Ce médicament exerce quelquefois une influence presque magique sur la toux, dont il diminue les paroxysmes de fréquence et d'intensité d'une manière presque immédiate, tandis que d'autres fois il semble entièrement inerte, et que dans d'autres cas, sans diminuer en aucune façon la toux, il manifeste son action toxique spéciale sur le système nerveux, au point de rendre sa cessation opportune. Je n'ai pourtant jamais vu qu'une fois des symptômes alarmants suivre son usage, bien que je l'aie administré dans des centaines de cas. Dans cette circonstance, je donnais 60 milligrammes d'acide cyanhydrique dilué, toutes les quatre heures, à un petit garçon de deux mois et demi; il avait la toux avec reprise, depuis quatre jours, quand il me fut présenté, et souffrait alors d'une toux assez sévère avec une dyspnée considérable. Il prit l'acide pendant quatre jours, sans qu'il se produisît aucun effet sur le système en général ou sur l'estomac, mais au bout de ce temps, après chaque dose, il poussait un cri, se trouvait faible et serait tombé si on ne l'avait soutenu. Ce résultat s'étant produit après trois ou quatre doses, la mère cessa l'administration du médicament, dont, naturellement, je ne repris pas l'emploi. Le même médicament produisit des symptômes semblables, mais moins marqués chez la sœur, une petite fille de cinq ans, et ni dans l'un, ni dans l'autre cas, la toux ne fut le moins du monde diminuée. Bien qu'un autre fait semblable ne se soit pas offert à mon

____

(1) Cette préparation contient environ 2 p. °/₀ d'acide anhydre.

observation, je donne toujours aux parents le conseil de diminuer la dose du médicament et même de le cesser tout à fait, si l'enfant se trouve mal, ou étourdi ou égaré après son administration, et je ne continue jamais l'usage de l'acide, s'il ne donne pas des preuves marquées de son efficacité trois ou quatre jours après la première dose. »

Posner, que nous avons déjà cité plus haut, fait observer fort judicieusement : « Quoiqu'on ne voie pas apparaître des symptômes appréciables de l'action de ce médicament après des petites doses médicamenteuses d'acide prussique, on peut cependant, dans la pluralité des cas d'hyperesthésies, voir se produire un apaisement et une amélioration indubitables des symptômes morbides. »

Il nous serait bien aisé de multiplier ici les opinions plus ou moins divergentes des auteurs; nous croyons cependant que les témoignages que nous venons de rapporter suffiront à faire comprendre qu'il n'y a qu'un seul moyen de mettre tous d'accord, qu'un seul guide qui puisse nous faire trouver notre route dans ce dédale obscur. Nous avons nommé la méthode thérapeutique du docteur Burggraeve.

Récapitulons un moment les opinions des auteurs cités.

Magendie, qui pourtant n'était pas le premier venu, a certainement un peu trop renchéri sur la valeur d'un remède qu'il avait mis en usage. On a vu qu'il lui prêtait même des qualités de spécifique dans la phtisie. Question d'enthousiasme d'auteur, assez pardonnable!

Avec lui, beaucoup de médecins de son temps ont pu s'assurer que l'acide prussique avait une valeur thérapeutique réelle. Mais ce qui clochait dans la médication de Magendie, c'était le choix de la forme médicinale.

Une potion ou une mixture dans laquelle l'acide prussique surnage à la surface et qu'il faut agiter avant l'administration, dont on fera prendre une cuillerée le soir et une autre le matin, est bien vraiment la forme médicinale la plus détestable et le mode d'administration le plus défectueux qu'on puisse choisir, du moment qu'il s'agit d'un médicament aussi héroïque que celui dont nous parlons.

Pour comble de malheur, on dispensait dans ce temps dans les officines françaises des acides prussiques d'énergie d'action très différentes.

Telle pharmacie employait l'acide dit de Scheele, préparé suivant les indications de Robiquet, quand telle autre employait l'acide médicinal de Magendie. Or, celui-là était deux fois plus fort que celui-ci. Mais ce n'était pas tout. Le codex de Paris, rapportant d'une manière inexacte le procédé de Robiquet, prescrivait dans son formulaire d'étendre l'acide prussique de parts égales d'eau, et faisait suivre la description de ce procédé de la recette d'un sirop dans lequel l'acide prussique ainsi mélangé entrait dans la proportion d'une partie sur neuf de sirop simple. L'emploi de ce sirop ainsi préparé a donné lieu à plusieurs accidents graves.

Quelques pharmaciens de Paris, pour éviter ces accidents, ont ensuite *proprio motu* étendu l'acide anhydre avec quarante parties d'eau, quantité tout à fait arbitraire, mais qui leur permettait au moins de remplir sans danger les ordonnances qu'ils recevaient.

On conçoit aisément que l'acide cyanhydrique, administré de cette manière, ne satisfaisait que rarement et que dans la pluralité des cas le médecin n'obtenait rien ou beaucoup trop de cet agent.

Quand Buchheim proscrit le remède et rapporte qu'il ne paraît plus dans le codex allemand, parce qu'il a souvent donné lieu à des empoisonnements, il faut naturellement accuser en premier lieu le dosage si différent des préparations plus ou moins récentes usitées, et en second lieu le mode vicieux de les administrer.

Cette manière de faire explique encore le jugement porté par MM. Nothnagel et Rossbach : qu'ils n'ont rien retiré de doses *ordinaires* et *permises*, dans les cas où ils avaient pris soin d'employer le médicament seul, alors que les résultats obtenus en l'associant à d'autres agents (atropine, morphine) ne permettaient pas d'établir son efficacité.

A la sentence de mort portée par M. Schmiedeberg, parce qu'il n'a rien vu de bien décidé de l'action des doses *non toxiques* d'acide prussique sur l'homme sain, nous répondons qu'au point de vue pharmacologique nous n'avons rien à y redire, mais qu'au point de vue clinique ce jugement est immérité et injuste. On pourrait, du même trait de plume, condamner un nombre considérable de remèdes, la quinine en tête.

M. Posner, se basant sur les résultats cliniques, prend la

défense de l'acide prussique : « une dose qui ne produit rien sur l'homme sain, apaise l'hyperesthésie morbide. »

Dans des centaines de cas, l'éminent clinicien anglais West a employé l'acide prussique et en a retiré des avantages signalés. S'il compte aussi des insuccès, il faut en accuser d'abord l'incertitude du remède, puis la manière défectueuse de l'administrer à doses assez fortes et à grands intervalles, enfin à la méthode vicieuse de l'école de ne remplir qu'une indication. Elle considère encore trop la maladie comme une entité à laquelle on doit opposer le spécifique.

Si en *dosimétrie* nous voulons nous servir de l'acide cyanhydrique, nous écartons d'abord les préparations du codex, l'hydrolat de laurier-cerise et l'eau distillée d'amandes amères.

En effet, la première ne peut être préparée qu'une fois par an de feuilles récentes; la seconde, il est vrai, à tout moment, mais l'une et l'autre exigent des soins méticuleux pour les empêcher de se décomposer en partie et de perdre ainsi en énergie d'action.

Nous voulons croire que beaucoup de pharmaciens délivrent, sur l'ordonnance du médecin, une eau distillée de laurier-cerise irréprochable et présentant ses 839 millièmes parties d'acide cyanhydrique anhydre sur mille, mais nous sommes assuré qu'un nombre au moins égal d'apothicaires nous servent un produit inférieur en énergie.

L'acide prussique médicinal qui, dans beaucoup de *codices,* n'est plus officinal, mais qui paraît encore dans les pharmacopées suisse, des États-Unis d'Amérique et anglaise, ne mérite pas plus de confiance que les préparations précitées.

Nous exigeons pour l'usage dosimétrique des agents facilement maniables, d'une action toujours identique et se prêtant à être administrés en doses minimes, mais égales, sous forme de granule ou de pilule soluble.

La pharmacie dosimétrique nous en présente deux à base d'acide cyanhydrique, savoir : le cyanure de zinc et l'hydroferro-cyanate de quinine, qui feront le sujet des articles suivants.

Cyanure de zinc.

Formule : Zn (C N)².

Ce sel se présente en poudre blanche amorphe, sans odeur ni saveur. Il est insoluble dans l'alcool et dans l'eau, mais se dissout facilement dans les acides énergiques, dans l'ammoniaque et dans les sels d'ammonium.

On l'obtient par les procédés suivants :

1. Soumettre une solution aqueuse d'acétate de zinc à 10 p. %
à l'action d'une solution d'acide prussique :

$$Zn\,(C^2\,H^3\,O^2)_2 + 2\,H\,C\,N = Zn\,(C\,N)_2 + 2\,C^2\,H^4\,O^2.$$

2. Mélanger une solution claire de trois parties de cyanure de potassium avec une solution parfaite de sulfate de zinc :

$$2\,K\,C\,N + Zn\,S\,O^4 = Zn\,(C\,N)_2 + K^2\,S\,O^4.$$

ACTION PHYSIOLOGIQUE ET TOXIQUE.

Ingéré dans l'estomac et mis en présence de l'acide chlorhydrique du suc gastrique, le cyanure de zinc laisse dégager son acide cyanhydrique.

Ce médicament agit donc plutôt par son acide que par sa base, car l'effet du métal est sans nul doute primé par l'action énergique de l'acide prussique.

Toutefois, administré à dose élevée, on aurait à craindre la formation de chlorure de zinc en assez grande quantité et les effets délétères de ce caustique puissant sur la muqueuse stomacale.

Il est peu étonnant que ce médicament donné à doses allopathiques de 10 à 50 milligrammes, à répéter plusieurs fois par jour, ait donné lieu à des accidents toxiques qui l'ont fait abandonner.

Dans les doses minimes usitées en dosimétrie, on n'a à attendre de lui que l'action physiologique et thérapeutique de l'acide cyanhydrique, que nous venons d'étudier dans l'article précédent.

AGENTS SYNERGIQUES ET AUXILIAIRES.

Hormis les autres cyanures et les eaux distillées d'amandes amères et de laurier-cerise, l'acide médicinal de Magendie, qui sont les synergiques naturels du cyanure de zinc, on pourrait peut-être ranger dans cette classe d'agents la nitro-glycérine.

Cette substance, depuis longtemps employée par les homœo-pathes sous le nom de *glonoine*, comme sédatif dans les névral-gies, dans l'hystérie et dans l'apoplexie, a été préconisée dans ces derniers temps par Murrell comme remède souverain dans l'an-gine de poitrine et l'hémicrânie, et qu'il administre à raison d'un tiers à un demi-milligramme, toutes les trois à quatre heures, dissoute dans de l'huile d'amandes (1).

Suivant Schroff (2), elle présenterait dans son action sur les animaux à sang chaud beaucoup d'analogie avec l'acide cyanhy-drique.

Albers l'a expérimentée sur la grenouille; cet animal présentait des symptômes toxiques ayant quelque analogie avec ceux obtenus par la strychnine et la caféine.

Suivant Demme, la nitro-glycérine ressemble dans ses effets à la noix vomique.

Werber vit se produire la paralysie du cerveau et de la moelle allongée et un mouvement fort accéléré du pouls et de la respi-ration. Chez l'homme, la nitro-glycérine peut provoquer des vomissements, une céphalalgie intense, le vertige, mouvement cardiaque très agité, le délire, la défaillance et la paralysie géné-rale. A l'autopsie on voit de l'hyperémie du cerveau, la mu-queuse gastro-intestinale présente l'état congestionné et des ecchy-moses. (Schroff.)

Le docteur Talma, professeur de clinique à l'université d'Utrecht (3), rapporte que la nitro-glycérine lui a donné quelques succès thérapeutiques assez remarquables, *exclusive-ment* dans des cas d'anémie cérébrale.

La céphalalgie, le vertige, la défaillance, le vomissement (dans la grossesse) des anémiques et des personnes débilitées; le tinte-ment d'oreilles, le vertige, la photopsie, l'agoraphobie symptoma-tique de l'anémie cérébrale qui accompagne la dégénérescence graisseuse du cœur, constitueraient surtout l'indication spéciale pour la nitro-glycérine.

L'auteur est d'avis qu'il ne faut pas, pour une personne adulte,

(1) Hüsemann, *Op. cit.*, I, 354.
(2) OEuvre citée, S. 542.
(3) *Ned. Tijdschr. vun Gencesk.*, 1884, Blz. 684 en volg.

et dans les vingt-quatre heures, dépasser la dose de *un* milligramme.

Il faut dissoudre le remède dans de l'alcool ou dans une huile grasse, et répartir la quantité journalière en trois doses égales, à prendre à grands intervalles.

Le professeur Rossbach, de Iéna, a déclaré dans une assemblée récente de naturalistes, à Magdebourg, qu'il a retiré des avantages non douteux de cet agent thérapeutique dans les symptômes : amaurose, céphalalgie et autres concomitants de l'inflammation rénale interstitielle. Il croit que la nitro-glycérine agit dans ces cas en diminuant la pression intravasculaire qui, dans cette maladie, se trouve le plus souvent augmentée.

M. Rossbach fait observer que nonobstant cette diminution de la pression artérielle, la sécrétion urinaire reste stationnaire et augmente quelquefois même d'une manière assez notable. Il administrait le remède à doses de *un* milligramme en trochisques de chocolat, toutes les heures ou toutes les deux heures, jusqu'à concurrence de 10 milligrammes et plus encore.

SUBSTANCES ANTAGONISTES.

On évitera d'associer le cyanure de zinc aux acides et aux sels acides.

En cas d'intoxication, on suivra la règle de conduite prescrite dans l'article précédent.

USAGES THÉRAPEUTIQUES, MODES D'ADMINISTRATION ET DOSES.

Pour l'usage interne on prescrit le cyanure de zinc en granules dosimétriques au milligramme de substance active, ou encore en pilules solubles.

On oppose principalement ce remède comme calmant, aux phénomènes morbides résultant de la sensibilité exagérée du système cérébro-spinal et de la surexcitation de l'action cardiaque.

Ainsi peut-il servir à apaiser les douleurs intenses, à calmer la sensibilité exaltée, et à prévenir les spasmes réflexes :

1° Dans la laryngite et dans les phlegmasies aiguës des voies aériennes, associé aux alcaloïdes défervescents : aconitine, vératrine, strychnine ;

2° Dans les affections spasmodiques et douloureuses des voies aériennes et des organes abdominaux, ainsi dans la toux convulsive, dans celle des phtisiques, dans la cardialgie, dans la colique et dans les vomissements;

3° Enfin, dans les maladies nerveuses chroniques, comme l'épilepsie, la chorée, l'hypochondrie, l'hystérie.

Dans les maladies organiques du cœur et des grands vaisseaux, il remplira l'indication de calmer l'action impétueuse de ces organes; enfin, comme moyen externe, dans les ulcérations et les indurations douloureuses, carcinomateuses et autres, dans les exanthèmes chroniques : prurigo, eczéma et psoriaris, il peut rendre des services en apaisant la douleur et les démangeaisons.

On fera bien, dans les cas aigus, laryngite, toux convulsive des enfants, de tâtonner la susceptibilité personnelle des jeunes sujets et de ne leur donner d'abord qu'un seul granule de deux heures en deux heures, et de rapprocher ou d'éloigner cette dose selon les symptômes qui se présentent.

Comme nous l'avons déjà observé, il faudra en même temps remplir les autres indications en prescrivant les défervescents, les antizymotiques (sulfure de calcium), quelquefois les adjuvants, narcotiques et béchiques (hyosciamine, apomorphine, codéine, etc.).

Rien n'empêche d'administrer aux adultes, dans les cas aigus, un ou deux granules de cyanure de zinc, de quart d'heure en quart d'heure. On les associera, dans la cardialgie, la colique, les vomissements, à la strychnine (arséniate), à l'hyosciamine, après avoir fait pratiquer préalablement le lavage intestinal au sulfate de magnésie.

Dans les affections cardiaques, nous aimons à combiner le cyanure à la digitaline et aux arséniates (de fer, de quinine, de strychnine). Ici on se tiendra aux petites doses assez distancées, soit d'un ou deux granules quatre ou cinq fois dans la journée.

On agira de même dans les maladies chroniques nerveuses, chorée, épilepsie, etc., qui réclament d'ailleurs le concours d'autres modificateurs médicamenteux, vératrine, cicutine, salicylates, arséniates, atropine, strychnine, bromures, selon les symptômes divers et la cause probable de chaque cas particulier.

Comme moyen externe, il y a de l'avantage à le prescrire en pommade :

> Pr. Cyanure de zinc . . . . 500 milligrammes.
> Vaseline blanche . . . . 50 grammes.

On se rappellera cependant que l'acide carbonique de l'air peut, par son contact, dissocier le cyanure. Or, la pommade agissant surtout par l'acide cyanhydrique perd en énergie, raison suffisante de ne la prescrire qu'en petites quantités.

Dans beaucoup de cas, les applications externes de cet agent pourront être remplacées, et avec avantage, par la cicutine et la cocaïne.

Cyanate (Hydro-ferro) de quinine.

Formule : $C^{20} H^{24} Az^2 O^2, (C N)^6 Fe^2 H^4 + 3 H^2 O.$

Dans les premiers temps de son emploi en thérapeutique, on obtenait ce sel de quinine de la manière suivante :

On chauffe un mélange de sulfate de quinine (10 parties) et de prussiate jaune de potasse (ferro-cyanure de potassium) (15 parties), avec de l'eau, 60 à 70 parties, au bain-marie. On dissout le résidu dans de l'alcool bouillant et on laisse cristalliser lentement. Il se forme ainsi les trois quarts du poids du sulfate de quinine employé en aiguilles jaune-verdâtre d'hydro-ferro-cyanate de quinine. (Bertazzi.) (1).

Le procédé que nous venons de décrire n'est plus usité; on prépare maintenant l'hydro-ferro-cyanate de quinine en précipitant une solution alcoolique de quinine pure par une solution alcoolique d'acide hydro-ferro-cyanique (préparée selon la méthode de Posselt).

Après dessiccation, le précipité se présente sous forme d'une poudre cristalline jaune-orange.

Ce sel, d'une amertume très intense, est facilement soluble dans l'alcool, soluble aussi dans une abondance d'eau. La dissolution

---

(1) Comparez *Handbuch der Pharm. Praxis,* 1876, von Dr H. Hager, I, S. 842. — Berzelius, *Leerboek der Scheikunde,* traduction hollandaise de G.-J. Mulder, 1839, IV, Blz. 448. — J.-P.-C. Van Trigt, *Woordenboek der zuivere en toegepaste Scheikunde,* 1859, III, Blz. 2443.

alcoolique est presque entièrement précipitée par l'eau. Il est décomposé par l'acide sulfurique.

L'eau chaude et l'alcool bouillant le dissocient en un sel amer blanc et soluble (hydrocyanate de quinine), et en un sel vert peu soluble (cyanure de fer avec des traces de quinine).

ACTION PHYSIOLOGIQUE ET THÉRAPEUTIQUE.

Bertazzi de Crémone (1) a été le premier à préconiser l'emploi de l'hydro-ferro-cyanate de quinine dans les fièvres intermittentes rebelles; il le substituait à l'hydrocyanate de quinine — qu'on avait employé d'abord en Italie — parce que ce dernier est très sujet à se décomposer.

Les docteurs Zaccarelli et Carioli, entre autres, ont réussi avec ce nouvel agent à couper des fièvres tierces et quartes, contre lesquelles le sulfate de quinine avait été inutilement employé.

Les doses usitées paraissent avoir été de 10 à 30 centigrammes.

Les manuels de matière médicale contemporains n'en font plus mention.

Le docteur Burggraeve, en créant la pharmacie dosimétrique, a fait ressusciter ce remède oublié et passé hors d'usage.

Sur l'exemple du maître, nous avons essayé cet agent sur nous-même, puis sur nos malades. Les doses légères, suffisantes pour couper les accès de fièvres intermittentes, ne produisent sur l'homme sain aucun effet appréciable; or, comme il est parfaitement inutile de dépasser ces doses dans les applications cliniques, nous nous en sommes tenu là.

Nous ne pouvons pas, conséquemment, offrir à nos lecteurs une symptomatologie de l'action physiologique et toxique de l'hydro-ferro-cyanate de quinine, mais, ce qui vaut mieux, nous sommes en état de démontrer que ce sel est un agent thérapeutique précieux, qui déploie son action médicamenteuse à dose beaucoup plus légère que le sulfate de quinine.

On peut considérer l'hydro-ferro-cyanate de quinine comme un composé (assez stable d'ailleurs) de l'hydrocyanate de quinine et du cyanure de fer, qui, dans cette combinaison, paraît pouvoir être résorbé.

(1) Comparez Bouchardat, *Annuaire de thérapeutique*, 1842, p. 246.

Elle possède des vertus antitypiques, antipyrétiques, sédatives et reconstituantes, qu'elle emprunte principalement à deux de ses composants : l'acide prussique et la quinine, peut-être encore en partie à l'élément fer.

Nous savons que le cyanure de fer, encore nommé bleu de Paris, bleu de Berlin, bleu de Prusse ou cyanure ferroso-ferrique, a été employé pendant quelque temps en médecine, mais n'est plus usité maintenant.

Préconisé par Hasse, Zollickoffer contre la fièvre intermittente, par Kirkhof contre l'épilepsie, par Bridges contre les névralgies faciales, par d'autres appliqué à l'extérieur dans les ulcérations sanieuses, recommandé de même comme antichlorotique et sédatif dans les cas d'anémie accompagnés d'irritabilité nerveuse exagérée, il n'a pas pu tenir sa place en thérapeutique. On l'a délaissé, parce que les faits n'ont pas justifié suffisamment ces applications (Gubler) (1), et aussi parce que, vu son insolubilité dans les sucs gastrique et intestinal, il n'est pas probable que son usage puisse être avantageux. (Von Schroff.) (2).

La première de ces raisons nous paraît meilleure que la seconde. L'expérience clinique décide en dernier ressort de la valeur d'un remède.

La question de la solubilité décide moins que l'on voudrait croire.

Nous concédons que plus un agent est soluble dans les liquides naturels de l'économie, plus tôt il sera absorbé, mais nous n'acceptons que comme relativement vraie la sentence : « *Corpora non agunt nisi soluta.* »

Procédons par un exemple que nous empruntons au professeur Stokvis (3).

On pensait jadis que les tannates d'alcaloïdes devaient être inactifs à cause de leur insolubilité dans les liquides de l'économie. L'expérience clinique démontrait cependant que le tannate de quinine exerçait, quoique tardivement, son effet thérapeutique, et plus tard on a trouvé que, sous l'influence de la température du corps et des liquides du tube intestinal au delà du pylore, le tannate devient soluble. Ce qui est démontré pour le

---

(1) *Commentaires*, p. 538.
(2) *Lehrbuch der Pharmakologie*, S. 178.
(3) *Ned. Tijdschr. van Geneesk.*, 1884, Blz. 716.

tannate ne l'est pas encore, il est vrai, pour d'autres substances que nous croyons pour le moment insolubles.

Ainsi le sulfure de mercure chimiquement pur paraît inerte; Orfila a vu que 15 grammes de cette substance appliqués sur une plaie ou introduits dans l'estomac d'un chien restaient sans effet.

Cependant on a prescrit dans le temps, et avec un bon succès, le cinabre dans les diathèses scrofuleuse et rachitique. Or, comme nous pouvons nous assurer dans la clinique que les doses très légères de mercure et de phosphore produisent des effets thérapeutiques très satisfaisants dans les cas de rachitisme, il nous semble fort probable qu'en administrant le cinabre absolument pur, c'est le mercure en quantités très minimes qui agit.

Nous ne connaissons pas encore suffisamment les conditions de milieu qui décident de l'absorption possible ou impossible d'un remède donné.

Ainsi le cinabre, qui n'étant pas soluble, doit être proserit comme inerte, selon M. Plugge (1) (professeur de chimie pharmaceutique), paraît ne pas être si inerte qu'on ne le pense, suivant M. Stokvis (professeur de clinique médicale).

Il ne nous semble pas trop déraisonnable de supposer que le cyanure de fer, insoluble et peu actif quand il est administré seul, pourrait se montrer dans sa combinaison avec l'hydro-cyanate de quinine, comme soluble et très actif.

Nous nous arrêtons à cette opinion, disposés à l'abandonner pour une autre qui serait meilleure.

En somme, la préparation de quinine qui nous occupe est composée d'une partie (hydro-cyanate de quinine) très active et très soluble, et possédant à double titre des qualités antifébriles, et d'une autre partie (cyanure de fer) qui doit son action et sa solubilité relative au seul fait qu'elle est administrée dans son état de combinaison.

Ce remède nous a réussi à merveille :

1° Comme antitypique dans les fièvres intermittentes et dans les névralgies typiques.

2° Comme défervescent, durant la période fébrile de différentes maladies.

(1) Comparez *Ned. Tijdschr. van Geneesk.*, 1884, Blz. 716.

3° Comme sédatif de la toux dans la coqueluche et dans la première moitié du cours de la phtisie pulmonaire.

4° Comme tonique et reconstituant du sang.

C'est surtout en sa première qualité, d'antifébrile et d'antitypique, que nous avons obtenu des résultats remarquables de l'hydro-ferro-cyanate de quinine.

Nous donnerons ici en résumé quelques observations cliniques qui nous sont propres, et qui viennent d'être insérées dans le *Répertoire de médecine dosimétrique* (1), pour faire ressortir la grande valeur thérapeutique de cet agent.

I. — *Fièvre intermittente tierce.*

N. v. S., maire d'un village voisin, âgé de 60 ans, se présente à nous le 1er avril. Il a eu deux accès de fièvre débutant à la même heure. L'accès prochain sera pour demain matin, à 8 heures probablement.

> Pr. Hydro-ferro-cyanate de quinine . . . 600 milligrammes
> Arséniate de strychnine   30   —
> Miel blanc . · 300   —
> Pour 60 pilules,

à prendre trois pilules cinq heures avant l'accès et à répéter cette dose d'heure en heure jusqu'au moment de l'accès.

Le 2 avril, la fièvre a débuté à 5 heures du matin déjà ; elle a été cependant moins grave que les fois précédentes.

Le 4 avril, le malade a pris soin de commencer la médication à minuit, et de continuer jusqu'à six heures du matin. Cette fois la fièvre ne s'est pas présentée.

Le 6 et le 8 avril, M. N. v. S. a répété le même manège et fut délivré pour de bon de sa fièvre.

II. — *Fièvre intermittente quotidienne.*

Mme D., âgée de 55 ans, santé débile, souffrant beaucoup de l'estomac, a eu déjà cinq accès consécutifs. Chaque jour la fièvre vient à midi et est précédée de frissons.

Prescription : comme la précédente. Elle prendra trois pilules

---

(1) Voir le numéro de décembre 1884.

d'heure en heure, depuis 8 heures du matin jusqu'à une heure de l'après-midi. N'a pas eu d'accès depuis.

III. — *Fièvre intermittente quotidienne.*

A. v. R., notre fils cadet, âgé de 13 mois, se porte bien pendant la journée. Depuis quelques jours la mère a observé qu'il devient malade le soir ; la nuit il est agité et vers le matin le petit est couvert de sueur. L'enfant, auparavant frais et rose, est pâle et commence à maigrir. Le 9 avril, vers 10 heures du soir, le petit malade présente une température de 39° Celsius. Le lendemain matin, à 8 heures, le thermomètre est descendu à 37.4 C. Comme il ne se présentait pas un seul symptôme qui eût pu nous induire à un autre diagnostic, nous acceptâmes celui de fièvre intermittente quotidienne, diagnostic pleinement confirmé d'ailleurs par la médication instituée :

> Pr. Brucine Chanteaud . . . . 10 granules
> Hydro-ferro-cyanate de quinine . . . . 20 —
> Eau sucrée . . . . 20 cuillerées à café.
> Dissolvez,

à donner une cuillerée de demi-heure en demi-heure, depuis 8 heures du matin.

Cette potion extemporanée, qui arrêtait la fièvre dès le premier jour, a été répétée trois jours de suite.

Huit jours après, le petit a reconquis ses belles couleurs.

IV. — *Fièvre intermittente tierce.*

D. R., fils de laboureur, âgé de 14 ans, se présente à ma consultation, le 28 mars dernier. Il a eu trois accès de fièvre, soit : le 23 mars à 1 heure de relevée ; le 25 mars à 10 heures 30 minutes du matin ; le 27 mars à 8 heures 30 minutes du matin. Les accès, quoique complets, ne sont pas de longue durée, en moyenne de huit à neuf heures. En outre, le garçon se plaint de maux de tête et de constipation.

Prescription : Une cuillerée à dessert de sulfate de magnésie dans un demi-verre d'eau, le matin à jeun.

Pilules d'hydro-ferro-cyanate de quinine suivant la prescription donnée sous I.

Comme nous attendons l'accès de fièvre prochain le 29 mars, vers 6 heures du matin, le malade commencera à 2 heures de la nuit à prendre trois de ces pilules; ce qu'il répétera d'heure en heure, jusqu'à 6 heures.

29 mars. La fièvre a retardé, elle s'est présentée à 9 heures du matin; les symptômes sont plus modérés et ont disparu vers 1 heure de l'après-midi.

31 mars. Même médication. Pas d'accès. La guérison s'est maintenue.

V. — *Fièvre intermittente double-quarte.*

G.-M. V., paysan, homme robuste, âgé de 21 ans, me consulte le 1ᵉʳ mars. Depuis trois mois il est atteint de fièvre. Les accès reviennent très régulièrement de trois jours deux. L'accès suivant le jour libre est moins fort que l'autre. La fièvre débute toujours le soir vers 6 heures par des horripilations et dure toute la nuit. L'appétit est excellent, pas de douleur dans l'hypocondre gauche, quoique la rate soit hypertrophiée. Comme le malade sent décliner ses forces, il me prie de bien vouloir lui donner mes soins.

1ʳᵉ prescription : Prendre les jours de fièvre, de 6 heures du matin jusqu'à 8 heures du soir, d'heure en heure, deux granules arséniate de quinine et deux arséniate de strychnine (soit quinze prises).

4 mars. Jour libre. Hier et avant-hier la fièvre a reparu comme de coutume. « Cependant, nous dit le malade, je me suis fort bien aperçu qu'il y a quelque chose dans ces petits grains; il me semble que j'ai plus de forces, puis le soir j'ai la face rouge et comme en feu. »

2ᵉ prescription :

Hydro-ferro-cyanate de quinine	300 milligrammes.
Arséniate de strychnine	20 —
Miel blanc	150 —

Pour faire trente pilules,

à prendre quinze pilules par jour, les jours de fièvre, soit une d'heure en heure.

7 mars. La fièvre résiste toujours.

3ᵉ prescription :

<pre>
Hydro-ferro-cyanate de quinine . . . . .   600 milligrammes.
Arséniate de strychnine   20   —
Miel 150   —
</pre>
Pour trente pilules.

10 mars. Jour libre. Avant-hier pas d'accès. Hier un accès avorté.

4ᵉ prescription : *Rep. pilulae ultimae.*

13 mars. Pas eu d'accès.

5ᵉ prescription : Mêmes pilules.

16 mars. La fièvre ne s'est plus montrée.

6ᵉ prescription : Mêmes pilules.

19 mars. Jour libre. Le 17 un accès ordinaire, le 18 un accès avorté.

7ᵉ prescription :

<pre>
Hydro-ferro-cyanate de quinine . . . . .   300 milligrammes.
Arséniate de quinine   30   —
Arséniate de strychnine   20   —
Miel blanc   150   —
</pre>
Pour trente pilules.

22 mars. Pas d'accès.

8ᵉ prescription : Comme la précédente.

25 mars. Pas eu de fièvre.

9ᵉ prescription :

<pre>
Hydro-ferro-cyanate de quinine . . . . .   300 milligrammes.
Arséniate de quinine   40   —
Arséniate de strychnine   40   —
Miel   200   —
</pre>
Pour quarante pilules,

à prendre dix pilules réparties dans la journée, les jours de fièvre.

31 mars. La fièvre paraît avoir lâché prise pour tout de bon cette fois. Comme le malade se sent complètement rétabli, nous lui permettons de finir la médication. Il a tout le temps continué son travail. La guérison — nous sommes maintenant à la fin de décembre — s'est maintenue.

VI. — *Fièvre intermittente double-quarte.*

B. de J., demoiselle chloro-anémique, âgée de 15 ans, est réglée depuis sa 13e année. La dernière période s'est présentée il y a six semaines. Depuis un mois elle est atteinte de fièvre intermittente. Après un jour exempt de fièvre, l'accès se présente le jour suivant à sept heures du soir pour ne finir que très avant dans la nuit ; le troisième jour la malade a un accès de sept à neuf heures du soir. Chaque accès est précédé de frissons et finit par des sueurs profuses.

Un traitement allopathique par les doses massives de quinine n'a pas eu l'effet désiré ; un autre recommandé par une voisine, notamment des tisanes de centaurée, de chardon bénit et de grande gentiane, n'eût pas un succès meilleur.

Prescription : A prendre cinq fois par jour, de trois heures en trois heures, un granule arséniate de fer, deux granules arséniate de quinine et deux granules arséniate de strychnine.

En outre, les jours de fièvre, on complètera la médication en faisant prendre depuis 10 heures du matin jusqu'à 8 heures du soir, d'heure en heure, cinq granules d'hydro-ferro-cyanate et un granule bisulfate de quinine.

Nous commençâmes ce traitement le 19 décembre à midi.

Voici le résumé des résultats obtenu :

18 décembre. Accès fort, débutant à 7 heures du soir.

19   —   Accès faible de 7 à 9 heures.

20   —   Jour libre.

21   —   Accès avorté ; durée de 9 heures le soir jusqu'à 1 heure de la nuit.

22 décembre. Pas d'accès.

La fièvre n'a pas fait sa réapparition depuis. L'appétit est revenu et avec lui les forces, les belles couleurs.

26 décembre. La période s'est instituée. A partir de cette date nous avons supprimé l'hydro-ferro-cyanate et le bisulfate de quinine.

30 décembre. Nous avons porté la dose des trois arséniates à un seul granule de chaque cinq fois par jour.

6 janvier. Toute médication est supprimée. La guérison s'est maintenue.

VII. — *Fièvre intermittente tierce.*

D. v. t'W., commerçant, homme âgé de 30 ans, nous fait quérir dans l'après-midi du 14 juin. Nous trouvons ce malade dans le troisième stade de fièvre intermittente. L'accès a commencé hier soir et ne désistera pas avant neuf heures environ. C'est une fièvre tierce et le malade en est à son quatrième accès. La lèvre supérieure présente l'exanthème fébrile (*hydroä*) et le patient se plaint d'un mal de tête violent.

L'année passée, au même temps à peu près, pris de fièvre intermittente tierce comme maintenant, il a été soigné et guéri par un autre médecin, mais comme il redoute une augmentation de sa céphalalgie et des tintements d'oreille que lui ont procurés les doses massives de quinine prescrites par notre confrère, le malade préfère essayer un traitement dosimétrique.

Prescription :

Caféine	250	milligrammes.
Hydro-ferro-cyanate de quinine	500	—
Arséniate de strychnine	25	—
Miel blanc	400	—

Pour cinquante pilules.

à prendre une pilule d'heure en heure et continuer toute la nuit.

15 juin, le matin à 9 heures. Apyrexie. Le mal de tête a cédé dès la quatrième pilule. Le malade a peu dormi, il est vrai, mais il se sent parfaitement bien et a déjà pris un bon déjeuner.

Médication : Continuer les mêmes pilules d'heure en heure jusqu'à 10 heures du soir.

16 juin. Excellente nuit. Pas de fièvre.

Médication : Prendre les pilules de deux heures en deux heures.

17 juin. La fièvre n'a pas reparu. Même prescription.

18 juin. Guérison, qui s'est maintenue.

VIII. — *Fièvre intermittente quotidienne.*

Mlle X., servante, 45 ans, se plaint de manque d'appétit, de faiblesse. Elle continue cependant à faire son service. C'est surtout l'après-midi que depuis une quinzaine elle se sent malade. Un pharmacien, qu'elle a consulté, lui a fait prendre du sulfate de quinine en bonnes grosses pilules *antédiluviennes,* mais comme celles-ci ne la guérissent pas, elle se soumet à nos ordonnances.

Comme le malaise commençait à se faire sentir chaque matin dès 10 heures et persistait jusqu'au soir, nous approuvâmes le diagnostic de l'apothicaire, tout en nous permettant d'instituer une médication différente.

Nous donnâmes la recette suivante que notre malade ferait préparer par le pharmacien son ami :

> Pr. Hydro-ferro-cyanate de quinine. . . . 600 milligrammes.
>
> Arséniate de strychnine . . . . 30 —
>
> Miel q. s. pour faire des pilules du poids de 15 milligrammes au nombre de soixante.

à prendre trois pilules d'heure en heure, depuis 5 heures jusqu'à 9 heures du matin.

Dès le lendemain le malaise disparut.

Mlle X., après avoir vidé en trois jours son flacon de petites pilules, avait vaincu sa fièvre et regagnait appétit et forces.

L'apothicaire croyait être mystifié et supposait qu'elle devait avoir pris autre chose encore que cette bagatelle de quinine et de strychnine. Il ne pût croire que là où ses *Krupp* avaient échoué, la mitraille *Burggraevienne* pourrait gagner la bataille.

IX. — *Fièvre intermittente pernicieuse.*

La petite fille J. Th. A., âgée de 10 ans, enfant d'un fossoyeur qui habite une petite maison située à l'entrée du cimetière, m'est présentée pour la première fois le 6 juin à 5 heures environ du soir. Le jour précédent au matin, elle a eu des horripilations et depuis la fièvre ne l'a plus quittée.

L'enfant se plaint de sourdes douleurs dans l'hypocondre gauche, douleurs augmentant par une pression de la main et aussitôt qu'elle veut se coucher sur le côté gauche. Le pouls est à 150, le thermomètre indique 40° c.; la respiration est très fréquente, peu profonde et irrégulière. La petite accuse aussi du mal au devant de la poitrine, mal s'accentuant dès qu'elle veut faire une inspiration plus profonde. Les organes du thorax ne présentent aucun indice d'altération quelconque; la rate est tuméfiée.

Les selles sont retardées. Urines rares, concentrées et d'une odeur désagréable. L'enfant n'a pas dormi la nuit, n'a fait que pleurnicher et refuse boire et manger.

La mère nous apprend que, dans l'espace des six dernières semaines, son enfant a eu trois attaques de cette fièvre. Chaque attaque durait trois jours et fut suivie de quelques jours afébriles. Cet accès est donc le quatrième. Pendant les jours de calme, la petite mange bien, joue et ne ressent aucun mal.

Diagnostic : Fièvre intermittente pernicieuse avec congestion pulmonaire.

Médication : Lavage intestinal au sulfate neutre de magnésie ; aconitine, vératrine Chanteaud, deux granules de chaque toutes les demi-heures jusqu'à sédation de la fièvre.

7 juin, au matin. Température 38°5, pouls 100. Rémission de tous les symptômes. Bonnes selles.

Médication : Répéter le lavage. Les granules : un de chaque d'heure en heure seulement.

Au soir. Température 39°5, pouls 110. Aggravation des symptômes. On reprendra les défervescents à raison de deux de chaque de demi-heure en demi-heure.

8 juin, au matin. Température 36°5, pouls 70. La mère nous raconte qu'elle n'a plus donné les granules depuis 2 heures de la nuit. A cette heure l'enfant était calme, avait la peau fraîche et ne demandait qu'à dormir.

Médication : Hydro-ferro-cyanate de quinine Chanteaud cinq granules de demi-heure en demi-heure. Arséniate de strychnine, un d'heure en heure, jusqu'à 10 heures du soir. Si la fièvre ne survient pas, on reprendra les granules de quinine et de strychnine, le lendemain à 8 heures, après avoir pratiqué le lavage intestinal.

Tout allait pour le mieux jusqu'au 16 juin.

16 juin, au matin 7 h. 30. Après une excellente nuit, la petite fut prise de frissons, et la fièvre se dessinait bientôt comme auparavant avec le même cortège de symptômes. Comme nous avions instruit la mère de reprendre immédiatement aconitine et vératrine, si la fièvre se montrait, celle-ci s'était déjà mise à l'œuvre. Aussi eût-elle la satisfaction de voir tomber pouls et chaleur dans la soirée du même jour.

Pendant toute la nuit suivante (du 16 au 17), elle donnait

l'hydro-ferro-cyanate de quinine, à raison de cinq granules de demi-heure en demi-heure, et l'arséniate de strychnine, un granule d'heure en heure.

17 juin, au matin. Apyrexie complète. L'enfant mange de bon appétit. Sa seule plainte est de la douleur dans l'hypocondre gauche.

Prescription :

Hydro-ferro-cyanate de quinine	250	milligrammes.
Arséniate de quinine	50	—
Arséniate de strychnine	25	—
Miel	150	—

Pour faire 50 pilules.

On donnera dix de ces pilules réparties dans la journée, une d'heure en heure. Tenir le ventre libre par le Sedlitz, bonne nourriture et le grand air.

Depuis la fièvre a cédé pour de bon, la rate est réduite à son volume normal et la santé de la petite ne laisse plus rien à désirer.

Après quinze jours nous avons pus réduire le nombre de pilules à cinq par jour, pour les supprimer tout à fait six semaines après le dernier accès fébrile.

X. — *Fièvre intermittente quotidienne.*

Mlle J. A., âgée de 40 ans, est malade depuis avant-hier.

Hier matin elle se trouvait un peu mieux, mais la fièvre, dont elle souffrait le jour précédent, est revenue cette fois sans frissons dans l'après-dîner. Elle a passé une mauvaise nuit et se trouve encore pour le moment dans le stade de chaleur d'une fièvre intermittente. Léger eczéma fébrile aux lèvres. Constipation.

15 juin, midi. Médication : Sedlitz *modo ordinario.*

Pr. Aconitine cristallisée de Merck	5	milligrammes.
Vératrine pure	20	—
Arséniate de strychnine	10	—
Extrait de gentiane	}	Parties égales.
Miel blanc		
Glycérine.	1/2 goutte.	

Pour faire vingt pilules du poids de 15 milligrammes,

à donner une pilule d'heure en heure.

Le soir, à 6 heures. Température 38°5 C. Pouls 110. Continuer les pilules d'heure en heure la nuit.

16 juin, au matin. Défervescence. Supprimer les pilules apyrétiques. Répéter le Sedlitz qui hier a procuré une bonne selle. Enfin, prendre d'heure en heure, une pilule de :

Pr. Hydro-ferro-cyanate de quinine . . . . . 300 milligrammes.
    Arséniate de quinine 15   —
    Miel 150   —
        Pour 30 pilules.

La fièvre n'est pas revenue.

Pour assurer la guérison, nous avons fait prendre encore pendant quinze jours :

Arséniate de quinine
   —   de fer
   —   de strychnine.

Cinq granules de chaque par jour, à donner les trois ensemble, de trois heures en trois heures.

Si dans ces observations on voit dominer comme agent antifébrile l'hydro-ferro-cyanate de quinine, on s'aperçoit aussi que jamais nous ne l'avons administré seul. On pourrait donc mettre en doute sa valeur thérapeutique. Or, nous concédons immédiatement que les faibles doses de ce sel de quinine, données seules dans les mêmes cas, n'auraient probablement pas prévenu les accès de fièvre. C'est, en effet, l'association précieuse de la strychnine et de la brucine qui décuple la puissance de ce médicament. Hormis sa propriété d'inciter le système nerveux cérébro-spinal, la strychnine possède la faculté de faire contracter les fibres musculaires lisses de la rate, comme l'a si bien démontré M. Vulpian (1).

La combinaison de l'arsénic, de la strychnine, de la quinine, enfin, de l'acide hydro-ferro-cyanique, est donc des plus heureuses dans les fièvres paludéennes, intermittentes et autres, et nous ne saurions assez admirer la sagesse du professeur Burggraeve, et son esprit éminemment pratique, qui a su par sa dosimétrie, nous tracer des règles qui nous permettent de guérir les cas de fièvres les plus opiniâtres, avec des petites doses de ces différents agents

____

(1) *Leçons sur l'act. physiol. des substances toxiques*, 1882, p. 541.

associés, là ou les doses massives de quinine et d'arsenic ne conduisent pas au but.

Dans les névralgies, ce sel a rendu des services signalés.

Ici on le donne pendant le paroxysme associé (suivant les symptômes) à l'aconitine, la strychnine (arséniate), l'hyosciamine, la morphine, la caféine, mais, surtout dans la période d'accalmie, combiné à la strychnine pour prévenir un nouvel accès.

Dans la rémission des fièvres continues, associé à la strychnine seule ou à celle-ci et à l'aconitine et la vératrine, l'hydro-ferro-cyanate de quinine se trouve indiqué.

Nous avons vu quelquefois amender la toux rebelle des phthisiques par l'emploi de ce sel de quinine, alors que nous avions prescrit l'hydro-ferro-cyanate pour prévenir le redoublement de fièvre.

Dans les premières périodes de cette maladie ce médicament répond à trois indications à la fois, possédant des propriétés toniques et reconstituantes, antifébriles et calmantes de la toux.

Ce sont encore ces deux qualités que nous avons nommées en dernier lieu qui le rendent utile dans la coqueluche.

MODES D'ADMINISTRATION ET DOSES.

L'hydro-ferro-cyanate de quinine peut se donner en granules, en pilules solubles, enfin en solution. Les granules Chanteaud sont dosés au milligramme. Pour la thérapie infantile ce dosage est excellent; pour l'emploi de ce remède dans les maladies des adultes, nous aimerions voir porter le dosage du granule au demi-centigramme et au centigramme.

Jamais nous avons dû aller au-delà de 150 à 300 milligrammes dans la journée pour les adultes, dans les fièvres intermittentes. Si la fièvre ne cède pas alors, il vaut mieux de s'en tenir là et associer à ce médicament les arséniates de quinine, de fer, de soude et, ce qui va sans dire, de strychnine.

Quoique d'une amertume très prononcée, il nous a toujours réussi à faire prendre ce sel aux plus petits bambins. On n'a qu'à broyer les granules dans une quantité suffisante d'eau sucrée ou bien dans une solution aqueuse de jus de réglisse, comme le recommande le docteur Droixhe, le savant pédiâtre belge.

———

Cyclamine.

Formule : $C^{20}\ H^{34}\ O^{10}$. (Buchheim.)

La cyclamine forme avec la smilacine, la digitonine, la sénégine et la saponine lé groupe pharmacologique de la saponine.

Elle représente le principe le plus actif du *Cyclamen Europeum* qui en contient encore un autre moins énergique (von Schroff). Le glycoside de la *Primula Veris*, la primuline, paraît être absolument identique à la cyclamine.

Rangées selon leur énergie d'action, la cyclamine vient en première ligne, puis la saponine, la sénégine, la digitonine, enfin la smilacine, qui constitue le plus faible de ces agents.

Le *Cyclamen* d'Europe ou *pain-de-pourceau* a été employé en médecine comme purgatif. On s'en sert encore quelquefois en cataplasme, pour stimuler et résoudre des engorgements froids, indolents. Sa richesse très variable en principes actifs lui a valu le nom d'un remède incertain et dangereux et l'a fait abandonner.

On employait principalement sa racine (tubercule aplati).

A l'état frais, celle-ci est inodore, amère, âcre et brûlante (Gubler). Le tubercule même, longtemps conservé, ne perd absoment rien de son action énergique et détermine, quand il est porté en contact avec la muqueuse stomacale, des symptômes inflammatoires (von Schroff). Privée par la dessiccation ou la torréfaction de ses principes volatiles, la racine devient comestible.

Lorsqu'elle est douée de toute son énergie, elle agit comme un drastique puissant, et même comme un poison âcre et irritant, capable de causer de la gastro-entérite, des selles sanguinolentes, des sueurs froides, des vertiges, des convulsions et la mort. (Gubler.)

La substance active, obtenue par Merck sous forme d'une poudre cristalline blanchâtre, a été découverte comme poudre amorphe par De Lucca, et étudiée d'abord par lui et Claude Ber-Bernard, puis par von Schroff.

La cyclamine est un glycoside qui ne contient pas d'azote ; elle est très soluble dans l'eau, se dissout à l'aide d'une légère élévation de température en grande proportion dans l'alcool et est insoluble dans l'éther.

Sa dissolution aqueuse produit, comme l'eau de savon, une mousse abondante par l'agitation.

Elle présente alors la propriété singulière de se coaguler comme l'albumine de l'œuf, à la température de 60 à 70° c. Par le refroidissement et après deux à trois jours de repos, la partie coagulée se redissout dans l'eau-mère, et peut alors se coaguler de nouveau par la chaleur.

Par l'action de l'acide sulfurique dilué, par celle de l'émulsine et de l'acide chlorhydrique, elle se décompose — quoique difficilement — en glycose et en un corps indifférent.

ACTION PHYSIOLOGIQUE ET TOXIQUE.

Appliquée sur la peau, une solution concentrée de cyclamine ne détermine pas de modification notable. Sur la peau dépourvue d'épiderme, dans le tissu sous-cutané, sur la muqueuse du rectum, sur celle des voies respiratoires, enfin, injecté dans le péritoine, ou introduit dans l'œil, cet agent a provoqué une vive inflammation (von Schroff). Des traces de cyclamine aspirées par le nez, produisent des éternuements répétés et une sécrétion muqueuse exagérée.

Pris par la bouche, on éprouve un goût âcre, amer et désagréable, suivi d'une sensation piquante continuelle à la gorge et d'hypersécrétion de salive. En même temps, la sécrétion muqueuse du pharynx, du larynx et des bronches se trouve activée.

Introduites dans l'estomac, les petites doses (10 à 20 milligrammes), quelquefois répétées, ne produisent pas de modification notable; cependant, si l'on continue trop longtemps ces doses, il se présente des symptômes dyspeptiques.

Les grandes doses (de 100 à 200 milligrammes), souvent répétées, déterminent des nausées, des vomissements; dans quelques cas, fort rares cependant, ces symptômes augmentaient en gravité jusqu'à présenter les signes de la gastro-entérite. Portée immédiatement dans l'intestin, la cyclamine détermine des coliques et le dévoiement.

L'absorption par la muqueuse stomacale paraît se faire assez lentement. Une fois entrée dans la circulation, la cyclamine peut détruire les corpuscules sanguins. On a du moins observé cette action délétère d'une solution *concentrée* de ce glycoside mis en présence du sang. (Buchheim.) (1).

Les expérimentations avec cet agent, conduites par le docteur von Schroff père (2), ont démontré que l'opinion de MM. de Lucca et Bernard — qui prétendaient que la cyclamine, introduite sous la peau, agit sur l'économie animale à peu près comme le curare, mais d'une manière moins énergique — est erronée; le pharmacologue de Vienne est d'avis que le glycoside du cyclamen n'agit pas sur le système nerveux cérébro-spinal. Le même observateur confirme cependant les résultats obtenus par de Lucca sur le poisson. Une solution aqueuse assez faible de ce glycoside, est mortelle pour les poissons placés dans cette eau et qui absorbent de cette manière le poison par les branchies.

C. von Schroff fils (3) a pu s'assurer de nouveau que le principe actif du pain-de-pourceau doit être rangé dans le groupe pharmacologique de la saponine, parce qu'il possède au plus haut degré l'action anesthésiante et paralysante locale propre à cet agent.

Nous avons essayé la cyclamine sur notre personne, sur deux autres personnes adultes et sur un enfant de 4 ans. Administrée en pilules solubles au centigramme, aux adultes; en granules au milligramme à l'enfant; nous avons observé un effet purgatif décidé chez l'adulte après douze à vingt doses de deux pilules chaque, données de demi-heure en demi-heure. L'enfant, constipé depuis deux jours, eut une selle copieuse et molle après dix prises de cinq granules chaque, administrées d'heure en heure.

Dans aucun de ces cas le dévoiement n'a été accompagné de signes dyspeptiques, ni de douleurs au ventre.

USAGES THÉRAPEUTIQUES, MODES D'ADMINISTRATION ET DOSES.

Nous ne croyons pas que — hormis les cas de rétention alvine qu'on pourrait traiter par cet agent — la cyclamine sera beaucoup usitée.

L'expérimentation clinique devra décider s'il lui revient une action spéciale sur la sécrétion de la muqueuse des voies aériennes.

---

(1) *Lehrbuch der Arzneimittellehre.* S. 523.
(2) *Zeitschrift d. G. d. W. A.*, 1859, n°s 21 et 22.
(3) *Mittheilungen aus dem Pharmakol. Instit. d. Wiener Universität*, in *Med. Jahrb.*, IV, 1872.

Si cela était, elle trouverait son indication dans les mêmes cas (sécheresse de la muqueuse, viscosité du mucus) qui demandent l'application de l'apomorphine et de l'émétine.

On se gardera bien de vouloir utiliser son action anesthésiante locale. L'anesthésie produite est peu énergique et suivie de symptômes toxiques éloignés. En même temps l'injection sous-cutanée provoque une inflammation locale assez grave.

Pour obtenir l'effet purgatif, il suffit d'administrer la cyclamine à raison de 10 à 20 milligrammes, de demi-heure en demi-heure, jusqu'à effet, chez l'adulte; si l'on veut provoquer la superpurgation, on devra élever ces doses à 5 centigrammes. Pour l'enfant, on se tiendra aux granules d'un milligramme, qu'on administrera à raison d'un à cinq à la fois, selon l'âge et la susceptibilité du sujet, à répéter aux mêmes distances que chez l'adulte.

D

Daturine.

D'après les travaux les plus récents de MM. Schmidt et Ladenburg (1), l'alcaloïde qu'on désigne ordinairement par ce nom n'existe réellement pas.

Le *Datura stramonium* renferme deux principes actifs, notamment l'atropine et l'hyosciamine. Suivant les auteurs précités, la daturine cristallisée pure ne serait en effet que de l'atropine, tandis que l'alcaloïde impur serait un composé d'atropine et d'hyosciamine.

Voir à ces articles.

Diastase.

Synonyme : Maltine.

Nous rangeons ce ferment avec la pepsine, la papaïne, l'acide

(1) Comparez L. Lewin, *Referate ueber Pharmakologie und Toxicologie, in Berl. Klin. Woch.*, 1884, S. 723.

chlorhydrique et la quassine dans l'ordre des eupeptiques, c'est-à-dire des agents qui favorisent la digestion.

La diastase se forme durant la germination de l'orge, de l'avoine, du blé, des pommes de terre. On l'extrait principalement du malt. Jusqu'ici on n'a cependant pas encore su la préparer à à l'état de pureté absolue.

Elle se présente ordinairement comme une matière azotée, blanche, pulvérulente et amorphe. Soluble dans l'eau et dans l'alcool dilué, elle est précipitée par l'alcool absolu.

Elle s'altère vite à l'air humide et perd ses propriétés; il en est de même si on la chauffe à 100° c.

La maltine mise en présence de l'amidon à une température de 65° à 70° c., fait subir à celui-ci la catalyse dextrinique. Une partie de diastase est suffisante pour transformer deux mille parties d'amidon en dextrine et en glycose. (Gorup-Bésanez.)

ACTION PHYSIOLOGIQUE.

Le rôle physiologique départi à la diastase peut se déduire facilement de sa propriété catalytique.

Ayant une action analogue à la ptyaline (la diastase animale ou salivaire de Mialhe et Payen) et à un des ferments (le diastatique) du suc pancréatique, il trouvera son emploi dans les apepsies ou les dyspepsie par défaut de ces ferments.

On ne doit pas cependant identifier la ptyaline et la diastase végétale.

Ces deux substances se distinguent, en effet, par différents caractères.

Ainsi la température qui correspond au maximum d'activité est de + 40° c. pour la ptyaline, de + 70° c. pour la diastase.

La première transforme l'amidon ou le glycogène en dextrine et en maltose. Sous l'influence de ce ferment, la maltose passe ensuite lentement à l'état de dextrose.

La seconde change l'amidon en dextrine et en glycose.

USAGES THÉRAPEUTIQUES, MODES D'ADMINISTRATION ET DOSES.

La quatrième page des journaux nous donne le choix parmi plusieurs préparations de malt, extraits et combinaisons diverses avec des remèdes divers, qui doivent sans nul doute leur valeur d'agents plastiques, d'une part : à des matières azotées, des substances hydrocarbonées, de phosphates terreux, etc., qu'elles renferment, et en outre à leur richesse en diastase.

On ne saurait mettre en doute que la diastase du malt ne possède la propriété de faciliter la digestion et de favoriser l'assimilation des amylacés.

En prescrivant cette substance aux enfants et aux personnes faites, ayant les digestions laborieuses et se nourrissant principalement d'amylacés, de féculents, on se rappellera que la diastase n'agit plus dans un milieu trop acide, et qu'elle ne déploie son action catalytique qu'à la température de 65° c. et un peu au delà; enfin qu'une quantité fort minime suffit à obtenir l'effet désiré. Voilà pourquoi nous conseillons d'administrer deux à cinq granules de diastase dosés au centigramme, au *début* des repas, et de donner les amylacés sous forme de soupes, de panades chaudes.

Digitaline.

Formule : $C^5 H^8 O^2$.

HISTORIQUE ET PROPRIÉTÉS CHIMIQUES.

L'espèce type du genre digitale, famille des scrofularinées, est la digitale pourprée, *Digitalis purpurea* L. On l'appelle encore gant-de-notre-dame, gantelet, doigt-de-la-vierge.

Elle doit son nom à la corolle gantelée de ses fleurs, d'un rose pourpre et tâchetées de blanc à l'intérieur.

Cette plante bisannuelle, qui atteint une longueur de 50 centimètres à 1 mètre et au delà, croît à l'état sauvage dans les lieux pierreux et sablonneux des montagnes de l'Europe occidentale. Dans nos jardins on la cultive comme plante d'agrément.

Le genre digitale présente encore d'autres espèces, ainsi la *D. lutea*, *D. grandiflora*, etc., mais la *D. purpurea* est la seule usitée.

Les feuilles seules sont employées en médecine; elles contiennent principalement les matières actives. Ayant quelque ana logie avec les feuilles de *Symphitum officinale* L. et d'*Inula conyza* D. C. avec celles du genre *Verbascum* et de *Teucrium Scorodonia* L., on peut cependant facilement reconnaître les feuilles du gantelet au goût désagréable et très amer qui les distingue.

Il est important de choisir les feuilles qui se sont développées sous l'influence des rayons solaires, de les cueillir lorsque la plante brille de tout son éclat, et de les sécher avec soin : on donnera la préférence à celles de l'année, parce qu'elles perdent de leur efficacité en vieillissant.

Suivant Rabuteau (1), la digitale a été décrite pour la première fois en 1535 par Leonardus Fuchsius, professeur à l'université de Tubingue, qui lui donna le nom botanique qu'elle porte aujourd'hui. En 1721, elle fut inscrite, suivant Murray, dans les pharmacopées de Londres et de Paris, alors qu'elle figurait déjà dans celle de Würtembourg.

Tombée depuis en oubli, elle reparut après que Withering (1775), seul d'abord, puis en collaboration avec Cullen (1785), en eût signalé les propriétés hydragogues et les effets si remarquables sur la circulation, qu'il donna à ce médicament le nom si propre, d'*opium du cœur.*

A dater de cette époque, l'étude de la digitale fut l'objet des recherches de divers médecins qui découvrirent bientôt, dans ce médicament, les principaux effets physiologiques que nous lui attribuons aujourd'hui. Ainsi, Kinglake (1804) reconnut à la digitale non-seulement la propriété de ralentir les mouvements du cœur, mais celle d'en augmenter la force et l'énergie.

Mac-Donald et Crawfort précisèrent mieux l'action de ce médicament sur le pouls. Au même moment, Vacca Berlinghieri considérait la digitale comme l'un des plus puissants diurétiques.

Enfin, dans le courant de ce siècle, l'étude de la digitale et de ses préparations a exercé la sagacité de divers médecins expérimentateurs et chimistes, parmi lesquels nous citerons : Hutchinson, Homolle et Quévenne, Nativelle, Mégévand, Vulpian, Traube, Wunderlich, von Schroff, Koppe, Schmiedeberg, Semmola, Cantani, Burggraeve et autres.

Dans notre article sur l'aconitine, nous avons suffisamment

____

(1) *Traité de Thérapeutique et de Pharmacologie*, p. 787.

insisté sur la grande différence en énergie d'action qui existe entre les préparations officinales, extraits, alcoolature, poudre de racine d'aconit, etc., pour que nous n'ayons pas besoin de frapper sur la même enclume à l'occasion de l'étude présente concernant la digitaline.

S'il y a des aconitines d'une énergie énorme, et d'autres presque inertes, on peut dire la même chose des préparations que le commerce nous offre sous le nom de digitaline.

Résumons en général les principes composants des feuilles de digitale, telle qu'on peut les obtenir par l'analyse chimique.

Ces analyses faites par Walz (1846-1852), Kosmann (1845-1846-1860), Homolle et Quévenne (1845-1861), Nativelle et Lefort (1872) et par Schmiedeberg (1874), pour ne pas parler de Wiggers, Görz, Morin, Marmé et autres, ont conduit à admettre que les feuilles sèches soumises à l'action de l'eau donnent 45 à 50 p. % de matières extractives. En opérant avec de l'alcool fort, on ne retient que 8 à 9 parties.

La digitale contient : des sulfates, des oxalates, des phosphates et des tartrates de potasse et de chaux, de l'inosite, des matières gommeuses et résineuses, du tannin, de l'albumine, de l'amylum, une substance colorante rouge, du chlorophylle, une huile essentielle, puis :

1. *Acide digitalique* (en aiguilles prismatiques blanches).
2. *Acide antirrhinique* (incolore et volatile).
3. *Acide digitaléique* (liqueur huileuse).
4. DIGITOXINE $C^{24} H^{32} O^7$ (aiguilles ou tables incolores nacrées).
5. DIGITALINE $C^5 H^8 O^2$ (petites masses incolores mamelonnées).
6. DIGITALÉINE (amorphe).
7. DIGITONINE $C^{31} H^{52} O^{47}$ (amorphe).

Les trois substances que nous avons nommées en dernier lieu sont des glycosides.

La digitonine peut être décomposée en glycose, en

8. *Digitorésine* et en
9. *Digitonéine*, qui, par fermentation, forment des cristaux de

10. *Digitogenine* et de
11. *Paradigitogénine*.

La digitaline et la digitaléine se décomposent pareillement en sucre et en

12. DIGITALIRÉSINE.

Enfin la digitoxine, qui n'est pas un glycoside, se transforme sous l'influence d'acides étendus en

13. Toxirésine.

Ces deux derniers principes se trouvent souvent déjà préformés dans la plante séchée; ils pourraient aussi se former par décomposition dans le tube intestinal. (Schmiedeberg.)

CARACTÈRES CHIMIQUES DES PRINCIPES ACTIFS DE LA DIGITALE.

Digitaline.

Formule : $C^5 H^8 O^2$.

1. Se présente en petites masses verruqueuses, mamelonnées, incolores.

2. Se dissout difficilement dans l'eau, assez facilement dans l'alcool et le chloroforme; la solution a un goût très amer.

3. En agitant une solution de digitaline, celle-ci ne produit pas de mousse.

4. En chauffant ce glycoside, il fond, devient brunâtre et est décomposé en développant des vapeurs blanches.

5. Se colore en jaune-vert par l'addition de l'acide chlorhydrique, en vert-brun par celle de l'acide sulfurique. Si l'on remue maintenant la solution avec une baguette en verre trempée dans de l'eau bromée, on voit bientôt apparaître une teinte pourpre.

6. L'acide sulfurique et l'acide cholique donnent avec la digitaline une solution rouge. (Fröhde.)

7. La solution de digitaline est précipitée par l'acide tannique; le précipité est un peu soluble dans l'eau bouillante. (Chapuis).

Digitaléine.

1. Est une poudre amorphe blanc-jaunâtre, facilement soluble dans l'eau, d'un goût très amer et âcre.

2. Si l'on agite la solution aqueuse, il se produit en abondance une mousse blanche, comme celle de l'eau de savon.

3. Coloration jaunâtre par l'acide chlorhydrique, teinte rouge par les acides sulfurique et cholique.

4. La teinte rouge obtenue par l'acide sulfurique se transforme en pourpre par l'addition de l'eau bromée.

5. L'acide tannique et l'acétate de plomb ammoniacal font précipiter la solution aqueuse.

Digitoxine.

Formule : $C^{24} H^{32} O^{7}$.

1. Substance cristalline, se présentant en aiguilles fines ou en tables incolores nacrées; insoluble dans l'eau, soluble dans le chloroforme et dans l'alcool.

2. Se colore en jaune-vert par l'acide chlorhydrique.

3. Mise en présence de l'acide sulfurique concentrée, coloration verte allant jusqu'au brun foncé. En lui additionnant l'eau bromée, la teinte n'est pas modifiée.

4. Les acides cholique et sulfurique ne produisent pas la coloration rouge.

5. Il ne se forme pas de précipité par l'acide tannique et par l'acétate de plomb ammoniacal.

Digitonine.

Formule : $C^{31} H^{52} O^{17}$.

1. Matière blanche et amorphe, se dissolvant facilement dans l'eau.

2. La dissolution aqueuse produit une mousse abondante par l'agitation.

3. Coloration rouge-grenat-violet par l'acide chlorhydrique concentré, rouge-brun par l'acide sulfurique concentré, ne se modifiant pas par l'addition de l'eau bromée; teinte rouge par l'acide sulfurique et l'acide cholique.

4. Il se produit un précipité par l'acide tannique et par l'acétate de plomb ammoniacal.

Digitalirésine et toxirésine.

Ce sont toutes deux des substances amorphes incolores résineuses neutres, solubles dans l'alcool, le chloroforme et l'éther, peu solubles dans la benzine et presque insolubles dans l'eau.

—

Suivant Dragendorff, les préparations de digitale usitées ordinairement en médecine sont d'une richesse très variable en principes actifs : la teinture acétique, l'extrait aqueux et l'infusion présentent surtout de la digitonine et de la digitaléine, tandis que les agents préparés avec de l'alcool rectifié, l'extrait alcoolique, la teinture de digitale sont riches en digitoxine, en digitaline et en digitaléine.

Étudions maintenant quelques substances que nous offre le commerce comme représentant le principe actif de la digitale, les digitalines :

1. *Digitaline cristallisée de Nativelle.*

Cette préparation se compose, selon Nativelle, d'un mélange de deux substances incolores et cristallines. L'une d'elles, la digitaline cristallisée pure, y entre pour un tiers ; l'autre, la digitine, matière cristallisée inerte, pour deux tiers.

Wiggers a proposé de baptiser la première, digitaline active, la seconde, digitaline passive (1).

La digitaline cristallisée pure de Nativelle, ne l'est pas dans le vrai sens du mot, puisque Schmiedeberg a démontré que celle-ci encore est un mélange de digitaline pure, de digitoxine et de toxirésine.

2. *Digitaline amorphe de Nativelle.*

Une poudre jaunâtre qui n'est autre que la digitaléine. Cette substance, que quelques auteurs ont nommée digitaline amorphe, ne doit pas être confondue avec une autre matière soluble — elle aussi — dans l'eau, trouvée par Nativelle dans la digitale, et qu'il désignait par ce nom (2).

3. *Digitaline amorphe d'Homolle et Quévenne.*

Matière neutre, blanchâtre et amorphe, d'apparence résineuse, d'un arome spécial, d'une amertume excessive, qui ne se développe que lentement à raison de la faible solubilité de la substance dans l'eau. L'eau froide n'en prend qu'une quantité insignifiante,

---

(1) Comparez Coster et Opwyrda, *Handleiding bij het gebruik der Pharmacopaea Neerlandica*, 1879, II, 532.

(2) Comparez Nativelle, *Recherches sur la digitale*, 1873, p. 23. Cit. par Coster et Op wyrda.

l'eau bouillante n'en dissout qu'un millième de son poids. Insoluble ou peu soluble dans l'éther, elle se dissout en toutes proportions dans l'alcool et le chloroforme.

Elle se dissout dans les acides à la manière des bases végétales (Gubler) (1). Cette substance est composée principalement par la digitaline $C^5 H^8 O^2$. (Falck.) (2).

4. *Digitaline allemande de H. Finzelberg.*

Est un mélange de digitaléine et de digitaline. Elle n'est soluble qu'en partie dans l'eau, pour une autre partie dans le chloroforme. (Hager.) (3).

5. *Digitaline allemande pure.*

Est composée principalement de digitaléine. Poudre jaunâtre d'un goût très amer, d'une odeur spéciale rappelant la digitale. Facilement soluble dans l'eau. (Hager.)

6. *Digitaline Chanteaud.*

Ressemble, dans ses caractères chimiques et dans son action physiologique et thérapeutique, tellement à la précédente (de la maison E. Merck de Darmstadt), que nous n'hésiterions pas à supposer une même origine pour les deux produits.

———

Les travaux classiques du docteur Schmiedeberg (4) ont démontré que les digitalines du commerce sont toutes des mélanges des différents principes que renferme la digitale, notamment de ·

1. La digitine. }
2. La digitonine.
3. La digitaline. } Glycosides.
4. La digitaléine.
5. La digitoxine.
6. La toxirésine et de } Produits de décomposition.
7. La digitalirésine.

(1) *Commentaires sur le Codex*, p. 697.
(2) *Lehrbuch der Pract. Toxicologie*, S. 308.
(3) *Handbuch der Pharm. Praxis*, 1883. — *Ergänzungsband*, S 400.
(4) *Archif. für Exp. Pathol. und Pharmakologie*, Bd III et XVI, 1874-1882

Abstraction faite de la digitine, qui est une matière inerte, restent les six autres qu'on doit répartir en trois groupes d'agents possédant une action pharmacologique différente.

Groupe A. 1. Digitoxine.
          2. Digitaline.   Action de la digitaline pure.
          3. Digitaléine.

Groupe B. 4. Toxirésine.
          5. Digitalirésine.   Action de la picrotoxine.

Groupe C. 6. Digitonine,   Action de la saponine.

La digitoxine entre pour la plus grande part dans la composition de la digitaline cristallisée de Nativelle.

La préparation de cette digitaline a valu à son auteur le prix Orfila en 1872.

Nous avons déjà relevé que plus tard M. Nativelle a amélioré son produit en le débarrassant de la digitaline inactive (digitine).

La digitaline cristallisée Nativelle ne diffère pas ou peu — en énergie d'action — de la digitoxine chimiquement pure et est, comme cette dernière, insoluble dans l'eau.

La digitaline pure, difficilement soluble dans l'eau, domine dans la « digitaline chloroformique d'Homolle et Quévenne ».

La digitaléine et la digitonine, toutes deux parfaitement solubles dans l'eau, sont les principes actifs qui prédominent dans la digitaline allemande pure, partant dans les granules de digitaline Chanteaud.

M. Schmiedeberg est d'avis que la digitoxine, la digitaline et la digitaléine, chimiquement pures, présentent absolument une action analogue; il n'y a entre ces principes que des différences en énergie d'action et en solubilité.

La digitaline et la digitaléine sont d'une force d'action sensiblement égales ; la digitoxine les surpasse de six à dix fois en énergie.

En tenant compte de ces propriétés, il est évident que le choix entre les différentes préparations du commerce n'est pas si difficile. La digitaline allemande pure, parfaitement et facilement soluble dans l'eau et dans les humeurs de l'économie, présente les principaux avantages désirés pour l'administration dosimétrique. La pureté absolue fait défaut, ce qui est dommage, mais ce qui n'implique pas sa proscription, vu que les quantités usitées de ce remède, et administrées dosimétriquement, sont trop petites pour que la digitonine qui entre dans sa composition puisse exercer son action physiologique, voire toxique.

ACTION PHYSIOLOGIQUE.

Avant d'aborder l'action physiologique de la digitaline, nous décrirons sommairement celle de la digitonine et des agents de décomposition : toxirésine et digitalirésine qui, ayant une action différente de la première et de ses congénères la digitoxine et la digitaléine, pourraient, par leur présence dans la préparation qu'on emploie, avoir la prépondérance sur celles-ci et provoquer des symptômes tout à fait différents de ceux qu'on s'attendait avec raison à voir se produire.

Digitonine.

Comme nous avons déjà eu l'occasion de le faire observer dans un article précédent, la digitonine présente tant de ressemblance dans sa manière d'agir sur l'organisme avec la saponine, qu'elle a été rangée par Buchheim dans le groupe pharmacologique qui porte ce nom.

Nous n'avons pas trouvé dans la littérature de relations d'expériences faites avec la digitonine sur des animaux ou sur l'homme. N'ayant pas ce produit à notre disposition, il nous a été impossible de l'expérimenter sur notre personne. Nous devons nous borner conséquemment à esquisser l'action de la saponine sur l'homme sain et sur les animaux.

Disons tout de suite qu'il y a une différence considérable dans les effets d'une même dose, suivant que celle-ci est prise par la bouche ou bien qu'elle est introduite dans le tissu sous-cutané.

Peu offensive dans le premier cas, elle donne lieu à des signes d'intoxication très intenses dans le second.

Ainsi M. Keppler, après avoir pratiqué une injection sous-cutanée de 100 milligrammes de saponine sur lui-même, a vu se produire de l'œdème et une inflammation érésypélateuse au lieu même de la piqûre. Bientôt après, il était en proie à une céphalalgie grave du côté gauche, à des douleurs intenses dans l'œil et dans les extrémités, symptômes accompagnés de dépression corporelle et psychique. La température baissait notablement et ce ne fut qu'après cinq jours d'indisposition très sérieuse que l'expérimentateur échappa à une mort imminente.

Mise en contact avec la langue, la saponine a un goût d'abord douceâtre, puis amer et âcre. Aspirée par le nez, elle produit l'éternuement.

Prise par la bouche, une dose de 100 à 200 milligrammes, produit la tendance continuelle à tousser et la sécrétion muqueuse exagérée du larynx et des bronches pendant plusieurs heures.

Ces doses n'étaient jamais suivies de symptômes toxiques et n'augmentaient pas les sécrétions cutanée et rénale. (von Schroff.)

Appliquée en substance sur des plaies et sur les muqueuses, la saponine provoque des douleurs assez vives et l'exsudation plastique.(Hüsemann.) (1).

Pelikan et H. Köhler ont démontré par leurs expérimentations sur les animaux, que l'injection sous-cutanée d'une solution de saponine à 5 p. °/₀ provoque chez la grenouille la paralysie des nerfs moteurs et sensitifs dans les environs de la piqûre, se propageant de là vers la moelle.

Portée immédiatement sur la moelle, la saponine détermine, après des symptômes tétaniques préalables, la paralysie centrale, qui se communique ensuite à la partie périphérique des nerfs. L'action de cet agent se porte simultanément sur tout le système musculaire, tant sur les muscles striés volontaires que sur ceux du cœur et sur les muscles lisses du tube gastro-intestinal. Entrée dans la circulation, la saponine a une triple action sur le cœur : 1° en annihilant l'excitabilité du tissu musculaire ; 2° en paralysant les fibres périphériques du nerf pneumo-gastrique et les centres d'arrêt, tout comme 3° les fibres nerveuses accélératrices du sympathique.

Grâce à cette action multiple, les battements du cœur perdent en énergie et le centre de la circulation finit par s'arrêter, paralysé en diastole.

Chez les animaux à sang chaud, ces phénomènes sont immédiatement suivis ou accompagnés d'une diminution de la pression vasculaire, du calorique animal et de la respiration.

L'administration de la digitaline peut prévenir dans l'empoisonnement par la saponine la fin léthale ; cet agent rend l'énergie

---

(1) *Arzneimittellehre*, S. 836, II.

et l'excitabilité au muscle du cœur, augmente le nombre des pulsations et la pression intra-vasculaire. (Hüsemann.)

Selon Buchheim, la digitonine est d'une énergie d'action inférieure à celle de la cyclamine et de la saponine.

Toxirésine et digitalirésine.

Perrier (1) s'est occupé de faire des expérimentations avec ces deux principes, pour étudier leur action physiologique.

Il a trouvé qu'ils possèdent des propriétés toxiques identiques ; la digitalirésine serait cependant moins énergique que la toxirésine. Ils excitent, comme la picrotoxine, certains centres nerveux dans la moelle allongée, l'origine des nerfs vaso-moteurs et les fibres d'arrêt du pneumo-gastrique.

On voit se produire après leur emploi, un ralentisement de la fréquence du pouls et une augmentation de la pression intra-vasculaire consécutive à la vaso-constriction.

Des doses plus élevées provoquent des spasmes cloniques et toniques. Schmiedeberg (2), expérimentant sur le lapin, n'a pu constater aucun changement dans la pression artérielle ni dans la fréquence du pouls jusqu'au début du stade convulsif, chez un animal auquel il avait administré la digitalirésine par voie sous-cutanée.

L'excitabilité réflexe, d'abord augmentée, diminue bientôt pour augmenter de nouveau durant le stade spasmodique. Après celui-ci, l'excitabilité est complètement abolie. Les muscles striés perdent leur excitabilité.

Le mouvement respiratoire s'accélère, le pouls perd en fréquence comme en énergie, et finalement le cœur s'arrête par paralysie musculaire.

Les animaux meurent asphyxiés et paralysés. (Nothnagel et Rossbach.) (3).

Il me semble peu probable, dit M. Schmiedeberg (4), que la digitonine entre pour une part dans l'action de la digitale, attendu que les petites quantités, dont il s'agirait dans le cas, ne peuvent pas en définitive déterminer des effets appréciables.

(1) *Archif. für Exp. Pathol. und Pharmakologie*, Bd IV.
(2) *Archif. für Exp. Pathol. und Pharmakologie*, Bd XVI, S. 176 et 183.
(3) *Arzneimittellehre*, S. 806.
(4) Loc. cit.

Il n'en est pas de même avec la digitalirésine et la toxirésine. Ces agents, en excitant le pneumo-gastrique et les centres vaso-moteurs, peuvent occasionner le ralentissement du pouls et l'élévation de la pression artérielle.

Cependant on ne saurait attribuer à ces produits seuls l'effet de la digitale, parce que la picrotoxine, qui possède une action tout à fait analogue, ne produit pas cet effet.

Digitaline, digitaléine et digitoxine.

L'action de ces agents sur la grenouille a été étudiée à fond par MM. Vulpian (1), Dybkowski et Pelikan (2), Böhm (3), Schmiedeberg, Koppe et Williams (4).

Les symptômes toxiques observés sur le cœur de la grenouille peuvent se classer dans les quatre stades suivants :

1. Augmentation en volume de la pulsation et en durée de la phase diastolique; l'énergie d'action du cœur n'a pas subi de modification.

2. Mouvements cardiaques irréguliers, péristaltiques, occasionnés par le fait que le poison n'agit pas en même temps et d'une manière égale sur toutes les parties du ventricule à la fois.

3. Arrêt en systole du ventricule, suivi bientôt d'un arrêt en systole de l'oreillette.

On peut dans le 3me stade rappeler la contraction régulière et énergique du cœur en le dilatant mécaniquement. Cependant l'organe s'arrête de nouveau en systole, aussitôt qu'on cesse de dilater.

4. Paralysie définitive en systole.

Si on dilate dans ces conditions le cœur forcément, il retourne en systole, mais ne produit plus de pulsations.

Cet arrêt en systole est causé évidemment par une modification de l'élasticité du muscle. Sous les conditions normales, l'élasticité musculaire seule suffit à faire retourner le cœur — à la fin d'une pulsation active — de l'état de systole en celui de diastole.

La digitaline a donc la propriété de prolonger indéfiniment la

---

(1) *Gazette méd. de Paris*, 1855.
(2) *Zeitschr. f. wissensch. Zoologie*, 1862.
(3) *Pflügers Archif.*, 1872.
(4) *Archif. für Exp. Pathol. und Pharmakologie*, 1874, 1875, 1881.

condition de systole, condition qui ne peut être transformée en diastole qu'en lui opposant la force mécanique. (Schmiedeberg.)

La digitaline n'agit pas directement sur la respiration de la grenouille.

Elle se comporte d'une manière différente chez l'animal à sang chaud et chez l'homme; ici une dose mortelle produit la paralysie du cœur et son arrêt en diastole, tandis que chez la grenouille cet organe s'arrête finalement en systole.

On peut distinguer, selon Traube, Ackermann et Böhm, dans l'action de la digitaline sur le cœur et la circulation chez les premiers, les stades suivants :

1. Dans le plus grand nombre d'observations, diminution notable de la fréquence des pulsations, accompagnée d'une élévation de la pression artérielle.

2. Accélération notable du pouls, diminution lente et progressive, interrompue de temps en temps par des élévations de courte durée, de la pression sanguine.

3. Action cardiaque très irrégulière, fréquence variable du pouls, diminution continuelle de la pression artérielle.

4. Paralysie subite du cœur et arrêt de l'organe en diastole.

Les petites doses de digitaline n'agissent pas d'une manière notable sur le système nerveux central de l'homme sain. Elles exercent au contraire une sédation manifeste sur le système nerveux et ramènent le calme et le sommeil là où il n'y avait auparavant qu'agitation et insomnie. (Rabuteau.)

Les doses toxiques ou bien les petites doses trop longtemps répétées provoquent : le vertige, la céphalalgie, l'obscurcissement de la vue, la dilatation pupillaire, le tintement d'oreilles, des hallucinations, la faiblesse musculaire, l'obtusion des sens et l'insensibilité générale, quelquefois des convulsions. Tout ce cortège de symtômes est causé par les troubles circulatoires et par l'augmentation de l'anhydride carbonique dans le sang.

Les effets de la digitaline sur les muscles ont été étudiés par Vulpian, Gourvat et Koppe. Il résulte de leurs observations que cet agent n'affaiblit guère, à faibles doses, la contractilité des muscles volontaires; qu'à fortes doses, il les éteint rapidement. A faible dose, il excite la contractilité des fibres lisses, et la diminue ou l'abolit à haute dose. (Rabuteau.)

Ackermann a démontré que le thermomètre appliqué très avant

dans l'anus notait pendant le premier stade de l'action physiologique de la digitale une diminution du calorique, tandis qu'en mesurant la température à la périphérie, on trouvait au même moment une augmentation. Il explique cet état de choses ainsi : l'élévation de la pression artérielle favorise et accélère la circulation dans le tégument cutané ; l'individu perd de cette façon par rayonnement plus vite et un plus grand *tantum* de chaleur, et conséquemment la température de l'intérieur du corps descend.

La diminution de la température dans les stades suivants et dans les maladies fébriles pourrait s'expliquer en prêtant à la digitaline le pouvoir d'enlever les causes de l'hyperthermie anormale, ou bien de diminuer indirectement les échanges moléculaires et la production du calorique en ralentissant la circulation. (von Boeck et Bauer.) (1).

Les petites doses de digitaline ne produisent pas chez l'animal ou l'homme sain d'effet notable sur le tube gastro-intestinal.

Les doses plus grandes peuvent déterminer un état nauséeux, de l'anorexie, le vomissement, du mal au ventre et la diarrhée. (Koppe.)

La digitaline n'est pas un diurétique absolu, c'est-à-dire qu'il se comporte différemment vis-à-vis l'émonctoire rénal que les autres diurétiques, tels que les alcalis, l'essence de térébenthine, etc.

Elle ne possède de valeur comme médicament éliminant rénal, que lorsque la suppression des urines dépend d'un vice du cœur.

Les expérimentations sur les animaux sains ont démontré, au contraire, que cet agent, tout en élevant la pression artérielle, peut déprimer et même supprimer complètement la sécrétion de l'urine.

Dans quelques expérimentations, la fonction sécrétoire se rétablissait dès que la pression vasculaire diminuait, dans d'autres elle ne commençait que du moment où la pression artérielle était devenue sous-normale.

On explique ce fait en admettant que les vaso-moteurs rénaux sont excités à un degré supérieur aux autres par la digitaline, et que conséquemment la circulation et la sécrétion de cette glande est arrêtée, nonobstant l'élévation de la pression artérielle dans tout le système.

---

(1) Comparez Schmiedeberg, *Archif. für Exp. Pathol. und. Pharmakologie*, B^d XVI, S. 180.

L'urine, après ces arrêts circulatoires, présentait toujours de l'albumine. Cette observation s'accorde parfaitement avec l'expérience de L. Hermann, qui a constaté que l'urine sécrétée, après qu'il eut entravé artificiellement la circulation du rein, contenait toujours de l'albumine.

Du reste, Heidenhain, et après lui Finkler, ont démontré qu'il y a encore d'autres moments en cause pour augmenter la sécrétion rénale que l'élévation de la pression artérielle seule. (Binz.) (1).

Dans un article précédent nous avons relevé que, dans certaines formes de néphrite, la pression exagérée peut être cause d'anurie, et qu'en faisant abaisser celle-ci à l'aide de la nitro-glycérine, M. Rossbach a vu quelquefois une augmentation des urines.

La diminution en fréquence des pulsations cardiaques, se présentant dans le premier stade de l'action de la digitaline, a été attribuée par Traube à l'excitation directe de la partie centrale et des terminaisons périphériques intra-cardiaques du nerf vague. En coupant le pneumo-gastrique à son origine, on observe que le principe actif de la digitale fait abaisser à un degré moindre la fréquence pulsatile, et si on paralyse maintenant ses fibres terminales par l'atropine, il n'y a pas de ralentissement du pouls du tout.

A. B. Meyer (2) propose une explication différente de ce phénomène. Selon lui, la diminution en fréquence est secondaire et causée par la pression intravasculaire exagérée.

Le sang, circulant dans la masse cérébrale — enclavée dans sa boîte cranienne ferme et résistante — entre et quitte le cerveau par des larges ouvertures, avec une célérité plus ou moins grande. La tension du cerveau se modifie conséquemment. Toute modification en tension, quelque petite qu'elle soit, est cause d'excitation et repercute secondairement sur différentes parties de l'organisme.

L'origine centrale du pneumo-gastrique répond à cette excitation en faisant diminuer le nombre des battements du cœur, et prévient de cette façon, en partie, la projection trop abondante des ondées sanguines vers le cerveau. On sait, du reste, que tout ce qui élève la pression intra-crânienne, diminue indirectement la fréquence du pouls.

Traube a opposé à cette opinion qu'en coupant, chez l'animal,

<hr>

(1) *Vorlesungen ueber Pharmakologie*, II, S. 284.

(2) *Untersuch. aus dem Physiol. Laborat. zu Zurich.*, 1869, S. 74 ; relaté par Binz.

la moelle à sa partie cervicale — opération qui a pour effet de diminuer la pression artérielle dans tout le système — la digitaline produisait néanmoins la diminution en fréquence du pouls; raison pour laquelle il insiste sur une excitation directe de cet agent sur la partie centrale du pneumo-gastrique.

Binz (1), à qui nous empruntons la relation précédente, pense que les deux observateurs sont l'un et l'autre dans le vrai, et que leurs opinions ne s'excluent pas mutuellement.

Les auteurs ne s'entendent pas non plus sur la question de savoir de quelle manière la digitaline sait augmenter la pression artérielle.

Binz est d'avis qu'il faut attribuer cet effet à l'action directe de l'agent sur le cœur, puisque ni l'atropine, ni la scission des nerfs d'arrêt cardiaques ne peuvent empêcher la digitaline d'augmenter cette pression.

Traube en accusait l'excitation du système nerveux cardiaque excito-moteur.

Cependant, comme on peut s'assurer — en excisant le cœur de la grenouille — que la digitaline agit exactement de la même manière sur celui-ci que sur le cœur de l'animal à sang chaud sous les conditions normales, on est induit à accepter une relation directe entre la substance musculaire cardiaque et le poison.

Bœhm (2) et Williams (3) attribuent l'élévation de la pression artérielle uniquement à l'action directe de la digitaline sur la fibre musculaire du cœur, et rejettent toute action indirecte ou directe des centres vaso-moteurs.

Ackermann (4) et dernièrement M. Kaufmann (5), au contraire, sont d'avis que la digitaline, en excitant les terminaisons périphériques et les centres des nerfs vaso-moteurs, font augmenter la pression intra-vasculaire.

Nous savons, dit Binz (6), que la pression sanguine dans le système artériel, *omnibus paribus*, dépend de trois facteurs. Ainsi qu'elle augmente :

1° Si les contractions du ventricule gagnent en énergie;

(1) *Vorlesungen*, II, S. 278.
(2) *Archif. f. d. Ges. Physiol.*, Bd V. 1872.
(3) *Archif. f. Exp. Pathol. und Pharmakologie*, Bd XIII.
(4) *Archif. f. Klin. Med.*, 1872, S. 125.
(5) Effets physiologiques de la digitaline amorphe, *Revue de Médecine*, 1884 ; relaté par Binz.
(6) *Vorlesungen*, II, S. 279.

2° Si elles gagnent en fréquence;

3° Si la tonicité vasculaire de tout le système présente plus de résistance.

Les expérimentateurs pourront difficilement s'accorder sur l'influence de ce troisième moment dans l'action de la digitaline chez l'animal. Il est en effet peu aisé de conclure s'il y a excitation vaso-motrice centrale ou périphérique, ou si non, vu que les expériences faites à ce sujet sur les animaux exigent des opérations tellement compliquées et multiples, qu'il devient à peu près impossible d'écarter les sources d'erreurs et de contrôler les résultats. (Binz).

Si la digitaline a des propriétés diurétiques indubitables chez les malades cardiaques, hydropiques, elle ne les doit pas à une action spéciale excitante sur le parenchyme glandulaire. On doit s'expliquer l'hypercrinie rénale dans ces cas de la manière suivante.

Le plus souvent il existe dans les maladies de cœur une transsudation séreuse du sang dans les tissus, causée par une hypérémie passive énorme du système vasculaire veineux.

La digitaline, administrée dans ces cas, tend à régler la distribution anormale du sang, à lever l'hypérémie, et permet conséquemment au liquide sanguin de résorber les exsudations séreuses. La pléthore aqueuse et l'augmentation de la pression artérielle générale, mais surtout celle des artères rénales, conduisent naturellement à l'hypersécrétion des reins. (Nothnagel et Rossbach.)

Gubler, dans ses *Commentaires sur le Codex,* dénie aussi à la digitaline toute influence directe sur le tissu glandulaire des reins, et émet l'avis qu'il faut attribuer sa propriété diurétique aux modifications circulatoires consécutives à son emploi.

En augmentant, dit cet auteur, la tonicité vasculaire, en faisant pâlir les tissus et en diminuant la calorification, le principe actif de la digitale favorise nécessairement la diurèse aux dépens de la sudation; car, chose remarquable, tandis que l'activité des glandes sudoripares est proportionnelle à la congestion périphérique et à l'exaltation de la température, celle des glandes uropoïétiques est en raison inverse de l'éréthisme vasculaire.

Pour que la peau secrète abondamment, il faut que ses capillaires, préalablement turgides, soient violemment distendus à chaque coup de piston du cœur.

Le flux urinaire exige deux conditions diamétralement opposées, savoir : l'absence de congestion sanguine dans le rein, l'expansibilité et la contractilité parfaites de son appareil vasculaire, ainsi que la circulation rapide du sang dans l'intérieur de la glande.

L'accroissement de la tension devient en pareil cas une circonstance accessoire. Au contraire, l'énergie communiquée aux contractions cardiaques a plus d'importance ; elle accélère davantage la marche du sang dans le parenchyme rénal et contribue puissamment au résultat définitif.

Est-il besoin d'ajouter après cela que l'action diurétique spéciale de la digitaline sera d'autant plus prononcée, que l'anurie se rattachera plus étroitement à l'état pathologique de la circulation, et que la pléthore aqueuse ou les réserves de sérosité libre, soit dans les cavités closes, soit dans le tissu cellulaire, seront plus abondantes ? Cette double influence ne saurait être mise en doute, et la dernière, reconnue par Vassal, Bayle et Strohl, se montrerait à l'occasion l'auxiliaire de tous les stimulants de la sécrétion rénale ; mais il ne s'ensuit pas qu'il faille (Giacomini, Hirtz, Germain) restreindre l'action diurétique de la digitaline aux seuls cas de lésions organiques du cœur, non plus qu'à ceux d'hydropisies partielles du tissu cellulaire ou d'anasarque générale. (Gubler.) (1).

ACTION LOCALE.

La digitaline et la digitaléine chimiquement pures ne provoquent pas, lorsqu'elles sont introduites dans le tissu cellulaire, des effets locaux.

La digitoxine, même très diluée, produit au contraire la douleur et une inflammation locale suivie de suppuration. (Nothnagel et Rossbach.)

Ceci explique les opinions différentes de Rabuteau, prétendant qu'appliquer sur le derme dénudé la digitaline ne produit rien ou presque rien, et de Gubler qui soutient l'opinion contraire.

Les effets éméto-cathartiques qui suivent l'introduction de la digitoxine dans l'estomac, sont également causés par l'action topique de cet agent.

(1) *Commentaires*, p. 706.

ACCUMULATION, ACCOUTUMANCE, ABSORPTION ET ÉLIMINATION.

Il n'y a pas, que nous sachions, un seul auteur qui ne considère la digitale et ses préparations comme types de remède à action accumulative.

Quelques-uns vont si loin qu'ils voudraient en débarrasser la matière médicale et les proscrire formellement comme ayant fait plus de mal que de bien aux malades.

Or, nous est avis que la digitaline a, dans des cas bien définis, une action curative si manifeste qu'il faut plus que le découragement de quelques cliniciens pour la désarçonner et pour la remplacer définitivement par la caféine qui, donnée à doses assez fortes, produit l'accalmie cardiaque et la diurèse, tout comme la première.

Maintenant, dans ces considérations sur la propriété accumulative de la digitale et de ses préparations, il faut admettre d'abord qu'il y a une large différence entre le végétal brut et ses principes actifs d'une part, et une diversité non moins grande entre ces différents principes.

Parlons d'abord de l'accumulation qui se produit par l'usage de la plante-mère, puis de celle causée par les digitalines du commerce, pour toucher en dernier lieu quelques mots de la préparation employée en dosimétrie, dont le pouvoir accumulatif est discutable.

Dans son *Cours de thérapeutique,* feu M. Gubler a bien fait ressortir qu'il faut distinguer deux formes d'accumulation; notamment l'accumulation des doses et l'accumulation d'action.

La première peut dépendre des conditions physico-chimiques du remède ingéré et des conditions pathologiques de l'organisme.

Ainsi la forme pharmaceutique, pilules, bols, poudre, le défaut de solubilité, d'une part, les mauvaises conditions du tissu absorbant de l'autre, déterminent l'accumulation des doses, l'emmagasinement dans les premières voies.

L'accumulation d'action dépendrait principalement de la lenteur avec laquelle se fait l'élimination, ce qui cause l'emmagasinement dans l'organe où se déploie l'activité de la substance médicamenteuse; elle est causée par la destruction de la substance et par la rapidité plus ou moins grande avec laquelle se fait la désassimilation, enfin par l'habitude en vertu de laquelle nous résistons de plus en plus à l'action des substances médicamenteuses, et qui n'est autre qu'une atténuation progressive de l'action des modificateurs avec lesquels nous sommes en contact.

Cette atténuation progressive peut être due, ou bien à ce que notre impressionnabilité diminue, ou bien à ce que nous réagissons avec une vigueur toujours plus grande. (Gubler.)

Il est du devoir du médecin de faire éviter à ses malades ces deux variétés d'accumulation.

S'il ne lui est pas toujours possible d'éviter celle d'*action,* il est certainement en état de ne pas échouer sur l'écueil de l'accumulation des *doses.*

Il va sans dire que la poudre de feuilles de digitale récente ou vieille — d'une richesse variable en principes actifs — administrée comme telle, ou bien en pilules plus ou moins solubles, ou encore usitée pour les préparations galéniques : teintures, extraits, solutions acétiques, ou enfin donnée au malade en infusion, doit être d'emblée proscrite, comme constituant une source intarissable d'incertitudes.

En effet, le médecin qui s'en sert ne sait absolument pas ce qu'il prescrit. S'il fait usage de la drogue, il peut donc toujours s'attendre aux deux formes d'accumulation.

On conçoit que la découverte du principe fit naître l'espérance qu'il serait désormais facile d'éviter les inconvénients inhérents à l'administration de la digitale.

Cette espérance fut cependant bientôt déçue, dès que l'analyse chimique fit connaître des principes divers, d'un mode et d'une énergie d'action fort différents. Il arrivait maintenant qu'un auteur, expérimentant avec une digitaline, obtenait des résultats décidés, lorsque tel autre, faisant usage d'une préparation différente, arrivait à des résultats dissemblables.

De là une confusion telle que la plupart des médecins, ne sachant à quoi s'en tenir, préféraient retourner à l'usage de la digitale et abandonnaient le principe actif.

Les travaux de Schmiedeberg, démontrant qu'en définitive la digitale contient trois principes, représentant l'action propre de la plante et ne se distinguant entre eux que par une différence en énergie d'action, savoir : la digitoxine, la digitaline et la digitaléine, ces travaux, disons-nous, ont montré le chemin qu'il faudra suivre pour obtenir des résultats cliniques et thérapeutiques corrects, grâce à l'emploi d'un agent simple et toujours le même.

Si l'analyse chimique permet d'isoler ces corps simples, et si, en effet, on a expérimenté avec eux, on n'a pas encore réussi à les produire en quantité suffisante et à un prix assez modéré pour permettre leur usage dans la pratique journalière.

Nous avons déjà démontré plus haut que la digitoxine domine dans la digitaline de Nativelle, la digitaline dans la préparation d'Homolle et Quévenne, la digitaléine dans la digitaline pure allemande.

Koppe (1) a expérimenté avec la digitoxine et a trouvé qu'une dose de 2 milligrammes, administrée en une fois à l'homme adulte, suffit à produire des symptômes toxiques très violents et persistant plusieurs jours. Mégévand (2) a observé chez lui-même, après avoir pris un cinquième ou un tiers de milligramme de la digitaline de Nativelle, une fois par jour, pendant six jours consécutifs, une diminution dans la fréquence du pouls dès le deuxième jour de l'expérimentation ; diminution s'accentuant davantage de jour en jour, et atteignant son minimum de pulsations le septième jour. Ce même jour l'expérimentateur éprouvait des nausées, qui furent suivies de vomissements et d'une céphalalgie assez intense et persistant jusqu'au lendemain.

Ce ne fut que le douzième jour de l'expérimentation, donc six jours après avoir cessé l'emploi de la digitaline, que le pouls est revenu de son minimum, 48, à sa fréquence normale, 67 à 70.

Eu égard à l'insolubilité de la digitoxine et de la préparation de Nativelle dans l'eau, aux symptômes alarmants produits par des doses très minimes, et à leurs propriétés accumulatives, on agira sagement en ne se servant pas de ces produits en thérapeutique.

Stadion (3) a fait des expériences sur sa personne avec la digitaline chimiquement pure, Homolle et Mégévand avec la préparation d'Homolle et Quévenne.

Ce dernier absorbait, pendant sept jours consécutifs, journellement une dose de 4 milligrammes de principe actif.

Le quatrième jour seulement il y eut ralentissement du pouls de cinq pulsations, le cinquième et le sixième jour il tombait à 55,

(1) *Archif. f. Exp. Pathol. und Pharmakologie*, 1875, B^d III, S. 274.
(2) *Action de la digitale et de la digitaline*, 1872.
(3) *Prager Vierteljahrschr. f. prakt. Heilkunde*, 1862, B^d 14, S. 97 ; relaté par Buchheim.

et ce ne fut que quatre jours après la suppression du médicament que les battements de l'artère étaient revenus à leur fréquence normale de 67.

Les symptômes toxiques, dus à l'accumulation de la digitaline à faible dose, observés par Homolle (1), sont principalement les nausées, la céphalalgie, le délire.

Ces effets disparaissaient après vingt-quatre heures.

La digitaline chimiquement pure et la préparation d'Homolle et Quévenne, sont peu solubles dans l'eau ; elles présentent, après des doses pas trop fortes et répétées pendant quelque jours, l'intoxication commençante. Quoique plus maniables que les substances précédentes, elles ne constituent pas des agents dont on puisse se servir en toute confiance en pratique.

La digitaléine chimiquement pure, a été essayée par Görz (2); cet observateur prenait pendant dix jours des pilules de digitaline, dosées au milligramme, débutant par une pilule le premier jour, et augmentant chaque jour suivant d'une pilule, jusqu'à concurrence de cinq.

Le pouls descendait de 54 à 46, devenait plus plein, plus fort, mais en même temps très *irritable* ; c'est-à-dire qu'après de légers exercices, il montait tout à coup à 128 dans la minute. M. Görz éprouvait une légère céphalée, de l'inappétence, une grande faiblesse et la sensation de pression dans la région épigastrique. (Binz.)

La digitaline allemande pure et la préparation granulée de Chanteaud, ont été étudiées par M. Burggraeve, d'abord sur sa personne, puis sur ses malades.

Après lui elle a été expérimentée dans la pratique d'un nombre respectable de médecins dosimètres.

Pour notre compte, nous avons pris pendant quinze jours consécutifs 8 milligrammes de l'une et de l'autre préparation séparément, et réparties en deux doses égales. Ces doses furent prises une le matin et l'autre le soir.

Durant tout le temps de l'expérimentation, nous n'avons pas observé des symptômes dyspeptiques ni un ralentissement du pouls.

Par contre, ces mêmes médicaments, administrés à un malade

(1). Comparez Hüsemann, *Arzneimittellehre*, II, 895.
(2) *Inaugural Dissertation.* Dorpat, 1873 ; cité par Schmiedeberg.

affecté de pneumonie chronique, et sous le coup d'une hémoptysie non accompagnée de fièvre, faisaient tomber le pouls de 96 à 62 pulsations et enrayaient le crachement de sang.

Dans le cas cité, nous administrâmes la digitaline allemande en solution aqueuse, à raison d'un milligramme de demi-heure en demi-heure.

Commencé le matin à 10 heures, le pouls marquait vers 6 heures du soir 80 pulsations; dès lors le malade continuait sa potion d'heure en heure seulement jusqu'à 11 heures.

Après avoir passé une bonne nuit, il reprit le lendemain sa médecine et présentait à ma visite du matin un pouls de 62 pulsations. Nous cessâmes l'administration du remède. Ce jour-là, le malade ne rendait que quelques rares crachats sanguinolents.

Le jour suivant, la toux ayant repris pendant la nuit, nouveau crachement de sang. Le matin le pouls était remonté à 100.

Administration de la digitaline Chanteaud, un granule de demi-heure en demi-heure.

Le soir rémission des symptômes, pouls à 92; le malade tousse moins. Il continuera les granules jusqu'au calme parfait.

Le lendemain, le patient me dit s'être endormi vers minuit. A 6 heures du matin il a repris ses granules. Le crachement de sang ne s'est plus répété, il tousse peu; la respiration est calme et le pouls à 62.

Dès lors nous avons fait continuer l'usage de la digitaline à plus grandes distances, et nous avons eu la satisfaction de sauver notre malade.

Hormis ce cas, nous avons souvent eu l'occasion de prescrire, dans notre clientèle, ces deux préparations et d'observer leurs effets, tant sur l'homme sain que sur les malades.

Quelquefois nous avons poussé jusqu'à soixante granules de digitaline par jour chez les derniers. Dans un cas d'ascite, nous obtenions une diurèse abondante et la guérison du malade, sans observer une diminution dans la fréquence du pouls. Dans un autre, de phtisie galopante, l'administration de 20 milligrammes de digitaline allemande pure par jour, associée à l'aconitine, la vératrine, la strychnine et la quinine, déterminait le quarantième jour de la céphalalgie gravative au-dessus des yeux, et de l'inappétence. La suppression de la digitaline, tout en continuant les autres alcaloïdes, en élevant même au double le dosage de la vératrine, eut pour effet que, dès le lendemain, la céphalée et les symptômes dyspeptiques battaient en retraite.

Notre expérience personnelle de l'action médicamenteuse de la digitaline allemande pure, et de la préparation Chanteaud, administrées en solution, en pilules solubles ou en granules, nous permet de conclure que ces agents, loin d'être aussi redoutables et d'un maniement aussi difficile que les autres préparations du commerce, constituent au contraire des médicaments qui méritent toute la confiance du praticien, du moment que celui-ci les administre selon les règles de la dosimétrie. (Voir plus loin : *Modes d'administration et doses.*)

Parfaitement solubles dans l'eau et données sous une forme (solution, granule, pilule soluble) convenable, on n'a pas à craindre leur accumulation de doses.

Administrées dosimétriquement, on n'a pas à redouter non plus l'accumulation d'action.

L'organisme s'accoutume aisément à la digitaline. Répétée chaque jour à faible dose, savoir de trois à quatre granules, même pendant des années, elle ne donne jamais lieu à des effet toxiques, mais elle produit, au contraire, son action fortifiante physiologique sur la fibre musculaire du cœur et conjure ainsi la dégénération graisseuse.

La digitaline est éliminée, du moins en partie, par les reins. Dragendorff (1) et Brandt ont constaté la présence consécutive de cet agent dans les urines de chats qui avaient servi à l'expérimentation.

Hüsemann (2) croit que son emploi présente du danger dans l'ascite consécutive à la néphrite chronique, parce que, dans ces cas, l'élimination de la digitaline par les reins est entravée, ce qui pousse à l'accumulation.

AGENTS SYNERGIQUES.

Le groupe pharmacologique de la digitaline est formé d'un grand nombre de substances d'une constitution chimique très différente.

Elles ne se ressemblent que par le seul fait que l'azote n'entre pas dans leur composition et qu'aucune d'elles n'est un acide.

(1) *Die Gerichtlich.-chem. Ermittlung der Gifte,* 1876.
(2) OEuvre citée, S. 899.

M. Schmiedeberg (1) les range dans l'ordre suivant :

I. *Glycosides cristallisables.*

1. *Digitaline.*
2. *Antiarine,* se trouve dans le suc laiteux de l'*Antiaris toxicaria.* (Lesch.)
3. *Helléboréine,* dans les racines de l'*Helléborus niger, viridis* et *fœtidus.*
4. *Evonymine,* se rencontre en très petite quantité dans le résinoïde du même nom, et qu'on obtient de l'*Evonymus atropurpureus.*
5. *Thévétine,* dans les semence de *Thevetia neréifolia* (Juss.) et peut-être dans celles de *Cerbera Odallam* (Ham). Famille des Apocynées.

II. *Glycosides non cristallisables, difficilement solubles dans l'eau.*

6. *Scillaïne,* dans le bulbe d'*Urginéa Scilla.* (Steinh.) Famille des Asphodelées.
7. *Adonidine,* de l'*Adonis vernalis* (L.).
8. *Oléandrine,* dans les feuilles de *Nérium Oléander* (L.). Famille des Apocynées.

III. *Glycosides amorphes, très solubles dans l'eau.*

9. *Digitaléine.*
10. *Néréine,* dans les feuilles de *Néréum Oléander* (L.).
11. *Apocynéine,* dans la racine d'*Apocynum cannabinum* (L.). Famille des Apocynées.
12. *Convallamarine,* dans la *Convallaria majalis* (L.).

IV. *Substances n'ayant pas les propriétés d'un glycoside, pour une partie cristallisables.*

13. *Digitoxine.*
14. *Strophantine,* principe actif qui se rencontre dans le poison

(1) *Archif. f. Exp. Pathol. und Pharmakologie,* B^d XVI, S. 162 et suiv.

des flèches, *Kombi, Mangagna, Inée* ou *Onage,* et employé au Gabon (Afrique occidentale). Les indigènes retirent ce poison du *Strophantus hispidus D. C.* Famille des Apocynées.

15. *Apocynine,* dans la racine d'*Apocynum cannabinum.*

V. *Substances végétales d'espèces différentes, n'étant pas encore suffisamment étudiées.*

16. *Tanghinine?* du *Tanghinia vénénifera Poiret.*

17. *Nériodorine,* et

18. *Nériodoréine,* deux glycosides trouvés par Greenish dans l'écorce de *Néréum odorum W.*

19. *Upas* de Singapore, contiendrait, à part la strychnine, une substance ayant une action analogue à celle de l'antiarine.

VI. *Substances diverses présentant l'action de la digitaline, mais en même temps une action différente.*

20. *Erythrophléine,* alcaloïde se trouvant dans l'écorce de l'*Erythrophleum guineënse G. Don.* (Afrique occidentale). Il présente les effets de la digitaline et de la digitalirésine (picrotoxine) combinés.

21. *Phrynine,* un extrait du produit de la sécrétion glandulaire et de la peau séchée de quelques espèces de crapauds *(Bufo viridis* et *Bufo cinereus).*

Il a sur le cœur l'effet de la digitaline, et son application sous-cutanée produit l'inflammation locale et la formation d'un abcès (1).

Dans notre article sur la *caféine,* nous avons relevé que le principe actif du café, administré à doses assez élévées, possède une action spéciale sur le cœur, qu'il régularise sa fonction, augmente son énergie, diminue la fréquence de ses battements et élève la pression artérielle.

Après les agents synergiques de la digitaline, il convient d'énumérer ses auxiliaires.

Elle les trouve suivant les indications qu'elle est appelée à remplir, dans le groupe des antipyrétiques : vératrine, aconitine,

(1) Comparez Fornara, *Journal de Thérap.,* IV, p. 882 et 929, 1877 ; relaté par Schmiedeberg.

quinine ; dans celui des toniques du cœur et des vaisseaux : acide arsénieux, fer, ergotine, strychnine ; dans celui des diurétiques : aconitine, les sels neutres alcalins, l'essence de térébenthine, etc. ; rappelons ici que le froid et les émotions morales dépressives agissent sur les reins, à la manière de la digitaline ; enfin dans le groupe des calmants du cerveau : strychnine, aconitine, hyosciamine, morphine.

SUBSTANCES ANTAGONISTES, ANTIDOTES, CONTRE-POISONS.

L'atropine et le chloral, tous deux paralysateurs de l'excitabilité des extrémités périphériques cardiaques du pneumogastrique, administrés à dose convenable, préviennent le ralentissement dans la fréquence du pouls, sans toutefois exercer une influence quelconque sur l'augmentation de la pression artérielle. (Ackermann, Williams.)

Suivant H. Köhler, la saponine et la digitaline seraient des antagonistes.

L'arrêt du cœur en systole, causée par la digitaline, peut être levée par la saponine, celle-ci neutralisant l'excitation du système nerveux d'arrêt ; réciproquement la digitaline, en excitant outre mesure le muscle cardiaque, supprime ou abolit la paralysie du cœur causée par la saponine. (Hüsemann.)

Supposons un moment le cas qu'une dose trop élevée de digitaline ait été administrée par mégarde ou par inadvertence à un malade.

On recourra d'abord aux émétiques : émétine, apomorphine, émétique, au besoin au tube Faucher, à la pompe stomacale pour débarrasser les premières voies et pour prévenir l'absorption, puis on administrera le tannin en doses serrées, pour tâcher de précipiter le principe actif de la digitale.

La substance une fois absorbée et les phénomènes résultant de son absorption ayant fait leur apparition, on est réduit à combattre les symptômes et à favoriser l'élimination — si faire se peut — par les urines et les selles.

Les purgatifs salins, sulfate de soude, sulfate de magnésie, favoriseront les selles et la diurèse.

Les stimulants alcooliques, le camphre pris à l'intérieur, les excitants externes, lotions spiritueuses, frictions, sinapismes

volants, applications de la chaleur (cruches d'eau chaude, etc.),
sont les moyens dont nous recommanderions l'usage.

Le café et le thé sont naturellement contre-indiqués à cause de
leur principe actif.

USAGES THÉRAPEUTIQUES.

L'action favorable de la digitaline dans les troubles fonctionnels de la circulation, la sédation qu'elle imprime aux mouvements exagérés et désordonnés du cœur, lui assignent un rôle
prépondérant dans le traitement d'un grand nombre de maladies.

La dosimétrie se sert du principe actif de la digitale comme
remède :

1° Antipyrétique et antiphlogistique ;
2° Cardiaque ;
3° Diurétique ;
4° Enfin comme sédatif et tonique du cerveau.

I. Considérons d'abord la digitaline sous le rapport de ses
propriétés défervescentes.

Avec l'aconitine, la vératrine et la strychnine, elle forme un
quatuor auquel le médecin dosimétriste a pour ainsi dire journellement recours pour combattre le symptôme fièvre.

S'il ne se tient pas à l'emploi isolé d'un de ces agents, c'est qu'il
veut tirer profit de leurs propriétés spéciales et particulières, et se
ménager par une sage combinaison de ces différents facteurs un
succès plus prompt, tout en épargnant au malade les inconvénients thérapeutiques qui pourraient se faire jour par l'usage trop
prolongé ou par les doses excessives d'un seul médicament.

Nous ne prescrivons pas la digitaline, ni ne la considérons
comme antifébrile, pour le fait banal que le plus souvent elle
diminue la fréquence anormale du pouls.

Un remède ne peut en effet porter de droit le nom d'antipyrétique, s'il ne contribue directement à combattre ou à abattre la
cause de l'élévation du calorique normal, comme le font par
exemple la quinine, l'arsenic dans les fièvres paludéennes, ou
indirectement en réduisant — par l'intermédiaire du système nerveux ou circulatoire — les échanges moléculaires exagérés, partant
la production morbide de la chaleur, à leurs taux normaux.

Les défervescents dosimétriques remplissent parfaitement la
seconde indication.

S'ils ne suffisent pas toujours et dans tous les cas à abattre la fièvre, ils parviennent cependant à la tenir dans des limites convenables, à empêcher les dangers immédiats d'une dépense excessive des forces de l'individu, à permettre aux émonctoires l'excrétion des produits mal élaborés, retenus dans l'économie, et qui, par leur présence, pourraient fomenter la fièvre, enfin à nourrir le malade, à prévenir son inanition et à le mettre en état de résister avec succès à l'agent morbide.

L'allopathie qui dédaigne l'emploi de nos alcaloïdes défervescents, s'efforce néanmoins d'atteindre le même but auquel nous visons. Ses journaux de médecine et ses manuels débordent d'observations cliniques et de recommandations de remèdes antipyrétiques.

Ceux-ci alcoolisent leurs malades, ceux-là se servent de doses massives de quinine; tantôt on fait appel à l'acide salicylique, tantôt à l'hydrochinon, au tartrate de chinoline, à la kairine! Dernièrement l'antipyrine est venu éclipser ces derniers et paraît avoir la vogue à ce moment-ci, pour être détrônée bientôt peut-être par la thalline.

Comme nous, ils voient dans la fièvre l'ennemi, c'est-à-dire, la consomption plus ou moins rapide du malade. S'ils parviennent avec leurs doses énormes des médicaments précités à diminuer la fièvre, ils n'y arrivent qu'en dégoûtant leurs patients. Les nausées, la vomiturition, les sueurs profuses, le collapsus sont les symptômes qu'on voit notés à chaque instant.

Dans la pratique des hôpitaux, on continue à se servir de ces procédés thérapeutiques; le malade n'est pas en état de s'y opposer, il doit subir son sort.

Mais c'est autre chose dans la pratique particulière.

Ici l'acharnement du médecin lui coûterait sa clientèle. Conséquemment il abandonne la médication active par trop perturbatrice et en revient au laisser-aller : à la *méthode* expectante.

L'école ne s'oppose pas à l'emploi des produits salicylés à haute dose, aux doses massives de kairine et d'antipyrine, elle les sanctionne même, quoique par ce mode de traitement on ne parvient à mettre un frein au mouvement fébrile qu'en produisant artificiellement un état voisin du collapsus. Mais d'autre part elle désapprouve l'emploi des principes actifs des végétaux, tels que l'aconitine, la vératrine, la digitaline, parce que ces agents, donnés à doses même très réduites, troublent trop profondément les fonctions principales de l'économie.

Ainsi Leyden (1), dissertant sur quelques cas fébriles, traités par la digitale, par Traube, fait ressortir que l'emploi de cet antifébrile expose les malades à tous les dangers d'un collapsus; et Wachsmuth (2), parlant de la vératrine, qu'il avait expérimenté en clinique, émet l'avis que cet alcaloïde agit plutôt en provoquant un collapsus artificiel qu'en abattant la fièvre.

Ce qui fait dire à l'éminent pharmacologue Schmiedeberg, qu'il n'est pas permis de déprimer le calorique fébrile excessif — lequel cependant, le cas échéant, peut, lui aussi, facilement produire le collapsus — par des agents qui, administrés à l'homme sain, ne font tomber la chaleur normale qu'en provoquant un collapsus artificiel. Si la quinine, administrée à dose massive, peut aussi produire et d'une façon analogue cette prostration subite et la chute de la température, il faut observer d'autre part, poursuit le professeur de Strasbourg, que — quoique cela ne soit pas démontré d'une manière absolue — il est possible, et même très probable, que le principe actif du quinquina peut diminuer les échanges moléculaires et la production du calorique sans provoquer cette *adynamie aiguë*, c'est-à-dire sans porter atteinte aux fonctions vitales principales, telles que la respiration, la circulation, la digestion, etc.

Une telle action ne peut pas être attribuée, et il nous paraît même impossible de supposer qu'elle appartienne à des agents tels que la digitaline qui, données en quantités exiguës, modifient profondément les fonctions les plus importantes de l'économie animale. (Schmiedeberg.) (3).

A cette opinion nous opposons les résultats brillants obtenus au moyen de ces mêmes alcaloïdes par l'école dosimétrique.

S'il est vrai qu'une dose massive de quinine peut menacer la vie d'un individu en produisant un collapsus dangereux accompagné d'une hypothermie notable, tandis que les doses thérapeutiques font éviter ces effets toxiques, tout en amenant l'abaissement de la température exagérée, quoique d'une manière moins prompte et

<hr>

(1) *Deutsch. Med. Woch.*, 1881, nos 25 et 26.

(2) *Archif. der Heilk.*, 1863, S. 79.

(3) *Archif. f. Exp. Pathol. und Pharmakologie*, Bd XVI, 481.

moins énergique, il n'est pas moins vrai que cet état de choses se reproduit avec une analogie frappante lorsqu'on substitue à la quinine — que tout le monde ose manier — la digitaline, la vératrine, l'aconitine, la strychnine, ces agents héroïques que beaucoup de médecins redoutent d'employer.

Or, il nous semble qu'il ne soit pas rigoureusement nécessaire, pour rendre un remède acceptable dans la pratique, qu'on puisse le prescrire « *larga manu* », de sorte qu'une erreur dans la mesure ne porte pas à conséquence.

Puisqu'il en est ainsi de la morphine, de l'atropine, on n'a pas à s'inquiéter si le pharmacien ne saura préparer avec le même soin les ordonnances portant des quantités très minimes, soit d'un milligramme ou de fractions de milligramme, d'aconitine, etc.

Ce n'est pas là que se trouve le point vulnérable de cette question. Il réside d'abord dans l'inconstance des substances du commerce, puis encore dans la méthode défectueuse du dosage et de l'administration des alcaloïdes.

Il est superflu de faire remarquer que ces derniers impédiments à la généralisation de l'alcaloïdo-thérapie ont été levés par le savant auteur de la dosimétrie.

Ceci dit, revenons à notre sujet.

Consultons d'abord une autorité en matière de médication antipyrétique, au sujet de la digitaline. Nous avons nommé le docteur Liebermeister (1).

Le savant professeur de Tubingue, auquel nous allons donner la parole, s'est servi du végétal brut, de la poudre de feuilles de digitale en pilules ou en infusion.

« La digitale fait diminuer ordinairement la fréquence du pouls dans les maladies afébriles. Les heureux résultats obtenus par cet agent dans les cas d'insuffisance cardiaque, avec accélération notable du pouls, sont dus, d'abord à ce que le muscle du cœur gagne en force, en second lieu, à la diminution en fréquence des battements du cœur.

Par analogie on a administré la digitale aux malades fébricitants présentant des symptômes de débilité cardiaque.

On recommande même cet agent comme antipyrétique dans les

---

(1) Comparez *Antipyretische Heilmethoden*, S. 77, dans *Handb. der Allg. Therapie*, 1880.

cas fébriles se distinguant surtout par une fréquence excessive du pouls.

Le praticien devra se garder de suivre cette dernière indication.

De même qu'il y a des cas afébriles, où la dégénérescence du cœur est déjà si avancée que la digitale ne fait plus son effet, où, au lieu de guérir, il aggrave le mal et détermine la paralysie définitive de l'organe ; de même l'expérience clinique nous a fait connaître des cas de fièvre présentant une fréquence énorme du pouls, absolument réfractaires à ce médicament *durant l'état fébrile*.

Jamais je n'ai réussi à réduire la fréquence du pouls, ni à rendre au cœur débilité son énergie normale, à l'aide de la digitale dans les cas précités.

Il m'a semblé, au contraire, que cet agent a quelquefois augmenté la défaillance et favorisé la paralysie du cœur.

Cependant il convient de dire que, du moment où, dans ces mêmes cas, la fièvre eût diminué ou cessé tout à fait, alors que la fréquence du pouls n'avait pas baissé en conséquence, la digitale réussissait souvent à merveille à modérer les mouvements précipités du cœur.

C'est pourquoi je voudrais restreindre l'indication antipyrétique de la digitale à tels cas où les battements cardiaques n'eussent pas atteint une fréquence démesurée, et ne fussent compliqués de symptômes expressifs de débilité cardiaque.

Ainsi, au début d'une pneumonie ou d'une fièvre typhoïde, je n'ai pas à redire à son emploi.

En général, et contrairement à son indication dans les maladies du cœur, il me semble que la digitale est d'autant moins indiquée, que la fréquence du pouls a atteint un chiffre plus élevé. »

Nous respectons pleinement l'expérience et les avis de l'éminent clinicien que nous venons de citer, et nous pouvons confirmer les résultats qu'il a obtenus avec la digitale, comme étant identiques avec ceux qu'on obtient par l'emploi isolé de la digitaline pure allemande. En élevant les doses et en les multipliant à courtes distances, *sans le concours d'autres agents,* on peut, en effet, dépasser le but et, au lieu de calmer le pouls, produire l'affolement du cœur et sa paralysie.

Voilà pourquoi le docteur Burggraeve nous a appris à associer à la digitaline, l'arséniate de strychnine comme tonique du système nerveux central en général, du système nerveux vaso-moteur en particulier, la vératrine qui, agissant comme elle sur la fibre musculaire du cœur, prolonge le stade de diastole et favorise ainsi la nutrition de l'organe central de la circulation, enfin l'aconitine qui, par l'intermédiaire du système nerveux central et vaso-moteur, fait descendre le pouls et la chaleur et augmente la tension sanguine.

L'expérience clinique, tant personnelle que celle de nos collègues dosimétristes, nous a maintes fois démontré l'excellence de ces combinaisons des modificateurs défervescents.

On arrive, grâce à elles, au but avec une somme moindre d'alcaloïdes réunis, et plus vite que lorsqu'on se sert d'un seul agent, et on épargne au malade les désagréments des premiers effets toxiques occasionnés par la répétition trop longtemps soutenue, d'un seul remède.

Si nous comptons la digitaline parmi nos remèdes défervescents, elle ne prend rang qu'après l'aconitine et la vératrine. L'absorption et l'élimination de ces deux alcaloïdes se faisant beaucoup plus vite, l'administration en présente moins de danger; encore la digitaline chez quelques sujets sensibles produit-elle plus tôt l'état nauséeux que l'aconitine, plus tôt que la vératrine même, si on a du moins pris la précaution d'associer à la dernière la codéine; enfin l'aconitine et la vératrine produisent, avec la dépression de la fréquence du pouls, simultanément un abaissement équivalent de la température, tandis que l'influence de la digitaline sur le pouls se montre bien avant et d'une manière plus marquée que sur la chaleur morbide.

Introduite en thérapeutique, comme agent antipyrétique, par Rasori, la digitale a été employée avec préférence par Brera, Currie, Kreyssig, Traube, Wunderlich, Thomas, Ferber et autres; elle est tombée en désuétude de nos jours. Liebermeister et Jürgensen sont à peu près les seuls cliniciens de renom appartenant à l'école, qui s'en servent encore dans ce but.

E. Hänkel (1), dans son étude « de l'utilité de la médication par la digitale dans la fièvre typhoïde », observations recueillies dans la clinique médicale de Leipzig, rapporte que la fièvre tombait, que les délires s'amélioraient, que le pouls devenait plus plein, que la complication de néphrite ne défendait pas l'emploi

(1) *Archif. der Heilk.*, 1869, B^d X, S. 280 ; relaté par Binz.

du remède et qu'avec les précautions ordinaires dans l'administration, on n'avait pas à craindre le collapsus. »

Cependant il ajoute que la digitale rend les symptômes de catarrhe gastro-intestinal plus graves et semble prolonger le cours de la maladie.

Il n'eut que 43.7 p. % de guérisons. Binz (1), à qui nous empruntons ces lignes, les commente ainsi :

« Cette grande mortalité s'explique aisément du moment qu'on veut se rappeler que la digitale n'a pas d'action délétère sur le poison typhique, et que ses propriétés curatives se bornent à chasser le sang avec plus de vitesse par le réseau vasculaire du tégument cutané, et de produire en conséquence une réfrigération plus énergique de la masse sanguine.

La digitale n'est presque plus usitée comme antifébrile, continue Binz; elle l'est encore cependant, par quelques médecins qui continuent à croire faussement que cet agent diminue le travail du cœur et que le ralentissement de la circulation, qu'ils supposent se produire après son emploi, soit occasionné par une diminution des échanges moléculaires de l'économie.

Dans les fièvres aiguës continues très intenses, présentant un pouls très petit, dans ces cas où le sang est pour ainsi dire entassé dans les grandes veines de l'intérieur du corps et où la peau pâle et brûlante ne sait pas se rafraîchir, on continue (Jürgensen, Liebermeister) à se servir de la digitale conjointement avec les autres antipyrétiques: quinine, acide salicylique, etc.

Dans ces cas qui, sous le rapport de la distribution du sang, présentent de l'analogie avec les états morbides résultant des vices valvulaires du cœur, la chute du calorique est la conséquence nécessaire de l'élévation de la pression artérielle qui favorise la circulation périphérique.

La digitale ne peut rien dans les fièvres avec une pression sanguine normale ou plus que normale. Pour que ce remède puisse déployer ses propriétés antipyrétiques et diurétiques, il faut absolument que la pression sanguine soit au-dessous de la normale au moment de son administration. » (Binz.)

Si la digitale est abandonnée, ou à peu près, comme agent antipyrétique par l'école régnante, la jeune école dosimétrique

____

(1) Comparez ses *Vorles. ueber Pharmakologie*, II, S. 287.

n'est que trop heureuse de pouvoir la réhabiliter comme tel dans son principe actif.

Selon nous, la faculté curative incombant à la digitaline ne se relie pas uniquement à sa propriété d'élever la pression latérale dans le système artériel.

Nous concédons que telle est son action principale. A part cette propriété cependant — l'expérience clinique nous le dit — il faut lui attribuer des qualités sédatives sur l'éréthisme vasculaire. La digitaline réduit le calibre des vaisseaux et fait diminuer dans les congestions localisées, dans les phlegmasies fébriles, le processus d'oxydation et de désoxydation dans l'intimité des tissus, et porte de cette façon des entraves à la production morbide du calorique.

Aussi trouve-t-elle son indication principale dans les phlegmasies aiguës thoraciques, la pneumonie, la pleurite, la cardite (endo-péri-). Ici elle remplit le triple rôle d'abattre la fièvre, de débarrasser la petite circulation et de prévenir ou de limiter le procès inflammatoire.

Nous la secondons dans ces cas par la strychnine (arséniate) et l'aconitine.

Associée ou donnée alternativement avec la vératrine, l'aconitine, la quinine, la strychnine, elle rend des services réels dans la fièvre typhoïde, les fièvres précédant l'éruption de l'exanthème de la rougeole, de la scarlatine, de la petite vérole, etc., dans les fièvres aiguës continues, dans les fièvres hectiques, etc.

En qualité d'antiphlogistique, elle nous a réussi à merveille dans les phlegmasies aiguës oculaires : syndesmites, irites, kératites, conjointement avec l'aconitine, la quinine, la strychnine, l'atropine ; dans la cystite catarrhale, associée à l'hyosciamine, aux benzoates, à l'acide borique, à l'arbutine.

Recommandée chaudement dans le traitement du rhumatisme articulaire aigu, la digitale a donné des succès à Traube, Hirtz, Coblentz, Oulmont et autres. Nous préférons à la digitaline, l'emploi de la vératrine et de l'aconitine, comme moyens curatifs de cet état morbide. En effet, l'association de ces deux médicaments nous a réussi toujours à faire cesser la douleur.

II. Résumons maintenant les cas de maladies dans lesquels la digitaline, à titre de remède cardiaque, se trouve contre-indiquée ; nous établirons après ses indications principales.

Contre-indications. — En général, le principe actif de la digitale ne peut pas être administré alors que la tension artérielle dépasse la normale. En élevant davantage cette tension on court le risque de provoquer la rupture des vaisseaux. Elle aurait surtout cet effet dans les cas de dégénérescence (athéromateuse) de la paroi vasculaire.

C'est pourquoi Fothergill déconseille l'emploi de la digitale dans la plupart des cas de sténose aortique, Gubler dans les anévrismes, dans la congestion et dans l'apoplexie cérébrales.

A l'encontre de Fothergill, Gubler, considérant la chose d'un point de vue différent, voit dans l'action de la digitaline, dans le rétrécissement aortique, un triomphe de cet agent, parce qu'il se fait alors l'auxiliaire de l'hypertrophie cardiaque et que toute la force ajoutée devient efficace.

Potain fait remarquer que les dangers de l'élévation artificielle de la tension sont plus que suffisamment contre-balancés par le fait qu'elle s'étend d'une manière égale et régulière sur toute la longueur de l'arbre artériel.

Traube croit la digitale hors de saison au début des vices valvulaires du cœur, alors que l'hypertrophie compensatoire est en voie d'évolution, de même du moment que celle-ci est complète et que l'individu ne soit pas incommodé de son mal.

Le rétrécissement aortique, accompagné d'insuffisance sigmoïde, offre peu de chances de succès à la digitaline, attendu que la seconde lésion, de beaucoup la plus grave, n'en est nullement influencée (Gubler). Suivant Traube et Leyden, l'insuffisance valvulaire aortique ne constitue pas cependant une contre-indication pour l'emploi du médicament. Toutefois, pour en obtenir un effet favorable, il faut que le muscle cardiaque ne se trouve pas dans un état d'hypertrophie ni de dégénérescence trop avancées.

La digitale est impuissante dans l'asystolie paralytique de Gubler. (Potain.)

Indications. — La digitaline est franchement indiquée du moment qu'il y a rupture de l'équilibre dynamique du système circulatoire, dès que, dans les lésions valvulaires du cœur, il y a défaut de compensation.

Le remède fait surtout merveille si, dans ces cas, la tension vasculaire a notablement baissé. Les contractions du cœur, gagnant en énergie, relèvent la pression intravasculaire et font disparaître les épanchements séreux, tandis que simultanément la nutrition du muscle — qui se fait surtout durant la période diastolique — est favorisée par la digitaline, qui diminue le nombre des battements de l'organe.

Elle réussit surtout dans l'insuffisance de la valvule bicuspidale. Dans celle de la valvule auriculo-ventriculaire droite, ses effets sont moins marqués.

Au début de la dégénérescence graisseuse du muscle cardiaque (weakened heart de Stokes), la digitaline est parfaitement indiquée; si l'altération est trop avancée, elle ne peut rien.

Traube et Fraenkel font remarquer que les symptômes généraux peuvent s'amender, sans qu'on puisse remarquer une modification dans la fréquence ou dans l'irrégularité du pouls. (Hüsemann.) (1).

Relevons ici la communication importante de Binz, que nous trouvons dans ses *Vorlesungen ueber Pharmakologie* :

« Quelques auteurs (2) prétendent avoir guéri, ou du moins avoir beaucoup amélioré la dégénérescence graisseuse du cœur, par l'emploi longtemps prolongé de la digitale, associée au fer, dans des cas qui étaient déjà compliqués d'hydropisie et d'albuminurie.

Or, je ne vois dans cette supposition rien d'impossible.

La digitaline a une action spéciale sur le muscle cardiaque, elle augmente son énergie d'action par une excitation modérée. On peut aisément concevoir que les petites doses, souvent répétées, de ce glycoside, puissent favoriser et modifier la nutrition de la fibre, d'une façon analogue aux effets produits sur les muscles en général par l'exercice, l'électricité et le massage. »

Cette opinion s'accorde parfaitement, comme on voit, avec les conseils du professeur Burggraeve, qui préconise les petites doses de digitaline associées à l'arsenic et au fer, dans les maladies chroniques du cœur et dans les troubles fonctionnels de cet organe.

---

(1) *Arzneimittellehre*, II.

(2) H. Seiler, *Archif. f. Klin. Med.*, 1875, Bd XV, S. 123. — G. Mayer, *Ueber heilbare Formen chron. Herzleiden*, 1881, S. 22. — J. Milner-Fothergill, *Digitalis u. s. w. London*, 1871, S. 54; relaté par Binz.

Encore trouve-t-on dans son système de longévité, la recommandation de faire usage chaque jour — dès que l'on commence, ou ce qui vaut mieux encore, avant que l'on commence à ressentir le poids des années — de quatre granules de digitaline et autant d'aconitine et d'arséniate de strychnine.

La dégénérescence graisseuse du cœur étant une affection sénile par excellence, on conçoit d'emblée pourquoi le maître s'est adressé à la digitaline pour aider à corriger la balance physiologique journalière.

La débilité du cœur gauche sans complication de vice valvulaire, est particulièrement justifiable de la digitale (Leyden); dans la paralysie du cœur artériel, ce médicament peut arrêter à son début l'œdème des poumons. (Hüsemann.)

Souveraine dans les palpitations et les battements du cœur, symptomatiques des vices valvulaires dans le stade de défaut de compensation, la digitaline seule est moins efficace dans les palpitations nerveuses.

Ici on devra l'associer aux modificateurs divers, exigés par l'état particulier du malade. Comme palliatif elle réussit dans la plupart des cas de débilité cardiaque.

Les symptômes caractéristiques demandant l'intervention de la digitaline et s'amendant le plus souvent par son usage — abstraction faite des phénomènes que nous décèle l'auscultation et la percussion, pour lesquels nous renvoyons aux traités de pathologie — se réduisent principalement aux suivants :

Pouls agité, palpitant; des stases dans la petite circulation, conséquemment de l'oppression, des symptômes de catarrhe bronchial, d'asthme cardiaque; l'artère petite et vide, la veine très remplie, la peau cyanotique; sensation de froid ; nutrition imparfaite; transsudations séreuses dans le tissu sous-cutané des extrémités inférieures et dans le péritoine, enfin sécrétion urinaire très diminuée. (Binz.)

III. Considérons maintenant la digitaline quant à sa valeur comme agent diurétique.

Pour bien comprendre son action, il faut se rappeler que la sécrétion des urines subit trois influences d'ordre différent, savoir :

a. Celle de la circulation rénale.

b. Celle de la composition du sang, enfin

c. Celle du système nerveux.

La digitaline agit principalement par son action modificatrice de la circulation rénale. Elle est surtout efficace dans les congestions passives du rein accompagnant les maladies organiques du cœur, dans les stases sanguines résultant des troubles fonctionnels du système circulatoire.

En augmentant la pression valvulaire dans l'aorte, elle facilite le passage du sang veineux dans le cœur droit, décharge le réseau veineux rénal et chasse le sang artériel avec plus de rapidité à travers les reins.

La congestion passive des reins se rencontre aussi dans diverses affections rénales primitives ou secondaires, dans les néphrites simples ou liées à un état diathésique, tel que la goutte, la diathèse urique permanente, ou bien accidentelle comme au déclin des fièvres et des phlegmasies fébriles, la dyscrasie albumineuse ou maladie de Bright, et dans quelques cas analogues. (Gubler.)

On peut donc ranger, avec Rabuteau, la digitaline dans la classe des diurétiques mécaniques ou par pression, sans se prononcer ou prendre parti pour ou contre les opinions de cet auteur, qui considère les reins comme des organes excrétants, mais non sécrétants.

Il est presque superflu de dire que le principe actif de la digitale ne réussit pas dans l'hydropisie consécutive à la cirrhose du foie, à la cachexie cancéreuse, etc. ; au lieu de favoriser la diurèse, elle ne ferait ici que nuire au malade.

Les diurétiques salins faisant partie du groupe des diurétiques dialytiques de Rabuteau, notamment les carbonates alcalins, les sulfates de soude, de magnésie, le chlorure de sodium, secondent le plus souvent l'action de la digitaline.

IV. En dernier lieu nous avons à parler de la digitaline comme calmant du cerveau.

La digitale a été proposée comme un remède dans la manie. Masson Cox, médecin d'un hôpital d'aliénés, prétend même qu'aucune aliénation mentale ne doit être réputée incurable tant que l'on n'a pas essayé la digitale à une dose convenable. Est-ce comme narcotique, ou en décidant la résorption d'un épanchement aqueux ou sanguin, en dissipant quelque lésion organique,

que, dans la manie, elle devient quelquefois salutaire? se demande feu le docteur J. F. Kluyskens (1).

Nous savons que les médecins anglais ont depuis ce temps réduit d'une manière notable les indications de ce remède dans les maladies du cerveau. Jones et Fothergill (2) surtout le préconisent tout particulièrement dans le délire des buveurs, pour remédier à l'anémie cérébrale consécutive à l'action débilitée du cœur. Dans ces cas, il rend au cœur son énergie, au pouls sa fréquence et ses qualités normales, et fournit au cerveau le sang artériel qui lui fait défaut.

Huss et Gunsburg recommandent aussi la digitale dans le delirium tremens ; ils la préfèrent à l'opium, parce qu'elle excite moins que ce dernier agent.

Hüsemann lui attribue des propriétés calmantes dans cet état morbide ; il est cependant d'avis qu'elle sera surtout indiquée dans les cas de délire compliqués ou causés par une inflammation accompagnée de fièvre. Ainsi trouverait-elle une indication toute spéciale dans la pneumonie des buveurs.

Contrairement aux auteurs anglais que nous venons de citer, Gubler est d'opinion que la digitale ou la digitaline s'adressent à l'hypérémie ou à la fièvre qui entretient ou complique les névroses.

« D'une manière générale, dit cet auteur, la digitaline convient aux névroses accompagnées ordinairement de fluxion sanguine, et occasionnellement à celles de nature abirritative ou mixte, quand survient la période d'éréthisme vasculaire ; c'est donc à tort qu'on la conseille empiriquement contre la migraine, la manie, l'épilepsie ou le délire tremblant, sans distinction de nature ou de circonstances.

Pour tracer un précepte conforme à la réalité des choses, il faudrait dire que la digitaline est utile dans une névrose quelconque, pourvu que celle-ci soit actuellement liée à des symptômes d'irritation vasculaire et de congestion sanguine, comme cela se voit dans une phase avancée d'un accès de migraine ou dans la seconde période du *délirum tremens* ; mais qu'elle est inefficace ou nuisible dans les débuts de ces mêmes affections à la période

---

(1) *Matière médicale pratique*, I, p. 79, 1824.
(2) Comparez von Schroff, *Lehrbuch der Pharmakologie*, S. 607.

d'abincitation et d'ischémie, comme dans le délire asthénique des fièvres et des maladies graves.

En ce qui concerne les affections mentales, je ferai remarquer que les principaux succès de la digitale ont été obtenus, soit dans le délire furieux (Mason-Cox, Fanzago), soit dans la manie aiguë et la paralysie générale (Scharkey, Williams et Robertson), dont la première répond à de l'hypérémie cérébrale et la seconde à une périencéphalite diffuse.

Pour mon compte, poursuit Gubler, je ne l'ai vue réussir que contre les accidents alcooliques de forme congestive.

Quant à l'épilepsie, comme la crise semble toujours accompagnée ou occasionnée par un raptus sanguin vers les centres nerveux, on peut, sans distinction de cas, diriger contre elle le principe actif de la digitale (Withering, Corrigan, Neligan, Duclos, etc.) et espérer des succès semblables à ceux que donnent la sulfate de quinine, la belladone, ou le bromure de potassium. »

La dosimétrie, en combattant les symptômes principaux qui se présentent et en faisant une sage combinaison de divers agents médicamenteux qu'elle leur oppose, triomphe souvent là où la médecine classique échoue.

Ainsi le docteur Burggraeve recommande d'opposer au délire des buveurs, asthénique par excellence, la digitaline, l'aconitine et la strychnine, stimulants respectivement du cœur, des vaso-moteurs et du système nerveux central. Le praticien jugera, dans le cas donné, des doses qu'il faudra administrer de chacun de ces agents, parce qu'il ne traite pas simplement un cas de délire tremblant auquel il suffit d'opposer le remède consacré de l'école, aujourd'hui l'opium, demain la digitale, après-demain la strychnine [1], mais il traite un malade présentant des symptômes de délire.

Aussi le dosimètre se laissera guider par les symptômes particuliers que lui présente son patient, et règlera d'après l'état présent sa thérapie. S'il y a lieu, il supprimera un des agents cités, ou il leur en adjoindra d'autres, morphine, atropine, chloral, faisant la pierre de touche et manœuvrant avec ses alcaloïdes et autres agents médicamenteux comme le pilote expérimenté manie le

---

[1] Il paraît que M. Dujardin-Beaumetz a trouvé dans les piqûres hypodermiques de strychnine le remède convenant à cet état morbide.

gouvernail pour mener son bâtiment à bon port à travers les récifs et en dépit du mauvais temps.

MODES D'ADMINISTRATION ET DOSES.

On administre la digitaline dosimétrique (pure allemande) parfaitement et facilement soluble dans l'eau, exclusivement à l'intérieur.

La forme pharmaceutique préférable est le granule, la pilule soluble ou la solution aqueuse. Le granule dosimétrique est dosé au milligramme de substance active.

La voie sous-cutanée est condamnable comme mode d'application, parce que le principe actif de la digitale peut donner lieu à l'inflammation locale d'abord, mais encore parce que l'administration d'une dose massive peut occasionner des symptômes toxiques, et que les injections hypodermiques de petites doses souvent répétées présentent trop d'inconvénients pratiques.

Dans les cas aigus, on peut donner aux enfants au delà de deux ans d'âge un granule de demi-heure en demi-heure; aux enfants en bas-âge on dissoudra le granule et on le fractionnera selon les besoins du moment. Aux adultes il convient de donner deux à trois granules de demi-heure en demi-heure.

En général, on surveillera l'action de la digitaline plus encore que celle des autres agents, surtout quand il s'agit d'un malade atteint de néphrite, ou bien d'un patient auquel on administre ce médicament pour la première fois.

L'imperméabilité rénale qui existe souvent dans la maladie de Bright pourrait entraver l'élimination et provoquer des effets accumulatifs.

Comme il est reconnu que l'absorption et l'élimination de la digitaline se font, même chez l'homme sain, plus lentement que celle des autres agents médicamenteux, il est sage de ne pas prendre les espaces trop courts entre deux doses.

Traube admettait que la digitale demande vingt-quatre à trente-six heures pour manifester son action; Rabuteau est d'avis qu'il faut dix à douze heures à la digitaline d'Homolle et Quévenne pour montrer ses effets; nous avons eu maintes fois l'occasion d'observer que la digitaline amorphe allemande déployait son action physiologique après quatre à six heures déjà.

S'il se présente des symptômes gastriques, nausées, céphalalgie, on suspendra immédiatement l'administration de la digitaline et on ne la reprendra que lorsque ces signes auront complètement disparus.

Si, après avoir administré quelque temps ce glycoside, on observe une diminution en fréquence du pouls, on doit immédiatement espacer davantage les doses, et supprimer le médicament tout à fait lorsque le ralentissement s'accentue encore et que le nombre des pulsations approche de la normale.

Nous pensons qu'il ne sera pas jugé superflu de rappeler que l'exploration du pouls doit se faire autant que possible sous des conditions identiques.

On sait que le professeur A. Rollett (1) a trouvé que la fréquence du pouls est modifiée « *ceteris paribus* » par un changement dans l'attitude du corps. La fréquence est à son maximum dans la position verticale du corps, diminue dans la station assise et atteint son minimum dans la position horizontale.

Guy et Graves ont constaté chez l'homme sain, à jeun et bien reposé, en moyenne 66 pulsations dans la minute quand l'individu se trouvait couché, 74 quand il occupait la position assise et 81 quand il se tenait debout.

L'élévation passive d'un homme fixé à une planche haussait la fréquence du pouls ; au contraire, on observait une diminution dans le nombre de battements du cœur du moment qu'on tournait le sujet la tête en bas.

M. Marey (2) explique ces faits ainsi :

L'influence de l'attitude sur le pouls semble se rattacher à des changements de la tension artérielle ; en effet, la pesanteur agit dans certaines attitudes pour favoriser le cours du sang, dans certaines autres pour l'entraver.

Dans l'attitude verticale, la pesanteur est favorable au cours du sang dans la plupart des régions du corps, elle tend donc à diminuer la pression artérielle. Dans l'attitude assise et surtout dans la position couchée, la pesanteur agit défavorablement sur le cours du sang. On comprend donc facilement les résultats obtenus par Guy et Graves, qui ont trouvé la plus grande fréquence du pouls dans le cas où la pesanteur agissait le plus

---

(1) *Hermann's Handbuch der Physiologie*, Bd IV, I, S. 253.

(2) *La circulation du sang à l'état physiologique et dans les maladies*. 1881, p. 340.

favorablement sur le cours du sang artériel et, par conséquent, secondait l'action du cœur en diminuant les résistances qu'il éprouve.

Dans les pages précédentes nous avons suffisamment insisté sur les associations diverses d'autres agents primant ou secondant l'action de la digitaline pour ne pas avoir à revenir sur ce sujet.

On se tiendra dans les cas chroniques aux doses très réduites, savoir : d'un à deux granules pour l'enfant, de quatre à six pour l'adulte, à donner dans la journée. C'est surtout dans ces cas que le médecin doit prêcher la patience à ses clients et faire continuer les petites doses pendant un temps qu'il ne peut guère déterminer d'avance.

Duboisine.

Formule : $C^{17} H^{23} Az O^4$.

L'alcaloïde de ce nom représente le principe actif des feuilles d'un arbuste qui croît en Océanie et sur les îles de la Nouvelle-Calédonie, appartenant à l'ordre botanique des Scrophularinées selon les uns, des Solanées selon les autres.

L'arbuste se nomme *Duboisia myoporoïdes*. (R. Brown.)

Une espèce du même genre, la *Duboisia Hopwoodi*, usitée par les indigènes d'Australie comme enivrant sous le nom de *Pitury* ou *Pitschery*, contient aussi un alcaloïde mydriatique : la piturine.

La duboisine a eu, il y a quelques années, une vogue passagère en ophthalmiatrie.

On croyait posséder en elle un mydriatique plus énergique que l'atropine et ne produisant pas les inconvénients thérapeutiques de cette dernière, savoir les effets locaux connus sous le nom collectif d'atropinisme, présentés par quelques personnes particulièrement prédisposées.

Or des expérimentations ultérieures ont démontré que l'on s'était trompé à son égard.

Ladenburg, Meyer, van Emden, Gerrard, Petit et autres se sont principalement occupés à analyser le principe actif du *Duboisia myoporoïdes* et à déterminer ses qualités physiques et chimiques.

Ladenburg, Gubler, Norris, Wecker, van der Laan, Sydney-Ringer, Tweedy et plusieurs autres savants ont expérimenté ses propriétés physiologiques en les comparant avec celles de l'atropine et de l'hyosciamine.

Il résulte de leurs travaux que ces messieurs sont tombés d'accord sur le point principal, c'est-à-dire que la duboisine soit un mydriatique énergique, mais ils diffèrent d'opinion sur les propriétés physiologiques secondaires. Les uns la rapprochent le plus de l'hyosciamine, les autres lui trouvent plus de ressemblance avec l'atropine.

Ladenburg la croit identique à l'hyosciamine. Selon cet auteur, la *Duboisia myoporoïdes* ne contient pas d'hyoscine et ne conviendrait donc pas pour en obtenir l'hyosciamine.

La piturine produit une mydriase assez faible et de courte durée; la dilatation pupillaire est précédée d'un stade myotique. Elle diffère en outre de l'atropine en ce qu'elle ne supprime pas, comme celle-ci, la sueur et la salivation, mais qu'administrée à grandes doses, elle favorise au contraire ces sécrétions.

La duboisine n'est pas employée en dosimétrie.

E

Élatérine.

Synonyme : Momordicine.

Formule : $C^{20} H^{28} O^5$.

Principe amer cristallisable possédant les propriétés physiologiques du végétal dont il est retiré.

Les fruits (péponides) du *Momordica Elatérium* **L.**, famille des Cucurbitacées, contiennent encore des autres substances amères : *prophétine, acide élatérinique, hydroélatérine, élatéride;* puis de l'amidon, du gluten et des sels de chaux et de potasse.

La plante croît dans le midi de la France et de l'Europe à l'état sauvage; elle est cultivée sur une large échelle en Angleterre près de Hitchin, d'où on l'exporte surtout en Russie.

Son extrait, connu sous le nom d'*elaterium* et dont on distingue une variété *blanche* ou *anglaise,* et une autre *noire* ou *maltaise,* est usité en pharmacie.

L'élaterium blanc paraît être le plus énergique des deux.

Les extraits sont d'une composition et d'une richesse en principe actif très variables.

Ainsi Morries trouvait 15 à 26, Hennel 40, d'autres 50 p. % d'élatérine dans les drogues du commerce.

Voici comment Buchheim explique l'action tantôt nulle, tantôt très énergique de l'élaterium.

Suivant le précepte de Dioscoride on doit exprimer le suc des fruits presque mûrs et laisser reposer le liquide obtenu pendant quelques heures. On filtre le précipité et le fait sécher. La substance amorphe grisâtre facilement pulvérisable qu'on retient ainsi présente 15 à 40 p. % d'acide élatérinique deshydraté, c'est-à-dire d'élatérine. (Selon Buchheim ces deux substances sont absolument identiques.)

Depuis longtemps déjà, afin d'augmenter le revenu, on a suivi en Allemagne et en France un mode de préparation différent. On fait évaporer le suc exprimé et on obtient une substance noire extractiforme. Quoique l'on gagne par cette manière d'agir en quantité de produit, la qualité est de beaucoup inférieure. Il paraît que sous l'influence de la chaleur (lors de l'évaporation) l'acide anhydre (élatérine active) se transforme en acide hydraté qui est une substance inerte.

Or, la variété blanche ou anglaise serait préparée suivant le précepte ancien (1).

Suivant Köhler, cette variabilité en énergie dépendrait moins des différents modes de préparation que de la richesse inégale du suc de la plante en élatérine. Ainsi il trouvait que le suc présentait en juillet 4 à 5 p. %, en août 0.69 p. %, en septembre point d'élatérine.

L'élatérine pure est une substance amère neutre, se présentant sous forme de petits cristaux brillants, inodores et incolores, d'un goût amer très pénétrant. Elle est insoluble dans l'eau et la

---

(1) Comparez Buchheim, *Lehrb. d. Arzneimittellehre,* 1878, S. 402.

glycérine, se dissout difficilement dans l'alcool, l'éther, la benzine froids, très facilement dans l'alcool bouillant; elle est assez soluble dans l'alcool amylé, le chloroforme et le sulfure de carbone. Soluble dans l'ammoniaque et les solutions alcalines, elle est précipitée de ces solutions par les acides.

Elle fond à 200° et brûle sans laisser de restes.

M. D. Lindo (1) a fixé l'attention sur une réaction qui distingue l'élatérine nettement des autres alcaloïdes. Si l'on ajoute à des cristaux d'élatérine quelques gouttes d'acide phénique cristallisé à l'état fondant, l'élatérine se dissout sans changer de couleur; en additionnant maintenant la solution de quelques gouttes d'acide sulfurique concentré, le liquide se teint en rouge-carmin, coloration qui passe au rouge orange et enfin au rouge écarlate.

ACTION PHYSIOLOGIQUE ET TOXIQUE.

Le professeur von Schroff père, de Vienne, a expérimenté avec cet agent sur l'homme sain.

Il fit prendre à deux jeunes gens (étudiants en médecine), d'un coup, 50 milligrammes d'élatérine cristallisée. En mâchant, la substance craquetait sous les dents comme du sable. Goût très amer et persistant longtemps à cause du peu de solubilité de la substance dans la salive. Après quelques instants, salivation. Chez le premier il observait après trois quarts d'heure : successivement le dégoût, des nausées et le vomissement d'un liquide muqueux. Le vomissement se répétait encore quatre fois dans les deux heures suivantes ; les matières évacuées étaient bilieuses. Salivation abondante pendant l'acte de vomir ; renvois fréquents, flatulence, gargouillement des intestins, âcreté dans la gorge.

Sous l'influence de la chaleur du lit, ces symptômes se calmaient, mais ils furent suivis de mal au ventre et de céphalalgie. Six heures après, première selle, très abondante, de matières liquides, brunes d'abord, puis blanc-jaunâtres, étant suivie, à une heure de là, d'une deuxième selle. A ce moment, les maux de ventre et de la tête s'exaspéraient. Quelques heures plus tard, il y eut une troisième garde-robe.

La tête restait toujours entreprise, il y avait contracture du

___

(1) Comparez Dr H. Hager, *Handb. d. Pharm. Praxis.* — *Ergänzungsband*, 1883.

ventre, et une sensation, très désagréable, de *vide* dans l'abdomen, enfin de l'inappétence.

Chez le deuxième étudiant, il se produisait aussi des renvois; les nausées étaient moins fortes que chez le premier.

Il éprouvait quelque soulagement d'un éternuement répété.

Six heures et demie après l'administration de l'élatérine se présentaient les premières selles liquides ; une seconde évacuation alvine aqueuse eut lieu après neuf heures. Deux heures plus tard, vomissement grave, salivation, épistaxis.

Les vomissements ne se répétaient pas, quoique l'état nauséeux et la production de renvois fétides (sentant les œufs pourris) se prolongeassent.

Le deuxième jour l'expérimentateur avait encore sept selles liquides ; le troisième jour, trois garde-robes. En somme, les 50 milligrammes d'élatérine ont provoqué douze selles liquides, tandis que l'état nauséeux, les renvois fétides, joints à une faiblesse assez prononcée, ont duré pendant plus de deux jours.

M. von Schroff conclut de ces expérimentations qu'il faut, avec Köhler, distinguer une action *locale* drastique de l'élatérine, action que celle-ci ne déploie qu'après être mise en présence de la bile, et une action éloignée sur le système nerveux, produisant ses effets après l'absorption du médicament dans le sang.

Köhler a vu se produire, après l'injection de cette substance dans la veine, ou dans le tissu sous-cutané, l'insensibilité générale avec perte de connaissance, la sialorrhée, un état dyspnoïque et même le tétanos.

Les expériences faites sur les animaux avec des doses massives d'élatérine, ont démontré qu'elle provoque l'inflammation du tube gastro-intestinal.

Une dose de 200 milligrammes, administrée à un lapin, provoquait, après trois heures, des évacuations alvines répétées et, après seize heures, la mort de l'animal.

Nous avons fait un essai sur notre propre personne avec l'élatérine granulée de Chanteaud.

État présent : Santé parfaite.

Il n'y a pas eu d'évacuation alvine depuis le jour précédent au matin. Les jours de l'expérimentation nous avons omis de prendre notre dose matinale de sulfate de magnésie.

Premier jour. Le soir, avant de nous coucher, six granules d'élatérine dosés au milligramme.

Pendant la nuit flatulence.

Deuxième jour. Au grand matin nous ne ressentons absolument rien d'anormal, sinon des flatus répétés.

8 heures du matin, quatre granules.

Nous prenons notre déjeuner de bon appétit.

Dans la matinée un peu de gargouillement au ventre.

Midi, quatre granules.

Second déjeuner. Nous mangeons comme de coutume. Rien d'anormal.

Vers 2 heures de l'après-midi, une selle molle, suivie d'une sensation douloureuse très passagère au nombril.

Cette selle fut suivie de deux autres dans le courant de la journée.

La nuit fut bonne et le lendemain nous ne ressentions plus rien du côté du ventre.

Hüsemann, rapportant un cas observé par Craig (1862), concernant une dame qui est morte après la dose très minime d'un milligramme d'élatérine, après des symptômes de superpurgation et de collapsus, recommande d'être très prudent avec ce remède, surtout chez les vieillards qui paraissent être très susceptibles pour cet agent.

En résumé, nous croyons pouvoir conclure que l'élatérine cristallisée est un agent purgatif drastique, agissant avec une grande énergie si l'on en force la dose thérapeutique.

AGENTS SYNERGIQUES.

La colocynthine, la convolvuline, la jalapine, la podophyllotoxine, en général les agents purgatifs sont ses synergiques; l'hyosciamine, l'atropine, administrées en doses suffisantes, peuvent lui servir d'auxiliaires en levant le spasme, et permettront, en prévenant ou diminuant les maux de ventre, de continuer plus longtemps la médication hydragogue.

AGENTS ANTAGONISTES.

La morphine peut paralyser complètement les effets de l'élatérine.

USAGES THÉRAPEUTIQUES.

L'élatérine se trouve spécialement indiquée dans les cas de torpeur intestinale, accompagnée d'épanchements séreux dans les cavités ou d'infiltrations séreuses des tissus, indépendantes de vices cardiaques.

Dans les hydropisies consécutives à des maladies du cœur, son administration pourrait être demandée pour seconder l'action de la digitaline.

Quoiqu'elle puisse causer un hypercatharsis dangereux quand elle est donnée sans précaution, elle est, si on la prescrit convenablement, le meilleur hydragogue qui soit connu.

En effet, donnée dans l'ascite, elle détermine souvent l'entière évacuation du fluide épanché, lorsque beaucoup d'autres remèdes sont restés en défaut.

MODES D'ADMINISTRATION ET DOSES.

La meilleure manière de l'administrer c'est de la donner sous forme de granules ou de pilules solubles dosés au milligramme, à raison d'un milligramme d'heure en heure pour l'adulte, de deux heures en deux heures pour le vieillard. On augmentera la dose, ou on la réduira suivant les effets obtenus. On aura rarement besoin de recourir à ce remède pour l'enfant.

Le cas échéant, on fractionnerait les doses selon les besoins du moment.

Émétine.

Formule : $C^{20} H^{30} Az O^{5}$.

Suivant Martius, le nom de la plante qui contient l'alcaloïde dont nous allons traiter maintenant : *Ipecacuanha*, signifierait dans la langue originelle des indigènes de son pays natif : « mauvaise herbe provoquant le vomissement ».

On abrège ordinairement le nom d'ipécacuanha en *ipéca* tout court.

L'ipéca est fourni par quatre végétaux : dont le premier constitue la racine véritable, et les trois autres les racines fausses ; tous sont originaires du Brésil, du Pérou et de la Nouvelle-Grenade.

1. *Cephaëlis Ipecacuanha* (Willd), S. *Cephaëlis emetica* (Persoon), familles des rubiacées ;

2. *Psychotria S. Ronabéa emetica* (L. fil.), rubiacées.

3. *Richardsonia scabra St-Hilaire*, rubiacées.

4. *Ionidium Ipecacuanha Ventenat*, violacées.

Les racines fausses sont de trois à quatre fois, moins riches en principe actif que la racine véritable.

La plante, depuis longtemps connue et usitée chez les habitants de l'Amérique méridionale, fut décrite, la première fois, par Guillaume Piso, en 1648 selon quelques-uns, en 1672 suivant d'autres.

Cet auteur, médecin et botaniste, signala particulièrement les propriétés émético-cathartiques de cet agent.

Legras aurait, le premier, rapporté ce remède en Europe en 1672. Ce ne fut cependant que vers 1696 que Helvétius — ayant reçu quelques kilogrammes de cette racine des mains de Grenier qui, lui aussi, revenant du Brésil, avait importé le nouveau médicament — osa faire quelques expérimentations avec elle sur l'homme.

Il administra entre autres le remède au dauphin, qu'il eut le bonheur de guérir d'un flux de sang.

Louis XIV récompensa Helvétius par mille écus et par le privilège exclusif de vendre son remède, dont on ignorait la nature, malgré les données fournies par Piso. Grenier, indigné de la conduite d'Helvétius, qui gardait pour lui seul l'argent et l'honneur, fit tomber l'ipéca dans le domaine public en le divulguant. (Rabuteau.)

M. Sloane et le philosophe Leibnitz, paraissent avoir beaucoup contribué à la propagation du remède.

Dans un mémoire présenté à l'académie des sciences, en 1817, Pelletier et Magendie ont établi, par une série d'expériences chimiques et physiologiques, que les diverses espèces d'ipécacuanha doivent leur vertu vomitive au principe immédiat que le premier d'eux a nommé *émétine*. Comme cette substance était beaucoup plus active que l'ipéca lui-même, qu'elle n'avait ni sa saveur désagréable ni son odeur nauséeuse, ces auteurs ont pensé qu'on pouvait, en toute occasion, la substituer à l'ipécacuanha avec avantage (1).

La substance nommée émétine n'était pas d'abord à l'état de pureté; ce ne fut qu'en 1821 que l'émétine chimiquement pure est venue remplacer l'émétine colorée.

Voici le mode de préparation suivi par Pelletier, à qui appartient de droit la découverte de l'alcaloïde pur.

L'ipécacuanha doit être réduit en poudre; on le traite par l'éther à 60 degrés pour dissoudre la matière grasse odorante; lorsque la substance pulvérisée ne cède plus rien à l'éther, on l'épuise par l'alcool; on fait ensuite cencentrer les teintures alcooliques au bain-marie, et la matière est redissoute dans de l'eau froide.

Elle abandonne alors de la cire et un peu de matière grasse qu'elle retenait encore; il ne reste plus qu'à la mettre en macération sur de la magnésie calcinée, en ajoutant assez de cette base pour enlever l'acide libre (2) qui existe dans la liqueur, et pour s'emparer de celui qui se trouve combiné à l'émétine.

L'émétine mise à nu et rendue moins soluble, se précipite et se mêle à l'excès de magnésie. Le précipité magnésien, lavé avec un peu d'eau très froide qui s'empare de la matière colorante non combinée à la magnésie, doit être desséché avec soin, et traité par l'alcool qui dissout l'émétine. Celle-ci obtenue par l'évaporation de l'alcool, doit être redissoute dans un acide étendu, et traitée par le charbon animal purifié. Après cette opération, destinée à la blanchir, on la précipite par une base salifiable.

Les eaux de lavage du précipité magnésien retiennent encore de l'émétine qu'on peut obtenir par une autre série d'opérations.

L'émétine pure est blanche, pulvérulente, inaltérable à l'air, tandis que l'émétine colorée est déliquescente. Cette substance est peu soluble dans l'eau froide (une partie sur mille); elle l'est davantage dans l'eau chaude; mais elle se dissout très bien dans l'éther et l'alcool. Sa saveur est légèrement amère. L'émétine est très fusible et se liquéfie vers 50° cent.

Elle ramène au bleu le tournesol rougi par un acide; elle

(1) *Recherches chimiques et physiologiques sur l'ipécacuanha*, par MM. Magendie et Pelletier, Paris, 1817.

(2) Cet acide, considéré par M. Pelletier comme étant de l'acide gallique, est un acide tannique glycosidique qu'on a nommé acide ipécacuanhique. (Hüsemann.)

se dissout dans les acides, en diminuant leur acidité sans la faire disparaître. Elle forme avec les acides des combinaisons acides évidemment cristallisables; elle est précipitée de ses combinaisons par la noix de galle, à la manière des bases du quinquina (1).

M. Pelletier ne retirait, en opérant selon sa méthode, guère plus que 0.68 à 0.78 p. % d'alcaloïde.

M. Zenoffsky a réussi, en améliorant le mode de préparation, à produire de 3 à 3.8 p. % d'alcaloïde pur.

L'acide ipécacuanhique est une substance amorphe rouge-brun, hygroscopique et d'une grande amertume, très soluble dans l'eau. (Willigk.)

Les opinions des auteurs au sujet de la richesse en alcaloïde des racines d'ipéca sont tellement divergentes qu'un dosage du végétal brut devient tout à fait impossible, et que le médecin consciencieux doit absolument abandonner la prescription de l'ipéca en infusion ou en poudre, et ne se servir désormais que du principe actif.

Ainsi Hüsemann admet que les racines fausses contiennent de trois à quatre fois moins de substance active que la racine véritable, qui en présente plus de 3 p. %. Nothnagel et Rossbach sont d'avis que la racine véritable d'ipéca en contient de 3/4 à 1 p. %, les mauvaises racines 1/4 à 1/2 p. %. Enfin Rabuteau, qui décrit la méthode d'extraction suivie par Le Fort et F. Würtz, dit que l'écorce d'ipéca annelé contient jusqu'à 16 p. %, celle de l'ipéca strié 9 p. % et celle de l'ipéca ondulé 3 à 4 p. % d'émétine.

Pour être complet, nous reproduisons ici le mode de préparation cité par Rabuteau et extrait par cet auteur des *Comptes-rendus de l'Académie des sciences,* 4 juin 1877.

On dissout l'ipéca dans un peu d'eau, puis on ajoute du nitrate de potassium ou de sodium. L'émétine est précipitée à l'état de nitrate sous la forme d'une masse poisseuse qui est lavée, puis dissoute dans l'alcool et décomposée par un lait de chaux. Le mélange, exposé au bain-marie jusqu'à siccité, puis réduit en poudre et mis en digestion avec l'éther, abandonne à ce dissolvant tout son alcaloïde. Après volatilisation de l'éther, il reste une substance jaunâtre qu'on traite par l'acide sulfurique. L'émétine seule se dissout et la solution, versée dans l'ammoniaque étendue,

---

(1) Comparez, *Formulaire, etc., de plusieurs nouveaux médicaments,* par F. Magendie, 1825.

donne l'alcaloïde sous la forme d'un précipité blanc qu'on lave à l'eau distillée froide.

L'émétine ainsi obtenue est pure. Dissoute dans l'alcool, elle donne à la longue des cristaux durs, de la grosseur d'un grain de millet, formés de fines aiguilles rayonnant autour d'un centre.

ACTION PHYSIOLOGIQUE ET TOXIQUE.

Magendie, dans son formulaire, décrit ainsi les propriétés physiologiques de l'émétine :

« Sur les chiens et les chats, l'émétine, à la dose d'un demi-grain (26 millig.) à 2 (104 millig.) et 3 grains (156 millig.), produit le vomissement suivi quelquefois d'un sommeil assez prolongé.

A une dose plus forte, 10 grains (520 millig.), par exemple, l'émétine détermine chez les chiens un vomissement répété, après quoi l'animal s'assoupit. Mais au lieu de revenir à la santé, comme dans les cas où l'émétine est donnée à faible dose, l'animal meurt ordinairement dans les vingt-quatre heures. A l'ouverture du cadavre, on trouve que la mort a été produite par une violente inflammation du tissu du poumon et de la membrane muqueuse du canal digestif, qui s'étend du cardia à l'anus.

Ces phénomènes ont la plus grande analogie avec ceux que produit l'émétique.

Les résultats sont les mêmes, si l'émétine est injectée dans la veine jugulaire ou simplement absorbée dans un point quelconque du corps.

Deux grains (104 millig.) d'émétine avalés à jeun par l'homme sain, donnent lieu à un vomissement prolongé, suivi d'une disposition prononcée au sommeil.

Il suffit quelquefois d'un quart de grain (13 milligrammes) pour produire des nausées et le vomissement.

Administrée à l'homme malade elle fait chez celui-ci vomir et produit des selles tout comme chez l'homme bien portant; mais de plus, on peut facilement se convaincre qu'elle influence d'une manière heureuse les affections catarrhales, particulièrement celles qui sont à l'état chronique.

L'action décrite est celle de l'émétine colorée ou impure, celle de l'émétine pure est la même, mais elle est beaucoup plus énergique.

Deux grains (104 milligrammes) suffisent pour faire périr un chien de forte taille. J'ai vu le vomissement produit par un seizième de grain (3 1/4 milligrammes) chez un homme de 85 ans, qui vomit, il est vrai, avec une extrême facilité. »

Depuis 1825 l'émétine n'a guère été employée en pratique. Le docteur von Schroff, qui l'a essayée sur l'homme et les animaux (1), est d'avis qu'on peut parfaitement s'en passer, parce qu'une dose *équivalente* d'ipéca produit le même effet, mais d'une manière mitigée et moins dangereuse.

Nothnagel et Rossbach (2) émettent l'opinion qu'il serait désirable de remplacer la racine d'ipéca, qui est variable en richesse d'alcaloïde, par son principe actif.

Le fait qui engage Hüsemann à préférer l'émétine à l'ipéca, à savoir que la première produit plus tôt l'effet cathartique que ne le fait la racine, est fort contestable. Il est clair que cela dépend tout bonnement des difficultés opposées par le végétal brut au pouvoir dissolvant des humeurs intestinales et au mode d'administration défectueux.

Nous appliquons à l'opposition systématique qu'on fait à l'introduction des principes actifs en thérapie, les paroles du docteur Vulpius (3) :

« La force de la logique doit céder le plus souvent à celle de la coutume ! »

Nommons des auteurs qui se sont principalement occupés de l'action physiologique et thérapeutique de l'émétine et de l'ipéca : Pécholier (4), Ackerman (5), Dyce Duckworth (6), d'Ornellas (7), Podwyssotzki (8) et Rutherford.

Voici en résumé les effets produits par l'alcaloïde de l'ipéca :

Une pommade à l'émétine, mise en contact avec la peau, donne, après quelque temps, la sensation de brûlure ; il se forme des pustules à grande auréole et on ressent des démangeaisons continuelles. Si l'on continue assez longtemps l'application de cette pommade, elle peut produire des ulcérations de la peau.

(1) Comparez la 1re édition de son *Lehrbuch der Pharmakologie*, 1856, S. 336.
(2) *Handbuch der Arzneimittellehre*, 1884, S. 723.
(3) *Pharmac. Rundschau*, 1883, S. 263.
(4) *Comptes rendus*, t. LV, p. 774, 1863.
(5) *Beobachtungen über einige physiologischen Wirkungen der wichtigsten Emetica*, Rostock, 1856.
(6) *St-Barthol. Hosp. Rep.*, VII, p. 90.
(7) *Gazette médicale de Paris*, 1873, nos 40, 41, 43.
(8) *Archif. f. Exp. Pathol. und Pharmakologie*, 1879, Bd XI, S. 231.

Introduite dans l'œil, l'émétine peut causer l'inflammation de la conjonctive et de la cornée; dans le nez un éternuement incessant; dans les voies aériennes la toux, l'intumescence de la muqueuse et des troubles respiratoires. (Buchheim.)

Une solution alcoolique concentrée d'émétine, laissée longtemps en contact avec la langue, peut produire une sensation de brûlure, très différente du picotement caractéristique de l'aconitine, très différente aussi de l'âcreté propre à la vératrine.

En laissant fondre quelques granules d'émétine dans la bouche, on s'aperçoit d'une légère amertume; et voilà tout.

Injectée sous la peau, elle produit l'inflammation locale, ce qui la rend impropre pour ce mode d'application.

Toutefois si on l'introduit de cette manière dans l'économie tout comme par injection dans la veine, elle provoque le vomissement. L'élimination de cet alcaloïde se faisant par la muqueuse stomacale et par les reins (Dragendorff et Pander), il est fort probable que l'action locale de l'agent sur les terminaisons périphériques du pneumogastrique dans l'estomac, est cause de l'excitation secondaire du centre de vomissement. Cette opinion a gagné en probabilité depuis que Pécholier et d'Ornellas ont démontré que l'acte de vomir est supprimé le plus souvent après avoir sectionné le nerf vague.

Les effets nauséeux sont plus décidés après l'introduction de l'émétine par voie stomacale; ce fait porte à imputer ces phénomènes plutôt à une action réflexe sur le centre de vomissement qu'à une influence directe du médicament sur ce même centre.

Voilà donc le contraire de ce qui a lieu avec l'apomorphine.

Une dose très légère d'émétine, ingérée par la bouche — disons un demi à un milligramme — peut causer la sensation d'une légère chaleur à l'estomac, quelque peu analogue à celle qu'on éprouve après avoir pris une quantité très minime d'acide arsénieux. Elle imite la sensation de faim. Une dose plus forte et réitérée après quelque temps (2 à 5 milligrammes), produit le bâillement, les nausées, des renvois, une salivation abondante, enfin le vomissement. En même temps, la sécrétion muqueuse intestinale et bronchiale a augmenté, comme il ressort des expérimentations cliniques et des expériences sur les animaux.

Des doses plus fortes font vomir, pour ainsi dire d'emblée, et sont suivies, tout comme les doses moyennes longtemps continuées, d'évacuations alvines liquides ; elles peuvent produire le collapsus et la mort.

Introduite directement dans la veine, ou absorbée dans le sang, elle ne modifie pas ce liquide. Rutherford observait une augmentation de la sécrétion biliaire et de la sécrétion muqueuse du duodénum chez le chien, après avoir introduit directement dans cette partie de l'intestin un mélange de poudre d'ipéca et de bile. Il est évident que cette expérimentation ne permet pas de conclure à une action cholagogue de l'émétine,

La fréquence du pouls augmente après l'administration d'une dose vomitive jusqu'au moment du vomissement, elle diminue alors et descend même pendant un temps fort court au-dessous de la normale. Si le vomissement ne survient pas, l'action du cœur se ralentit. Une dose toxique d'émétine peut produire la mort par paralysie cardiaque.

La respiration est modifiée d'une manière analogue : d'abord la fréquence augmente pour diminuer ensuite.

La plupart des expérimentateurs rapportent que les doses toxiques d'émétine produisent des altérations morbides dans les tissus des bronches et des poumons. Magendie constatait une inflammation violente du tissu du poumon chez le chien, Schuchardt la rougeur intense des muqueuses bronchiales, Duckworth et Podwyssotski, de l'hyperémie grave, de l'œdème, de l'hépatisation du poumon. Von Schroff ne vit rien de pareil lors de ses expérimentations sur le chat. Rossbach a vu une sécrétion muqueuse abondante après l'administration de l'émétine, sans qu'il y eût une modification appréciable dans la circulation locale.

On n'a pas jusqu'ici trouvé l'explication de cette action spéciale. Il se pourrait que le principe actif, s'éliminant par la muqueuse respiratoire, produisît une irritation suffisante pour occasionner cette inflammation locale.

L'émétine n'a pas d'influence directe sur le système nerveux central. Elle produit, comme les agents vomitifs en général, la dépression musculaire, pouvant dégénérer en collapsus quand on a pris la dose trop élevée. Dans le stade nauséeux les glandes cutanées se trouvent activées.

Les doses toxiques peuvent provoquer l'albuminurie, tandis les doses thérapeutiques n'ont pas d'effet notable sur la sécrétion urinaire.

SUBSTANCES SYNERGIQUES, AUXILIAIRES.

Hormis la violine ou émétine indigène, le principe actif de *Viola odorata*, isolé par Bouley en 1824, l'émétine n'a pas de synergique proprement dit. Encore la violine est-elle beaucoup moins énergique et quelquefois infidèle. Chomel la prescrivait à la dose de 200 milligrammes pour obtenir l'effet éméto-cathartique.

Toutes les substances émétiques sont ses auxiliaires, ainsi l'apomorphine, les sulfates de cuivre, de zinc, le tartre stibié.

La pilocarpine peut, quoique rarement, faire vomir; ce n'est pas cette propriété cependant qui nous la fait ranger parmi les auxiliaires de l'émétine. C'est en augmentant la sécrétion muqueuse bronchiale qu'il y a analogie d'action entre ces deux remèdes.

SUBSTANCES ANTAGONISTES, CONTRE-POISON.

Les agents narcotiques font retarder l'effet vomitif et purgatif, les aromatiques et les stimulants agissent de même et préviennent la dépression générale, le collapsus.

La cocaïne, comme anesthésiant local, la strychnine, la brucine, comme incitants du système nerveux, antagonistes si l'on veut dans ce sens qu'ils préviennent ou retardent les effets émétocathartiques, sont les auxiliaires de l'émétine, du moment qu'on veut éviter à son malade les désagréments de l'état nauséeux et continuer quelque temps le remède pour faciliter l'expectoration dans les catarrhes des bronches.

Le seul antidote convenable dans un empoisonnement par l'émétine, serait l'acide tannique, qui la précipite de ses combinaisons et forme des tannates insolubles.

USAGES THÉRAPEUTIQUES, MODES D'ADMINISTRATION ET DOSES.

Le rôle principal que remplit cet agent en thérapeutique est celui de vomitif et d'expectorant. On lui prête en outre de la valeur comme médicament digestif, antispasmodique, hémostasique, diaphorétique et même comme défervescent.

Nous ne récapitulerons pas ici tous les cas qui réclament l'administration d'un vomitif. Pour que l'émétine produise cet effet, il faut que l'on s'adresse aux doses élevées de 3 à 5 milligrammes pour l'adulte, de 1 à 2 milligrammes pour l'enfant au-dessus de deux ans d'âge, à répéter de dix minutes en dix minutes, et que le plus souvent — quand l'indication est pressante — il faudra associer à l'apomorphine seule à doses égales ou encore à celle-ci et à l'émétique combinés, cette dernière à doses dix fois supérieures.

On aura soin d'avertir la garde-malade que l'effet vomitif peut faire défaut et de lui ordonner la suppression des médicaments dans ce cas, du moment qu'il y a évacuation par le bas, ou qu'il se présente des symptômes adynamiques qui font craindre le collapsus.

Il résulte de son action physiologique que l'émétine n'est pas un expectorant quand même. Elle n'est en effet salutaire que lorsqu'il y a défaut de sécrétion de la muqueuse bronchique, ou bien que le mucus sécrété est visqueux et adhérent, enfin dans les toux spasmodiques.

Ainsi nous conseillons son emploi dans la pneumonie croupeuse dès qu'il y a expectoration, dans le catarrhe bronchique idiopathique aigu, si l'expectoration est rare et les crachats adhérents, dans le catarrhe suffocatif, c'est-à-dire dans la recrudescence d'un catarrhe chronique des bronches, dans le deuxième stade du catarrhe bronchial aigu et subaigu se distinguant par la rareté et la viscosité des crachats.

Dans la toux rebelle et fatiguante des phtisiques au premier degré, quand l'expectoration est presque nulle, elle peut servir au besoin, quoique dans ce cas nous lui préférons l'apomorphine.

Pour obtenir un effet favorable du principe actif de l'ipéca dans l'asthme spasmodique, on doit pousser le remède jusqu'à effet nauséeux; on aurait cependant, dans ce cas, plus à attendre des effets de la lobébine, ou de l'administration combinée de la strychnine et de l'hyosciamine.

L'émétine réussit souvent à réprimer les accès de toux de la coqueluche. Nous préférons néanmoins nous adresser dans ces cas à l'apomorphine; cet alcaloïde, n'ayant pas d'effet local sur la muqueuse stomacale, permet de continuer plus longtemps son emploi sans courir le risque de nuire à l'alimentation.

On obtient l'effet expectorant ou calmant de la toux en administrant à l'enfant au delà de deux ans d'âge un granule d'émétine (au milligramme de principe actif) de demi-heure en demi-heure, ou à plus grands intervalles si l'individu est très susceptible. Aux enfants en bas-âge, nous aimons mieux substituer l'apomorphine à l'alcaloïde de l'ipéca. Si cependant on a recours à celui-ci, on fractionnera le granule suffisamment afin d'éviter l'effet vomitif.

Les adultes prendront deux ou trois granules d'heure en heure ou à distances plus petites, selon le cas et selon la résistance de l'organisme au remède.

Les associations et les combinaisons variées avec les autres agents, tels que la strychnine, la brucine, la codéine, l'iodoforme, la pilocarpine, les défervescents, etc., sont les mêmes que pour l'apomorphine. (Voir à cet article.)

Donnée à doses minimes (un à deux granules avant le repas) elle pourrait servir *peut-être* à relever l'appétit dans un cas donné de dyspepsie.

Nous ne nous sommes jamais servi de cet agent dans un cas pareil. Cependant, jugeant par analogie d'action et sachant que l'ipéca est utilisé dans ce but, on pourrait essayer l'émétine lorsque les digestifs mieux connus, strychnine, quassine, arséniate de soude, pipérine, acide chlorhydrique, pepsine, etc., ont failli.

Afin d'obtenir un effet antispasmodique, il faudrait recourir aux doses vomitives d'émétine qui, durant et après l'acte de vomir, déterminent le relâchement musculaire. C'est ainsi qu'on doit s'expliquer son effet favorable dans les spasmes utérins et autres. Cependant depuis que la dosimétrie nous a appris à nous servir des mydriatiques, des bromures, des strychnées, de la vératrine, nous ne voyons guère d'indication plausible à administrer l'émétine comme agent antispasmodique.

L'hémostasie dans les hémorrhagies internes déterminée par l'ipéca et ses synergiques doit être attribuée à sa propriété de diminuer la tension artérielle, un effet analogue à la saignée. On atteint ce but par des doses fortes du remède, produisant les nausées et le vomissement.

L'acte de vomir doit cependant annuler momentanément l'effet favorable et faire autant de tort par les efforts musculaires exagérés et la commotion qu'ils transmettent à tout le corps, que l'abaissement de la pression intravasculaire a pu faire de bien.

Aussi, au lieu de prescrire l'émétine, nous nous tiendrons, suivant le cas donné : (lésion des grands vaisseaux par violence externe) à la venaesection ; (pneumorrhagie, métrorrhagie, etc.) aux resserrants des tissus, aux vaso-constricteurs, à la quinine (bisulfate, arséniate) à la strychnine, (arséniate), à l'ergotine, à l'hydrastine.

La propriété diaphorétique de l'émétine est peu prononcée ; comparée à celle de la pilocarpine elle est presque nulle. Si l'on a en vue de déterminer l'hypercrinie du tégument cutané dans un but curatif, on s'adresserait avec plus de raison à l'alcaloïde du jaborandi.

Nous engageons nos confrères à ne pas se fier à l'action antipyrétique de l'émétine. Elle n'exerce pas une influence notable sur la fréquence pulsatile ni sur la température fébrile, à moins qu'on ne dépasse la dose physiologique du remède et ne pousse à la toxicité. Du moment que les doses trop élevées d'émétine produisent le collapsus, le pouls se ralentit et le calorique baisse. Le plus souvent encore, la température centrale reste élevée, tandis que les parties périphériques du corps sont froides et livides. Comme nous possédons du reste dans l'aconitine et la vératrine des défervescents mieux choisis qui, à doses modérées et sagement administrées, font tomber graduellement et sûrement la fièvre sans produire des symptômes adynamiques aigus si alarmants, nous ne voyons pas pourquoi on s'adresserait à l'émétine.

Quant à la forme pharmaceutique et au mode d'administration, on peut se servir de la forme granulaire, pilulaire, de la solution aqueuse pour l'emploi interne. La voie sous-cutanée ne peut pas servir à cause de l'irritation locale que produirait le remède dans le tissu cellulaire. Pour l'emploi externe il convient de prescrire 2 parties d'émétine pour 25 à 50 parties d'axonge ou de vaseline.

Le granule dosimétrique est dosé à 1 milligramme de substance active.

Si l'on veut se servir de la forme pilulaire, les formules suivantes peuvent être employées :

Pr. Émétine cristallisée pure . . . . 100 milligrammes.
Miel blanc . . . . }
Extrait de gentiane . . . . } parties égales.
Glycérine . . . . 1 goutte.

    Pour faire 100 pilules du poids de 15 milligrammes.

<pre>
Pr. Émétine cristallisée pure . . . . . . }
    Chlorhydrate d'apomorphine. . . . . } 100 milligrammes ââ.

    Tartre stibié . . . . }
    Extrait de réglisse en poudre . . . . } 1 gramme ââ.

    Eau . . . . q. s.
         Pour faire 100 pilules.
</pre>

Préfère-t-on d'administrer le remède en solution ou en mixture, il sera bon de se rappeler que l'émétine est peu soluble dans l'eau et de la dissoudre d'abord dans un peu d'acide. Voici deux formules que nous avons employées avec avantage :

<pre>
Pr. Émétine cristallisée pure . . . . . . 100 milligrammes.
    Acide chlorhydrique dilué . . . . . . q. s.
    Eau distillée . . . . 250 centimètres cubes.
         Dissolvez,
</pre>

à prendre une cuillerée à dessert (environ 6 centimètres cubes) de dix minutes en dix minutes.

<pre>
Pr. Tartre stibié . . . . 1 gramme.
    Chlorhydrate d'apomorphine. . . . . }
    Émétine cristallisée pure. . . . . . } 100 milligrammes.
    Acide chlorhydrique . . . . q. s.
    Eau distillée . . . . 250.
         Dissolvez.
</pre>

à prendre une cuillerée à dessert ou une cuillerée à bouche (12 à 15 centimètres cubes).

Dans ces deux formules on pourrait au besoin supprimer l'acide chlorhydrique, l'émétine n'exigeant pour se dissoudre que mille parties d'eau, l'apomorphine étant facilement soluble et l'émétique ne demandant que dix-sept parties d'eau froide pour sa parfaite dissolution. Si l'on voulait se servir de solutions plus concentrées, l'addition d'acide serait de rigueur.

Il est bon de rappeler ici que l'acide chlorhydrique précipite la solution aqueuse de tartre stibié, mais qu'une abondance d'acide redissout le précipité.

Émétique.

Synonymes : Tartrate de potasse et d'antimoine ; tartre stibié.

Formule : $2 (C^4 H^4 K (SbO) O_6) + H^2 O$.

La connaissance de cette préparation date de 1631. C'est à Hadrian von Mynsicht qu'on est redevable de sa découverte. Il l'a décrite le premier dans son *Thesaurus et armamentarium medico-chymicus.*

Le tartre stibié et quelques combinaisons de soufre et d'antimoine sont les derniers représentants, encore en usage pratique de nos jours, d'une série nombreuse de préparations stibiées introduites à la fin du xv⁰ siècle, par Basilius Valentinus et largement employées dans le xvii⁰ et xviii⁰ siècles.

Selon Rabuteau, ce Basilius Valentinus, bénédictin d'Erfurth, n'aurait jamais existé, et son nom serait le pseudonyme d'un alchimiste resté inconnu.

Le *Triumphwagen* (*currus triumpalis antimonii*) lui fut attribué; d'autres prétendent que ce livre fut écrit par Théophrastus von Hohenheim (Paracelse) 1493-1541. Il est certain, que ce dernier prôna positivement les antimoniaux, et leur prêta les merveilleuses vertus de renouveler et de restaurer toutes les fonctions et de rendre les forces perdues.

Le sulfure d'antimoine naturel (*stibine* en terme de minéralogie) a été connu et employé dès la plus haute antiquité.

Dioscoride désigne l'antimoine sous le nom de στιμμι et de στιβι, d'où les Latins firent *stibium;* il fait mention d'un procédé imparfait de calcination.

Pline et Dioscoride parlent de ses propriétés astringentes et dessiccatives; Galien, Paul d'Egine, Oribase, Arétée, ne lui en connaissent pas d'autres.

Deux passages dans la Bible ont rapport à l'emploi du sulfure d'antimoine comme cosmétique (1). Les Grecs appelaient cette substance πλατυόφθαλμον et γυναικείον, parce que les femmes s'en servaient pour se colorer les sourcils.

Vers la fin du moyen âge, l'antimoine métallique (*regulus antimonii*) allié à l'étain (*pocula emetica*), a été usité pour la fabrication de gobelets dans lesquels on laissait séjourner du vin pendant la nuit pour lui donner des propriétés émétiques. Le vin devenant légèrement acide, au bout de peu de temps attaquait l'antimoine et formait des sels émétiques et purgatifs.

On en faisait encore de petites balles rondes (*pilulæ aeternæ*)

---

(1) Comparez *Rois,* liv. II, chap. IX, vers. 30. — *Ezechiel,* chap. XXIII, vers. 40.

qu'on administrait dans un but purgatif. L'effet obtenu, on retrouvait les pilules dans les excréments, et on les faisait servir ainsi plusieurs fois.

Les *medicamenta spagyria seu chymica* — c'est ainsi qu'ils nommaient les antimoniaux — furent tant employés à propos et mal à propos par les disciples de Paracelse, que la Faculté de Paris — sur l'instigation de Riolan (1566) — sut décider le Parlement à en défendre l'usage en France.

Le livre de Louis de Launay (de La Rochelle), publié en 1564, a beaucoup contribué à répandre l'emploi de ces agents, mais il devint en même temps l'origine de persécutions dirigées contre eux.

A Th. Mayerne, qui fut plus tard le médecin ordinaire de Jacques Ier et de Charles II, la Faculté de Paris défendait la pratique (1603) pour avoir écrit sur les médicaments spagyriques.

Encore en 1609, des médecins, entre autres le docteur Besnier, furent expulsés de la Faculté pour avoir administré ces remèdes.

En 1638 il y eut un revirement en faveur de l'antimoine; du moins de cette année date l'admission du vin stibié dans le codex parisien. Ce ne fut cependant que vingt-huit ans plus tard que la Faculté de Paris levait la condamnation du stibium. En 1650, l'antimoine ayant été reconnu comme un bon remède purgatif, l'édit de 1566 fut rapporté, et en 1668, un nouvel édit défendit que l'antimoine fût administré par d'autres personnes que des docteurs de la Faculté. (Kluyskens.)

Durant de longues années, dit Hüsemann, a existé l'usage à Heidelberg que le candidat au grade de docteur en médecine, avant d'obtenir son diplôme, dût jurer solennellement qu'il s'abstiendrait de l'emploi des préparations stibiées.

Depuis von Mynsicht, nous trouvons le tartre stibié sous le nom d'*émétique*, préconisé par Eusèbe Renaudat dans ses livres : l'*Antimoine justifié* et l'*Antimoine triomphant*, parus en 1653.

Ces publications soulevèrent d'autres écrits violents et injurieux contre le stibium, notamment ceux de Jacques Perreau (*le Rabat-joie de l'antimoine*), qui prétendit qu'un moine voulant purger les confrères de son couvent avec une préparation antimoniale, les avait empoisonnés tous, d'où le nom d'*antimoine*; mais surtout de Guy-Patin. Celui-ci baptisa l'oxychlorure d'antimoine (mercure de vie des alchimistes) du nom de *mercure de mort*, et appela le tartre stibié malicieusement *tartre stygié*, remède aussi funeste que les ondes du Styx où il aurait entraîné ceux qui le prenaient.

Cependant l'antimoine sortait vainqueur de ces difficultés, lorsque Louis XIV, gravement malade à Calais, fut guéri par le tartre stibié que lui administrèrent les médecins de la cour, sous l'inspiration de Valot.

Le remède fut réhabilité pour de bon par N. Lémery et G. Lamy, qui dans leurs travaux présentèrent des aperçus nouveaux et élucidèrent les avantages réels de l'antimoine.

En 1720, le gouvernement français acheta à la Ligerie le secret de la préparation du kermès minéral, qu'il devait à l'indiscrétion d'un élève de l'inventeur, le célèbre Glauber.

Depuis les antimoniaux ont été beaucoup employés en thérapeutique. Broussais n'admettait que leur action topique. Rasori, Hufeland en font un large emploi; Laennec, Louis, Trousseau les tinrent en grande estime. Dans les derniers temps les indications de ces remèdes sont beaucoup restreintes. Pour ce qui regarde l'émétique, nous renvoyons à la fin de cet article où nous traitons de son usage thérapeutique.

Le tartre stibié est obtenu en mélangeant de l'oxyde d'antimoine sec (10 parties) et du tartrate acide de potasse (12 parties) avec une quantité d'eau bouillante suffisante pour former une pâte molle. On abandonne celle-ci à elle-même pendant vingt-quatre heures. On ajoute alors à la masse de l'eau et l'on fait bouillir pendant une heure.

Après filtration on fait cristalliser. L'émétique ainsi obtenu est parfaitement pur et se présente sous forme d'octaèdres ou de tétraèdres transparents, qui s'effleurissent lentement à l'air en devenant blancs. Il se dissout en quatorze à dix-sept parties d'eau froide et en deux à trois parties d'eau bouillante.

L'eau ordinaire décompose l'émétique et précipite de l'oxyde d'antimoine, lentement à froid, tout de suite à l'ébullition. Le tannin et les solutions végétales qui en contiennent décomposent également la solution d'émétique en formant un précipité insoluble.

Les acides nitrique, sulfurique et chlorhydrique produisent dans les solutions de tartre stibié des précipités de sous-sels d'antimoine, solubles dans un excès de réactif et surtout dans l'acide tartrique.

En présence d'un acide libre, l'albumine fait précipiter l'émétique de sa solution.

La solution rougit faiblement le papier bleu de,tournesol et a une saveur métallique.

ACTION PHYSIOLOGIQUE ET TOXIQUE, ABSORPTION ET ÉLIMINATION.

L'absorption du remède par la peau est difficile. On cite néanmoins des phénomènes de vomissement et de purgation à la suite de son application externe. Elle se fait facilement par la muqueuse du tube digestif. L'action vomitive du tartre stibié se présente plus tôt et plus énergiquement après l'ingestion stomacale, qu'après l'introduction par la veine ou dans le tissu sous-cutané.

L'élimination se fait par les reins, le foie, les glandes mammaires (Lewald), la muqueuse du canal intestinal (Herrmann Radziejewsky), la peau (Rossbach), enfin très probablement par la muqueuse bronchiale (Gubler).

Taylor, Millon et Laveran rapportent avoir trouvé de l'antimoine dans les organes internes (le foie, les os) plusieurs semaines, même des mois après avoir été administré.

ACTION LOCALE.

Appliqué sur la peau saine, l'émétique en pommade (une partie sur trois) ou en solution aqueuse concentrée, provoque, après vingt-quatre à quarante-huit heures, un eczèma pustuleux présentant beaucoup d'analogie avec celui de la petite vérole.

L'action irritante de cet agent, qui peut aller jusqu'à l'escharification, ne résulte pas d'une action chimique comparable à celle des acides ou des alcalis concentrés. L'émétique ne brûle pas d'emblée les tissus ; mais, semblable à l'arsenic, il les imprègne sans les détruire, les modifie dans leur vitalité et les irrite, puis les frappe de mort s'il est en quantité suffisante, et développe circonférenciellement une inflammation plus ou moins vive, aboutissant à l'exsudat plastique et à la suppuration. Ces phénomènes, qui supposent la présence d'un tissu vivant, ne se montrent pas sur le cadavre. (Gubler.)

La ressemblance des pustules a induit un médecin allemand à admettre l'identité complète des deux sortes d'efflorescences. Le docteur Lichtenstein a prétendu que la lymphe limpide, non mélangée de pus, retirée de pustules qu'on obtient par la pommade antimoniale et inoculée à d'autres individus, donne lieu à des pustules identiques à celles fournies par la véritable vaccine, et préservait comme cette dernière des attaques de la variole.

Le professeur Burggraeve, en répétant les expériences du docteur Lichtenstein — quant à l'inoculabilité des boutons stibiés — n'a eu aucun résultat.

« Ce qui nous fait encore ajouter peu de foi aux résultats annoncés par le docteur L., dit M. Burggraeve, c'est l'origine même des boutons stibiés, origine inorganique, tandis que celle des boutons vaccinaux est une origine organique ou vivante. C'est comme si on prétendait qu'en semant un minéral, on obtient un végétal (1). »

Si, en effet, on peut par inoculation de la lymphe des pustules stibiées en produire d'autres, ce phénomène serait une autre preuve de l'élimination du tartrate stibio-potassique par la peau.

Des observations très sérieuses de Boeckh, Crichton et autres, concernant l'éruption de boutons caractéristiques à la suite de l'emploi interne du remède, viennent appuyer cette interprétation.

Si l'on introduit le tartre stibié en poudre (soit 200 à 300 milligrammes) en frottant, dans les incisions encore saignantes pratiquées dans la peau à l'aide d'une lancette, il ne se formera pas de pustules pour peu qu'on enlève par lavage endéans les dix minutes, le restant du sel.

L'exanthème se montrant aux apertures des conduits excréteurs des glandes sudorales et sébacées, il faut admettre que la réaction acide des substances sécrétées y est pour quelque chose.

En ajoutant un carbonate alcalin à la pommade antimoniale, celle-ci ne produit pas de pustules; l'addition d'un peu de vinaigre augmente au contraire l'énergie de son action. (Coze.)

La pommade mise en contact avec la peau déjà irritée ou bien privée d'épiderme, provoque une inflammation autrement intense qu'en procédant sur le tégument sain. Des conséquences fort

____

(1) Comparez *Monument à Jenner*, 1875, p. 122.

graves peuvent se présenter après l'application souvent réitérée de la pommade sur une même place.

Jacobi (1819) a vu ainsi se produire plusieurs cas de nécrose et de perforation des deux tables des os crâniens, par l'emploi trop longtemps continué de la pommade d'Antenrieth sur la tête de maniaques (1).

Les muqueuses présentent les modifications analogues par le contact du tartre stibié; cette préparation y détermine de même une inflammation qui peut aboutir à l'ecthyma. Cependant il faut distinguer.

Hormis une saveur légèrement acide et métallique, on ne s'aperçoit pas de la présence de l'émétique dans la bouche. Il est fort probable que la réaction alcaline des humeurs buccales prévient son action irritative locale, tandis que celle-ci serait favorisée dans le milieu acide que le sel rencontre dans l'estomac.

ACTION GÉNÉRALE.

MM. Meierhofer et Nobiling ont fait des expérimentations *in animâ propriâ*.

Ils ont pris pendant un temps assez long, journellement, une seule dose de tartre émétique. Ils commencèrent par un milligramme de substance et augmentèrent successivement jusqu'à 10 milligrammes. Bientôt ils observèrent les symptômes suivants : mauvaise humeur, la tête lourde, lassitude des membres, sensation de douleur et de tiraillements dans les articulations, des horripilations, de la sialorrhée, la langue couverte d'un enduit muqueux, soif accompagnée de la sensation de chaleur interne, congestion à la tête, somnolence, sommeil inquiet, rêves lugubres, pouls accéléré et irrégulier, vertiges, la vue troublée, figure pâle et amaigrie, les yeux cerclés, augmentation de la sécrétion muqueuse du pharynx et déglutition difficile.

En continuant encore quelque temps cette même dose de 10 milligrammes par jour, il s'est produit de l'inappétence, une sensation comme si la région stomacale était comprimée, des douleurs pongitives graves dans les intestins, des nausées, bâillements répétés, respiration difficile, sensation d'angoisse inexpri-

---

(1) Comparez Hüsemann, *Arzneimittellehre*, II, S. 574, et Dr Lewin, *Die Nebenwirkungen der Arzneimittel*, S. 233.

mable à la poitrine et au cœur. Tension du bas-ventre qui est douloureux au toucher. Algidité générale de la peau. Selles demi-molles, tantôt multipliées, tantôt retardées. Sécrétion urinaire augmentée ce qui, suivant l'observateur, serait causé, non par l'antimoine, mais parce qu'il buvait beaucoup d'eau.

Les pulsations du cœur diminuaient en fréquence et en énergie. Les traits du visage prenaient un aspect cachectique, terreux. Débilité générale et émaciation.

En continuant toujours la même dose de 10 milligrammes, les symptômes décrits ont augmenté en gravité. Les nausées sont remplacées par des vomissements. Les selles sont plus fréquentes, deviennent liquides, bilieuses et séreuses. Le foie est hypertrophié et douloureux. Gargouillement continuel des intestins, mal au ventre ; des démangeaisons à la peau, enfin des symptômes d'hyperémie passive dans la petite circulation.

A ce moment, MM. Nobiling et Meyerhofer constataient la présence d'albumine dans les urines et jugeaient qu'il était temps de finir l'expérimentation. Le poids du corps avait diminué de 4 kilogrammes et demi dans les quatorze jours de l'expérience. Trois jours après avoir supprimé l'émétique l'appétit est revenu, mais le rétablissement complet a demandé deux mois. (Nothnagel et Rossbach.)

Une dose de 3 à 10 centigrammes ingérée par l'adulte à l'état sain, provoque, après dix à quinze minutes, d'abord une sensation douloureuse le long de l'œsophage, puis des nausées, enfin des vomissements, suivis après quelque temps de douleurs au ventre et de diarrhée.

Dans certains cas — fort rares il est vrai — les symptômes de gastro-entérite aiguë peuvent faire défaut et être remplacés par ceux d'un collapsus complet.

On peut encore provoquer l'effet vomitif en administrant l'émétique à raison de 1 centigramme de cinq minutes en cinq minutes, soit en granules, soit dissous dans une quantité minime d'eau.

En noyant pour ainsi dire le remède dans une quantité excessive de véhicule — l'*émétique en lavage* — on n'obtient pas le plus souvent d'effet vomitif, mais on produit la superpurgation.

Une certaine *tolérance* du médicament peut s'établir, analogue à celle que nous avons vue se produire dans les expérimentations de MM. Nobiling et Meyerhofer, avec des quantités d'émétique beaucoup plus élevées que celles ingérées par ces messieurs.

En fractionnant les doses, on peut faire prendre 500 milligrammes à 1 gramme par jour, sans que le médicament produise le vomissement et sans qu'il modifie notablement les selles.

On voit alors se répéter d'une manière plus accentuée les symptômes décrits plus haut par les observateurs allemands. Ces effets généraux : ralentissement du pouls, abaissement de la température, affaissement musculaire, sont obtenus par ce qu'on appelle les doses contro-stimulantes.

Les doses excessives ou trop longtemps continuées peuvent amener l'issue fatale de différentes manières ; ainsi la mort peut suivre un collapsus provoqué par une dose toxique d'emblée, mais elle peut aussi venir à la suite des symptômes du choléra stibié — sans présenter aucune altération sérieuse des premières voies — ou bien les phénomènes de gastro-entérite s'expliquent lorsqu'on trouve à l'autopsie les tissus anatomiques propres à l'inflammation de ces organes : hyperémie, tuméfaction, ulcération, gangrène, même péritonite.

On a dans le temps abusé énormément de ce remède.

On est allé jusqu'à faire prendre 10 à 12 grammes d'émétique par jour à des malades. De ce qu'on n'observait chez eux ni effets vomitifs, ni effets purgatifs, on supposait que la maladie même prêtait une immunité pour le remède.

L'immunité cependant n'existait pas, il y avait une *tolérance* relative.

Cette tolérance encore ne se montrait dès les premières doses que chez les sujets épuisés, ou dont les fonctions capitales étaient profondément troublées par une affection générale de nature virulente ou septique, ou bien par des désordres anatomiques graves d'un organe ou d'un appareil essentiel à la vie.

On ne peut s'expliquer ces différentes manières d'agir du tartre stibié qu'en supposant une manière différente de réagir de l'économie dans la condition de maladie et dans celle de santé.

La tolérance se produit quand il y a affaissement de l'économie, diminution ou paralysie du pouvoir réflexe déterminé par le mal ou par le remède, ou bien encore par les deux. (Gubler et Rabuteau.)

Quand elle existe, la stimulation locale du remède sur la paroi stomacale n'est pas propagée sur le centre de vomissement, le mouvement réflexe ne suit pas conséquemment. Cependant l'absorption du tartre stibié se fait et les effets généraux sur la circulation, sur la myotilité, se présentent tout comme après les doses fractionnées administrées à l'homme sain.

Il est très intéressant d'analyser le *modus quo* du vomissement provoqué par l'émétique.

On a cru d'abord devoir attribuer l'effet vomitif à l'action topique de l'agent sur la muqueuse stomacale.

Schiff a démontré que cette action existe réellement. Ce physiologue vit en effet que l'estomac, soustrait à la pression des muscles voisins, n'en ouvrit pas moins son orifice cardiaque.

Magendie opinait pour l'action éloignée; il vit les vomissements se produire tout aussi bien après l'introduction de l'émétique dans la veine, il les vit encore lorsqu'il avait remplacé chez un animal l'estomac par une vessie.

Nothnagel et Rossbach (1) sont d'avis que les expériences de Magendie prouvent que le tartre stibié ne fait pas vomir seulement en excitant l'estomac directement, mais qu'il faut admettre encore un mode d'action plus compliqué. Les expérimentations sur le chien, de Herrmann et Grimm, ont prouvé que le vomissement est plus prompt quand la substance est ingérée par l'estomac que quand elle est employée en injection intra-veineuse, et qu'il faut, dans le dernier cas, employer des doses supérieures à celles qui suffisent dans le premier, ce qui est en dehors de la loi commune sur la rapidité d'action des substances médicamenteuses. Ces résultats et la présence du tartre émétique dans les substances vomies, après injection du médicament dans la veine, permettent de conclure que l'action vomitive du tartre stibié est principalement périphérique et résulte du contact des terminaisons nerveuses des muscles lisses de la paroi de l'estomac, de l'œsophage et du pharynx, avec le sel antimonial qui s'élimine à la surface de ces organes.

Les effets purgatifs déterminés par l'émétique ingéré, dissous dans une grande quantité d'eau, s'expliquent par l'action directe que cet agent exerce sur les parois de l'intestin. Le médicament chemine alors le long du tube digestif en produisant des effets

(1) *Arzneimittellehre*, S. 247 à 248.

exosmotiques analogues à ceux que déterminent les purgatifs salins. Ces mêmes effets peuvent se produire ultérieurement, lors même que la tolérance est établie, parce que l'antimoine s'élimine par la bile en plus grande quantité que par les urines, et qu'il se trouve alors déversé dans le canal intestinal. (Rabuteau.)

Parvenu dans le sang, le tartre stibié n'amène aucun symptôme d'une action altérante spéciale. Arrivé dans le foie, il est éliminé par la bile; il peut cependant donner lieu ici à l'hypertrophie (Nobiling) et à la dégénération graisseuse de l'organe (Saikowsky). Il agit directement sur la fibre musculaire du cœur, il diminue d'abord puis abolit l'excitation musculaire; le cœur s'arrête enfin paralysé en diastole. La diminution en énergie du muscle cardiaque fait baisser la tension dans le système aortique, diminue la célérité du courant sanguin et produit les stases veineuses.

Le pouls peut tomber de 72 à 44 pulsations (Trousseau et Pidoux); souvent il ne s'abaisse que de 6 à 10 seulement. En ralentissant le pouls s'amollit. Quelques instants avant et pendant le vomissement, la fréquence du pouls et la pression vasculaire augmentent passagèrement.

A la suite de l'abaissement de l'énergie cardiaque, la température du corps descend de 2 à 6.6 degrés (Ackermann, Radzijewsky), suivant qu'elle était préalablement plus ou moins hypernormale. Quand l'action hyposthénisante est intense, lorsqu'il se produit le collapsus ou des accidents cholériques, le calorique peut descendre au-dessous du chiffre physiologique.

Tous les muscles striés sont affectés d'une même manière que le tissu musculaire du cœur, quoique à un moindre degré. La débilité de l'individu, la sensation de faiblesse générale à la suite de l'emploi du tartre stibié, sont dues principalement à cet affaissement musculaire.

Une action directe, de l'émétique circulant dans le sang, sur des parties spéciales du système nerveux, n'a pas encore été démontrée avec certitude. (Buchheim.)

Du fait que le tartre stibié ralentit la circulation et la respiration, qu'il diminue la calorification, Rabuteau déduit que ces données impliquent nécessairement un ralentissement des phénomènes chimiques de la nutrition. Aucune expérience directe n'a été faite à ce sujet, dit cet auteur; on peut, du reste, voir une preuve indirecte de l'action exercée par les antimoniaux sur la nutrition par un usage ancien, signalé dans la matière médicale de Geoffrey, et mis encore en pratique en Allemagne, lequel consiste à ajouter du verre d'antimoine à la nourriture des animaux qu'on veut engraisser. L'antimoine serait donc comme l'arsenic un modérateur de la nutrition.

Il convient cependant de rappeler ici les résultats de Boecker, qui a constaté la diminution des matières solides de l'urine — excepté de l'acide urique — après l'emploi prolongé du tartre stibié en doses médicinales, et ceux de Gähtgens qui vit l'excrétion de l'urée augmenter après l'administration d'antimoniaux à un chien épuisé par défaut de nourriture. (Hüsemann.)

La sécrétion bronchiale se trouve augmentée, soit par l'irritation locale produite par la partie du sel qui s'élimine par ce côté, soit comme conséquence de la stase veineuse de la petite circulation.

AGENTS SYNERGIQUES ET AUXILIAIRES.

Les vomitifs et les purgatifs, de même que toutes les substances favorisant les effets de ces agents, sont les synergiques ou auxiliaires de l'émétique. La strychnine, en relevant la vitalité, peut devenir l'auxiliaire de l'émétique quand on veut produire le vomissement chez un sujet débilité.

SUBSTANCES ANTAGONISTES, ANTIDOTES, ETC.

Les antagonistes dynamiques sont la morphine, l'hyosciamine, les aromatiques, les alcooliques, les stimulants diffusibles. Les antagonistes chimiques sont le tannin et les matières végétales qui en renferment : thé, quinquina, noix de galle, etc., puis le persulfure de fer hydraté et la magnésie calcinée. (Bellini.)

USAGES THÉRAPEUTIQUES.

Suivant la dose employée, on peut se servir du tartre émétique comme vomitif, comme nauséant, enfin comme incisif, expectorant et sudorifique.

L'école dosimétrique fait un emploi fort sobre de ce remède spoliateur par excellence; à part son emploi externe elle ne s'adresse à lui que pour provoquer le vomissement. Encore ne choisit-elle cet agent vomitif que dans les cas très pressants réclamant impérieusement et sans retard l'évacuation par le haut. Même ici, l'émétique ne figure le plus souvent qu'en qualité d'auxiliaire de l'émétine et de l'apomorphine. Il convient chez l'adulte, chez les individus vigoureux et dans des cas où l'effet purgatif, qui est une conséquence assez fréquente de son administration, ne nuirait pas et serait même désirée.

Ce remède ne doit pas être administré aux sujets débilités, aux malades exposés aux dévoiements ou souffrant d'une lésion de l'estomac ou de l'intestin. Il est contre indiqué dans les temps et les lieux où règnent épidémiquement des maladies portant leur principale violence sur le tube digestif et les viscères abdominaux. On s'abstiendra de le prescrire aux enfants au-dessous de deux ans d'âge. Chez ces petits bambins on la remplacera toujours, soit par l'émétine, soit par l'apomorphine ; surtout ce dernier remède sera préféré comme n'exerçant pas d'action locale sur la muqueuse gastrique et ne modifiant pas les fonctions intestinales.

Pour être complet, nous reproduirons ici sommairement les indications de l'émétique en doses moyennes et petites, selon l'école officielle.

Ainsi les doses nauséantes sont encore employées, quoique rarement, dans la réduction des luxations difficiles et des hernies rebelles au taxis, dans les toux spasmodiques, dans les névroses convulsives.

L'emploi dosimétrique du chloroforme, de l'hyosciamine, de la strychnine, de l'apomorphine, du camphre monobromé, de la vératrine, pour ne pas citer d'autres agents, est bien plus efficace dans ces affections que l'émétique.

Beaucoup de praticiens se servent encore des doses controstimulantes d'émétique dans le traitement de la pneumonie et des phlegmasies fébriles en général ; nommons avec la pneumonie, spécialement le rhumatisme articulaire aigu et le délire alcoolique.

Bien qu'ils n'administrent plus les doses monstres de Rasori, de Péschier et autres, ils sollicitent pourtant des doses fractionnées l'action antipyrétique, antiphlogistique et calmante, et n'obtiennent ces effets qu'en substituant à l'asthénie masquée ou latente, l'adynamie constatée.

Au lieu d'employer les paralysateurs des fonctions vitales, la dosimétrie s'adresse aux excito-moteurs. Elle n'a recours à l'émétique et à ses congénères, à la diète, aux déplétions sanguines, qu'à contre-cœur.

« Les saignées générales se font de plus en plus rarement, dit M. Burggraeve (1), et bientôt ne se feront plus du tout, quand l'usage des alcaloïdes sera bien compris. »

Nous ajoutons que cette sentence doit comprendre tout aussi bien l'emploi nauséant du tartre stibié.

Les excito-moteurs, la strychnine, la quinine, l'aconitine, la digitaline, la vératrine, etc., sont les véritables calmants de la fonction troublée, et c'est à eux que le médecin doit avoir recours s'il veut guérir son malade, et non aux déprimants, aux spoliateurs, qui ne savent produire que le calme factice, souvent le précurseur de la mort.

L'emploi externe du tartre stibié est basé sur son action révulsive.

On en a fait un usage fréquent, pour dériver sur la peau dans les inflammations des organes internes.

Les applications de la pommade antimoniale sur la tête rasée dans la méningite sont devenues rares.

Dans les derniers temps, L. Meyer a tâché de réhabiliter ce moyen curatif qui est devenu inusité en psychiâtrie.

Ce médecin aliéniste allemand rapporte même avoir guéri des cas de démence paralytique à l'aide de ce moyen !

MODES D'ADMINISTRATION ET DOSES.

Comme médicament externe on se sert ordinairement de la pommade.

Si l'on se propose de faire une légère révulsion, ne dépassant pas la rubéfaction, on prescrira 1 à 3 parties d'émétique pour 30 parties d'axonge; la formation de pustules demande une dose plus forte, soit de 1 partie de tartre stibié pour 4 parties de graisse, dont on fera au moins deux applications par jour.

M. Burggraeve, ne voulant que l'effet vomitif, a fait doser le granule dosimétrique au centigramme.

____

(1) *Organon*, p. 143.

Le mode d'administration de l'émétique recommandé par l'auteur de la dosimétrie a une analogie frappante avec celui préconisé par Hufeland.

Ce grand praticien a voué tout un chapitre de son Manuel de pratique médicale (1) à « l'art de provoquer le vomissement ».

Il y donne des règles concernant le mode d'administration, concernant le choix du remède, enfin traitant les circonstances secondaires et le mode de préparer l'individu à prendre le vomitif.

Nous reproduisons ici ce qui a rapport à la manière d'administrer l'émétique suivant cet auteur :

« Il n'y a pas de médicament qui demande tant d'expérience à être administré convenablement qu'un émétique.

C'est faute d'une administration satisfaisante que le vomitif ne réussit pas ou qu'il agit trop énergiquement, et voilà pourquoi ce grand moyen curatif est tombé en discrédit auprès de beaucoup de médecins.

La cause principale de la non-réussite est la fâcheuse coutume de donner le remède en une seule dose à la fois. Or, personne n'est capable d'évaluer d'avance le degré d'irritabilité de l'estomac ni de juger de la consistance de son contenu. Il peut ainsi se faire qu'une même dose produise tantôt un effet formidable et tantôt paraisse inerte.

Avant tout on se tiendra à cette règle générale : *de ne jamais administrer la dose vomitive en une seule fois, mais de la donner toujours en doses fractionnées.*

Cette manière d'agir présente un double avantage.

D'abord les premières doses peuvent exercer une action digestive sur le contenu de l'estomac ; elles rendent les matières plus fluides et plus aptes à être évacuées. Ensuite il reste en notre pouvoir de juger l'action du remède, de réprimer au besoin son énergie ou bien de procéder avec plus de force.

On donnera donc de quart d'heure en quart d'heure la quatrième partie de la dose totale et on continuera ainsi jusqu'à effet vomitif.

Cet effet obtenu, on pause une demi-heure, et si dans ce laps de temps le vomissement ne s'est pas présenté trois fois, on fait

____

(1) *Enchiridium Medicum,* 1837, S. 862-863.

prendre encore la moitié de la quantité totale du médicament déjà ingérée.

Un autre point capital à observer est la quantité de boisson permise au malade. En faisant prendre trop de liquides au début, on court le risque de diluer excessivement le remède et d'affaiblir son action. D'ailleurs en agissant de la sorte, l'estomac se distend trop, ce qui rend l'acte de vomir plus difficile et augmente l'anxiété du malade.

Le meilleur mode de procédér sera de ne pas laisser boire avant que l'action nauséante commence à se montrer, et de faire prendre dès les premières nausées et après chaque évacuation une tasse de tisane de camomille. Dans les vomissements graves on se trouve bien de faire prendre de l'eau chaude avec un peu de beurre.

Le vomissement doit se produire au moins trois fois de suite et les matières évacuées doivent contenir de la bile. La présence de bile est le seul *criterium* que l'estomac soit complètement vidé.

Il n'y a guère que trois cas dans lesquels il serait préférable de se servir d'une dose unique des vomitifs. Ainsi :

1° Quand l'estomac est peu sensible à l'agent (comme dans les affections typhoïdes, dans le cartarrhe stomacal chronique pituiteux, dans la manie) ;

2° Dans les empoisonnements, où il faut agir sans retard ;

3° Lorsque l'état morbide qui exige l'emploi du vomitif est compliqué de diarrhée, comme l'on peut craindre alors que les doses fractionnées ne favoriseraient le dévoiement. »

Depuis que nous avons appris à connaître l'action éloignée de l'apomorphine sur le centre de vomissement, sa maniabilité facile qui la rend si propre à l'application sous-cutanée, et enfin sa propriété non-irritante de la muqueuse intestinale, il va sans dire que nous nous adresserions à cet agent dans ces cas exceptionnels cités par Hufeland.

Dans notre article sur l'émétine nous avons déjà fait connaître les doses convenables pour produire le vomissement, savoir un à deux granules d'émétique pour l'enfant au-dessus de deux ans d'âge, trois à cinq pour l'adulte, à répéter de dix minutes en dix minutes jusqu'à effet.

Pour les formules magistrales et les combinaisons de divers agents vomitifs, nous renvoyons à cet article et à celui traitant de l'apomorphine.

————

Ergotine.

Le principe dosimétrique d'employer en médecine les substances simples, bien définies, représentant la matière active du végétal médicamenteux, ne peut pas, jusqu'ici du moins, être appliqué à la rigueur à l'ergot de seigle.

Cette substance que nous allons étudier maintenant, contient en effet plusieurs principes plus ou moins bien définis et d'une action pharmacodynamique très dissemblable.

Si la matière médicale offre maint exemple de substances médicamenteuses à principes actifs divers possédant des propriétés souvent diamétralement opposées, elle en compte peu qui puissent rivaliser avec l'ergot en variabilité de composition et en différence d'action, tant qualitative que quantitative, de ses composants.

Beaucoup d'accoucheurs et de gynécologues sont revenus à l'emploi de l'ergot en poudre et en infusion en désespoir de cause, parce que les préparations représentant soi-disant le principe actif, ne répondaient pas à leur attente.

Nous sommes d'avis que cette manière de faire ne mérite pas d'être suivie ; si d'un autre côté nous concédons que les ergotines du commerce soient des mélanges variables des principes actifs de l'ergot et qu'il est littéralement impossible de s'en servir avec fruit, si d'abord on ne s'est fixé sur leurs propriétés pharmacodynamiques, nous sommes d'un autre côté non moins persuadé que l'ergot des officines varie tellement en composition, qu'elle ne mérite pas plus de confiance que ses préparations usuelles.

————

Les travaux récents de Kobert, de Marckwald, les publications plus anciennes de Zweifel, de Dragendorff et Podwyssotski, etc., permettent de distinguer *in grosso* trois principes actifs bien distincts dans l'ergot, dont deux de nature acide et un de nature alcaline.

Le premier, *acide sclérotinique* (Dragendorff, Podwyssotzki), *acide ergotinique* (Zweifel, Kobert), possède la propriété de diminuer la pression artérielle.

Selon la majorité des auteurs, Podwyssotzki, Nikitin, Rossbach, Marckwald et autres, cet acide constituerait le principe actif véritable de l'ergot, possédant la faculté d'abaisser la pression sanguine, de provoquer et d'entretenir les douleurs et les contractions utérines.

Le deuxième, *acide sphacélinique* (Kobert), augmente au contraire la pression intravasculaire et peut produire la gangrène.

Le troisième, *cornutine* (Kobert), *ecboline* (Wenzell), *pikrosclérotine* (Dragendorff et Podwyssotzki), élève la tension artérielle et provoque les convulsions.

Les deux derniers principes réunis, soit la substance convulsivante et celle qui produit le sphacèle, représenteraient selon la minorité des expérimentateurs (Kobert, Saxinger), plutôt le principe actif de l'ergot de seigle.

———

Nous examinerons d'abord l'ergot au point de vue botanique, pour résumer ensuite les différentes substances plus ou moins actives qu'on en a su isoler et les préparations que le commerce nous offre sous le nom d'*ergotine*. Après cela nous analyserons l'étude très complète du docteur Kobert, ce qui nous conduira tout naturellement à exposer notre opinion personnelle et la préférence que nous accordons jusqu'à nouvel ordre à l'emploi thérapeutique de l'ergotine dialysée.

———

Le produit végétal nommé *Secale cornutum* (1), employé en médecine depuis le xvie siècle, doit être considéré comme le *stroma* ou *mycelium* du *Cordiceps purpurea* Fr. ou du *Claviceps purpurea Tulasne*, un champignon de la famille des Pyrénomycètes.

Il présente trois phases de développement; les deux premières se développent dans l'ovaire avant l'épanouissement de la fleur de différentes espèces de graminées, notamment du seigle *Secale cereale* L. C'est à la deuxième phase qu'on accorde le nom d'*ergot de seigle*.

(1) Nous avons suivi dans cette exposition, principalement celle donnée par Hüsemann, dans son *Arzneimittellehre*, t. II, S. 1195.

La première phase de *Claviceps purpurea* est représentée par la *sphacélie* (Léveillé), une masse visqueuse jaune-grisâtre d'une saveur doucereuse et d'une odeur désagréable.

Les sporules, tombant sur les jeunes fleurs de seigle, donnent naissance à d'innombrables cellules filamenteuses, se développant dans la base de l'ovaire et supportant des conidies.

La masse grisâtre, une fois saillante hors de ses enveloppes, se durcit à sa base et devient d'un noir violacé à la surface. Elle prend la forme prismatique triangulaire un peu courbée et constitue à ce moment la deuxième phase *(sclerotium)* de développement du champignon. Cette forme caractéristique lui a valu le surnom d'*ergot*.

Détaché de l'épi qui lui a donné naissance, le *sclerotium-clavus* D. C. — s'il trouve du moins en automne ou au printemps un milieu favorable — permet le développement du champignon propre.

En effet, la couche externe du *sclerotium* se fend après quelques semaines et sur les lieux dénudés se présentent les petits champignons, d'abord de nuance rouge-jaunâtre, ensuite d'une coloration brune.

Le chapeau de ces champignons est porteur des véritables sporules.

On évalue à un million la quantité de sporules produites par un *sclerotium*.

L'ergot de seigle — le seul usité en médecine — dépasse en grandeur les végétations analogues qui se présentent chez d'autres espèces graminées.

C'est un corps long de 1 à 4 centimètres, large de 2 à 6 millimètres, cylindrique, trigone et courbé en arc, brun-violet ou noir à l'extérieur, blanc ou blanc-rosé à l'intérieur, présentant à ses faces des fentes assez profondes. Il est difficile à pulvériser et exhale, une fois réduit en poudre, une odeur animalisée désagréable ; sa couleur est cendrée, sa saveur âcre et nauséeuse.

L'ergot, surtout lorsqu'il est réduit en poudre, demande beaucoup de soins pour sa conservation, aussi préfère-t-on l'emploi de la poudre récemment pulvérisée.

Même privé de l'huile qui entre dans sa composition, il est très sujet à perdre sa faculté d'agir.

La récolte doit se faire un peu avant la maturité complète du seigle; elle est abondante surtout dans les années pluvieuses. Celui qu'on retire des épis croissant sur un sol sablonneux et calcaire dans les contrées montagneuses serait, selon Oesterlen, le plus riche en matière active.

Suivant F. Ch. Carbonneaux le Perdriel (1), ce remède aurait déjà été connu des Chinois depuis plus de mille ans. Au moyen-âge on connaissait en France ses qualités nocives; en Allemagne on s'en servait comme remède populaire hémostatique et pour provoquer les douleurs d'enfantement. Introduit en obstétrique par Camerarius (1688), il fut bientôt oublié et ce n'est que dès 1807 que ce remède, importé de nouveau d'Amérique par Stearns, a trouvé une place permanente parmi les remèdes indispensables.

—

Indépendamment des principes actifs que nous nommerons tout à l'heure, l'*ergot* renferme :

1° Une huile composée d'oléine, de palmitine et des acides butyrique et acétique (35 p. %);

2° Un sucre particulier, nommé *mycose,* passant facilement à l'état d'acide lactique;

3° Des substances colorantes : scléroïdine, scléroxanthine et *sclérerythrine* (1/20 à 1/10 p. %);

4° De la fungine (46 p. %);

5° Des principes divers : sucre, gomme, cérine, silice, phosphates de potasse et de chaux;

6° De la triméthylamine (produit de décomposition).

Les principes réputés actifs, isolés par différents auteurs, ne sont pas moins nombreux :

1° *Acide sclérotinique* (Dragendorff et Podwyssotzki);

2° *Scléromucine* (Dragendorff et Podwyssotzki);

3° *Acide ergotinique* (Zweifel et Kobert);

4° *Ergotine* (extrait aqueux) (Bonjean, Wernich, Catillon, Yvon, Bombelon, etc.).

5° *Ergotine* (extrait alcoolique) (Wiggers, Parola, Rayer et Magendie, Aug. Millet, J. B. Ganser et Ch. Tanret);

6° *Acide spacélinique* (Kobert);

7° *Ergotine* (alcaloïde) (W. T. Wenzell);

---

(1) *De l'ergot de froment,* etc. Thèse de Montpellier, 1862; relaté par Kobert.

8° *Ecboline* (alcaloïde) (W. T. Wenzell) ;

9° *Ergotinine* cristallisée (alcaloïde) (Ch. Tanret) ;

10° *Ergotinine* amorphe (alcaloïde) (Ch. Tanret) ;

11° *Pikro sclerotine* (alcaloïde) (Dragendorff et Podwyssotski);

12° Un alcaloïde volatile, analogue à la coniine (F. L. Winckler, Tanret) ;

13° *Cornutine* (alcaloïde) (Kobert).

———

Le beau travail du docteur R. Kobert (1), donne un exposé très complet des connaissances acquises jusqu'à nos jours concernant le seigle ergoté, considérées d'un point de vue historique, chimique, pharmacologique, toxicologique et thérapeutique.

L'auteur a su isoler du *Secale cornutum* trois substances organiques présentant une action physiologique différente. S'il n'a pas réussi à préparer des corps chimiquement purs, les substances qui lui ont servi à ses expérimentations dans le cours des trois dernières années, ont cependant droit à la qualification d'être physiologiquement pures ; c'est-à-dire l'ensemble des symptômes toxiques produit par une substance, n'est pas troublé par des phénomènes causés par une des autres matières actives.

Il distingue ainsi :

1° L'*Acide ergotinique* ;

2° L'*Acide sphacélinique*, et

3° La *Cornutine* (alcaloïde).

I. *Acide ergotinique.*

Le principe actif ainsi nommé a été isolé le premier par Merck, selon les formules données par Zweifel.

QUALITÉS CHIMIQUES.

L'acide ergotinique est hygroscopique ; sa solution aqueuse rougit le papier bleu de tournesol. La chaux et la baryte hydratées forment des précipités d'ergotinate de chaux et de baryte, se dissolvant dans une abondance d'eau. Il contient de l'azote et

---

(1) *Ueber die Bestandtheile und Wirkungen des Mutterkorns*, von Dr R. Kobert ; *im Archif f. Exp. Pathol. und Pharmakologie*, Bd XVIII, Heft V u VI, S. 346-380.

doit être considéré comme un acide glycosidique, puisque, soumis
à l'action d'acides minéraux, il se dédouble en sucre et en une
base inerte. Il est.le composant principal de l'*acide sclérotinique*
de Dragendorff et Podwyssotzky.

HISTORIQUE.

Une préparation relativement riche en acide ergotinique,
notamment l'extrait aqueux de seigle ergoté, a été préparée le
premier par J. Bonjean, de Chambéry (1841).

Comme la formule de cet extrait donnée par l'auteur était peu
précise, il s'en est suivi tout naturellement que les produits présentés depuis sous le même nom, furent très variables en richesse
de principe actif. En effet, selon la quantité d'alcool employée on
obtient un extrait qui ne présente pas de trace d'acide ergotinique,
ou bien une préparation qui contient la presque totalité de cet
agent.

A. Wernich (1874) a amélioré la méthode de Bonjean.
L'ergotine dialysée contient, suivant son auteur, un acide
organique possédant des qualités physiologiques spéciales qui le
distinguent nettement des autres substances présentes dans
l'extrait aqueux. Dragendorff et Podwyssotzki l'ont expérimenté
et lui ont donné le nom d'*acide sclérotinique*.

L'ergotine officinale de la Pharmacopée allemande (Ed. alt.)
est une préparation analogue, mais ne présentant en fait de
principes actifs que de l'acide ergotinique.

Les ergotines nombreuses offertes depuis lors par le commerce
sous le nom d'ergotine de Catillon, Yvon, Bombelon, Felsenreich,
Nienhaus, Prochownik, etc., sont des substances inconnues
quant à leur mode de préparation, ou bien elles constituent des
mélanges variables et inconstants des différents principes actifs du
seigle ergoté; toutefois dans toutes, sans exception, domine l'acide
sclérotinique.

ACTION PHYSIOLOGIQUE DE L'ACIDE ERGOTINIQUE.

Expérimentations sur la grenouille. — L'injection sous-
cutanée d'un centigramme d'une solution d'ergotinate de soude
produit une narcotisation lente, atteignant son *summum* après

quelques heures seulement. L'état de mort dans lequel se trouve l'animal peut persister pendant six à huit jours.

La moelle est paralysée, la respiration s'arrête ; l'irritabilité musculaire pour l'électricité reste intacte, le cœur continue à pulser avec une fréquence et une énergie normales.

Examinés au microscope, le mésentère et la membrane natatoire ne présentent pas de modification circulatoire ; il n'y a certainement pas de vaso-constriction, on admettrait plutôt une dilatation vasculaire.

Sur les mammifères. — Des expériences ont été faites sur le lapin, le cochon d'Inde, le chat et le chien.

On a administré à l'*intérieur :* 1º de la poudre d'ergot de seigle privée de résine, d'huile et d'alcaloïdes, et très riche en acide ergotinique ; 2º de l'acide sclérotinique ; 3º enfin de l'acide ergotinique, à des doses relativement énormes pendant deux mois, sans observer quelque symptôme d'une action spéciale quelconque.

L'administration par voie sous-cutanée de doses moins élevées produisait au contraire, dans l'espace d'une heure, la somnolence, puis la narcose complète, enfin la mort par paralysie respiratoire si la dose avait été suffisante.

M. Kobert croit pouvoir conclure de ces faits que l'acide ergotinique, d'une énergie d'action peu douteuse quand il est introduit par voie sous-cutanée, n'agit pas ou faiblement du moment qu'il est donné *per os*.

Ce phénomène peut s'expliquer en admettant un dédoublement de l'acide ergotinique dans le tube intestinal en ses deux composants inertes, ou encore en supposant que l'absorption se fasse trop lentement pour pousser à la toxicité.

Après avoir injecté de l'ergotinate de soude directement dans la veine chez le lapin, le chat et le chien, M. Kobert observait constamment un abaissement de la pression sanguine.

La diminution de la tension vasculaire est causée par l'action directe déprimante de l'agent toxique sur le centre vasomoteur.

L'acide ergotinique n'agit pas sur le nerf pneumogastrique ni sur le cœur ; la paralysie du centre vaso-moteur déterminé par lui n'est pas complète puisque, même après des doses léthales de cet acide, on peut élever — momentanément du moins — la pression artérielle par l'administration subséquente de la cornutine.

La mort est causée par paralysie du centre respiratoire ; on peut la retarder en instituant à temps la respiration artificielle. L'asphyxie terminale est précédée de paralysie de la moelle.

A l'autopsie on ne trouve pas de lésions anatomiques, on voit constamment de l'hyperémie veineuse des organes abdominaux.

Le cerveau ne subit pas d'influence directe de l'acide ergotinique ; la paralysie de ses fonctions est une conséquence de la pression intravasculaire diminuée.

M. Kobert a fait des études spéciales de l'action des acides ergotinique et sclérotinique sur la matrice normale et dans l'état de gravidité. Jamais, même après des doses très élevées et toxiques, suffisantes pour provoquer un état léthargique et la paralysie de la moelle, données à l'intérieur ou bien en injections sous-cutanées ou intraveineuses, il n'a pu observer qu'elles augmentaient les contractions utérines. Constamment il vit mourir les *fœtus* du moment que la pression sanguine baissait notablement.

Sur le coq. — L'administration longtemps continuée, tant à l'intérieur que par voie hypodermique, à des coqs — animaux très susceptibles à contracter la gangrène — a donné pour résultat que l'acide ergotinique ne possède pas la faculté de provoquer le sphacèle.

HISTORIQUE SUR L'ACTION DE L'ACIDE ERGOTINIQUE.

Arnal (1848) a déjà constaté que l'extrait aqueux du *Secale cornutum* contient une substance organique ayant la propriété *de diminuer la pression vasculaire.*

Les expérimentations ultérieures de Uspensky (1864), Kadatsky (1866) et Boreischa (1876), confirment cette opinion.

L'action paralysante sur la moelle et le cerveau, de l'extrait aqueux de l'ergot a été démontrée d'abord par G. B. Brunner (1860) pour la grenouille, puis par Eug. Handelin (1871) pour le chat. Wernich constata de nouveau ce phénomène en expérimentant avec son ergotine dialysée sur la grenouille ; Dragendorff et Podwyssotski en faisant usage de l'acide sclérotinique ; enfin Zweifel en injectant l'acide ergotinique.

Germain Sée (1846) et Sovet (1847) avaient attribué une action vaso-constrictive à l'extrait aqueux.

Zweifel (1875) a démontré que cette qualité ne revient pas à l'acide ergotinique. Nikitin (1879), qui faisait usage de l'acide sclérotinique, affirma son action déprimante sur la pression artérielle, et paralysatrice du système cérébro-spinal; mais à tort il lui attribua aussi la propriété de provoquer la gangrène.

Le docteur Kobert est d'avis que les expérimentations faites sur l'homme avec les extraits d'ergot, n'autorisent pas à tirer des conclusions. Lui-même a publié, en 1879, ses expériences faites avec l'acide sclérotinique. Il arriva au résultat que l'action du seigle ergoté et celle de l'acide sclérotinique ne sont pas identiques, mais encore que cet acide — du moins lorsqu'il est administré aux doses ordinairement employées — ne produit pas d'effet.

Ces vues ont été partagées par Ganguillet, Rennert, Prevost, Bricok et Schilling.

Les expérimentations de Sotschaw, Kobes et Stumpf tendent à démontrer que l'irritation locale, produite par l'injection sous-cutanée de l'acide sclérotinique, pourrait au besoin suffisamment expliquer tous les phénomènes qu'on a attribués à l'action de cet agent.

II. *Acide sphacélinique.*

Le nom de cet acide est dérivé de *Sphacelia segetum,* ancien nom de l'ergot. Comme son action principale est celle de produire la gangrène ὁ σφακελός, la dénomination ne pourrait être mieux choisie.

QUALITÉS CHIMIQUES.

L'*acide sphacélinique,* soluble dans l'alcool, insoluble dans l'eau et les acides dilués, se dissout très difficilement dans l'huile, le chloroforme et l'éther. Il a l'aspect résineux, surtout à l'état impur.

L'acide contenu dans l'ergot, conservé pendant un certain temps, passe à l'état de résine inerte; cette modification a encore lieu pendant les manipulations chimiques nécessaires à son isolement, pour peu qu'on ne procède pas avec la prudence la plus méticuleuse. Pour obtenir cet acide on se servira par conséquent de préférence d'un ergot très récent.

Les sels alcalins d'acide sphacélinique sont solubles dans l'eau, insolubles dans l'éther alcoolique. Si on ajoute de l'eau à la solution alcoolique de cet acide, le liquide se trouble et prend l'aspect laiteux.

L'acide sphacélinique ne contient pas d'azote.

HISTORIQUE.

Cette substance a probablement fait partie intégrante, avec beaucoup d'autres matières, des préparations résineuses introduites en thérapeutique sous des noms différents.

Nommons d'abord l'ergotine de H. A. L. Wiggers (1830), la préparation de Parola (1844), celle de Rayer et de Magendie, la résine d'ergot d'Aug. Millet (1854), la préparation de J.-B. Ganser (1870), enfin celle de Ch. Tanret (1882).

Le docteur Kobert n'a trouvé, ni dans le commerce, ni dans les vieilles collections pharmacologiques, de préparations résineuses d'ergot présentant des qualités chimiques ou physiologiques quelque peu analogues à son acide sphacélinique.

Il n'est pas improbable, selon cet auteur, que ces substances ont été modifiées par le temps. Il est du moins certain qu'elles n'étaient pas solubles dans l'alcool, quoiqu'elles portassent l'indication de se dissolver dans ce liquide.

ACTION PHYSIOLOGIQUE DE L'ACIDE SPHACÉLINIQUE.

Expérimentations sur la grenouille. — Cet animal ne se prête guère à l'expérimentation, vu que l'acide sphacélinique en solution est difficilement résorbé et produit souvent des œdèmes.

On a observé la paralysie du cerveau et de la moelle sans stade irritatif préalable.

Sur le coq. — L'acide fut ordinairement introduit sous forme pilulaire.

La masse fut faite avec un peu de carbonate de soude, avec de la farine et de la gomme arabique, et on n'administrait que des pilules récemment préparées, afin de prévenir qu'elles ne devinssent dures et insolubles.

On peut obtenir une dose toxique du principe résineux, suffisante pour le coq, de 30 grammes d'ergot très récent. Il convient de remarquer qu'un ergot conservé perd tellement en activité qu'il faudrait d'un échantillon d'ergot qu'on aurait conservé pendant un an, une dose dix fois supérieure pour en isoler une quantité suffisante de résine, pour déterminer des symptômes toxiques.

Le phénomène le plus constamment observé après l'application de l'acide fut la momification de la crête, et souvent aussi celle des autres excroissances charnues. La gangrène s'étendait quelquefois à la pointe de la langue, aux bords du palais et à l'épiglotte. Il s'est présenté des cas où des parties nécrosiques de la langue, du palais, du voile du palais, même de la moitié de l'épiglotte, furent éliminées.

Un examen microscopique, institué par le professeur von Recklinghausen, a établi qu'une thrombose des artérioles est cause de la gangrène. Cet auteur pense que la thrombose est produite par des contractions énergiques et continues de la paroi des vaisseaux artériels.

Une dose mortelle d'acide sphacélinique produirait, à part la momification, d'abord l'inappétence et le dévoiement.

Les animaux étaient comme narcotisés, indifférents à tout ce qui se passait autour d'eux; respiration rare et presque imperceptible, action cardiaque normale.

Les extrémités n'étaient pas paralysées; l'oiseau, quoique possédant une somme de forces suffisante pour se mouvoir, n'exécutait, s'il essayait de changer de place, que des mouvements désordonnés et finissait par tomber à l'envers.

La mort qui suivait les symptômes de vomissement et de sialorrhée fut causée souvent par asphyxie (occasionnée elle-même par des substances hétérogènes égarées dans le larynx).

A l'autopsie des animaux, morts après l'application interne du poison, réitérée pendant quelques jours, on observait le catarrhe folliculaire du jabot, de la partie inférieure de l'œsophage et du cardia, accompagné d'hémorrhagies et de nécroses folliculaires.

Le jabot et l'estomac regorgeaient ordinairement d'aliments non digérés, ce qui conduit à supposer qu'il y a eu des troubles digestifs durant le temps de l'expérimentation.

La paroi épaisse et coriace de l'estomac ne portait pas de trace de lésions. Le tissu muqueux des intestins, à partir du pylore jusqu'au cloaque, était au contraire comme parsemé de centaines de petits foyers hémorrhagiques. Dans les deux *cœcum* et à l'entrée du gros intestin on trouvait des lésions anatomiques, des glandes folliculaires solitaires et des plaques parfaitement analogues à celles déterminées par le procès typhique ; on constatait des ulcérations et même des perforations suivies de péritonite.

Dans les cas où l'empoisonnement avait duré plus de trois à quatre jours, on trouvait constamment sous la peau, surtout dans les régions pectorale et abdominale, une infiltration de sérum légèrement colorée de bile. Des foyers hémorrhagiques se montraient assez souvent dans le péricarde, l'endocarde et dans les parois des grands vaisseaux (à leur origine); il n'était pas rare de les trouver dans le tissu sous-cutané, dans le tissu adipeux mésentériel et des deux côtés des vaisseaux mésentériels.

M. Kobert a soumis un coq à l'empoisonnement chronique par des doses ascendantes continuées d'acide sphacélinique pendant neuf mois. De temps en temps la coloration de la crête devint foncée et il se présenta de la diarrhée, symptômes disparaissant après une couple de jours. Un jour, après l'administration d'une très forte dose, la crête noircissait complètement, une ligne de démarcation s'établissait et l'organe momifié se détachait lentement ; ce qui n'empêchait pas le coq d'être parfaitement rétabli à quinze jours de là ; en effet ce terme arrivé l'animal picorait ses grains avec voracité et présentait sur la place de la crête momifiée une cicatrice solide pourvue de nouvelles excroissances crétiformes. Ce ne fut cependant qu'un rétablissement relatif, puisque le quinzième jour après que le poison avait été supprimé, on trouvait dans la cage de l'animal une des ailes qui s'était détachée spontanément; bientôt après la seconde aile eut le même sort.

Un examen sérieux de l'oiseau fit découvrir que la solution de continuité de la seconde aile s'était produite près de l'articulation cubitale; les parties molles s'étaient détachées à la ligne de démarcation sans perte de sang, les os avaient été séparés immédiatement au-dessous de l'épiphyse.

Chose remarquable : la santé générale paraissait ne pas avoir souffert. Le tégument cutané des humérus se trouvait hypertrophié et présentait l'aspect jaune. Le tissu, examiné au microscope par le professeur von Recklinghausen, prouvait être atteint de néoplasie ayant quelque analogie avec l'éléphantiasis.

Aux membres inférieurs se déclara une même hyperplasie, mais les symptômes de gangrène firent défaut.

Ce même animal fut forcé de prendre une nouvelle dose toxique trois semaines après son rétablissement.

Cette fois-ci le poison ne paraît pas avoir eu de prise sur lui, puisque, observé pendant dix mois encore, il ne présentait plus de symptômes morbides et continuait à jouir d'une bonne santé relative.

A quelques autres coqs, il fut administré pendant quatre à six semaines de suite des doses très légères d'acide sphacélinique, non suffisantes pour provoquer des phénomènes d'intoxication aiguë.

Deux de ces oiseaux présentèrent, l'un quatre semaines, l'autre six semaines après que l'agent toxique avait été supprimé, des symptômes de gangrène aux deux pattes. Ces observations sont surtout intéressantes parce qu'on a vu se produire ces phénomènes toxiques tardifs chez l'homme après l'emploi de l'ergot.

Continuées indéfiniment, les petites doses insuffisantes pour produire les symptômes typhiques ou de momification, provoquaient à la longue des symptômes hypnotiques et de l'ataxie locomotrice.

Le plus souvent l'animal recouvrait son état normal, après qu'on avait supprimé le poison ; les rares sujets qui se présentèrent à l'autopsie avaient dans la moelle épinière des changements de tissu analogues à ceux trouvés dans la crête.

Exceptionnellement, il est arrivé qu'un animal mourut dans un accès de convulsions. Dans ce cas, on avait administré une dose énorme, plus que léthale.

On ne trouvait pas alors, à l'obduction de l'animal, les lésions anatomiques ordinaires dans la crête ni dans les organes abdominaux.

Les mêmes symptômes toxiques se produisaient après l'application sous-cutanée de sphacélinate de soude ; seulement ils se développaient moins vite, ce qui s'explique de ce que la résorption de l'agent toxique se fait fort lentement par cette voie.

Sur le cochon. — Le principe résineux contenu dans 80 grammes d'ergot, émulsionné avec de l'huile et du lait, fut introduit au moyen d'un tube œsophagien dans l'estomac d'un jeune porc du poids de 5400 grammes.

On observait de la diarrhée, de la parésie et de l'ataxie des extrémités, puis des signes de gangrène aux oreilles, au groin, des difficultés de déglutition, des symptômes dyspeptiques et la mort au neuvième jour. A l'autopsie on trouvait les vaisseaux mésentériels hypérémiés, des hémorrhagies dans l'estomac, des foyers hémorrhagiques pointillés innombrables dans les intestins.

Sur le lapin, le chat, le cochon d'Inde. — On n'a pas réussi à produire chez ces animaux des signes de gangrène. Comme symptômes toxiques assez constants chez le lapin et le cochon d'Inde, il faut nommer le dévoiement, la paralysie des extrémités et l'hypothermie. Des hémorrhagies multiples dans différents organes, mais surtout dans la muqueuse intestinale, furent constatées à l'autopsie.

A une chatte enceinte et arrivée à terme, du poids de 4 kilogrammes, on introduit dans l'estomac un gramme de sphacélinate de soude suspendu dans du lait. Une partie du liquide est rejetée par vomissement. Après trente-cinq minutes, l'animal est pris de douleurs, et après cinq autres minutes, il met bas deux petits. En même temps sialorrhée et dévoiement par le bas. La chatte se remet bientôt et vaque à ses soins maternels comme si de rien n'était.

Dix jours après son rétablissement nouvelle administration, maintenant de 15 décigrammes de la même substance. Cette fois l'animal ne vomit pas : diarrhée, ptyalisme, ataxie, puis paralysie et anesthésie; mydriase, la respiration s'affaiblit, troubles cardiaques, suivis de mort neuf heures après l'administration du poison.

L'autopsie ne fait pas trouver des modifications microscopiques notables.

L'administration de petites doses d'acide sphacélinique à des lapins, continuée pendant quatre à huit semaines, provoquait après ce temps de la diarrhée et des troubles de la motricité et de la sensibilité, jamais de la gangrène. A l'autopsie on trouvait constamment des hémorrhagies dans différents organes, surtout dans le tube gastro-intestinal.

Pour s'assurer de l'action du principe résineux du seigle ergoté sur la circulation des animaux à sang chaud, M. Kobert a pratiqué des injections intraveineuses d'acide sphacélinique dissout dans une solution de carbonate de soude.

Ces injections prouvaient être aussi toxiques pour les animaux moins disposés à être atteints de gangrène que pour le coq et le porc.

Environ dix minutes après avoir introduit dans une petite veine périphérique d'un lapin du poids de 1500 grammes, 50 milligrammes d'acide sphacélinique, la tension artérielle s'élevait et atteignait le double de la tension normale. Après quelques minutes encore, l'animal fut pris de convulsions générales (analogues à celles provoquées par la strychnine) avec arrêt de la respiration. Simultanément aux crampes, la pression artérielle baissait et nonobstant l'entretien de la respiration artificielle, la mort terminait bientôt la scène.

A part les convulsions, les animaux curarisés, soumis à la même expérimentation, présentèrent les mêmes symptômes.

La section des pneumogastriques ne changea rien dans les phénomènes toxiques.

Le pouls ne subit pas de modification en fréquence.

Afin de chercher la cause déterminant l'élévation de la pression sanguine, on a répété les injections intra-veineuses chez des animaux narcotisés par le chloral ou auxquels on avait sectionné la moelle cervicale. Sous ces conditions la tension artérielle ne s'élevait pas et les spasmes firent défaut. Il est très remarquable que dans ces derniers cas il fallait, pour tuer l'animal, donner le double de la dose léthifère des cas simples.

L'ouverture du cadavre immédiatement après la mort de l'animal permettait de voir se produire des contractions cardiaques partielles après la stimulation mécanique ou électrique du muscle du cœur.

Des expérimentations précédentes, il ressort que l'action de l'acide sphacélinique porte surtout sur la moelle allongée. Il excite le centre vaso-moteur; de là, vaso-constriction de toutes les artères, élévation de la pression sanguine et, si les doses sont excessives, convulsions générales.

Ces symptômes ne se présentent pas si l'on paralyse le centre vaso-moteur par le chloral ou si l'on sectionne la moelle cervicale. Dans ces cas la mort est occasionnée par la paralysie des centres moteurs intra-cardiaques. On peut reculer la terminaison locale en entretenant la respiration artificielle; elle n'est déterminée alors que par des doses plus élevées du poison.

De ce que les symptômes de gangrène se présentent surtout chez certains animaux, tandis que chez les autres les hémorrhagies dominent, on est conduit à conclure que la vaso-constriction est plus énergique et plus persistante chez les premiers que chez les derniers.

M. Kobert fait remarquer que pour décider une deuxième et une troisième fois des symptômes de gangrène chez un coq, il faut élever chaque fois les doses. Il a, en effet, dû administrer des doses six et dix fois plus élevées que celle qui aurait suffi d'abord, pour provoquer de nouveau des symptômes de gangrène, ou pour tuer un coq qui avait précédemment servi à l'expérimentation.

L'auteur ne croit pas qu'il soit permis de conclure à une action excitante sur les contractions de la matrice pour l'acide sphacélinique, du seul fait concernant la chatte relaté plus haut. Il se propose de répéter l'expérimentation sur les grands ruminants pour établir et éclaircir ce fait.

HISTORIQUE SUR L'ACTION DE L'ACIDE SPHACÉLINIQUE.

Observations sur l'homme. — L'auteur relate sommairement les épidémies d'*ergotisme gangréneux* depuis Galien jusqu'à celle qui a sévie en 1881 en Russie et est relatée par Griasnoff. Nous ne le suivrons pas dans cette exposition, mais nous ferons mention de quelques citations particulièrement frappantes.

Dans une relation faite à l'Académie des sciences en 1710, on parle d'un paysan qui, empoisonné par l'ergot, perdait d'abord tous les doigts des pieds, puis les pieds, enfin les parties molles des extrémités inférieures, de sorte qu'il ne lui en restait que les os.

D'autres chroniqueurs de la même épidémie relatent que souvent les malades retrouvaient leurs doigts et leurs orteils dans les gants ou les bottes qu'ils venaient d'ôter, et que ces parties s'étaient détachées sans leur occasionner de la douleur.

Maisonneuve rapporte, dans la *Gazette des hôpitaux*, n° 18, 1854, le cas singulier d'une bonne de 22 ans, laquelle s'était nourrie pendant quatre mois de pain empoisonné par l'ergot.

Deux mois après avoir cessé cette nourriture, elle s'apercevait que les mains et les pieds se tuméfiaient. Ce phénomène fut suivi de momification de la dernière phalange du petit doigt droit et de la dernière phalange du médian gauche. En même temps les menstrues étaient supprimées.

Debove communiquait, en février 1880, à la Société médicale des hôpitaux, l'histoire d'une femme de 25 ans qui, traitée un mois durant pour une albuminurie avec des doses journalières de 200 milligrammes de *Secale cornutum*, présentait après deux mois la gangrène des extrémités.

Boissarie (*Annales de Gynécologie*, XIII, 1880, p. 422), observait le cas suivant : un garçon de 13 ans avait pris pendant huit semaines 2 décigrammes d'ergotine par jour, ce qui le guérit d'une incontinence d'urine. Le 20 février on supprima le remède qui, jusque-là, n'avait pas causé de phénomène toxique. Le 2 mars suivant l'enfant fut pris de fièvre et de point de côté. Deux jours plus tard : crachats fétides et autres symptômes déterminés par la gangrène des poumons. Au neuvième jour on constata qu'il s'était formé une énorme caverne.

Ces cas cliniques constituent la démonstration pratique des gangrènes tardives observées dans les expérimentations sur le coq.

Comme forme caractéristique de maladie produite par l'ergot de seigle, M. Kobert cite l'opacité du cristallin. M. Meyr, de Kronstadt, a rapporté une épidémie d'ergotisme qui a régné en 1857 à Siebenburgen, et dans laquelle il ne se présenta pas un seul cas de gangrène, mais qui produisit chez vingt-trois personnes de différents âges la cataracte.

La gangrène du poumon par l'ergot, dont il a déjà été question plus haut, paraît avoir été observée pour la première fois en 1749 par J. L. Heiligtag.

Dans des séries de cas, l'ergotisme gangréneux ne frappait que la peau. Ainsi Brückmann observait chez plusieurs malades l'élimination nécrosique de l'épiderme en totalité. Taube mentionne le cas d'une jeune fille, laquelle, à plusieurs reprises, faisait pour ainsi dire « peau neuve ». Une première mue emportait aussi bien le derme que l'épiderme et laissait les muscles et les tendons à nu. Le tégument desséché des doigts se crevassait et se laissait facilement enlever. D'autres auteurs ne virent que l'élimination fragmentaire de la peau, la formation de bulles, d'eczèma, ou rien que la chute des cheveux.

Il convient aussi de mentionner ici les changements anatomiques survenus dans la moelle et observés à l'autopsie de personnes mortes d'ergotisme gangréneux. M. Fr. Tuczek (*Archif. f. Psychiatrie und Nervenkr.* 1881-1882) rapporte avoir constaté les signes de sclérose postérieure chez des malades ayant présenté des symptômes tabétiques.

M. Kobert est d'avis que cette observation s'accorde parfaitement avec les lésions organiques constatées par lui dans ses expérimentations sur les animaux, et qu'elle permet d'attribuer ces changements pathologiques à la *vaso-constriction* et à la *thrombose hyaline* déterminée par le principe résineux de l'ergot.

Le cerveau, plus sensible encore que la moelle, subirait de même l'influence du *Secale cornutum.*

Des maladies mentales, surtout celles d'un caractère dépressif, ont souvent été observées dans les épidémies d'ergotisme.

Quoique Tuczek n'ait pas pu constater des lésions anatomiques dans la substance cérébrale, il faut se rappeler que les fonctions de cet organe se modifient déjà à la suite de troubles nutritifs assez légers pour échapper à l'observation.

Il n'est pas impossible que l'acide sphacélinique — en modifiant les conditions anatomiques du cerveau — puisse produire dans certains cas des symptômes épileptiques. Comme les expérimentations faites par M. Kobert n'ont pas donné lieu chez les animaux à des phénomènes convulsifs, et que la littérature ne fait mention d'aucun cas où des préparations analogues auraient provoqué des convulsions, l'auteur a cru pouvoir ranger les cas d'ergotisme convulsif dans le cadre des épidémies où l'action de la cornutine a été prépondérante.

Observations sur les animaux. — Salerne (1755) vit se produire chez un porc qu'il avait nourri avec de l'ergot de seigle, de la rougeur des pattes, tandis que le ventre et le dos noircissaient. L'animal, mort le quinzième jour, offrait les signes d'inflammation du mésentère et des intestins grêles; le foie portait des taches bleu-verdâtres; au cou et aux pattes on observait des tumeurs noires. Un autre cochon empoisonné pareillement perdait pattes et oreilles par la gangrène.

Tessier, Read, Thomson et autres eurent des résultats analogues. Randall (1842), Decoste (1848), virent des phénomènes
gangréneux chez des vaches ayant mangé de l'ergot. Nuttal et
Colles (1847) observèrent les mêmes effets chez le cheval et la
vache. Thuillier père, Tessier, Lorinser constatèrent des symptômes de momification sur la volaille soumise aux mêmes
conditions. Orfila et Wright rapportent des résultats semblables
obtenus sur le chien.

Falck(1), après des essais infructueux pour provoquer la gangrène
toxique par l'ergot à des animaux, pense que le *Secale cornutum*
allemand n'aurait pas la propriété gangrénescente et que cette
qualité appartiendrait surtout à l'ergot français. M. Kobert croit
plutôt que les résultats négatifs de cet observateur sont dus aux
difficultés énormes que présente l'application du poison aux
animaux en expérimentation. L'auteur rappelle en même temps les
conclusions erronées formulées par la commission russe chargée
d'une enquête (1882) sur l'ergotisme.

Elle concluait notamment que les différentes formes d'ergotisme,
surtout la forme gangréneuse, n'étaient pas causées par des principes toxiques résidant de prime abord dans l'ergot, mais qu'elles
seraient plutôt les effets des *ptomaines* se formant dans le seigle
sous l'influence fermentative du *Secale cornutum*.

Millet et Parola ont expérimenté avec des substances isolées
de l'ergot. Ces observateurs virent se produire la gangrène de la
crête du coq après l'introduction interne de la résine, résultat
qu'ils ne pouvaient obtenir avec l'extrait aqueux ni avec l'huile
d'ergot privée de résine. L'ergotine de Wiggers, essayée par
plusieurs auteurs, n'a pas donné de résultats satisfaisants.

III. *Cornutine.*

Cette base isolée par M. Kobert, n'est pas identique à l'*ergotinine* de Tanret. Elle est facilement soluble dans l'alcool et peut
être reprise facilement par l'éther acétique des solutions aqueuses
alcalines. La quantité très minime d'alcaloïde contenue dans
l'ergot et les difficultés multiples à l'isoler ont empêché l'auteur
de définir plus complètement sa composition chimique.

(1) *Virchow's Handb. d. Spec. Pathol. u. Therap.*, II. 1. S. 131.

La cornutine est précipitée de ses solutions alcalines par le bichlorure de mercure; ces mêmes solutions étant soumises à l'évaporation, l'alcaloïde se décompose en partie.

Le chlorhydrate et le citrate de cornutine sont facilement solubles dans l'eau. La cornutine passe en partie dans l'huile d'ergot, soit que ce liquide soit obtenu par pression simple ou bien par extraction au moyen de l'éther ou de l'éther pétrolique.

On peut isoler la cornutine de l'huile d'ergot du commerce en agitant ce liquide avec de l'eau aiguisée d'acide citrique, chlorhydrique ou sulfurique. L'alcaloïde dissous dans une solution d'acide chlorhydrique peut être exposé à la chaleur pendant quelques heures sans perdre de son énergie d'action; au contraire, si on opère de la sorte avec une solution alcaline de cornutine, celle-ci perd en énergie et finit par devenir inerte.

HISTORIQUE DES ALCALOÏDES DE L'ERGOT.

Plusieurs substances basiques ont été isolées de l'ergot de seigle, depuis que W. T. Wenzell, de Lacrosse (Wisconsin, E. U. de l'Amérique), en 1864, publia ses recherches et la découverte de deux alcaloïdes : *ecboline* et *ergotine*. M. Kobert résume les substances basiques obtenues ainsi :

1. Triméthylamine, dérivée de la lécithine et isolée par Walz, ne possède pas de qualités toxiques.

2. Un alcaloïde cristallisable isolé par Schmiedeberg, au moyen du tannin, des résidus de l'ergot, après en avoir précipité l'acide ergotinique; matière non toxique.

3. Une base résultant du dédoublement de l'acide ergotinique, non toxique.

4. Ergotinine cristallisée, isolée par Ch. Tanret, non toxique.

5. Ergotinine amorphe, isolée par Ch. Tanret, non toxique.

6. Une base volatile, analogue à la coniine, isolée par F.-L. Winckler, et probablement identique à l'alcaloïde volatil de Tanret. Celle-ci est toxique.

7. La *pikrosclérotine*. Cette substance et l'acide fusco-sclérotinique sont des produits de dédoublement de la *scléro-érythrine*. Elle a été isolée par Dragendorff, Podwyssotzki et Th. Blumberg; très toxique. On n'en a obtenu que des quantités tellement minimes,

qu'il n'a pas été possible de faire avec elle des expérimentations chimiques ou physiologiques.

8. Enfin la *cornutine*, très toxique, comme M. Kobert va l'exposer.

ACTION PHYSIOLOGIQUE DE LA CORNUTINE.

Pour obtenir des effets physiologiques, il fallait administrer des doses un peu plus élevées par voie stomacale que par voie sous-cutanée ou intra-veineuse. Le chlorhydrate et le citrate de cornutine ont été employés dans les expérimentations.

Sur la grenouille. — Après la dose minime d'un trente-deuxième de milligramme, la grenouille présente bientôt une certaine *raideur musculaire*.

Le stade de contraction du muscle se prolonge de dix à cent fois au delà du temps normal. Cet état spécial est analogue à celui causé par la vératrine. Ni la curarisation, ni la scission des nerfs sciatiques ne peuvent modifier ce symptôme; aussi le doit-on attribuer à une action spéciale de l'agent sur le muscle.

L'animal est très disposé à des accès de convulsions. Ces crises sont en partie d'ordre réflexe et se présentent après une excitation périphérique, en partie elles sont idiopathiques. L'animal convulsionné présente beaucoup d'analogie avec un individu tétanisé par la strychnine. Il faut attribuer ce symptôme à l'excitation du centre spasmodique dans la moelle allongée.

Des doses plus élevées (un demi à un milligramme) conduisent immédiatement à la paralysie complète de la moelle allongée et spinale, ou bien à la paralysie passagère ou périodique.

Dans le premier cas la respiration s'arrête, dans le second l'animal quasi-mort a de temps en temps un accès tétanique. L'action cardiaque n'est pas atteinte. Le cœur fonctionne d'une manière normale et peut continuer ses fonctions trois à quatre jours même après la paralysie des mouvements respiratoires.

Il paraît que la cornutine n'a pas sur le muscle cardiaque l'action de la vératrine, du moins on n'a pas observé par son emploi une modification quelconque dans l'énergie ni dans le rhythme des battements du cœur.

Sur le chien et le chat. — Les petites doses (un demi-milligramme d'alcaloïde pour un kilogramme de poids du corps), introduites sous la peau, provoquaient des nausées, le vomissement, des selles liquides, de l'anxiété. Les vomissements, interrompus de temps en temps de stades de calme relatif, se répètent pendant quelques heures.

Des doses plus élevées produisent la raideur musculaire suivie, si l'on continue l'administration de la cornutine, de spasmes cloniques et toniques, imitant les accès d'épilepsie. En élevant encore les doses on voit l'arrêt de la respiration suivre un accès tétanique, et l'animal meurt asphyxié.

Il est à remarquer que le cœur continue quelque temps encore à battre. A l'autopsie on ne trouve pas de lésions anatomiques notables. En répétant ces expérimentations sur des individus femelles on peut s'assurer que, dans le stade émélo-cathartique, la matrice (enceinte ou non) partage les mouvements imprimés au tube gastro-intestinal. Ces mouvements ne sont pas cependant les contractions tétaniformes caractéristiques de l'action de l'ergot. Elles sont plutôt irrégulières et ne conduisent pas à l'avortement. Du reste on ne les observe que dans un stade d'intoxication tellement avancé qu'il y aurait du péril à produire ces symptômes chez la femme.

Sur le lapin et le cochon d'Inde. — Les petites doses produisent l'excitation centrale du pneumo-gastrique, se traduisant par le ralentissement et l'irrégularité du pouls.

Ces mêmes doses, injectées dans la veine d'un animal curarisé et vagotomisé, produisaient l'augmentation de la tension sanguine, bientôt suivie d'un abaissement équivalent. Si l'on introduit une même dose de cornutine sous la peau, l'augmentation de la pression sanguine ne se produit pas si vite, mais elle se maintient plus longtemps.

Il est assez remarquable que si l'on a réussi à paralyser par l'acide sphacélinique — apparemment du moins — le centre vaso-moteur, de sorte que la tension artérielle a baissé, la cornutine administrée à dose suffisante peut passagèrement faire augmenter cette tension.

Cet état de choses pourrait faire supposer que l'action de la cornutine porterait plutôt sur la périphérie que directement sur le centre vaso-moteur.

Pour en avoir le cœur net, M. Kobert a répété les expériences sur le lapin et le chien narcotisés par le chloral, auxquels on avait coupé la moelle cervicale, de sorte que le centre vaso-moteur fut mis hors de question.

Sous ces conditions, la cornutine n'exerçait pas son action sur la tension artérielle, d'où l'expérimentateur est porté à conclure que l'alcaloïde agit directement sur le centre vaso-moteur et qu'il sait exciter celui-ci à un moment où l'acide sphacélinique est devenu impuissant à le stimuler.

Donnée en excès, la cornutine provoque la paralysie vaso-motrice après un stade préalable d'excitation. La tension artérielle devenue nulle dans ce cas, peut être augmentée alors par l'administration de l'*helléboréine.*

Ceci prouve que le cœur et les vaisseaux ne sont pas troublés dans leurs fonctions par des doses toxiques de cornutine.

Les symptômes divers décrits plus haut pour les autres animaux, se produisent chez le lapin et le cochon d'Inde dans le même ordre.

Sur le coq. — La cornutine augmentant la pression sanguine d'une manière plus énergique même que l'acide sphacélinique, on serait tenté de lui attribuer aussi la faculté de produire la gangrène.

Des expérimentations spéciales sur le coq ont démontré qu'il n'en est rien.

La gangrène provoquée par l'acide sphacélinique ne s'explique donc pas suffisamment par la contraction des artérioles, puisque la cornutine peut déterminer la vaso-constriction tout aussi bien que le fait l'acide sphacélinique. Il n'y a pas de raison d'admettre que la vaso-constriction persisterait plus longtemps après l'emploi de l'acide et pousserait ainsi à la momification. Il vaut mieux, poursuit M. Kobert, reconnaître qu'on ne connaît pas les causes ou la cause véritable de ce phénomène.

HISTORIQUE SUR LES INTOXICATIONS PAR LA CORNUTINE.

Chez l'homme. — Les premières observations d'ergotisme convulsif datent de 1581.

Ronscius a décrit une épidémie dans laquelle les doigts se

courbaient et se raidissaient. Plusieurs autres épidémies ont été rapportées depuis.

Il est assez remarquable que les deux formes d'ergotisme ont toujours été observées sur différents territoires.

En Allemagne ont régné des épidémies fort graves d'ergotisme convulsif, lorsqu'en même temps des épidémies d'ergotisme gangréneux se présentèrent en France.

En général, il est permis d'admettre que de tout temps la forme gangréneuse a plutôt prédominé dans ce dernier pays, tandis qu'ailleurs la forme convulsive se montrait le plus souvent.

E. Leyden a fait des observations cliniques très exactes de cas d'ergotisme convulsif. Il a, entre autres, eu l'occasion d'observer pendant un temps assez long une famille de quatre personnes empoisonnées par l'ergot. Elles présentèrent de l'atrophie musculaire des extrémités supérieures et inférieures, principalement des avant-bras et des jambes, du fourmillement, des spasmes cloniques et une faiblesse excessive des membres inférieurs.

Le fourmillement, accompagné d'anesthésie cutanée, débutait au bout des doigts et se propageait ensuite aux mains, aux bras, aux jambes, enfin au visage et à la langue.

Les mains et les pieds furent contracturés, les doigts et les orteils menés en hyperflexion.

La contracture se communiquait ensuite aux bras, aux extrémités inférieures, aux muscles de la nuque.

Les spasmes étaient douloureux et exaspéraient surtout dans la matinée. La peau présentait l'aspect livide terreux, la respiration et la circulation étaient normales; rien du côté des intestins ni des reins. Dans les cas graves il y avait paralysie des extrémités inférieures, anesthésie et tremblement des membres supérieurs.

Rarement les convulsions se présentèrent sous forme d'accès d'épilepsie; le cas échéant les crises se répétaient souvent durant quelques semaines.

Scanzoni et Bumm ont expérimenté avec l'ecboline de Wenzell, préparée par M. J. Denzel, et qui n'est qu'une cornutine très impure. Des doses d'un à deux milligrammes introduites par la bouche produisirent chez l'homme un état nauséeux, le vomissement, le vertige, et si elles furent continuées quelque temps, un malaise général et une inappétence telle qu'on était forcé de finir l'expérience.

On n'a pas pu constater que cet agent provoquât des contractions utérines. L'application sous-cutanée de l'echoline donnait des résultats identiques.

L'ergotinine de Tanret a été expérimentée surtout en France. La plupart des expérimentateurs ne mentionnent pas s'ils ont employé l'alcaloïde amorphe ou bien s'ils se sont servis de l'alcaloïde cristallisé. M. Kobert pense qu'on a fait usage le plus souvent d'un mélange de ces deux modifications, et encore que ce mélange renfermait des traces de cornutine.

Un médecin de Troyes paraît le premier avoir essayé l'ergotinine cristallisée sur la femme, dans un cas de métrorrhagie, et du résultat obtenu aurait conclu que cette substance représente le véritable principe actif de l'ergot.

Dans la séance du 27 février 1878 de la Société de thérapeutique, M. Dujardin-Beaumetz a rapporté des expérimentations qu'il avait instituées avec cette préparation.

L'application sous-cutanée de 4 à 5 milligrammes d'ergotinine provoqua chez ses malades, généralement, des nausées, le vomissement, des coliques douloureuses, symptômes persistant environ vingt-quatre heures.

Les métrorrhagies s'arrêtaient après ces injections ; cependant cet effet ne fut pas immédiat.

Hervieu et Gosselin n'ont pas pu constater la propriété hémostatique de ce médicament, aussi ils déconseillent de l'employer.

Dupertuis (thèse de Paris 1878) reconnaît, sans restriction aucune, à l'ergotinine une action vaso-constrictrice.

Peton (thèse de Paris 1878), après avoir expérimenté avec les deux ergotines, assure au contraire qu'elles sont toutes deux des préparations parfaitement inactives.

Chazbian et Auvard constatèrent des contractions de la matrice après l'injection d'un quart de milligramme de cette substance, chez la femme, durant et après l'accouchement. Ils veulent qu'on ne dépasse pas la dose de trois quarts de milligramme.

M. Kobert a fait des expériences comparatives avec de l'ergotinine cristallisée pure, fabriquée par M. Tanret lui-même, et avec de l'ergotinine en solution présentée dans le commerce.

Les deux préparations furent injectées chez une même malade à des doses de 2 à 5 milligrammes ; la première ne provoqua pas de symptômes, tandis que l'autre produisit des nausées.

A. Eulenburg, se servant d'une ergotinine amorphe et d'une autre cristallisée, préparées par Gehe, dans une série de quarante-sept expérimentations sur l'homme, arrive à cette conclusion : que l'application sous-cutanée d'un cinquième à sept dixièmes de milligramme n'est pas nocive; il n'observait qu'une diminution en fréquence du pouls et un abaissement équivalent de température.

Chez les animaux. — Srinc (1750), Schreger (1770), Conradi (1771), Nebel, Hertwig (1822), Diez (1832), Swiatlowsky (1880), ont tous réussi à provoquer les symptômes d'ergotisme convulsif chez différents animaux qu'ils nourrissaient de pain ergoté, ou auxquels ils administraient des préparations de *secale cornutum*.

Wenzell (1865), étudiant l'action de son ecboline, rapporte que cette préparation stimule tellement les fonctions cérébrales, qu'elle paraît produire des symptômes toxiques et provoque des contractions musculaires involontaires. Rossbach (1873), essayant de même l'ecboline, constata une élévation de la pression sanguine et une action cardiaque très prononcée; cet observateur vit quelquefois se produire de légers spasmes de courte durée.

Kobert a aussi, et à différentes reprises, essayé l'ecboline; toujours il a trouvé qu'elle possédait l'action propre à la cornutine, mais d'une manière moins prononcée. Ainsi il lui fallait 4 centigrammes d'ecboline pour provoquer le tétanos chez la grenouille, 2 décigrammes de ce même agent pour produire la nausée chez le chien, et fort rarement il pût constater l'élévation de la pression artérielle.

Galippe et Budin ont expérimenté l'ergotinine originaire de M. Tanret lui-même. Ils injectaient 30 milligrammes de cet alcaloïde à un chien de taille moyenne sans provoquer de symptômes toxiques; une nouvelle injection de 80 milligrammes produisit de l'inquiétude et le vomissement; une dernière injection de 105 milligrammes ne parvenait pas à provoquer des convulsions.

Appliqués sous la peau d'un lapin, 4 milligrammes ne firent pas d'effet, 60 milligrammes paralysèrent l'animal. Des symptômes convulsifs n'étaient pas constants.

Peton, se servant de doses de 4, 10 et 20 milligrammes d'ergotinine cristallisée sur le cochon d'Inde, le lapin et le chien, vit se produire le vomissement, le ptyalisme et la diarrhée.

Si l'on compare ces résultats, dit M. Kobert, à ceux obtenus avec ma cornutine, il est évident qu'il s'agit de substances différentes.

Kobert a su se procurer une certaine quantité d'ergotinine cristallisée se présentant sous forme de belles aiguilles cristallines blanches dans un tube scellé de M. Tanret lui-même.

En comparant les actions de cette substance et celles de la cornutine, il est venu à conclure que les deux agents ne présentent pas la moindre analogie physiologique. Il est d'avis que si quelquefois l'ergotinine produit des symptômes caractéristiques de la cornutine, il faut admettre que la préparation est impure et mélangée de cette dernière substance

Pour ce qui regarde la pikrosclérotine de Dragendorff et Pod-. wyssotzki, si jamais des expérimentations ultérieures démontreraient qu'elle est identique à la cornutine, il faudrait tout bonnement supprimer le nom de cette dernière. Cette identité est cependant peu vraisemblable selon M. Kobert, vu que la première est un produit de dédoublement qui se forme dans l'ergot conservé pendant quelque temps, tandis que l'autre se trouve en abondance dans l'ergot récent, pour disparaître après quelques mois.

Nous finirons l'analyse du travail du docteur Kobert par quelques conclusions tirées par l'auteur lui-même.

L'acide ergotinique ne représente pas le principe actif de l'ergot ; administré par la bouche, il est décomposé dans le tube digestif en substances inertes.

Introduit sous la peau, il fait baisser la pression artérielle et peut par là contribuer peut-être à la contraction de la matrice.

Si la littérature produit des exemples d'une action tétanisante de l'acide ergotinique administré sous forme d'injections hypodermiques, il faut attribuer cet effet plutôt à l'irritation locale causée par l'impureté de la substance employée et aux difficultés de sa résorption.

L'ergotinine de Tanret est inactive ; administrée à l'état impur, c'est-à-dire mélangée de petites quantités de cornutine, elle a une action sur l'utérus analogue à celle de la pilocarpine.

La cornutine administrée en doses très réduites peut éveiller des contractions utérines; celles-ci n'ont pourtant rien du tétanos utérin provoqué par l'ergot.

L'acide sphacélinique paraît être l'agent capable de provoquer cette action tétaniforme de la matrice.

Des expérimentations ultérieures que l'auteur se propose de faire quand il disposera d'une quantité suffisante de l'acide, expérimentations qui pourraient bien encore traîner quelques années, devront décider définitivement en cette matière. De toutes les préparations pharmaceutiques de l'ergot de seigle, l'extrait aqueux, préparé suivant la Pharmacopée allemande, 2e éd., est la plus pauvre en principes actifs; elle ne contient en effet que de l'acide ergotinique. L'extrait aqueux, selon la formule de la première édition, serait meilleure sous ce rapport.

Les préparations françaises sont plus riches en matières actives, et contiennent ordinairement aussi de la cornutine et de l'acide sphacélinique.

Le précepte de priver d'huile l'ergot qu'on veut conserver, afin de prévenir qu'il ne s'altère trop vite, appauvrit la substance en matières actives, puisque l'huile contient toujours une partie de la cornutine et de l'acide sphacélinique. L'ergot, ainsi préparé, perd néanmoins après quelque temps son acide sphacélinique, ainsi que sa cornutine.

L'ergot récent possède son maximum d'énergie d'action dans les mois de septembre jusqu'à décembre. Ce fait explique parfaitement pourquoi les épidémies d'ergotisme se sont toujours présentées pendant ce temps de l'année.

———

L'œuvre du docteur Kobert jette une vive lumière sur beaucoup de faits touchant l'action toxique de l'ergot, observés maintes fois depuis des siècles, mais restés à l'état d'énigmes.

Elle nous apprend que les deux groupes bien distincts d'empoisonnement chronique sont causés par la prépondérance, tantôt de l'acide sphacélinique, tantôt de la cornutine dans l'ergot de seigle. Elle démontre que l'ergot est une substance de composition éminemment variable, partant dangereuse à manier, une substance contenant des principes actifs très différents en propriétés physiologiques et toxiques.

L'auteur convient de la nécessité impérieuse d'isoler les principes divers et d'établir leur rôle pharmacodynamique, de sorte qu'à l'avenir on n'ait plus recours à la matière brute, mais qu'on puisse se servir de ses composants.

S'il n'a pas encore réussi à produire ces corps simples sous forme d'éléments chimiquement et physiologiquement purs en quantité suffisante pour terminer et compléter les études qu'il a commencées, il faut espérer que M. Kobert ou d'autres seront assez heureux pour isoler ces principes en quantités convenables.

Rien n'empêchera alors de dissiper les derniers doutes sur le caractère chimique et la valeur physiologique de ces agents.

En attendant, M. Kobert propose — dans un article récemment inséré dans la *Pharmaceutische Zeitung* (1) — de se servir d'un extrait d'ergot qui contiendrait la presque totalité des deux matières actives principales de la substance mère et qu'il voudrait nommer : *extrait d'ergot cornutino-sphacélinique*. Dans un gramme de cet extrait on trouverait la cornutine et l'acide sphacélinique contenus dans 7 à 8 grammes d'ergot récent.

L'ergot qui a servi à faire cet extrait, retient tout l'acide ergotinique sous une forme permettant plus aisément sa conservation que lorsqu'il fait partie de l'extrait aqueux officinal ; ainsi privé d'alcaloïdes et du principe gangrénescent, il conviendrait à l'usage des médecins qui, contrairement aux vues de Kobert, considèrent l'acide ergotinique comme le véritable représentant de l'action de l'ergot.

Après avoir prêté aux travaux de Kobert toute l'attention qu'ils méritent, nous allons reproduire les vues d'autres auteurs qui ne partagent pas son opinion pour ce qui regarde les propriétés physiologiques de l'acide ergotinique ou sclérotinique.

—

L'acide sclérotinique, quoique présentant une grande analogie en action physiologique avec l'acide ergotinique de Kobert, n'est pas identique avec ce dernier. Suivant Dragendorff, Podwyssotzki, Nikitin, Rossbach, Hüsemann, Binz et autres, il forme avec la scléromucine les principes actifs de l'ergot, c'est-à-dire que l'un et l'autre produisent l'hémostasie et provoquent les contractions utérines.

Dragendorff, Podwyssotzki et Blumberg donnent la formule $C^{12} H^{19} Az O^9$ à l'acide. Il se présente comme une matière brune-

<hr>

(1) *Pharmac. Weekblad*, 1885, n° 38.

grisâtre, hygroscopique, sans odeur ni saveur, rougit le papier bleu de tournesol, se dissout facilement dans l'eau, difficilement dans l'alcool, réduit lentement la solution cuprique alcaline, est précipité par le tannin et par l'acide phosphoro-molybdénique, enfin n'est pas un glycoside. L'ergot en contient de 1 1/2 à 4 1/2 p. %.

La scléromucine est un corps azoté difficile à isoler à l'état pur, qui entre pour 2 à 3 p. % dans la composition de l'ergot.

Rossbach, Nikitin et autres (1) ont essayé l'acide sur les animaux.

La grenouille est très sensible à son action. Pour ce qui est des animaux à sang chaud, l'herbivore n'en est pas impressionné aussi vivement que le carnivore.

L'acide, administré à dose élevée, a une action manifeste sur le système nerveux central. Il se présente de l'ataxie, de la paralysie, de l'irritabilité réflexe et de la motilité, enfin de la paralysie respiratoire.

Le poison n'agit pas sur le cœur, sur la fibre musculaire, ni sur les nerfs moteurs de l'animal à sang chaud.

Les doses légères amènent une diminution passagère de la pression sanguine, les grandes doses font baisser la pression artérielle pendant un temps assez long, elles abaissent également le calorique animal.

Le mouvement péristaltique de l'intestin est activé et ses vaisseaux se désemplissent; de là, pâleur de l'organe. La matrice à l'état normal, aussi bien qu'à l'état de gravidité, est mise en contraction sous l'influence de l'acide sclérotinique. L'anémie de la matrice précède les mouvements contractiles et subsiste tout le temps durant les contractions.

Si Kobert et Ganguillet ont trouvé l'acide sclérotinique incapable de favoriser les contractions de l'utérus, il faut attribuer ces résultats négatifs probablement à l'impureté de l'agent employé à l'expérimentation. (Nothnagel et Rossbach.)

Pour Nikitin, l'acide sclérotinique et son sel sont les meilleures préparations de l'ergot. Il déconseille de les employer en injections hypodermiques, parce que ce mode d'administration est

_____

(1) *Rossbach's Pharmakol. Unters.*, III, 1878, S. 78.

suivi souvent de symptômes d'irritation locale assez désagréables ; il recommande l'emploi interne et les lavements.

Deux à trois heures après avoir administré le remède, il constatait la présence de l'acide dans les urines ; après trente-six à quarante-huit heures il n'y paraissait plus.

L'expérience clinique de Holst (Dorpat) et de Stumpf (Munich) (1), a décidée en faveur de l'acide sclérotinique dans la ménorrhagie, la métrorrhagie puerpérale, la pneumorrhagie, l'hémorrhagie gastrique et intestinale. Les résultats étaient négatifs dans un cas d'hémoptysie chez un malade tuberculeux dans un stade avancé, de même que dans l'épistaxis. On avait du succès dans un cas de tumeur fibreuse, de l'insuccès dans deux autres tumeurs de la matrice.

L'application sous-cutanée fut douloureuse et donna lieu dans la moitié des cas à des symptômes d'irritation locale, et chez 10 p. °/₀ des malades à la formation d'abcès.

Les solutions diluées irritaient moins que les saturations de 20 à 40 p. °/₀.

Une injection de 600 milligrammes d'acide sclérotinique ne fut pas suivie d'accidents thérapeutiques. (Stumpf.)

Les auteurs conseillent de ne se servir que de solutions récemment préparées ; après vingt-quatre heures elles se gâtent et quelques jours suffisent pour qu'elles se chancissent.

M. Markwald (2), rapportant de ses expérimentations faites à l'Institut physiologique de Berlin, conclut que l'ergotinine ne représente pas le principe hémostatique et tétanisant de l'ergot ; l'acide sclérotinique au contraire est doué de ces mêmes qualités.

Cet acide et ses sels produisent cependant de l'irritation locale, ce qui n'a pas lieu quand on remplace ces agents par l'ergotine dialysée. La dernière préparation satisfait sous tous les rapports, puisqu'elle provoque les contractions utérines et qu'elle arrête les hémorrhagies aussi bien que le fait l'acide sclérotinique.

———

L'étude de l'ergot et de ses préparations, qui précède, était nécessaire pour justifier l'emploi de l'extrait aqueux de *secale cornutum* en dosimétrie.

(1) Comparez Hüsemann-Hilger, *Pflanzenstoffe*, I, S. 303, 1882.
(2) *Exp. Unters. u. Ergotin, Ergotinin und Sclerotin saüre.* — Zeitsch. f. Geburtsh. v. Gynäkol., 1884, Bᵈ X, S. 397.

Il est réservé pour un avenir (pas trop éloigné, espérons-le) d'employer en thérapeutique les autres principes actifs de l'ergot, soit l'acide sphacélinique (chimiquement pur) et l'alcaloïde convulsivant, mais encore d'éclaircir les rapports entre l'acide ergotinique et l'acide sclérotinique.

Contentons-nous provisoirement de posséder dans l'extrait aqueux dialysé une préparation suffisamment pure et maniable, qui présente le principe actif de l'ergot sans contenir — du moins en quantités dangereuses — ses principes toxiques.

Ergotine.

L'ergotine usitée en dosimétrie est une substance extractiforme de coloration brune-rouge, soluble dans l'eau, qu'on obtient par macération de la drogue (10 parties) avec de l'eau (20 parties). Le liquide obtenu subit plusieurs manipulations, et est privé en dernier lieu de ses parties solubles dans l'esprit-de-vin. Wernich a modifié le mode de préparation de l'extrait et a introduit une ergotine liquide dialysée très recommandable, surtout pour l'application hypodermique.

ACTION PHYSIOLOGIQUE ET TOXIQUE.

Comparez à ce sujet l'action de l'acide ergotinique et celle de l'acide sclérotinique. Très probantes pour l'identité des actions de l'ergot et de l'ergotine sont les expérimentations comparatives conduites selon la méthode graphique par P. Müller sur la matrice puerpérale. L'ergotine prise à l'intérieur provoquait des contractions décidées, mais peu énergiques; introduite par voie sous-cutanée, elle produisait des contractions cloniques coup sur coup; enfin l'ergot en substance, pris à l'intérieur à dose équivalente, décidait d'abord quelques spasmes cloniques qui passaient bientôt à l'état de contraction tonique persistant plus d'une heure (1).

AGENTS SYNERGIQUES.

Comme médicaments excitateurs des contractions utérines et hémostatiques, il faut nommer d'abord l'extrait de la racine du

(1) Binz, *Vorlesungen uber Pharmakol.*, 1885, II, S. 301.

Gossypium herbacea. Cet extrait, beaucoup usité dans les États-Unis d'Amérique, conviendrait surtout comme succédané de l'ergotine dans le traitement des maladies chroniques de la matrice.

Son emploi prolongé n'exposerait jamais aux accidents thérapeutiques. (Prochownik) (1).

Un autre remède qui nous vient de l'Amérique et qui a été essayé entre autres par Schatz de Rostock (2) et par Huchard (3), est l'extrait d'*Hydrastis Canadensis,* dont un des principes actifs vient d'être introduit en dosimétrie.

Sa propriété d'élever la tension artérielle, de déterminer le ralentissement du pouls, de produire la vaso-constriction et d'exciter les contractions de l'utérus, explique suffisamment son action favorable dans les congestions et les hémorrhagies utérines.

La physostigmine et la pilocarpine à doses suffisantes provoquent les contractions utérines; elles doivent être considérées conséquemment comme agents synergiques de l'ergotine.

La strychnine (sulfate, arséniate) et la quinine (arséniate, bisulfate), comme resserrants de la fibre organique, comme toniques et stimulants généraux, sont des auxiliaires excellents dans les métrorrhagies.

L'atropine et l'hyosciamine, seules ou associées aux alcaloïdes précédents, conviendront comme auxiliaires de l'ergotine dans les spasmes irritatifs et locaux qui mettent un obstacle à l'exonération de la matrice.

Dans les hémorrhagies d'organes éloignés, où l'on s'adresse à l'ergotine pour solliciter son action déprimante de la tension artérielle, il y aurait lieu de lui adjoindre la nitro-glycérine.

SUBSTANCES ANTAGONISTES.

Nous ne connaissons pas de véritables antagonistes de l'ergotine.

USAGES THÉRAPEUTIQUES.

L'ergotine est principalement employée pour exciter la con-

(1) *Centrotblat f. Gynäkol.* 1884, n° 5.
(2) *Archif. f. Gynäkol.,* Bᵈ XII. Heft. 1.
(3) Comparez *Journal de Méd. et de Chir. prat.,* 1884, Art. 12794.

tractilité des fibres musculaires et celles des vaisseaux de l'utérus, dans le but :

1° D'accélérer l'accouchement quand il est ralenti par l'inertie de la matrice, ou quand un symptôme alarmant met la vie de la femme en péril ;

2° De hâter la délivrance due à la même cause ;

3° D'exonérer l'utérus, dans le cas de rétention de caillots, d'hydatides, de débris polypeux ;

4° D'arrêter les hémorrhagies puerpérales, et même celles qui ont lieu en dehors de la parturition ;

5° De favoriser la rétraction du corps de l'utérus après l'accouchement ;

6° De remédier à la congestion passive ou phlegmasique de l'organe non gravide ;

7° De provoquer l'avortement, lorsqu'il est spontanément commencé, accompagné d'une hémorrhagie inquiétante, et qu'on est sans espoir de pouvoir le conjurer ;

8° De faire atrophier les tumeurs fibreuses des parois de la matrice, surtout les hyperplasies sous-muqueuses. (Hildebrand.)

Elle est encore employée dans les hémorrhagies de différents organes ; ainsi la prescrit-on dans l'entérorrhagie et l'hémorrhagie gastrique ; dans l'hémoptysie (Sparjani, Bazzoni, Oppolzer), dans l'hémorrhagie rénale (Drasche, Hermanides), etc.

Les effets favorables qu'on obtient dans ces cas, sont dus principalement à la faculté de l'ergotine d'abaisser la pression sanguine. Dans l'entérorrhagie ils peuvent être aussi attribués à la vaso-constriction locale.

Dans ces derniers temps, on a préconisé les injections hypodermiques d'ergotine comme traitement des varices et des anévrismes (von Langenbeck, Voit), du prolapsus de l'anus (von Langenbeck). On peut attribuer les guérisons ainsi obtenues avec plus de droit à l'irritation inflammatoire locale causée par l'application topique du remède, qu'à une contraction des parois vasculaires. (Hermanides.)

On peut espérer avoir un effet favorable de l'ergotine, grâce à sa propriété vaso-constrictrice, dans les catarrhes chroniques de l'utérus. On la prescrira dans la leucorrhée utérine, comme dans les ménorrhagies prolongées.

Pour être complet, nous croyons devoir rappeler que l'ergot

(non l'ergotine) a été employé avec succès dans la paraplégie spinale (Barbier, Arnal, Monneret, Brown-Séquard), qu'il a contribué à la guérison de la paralysie de la vessie (Allier et autres), enfin qu'une infusion de cette substance appliquée sur place constitue, suivant quelques auteurs, un moyen excellent pour arrêter l'écoulemement de sang en nappe d'une surface externe.

L'ergotine est nettement contre-indiquée toutes les fois qu'un obstacle mécanique (étroitesse du bassin, tumeur maternelle ou fœtale, etc.) s'oppose à l'issue du fœtus.

MODES D'ADMINISTRATION ET DOSES.

L'ergotine se donne à l'intérieur en granules ou en pilules solubles. Le granule dosimétrique est dosé au centigramme. Nous nous servons avec avantage de la prescription suivante :

> Pr. Extr. aqueux d'ergot 1 gramme.
> Réduisez par évaporation au bain-marie jusqu'à la moitié de son poids.
> Poudre de racine de guimauve q. s. pour vingt pilules.

Chaque pilule représente ainsi 5 centigrammes de substance active.

Pour l'usage hypodermique nous recommandons l'ergotine dialysée. On peut étendre ce liquide de son poids d'eau distillée ou de glycérine, ou bien on l'emploie en injection tel qu'il est.

Administrée par la bouche, on donne l'ergotine en prises de 1 à 5 centigrammes, qu'on rapproche plus ou moins selon le but qu'on se propose. S'agit-il d'en finir avec un accouchement qui traîne, on donne une pilule (soit cinq granules) de dix minutes en dix minutes, de concert avec un granule de strychnine (sulfate) jusqu'à ce que les douleurs soient efficaces. On se comporte de même si l'hémorrhagie puerpérale est inquiétante. Il va sans dire qu'on aura en même temps recours aux manipulations obstétricales nécessaires et qu'on ne tardera pas d'associer l'hyosciamine aux granules précédents, si au début du travail le col tarde à s'effacer ou si un spasme s'oppose à la sortie du délivre, de caillots, etc.

Les faibles écoulements sanguins, les congestions utérines, la leucorrhée seront combattues par des doses plus faibles (soit un

granule) administrées d'heure en heure ou à plus grandes distances.

Ici on aura soin d'augmenter l'effet curatif de l'ergotine en lui
adjoignant les modificateurs requis par le cas spécial : hydrastine,
arséniates de strychnine, de quinine, de fer, de soude.

Dans les hémorrhagies intestinales et stomacales, on prescrira
l'ergotine à l'intérieur à doses réduites (1 à 2 granules) de demi-
heure en demi-heure, de concert avec les autres agents médicamenteux, tels que la strychnine, l'hydrastine, la quinine (arséniates)
comme toniques, la cicutine, la cocaïne, la codéine, l'hyosciamine
comme calmants, anesthésiques et antipasmodiques.

On espacera les doses selon l'effet obtenu.

L'application de l'ergotine, comme traitement dans l'hémoptysie, pourra se faire avec avantage suivant les règles données
pour l'entérorrhagie.

Plusieurs médecins aiment à introduire dans ces cas l'ergotine
par voie sous-cutanée.

Les tumeurs sous-muqueuses utérines sont de même soumises à
ce dernier traitement, qui a été le premier préconisé par Hildebrand.

L'ergotine dialysée provoque rarement des symptômes d'irritation locale, si l'on prend soin de faire la piqûre assez profondément et de n'injecter que la substance pure et récemment préparée.

Nous nous sommes servi souvent d'une solution aqueuse de
cette ergotine, ou d'un mélange de cette préparation avec de la
glycérine, toutes deux à parties égales, dont nous injections journellement le contenu d'une seringue de Pravaz.

Deux à trois heures après l'injection, des douleurs assez fortes
se produisent ordinairement dans la région pelvienne, provoquées
par les contractions utérines.

Ésérine.

Synonyme : Physostigmine.

Formule : $C^{15} H^{24} N^3 O^2$ (Hesse).

Dans notre article sur la calabarine, nous avons déjà dit

quelques mots sur l'ésérine (ou physostigmine), qui avec elle constitue les principes actifs du *Physostigma venenosum*. (Balfour).

L'ésérine se trouve dans la fève de Calabar. Holmes la trouva aussi dans la semence de *Mucuna cylindrosperma*.

Jobst et Hesse l'ont isolée les premiers, en 1864. L'alcaloïde amorphe qu'ils ont obtenu et qu'ils baptisaient du non de *physostigmine,* se présente comme un vernis incolore et sans saveur, changeant par dessiccation en une masse fragile. Celle-ci se liquéfie à 45° c.

Vée (1) l'ayant obtenue plus tard à l'état cristallisé, l'appela *ésérine*, du mot *éséré* employé par les naturels du Vieux-Calabar pour désigner le végétal qui fournit la fève. Cet auteur prétend qu'à l'état pur l'ésérine se présente sous forme de croûtes cristallines ou de feuilles rhombiques luisantes, d'un goût amer et se liquéfiant à 90° c.

Hesse est d'avis que la matière décrite par Vée est du phytostéris (2).

Ces deux alcaloïdes sont-ils identiques? Tison croit que oui. Ont-ils les mêmes propriétés pharmacodynamiques? La physostigmine, privée de la calabarine, telle que l'ont employée Harnack et Witkowsky, a la plus grande analogie avec l'ésérine du commerce parisien. (Hüsemann.)

Les solutions tant de l'une que de l'autre, exposées à l'air, se colorent en rouge; il se forme à leur dépens un corps nouveau inerte, la rubrésérine.

Ce même changement de couleur se présente dans les solutions de tous les sels d'ésérine et de physostigmine; pour plusieurs d'entre eux la coloration rouge se communique même aux sels à l'état sec.

Le salicylate de physostigmine à l'état sec fait une exception à la règle. Ce sel, accepté par le Codex allemand, se présente sous forme de cristaux incolores ou jaunâtres, solubles dans 150 parties d'eau et dans 12 parties d'alcool. Sa solution exposée à la lumière devient légèrement rouge après quelques heures.

La maison Merck, de Darmstadt, offre au commerce deux modifications de physostigmine, notamment l'alcaloïde amorphe,

(1) *Recherches chimiq. et physiol. sur la fève de Calabar*, 1865.
(2) Hüsemann-Hilger, *Die Pflanzenstoffe*, II, S. 1052. 2e Aufl.

une masse extractiforme consistante, de couleur noire, et l'alcaloïde cristallisé, une poudre cristalline blanche. C'est avec cette préparation que nous avons fait quelques expérimentations sur nous-même.

Rappelons ici que Harnack (1880) a démontré que la calabarine peut se former de l'ésérine, soit simplement en conservant pendant longtemps ce dernier agent, soit en l'exposant à l'action de l'acide iodhydrique.

ACTION PHYSIOLOGIQUE ET TOXIQUE.

Action sur l'homme sain. — Des expérimentations faites sur l'homme sain ont été rapportées par Vée et Léven, Gubler, Fronmüller, Harnack et Witkowsky, Fraser, Evans et par Bouchut.

Vée vit se produire, une demi-heure après l'application sous-cutanée d'un milligramme de sulfate d'ésérine chez une vieille femme — souffrant d'une contracture à la jambe, symptomatique d'une affection de la moelle — le vomissement et un malaise général de courte durée.

Léven prenait quelques jours de suite des doses ascendantes de cet alcaloïde. Une dose de 3 milligrammes, prise d'un coup, ne produisit rien; une autre de 4 milligrammes provoquait un malaise décidé, des nausées non accompagnées de faiblesse musculaire; 10 milligrammes, pris en doses fractionnées dans le cours de vingt-quatre heures, n'altérèrent en aucune façon le bien-être général.

Leteinturier (disciple de Gubler) prit 2 milligrammes en solution sans en ressentir quelque chose.

Une dose de 10 milligrammes produisit après quelque temps : de la pesanteur de la tête, troubles spéciaux de la vue, vertiges, nausées, faiblesse musculaire; tous ces symptômes s'aggravaient quand la vue se portait en haut; chaleur brûlante à l'estomac, retardation du pouls, contraction pupillaire.

Après trois quarts d'heure : vomissement du contenu de l'estomac et de bile. Dans la position assise les symptômes diminuaient en énergie pour s'aggraver du moment qu'il se mettait en marche. Amélioration après deux heures et demie, rétablissement après quatre heures.

Fronmüller (1) n'observait rien après 6 milligrammes de physostigmine de Merck ; 12 milligrammes de cette même préparation provoquèrent après une heure : de légères nausées, la myose, des troubles de la vue, mais ne modifiaient en rien le pouls.

Harnack et Witkowsky observèrent des modifications de la tension artérielle et de la fréquence du pouls après une dose de 1/4 à 1 milligramme de physostigmine pure.

Bouchut (2) a administré le sulfate d'ésérine à doses de 3 à 5 milligrammes par voie sous-cutanée ; de 6 à 10 milligrammes par voie stomacale, aux enfants. Il a même porté la dose totale administrée dans la journée jusqu'à 10 et 15 milligrammes ! Les symptômes observés par cet auteur sont : de la pâleur du visage, petitesse et ralentissement du pouls, des nausées, de la gastralgie, le vomissement (pas de diarrhée), les sueurs au front et au tronc. Une dose de 5 milligrammes injectée sous la peau produisit des symptômes de parésie, et une fois de la paralysie passagère du diaphragme. Il n'observait pas de tremblement ni des convulsions.

D'après Fraser, qui a expérimenté sur sa propre personne, les petites doses produisent : du mal au ventre, le vomissement, de la détresse respiratoire, des vertiges et de la faiblesse ; les doses moyennes exagèrent ces mêmes symptômes et déterminent le rétrécissement pupillaire, la sialorrhée, les sueurs, le spasme respiratoire et la retardation du pouls.

Evans rapporte avoir observé la paralysie musculaire complète et un état de collapsus très grave. (Nothnagel et Rossbach.)

Nous faisons suivre ici notre expérience personnelle à ce sujet.

L'agent dont nous nous sommes servi est la physostigmine pure cristallisée de Merck. Reçue directement de Darmstadt, elle a été conservée pendant trois mois avant de nous en servir. Au moment de l'expérimentation la blancheur ne laissait rien à désirer, il n'y avait décidément pas encore de coloration rouge.

Nous en avons fait faire des pilules solubles du poids de 15 milligrammes, dosées à un cinquième de milligramme de substance active.

Le premier jour de l'expérimentation, nous avons pris d'heure

(1) *Deutsche Kl.*, n° 35, 1865 ; relaté par Hüsemann-Hilger.
(2) *Gazette médicale de Paris*, 1875, n° 7 ; relaté par Hüsemann-Hilger.

en heure une pilule, jusqu'à concurrence de quinze pilules, soit 3 milligrammes de physostigmine.

Pour tout résultat nous avons observé d'abord une action décidément locale sur le pharynx.

En laissant fondre la pilule dans la bouche, puis l'avalant lentement, nous ressentions, après cinq ou dix minutes, une sensation particulière au gosier, que nous ne pourrions mieux comparer qu'à celle d'avoir une boule dans le pharynx qu'on ne parvient pas — nonobstant des efforts réitérés de déglutition — à faire passer dans l'œsophage. Ce symptôme atteignait, après une demi-heure environ, son maximum d'intensité, et avait disparu complètement après cinq quarts d'heure.

Comme nous avons pris soin d'avaler tantôt la pilule directement, tantôt de la laisser fondre précédemment, et comme dans le premier cas la sensation décrite faisait toujours défaut, nous croyons pouvoir attribuer cet effet à une action locale de l'ésérine.

En dehors d'une diminution, peu accentuée cependant, de l'appétit, nous n'avons pas ressenti d'effet attribuable à la physostigmine. Nous avons eu ce jour-là une déjection alvine normale.

Le deuxième jour, le matin à neuf heures, trois pilules furent prises à la fois, soit trois cinquièmes de milligramme.

A onze heures rien d'anormal. Nouvelle prise, cette fois de cinq pilules.

A midi, léger vertige; nous déjeunons comme de coutume, quoique l'appétit laisse à désirer.

Petit à petit le malaise augmente : sensation dans l'estomac d'un mouvement spasmodique non douloureux, pas de nausées. A midi et quart déposition alvine, selles presque dures avec émission des urines. Le vertige augmente un peu, pâleur de la face, refroidissement de tout le corps sans frissons. Les ongles bleuissent. Sueur au front, se propageant au visage. Fatigue. La position assise et semi-couchée est plus agréable et semble diminuer le malaise.

A midi trente minutes environ, mouvements péristaltiques assez énergiques, besoin d'aller à la selle, immédiatement suivi d'un vomissement trois fois répété, non précédé de nausées.

L'estomac s'est déchargé de son contenu d'aliments. Pas de bile. Le besoin de défécation ne se fait plus sentir.

Nous nous sentons beaucoup mieux à demi-couché dans une chaise longue, nous avons un peu envie de dormir, le vertige ne paraît plus, mais nous avons froid. Le pouls marquant 76 à 82 à l'état normal, donne maintenant 64 pulsations, la température mesurée sous le bras marque 36°8 c. Rien du côté des yeux.

A deux heures et demie nous nous trouvons tout à fait rétabli, la chaleur revient, température 37°1, le pouls est monté à 70.

A trois heures reprise de la physostigmine à raison d'une pilule d'heure en heure, jusqu'à dix heures du soir.

Nous avons pris notre dîner à cinq heures, comme de coutume, l'appétit cependant n'était pas grand. A part l'émission assez fréquente des urines (quatre à cinq fois dans l'après-dîner et la soirée), et la légère inappétence, nous n'avons pas eu d'effet ultérieur de l'ésérine. Au moment de nous coucher la température donnait 37°4, le pouls 76. La nuit fut bonne.

Le phénomène le plus saillant déterminé par l'ésérine, quand on introduit sa solution entre les paupières, est sans nul doute le resserrement de la pupille. Ce phénomène a été étudié par plusieurs auteurs.

En effet, cinq à quinze minutes après l'instillation du remède, la pupille se rétrécit après avoir présenté quelques mouvements incertains d'oscillation. Peu après le début de la myose, la faculté d'accommodation augmente en énergie.

Sans qu'il existe la moindre trace de myopie, on peut ainsi rapprocher beaucoup, tout près du nez, le point de la vision distincte. Plus tard se manifeste un spasme de l'accommodation. Pendant que le spasme existe, on voit l'appareil accommodateur être le siège des mêmes modifications que pendant les efforts naturels d'adaptation.

Kœnigstein (1) fait observer que l'acuité de la vision est diminuée dès que la myose s'établit.

Dor a démontré que de même la rétine devient moins sensible à la perception des couleurs.

Graser (2) trouvait que la pression intra-oculaire, après une légère élévation, diminuait notablement dès que le rétrécissement de la pupille se produisait.

(1) *Wien. Med. Presse*, n° 38, 1877.
(2) *Manomotrische Untersuchungen ub. d. intraocul. Druck, etc.*, von Dr E. Graser. — *Archif. f. Exp. Path. u. Pharm.* Bd XVII. S. 361, 1883.

Expérimentations sur les animaux. — Il nous conduirait trop loin de relater, même en résumé, les expérimentations diverses qui ont été faites par différents auteurs sur les animaux.

Il ressort de ces expériences, comme de celles faites sur l'homme, que les auteurs sont en désaccord dans l'appréciation des effets physiologiques de la physostigmine. Deux opinions se disputent la prépondérance. Selon l'une, l'ésérine agit sur le système nerveux central et périphérique, paralysant d'emblée le premier, excitant d'abord, puis paralysant le second (Rossbach); selon l'autre, l'ésérine paralyse le système nerveux central, elle n'agit pas — sinon en les excitant légèrement — sur les nerfs périphériques, et elle excite la substance des muscles striés et lisses et de certaines glandes (Harnack et Witkowsky, Schmiedeberg, Binz, Hüsemann).

Un phénomène non moins saillant de l'action locale de la physostigmine, est l'excitation du mouvement péristaltique de l'intestin.

Pour produire la myose, l'effet est obtenu bien plus facilement par l'application locale que par l'administration par la bouche, et sans exposer le malade aux dangers de doses toxiques, auxquelles il faut recourir quand on introduit le remède à l'intérieur.

Les contractions intestinales sont déterminées tout aussi bien par l'action éloignée que par l'action locale.

Voici en résumé les résultats des expériences faites par Harnack et Witkowsky (1) :

Les animaux à sang froid sont moins sensibles que les animaux à sang chaud à l'action de l'ésérine. Pour empoisonner une grenouille, il faut 2 à 5 milligrammes de cet agent; un chat est tué avec 3 milligrammes; le lapin meurt de 4 milligrammes; il faut 5 milligrammes pour tuer un chien.

Une dose de 1/2 à 1 milligramme suffit pour provoquer des symptômes toxiques chez l'homme.

Une dose toxique injectée chez la grenouille, supprime bientôt les mouvements volontaires en paralysant directement les centres nerveux; la sensibilité s'émousse, la respiration s'arrête et l'irritabilité réflexe diminue aussi.

Les nerfs moteurs et ses terminaisons intra-musculaires ne sont

(1) *Archif. f. Exp. Path. u. Pharmakol.*, 1876, B^d V.

pas affectés. Il paraît que l'ésérine agit d'abord sur le cerveau et que son action ne se fait sentir que plus tard sur la moelle.

Une dose toxique incorporée au mammifère produit, après une exagération momentanée préalable du mouvement respiratoire, les symptômes de la paralysie du centre de la respiration. Si la dose n'a pas été prise trop grande, la respiration artificielle instituée à temps peut sauver la vie à l'animal en expérimentation. On observe tout le temps des contractions fibrillaires de presque tous les muscles du corps.

Le canal intestinal tout entier est mis dans un état de spasme tétanique; les sécrétions salivaire, lacrymale, muqueuse (intestinale) et sudorale (si le sujet à expérimenter est un chat) sont activées. Röhrig observait de même des contractions de la vessie et des contractions péristaltiques de la matrice non gravide du lapin. L'action de l'ésérine s'étend encore à la rate; elle détermine en effet des contractions de cet organe.

L'injection d'un demi-milligramme chez la grenouille ralentit le cœur, mais rend les contractions plus énergiques; l'excitation du pneumogastrique n'arrête pas dans ces conditions l'action du cœur.

Si le cœur avait été paralysé par la muscarine, la physostigmine administrée ultérieurement remet l'organe en mouvement.

En appliquant consécutivement la muscarine, l'ésérine, un sel de cuivre et l'atropine, on a pu alternativement paralyser et exciter l'action cardiaque. Ces expérimentations paraissent démontrer l'action stimulante de la physostigmine sur la substance musculaire du cœur de la grenouille. Elle agit de même sur les muscles volontaires.

La physostigmine ne peut pas annuler l'effet de l'excitation du pneumogastrique chez le mammifère.

Des doses légères d'ésérine, déprimant le centre vaso-moteur, font baisser la pression sanguine; des doses plus grandes déterminent des effets contraires, elles stimulent la fibre musculaire cardiaque, elles donnent plus d'énergie aux contractions, qui diminuent cependant en nombre, et élèvent la pression intravasculaire.

Il suffit d'appliquer la physostigmine à dose suffisante chez l'animal chloralisé pour relever la tension artérielle et la fréquence pulsatile. Il faut conclure à une action spéciale sur la substance musculaire déterminée par cet alcaloïde, de ce que la physo-stigmine administrée à l'animal curarisé sait provoquer encore des contractions fibrillaires des muscles.

Rossbach (1) explique les phénomènes que nous venons de décrire différemment, d'après les résultats qu'il a obtenus de ses expérimentations. Chez la grenouille, ils seraient causés par l'excitation simultanée du centre nerveux d'arrêt et des centres cardiaques automoteurs; chez l'animal à sang chaud, ils seraient dûs à l'excitation du pneumogastrique.

ABSORPTION, ÉLIMINATION.

L'ésérine peut être absorbée par toutes les muqueuses, par les plaies. L'absorption la plus prompte se fait par voie sous-cutanée et par les séreuses; elle se fait le moins vite par la conjonctive et par la muqueuse nasale. L'application hypodermique et celle par les séreuses sont accompagnées de phénomènes d'irritation locale. (Fraser.)

Dans les expérimentations conduites par Dragendorff et Pander (2), on a observé que cet alcaloïde, introduit par voie sous-cutanée, se trouve longtemps dans le tube gastro-intestinal, où il retourne souvent étant éliminé par la salive et par la bile. On l'a trouvé aussi dans les fèces.

Du moment que la salive est surabondamment sécrétée, après l'introduction de l'ésérine, on peut y constater la présence de l'alcaloïde. Il paraît que cet agent peut être résorbé plusieurs fois par l'estomac pour être sécrété de nouveau par la salive. Assez longtemps après son administration, on peut le retrouver dans le sang et dans le foie. S'il y a eu émission d'urine, on peut s'attendre à y rencontrer une partie de l'agent toxique.

En somme, nous croyons pouvoir résumer l'action de la physo-stigmine ainsi :

1. Instillée dans l'œil, elle produit le rétrécissement pupillaire, le spasme de l'accommodation, la diminution de la pression intra-bulbaire; ce dernier effet résulte, selon Laqueur (3), de la contraction énergique qu'elle détermine aux muscles des vais-

---

(1) Nothnagel et Rossbach, *Handb. d. Arzneimittellehre*, 1884, S. 754.

(2) *Die Gericht-chem. Ermittlung von Giften*, von Dr G. Dragendorff, 1876, S. 244.

(3) *Archif. f. Ophthalmologie*, 1877, B^d 23, III, S. 149; relaté par Binz.

seaux sclérotiques et péricornéaux dilatés ; introduite par la bouche, elle excite des mouvements péristaltiques spasmodiques du tube gastro-intestinal.

L'un et l'autre effet peuvent aussi être obtenus par l'action éloignée, quoique, dans ce cas, d'une manière moins constante.

2. Elle agit sur le système nerveux central qu'elle paralyse d'emblée ; selon quelques auteurs elle excite d'abord, puis paralyse le système nerveux périphérique ; selon d'autres elle excite légèrement ou bien elle n'agit pas du tout sur les nerfs périphériques, mais elle excite la substance des muscles striés et lisses et le tissu de certaines glandes.

3. Les doses toxiques paralysent, avec les autres centres nerveux, le centre vaso-moteur, ce qui occasionne d'abord une légère diminution de la pression sanguine.

4. Son action sur le cœur est incontestable. La fréquence des battements de cet organe diminue, les contractions gagnent en énergie, la pression sanguine augmente.

5. Elle augmente la sécrétion des glandes lacrymales, salivaires, sudorales, intestinales muqueuses et l'excrétion des urines.

6. A dose léthale, elle tue par paralysie de la respiration.

AGENTS SYNERGIQUES ET ANTAGONISTES.

Nommons comme agent relativement synergique de l'ésérine, d'abord le principe actif de l'*Agaricus muscarius* L., la muscarine, étudiée par Schmiedeberg et Koppe (1).

Cet alcaloïde a la propriété d'exciter toutes les parties d'organes périphériques que paralyse l'atropine.

Son action excitante sur le système nerveux d'arrêt sait paralyser le cœur de la grenouille et le faire arrêter en diastole. Toutefois, comme la muscarine n'agit pas sur la fibre musculaire et que celle-ci est vivement excitée par la physostigmine, il ne saurait être question ici de synergie d'action ; plutôt le contraire a lieu. En effet, la paralysie du cœur, produite par la muscarine, est levée par l'administration ultérieure de l'ésérine qui, en excitant la substance musculaire, ramène l'action cardiaque.

____

(1) Comparez, *Das Muscarin, seine Darstellung, etc.*, Leipzig, 1869.

Les phénomènes produits par la muscarine sur les mammifères sont :

La retardation du pouls, l'abaissement de la pression sanguine, la sécrétion exagérée des glandes lacrymales, salivaires, pancréatique, hépatique, muqueuses et sudorales, la contraction pupillaire et spasme de l'accommodation, des contractions tétaniques très énergiques du tube gastro-intestinal (diarrhées, vomissements), enfin des contractions de la vessie, de la rate et (peut-être) de la matrice.

La mort est causée chez les animaux à sang chaud par l'arrêt du cœur.

Quoiqu'il y ait beaucoup d'analogie entre les symptômes causés par la muscarine et par la physostigmine, le mode d'action des deux agents est différent : ainsi la muscarine attaque les terminaisons nerveuses périphériques, tandis que l'ésérine excite la substance musculaire et glandulaire.

La pilocarpine et la nicotine se rapprochent en analogie d'action à la muscarine et à la physostigmine.

Leur action sur le cœur est différente. L'effet myotique de la pilocarpine et de la nicotine est suivi d'une mydriase, phénomène qui se produit d'ailleurs aussi après l'emploi de l'ésérine, suivant Rossbach (1).

La substance qui présente des propriétés antagonistes à l'ésérine est le principe actif de la belladonne.

L'atropine produit la dilatation pupillaire, la paralysie de l'accommodation, l'élévation de la pression intra-oculaire ; elle augmente la fréquence des battements du cœur, élève la pression sanguine, excite le centre vaso-moteur ; elle arrête les sécrétions glandulaires et calme le mouvement péristaltique désordonné du tube gastro-intestinal.

L'antagonisme n'est pas absolu ; les deux agents n'agissent pas sur les mêmes parties d'organes ; aussi dans un cas donné peut-on au besoin se servir simultanément de l'une et de l'autre substance.

Les expérimentations de Fraser, Köhler et autres, faites sur le chien, ont cependant démontré que l'administration de doses suffisantes d'atropine peut neutraliser l'effet toxique de quantités

(1) Nothnagel et Rossbach, *Handb. d. Arzneimittellehre*, S. 750, 1884.

de physostigmine surpassant de trois à trois fois et demie la dose léthale de cet alcaloïde.

Si le cas d'un empoisonnement par l'ésérine se présente, on fera donc bien d'instituer d'abord la respiration artificielle, pour procéder ensuite à l'application par la bouche ou par voie sous-cutanée, de petites doses serrées d'atropine ou d'hyosciamine.

USAGES THÉRAPEUTIQUES, MODES D'ADMINISTRATION ET DOSES.

Usage externe.

On se sert de l'ésérine principalement dans les maladies de l'œil. Le plus souvent on fait usage d'une solution aqueuse de 1/2 à 1/3 p. % de sulfate ou de salicylate de physostigmine, dont on introduit deux à trois gouttes entre les paupières, procédé qu'on répète une à plusieurs fois par jour, à certaines distances, selon l'effet qu'on obtient et selon le but qu'on se propose.

On peut obtenir par son aide la contraction pupillaire dans des cas légers de mydriase par l'atropine, alors que la pupille n'est pas dilatée au maximum.

L'ésérine est efficace dans la mydriase et dans la paralysie de l'accommodation causée par paralysie du nerf moteur oculaire commun (d'origine traumatique, diphtéritique, syphilitique, alcoolique).

Seule, ou concurremment avec l'atropine, la physostigmine est apte à déchirer les synéchies récentes.

Laqueur et Weber (1876) l'ont employée avec succès dans le but d'abaisser la pression intra-oculaire, dans le traitement du glaucome. Un usage continuel pendant dix jours améliorait notablement la vision.

Quelque prudence doit être observée dans l'emploi de cet agent dans pareils cas, parce qu'on a vu se produire, à la suite d'un abaissement trop énergique de la pression intra-bulbaire, des hémorrhagies dans le corps hyaloïde.

Weber conseille l'emploi de l'ésérine dans le même but de diminuer la pression intra-oculaire, cette fois dans la chambre antérieure, dans des cas de hernie de l'iris, de cornée conique, d'ulcérations profondes de la cornée et dans le procès staphylomateux.

Parmi les propriétés que lui reconnaît de Wecker (1), cet auteur rappelle qu'elle diminue aussi la sécrétion conjonctivale par contraction des vaisseaux.

Si, dans les inflammations de l'iris, l'atropine est le mydriatique et le calmant par excellence, on doit considérer la physostigmine plutôt comme le médicament des maladies de la cornée. Dans les derniers temps, on en fait un usage fréquent dans la kératite superficielle et parenchymateuse, dans la kératite aggravée d'hypopion, dans les perforations et les plaies de la cornée.

Usage interne.

Des expérimentations cliniques ont été faites avec l'ésérine et avec l'extrait de calabar, dans quelques maladies du système nerveux et dans l'atonie intestinale flatulente.

C'est surtout dans quelques cas de tétanos qu'on paraît avoir retiré de l'avantage d'un traitement par le calabar.

Fraser (1868) a recueilli dans la littérature douze cas de tétanos traités par la fève de calabar, dont neuf guérisons. Après lui, d'autres observateurs ont rapporté des guérisons de tétanos traumatique et de tétanos rheumatique (G. De la Chartrie, Mac Arthur, Duffy, Schmitt, Monti et Widerhofer, Watson, Esenbeck et autres), tandis que rarement on trouve mentionnés des cas où le traitement par le calabar ait échoué. Même dans le tétanos des nouveau-nés, on a vu triompher ce remède. (Monti et Widerhofer.)

Vée et Léven, Th. Hüsemann et Hessling, déconseillent l'usage de l'ésérine dans l'empoisonnement par la strychnine. Les expérimentations qu'ils ont faites sur les animaux à sang chaud ont démontré que l'administration simultanée de doses toxiques des deux agents, provoque la mort plus tôt qu'après l'emploi de doses léthales des agents isolés.

Dans quelques autres affections nerveuses : prosopalgie, contractures spasmodiques, épilepsie, le remède n'a pas répondu aux attentes. L'épilepsie surtout paraît être un état morbide se prêtant mal à être traité par la physostigmine. En effet, Harnack et Witkowsky ont observé que les cochons d'Inde, opérés par

---

(1) *Bulletin de Thérap.*, 1878, T. LXCIV, p. 337.

la méthode de Brown-Séquard ou de Westphal (lésion de la moelle, section des sciatiques), et prédisposés ainsi à l'épilepsie, sont sujets durant quelques jours, après avoir été empoisonnés par la physostigmine, d'accès épileptiques très fréquents.

Il paraît en être de même chez l'homme. Un idiot épileptique à qui on administra trois jours consécutifs 5 milligrammes de physostigmine éprouva une aggravation énorme : ses accès se succédaient presque sans interruption (1).

L'extrait de calabar a été essayé comme *excitant du mouvement péristaltique intestinal* par Subbotin (2), dans un cas de rétention alvine dans le colon lombaire droit.

Il s'agissait d'une véritable tumeur stercorale qui résistait depuis quelques mois à tous les moyens. La paroi intestinale était comme paralysée. Des doses refractées d'extrait de calabar, jusqu'à concurrence de 50 centigrammes, ont suffi à expulser le contenu de l'intestin. La médication instituée a été suivie d'une guérison complète.

Ce même auteur mentionne deux autres succès obtenus par le calabar dans des atonies intestinales.

Le docteur S. Schaefer (3), de Bonn, fait la relation de quelques cas d'atonie de l'intestin qu'il a traités avec succès par l'extrait de la fève de calabar, qu'il résume comme il suit :

I. — F. J., âgé de 50 ans, souffrait depuis sa jeunesse d'atonie intestinale, de constipation chronique et de flatulence.

Il se portait, nonobstant cet état, assez bien, vu que son métier lui permettait beaucoup d'exercice au grand air.

Un jour il se vit forcé de tenir quelque temps le lit afin de se faire soigner pour une tumeur glandulaire inguinale. Dès ce moment la flatulence aggravait tellement qu'il n'en put fermer l'œil. Au beau milieu de la nuit, il me fit appeler; la tympanite abdominale était si grave qu'il ne pouvait presque pas respirer. Différents remèdes carminatifs soulagèrent fort peu le malade. Un médecin de mes amis, à qui j'avais soumis le cas, me conseilla d'essayer l'extrait de calabar, un remède souverain, suivant lui, dans l'atonie intestinale, et dont il avait eu des

(1) Comparez Dujardin-Beaumetz, *Dict. de Thérapeut., etc.,* 1883, p. 644.
(2) *Archif. von Ziemssen u Zenker,* 1869.
(3) *Berl. Klin. Woch.,* 1880, S. 725.

résultats merveilleux dans quarante à cinquante cas qu'il avait traités dans son service d'hôpital.

Je prescrivis une solution de 50 milligrammes d'extrait de calabar dans 10 grammes de glycérine, à prendre six gouttes de trois heures en trois heures.

Le lendemain le malade radieux me déclara se porter à merveille, la flatulence ne paraissait plus et il avait eu des selles fréquentes.

II. — S., homme de 54 ans, hypochondre, fait beaucoup d'exercice ; il souffre néanmoins de constipation et de flatulence. La prescription précédente administrée de trois heures en trois heures, le guérit bientôt de son mal.

III. — M. S., demoiselle de 18 ans, guérie d'inappétence par le séjour dans un site montagneux, est affligée depuis son retour d'une flatulence très grave. Un gargouillement continu et très bruyant lui défend de fréquenter la société.

Elle prit trois gouttes de la solution glycérinée d'extrait de calabar trois fois dans la journée, et après quelques jours une seule dose le matin, avec un succès presque instantané.

IV. — A. Z., agé de 50 ans, melancolique, vie sédentaire, est ordinairement constipé et souffre de flatulence.

Grande amélioration par l'usage trois fois répété dans la journée de quatre gouttes de la même solution.

V. — Madame E., 55 ans, conditions analogues. Même médication trois fois par jour six gouttes. Rétablissement après très peu de temps.

VI. — Mademoiselle B., 30 ans. Vice organique du cœur. Ascite. Ponction et soustraction de six à sept litres de sérum, L'opération est suivie de tympanite et de flatulence très incommodante. La malade fut traitée sur mon conseil par M. le docteur Dietzer avec l'extrait de calabar, à raison de six gouttes de la solution toutes les trois heures.

Après une huitaine, mon collègue m'écrivit que le remède avait agi comme un charme.

Le docteur W. Maschka (1), de Karlsbad, a essayé et a obtenu des succès du même remède dans le catarrhe intestinal accompagné de diarrhée.

Un malade, visitant Karlsbad et y cherchant la guérison d'un catarrhe chronique de l'estomac, fut affligé, la deuxième semaine de son séjour, d'un catarrhe intestinal aigu résistant, durant cinq à six jours, à tous les moyens.

Les symptômes se compliquant d'un météorisme assez grave, il croyait pouvoir se permettre un essai avec l'extrait de fève de calabar.

Après la première dose du médicament, élimination de gaz par le haut et par le bas ; après la deuxième dose, arrêt complet de la diarrhée et cessation du météorisme.

Une autre malade, dame âgée, d'une constitution robuste, souffrant de diarrhée, fut traitée d'abord par les opiacés.

Sous cette médication son état empirait : selles fréquentes, hémorrhagie intestinale.

Au troisième jour, il administra, en désespoir de cause, l'extrait de calabar, avec un succès non moins complet que dans le cas précédent. En effet, la nuit qui suivit l'administration du remède, la malade dormit bien, et le lendemain elle put, guérie, quitter le lit.

Une trentaine de cas de diarrhée furent traités pareillement et avec un succès égal. Quatre cas seulement résistèrent au calabar et furent guéris par le traitement opiacé.

Il paraît qu'en médecine vétérinaire l'emploi de l'alcaloïde a compté des succès dans des cas analogues.

Administrée par voie sous-cutanée au cheval souffrant de coliques par constipation, une dose de 40 à 100 milligrammes de salicylate de physostigmine produisit, après vingt à quarante minutes, une action vivace de l'intestin, des besoins de défécation, enfin des déjections d'abord consistantes, puis liquides.

Une dose de 2 milligrammes de l'alcaloïde provoquait le même effet chez le chien. (Binz.) (2).

Nous n'avons pas eu l'occasion de nous servir de la physostigmine en cas de maladies ; nous pensons cependant qu'un essai prudent dans un cas approprié peut être tenté.

(1) *Berl. Klin. Woch.*, 1883, S. 228.
(2) *Vorlesungen*, etc., S. 342.

Nous basant sur nos expériences personnelles, nous croyons que pour l'adulte 1/5 à 2/5 de milligramme de physostigmine pure ou 1/4 à 1/2 milligramme de sulfate ou de salicylate de physostigmine, sont des doses isolées suffisantes pour commencer la médication et n'exposant pas à des phénomènes toxiques.

L'administration hypodermique n'est pas recommandable, la solution irrite le tissu sous-cutané et donne plus tôt lieu à des phénomènes d'empoisonnement que ne le fait l'usage par la bouche.

Employée à l'intérieur, il est préférable de donner l'ésérine en granules ou en pilules solubles, attendu que la solution, etc., par son contact local, peut produire les symptômes désagréables dans la gorge, que nous avons signalés plus haut.

Dans les différentes formes de coliques (vermineuse, stercorale, de plomb, infantile, etc., etc.), nous tenterions certainement un essai en donnant cet agent à raison d'un granule de quart d'heure en quart d'heure, jusqu'à effet, et en l'associant à l'atropine ou l'hyosciamine aux mêmes doses.

L'atropine à dose légère ne supprime pas, comme nous l'avons vu plus haut, l'action stimulante de l'ésérine sur la fibre musculaire. En paralysant les fibres musculaires lisses, elle lève le spasme et contribue au rétablissement de l'équilibre entre l'action des muscles longitudinaux et circulaires.

L'ésérine ferait donc ici l'office de la strychnine.

L'expérience clinique devra décider de la valeur de cette combinaison.

Évonymine.

L'*Evonymus Europeus* (L.) et l'*Evonymus atro-purpureus*, deux variétés de l'espèce *Evonymus*, familles des rhamnées (J.) ou des frangulacées, plantes à fruits rouges et quadrangulaires, sont beaucoup usitées en Angleterre et en Amérique.

Parmi les parties composantes de ce végétal on rencontre :

1. De l'*évonymite* ou *dulcite* $C^6 H^{14} O^6$, isomère et probablement identique au mannite, découvert par Kubel (1), en 1862.

2. Une huile grasse rouge-brun (Schübler), jaune-clair

(1) *Journ. pract. Chem*, 1885, p. 372 ; relaté par Hüsemann-Hilger, II, S. 1227.

(Schweizer), d'une saveur amère et âcre, d'une odeur désagréable, d'un poids spécifique de 0.938, se figeant à — 15°.

3. De l'*évonymine* pure cristallisée, un glycoside isolé à l'état pur par H. Meyer (1).

Les évonymines du commerce sont plutôt des extraits alcooliques pulvérisés de la partie corticale des racines et de celle des scions de la plante. On distingue une évonymine brune, une verte et une blanche.

Les deux premières sont les plus usitées, la troisième, la plus active, n'est pas encore cependant le glycoside pur préconisé comme succédané de la digitaline par M. Schmiedeberg.

En médecine, on se sert exclusivement des variétés verte et brune; la première est employée surtout en Amérique, la seconde est préférée par les Anglais.

L'évonymine brune a été granulée par M. Chanteaud.

M. Rutherford (2) a fait des expériences avec ces agents sur le chien, afin de pouvoir se fixer sur leurs qualités cholagogues.

Selon cet auteur, l'évonymine stimulerait le mouvement péristaltique, sans exciter la muqueuse intestinale d'une manière plus énergique que ne le font les purgatifs légers, et posséderait en outre la faculté très prononcée d'augmenter la sécrétion de la bile.

Rutherford caractérise cet agent comme un cholagogue énergique indiqué spécialement dans l'état bilieux, et qu'il est convenable d'administrer à raison de 10 à 25 centigrammes à l'intérieur, soit seul, soit combiné à l'extrait de jusquiame, pour éviter les maux de ventre.

Dans le cas où un effet purgatif ne se produirait pas, il faudrait l'alterner avec les purgatifs salins. (Hüsemann.)

Le professeur H. Senator (3) a fait quelques applications de ce remède chez l'homme malade, notamment dans des cas de jaunisse.

La pluralité des cas traités par l'évonymine ressortait sous la rubrique : ictère simple. Cependant comme la jaunisse guérit souvent sans médication aucune, il ne croit pas pouvoir attribuer à l'influence spéciale cholagogue du remède, le rétablissement prompt de ses malades.

(1) *Archif. Exp. Path.*, 16, 163.
(2) Rutherford : *Abstract on the physiological actions of drugs on the secretion of bile*. *Pract.*, 1879.
(3) *Berl. Klin. Woch.*, 1885, n° 1.

Selon cet observateur, il faut donner l'évonymine à raison de 100 à 200 jusqu'à 400 milligrammes pour une dose seule.

Administré ainsi, le remède déterminerait des douleurs de ventre assez graves, symptôme que le plus souvent il savait prévenir par l'addition d'un peu d'extrait de belladone ou d'extrait de jusquiame à la prescription.

M. Senator est d'avis qu'il faut considérer l'évonymine comme un drastique très fidèle dont il faut éviter l'usage prolongé ; il le comprend dans un même groupe de médicaments avec le podophyllin.

L'évonymine cristallisée, le glycoside qui a servi à M. Hans Meyer à faire des expérimentations, est un agent cardiaque très énergique. M. Meyer a réussi à déterminer l'arrêt du cœur en systole chez la grenouille en appliquant cet agent à la dose de 1/15 à 1/10 de milligramme.

Voulant essayer ce glycoside sur notre personne, nous en avons demandé à la maison Merck. On nous a envoyé les trois préparations nommées plus haut, dont la variété blanche qualifiée pure est la plus énergique, mais ne constitue pas le produit cristallisé. Celui-ci n'est pas encore dans le commerce.

Voici les résultats que nous avons obtenus de l'emploi des trois évonymines dont nous avons pu disposer.

L'évonymine blanche pure a été prise par nous en pilules solubles dosées au centigramme de substance active, à raison de deux pilules d'heure en heure, jusqu'à concurrence de vingt (soit 200 milligrammes dans le cours de la journée).

Nous avons eu dans le courant de la journée deux selles molles, pas le moindre mal de ventre, pas d'influence sur l'appétit ; le pouls donnait dans la soirée 76 pulsations pour 78 qu'il marquait le matin.

L'évonymine brune et la variété verte ont été essayées à doses seules ascendantes et prises le soir avant le coucher.

Débutant avec un décigramme, nous avons élevé la dose jusqu'à 1 gramme.

Ce ne fut qu'en dépassant la dose de 4 décigrammes que nous ressentîmes, environ six à huit heures après l'ingestion du remède, une légère augmentation du mouvement péristaltique et que nous eûmes le lendemain une selle ordinaire. Même un gramme d'évonymine ne déterminait pas le dévoiement, ni les tranchées.

L'effet sur le pouls était nul.

Nous n'avons pas pu trouver dans la littérature dont nous pouvons disposer des faits cliniques ayant rapport à l'action de l'évonymine.

Pour autant que nous puissions juger de ses effets, nous pensons que dans les doses employées par nous l'évonymine ne possède pas de propriété drastique.

Si d'autres auteurs (Senator, Rutherford) lui prêtent ces qualités, nous sommes enclin à croire que les préparations dont ils ont fait usage doivent être différentes de celles employées par nous.

En somme, l'évonymine est un agent qui demande à être étudié davantage.

Il paraît qu'en Angleterre il est employé contre les fièvres intermittentes, la constipation, la dyspepsie et les affections pulmonaires, et qu'il aurait des vertus toniques, altérantes, laxatives, diurétiques et expectorantes (1).

M. Burggraeve a fait granuler le remède au milligramme; nous pensons qu'on pourrait sans le moindre danger rehausser le dosage et le porter au centigramme d'évonymine (brune ou verte).

F

Fer.

Le fer et les combinaisons de ce métal forment avec les arsénicaux et les préparations de l'iode le groupe des reconstituants.

L'usage médical du fer était restreint dans la période hippocratique aux applications topiques.

Diascoride et très longtemps après lui la sainte Hildegarde préconisèrent son emploi.

S'il faut en croire Apollidore, un des Argonautes aurait été guéri d'impuissance par la rouille de fer dissoute dans le vin.

(1) Comparez, *Rép. de Méd. dosimétrique,* 1882, p. 94.

Pline mentionne l'administration du fer pour arrêter les pertes utérines; il rapporte que l'eau ferrée, obtenue en plongeant un fer rouge dans l'eau, était employée fréquemment, surtout dans la dyssenterie.

Celse, Aétius, et, à une époque plus rapprochée, les Arabes, firent usage du fer dans divers états morbides.

Rhazès reconnut qu'il exaltait les facultés génératrices.

Les médecins alchimistes du xvie siècle s'en servirent souvent; Paracelse loue le colcothar (oxyde de fer hydraté) associé au sel marin et à la myrrhe comme souverain dans l'hydropisie.

L'emploi des ferrugineux ne s'est cependant généralisé que depuis Sydenham (1681), qui en obtint des succès étonnants dans la chlorose.

Le fer est très répandu dans la nature. Sa pesanteur spécifique est de 7.780; il a une saveur et une odeur particulières. Il est très ductile, attirable par l'aimant, et susceptible d'acquérir lui-même la propriété magnétique par son contact avec un aimant naturel. Il n'entre en fusion qu'à 158 à 175° du pyromètre de Wedgewood; c'est un des métaux qui brûlent avec le plus de facilité. Exposé à un air humide, il s'oxyde à la température ordinaire. A froid, il a peu d'action sur l'eau pure; mais, chauffé au rouge, il la décompose avec rapidité, absorbe l'oxygène et met à nu l'hydrogène.

On le trouve dans la nature parfois à l'état natif, mais le plus souvent à l'état de combinaisons (oxydes, sulfures, arséniates, carbonates, etc.) (1).

Le fer est précipité dans toutes ses dissolutions, en noir par la noix de galle, et en bleu par le prussiate de potasse.

Ce métal se rencontre dans les cendres des végétaux. Henry (2) en trouva dans le polygala senega, l'ellébore, le papaver rhoeas, dans la digitale, le sinapis nigra; Mulder (3) et Herzog dans le thé.

Rose, Denis, Bouchardat et Berzélius découvrirent sa présence dans le sang. Le fer constitue en effet une partie intégrante de l'organisme animal. Il se trouve principalement dans le sang, mais on le rencontre de même dans la chair musculaire, l'albu-

(1) Nysten, *Dict. de Méd.*, XIIe édit.
(2) *Journal de Pharmacie du Midi*, août 1837.
(3) *Archif. der Pharmacie*, 1838, Bd XV.

mine de l'œuf, le vitellus, le lait, la bile, le pigment, les cheveux, les cellules épidermiques, etc.

Suivant Gorup-Bésanez le corps d'un homme du poids moyen de 70 kilog. contiendrait 3 gr. 2 de fer.

Boussingault a calculé que le soldat français ingère chaque jour avec sa nourriture 0.0664 — 0.078, le manœuvre irlandais 0.0912 gramme de fer.

L'introduction de 5 centigrammes de ce métal par la nourriture suffirait donc largement aux besoins de l'organisme humain bien portant.

ACTION PHYSIOLOGIQUE DES PRÉPARATIONS MARTIALES.

L'observation clinique sanctionne l'emploi du fer dans certains états morbides.

L'utilité de ce remède n'est pas douteux ; toutefois le *modus quo* de son action thérapeutique reste matière à controverse pour les pharmacologues.

La plupart d'entre eux sont d'avis que les martiaux sont absorbés dans l'estomac pour être éliminés de suite ou peu de temps après dans le canal intestinal. La masse totale du médicament qu'on a fait ingérer par la bouche, ou peu s'en faut, est en effet excrétée à bref délai par les fèces.

La minorité ne croit pas à l'absorption du métal et s'efforce d'expliquer les résultats favorables obtenus en clinique — qu'elle est loin de nier — en prêtant au fer une action légèrement perturbatrice et astringente sur la muqueuse stomacale.

Il relèverait ainsi la digestion languissante des chloro-anémiques et ne contribuerait qu'indirectement à l'hématose.

M. Schmiedeberg, dans une œuvre récente (1), formule ainsi son opinion au sujet du fer :

« Injectée dans le tissu sous-cutané, la solution alcaline ferrugineuse est rapidement absorbée et donne lieu à un procès morbide dans les reins. En effet, les cellules épithéliales des canalicules contournés et celles des canalicules droits englobent les molécules de fer ; bientôt après elles sont détruites et éliminées par les urines sous forme de tubes, tandis que les canalicules

(1) *Grundriss der Arzneimittellehre*, 1883, S. 224 und S. 207.

s'atrophient. Les glomérules résistent quelque temps, ils ne tardent pas cependant à subir les mêmes modifications.

Injectée directement dans le sang, la même préparation détermine un abaissement de la pression sanguine et des phénomènes du côté de la muqueuse intestinale, présentant une analogie parfaite — quant à leur caractère et à leur genèse — avec ceux produits par l'arsenic et l'antimoine.

L'introduction immédiate du fer dans la circulation, chez les mammifères tout comme chez la grenouille, occasionne des troubles dans les mouvements volontaires, troubles dépendants d'une paralysie du système nerveux central.

Enfin, on peut s'assurer, d'après Meyers et Williams, que par l'influence du fer, comme par celle d'autres agents — modificateurs de la circulation et diminuant quelque temps avant la mort la pression sanguine — l'acide carbonique du sang se trouve réduit à une quantité très minime.

Les symptômes décrits et leurs conséquences ne se produisent pas quand on introduit le fer sous une forme quelconque dans l'estomac sain, et quand on prend soin de ne pas lésionner cet organe par cautérisation.

Absorbé par le sang, après son application sous-cutanée, le fer passe vite dans l'urine où sa présence est facilement décelée par le sulfure d'ammoniaque. Introduit dans l'estomac en doses médicinales ou présenté aux animaux en expérimentation avec la nourriture, on ne réussit presque jamais à retrouver le métal dans les urines. (Becquerel, Jhering, Hamburger.)

L'absorption est si minime que les urines d'un chien, à qui Hamburger faisait prendre chaque jour du sulfate de fer, ne présentaient journellement que 1 à 2 milligrammes de fer de plus que celles du même chien soumis à un régime exclusif de viande.

L'introduction du fer en doses massives dans le sang, provoquant la néphrite et étant suivie d'élimination du métal par les reins, phénomènes qui ne se produisent pas du moment qu'on fait ingérer ces mêmes doses par la bouche, on est en droit de conclure que la résorption, dans ce dernier cas, ne se fait pas et que l'absence de fer dans les urines ne saurait être attribué à l'élimination préalable par la bile du métal absorbé.

Sous ces conditions on ne peut guère admettre une action spéciale sur les systèmes circulatoire, nerveux central ou autre de la part des préparations martiales données en doses médicinales.

Comme l'introduction de doses massives par voie stomacale n'augmente pas d'une manière notable l'absorption du fer dans le sang — du moins dans le cas où la préparation employée n'exerce pas d'action caustique sur la muqueuse de l'estomac — il ne faut pas s'attendre à voir se déployer une action spéciale par cet agent sur les échanges de l'économie.

Les modifications de la nutrition, l'augmentation de l'excrétion de l'urée et de l'azote, observées par Rabuteau, Pokrowsky, sont plutôt attribuables à d'autres causes qu'à une action générale du fer. Il en est de même quant à l'irritation du système vasculaire et aux hémorraghies, qui se présenteraient après l'usage des ferrugineux. La prétention que ces symptômes dépendraient d'une augmentation de la pression sanguine est au moins arbitraire.

Les modifications locales de la muqueuse stomacale déterminées par l'action cautérisante et astringente des ferrugineux, peuvent au contraire exercer, d'une manière indirecte, une influence notable sur la nutrition.

Ainsi, la préparation usitée pourra — suivant l'énergie et la durée de son action — en troublant la digestion et la résorption, agir, d'une part, défavorablement sur la nutrition générale, lorsque, d'autre part, elle pourra guérir quelque lésion du tissu muqueux et contribuer ainsi d'une manière indirecte à relever la nutrition de l'organisme.

Ainsi, partant d'un point de vue thérapeutique, il ne peut pas être question d'une action spéciale du fer. La question se résume donc simplement dans cette autre : Se peut-il que les quantités si minimes de métal — absorbées pendant l'emploi du fer en doses médicinales — puissent favoriser la formation des corpuscules rouges du sang dans les cas de maladie où leur nombre a diminué relativement et absolument?

Sous des conditions normales, l'organisme reçoit avec les aliments plus de fer qu'il ne lui faut; même quand l'hématose est activée — après des pertes de sang ou pendant une croissance rapide, — la nourriture introduit une quantité du métal dans l'organisme plus grande qu'il ne faut pour pourvoir à ses besoins.

Hösslin, expérimentant sur l'enfant, observa qu'à peine la moitié du fer introduit par le lait fut utilisé par l'organisme.

L'homme adulte renferme dans ses divers organes environ

3 grammes de fer, tandis qu'avec la nourriture 6 à 9 centigrammes de ce métal sont introduits dans l'organisme. On comprend donc aisément que du moment où la nourriture est suffisante, on peut se passer de médication martiale pour permettre à un individu sain, mais sous le coup de pertes de sang énormes non mortelles, de se restaurer. » (Schmiedeberg.)

Le docteur A. P. Fokker (1), de Groningue, dans un article « De l'action des ferrugineux », émet l'avis que l'explication donnée par M. Schmiedeberg sur le *modus agendi* du fer lui semble être inventée pour le besoin de la cause, qu'elle est d'autant moins acceptable que les préparations martiales troublent souvent la digestion et qu'elles enrayent l'action de la pepsine. Le professeur hollandais appelle en même temps l'attention des pharmacologues sur les résultats obtenus par Bunge (2). Cet auteur s'est assuré que le fer contenu dans nos aliments n'y paraît que sous forme d'une combinaison organique, qu'il a nommée : *hématogène*. Dans cette condition seulement, le métal est résorbé et sert à la formation de l'hémaglobine. L'hématogène doit être considéré comme le produit des procès vitaux dans la plante. Nos aliments en contiennent plus qu'il ne faut pour suffire aux besoins de l'organisme et pour réparer ses pertes par les urines et par la bile. Les préparations martiales introduites par la bouche sous forme médicamenteuse ne contribuent pas directement à l'hématose, puisqu'elles ne sont pas résorbées. Leur présence dans l'estomac paraît suffisant à prévenir que l'hématogène ne se dédouble et garde sa propriété et son aptitude à être résorbé.

Le dédoublement de l'hématogène peut en effet être causé par les alcalis sulfureux qu'il rencontre.

Voici comment M. Bunge s'explique ce procès.

Dans la dyspepsie par défaut d'acide chlorhydrique, état morbide accompagnant souvent la chloro-anémie, le suc gastrique a perdu son action désinfectante et le contenu de l'intestin subit la fermentation anormale caractérisée par l'acide butyrique; dans ces conditions les sulfates se trouvent réduits en sulfures alcalins.

L'hématogène, qui demande un milieu alcalin pour être dissout et absorbé, ne trouve ces conditions chez l'individu sain que dans la partie inférieure de l'intestin grêle.

<hr>

(1) *De werking van martialia. Ned. Tijdschr. van Gen.*, 1885, Blz 216.
(2) *Ueber die Assimilation des Eisens im Zeitschr. f. physiol. Chemie*, 1885.

Chez le chloro-anémique, les sulfures alcalins décomposent l'hématogène aussitôt que cet agent a quitté l'estomac, et il se forme du sulfure de fer insoluble.

Cet ordre de faits ne se produit pas, suivant Bunge, s'il se trouve dans le canal intestinal une somme de combinaisons de fer inorganiques suffisante pour neutraliser le soufre des sulfures alcalins.

Cette *action massive* expliquerait l'effet favorable des grandes doses des ferrugineux.

La théorie de Bunge explique encore pourquoi le fer ne guérit que la chlorose et ne réussit pas dans les anémies qui trouvent leur origine en dehors du tube alimentaire.

Le docteur Fokker finit sa relation en remarquant que la dyspepsie par défaut d'acide chlorhydrique figure ainsi comme cause première de la chlorose. L'avis de Zander (1) que l'administration de l'acide chlorhyrique après les repas guérit mieux la chloroanémie que les préparations martiales, s'accorde parfaitement avec cette opinion.

Comme nous l'avons déjà remarqué, la plupart des pharmacologues ne sont pas aussi sceptiques dans leur appréciation quant à la résorption des ferrugineux et à leur valeur comme médicament, que MM. Schmiedeberg et Bunge.

Citons entre autres M. Hayem (2) :

« On est en droit de conclure, d'après ces recherches, que le fer des aliments n'agit pas chez les chlorotiques, comme le fer donné sous la forme médicamenteuse, soit parce que la quantité de fer assimilée dans les conditions d'une alimentation habituelle ne suffit pas pour réparer les pertes subies par l'organisme malade, soit parce que le passage dans le sang d'une quantité surabondante de fer est nécessaire pour que l'action pharmacothérapique se produise. »

En tout cas la valeur du fer ne saurait être niée; bien employé, cet agent est des plus précieux, et il est véritablement fâcheux que des praticiens de mérite se soient laissé entraîner un peu à la légère à se prononcer contre lui. »

(1) *Zur Lehre u. s. w. der Chlorose. Virchow's Archif.*, 1884.
(2) *Étude générale de la médication ferrugineuse. Revue Scientifique*, T. XXVII, 1884, p. 43.

Rabuteau (1) a eu recours à la méthode expérimentale pour élucider la question relative à l'absorption des ferrugineux.

Partant du fait que l'acide chlorhydrique est l'acide du suc gastrique et que le fer réduit, le carbonate, le sesquioxyde de fer, qui sont insolubles, ne pouvaient être absorbés qu'après s'être tranformés en chlorure dans l'estomac, il a expérimenté avec le protochlorure de fer et est arrivé à des résultats qui permettent de juger la question de l'absorption des ferrugineux, du moins en ce qui concerne le chlorure ferreux.

Ayant remarqué que le protochlorure de fer, bien différent du perchlorure, ne coagulait pas l'albumine du sang, ni celle du blanc d'œuf, et qu'il ne précipitait nullement le suc gastrique, il a injecté ce sel dans le sang des animaux ; il l'a ensuite porté dans leur estomac.

Il en a pris lui-même, et il en a fait prendre à des sujets bien portants et à des chloro-anémiques.

Or, après l'avoir injecté, aux doses de 25, de 50 centigrammes, dans les veines, chez des chiens, il a constaté que leur urine ne contenait guère plus de fer qu'à l'état normal, et que la presque totalité de ce métal se retrouvait dans les matières excrémentitielles. Il avait ainsi la preuve que :

1° Le protochlorure était un composé inoffensif à des doses relativement fortes et que, s'il ne passait presque pas dans les urines, ce fait ne devait pas être attribué à une diminution de la fluidité du sang, puisque, même après des injections de protochlorure à dose toxique, le sang du chien qui se coagule avec une rapidité remarquable à l'état normal, ne se coagulait plus dans les vaisseaux ni hors des vaisseaux.

2° Que l'on ne pouvait arguer de l'absence de fer dans les urines pour conclure à la non-absorption des ferrugineux ingérés dans l'estomac, puisqu'il avait produit d'emblée l'absorption du protochlorure en l'injectant dans le torrent circulatoire.

Pour voir ce qui se passait après l'ingestion du protochlorure dans l'estomac, Rabuteau a porté, à l'aide d'une sonde, dans l'estomac des chiens, des quantités variables de ce sel et les a sacrifiés deux à trois heures plus tard. Or, il a trouvé que l'estomac ne renfermait plus que des quantités minimes de ce com-

---

(1) *Comptes rendus des séances de l'Académie des sciences*, 1871. — *Union médicale*, 1871 et 1872. — *Traité de Thérapeutique*, 1884, p. 62.

posé, que l'intestin en renfermait des quantités un peu plus grandes, mais que la majeure partie du protochlorure avait pénétré dans le torrent circulatoire. En effet, le sang analysé dans ces divers cas contenait plus de fer que d'ordinaire. Il avait donc, cette fois, la preuve évidente que le protochlorure de fer était parfaitement absorbable ; d'un autre côté, ses premières expériences avaient refuté l'erreur de ceux qui pensaient que le fer devait nécessairement se retrouver dans les urines, si l'absorption des ferrugineux était réelle.

D'autres expériences ont établi le mode d'absorption du fer réduit, du carbonate et du sesquioxyde de fer. Il a reconnu, en effet, que le carbonate de fer obtenu par précipitation, étant ajouté à du suc gastrique de chien, s'y transformait en protochlorure. D'un autre côté, le sesquioxyde de fer donne naissance à du perchlorure, d'après des recherches qu'il a effectuées touchant la réduction de ce sel dans l'organisme (1). Ces divers agents, de même que le fer métallique, étant introduits dans l'estomac, se métamorphosent donc en protochlorure et ne sont absorbés que sous cette forme. On remarquera que ces substances ne pouvant se transformer que sous l'influence de l'acide chlorhydrique du suc gastrique, il faut que celui-ci soit en état de les dissoudre, condition déjà remplie, lorsqu'on administre le protochlorure.

C. von Schroff (2), dans l'exposition de l'action physiologique des ferrugineux, fait mention de ses expériences faites sur le lapin. Cet auteur a démontré en effet l'absorption du sulfate de fer, lorsqu'il est administré à faibles doses.

Bistrow, de Saint-Pétersbourg (3), ayant observé un effet favorable pour le nourrisson, de l'administration de fer à la nourrice, a fait des analyses comparatives du lait d'une chèvre, avant et après l'administration d'une préparation martiale.

Il trouvait que le lait examiné avant l'administration du fer contenait environ 0.01 p. % de ce métal. On fit prendre maintenant journellement à l'animal, avec sa nourriture, des doses ascendantes de 1 à 3 grammes de lactate de fer. Après quarante-huit heures, il constata une augmentation de la proportion du

---

(1) *Comptes rendus des séances de l'Académie des sciences*, 11 décembre 1872.

(2) *Lehrbuch der Pharmakologie*, 1873, S. 160 u. f.

(3) *Der Uebergang des Eisens in die Milch bei Thieren. Archif. f. Pathol. Anatom.*, 1868, B^d 45, S. 98.

fer qui monta bientôt jusqu'au double, ce qui démontre sans nul doute que l'absorption du lactate de fer est réelle.

Scherpff (1) a démontré l'absorption dans l'intestin de l'albuminate et du peptonate de fer.

Les préparations martiales insolubles introduites dans l'estomac sont dissoutes en partie par les acides du suc gastrique. Le fer métallique passe à l'état de proto et de deutoxyde de fer et se combine avec les acides gastriques, en décomposant l'eau et en mettant en liberté du gaz hydrogène. Telle est l'origine des renvois qui suivent l'ingestion des poudres de fer métallique. Il paraît que toutes les préparations ferrugineuses, même les moins solubles, passent à l'état de protochlorure, ce qui expliquerait que l'effet thérapeutique est tant soit peu égal, quelle que soit la combinaison qu'on ait choisie. Dans le suc gastrique acide le protochlorure de fer se trouve côte à côte avec l'acidalbumine et le peptone. Comme la solution acide de fer ne se combine pas avec les albuminates ou avec les peptones, la muqueuse stomacale n'est pas affectée par ce sel de fer.

Il passe rapidement dans le torrent circulatoire. Dans le sang même les molécules de protochlorure de fer se combinent avec les molécules d'albumine présentes dans le sang ou absorbées en même temps que le fer, et forment avec l'alcali libre du sang de l'albuminate de fer alcalin soluble. Comme tel le fer circule avec le sang et finalement a fait partie intégrante de l'hémaglobine (Scherpff) (2). Les restes du métal non résorbé dans l'estomac trouvent en passant dans l'intestin un milieu alcalin très favorable à l'absorption. Ici ils passent de suite dans le sang sous forme d'albuminates ou de peptonates de fer alcalins. (Scherpf.)

L'élimination du fer se fait en quantités très minimes par la sueur, la salive, le suc gastrique, le suc pancréatique, par le mucus des muqueuses, par le pus et par le lait.

Les urines éliminent de même des quantités peu considérables de fer.

La bile constitue la sécrétion la plus riche en fer (provenant des matériaux de destruction des globules sanguins); c'est dans ce

____

(4) *Rossbach's pharmakol. Unters.*, 1877, B^d II. — *Resorption und Assimilation des Eisens.* Würzburg, 1878.

(1) *Handb. der Arzneimittellehre*, von Nothnagel und Rossbach, 1884, S. 118.

liquide qu'on retrouve la majeure partie du fer qui a été porté par absorption dans le torrent circulatoire.

Dans les fèces, on rencontre ce métal en proportion assez grande, dérivant en partie du fer des aliments non résorbé, pour une autre partie du métal excrété avec la bile, le suc pancréatique et le mucus intestinal. (Nothnagel et Rossbach.)

On peut, avec Hüsemann, établir deux classes de ferrugineux, savoir : les *martialia mitiora* et les *martialia fortiora*.

L'action locale de celles de la seconde classe — du moment qu'elles sont employées très concentrées et à haute dose — est caustique; employées à doses réduites elle est astringente.

Introduites dans l'estomac, les grandes doses provoquent la gastrite, la gastro-entérite et souvent des diarrhées très graves.

Les doses moyennes des préparations martiales fortes peuvent occasionner des troubles de la digestion, de la pesanteur et des douleurs à l'épigastre, et, si elles sont longtemps continuées, de la constipation.

Les selles retardées se produisent de même après un usage continué pendant quelque temps des ferrugineux à action mitigée, surtout quand on s'est adressé à des doses élevées.

La rétention des fèces est causée d'abord par le contact de la préparation usitée, mais surtout par le sulfure de fer qui se forme durant le séjour du médicament dans l'intestin. Le sulfure de fer agit sur la paroi intestinale comme le fait le sous-nitrate de bismuth.

M. Hayem, dans son « Étude générale de la médication ferrugineuse » (1), donne l'aperçu suivant de l'action physiologique des préparations martiales :

« Les préparations ferrugineuses ont une saveur astringente, styptique, un goût d'encre plus ou moins prononcé, selon le degré d'oxydation ou de solubilité du composé employé.

Les doses faibles, surtout des préparations insolubles, ne réveillent aucune sensation stomacale; parfois elles excitent l'appétit.

Lorsqu'on emploie des doses plus fortes, on peut voir survenir assez rapidement quelques désordres gastriques : pesanteur après les repas, parfois gastralgie et pyrosis; si l'on continue néanmoins

(1) *Revue scientifique*, 8 janvier 1884, p. 39.

l'appétit, lorsqu'il n'est pas satisfait, succède bientôt une sensation de douleur, de défaillance, avec *régurgitations acides*; l'estomac, comme on dit, travaille dans le vide.

Les amers purs ne produisent jamais de dégoût ni de nausées. On a remarqué cependant que le simarouba, pris à des doses faibles, à celles de 5 à 10 grammes par jour, déterminait parfois, au début, quelques nausées dont il ne faut pas s'inquiéter, car elles disparaissent bientôt par l'usage. On sait d'ailleurs qu'à très haute dose, cette substance peut produire des vertiges et des vomissements. Cet effet tient à la présence d'une faible quantité d'huile volatile dans le simarouba; c'est pourquoi il serait possible de classer cette substance parmi les *amers aromatiques*.

Les selles deviennent plus régulières sous l'influence des amers purs. Ces médicaments font cesser la constipation, parce qu'ils déterminent un hypersécrétion intestinale analogue à celle qu'ils produisent dans les premières portions du tube digestif. Ils arrêtent même la diarrhée; mais il s'agit alors surtout de diarrhées dues à de mauvaises digestions, que les amers ont la propriété de modifier.

Pour ce qui est de l'action des amers sur la nutrition, on n'est pas en droit de leur attribuer une action puissante sur cette fonction. Leur rôle se borne à exciter indirectement la nutrition en activant la digestion.

A doses élevées, le quassia et ses préparations déterminent des troubles fonctionnels du côté des systèmes nerveux et musculaire.

Ainsi le docteur Sousa Refoios (1) observa, chez un chien de taille ordinaire auquel il avait injecté sous la peau du dos, en divers points, 1 à 2 grammes d'extrait alcoolique de quassia dissous dans le moins d'eau possible, un tremblement convulsif. La dose de 8 décigrammes produisit un effet analogue, mais moins accentué.

Le même auteur observa chez les grenouilles, tantôt des mouvements convulsifs, tantôt la résolution, soit avec l'extrait alcoolique, soit avec l'extrait aqueux.

D'après Härtel, cité par Sobernheim, l'application d'un grain d'extrait alcoolique de quassia sur des plaies de la cuisse, aurait

(1) *A medicacão tonica e sua interpretacão physiologica*. Diss. inaug. Coïmbre, 1879; cité par Rabuteau.

causé la mort chez deux lapins sur lesquels cet auteur avait expérimenté.

Kurtz observa la paralysie passagère des extrémités postérieures, après qu'il eut pratiqué le lavage d'une ulcération avec une infusion de bois de quassia, chez un animal.

Ce même phénomène a été observé par von Schroff, après qu'il eut introduit dans l'estomac d'un lapin 4 décigr. de quassine.

Une décoction de quassia tue les mouches (Wright) et les vers intestinaux. (Lewin) (1).

Hüsemann, expérimentant sur le chien, ne vit pas d'effet notable d'une administration à l'intérieur de 2 à 3 grammes de la quassine amorphe de Merck.

L'administration de quassia à doses élevées et longtemps continuées aurait déterminé chez l'homme l'amaurose (Kurtz), chez un autre l'amblyopie (Kraus). D'après Barbier, ce remède a causé chez des femmes très irritables des mouvements spasmodiques involontaires (Sobernheim).

L'application d'un lavement d'une infusion de quassia de 180 grammes comme anthelminthique, chez un enfant, détermina la pâleur du visage, la petitesse du pouls, la respiration sublime, la défaillance et le vomissement. Heureusement on a réussi, par l'administration opportune d'excitants énergiques, à combattre le collapsus et à sauver la vie du petit malade (Reckit) (2).

Dans ces derniers temps, le docteur Compardon (3) a fait des études sur la quassine et sur ses effets physiologiques et thérapeutiques, dont les résultats se résument dans ces conclusions :

1° La *quassine amorphe* et la *quassine cristallisée*, principes actifs du quassia amara et du quassia simarouba, ont sur l'homme en santé des effets physiologiques bien évidents et bien constatés.

2° A dose modérée, ce principe active et augmente la sécrétion des glandes salivaires, du foie, des reins et peut-être des glandes mammaires.

3° Il réveille l'action des fibres musculaires du tube digestif, de l'appareil uro-poïétique, du canal excréteur de la bile, augmente

(1) *Lehrb. der Toxicologie*, 1885, S. 379.
(2) *The Lancet*, 1880, II, p. 260 ; cité par Lewin.
(3) *Paris médical*, 25 nov. 1882 ; *Bulletin gén. de Thérap.*, 15 nov. 1882 ; relaté dans le *Répert. de Médecine dosimétrique*, 1883, p. 17, par le docteur Burggraeve.

la sécrétion des muqueuses et facilite l'excrétion des sécrétions normales.

4° Chez l'homme malade, comme tonique amer pur, cette substance réveille l'appétit, reconstitue les forces, et grâce à son action sur les fibres musculaires de la vie végétative, facilite l'excrétion normale, rend la défécation plus facile et hâte l'expulsion des calculs rénaux et hépatiques.

5° Chez l'homme sain, ainsi que chez l'homme malade, la quassine détermine, à une certaine dose, une série d'effets toxiques qui rappellent l'action des poisons convulsivants (strychnine).

6° La quassine amorphe au-dessus de 15 centigrammes, et la quassine cristallisée au-dessus de 15 milligrammes, déterminent des symptômes d'intoxication tant locaux que généraux, caractérisés par des nausées, des vomissements, des déjections alvines, des vertiges, une agitation fébrile, des crampes, des convulsions, auxquels il faut remédier par le chloral à l'intérieur et le chloroforme à l'extérieur.

USAGES THÉRAPEUTIQUES. MODES D'ADMINISTRATION ET DOSES.

En dosimétrie l'emploi de la quassine se borne à stimuler la digestion et à favoriser la sécrétion et l'excrétion de la bile. Ainsi elle se trouve indiquée dans les digestions laborieuses et lentes, dans les dyspepsies stomacales et intestinales, dans tous les états morbides accompagnés d'un défaut de sécrétion biliaire, enfin dans le catarrhe intestinal chronique causé par la présence d'aliments mal digérés, dans les états lientériques.

Le granule dosimétrique au milligramme de quassine, enrobé d'argent, représente, sans le moindre doute, la forme médicinale la plus convenable pour l'administration d'un remède d'une amertume si prononcée.

Comme eupeptique, il est donné à raison d'un ou deux granules à l'enfant, de trois ou quatre granules à l'adulte, un peu avant les principaux repas.

M. Burggraeve aime à l'associer, aux mêmes doses, à l'arséniate de soude, et il faut avouer que cette combinaison est des plus heureuses. Les sels d'arsenic à doses minimes font ainsi double emploi ; ils aiguisent l'appétit, activent les fonctions digestives de l'estomac et agissent comme antiputrides. Voilà pour l'action directe, mais leur rôle ne s'arrête pas là ; du moment qu'ils sont entrés dans la circulation, ils exercent leurs propriétés modificatrices sur la nutrition en tonifiant les tissus et en parant à l'appauvrissement du sang, action éloignée qui, indirectement, contribue à guérir la dyspepsie.

Donné comme médicament cholagogue, on prescrit la quassine à doses filées, soit d'un ou deux granules d'heure en heure, soit seule, soit asssociée à la caféine, au podophyllin, aux résineux, évonymine, irine, leptandridine, au sulfate de soude.

Dans la lientérie, son meilleur auxiliaire est certainement le sulfate de magnésie à dose purgative, donné le matin à jeun, puis, d'après les indications, la naphthaline, le sous-nitrate de bismuth, la cotoïne, la strychnine, l'hyosciamine et autres.

Quinine.

Formule : $C^{20} H^{24} Az^2 O^2$.

L'alcaloïde de ce nom est un des principes actifs, et le plus fréquemment usité, de l'écorce, du tronc, des rameaux et du collet de divers arbres exotiques appartenant au genre quinquina (cinchona), de la famille des Rubiacées, originaires de l'Amérique méridionale et cultivées dans les Indes anglaises, à l'île de Java, à celles de Sainte-Hélène, de la Réunion, etc.

Les premiers arbres de quinquina ont été découverts dans l'Amérique méridionale, vers le quatrième degré de latitude sud, aux environs de Loxa ; on les a trouvés ensuite au nord de la ligne équinoxiale, aux Antilles et dans le royaume de la Nouvelle-Grenade. On en a découvert depuis dans d'autres contrées du Pérou, dans la province de la Paz, au Brésil, etc.

Pour récolter le quinquina, on enlève pendant la saison sèche, l'écorce du tronc et des branches de l'arbre qu'on fait alors sécher au soleil.

On ignore comment on a primitivement découvert les propriétés fébrifuges du quinquina. D'après Alexandre von Humboldt, les Péruviens, du temps qu'il visitait leur pays, n'avaient aucune connaissance des vertus de cette écorce ; il paraît néanmoins certain, d'après la tradition la plus ancienne, que les Indiens étaient depuis longtemps en possession de ce médicament célèbre, dont le simple hasard leur avait manifesté les vertus ; mais ils s'obstinèrent à ne point le révéler à leurs oppresseurs ; ce fut seulement en 1638 qu'un événement particulier fit apprécier les avantages de cette écorce.

Alors résidait à Lima un vice-roi du Pérou, Don Luis Géronimo Fernandez de Cabrera y Bobadilla, 4e comte *del Cinchon* ; son épouse, Ana de Ozorio, était en proie aux symptômes d'une fièvre intermittente, dont l'intensité n'avait pu être modérée par aucun moyen.

Le gouverneur espagnol de Loxa, Don Juan Lopez de Canizarès, qui aurait été guéri de la fièvre en 1630 par ce remède, dont les propriétés lui avaient été découvertes par un indien, proposa aussitôt cette poudre au médecin particulier de la comtesse : Don Juan Lopez de Vega.

L'administration du médicament arrêta merveilleusement les paroxysmes

Un succès si prononcé chez une personne d'un si haut rang, fit donner à ce nouveau remède le nom de poudre de Cinchona, et ne tarda pas à en répandre la réputation.

C'est cette dame et son médecin qui, à leur retour en Europe en 1640, semblent avoir fait connaître ce remède en Espagne.

Le remède connu sous le nom de « Polvo de la Condesa », fut distribué gratuitement par la comtesse aux malades pauvres dans les environs de son château. Le docteur de Vega, cependant, paraît avoir vendu à haut prix le fébrifuge ; ainsi à Séville il exigeait cent réaux pour une livre de poudre.

Au nom de poudre de la comtesse fut bientôt substitué celui de poudre des Jésuites (*polvo de los jesuitos*), *pulvis patrum*, *pulvis jesuiticus*, ou poudre du cardinal de Lugo.

En effet, les jésuites s'emparèrent de ce médicament et en envoyèrent une quantité au cardinal Joannes de Lugo, à Rome, qui distribua le remède gratuitement aux indigents fiévreux.

Bientôt la poudre du cardinal trouva son chemin en Belgique, à Bruxelles et Anvers, par l'intermède des pères jésuites et directement par importation.

Un Belge, « Michael Belga, » ayant fait un séjour de quelques années à Lima, l'introduisit dans sa patrie sous le nom de « *Pulvis Peruvianus* » ou « *Peruvianum febrifugum.* »

Mais quelle que fût l'importance du quinquina, il ne tarda pas à subir le sort de toutes les découvertes modernes ; des hommes aveuglés par l'amour-propre ou le préjugé, s'opposèrent à son introduction en matière médicale.

Pour répondre aux objections de quelques médecins espagnols qui blâmaient l'usage de cette écorce dans les maladies, Barba (1) publia un traité sur l'efficacité du quinquina dans la fièvre tierce.

Quarante ans après, en Angleterre comme en France, les incertitudes sur la manière d'administrer ce remède furent fixées.

Un nommé Robert Talbor (Tabor ou Talbot selon d'autres), apprenti apothicaire à Cambridge, puis exerçant la médecine à Essex d'abord, à Londres ensuite, esprit hardi et entreprenant, encouragé d'ailleurs par l'autorité puissante de Sydenham, assura les avantages du quinquina par un nouveau mode de préparation.

Nommé médecin particulier du roi Charles II et gratifié de titres de noblesse en 1678, il guérit avec son médicament, ce prince de la fièvre. L'année suivante il visitait l'Espagne et la France. Pendant son séjour dans ce dernier pays, il traita avec un succès complet le dauphin de France et quelques personnes d'importance, malades de la fièvre.

Louis XIV lui acheta son secret deux mille louis d'or et, outre qu'il accorda à son auteur une pension annuelle de deux mille livres, le créa chevalier.

En 1682, une année après la mort de Talbor (il mourut à l'âge de 40 ans), le secret fut divulgé sur l'ordre du roi par Nicolas de Blegny (2).

Le remède anglais était composé principalement d'une macération de poudre de quinquina dans le vin.

Depuis, l'emploi du quinquina s'est généralisé, non sans trouver encore beaucoup d'opposition.

Les écorces de quinquina renferment, outre les diverses sub-

---

(1) *Vera praxis de curatione tertianæ, etc.* Hispali 1642 ; cité par Kluyskens.
(2) *Le remède anglais, pour la guérison des fièvres.* In-12, Paris 1682 ; cité par Kluyskens.

stances qui existent habituellement dans les végétaux, telles que : cellulose, sucre, amylum, gomme, cire, graisse, essence, sels de chaux, de magnésie, d'alumine, de fer, etc., des *acides* et des *alcaloïdes*.

1° Acides :

a. Acide quinique.

b. Acide quino-tannique, également appelé *tannin du quinquina*, lequel se distingue du tannin de la noix de galle ou acide quercétannique, en ce qu'il précipite en vert les sels ferriques. Soumis à l'influence de l'air, il passe en s'oxydant à l'état d'une substance rouge-vermillon appelé : *rouge cinchonique*.

c. Acide chinovinique, produit de dédoublement du glycoside *chinovine*.

2° Alcaloïdes :

a. Quinine.
b. Quinidine.
c. Cinchonine.
d. Cinchonidine.
e. Alcaloïde amorphe : *Quinoïdine* (Sertürner).
f. Chinamine (Hesse).

L'*Aricine* et la *Cusconine* ajoutés par quelques auteurs à la liste des alcaloïdes du quinquina, sont des bases découvertes par Pelletier et Coriol, et par Leverköhn dans une écorce de Calisaya fausse, nommée *China de cusco vera*, par Wiggers (1).

Les écorces sont d'une richesse très variable en principes actifs.

L'effet thérapeutique obtenu par l'écorce du quinquina est dû principalement aux alcaloïdes qu'elle contient, effet modifié à son désavantage par le tannin qui entre dans sa composition.

Les alcaloïdes du quinquina sont doués tous de propriétés thérapeutiques analogues, quoique différentes en énergie et en effets accessoires.

La quinine surpasse en activité toutes les substances basiques du quinquina, et ne détermine qu'à un degré bien inférieur aux autres, des « accidents thérapeutiques ».

---

(1) Comparez Hüsemann-Hilger, *Die Pflanzenstoffe*, II, S. 1489.

Aussi, du moment que nous possédons dans la quinine une substance bien définie, toujours identique, présentant les propriétés médicamenteuses de l'écorce, sans partager ses inconvénients, on peut se passer désormais en thérapeutique de l'emploi du quinquina et de ses autres principes actifs.

Déjà en 1792, une substance résineuse, différente des matières extractives ordinaires, a été isolée de l'écorce de quinquina par Fourcroy.

Duncan 1803, Vauquelin 1809, Gomez 1810 et Pfaff 1814, isolèrent successivement le principe actif à un état de plus grande pureté, mais ce ne fut qu'en 1820 que MM. Pelletier et Caventou obtinrent la quinine et la cinchonine chimiquement pures et cristallisables.

En 1827, le prix Monthyon de 10,000 francs leur fut décerné pour cette heureuse découverte.

La première application de la quinine en thérapeutique date de 1820. (Chomel et Double.)

La quinine est une substance blanche, amère, lévogyre, soluble dans 400 parties d'eau froide, 150 parties d'eau bouillante, 2 parties d'alcool bouillant et 60 parties d'éther froid, soluble aussi dans le chloroforme et les graisses.

Elle jouit de la propriété de présenter sous certains aspects une coloration bleu de ciel résultant du phénomène décrit par Stokes sous le nom de *fluorescence*.

La *quinine précipitée* (de ses solutions salines par l'ammoniaque) des officines, desséchée à l'air, contient une molécule d'eau, sur deux qu'elle renfermait lors de sa précipitation.

Cette base donne, avec l'acide sulfurique, deux sels importants : un sulfate neutre (sulfate bibasique) et un sulfate acide (bisulfate).

Le sulfate neutre de quinine $(C^{20} H^{24} Az^2 O^2) 2H^2S O^4 + 7 H^2 O^5$, se présente sous l'aspect d'aiguilles blanches, soyeuses et légères, d'une amertume considérable. Il se dissout dans 30 parties d'eau bouillante et dans 700 parties d'eau froide.

Le sulfate acide ou bisulfate de quinine : $C^{20} H^{24} Az^2 O^2$, $H^2 S O^4 + 7 H^2 O$, se distingue du sel précédent par sa réaction acide et par sa grande solubilité dans l'eau. Il est soluble dans 10,9 parties d'eau et dans 32 parties d'alcool.

En dehors du sulfate neutre de quinine, on emploie en dosimétrie les combinaisons salines de cette base avec l'acide hydro-ferrocyanique (comparez page 383), l'acide arsénieux (voir à la page 146), l'acide valérianique et l'acide salicylique.

ACTION PHYSIOLOGIQUE ET TOXIQUE.

La quinine introduite à petites doses et sous forme d'une combinaison facilement soluble dans l'estomac, favorise la digestion; elle est rapidement résorbée et éliminée par les reins.

Prise par la bouche, son amertume considérable détermine par voie réflexe une sécrétion plus abondante de salive et peut causer le vomissement, chez des individus très sensibles.

Les doses massives de cet alcaloïde introduites par cette voie, surtout quand on se sert de préparations difficilement solubles, produisent la dyspepsie.

On peut retrouver la quinine en partie dans sa modification amorphe dans les urines, septante-deux heures encore après l'administration d'une préparation difficilement soluble.

Quoique cet agent soit éliminé principalement par les urines, on a constaté sa présence dans presque toutes les sécrétions : sueur, larmes, salive, lait; on l'a trouvé aussi dans les fèces, dans le sang même, et dans la sérosité des épanchements hydropiques.

L'absorption se fait le plus rapidement après l'injection sous-cutanée, moins vite après l'emploi par la bouche ; elle se fait de même assez rapidement après l'application sous forme de lavement dans l'intestin rectum. La quinine exige des conditions exceptionnellement favorables pour être absorbée par la peau.

De petites doses fréquemment répétées, ou une dose massive unique, déterminent assez souvent, et plus particulièrement chez des sujets âgés, de l'irritation des reins et de la vessie.

Ces mêmes doses (1 gramme à 1.5 gramme en prises réfractées à court intervalle, ou bien données d'un coup à l'adulte) administrées à l'intérieur ou bien injectées sous la peau, sont suivies ordinairement de dureté de l'ouïe, de vertiges, de bourdonnements d'oreilles, de vomissements, de somnolence, de dépression générale.

Si l'on continue les grandes doses de 1 gramme à petites distances, ou bien si l'on administre d'emblée une dose énorme (soit de 5 à 8 grammes à l'adulte), les troubles fonctionnels des organes de la vue et de l'ouïe vont en s'aggravant jusqu'à la cécité et la surdité complètes.

Les fonctions de l'ouïe se rétablissent lentement après quelques jours, celles de la vue tardent beaucoup plus à devenir normales.

On a observé en effet que la faculté de voir demandait quelques mois pour sa restauration complète. Un examen institué à l'aide de l'ophthalmoscope permet de constater l'anémie des vaisseaux de la rétine. La pupille est insensible à la lumière; cependant l'œil ne perd pas la faculté de s'accommoder. (Grüning.)

Chez certaines personnes prédisposées on a remarqué, après l'emploi de doses relativement faibles de quinine, des éruptions sur la peau revêtant diverses formes : pétéchies, roséole, exanthème scarlatineux ou eczéma. On a remarqué d'ailleurs que les ouvriers travaillant dans les fabriques de quinine sont affectés souvent d'efflorescences vésiculeuses, pustuleuses, etc., principalement aux extrémités.

Sous l'influence de petites doses de quinine le pouls augmente en fréquence et la pression intra-vasculaire s'élève; le contraire s'observe après l'administration de doses élevées.

Les doses élevées déterminent ainsi un certain degré d'anémie du cerveau.

L'examen du tympan institué sur un homme soumis à l'action d'une grande dose de quinine par Weber-Liel, démontra que les vaisseaux étaient moins remplis de sang.

En portant les doses à des quantités excessives (10 à 15 grammes chez l'homme adulte), on peut tuer l'individu. La mort survient alors par paralysie du centre de la respiration; elle peut être retardée par l'institution de la respiration artificielle. Une dose suffisante peut déterminer la paralysie du cœur.

L'action de la quinine ne porte pas sur les fibres cardiaques du nerf pneumogastrique; aussi la scission de ce nerf avant ou après l'absorption de l'alcaloïde ne modifie en rien les phénomènes toxiques.

La respiration n'éprouve guère de modifications par l'emploi de doses thérapeutiques de quinine.

La diminution du volume de la rate sous l'influence de la quinine, démontrée expérimentalement par Piorry et Paget,

Magendie, Mosler et Landois, se produit aussi bien sous des conditions de santé qu'à l'état pathologique.

Mosler et Landois se sont assuré que cette action se produit indépendamment du système nerveux. Rabuteau croit qu'on peut expliquer ce fait par une excitation exercée par ce médicament sur les fibres lisses.

Une action analogue est exercée par la quinine sur l'utérus.

Monteverdi, le premier (1872), a démontré que la quinine exerce une action analogue à celle de l'ergot sur l'utérus de la femme en couches.

Chirone, Dupuis et Laborde ont réussi à faire avorter des animaux portant petits, par la quinine.

Chirone émet l'avis qu'il faut attribuer l'action spéciale sur l'utérus et sur la rate a une excitation des fibres musculaires lisses de ces organes ; la quinine déterminerait un effet identique sur les tuniques musculaires des vaisseaux et des intestins, comme il ressort d'une augmentation du mouvement péristaltique et du rétrécissement du canal alimentaire, persistant encore quelque temps après la mort de l'animal en expérimentation.

Un abaissement de la température animale, par des doses suffisantes de quinine, peut être constaté sur l'individu sain, mais surtout sur le malade fiévreux.

Les phénomènes chimiques de la nutrition se ralentissent après les doses légères, mais surtout après les doses élevées de quinine.

La quinine est un poison violent pour les infusoires et les protozoaires ; il n'y a guère que la strychnine et la morphine qui la surpassent en toxicité.

Il est probable que l'effet délétère exercé par cette substance sur les microzoaires et les microphytes n'est pas étranger à sa propriété inhibitoire de la fermentation alcoolique et putride.

Cette action toxique sur le protoplasme s'étend aussi sur les leucocythes. Il résulte des expérimentations de Binz et de Scharrenbroich, qu'une solution de chlorhydrate de quinine peut paralyser les mouvements amiboïdes des corpuscules blancs du sang dans une dilution de 1 : 3000 à 4000.

D'après ces auteurs, la quinine appliquée directement sur un tissu enflammé, ou bien injectée dans le sang, fait diminuer l'émigration des leucocythes. Cet agent n'attaque pas la forme des globules rouges, mais il détruit leur faculté de transférer l'oxygène actif aux substances oxydables.

Dernièrement, M. Pekelharing (1) a fait quelques expérimentations pour étudier l'influence des sels de quinine sur la paroi vasculaire des tissus enflammés, qui lui permettent la conclusion suivante :

Les solutions faibles des sels de quinine mises en contact avec les vaisseaux d'un tissu enflammé, exercent une action guérissante sur les parois de ces vaisseaux ; aussi la discontinuation de l'émigration des leucocythes sous ces conditions ne doit pas nécessairement être attribué à une paralysie de ces cellules, mais peut parfaitement s'expliquer par une diminution en perméabilité des parois vasculaires. »

Voici la théorie pharmacodynamique de la quinine comme elle se trouve énoncée dans le *Traité de pharmacologie* de MM. Nothnagel et Rossbach (1).

Toutes les expérimentations qui ont été faites relativement à l'action de la quinine sur les éléments organiques et les processus intimes du corps animal, notamment sur l'albumine (Rossbach), sur la putréfaction et la fermentation (Binz et ses élèves), sur les proto-organismes (Binz, Rossbach), sur la nutrition (Kerner, von Böck et Bauer), sur le sang (A. Schmid, Bonwetsch, Zuntz, Binz et Rossbach), prouvent l'existence d'une action fondamentale de la quinine sur le protoplasme.

En effet, son contact et sa combinaison avec l'albumine des cellules prêtent à celle-ci une puissance plus grande à résister à l'action de l'oxygène : le procès d'oxydation et de décomposition est rendu plus difficile.

On sait que la quinine peut *arrêter* la fermentation, tandis qu'elle ne peut que *retarder* la dissociation des albuminates dans l'organisme vivant ; toutefois cette différence n'est qu'apparente.

On peut, en effet, arrêter complètement la destruction de l'albumine par l'introduction de quantités très élevées de quinine dans l'organisme, comme il ressort des expérimentations de Kern sur sa propre personne. Des doses énormes de quinine produisirent

(1) *Maandblad voor Natuurwetenschappen.* 12ᵉ jaarg., nᵒ 7, 28 sept. 1885. — *Ned. Tydsch. v. Gen.*, Afd. II, Blz. 74, 1885 : « Over den phijsischen grond van de diapédèse der witte bloëdlichaampjes bij ontsteking. »

(3) *Handb. der Arzneimittellehre*, 5ᵒ Aufl. 1884, S. 636.

des phénomènes toxiques, mais simultanément l'excrétion d'azote atteignit un minimum.

Cette action fondamentale de la quinine n'est nullement en désaccord avec l'observation que l'alcaloïde du quinquina à doses légères, peut exciter une série de fonctions chez l'animal d'organisation supérieure ; attendu que toute dépression subite de la nutrition des cellules (par exemple une anémie subite) est suivie d'abord d'une excitation fonctionnelle de l'organe.

On est loin de s'accorder sur la manière d'interpréter l'abaissement du calorique sous l'influence de la quinine.

Comme cette diminution de la température se produit également chez les animaux fébricitants, qu'on a enveloppés d'une couche épaisse d'ouate ; comme on observe d'ailleurs que l'augmentation post-mortale de la température chez l'animal emmaillotté auquel on a sectionné la moelle cervicale — augmentation qu'il faut naturellement attribuer dans ce cas à la permanence de procès chimiques dans l'intimité des tissus produisant la chaleur — ne se produit pas ou presque pas, quand on lui a donné de la quinine pendant sa vie ; comme enfin, dans ce dernier cas, toute influence indirecte de la circulation ou du système nerveux est naturellement exclue par la mort, on est forcément conduit à attribuer l'action hypothermique de la quinine à une dépression des processus calorifiques dans l'organisme.

L'hypothèse d'une action spéciale de la quinine sur des centres nerveux, dépresseurs ou exagérateurs de la chaleur, nous semble, dans l'incertitude de l'existence de ces centres, au moins prématurée.

Des influences nerveuses peuvent tantôt entraver, tantôt favoriser cette action fondamentale.

La quinine stimulant d'abord les centres nerveux, un nombre beaucoup plus considérable de cellules (notamment de cellules musculaires) se trouve hyperactivé, et cette augmentation du travail musculaire (l'accélération du pouls, l'augmentation de la pression sanguine, la respiration plus rapide) devient cause d'une augmentation équivalente des échanges moléculaires et de la température.

Cet état de choses ne se maintient cependant qu'aussi longtemps que la quinine peut exercer simultanément son action sur un nombre plus restreint de territoires cellulaires.

On peut se figurer ainsi pourquoi la quinine ne fait pas ou presque pas baisser la température chez l'homme sain.

L'introduction d'une dose de quinine suffisante pour atteindre la partie majeure des cellules de l'organisme, modifie au contraire tellement une série de fonctions (nous nous bornerons à signaler l'abaissement de la pression sanguine et l'activité moindre du système musculaire causée par la narcose), que l'action fondamentale de l'alcaloïde sur les cellules paraît encore plus prononcée.

La propriété de réduire la température exagérée de la fièvre peut être attribuée, en dehors de l'influence nerveuse (abaissement de la pression sanguine, etc.) et de l'action directe de la quinine sur la cellule ou sur son protoplasme, à un troisième facteur, notamment à la faculté de détruire la cause fébrigène. Ainsi dans l'impaladisme la quinine exercerait cette action soit sur le proto-organisme émanant périodiquement, en générations nouvelles, de la rate et des organes lymphatiques, et déterminant chaque fois par excitation vasomotrice le syndrome fièvre, ou bien sur un principe toxique, chimique, qui détermine par accumulation du *stimulus*, des décharges nerveuses périodiques, une destruction forte de l'albumine organisée et une température élevée.

Il faut cependant que l'organisme de l'homme à l'état sain dispose de certaines forces suffisantes par elles-mêmes pour neutraliser un poison introduit; ainsi s'expliquent les guérisons spontanées de maladies miasmatiques et contagieuses plus ou moins graves. Si on ajoute comme auxiliaire à ces forces, l'influence d'un contre-poison circulant pendant des journées, on peut parfaitement concevoir que cet agent peut exercer son action antizymique en quantité beaucoup inférieure à celle exigée dans une cornue chimique. L'expérience pratique a démontré que, pour que cet effet se produise, l'action ne doit pas se restreindre à quelques minutes, mais se prolonger durant quelques heures. (Binz.)

Nous avons déjà eu l'occasion autre part de remarquer que ces hypothèses sont encore loin d'être démontrées scientifiquement; cependant nous n'en possédons pour le moment pas de meilleure.

L'acceptation du troisième facteur, c'est-à-dire la propriété hypothétique attribuée à la quinine de pouvoir détruire la cause fébrigène, permet d'expliquer deux faits très obscurs.

D'abord elle explique pourquoi la quinine ne déprime le calorique que chez les fiévreux, et puis elle nous dit pourquoi l'action hypothermique est plus prononcée dans certaines fièvres que dans d'autres.

La cause de la fièvre peut être très différente; la quinine peut paralyser quelques-unes d'elles et être impuissante contre les autres.

Ainsi le microbe de la fièvre à rechutes, le spirochaete d'Obermeier, résiste à des solutions de quinine inférieures à 5 p. %₀, (Engel) au phénol, au caméléon minéral, lorsque les sels solubles de mercure en solution faible (1 : 3000 à 4000) le détruisent et que la glycérine lui est nuisible. Nous savons que l'expérience clinique démontre l'impuissance de la quinine contre cet état morbide; aussi est-il permis de rapprocher ces deux faits et d'y voir plus qu'une simple coïncidence.

Le contraire s'observe pour le poison paludéen, sur lequel la quinine agit avec énergie, pour le poison typhique contre lequel elle est moins puissante. Cette hypothèse nous expliquerait pourquoi la quinine ne guérit pas le rhumatisme articulaire, alors que l'acide salicylique réussit; elle donnerait en outre la solution du problème : pourquoi il faut les grandes doses de l'alcaloïde dans certaines maladies pour faire baisser la température, lorsque cet effet peut être obtenu par des doses moyennes dans d'autres.

Il va sans dire que l'abaissement du calorique produit des effets secondaires, qu'on ne saurait attribuer qu'en partie à l'action de la quinine.

Ainsi une diminution de la fréquence du pouls se présente constamment, quelle que soit la cause de l'hypothermie (bains froids, etc.); aussi n'est-il pas besoin d'invoquer ici une action directe de la quinine sur le cœur.

La réduction de la température fébrile est de même suffisante pour produire un soulagement prononcé, à chasser la stupeur ou le délire des typhiques, à relever l'appétit, à favoriser la sécrétion des sucs digestifs, partant à améliorer la digestion et la nutrition. Tout cela peut résulter simplement de ce que les cellules de l'organisme fonctionnent à la température normale, et sans qu'il soit besoin d'attribuer ces effets à une influence directe de la quinine sur les cellules cérébrales, sur les glandes à pepsine, etc.

On peut résumer ainsi les actions de la quinine :

L'alcaloïde principal du quinquina est un agent narcotique, antizymotique et fébrifuge.

Il n'exerce cependant ses effets narcotiques qu'à des doses relativement élevées (quand même on le compare à d'autres alcaloïdes, morphine, etc.); aussi ne l'emploie-t-on jamais dans ce but.

Il est très probable (comme il ressort du reste de l'analogie en action fondamentale) que les alcaloïdes à action narcotique plus énergique, sont doués — du moment qu'on les administre à très grandes doses — de propriétés antizymotiques et fébrifuges tout aussi bien que la quinine; toutefois ces propriétés ne se manifestent que lorsqu'on dépasse des doses qui paralyseraient le système nerveux et tueraient l'individu.

Ainsi la quinine n'est utilisable que parce qu'elle agit avec énergie sur la nutrition et sur la température, à des doses relativement faibles, non dangereuses pour les animaux supérieurs.

Elle ne peut fortifier l'organisme que d'une manière indirecte et relative; aussi la quinine ne fait que traverser l'organisme sans être modifiée. Le corps n'obtient des forces que par la décomposition de combinaisons chimiques dans l'organisme (notamment des aliments, des médicaments histogéniques; huile de foie de morue, etc).

Encore ne peut-on pas attribuer à la quinine une action fortifiante indirecte chez l'homme sain, ainsi en stimulant l'appétit ou la digestion. Elle nuit en effet plutôt à ces fonctions et produit des nausées. En conséquence l'apport de nourriture diminue et il y a une plus grande déperdition de forces. Administrée à doses élevées, la quinine exerce une action déprimante sur l'énergie cardiaque et sur la pression intravasculaire, et détermine une série de phénomènes toxiques et désagréables, ce qui nous porte à stigmatiser cet agent comme débilitant de l'organisme sain, plutôt que de lui prêter une action fortifiante.

Elle agit tout autrement sur l'organisme malade. Elle est douée alors des qualités d'agent fortifiant et d'agent d'épargne; d'abord en relevant l'appétit et en améliorant la digestion, du moment qu'elle a réduit la température fébrile, et puis en diminuant l'usure de l'albumine et la déperdition des forces, en retardant l'extravasion dans les maladies d'épuisement. Elle sait, en effet, ment soluble dans l'alcool et la glycérine, difficilement dans le chloroforme, insoluble dans l'éther.

L'eau, à 15° c., la dissout à raison d'une partie d'alcaloïde pour 40 parties de liquide. La solution de réaction neutre donne une mousse abondante par l'agitation, moisit en vieillissant, à moins qu'on n'ait pris soin de lui ajouter un peu de chloral hydraté ou d'acide salicylique. (Moritz.) (1).

ACTION PHYSIOLOGIQUE ET TOXIQUE.

Les symptômes toxiques déterminés chez l'animal à sang chaud par les préparations de gelsémine, sont, suivant les recherches expérimentales de Moritz (2), principalement les suivants :

Tremblement de la tête et des extrémités antérieures, faiblesse de la motilité; la fonction respiratoire perd en énergie; dans un stade avancé de l'empoisonnement la sensibilité s'émousse, la température baisse et la mort termine la scène par paralysie respiratoire.

Suivant cet auteur, la gelsémine détermine d'abord de l'excitation, puis la dépression cérébrale, ensuite l'excitation et la paralysie des voies motrices de la moelle; enfin elle agit sur le centre respiratoire, de façon que le nombre des respirations diminue après avoir souvent — si les nerfs pneumo-gastriques n'ont pas souffert — subi une augmentation passagère préalable; les respirations, plus profondes d'abord, perdent en profondeur et les contractions du diaphragme deviennent irrégulières.

MM. Romiée et Putzeys (3) sont d'avis que la gelsémine paralyse chez la grenouille et chez l'animal à sang chaud les terminaisons périphériques du pneumo-gastrique cardiaque et détermine ainsi une débilité très accentuée du cœur.

La faiblesse cardiaque deviendrait cause de l'abaissement thermique considérable et de la contraction artérielle visible à l'examen ophthalmoscopique.

Selon ces auteurs, le centre respiratoire est en effet l'organe qui

---

(1) Comparez Nothnagel und Rossbach, *Handbuch der Arzneimittellehre*, 1884, S 714.

(2) *Archif. f. Exp. Path. u. Pharm.*, B^d XI, Heft 4, et *Berl. Klin. Woch.*, 1879, 20 oct.

(3) *Mémoire sur l'action physiologique de la gelsémine.* Bruxelles, 1878; relaté par Hüsemann-Hilger.

se trouve atteint le premier, puisque les fonctions cérébro-spinales restent intactes quand on a soin d'entretenir la respiration artificielle.

L'application immédiate de la gelsémine dans l'œil détermine, selon Tweedy (1), après vingt minutes, la dilatation pupillaire avec perte de l'accommodation.

La dilatation serait précédée de contraction de la pupille et d'injection péricornéale, de rougeur de la conjonctive.

Une solution de gelsémine cristallisée à 1/2 p. %, que nous avons essayée en la faisant instiller de dix minutes en dix minutes jusqu'à six reprises dans nos yeux, nous donna une sensation de démangeaison locale momentanée assez désagréable. La conjonctive s'injectait légèrement, mais la pupille ne subissait pas de changement notable.

Comme il ressort des expérimentations de Tweedy, il faut — pour obtenir l'effet mydriatique — s'adresser à une solution plus forte de cet alcaloïde. Aussi cet auteur recommande-t-il de se servir d'une solution de 1 : 60 et de répéter les instillations de quart d'heure en quart d'heure d'abord, puis de demi-heure en demi-heure, pour déterminer dans un espace de trois heures une dilatation pupillaire suffisante.

Un ophthalmologue hollandais, M. Doyer, professeur à Leyde (2), après des études comparatives sur l'action locale des mydriatiques : gelsémine, atropine, daturine et duboisine sur des yeux emmétropes, est arrivé aux résultats suivants :

« 1° La dose minima, qui produit une paralysie complète de l'accommodation pour ces divers agents, s'exprime par les chiffres : 1/2400 ; 1 ; 1.7, et 2.5.

2° Pour la gelsémine cette paralysie cesse environ deux heures après ; pour les trois autres elle dure jusqu'à vingt-quatre heures.

3° Quel que soit l'agent employé, la dilatation de la pupille précède toujours le changement de l'accommodation.

4° La pupille de l'œil instillé se dilate sous l'action de ces agents, tandis que celle de celui qui ne l'a pas été, se resserre.

5° Enfin, si d'une part la gelsémine paraît recommandable,

---

(1) *On the mydriatic and other topical effects of the application of Gelseminum tho the human eye. The Lancet* 1877, I, p. 832, et Dr W.-F. Loebisch, *Die neueren Arzneimittel*, 1883, S. 231.

(2) *Compte rendu du Congrès périodique international des Sciences méd.*, septembre 1879, T. II, p. 253.

parce que son action est épuisée dans les vingt-quatre heures,
d'autre part son usage — attendu qu'elle provoque des envies de
vomir — n'est pas aussi facile que celui de l'atropine, de la daturine et de la duboisine. »

Ainsi, selon M. Doyer, la gelsémine sait paralyser l'accommodation à une dose de beaucoup inférieure à celle des autres mydriatiques.

La dose minima de différentes préparations de gelsémine suffisante pour tuer un animal, a été fixée par Moritz (1), pour un
lapin du poids de un kilogramme, à :

0.0005 à 0.0006 gramme de gelsémine cristallisée (chlorhydrate).

0.6 à 0.7 de teinture de racine récente.

0.03 à 0.04 de l'extrait fluide de gelsémium.

0.005 à 0.006 gramme de gelsémine (Tromsdorff).

L'auteur, partant de la supposition que la dose toxique pour
l'homme surpasserait soixante fois celle léthifère pour le lapin,
fixe la dose léthale pour l'homme à :

30 à 60 milligrammes de l'alcaloïde cristallisé (Sonnenschein),
et à 300 à 600 milligrammes de l'alcaloïde amorphe (Tromsdorff).

Les grandes doses des préparations de gelsémium peuvent produire la blépharoptose et l'immobilité de l'œil par paralysie musculaire, tandis que simultanément l'agent toxique agit directement sur le cerveau; de là l'envie de dormir et les bâillements
répétés.

Rouch (2) attribue à la gelsémine une action tétanisante, tandis
que l'extrait de gelsémium, au contraire, saurait paralyser les
terminaisons périphériques des nerfs (Hüsemann-Hilger).

Fronmüller (3) rapporte les effets d'une dose toxique de cet
alcaloïde sur l'homme.

Cet auteur administra à un malade de 14 ans 60 milligrammes
de gelsémine (4) par la bouche.

Il observa une dilatation pupillaire légère et le malade se
plaignit de céphalalgie frontale. Une dose ultérieure, de 150 milli-

---

(1) *Loc. cit.*

(2) *Compte rendu de la Société de Biolog.*, 770, 1882; relaté par Hüsemann-Hilger.

(3) *Mémorabilien*, 195, 1878; relaté par Hüsemann-Hilger.

(4) On a omis de mentionner s'il s'agit dans ce cas de la gelsémine amorphe; ce qui cependant est
plus que probable. Dr v. R.

grammes, détermina en outre de l'inappétence et de l'inquiétude pendant la nuit.

Cette dernière dose fut alors répétée; une dilatation maximal des pupilles, de la douleur frontale très grave et une débilité extrême en suivirent l'administration.

Voulant se lever, le malade tomba en défaillance; on constata une anesthésie générale, la respiration retardée et ronflante, pâleur de la face et *trismus*; enfin la respiration s'arrêta.

Grâce à la respiration artificielle qu'on institua immédiatement le sujet fut sauvé.

M. O. Berger (1) a expérimenté avec un extrait aqueux de gelséminum préparé par J. Müller de Breslau.

Ses expérimentations physiologiques sur la grenouille et le lapin lui ont appris que le gelséminum sempervirens est un poison énergique, qui produit la paralysie des centres moteurs et respiratoires sans émousser la sensibilité et qui, donné à doses massives, détermine la mort par paralysie respiratoire.

Dans un grand nombre de cas — notamment de névralgies — l'auteur a essayé cette même préparation. Des doses de 1 à 5 décigrammes déterminèrent exceptionnellement une légère sédation; la plupart du temps l'effet sédatif fut nul et il se présenta très souvent des accidents thérapeutiques assez graves, ainsi : vertiges, photopsie, sensation de lourdeur aux mains et à la langue, envies de vomir, vomissements, mais surtout détresse respiratoire; dans un cas l'administration de 5 décigrammes d'extrait fut suivie d'orthopnée grave.

M. O. Berger finit sa relation en déconseillant l'emploi du gelséminum comme antinévralgique.

Feu le professeur L. Waldenburg, de Berlin, fait suivre la communication de Berger d'une note dans laquelle il avance avoir obtenu un résultat très favorable de l'administration de la teinture de gelsémium à raison de 15 à 20 gouttes répétée plusieurs fois dans la journée, dans une névralgie supra-orbitale très opiniâtre.

Jurasz (2) (polyclinique de Heidelberg) a traité par la teinture de gelséminum (5 à 20 gouttes plusieurs fois par jour) cinq cas, dont trois névralgies faciales, une sciatique et une névralgie

----

(1) *Centralblatt f. d. Med. Wissenschaften*, nº 43 und 44, 1875, et *Berl. Klin. Woch.*, 1 Mai 1876, S. 249.

(2) *Berl. Klin. Woch.*, nº 18, 1876, et *Centralblatt d. Med. Wiss.*, nº 34, 1875.

brachiale. Le dernier cas datant d'un an et demi, les autres de plusieurs jours et de plusieurs semaines.

Dans tous ces cas la guérison fut prompte et surprenante.

Le docteur Pelz, d'Osnabrück (1), signale aussi des succès dans les névralgies du trijumeau (2e et 3e ramifications). Dans le cours de quatre mois il a eu l'occasion d'appliquer le remède (la teinture) dans six cas d'odontalgie névralgique, avec le meilleur succès; dans une sciatique le résultat était très satisfaisant. Il a suivi le précepte de Spencer Thompson (2), qui donne vingt à vingt-cinq gouttes de teinture, et répète cette même dose si, après une heure et demie, la douleur n'a pas cessé.

« Une des propriétés qui a contribué le plus à la popularité de cet agent (le gelsémium), disent MM. Larra et Cerezo (3), c'est son action antipyrétique, découverte par hasard et confirmée depuis, ce qui lui a valu le nom pompeux de *fébrifuge électrique*.

Le gelsémium ingéré par erreur dans un cas de fièvre paludéenne grave de forme bilieuse, produisit une diminution notable de l'accès, qui ne tarda pas à se terminer sans récidive consécutive.

Une résolution musculaire complète remplaça l'état de tension de ce système, qui était tel que le malade se trouvait dans l'impossibité de mettre en jeu les organes de la mobilité.

De ce fait naquit l'idée d'employer le gelsémium contre le tétanos, ce qui fut fait, en effet, mais sans aucun résultat. »

Suivant W. Martindale (4), on trouve cependant dans le *British medical Journal* (1882 et 1883), la relation d'un cas de tétanos traumatique, traité et guéri par le gelsémium.

Nous avons fait quelques expériences sur notre personne avec la gelsémine amorphe (en granules Chanteaud), et avec le chlorhydrate de gelsémine cristallisé, directement obtenu de la maison Merck, de Darmstadt.

Souffrant d'une sciatique rhumatismale peu grave, nous avons essayé la gelsémine Chanteaud.

(1) *Berl. Klin. Woch.*, 1876, S. 269.

(2) *The Lancet*, no 45, 1875.

(3) *El gelsemino. Estudio teorico-pratico de esta planta medicinal.* Madrid, 1882 ; relaté dans *Étude thérap. des Médic. modernes.* par le Dr F. Gomez de la Mata, traduit par le Dr A. Delétrez, 1884, p. 223.

(4) *The Extra Pharmacopoeia of unofficial drugs*, 1884, p. 138.

La première fois, le 30 octobre 1883, nous prîmes, le soir à 7 h. 30, deux granules, dose que nous répétâmes de quart d'heure en quart d'heure, jusqu'à concurrence de vingt granules.

Après la septième prise, toute douleur avait cessé. Du reste, nous n'éprouvâmes rien d'anormal. Le lendemain, la douleur ne réapparut plus.

Une autre fois, le 28 février 1884, atteint du même mal et souffrant plus que la fois précédente, nous avons doublé la dose; ainsi nous prîmes quatre granules à la fois, de quart d'heure en quart d'heure, dès 7 h. 30 du soir.

Après quinze prises, donc après avoir ingéré le contenu de trois tubes de gelsémine (soit 30 milligrammes), dans le cours de quatre heures, la douleur était aussi forte qu'avant. Nous passâmes néanmoins une excellente nuit; seulement au réveil la douleur était encore là, quoique à un moindre degré.

Un traitement dosimétrique complet, savoir : l'administration des salicylates d'ammoniaque, de lithine, de quinine, à raison de deux granules au centigramme d'heure en heure, associés à l'arséniate de strychnine, un granule pendant la journée (période d'accalmie), et l'aconitine à doses serrées le soir, au moment de l'accès, eut bientôt raison de notre mal.

L'alcaloïde cristallisé (chlorhydrate) a été essayé par nous pendant trois jours consécutifs.

Le premier jour nous avons pris une pilule soluble à un milligramme de principe actif d'heure en heure, de midi jusqu'à neuf heures du soir, soit dix miligrammes.

Le seul symptôme qui se présenta dès la huitième dose fut la sensation de sécheresse du gosier; la muqueuse pharyngo-nasale était principalement affectée.

Le deuxième jour nous avons poussé la dose totale à vingt-sept milligrammes, répartis en prises de trois milligrammes et ingérés dans le cours de douze heures. Les cinq premières doses furent prises de deux heures en deux heures, les quatre dernières d'heure en heure.

La sécheresse de la membrane pituitaire et de la muqueuse pharyngienne débuta dès la troisième prise, elle s'accentua de plus en plus et était telle que le soir nous avions de la peine à avaler nos aliments.

L'appétit était excellent pendant toute la journée. Le soir à dix heures, un peu après la dernière dose, nous ressentîmes une certaine raideur dans les muscles masticatoires.

Pendant la nuit, le sommeil ne fut pas troublé ; cependant nous nous éveillâmes deux fois pour boire une gorgée d'eau, non que nous eûmes soif, mais afin d'humecter la bouche et le gosier.

Rien du côté de la vue.

Le lendemain rien ne parut plus.

Le troisième jour nous avons pris d'heure en heure jusqu'à trois fois cinq milligrammes de la même préparation en solution aqueuse. Une demi-heure après la première dose, la sécheresse se montra déjà.

Ce symptôme devint tellement incommodant que nous finîmes l'expérience après la troisième prise.

Un homme de 60 ans, jardinier, souffrant depuis quinze jours d'une sciatique, fut soumis par nous à l'action de la gelsémine cristallisée (chlorhydrate). L'emploi continué pendant trois jours, de pilules solubles au milligramme, à raison d'une pilule de demi-heure en demi-heure, déterminait constamment vers la fin de la journée la sécheresse de la gorge, sans toutefois soulager le malade le moins du monde de son mal. Débutant à six heures le matin, notre patient prit ses pilules jusqu'à neuf heures du soir, ainsi jusqu'à concurrence de trente à trente et une pilules.

Un manœuvre, âgé de 45 ans environ, atteint de lumbago, à qui nous avions prescrit le même médicament, d'heure en heure une pilule au milligramme seulement, mais qui avait doublé la dose par inadvertance, présentait dès la sixième prise (soit 12 milligrammes) des signes toxiques, vertige, détresse respiratoire, mouvements convulsifs des doigts de la main droite, phénomènes qui diminuaient graduellement et cessaient complètement deux heures environ après avoir supprimé le médicament. L'effet de la gelsémine sur le mal des reins fut nul.

Il convient d'observer que dans ces deux cas nous nous sommes servis de la même préparation.

Nous croyons pouvoir conclure de nos expériences que l'emploi dosimétrique de cet alcaloïde n'expose pas à des accidents, et qu'il faut aller jusqu'aux doses massives allopathiques pour déterminer des symptômes toxiques.

La gelsémine paraît avoir, en dehors de son pouvoir mydriatique, la faculté d'arrêter la sécrétion glandulaire des muqueuses nasale et pharyngienne, qui constitue une analogie de plus entre celle-ci et l'atropine et l'hyosciamine.

USAGES THÉRAPEUTIQUES.

La gelsémine est rarement employée en ophthalmologie; ici on la remplace avantageusement par l'homatropine, si l'on se propose de favoriser l'exploration de l'œil à l'aide de l'ophthalmoscope, ou lorsqu'il s'agit d'établir sa réfraction; par l'atropine et par la cocaïne, si l'on veut faciliter les opérations chirurgicales qu'on pratique sur cet organe.

Par sa faculté de réduire ou de supprimer la sécrétion de la muqueuse naso-pharyngienne, elle peut rendre des services dans des cas d'inflammation catarrhale de cette membrane et d'hyper-sécrétion muqueuse de la pituitaire.

En qualité de relâchant musculaire ou d'hypocinétique, la gelsémine peut servir de succédané à l'hyosciamine; ainsi l'a-t-on employée avec succès dans le spasme douloureux de la vessie (Burggraeve) (1). On s'en est servi de même pour dilater le col de la matrice non puerpérale (2), comme pour vaincre la résistance du col « *durante partu* ». On pourrait encore l'essayer dans l'asthme spasmodique.

Comme antinévralgique elle a eu beaucoup de succès.

Ainsi le docteur Cordes, de Genève (3), n'eut qu'un seul insuccès sur cinquante-quatre cas de névralgies diverses, dont trente-cinq céphaliques.

Massini en vit de bons effets dans la névralgie de la cinquième paire et dans les névralgies rhumatismales; Hertzka et Jurasz dans la crampe des écrivains. Ce dernier auteur, Pelz, Waldenburg, Spencer Thompson, eurent de même des succès dans les névralgies du trijumeau et dans la sciatique. (Voir plus haut.)

Le docteur d'Oliveiro Castro (4) fait mention d'une série de cas de névralgies dans lesquels la gelsémine (en granules Chanteaud) lui a parfaitement réussi.

On l'a recommandée dans les fièvres paludéennes où la quinine et l'arsenic n'ont amené aucun résultat.

<hr>

(1) *Rép. de Méd. dosimétrique*, 1884, p. 186.
(2) *Practitioner*, XVIII, 131.
(3) *Journal de Thérap.*, 1879; relaté par Gomez de la Mata, traduction du Dr Delétrez.
(4) *Rép. de Méd. dosimétrique*, 1884, p. 184 et suivantes.

Le docteur Larra (5) cite des cas cliniques de cette nature. La dose doit être proportionnellement élevée et ne doit pas être donnée pendant l'accès.

N'ayant pas étudié l'alcaloïde, quant à ses propriétés antithermiques ou antipériodiques, nous réservons notre jugement.

MODES D'ADMINISTRATION ET DOSES.

La gelsémine granulée par M. Chanteaud est la modification amorphe, de beaucoup moins active que la préparation cristallisée.

Le granule dosimétrique au 1/2 milligramme de substance active peut être administré à l'enfant en bas-âge, sans être fractionné préalablement.

Pour l'adulte, il conviendra d'élever la dose à quatre ou cinq granules, à répéter de demi-heure en demi-heure et à distances plus grandes, lorsque le malade commence à ressentir la sécheresse de la gorge ou que l'effet physiologique est obtenu.

Si l'on veut se servir du chlorhydrate de gelsémine cristallisé, on peut prescrire ce médicament en solution aqueuse, en poudre ou en pilules solubles.

Pour l'adulte on se tiendra à la dose d'un demi-milligramme par prise, pour l'enfant à 1/20 et 1/40 de milligramme, doses qu'on pourra répéter suivant les lois dosimétriques. Il va sans dire qu'on devra supprimer la gelsémine s'il se présente des signes toxiques : détresse respiratoire, mouvements convulsifs (tétanos gelséminique), sécheresse du gosier, etc. Si les symptômes présentent de la gravité, on instituera immédiatement la respiration artificielle.

Guaranine.

Voir à l'article *Caféine*.

---

(5) *Étude thérap. des méd. modernes*, par le Dr Gomez de la Mata, p. 228.

H

Hélénine.

Synonymes : Hélénol, camphre d'aunée.

Formules : $C^{24} H^{28} O^3$ (Gerhardt); — $C^{16} H^{28} O^5$ (Hoyer); — $C^6 H^8 O$ (Kallen).

« La vulgarisation des alcaloïdes a ce grand avantage, dit le docteur d'Oliveiro Castro dans un article concernant le traitement dosimétrique du rhumatisme (1), de faire revivre bon nombre de médications réellement bonnes, mais qu'on avait abandonnées à cause de l'imperfection et de l'irrégularité des préparations médicinales, et aussi parce que les autres principes, associés dans la plante à l'alcaloïde efficace et bienfaisant, troublaient par leur propre action l'action, de cet alcaloïde, et réduisaient à rien ses résultats. »

Cette sentence de notre savant confrère portugais, à propos de la médication par la colchicine, est en entier applicable à celle par l'hélénine.

Convenons tout de suite que la racine d'aunée paraît dans les derniers temps dans les rangs des remèdes obsolètes, tandis qu'auparavant on en faisait un usage très fréquent.

En guise de comparaison, nous allons confronter les opinions de deux auteurs de renom, dont les œuvres datent de vingt-huit ans de distance.

Le docteur J.-F. Sobernheim (2) s'exprime ainsi :

« L'aunée doit être rangée, selon Vogt, parmi les aromatiques âcres ; suivant Hecker et G.-A. Richter, il faut la classer dans la série des aromatiques amers, tandis que Hufeland lui désigne une place dans les rangs des âcres purs.

Il ressort de ces différentes appréciations que ce médicament a un mode d'action particulier qui tient le milieu entre celui propre aux substances stimulantes diffusibles (grâce à son huile volatile), et celui qui distingue les substances âcres (qu'il doit à sa partie résineuse). Toutefois, l'âcreté de la substance se trouve mitigée et pour ainsi dire masquée par sa richesse en inuline, une matière

---

(1) *Rép. de Méd. dosimétrique*, 1885, p. 368.
(2) *Handb. der Prakt. Arzneimittellehre*, Berlin, 1840, S. 64.

isomère de l'amidon, tandis qu'en même temps ce remède possède des qualités toniques qu'il dérive d'une matière extractive amère.

La racine d'*Inula helenium* exerce son action principale sur le système plastique, notamment sur les muqueuses (d'une manière toute spéciale sur celle des voies aériennes), sur les organes lymphatiques et glandulaires. Non-seulement elle relève l'activité fonctionnelle des organes, mais elle sait imprimer une énergie nouvelle aux tissus, se traduisant par l'amélioration des produits sécrétés.

Une fois introduite dans les humeurs, l'aunée favorise la métamorphose végétative en liquéfiant et fondant les exsudats, qualité qui explique suffisamment l'effet curatif du remède dans les dyscrasies spécifiques.

L'action thérapeutique de ce végétal porte d'une manière tout à fait spéciale sur la muqueuse respiratoire. »

M. Gubler (1) donne l'exposition suivante de ce médicament :

« L'*Inula helenium* est une de nos plantes indigènes les plus actives, et cependant les plus abandonnées, parce qu'elle est suppléée par un grand nombre d'autres végétaux de même valeur et plus abondants. Sa racine, outre une matière amylacée particulière, l'inuline, du tannin, colorant en vert les persels de fer et d'autres substances peu importantes, renferme des traces d'huile volatile, une résine, un principe cristallisable voisin du camphre, appelé hélénine, et un extractif amer, composés auxquelles se rapportent ses principales propriétés.

La racine d'aunée, d'un goût amer et chaud, d'une odeur aromatique et camphrée, agit comme un stimulant doux des organes digestifs, de ceux de la circulation et consécutivement des principales sécrétions.

En plus forte quantité, elle occasionne des nausées et des vomissements.

Elle constitue donc un tonique aromatique pouvant devenir expectorant, diurétique et diaphorétique. Ces propriétés peuvent être utilisées dans la dyspepsie atonique, les affections avec débilité générale, la dysménorrhée torpide, les catarrhes pulmonaire et bronchique, les fièvres exanthématiques dont l'éruption se fait

____

(1) *Comment. thérapeut.*, 1868, p. 29.

attendre, et même contre la dépression qui résulte de l'introduction d'un poison ou d'un venin dans l'économie. Il n'est pas
besoin de dire que la vertu alexitère, admise par les anciens, se
borne à de la stimulation. »

Il est évident que Sobernheim faisait beaucoup de cas de l'aunée
et la considérait comme un remède sérieux, tandis que Gubler la
tenait en piètre estime.

Les pharmacologues allemands contemporains ne font qu'une
mention passagère de ce remède ; ainsi, M. Binz (1) se borne
dans sa matière médicale à ce résumé :

« La racine d'aunée contient une matière hydrocarbonée analogue à l'amidon, le camphre d'aunée et une substance amère.
Elle et son extrait ont été jadis d'un emploi fréquent dans les
irritations des voies respiratoires ; on ne s'en sert plus qu'en médecine vétérinaire. »

Th. Hüsemann émet l'avis que l'action thérapeutique de l'aunée
doit être plutôt attribuée à l'inuline, et à des traces de mucine qui
entrent dans sa composition, qu'au stéaroptène et à la matière
extractive amère. La racine d'aunée, remède rarement employé
maintenant, dit cet auteur, a été beaucoup usitée jadis, prise
à l'intérieur, comme calmant de la toux, à l'extérieur contre le
prurit, comme calmant de la peau.

Dans le *Traité des maladies de la peau*, par P. Rayer I, p. 106
(1835), nous avons trouvé la note suivante :

« Knakstedt a publié, dans les *Mémoires de l'Institut de Saint-
Pétersbourg*, une note dans laquelle il établit que la racine
d'aunée, administrée à l'intérieur et à l'extérieur, est très efficace
contre les dartres et quelques autres maladies de la peau ; dans
plusieurs pays cette racine, réduite en pulpe et incorporée avec de
la graisse, est employée en frictions contre la gale. »

Depuis que Valenzuela, de Korab, Blocq et autres ont publié
les résultats presque miraculeux obtenus par l'emploi interne et
externe de l'hélénine dans les maladies des organes respiratoires,
et comme agent antiseptique dans le pansement des plaies, et que
le remède a figuré aux expositions d'hygiène à Berlin et de produits pharmaceutiques à Vienne en 1883, l'*inula* est retiré de son
oubli et remis en honneur.

(1) *Grundzüge der Arzneimittellehre*, 1882, S. 81.

Il paraît que l'hélénine a déjà été connue en 1760 par Lefébure, par Geoffroy et Spiess, mais qu'elle fut prise pour de l'acide benzoïque. Hofmann (1787), Krüger et Corvinus l'ont décrite, mais il fut réservé à Gerhardt et Kallen de soumettre cette substance à un examen sérieux. (Hilger-Hüsemann.)

Le camphre d'aunée cristallise en prismes ou aiguilles quadrilatères, blanches, tirant sur le jaune, d'une odeur et saveur pénétrantes rappelant celles de la racine, fondant à 72°, entrant en ébullition à 275 ou 280°, insolubles dans l'eau, peu solubles dans l'alcool froid, facilement solubles dans l'alcool chaud, l'éther, les huiles essentielles et grasses.

On l'obtient en distillant avec de l'eau la racine fraîche, ou en faisant bouillir celle-ci dans l'alcool, d'où on retire l'hélénine en la précipitant par l'eau.

Elle ne forme de sels ni avec les acides, ni avec les bases, qui l'altèrent et la décomposent.

ACTION PHYSIOLOGIQUE ET THÉRAPEUTIQUE.

Pris à l'intérieur à petites doses, soit de 1 à 5 centigrammes plusieurs fois par jour, par l'homme adulte non malade, le remède ne produit pas d'effet notable sur l'organisme.

Suivant le docteur de Korab (1), une partie d'hélénine suffirait à prévenir la fermentation putride de 10,000 parties d'urine. Sa propriété antiseptique serait tellement énergique qu'elle saurait détruire les microbes. L'hélénine administrée en doses de 15 à 20 milligrammes dans l'impaludisme, la tuberculose, la diarrhée catarrhale, compterait des succès très remarquables.

Ses qualités médicamenteuses ne viennent en évidence que par l'application dans des cas de maladie.

Ainsi appliquée en pommade, en solution huileuse ou spiritueuse à l'extérieur, l'hélénine agit comme antiseptique et favorise la cicatrisation des plaies.

L'application trop longtemps continuée ou celle de solutions trop fortes peut irriter et produire de l'érythème.

Blocq (1883) l'a employée avec succès dans le pansement des plaies, comme succédané de l'acide phénique.

---

(1) *Lancet*, 1885. p. 672 ; relaté dans *Pharmac. Rundschau*, 1885, S. 134.

Mais c'est surtout l'emploi interne qui réclame tout particulièrement l'attention des cliniciens.

Sans partager l'opinion trop enthousiaste du docteur de Korab (1), qui pense avoir trouvé dans l'hélénine l'agent capable d'arrêter le développement du bacille Koch et qui préconise conséquemment ce remède comme spécifique dans la tuberculose, nous pensons que les travaux de cet auteur, du docteur Francisco Valenzuéla (2) et autres, doivent amener les médecins à essayer ce médicament dans leur pratique.

« Pour apprécier la valeur thérapeutique de l'hélénine, lors de son introduction dans la médecine, dit M. Valenzuéla (3), nous l'avons essayée dans la tuberculose et dans la phtisie pulmonaire, dans la broncho-pneumonie chronique et la coqueluche, à l'hôpital général, dans plusieurs services, et des observations ainsi recueillies, nous pouvons extraire celles qui suivent :

1. Manuel Alvarez, broncho-pneumonique chronique, âgé de 46 ans ; la maladie depuis huit mois est rebelle à tout traitement. Le 21 juillet, on commence l'hélénine, à l'exclusion de tout autre médicament, en donnant d'abord cinq gouttes par jour et portant la dose jusqu'à dix gouttes (4) ; au bout de quinze jours, le malade est entièrement guéri et l'on suspend le médicament.

2. Félicien Cuesta, âgé de 36 ans, atteint de tuberculose pulmonaire, avec un foyer tuberculeux dans les deux lobes du poumon, une toux opiniâtre et des crachats sanguins ; antécédents héréditaires. Les symptômes cédèrent rapidement à l'administration de l'hélénine, par pilules d'un centigramme, à prendre dix par jour pendant deux semaines ; les symptômes de la phtisie s'étaient modifiés, et l'on pouvait constater la perméabilité des deux lobes du poumon.

3. Manuel Rama, broncho-pneumonie et tuberculose pulmonaire consécutive, se rétablit en peu de temps avec l'hélénine donnée en gouttes.

(1) *Bulletin général de Thérap.*, 30 juillet 1881.

(2 *Ueber Helenin. Deutsche amerik. Apotheker Zeitung*, 1884, n° 22. — *Rép. de Méd. dosimétrique*, 1883, décembre, p. 766.

(3) OEuvre citée.

(4) Notons ici que Valenzuéla paraît avoir employé l'hélénine, sous forme d'essence, telle qu'elle est obtenue par distillation de la racine fraîche. Elle ne tarde pas longtemps à se solidifier et à passer à l'état cristallin. D^r v. R.

4. Angel Duran, phtisie pulmonaire, n'obtient qu'un soulagement passager de sa maladie.

5. François Serrano, même maladie, mêmes résultats que le précédent.

6. Angel Rodriguez, âgé de 25 ans, tuberculose pulmonaire : l'amélioration obtenue par l'hélénine est telle, qu'il se regarde comme guéri ; cette amélioration est confirmée par l'auscultation, qui accuse une diminution considérable de la matité des foyers.

7. Esteban Fuentes, phtisie pulmonaire, améliorée par l'hélénine.

« Dans la clientèle particulière, j'ai observé les mêmes résultats toutes les fois que j'ai employé l'hélénine ; dans le traitement des bronchites simples, même chroniques, la guérison a presque toujours été complète.

Mais la maladie dans laquelle l'efficacité de l'hélénine s'est toujours montrée merveilleuse, c'est la coqueluche : de nombreux enfants sur lesquels on avait employé sans succès tous les moyens préconisés, sans en excepter le changement d'air si rationnel, ont tous guéri avec une rapidité surprenante, en prenant des gouttes d'hélénine à l'intérieur.

Je n'ai pas trouvé de grands avantages dans l'emploi simultané des gouttes et des inhalations d'hélénine ; le traitement interne m'a toujours paru suffisant.

L'administration de l'hélénine est toujours suivie d'une rémission, dans la toux, la dyspnée et les douleurs thoraciques ; ces phénomènes diminuent d'abord et finissent par disparaître complètement, effet d'autant plus remarquable qu'il n'est accompagné du moindre signe de narcotisme ; l'expectoration change toujours de caractère, diminue beaucoup et devient *gélatineuse*, à moins qu'elle n'eût ce caractère primitif ; un effet si particulier ne peut qu'éveiller l'attention de ceux qui emploient l'hélénine.

Sur les voies digestives, l'hélénine exerce une action tonique très marquée, augmente l'appétit et facilite la digestion ; cet effet se produit même chez les phtisiques dont l'état d'anorexie est insurmontable. »

Pour notre compte nous avons fait avec cet agent quelques essais, qui en général ont été couronnés du meilleur succès.

Nous empruntons les deux observations suivantes à notre pratique journalière :

1. Mme C. M., une fermière des environs de Goes, à l'âge de

retour, mère de six enfants et ayant joui jusqu'il y a deux ans d'une santé robuste, a contracté, après un refroidissement, un catarrhe laryngien qui est passé à l'état chronique.

Depuis elle a toujours la voix enrouée; seulement de temps en temps, coïncidant avec un nouveau rhume, l'enrouement augmente jusqu'à devenir de l'aphonie.

L'examen local, au moyen du laryngoscope, pratiqué par un spécialiste, a démontré l'état catarrhal chronique de la muqueuse et l'absence de néoplasmes. Il n'y a pas de complication hystérique.

A chaque recrudescence du catarrhe, la patiente a beaucoup à souffrir d'une toux très fatigante.

Plusieurs fois elle a été à notre consultation. Son état s'améliorait toujours, mais l'enrouement restait.

Le mois passé nous ramenait de nouveau Mme C. M.; c'est à peine qu'elle put se faire comprendre, tellement les cordes vocales refusaient le service, tandis qu'une toux férine ne lui laissait pas un moment de repos.

Nous lui prescrivîmes alors l'hélénine en granules, à prendre un granule d'heure en heure.

A une semaine de là le mari vint nous trouver et nous conta merveilles de la dernière prescription.

Dès le second jour, l'état de la malade s'était amendé; de jour en jour la guérison faisait des progrès, et le résultat était tel qu'elle espérait maintenant, grâce aux granules d'hélénine, être bientôt quitte de son mal.

Notre fermier nous fit entendre que nous aurions agi de meilleure guerre, si nous avions donné ce remède plus tôt à sa femme; le bon homme était, à vrai dire, en train de se fâcher et n'accepta qu'avec défiance nos excuses, que nous-même nous ne connaissions pas le remède avant ce temps.

La semaine suivante nous revîmes Mme C. M. et pûmes constater en vérité que la sonorité de sa voix ne laissait plus rien à désirer et qu'elle ne toussait plus.

Force nous fut d'attribuer cette guérison à l'hélénine.

2. Mme J. G. v. R., âgée de 38 ans, souffre de temps en temps d'accès d'asthme spasmodique. Au commencement du mois de mars, elle tombe malade et présente tous les symptômes d'une bronchite assez grave.

Après quelques jours son état s'améliore assez pour qu'elle puisse quitter le lit et s'occuper des soins de son ménage.

Cependant Mme v. R. continue à tousser, elle est très fatiguée le soir, l'appétit ne revient pas et la nuit les accès d'anhélation se présentent plus fréquemment.

Appelé à lui donner nos soins, nous constatons des poussées fébriles chaque soir, les symptômes caractéristiques d'une bronchite chronique et de la chloro-anémie.

Un traitement dosimétrique *ad hoc* soulagea beaucoup la malade ; seulement la toux resta et une expectoration abondante de matières vertes puriformes continua à la désoler. Avec cela peu d'appétit et débilité.

La prescription d'hélénine au centigramme, un granule d'heure en heure, de sulfate de strychnine au demi-milligramme, de quassine et d'arséniate de soude au milligramme, quatre granules de chaque avant les deux principaux repas, enfin de daturine un granule de demi-heure en demi-heure jusqu'à effet, pour couper les accès d'asthme, fut couronnée d'un beau succès.

Après quelques jours, la malade nous demandant un renouvellement de sa provision de granules, nous écrivit qu'elle se sentait beaucoup mieux. Elle toussait peu et les crachats avaient un aspect tout à fait différent, blanc et spumeux.

Un à deux granules de daturine suffisaient à réprimer les accès d'asthme.

Environ trois semaines après avoir commencé l'emploi de l'hélénine, l'expectoration était nulle, la malade ne toussait plus et les accès d'anhélation ne se présentaient qu'à grandes distances.

En résumé, nous croyons que l'hélénine est un médicament de beaucoup d'avenir. L'action toute spéciale sur la muqueuse respiratoire, donne lieu de supposer qu'elle s'élimine par les poumons. Venezuéla n'a pas observé un effet favorable plus décidé d'inhalations du remède, ce qui nous fait supposer que le remède, pris à l'intérieur, subit des transformations analogues à celle de l'arbutine.

Elle possède sans nul doute des qualités antiseptiques et modificatrices de la sécrétion muqueuse bronchiale.

USAGES, MODES D'ADMINISTRATION ET DOSES.

De ce qui précède, il n'est pas difficile de déduire les indications de l'hélénine.

Admettons tout de suite que cet agent ne constitue certainement pas un spécifique dans toute maladie des voies respiratoires. Il est toutefois un remède très sérieux et à l'acquisition duquel, pour la pharmacie dosimétrique, nous ne saurions qu'applaudir.

Laissant hors de cause son utilité comme remède externe, nous pensons devoir conseiller son emploi à l'intérieur :

1° Dans toute bronchite chronique simple ou diathésique;

2° Dans la pneumonie chronique lobulaire;

3° Dans la coqueluche.

Les expérimentations cliniques ultérieures décideront si le cadre d'états morbides justifiables de ce remède doit être encore étendu.

Il va sans dire que nous n'entendons nullement vouloir traiter la bronchite, la pneumonie, la coqueluche par l'hélénine seule. Il ne faut pas en effet demander plus à un médicament qu'il ne peut donner.

Aussi faudra-t-il lui associer les divers modificateurs exigés par les symptômes prédominants, et devra-t-on faire la part de la *dominante* et de la *variante* du traitement.

Le médicament sera donné de préférence en granules ou en pilules solubles au centigramme de substance active.

La dose convenable pour l'adulte est celle d'un granule d'heure en heure; pour l'enfant on fractionnera le granule suivant l'âge, ou bien on ne le donnera qu'à grandes distances.

Hydrastine.

Formules : $C^{22} H^{24} Az O_6$ (Mahla); — $C^{22} H^{23} Az O_6$ (Kraut).

La racine de *Warnéria canadensis*, Miller (herbe aquatique canadienne), *Hydrastis canadensis* (Yellow Pucoon), une renonculacée appartenant au groupe des anémones, croissant surtout dans les États de la Caroline et du Tennessee (États-Unis d'Amérique), contient, suivant les recherches de Lerchen (1), trois alcaloïdes, notamment : de l'hydrastine, de la berbérine et de la xantopuccine ; de l'albumine, du sucre, de la matière extractive et un acide (qui n'est pas du tannin), une résine graisseuse peu colorée soluble dans l'éther bouillant, une résine amère brune soluble dans l'esprit de vin, et des traces d'une essence d'une odeur désagréable.

D'après les recherches de Lloyd (2), la xantopuccine, trouvée par A.-J.-K. Hale, S.-C. Burt et H. Lerchen (*American Journ. Pharm.*, 1873, S. 247 ; 1875, S. 481 ; 1878, S. 470), n'existerait pas.

L'hydrastine, découverte par A.-B. Durand (1851), de Philadelphie, a été isolée et décrite en 1862 par l'anglais J.-D. Perrins, qui trouva que la racine séchée en contient jusqu'à 1 1/2 p. %.

F. Mahla, de Chicago, se fondant sur l'analyse élémentaire, établit sa formule empirique : $C^{22} H^{24} Az O^6$.

Le docteur F.-B. Power (3), de Madison, répétant les recherches de Mahla, obtint des résultats analogues.

L'alcaloïde pur se présente sous forme de prismes quadrilatères orthorhombiques, incolores (les cristaux impurs sont d'une nuance jaune). Ils sont anhydres, fondent à 132° c., et prennent l'aspect d'un liquide jaune clair ; ils se carbonisent lorsqu'on les expose à une température plus élevée, en émanant une odeur qui rappelle l'acide phénique.

L'hydrastine est insoluble dans l'eau et la benzine de pétrole, soluble dans les acides étendus. Elle demande pour sa parfaite solution : 1.75 partie de chloroforme, 15.70 parties de benzol, 83.46 parties d'éther et 120.27 parties d'alcool à 15° c.

L'acide sulfurique concentré froid la colore en jaune, le même acide chaud la teint en rouge ; ces couleurs passent au brun si on ajoute du bichromate de potasse.

L'acide azotique concentré froid la teint en jaune, passant au rouge-jaune.

Une couleur très caractéristique, notamment en vert-olive, est obtenue en ajoutant à l'hydrastine de l'acide sulfurique concentré et du molybdanate d'ammoniaque.

(1) Comparez Dr Hager, *Handb. d. Pharm. Praxis. Ergänzungs-Band*, 1883, S. 552.
(2) *Pharm. Rundschau*, 1884, S. 214.
(3) *Ueber Hydrastin. Pharm. Rundschau*, B^d II, n° 10, S. 212 u. f.

Le sulfate d'hydrastine $(C^{22} H^{23} Az O^6)$ ^2H ^2S O^4, est amorphe et de couleur brunâtre.

La préparation qu'on nous offre communément sous ce nom dans le commerce est le sulfate de berbérine cristallisé : C^{20} H^{17} Az O^4 — H^2 SO^4.

Soit dit en passant qu'entre les alcaloïdes berbérine et hydrastine, il n'existe pas une relation simple, analogue à celle établie entre la morphine et la codéine, ou encore entre la caféine et la théobromine. (Power.)

La berbérine se présente à l'état cristallisé sous forme d'aiguilles fines ou de prismes luisants jaunes, d'un goût amer et de réaction neutre. Elle fond à 120° en une masse résineuse jaune-brunâtre. L'éther et l'éther de pétrole ne la dissolvent pas, le benzol et l'eau froide difficilement, l'eau bouillante un peu mieux et l'alcool assez bien. Sa solution aqueuse est précipitée par le charbon; l'alcool cependant redissout le précipité.

Elle entre dans la composition de plusieurs plantes. Ainsi la trouve-t-on, outre dans l'*Hydrastis canadensis,* dans l'écorce de *Géoffroya jamaïcensis Murr.* (Gastell), dans celle de *Xanthoxylum clava Herculis L.* (Perrins), dans le *Podophyllum peltatum* (F.-F. Mayer), dans le *Coelocline polycarpa D. C.* (Stenhouse), dans la racine de *Colombo, Cocculus palmatus D. C.*, dans la racine, l'écorce, les fleurs et les fruits de *Berberis vulgaris L.* et dans une foule d'autres encore. (Hüsemann-Hilger.)

ACTION PHYSIOLOGIQUE.

Dans les derniers temps, l'emploi de l'*Hydrastis canadensis,* connu en Amérique sous le nom populaire de *Golden Seal,* s'est étendu en Europe. M. Schatz, de Rostock, en Allemagne, et M. Huchard, en France, ont loué tous deux cet agent comme possédant des qualités vaso-constrictives et anticatarrhales.

Suivant le docteur Huchard (1), l'hydrastis produit des effets contre les congestions et les hémorrhagies utérines, à raison des propriétés vaso-constrictives que le docteur Fellner lui a reconnues et qui en font un bon succédané de l'ergot de seigle.

Ce remède élèverait aussi la tension artérielle, déterminerait le

(1) *Journal de méd. et de chir. prat.,* 1883. Art. 12791.

ralentissement du pouls et du cœur, et exciterait les contractions de l'utérus.

Outre son action vasculaire, M. Huchard lui reconnaît, avec Bartholow et Schatz, des propriétés anticatarrhales réelles, qui en font un bon médicament dans toutes les affections catarrhales de l'estomac, de l'intestin, des voies biliaires (ictère catarrhal), de l'utérus, de la vessie, etc., dans la spermatorrhée, la leucorrhée.

Cette double action vasculaire et anticatarrhale doit être attribuée à la présence de deux alcaloïdes : l'hydrastine et la berbérine. Contre les ménorrhagies, le docteur Huchard prescrit l'extrait fluide à la dose de 40 à 50 gouttes par jour, pendant la semaine qui précède l'époque menstruelle, et pendant la durée de celle-ci.

Le docteur Schatz (1) est d'avis que le traitement chirurgical tend trop, dans le temps qui court, à effacer le traitement médicamenteux ; il pense qu'il est du devoir du médecin d'essayer d'abord celui-ci dans les troubles fonctionnels de la matrice et des ovaires, et de ne recourir au bistouri qu'après avoir épuisé toutes les ressources pharmaceutiques.

Il expose les résultats qu'il a obtenus de l'emploi de l'hydrastis canadensis dans une série de cinquante cas divers.

L'action de ce remède semble porter spécialement sur les muqueuses en excitant la contraction des vaisseaux ; il diminue aussi l'afflux du sang vers les organes génitaux.

L'hydrastis lui a donné quelquefois des succès dans des cas où l'ergot de seigle avait échoué ou aggravé les symptômes.

Mais les meilleurs résultats ont été obtenus dans les métrorrhagies symptomatiques des myômes, dans les hémorrhagies des nouvelles accouchées, dans les pertes sanguines de jeunes filles de 15 à 18 ans, enfin dans des cas d'endométrites réfractaires au traitement topique chirurgical.

Le plus souvent il commença l'administration de ce médicament une semaine avant l'époque des menstrues.

La menstruation était consécutivement moins profuse, de plus courte durée, quelquefois même ne s'instituait pas du tout. Dans des cas de myômes, les hémorrhagies étaient quelquefois supprimées pendant des mois entiers.

---

(1) *Verhandlung.* 56ste *Deutsch. Naturforsch. versammlung (Archif. für Gynäk.)*, B^d XXII, Heft 1.

Comme dose de l'extrait fluide d'hydrastis, il propose l'administration de vingt gouttes, trois fois par jour.

L'extrait fluide contient les deux principes actifs, dont l'un posséderait surtout les qualités toniques (berbérine), et l'autre les propriétés vaso-constrictrices (hydrastine).

Le commerce de la droguerie offre deux hydrastines, notamment l'hydrastine neutre (composée de berbérine principalement, d'hydrastine et de matières extractives) (Martindale) (1), et l'hydrastine pure, blanche, cristallisée, l'alcaloïde proprement dit. .

En Amérique on emploie les deux préparations, mais surtout l'hydrastine neutre.

ACTION PHYSIOLOGIQUE ET TOXIQUE DE LA BERBÉRINE.

Chez l'animal. — Des doses de 1/2 à 1 gramme, injectées directement sous la peau chez le lapin, amenaient la mort dans le courant de huit à quarante heures, après avoir déterminé du ptyalisme, des nausées, des vomissements, des troubles respiratoires, un tremblement général et la paralysie. Administrées à l'intérieur, ces mêmes doses ne produisaient que des dévoiements non douloureux. (Falck et Guenste.)

L'autopsie permettait de constater que la mort de l'animal était causée par asphyxie. Au lieu d'application : coloration jaune des tissus, de l'hypérémie et un exsudat plastique; les organes abdominaux étaient gorgés de sang veineux; les poumons présentaient l'état d'hypérémie passive, de l'emphysème marginal et des épanchements de sang; le cœur droit était rempli d'un sang foncé; *la rate et les intestins en état de contraction;* l'estomac et le cerveau ne présentaient rien d'anormal.

Maggiorani et Macchiavelli, répétant les expérimentations de Falck et Guenste, constatèrent également la contraction de la rate.

Curci attribue au sulfate de berbérine (solution à 1 p.%) une action constringente locale et la propriété de colorer les tissus en jaune. Selon cet auteur, la berbérine exerce une action détériorante sur les globules sanguins; appliquée sur la langue de la grenouille, sur le mésentère, elle détermine un arrêt de la circulation sans qu'on puisse s'apercevoir d'une contraction de la paroi des vaisseaux.

(1) *The Extra Pharmacopoeia,* 1884, p. 148.

La berbérine agit avec plus d'énergie sur la fibre musculaire transversale que sur la fibre lisse.

L'injection sous-cutanée de cet alcaloïde produit l'œdème, l'extravasion et la thrombose des vaisseaux; souvent répétée, elle détermine de l'hyperplasie et de l'induration du tissu cellulaire sans production de pus.

Injectée directement dans l'intestin, la solution de berbérine détermine la contraction de l'organe, l'augmentation de la sécrétion muqueuse et l'évacuation de son contenu.

Chez l'homme. — La plupart des auteurs conviennent que les grandes doses de berbérine n'exercent pas une action très marquée sur l'homme.

Buchner, expérimentant sur sa personne, observa qu'administrée en doses de 2 à 3 et 6 décigrammes elle augmente l'appétit; en élevant la dose à 1 gramme et 1,25 gramme, elle détermina des évacuations alvines sans causer de douleurs.

Wibmer et Herberger, après une dose matinale de 30 centigrammes de berbérine, observaient des éructations d'abord, puis à quelques heures de là trois évacuations liquides, accompagnées d'un léger mal au ventre.

Wühr éprouvait l'effet purgatif après une dose de 6 décigrammes.

W. Reil observa des effets toniques et constipants de petites doses. L'emploi journalier pendant quatre jours de suite de vingt gouttes d'une solution alcoolique concentrée de berbérine causa la constipation pendant trois jours.

Berg prit 1, 1.5, 2, 2.5 et 4 grammes de chlorhydrate de berbérine pure — *en pilules* — sans en éprouver un effet quelconque.

Macchiavelli assure que l'emploi continué de cet agent — une dose totale de 50 grammes fut ingérée dans le courant de quelques mois — ne nuit pas. (Hüsemann-Hilger.) (1.)

ACTION THÉRAPEUTIQUE DE L'HYDRASTINE.

Cet alcaloïde serait à la fois un tonique et un antipériodique comme la quinine. Administré à doses massives, il produirait, de

____

(1) *Die Pflanzenstoffe*, I, S. 579-580, 1882.

même que cette dernière, un tintement léger dans les oreilles et diminuerait l'énergie et la fréquence du pouls; il ne causerait pas, à l'encontre de l'alcaloïde du quinquina, des troubles fonctionnels gastro-intestinaux.

En Amérique, on le prescrit à l'intérieur à raison de 120 à 600 milligrammes dans la fièvre typhoïde accompagnée de sueurs colliquatives, de diarrhées, de phénomènes septiques, dans la fièvre intermittente, dans l'insolation et dans la dyspepsie chronique.

A l'extérieur on l'applique en pommade (1.2 sur 8 d'axonge) ou en solution (1 sur 50) dans les ulcérations du vagin, du col de la matrice, dans les hémorrhoïdes, les maladies de la peau, dans les affections aphtheuses, dans la stomatite, le ptyalisme, dans les ophthalmies.

L'hydrastine neutrale aurait plutôt des propriétés toniques et purgatives et serait prescrite à raison de 200 milligrammes dans la constipation habituelle des vieillards (1).

ACTION THÉRAPEUTIQUE DE LA BERBÉRINE.

Buchner a préconisé, le premier, la berbérine comme stomachique, surtout dans la période de convalescence des fièvres, enfin comme synergique de la rhubarbe pour ce qui touche l'action de celle-ci sur la sécrétion biliaire.

De même, cet alcaloïde se trouve recommandé par Koch dans divers troubles de la digestion (dyspepsie, ictère, diarrhée), mais surtout dans le traitement du choléra. Il activerait le flux de la bile quand cette sécrétion tarde à s'instituer, lors de la suppression de la diarrhée

Un auteur suédois, Altin, rapporte avoir eu des effets favorables de cet agent dans des cas de dyspepsie, de cardialgie, de diarrhées cholérique et autres.

W. Reils s'en est bien trouvé dans la diarrhée des enfants scrofuleux et dans celle des phtisiques. Chez ces derniers, il vît souvent se produire l'effet opposé, notamment la constipation accompagnée d'inappétence.

Hüsemann (2), à qui nous empruntons ces données, a souvent

___

(1) *Positive med. agents*, 104. — Reil, *Mat. med.*, 195; relaté par Hüsemann-Hilger, *Op. cit.*, S. 608.

(2) *Op. cit.*, S. 584.

essayé ce remède comme tonique amer; il affirme que, dans la dyspepsie chronique avec inappétence, la berbérine fait quelquefois des miracles.

Dans les mains de Curci, la berbérine réussît de même; cet auteur l'administrait en doses de 3, 6 à 12 centigrammes, trois fois par jour, avec des résultats très favorables dans les catarrhes gastro-intestinaux chroniques.

Selon lui la berbérine serait spécialement indiquée dans la dyssenterie chronique; elle favoriserait dans ces cas la cicatrisation des ulcérations intestinales; il recommande aussi de l'essayer comme médicament externe dans le traitement des ulcères atoniques de la peau.

En Italie, la berbérine a été souvent employée comme remède antitypique et pour réduire les tumeurs de la rate, conséquences de l'impaludisme, depuis que Maggiorani (1867) a préconisé l'extrait de berbéris (épine-vinette) dans les hypertrophies de la rate.

Ainsi Macchiavelli obtint trente-six guérisons et seize améliorations dans cinquante-deux cas de physconies liénales. Maggiorani (1) eut des résultats également favorables. Petraglia et Badaloni (2) prêtent au remède, outre ses propriétés détumescentes de la rate, celle de couper les accès dans les fièvres paludéennes rebelles.

Bufalini prétend avoir eu des bons effets de la berbérine dans une tumeur aiguë de la rate, Cesari dans l'hypertrophie liénale symptomatique de la fièvre typhoïde.

A l'encontre de ces résultats favorables, il convient de rappeler que Poletti (3) et Tortora (4) n'eurent qu'à signaler des insuccès, tant dans les fièvres intermittentes que dans les hypertrophies liénales.

USAGES THÉRAPEUTIQUES.

En résumant les opinions des auteurs au sujet de l'hydrastis canadensis et de ses principes actifs, il faut admettre que les qualités de l'un des alcaloïdes ressemblent fort aux vertus de l'autre,

(1) *Gazz. clin. Palermo Genn.*, 1870.
(2) *Il Morgagni*, 467, 1876.
(3) *Medicina militare*, 1871.
(4) *Il Morgagni*, 1878; relatés par Hüsemann-Hilger.

et qu'en attendant des recherches pharmacologiques ultérieures sur l'hydrastine cristallisée pure, il suffira d'établir les indications qui réclament l'administration de l'hydrastine neutrale, qui constitue la préparation que nous offre la pharmacie dosimétrique en granules au milligramme de substance active.

L'hydrastine possédant des propriétés toniques, purgatives, antitypiques (?), anticatarrhales, hémostasiques et antiseptiques, elle conviendra dans un grand nombre de maladies.

Ainsi elle peut être indiquée dans les dyspepsies, dans les constipations habituelles ; d'aucuns la préconisent surtout dans le catarrhe de l'estomac causé par l'alcoolisme chronique.

Comme succédané de la quinine et des préparations arsénicales, on pourrait, au besoin, essayer la valeur antitypique de cet agent.

Les expérimentations cliniques de Bartholow, Huchard, Schatz et autres (voir plus haut), désignent à l'hydrastine une place d'honneur parmi les remèdes agissant spécialement sur la matrice et ses annexes.

Dans les affections catarrhales de l'estomac, de l'intestin, des voies biliaires (ictère catarrhal), de l'utérus, de la vessie, dans la spermatorrhée, la leucorrhée, etc., il y aura lieu de s'adresser aux propriétés anticatarrhales, cholagogues et toniques de cet agent. Pour notre compte nous avons à noter deux succès de l'emploi de l'hydrastine cristallisée dans des cas de métrorrhagies graves. Administrée en pilules solubles au demi-centigramme et donnée de demi-heure en demi-heure d'abord, puis d'heure en heure seulement et associée à l'arséniate de strychnine (granules au demi-milligramme), elle réussit dès le deuxième jour du traitement à arrêter la perte de sang.

La même préparation a été prescrite par nous, avec des résultats très satisfaisants, dans des dyspepsies d'origine différente.

Son action constringente et antiseptique peut se faire valoir par l'application à l'extérieur, sous forme de pommade ou en solution aquoso-alcoolique, dans le pansement d'ulcères atoniques, dans le traitement des affections syphilitiques de la bouche et du gosier, dans celui de la leucorrhée, de la blennorrhagie, etc.

MODES D'ADMINISTRATION ET DOSES.

Pour l'emploi interne, le granule, ou la pilule soluble, dosé au milligramme de substance active pour l'enfant, au centigramme pour l'adulte, constitue la forme pharmaceutique préférable.

Comme tonique et stimulant de la muqueuse gastrique, elle remplacera avec avantage la quassine; encore peut-on l'associer à cet agent : on la donnera dans ce but à raison de quatre granules (au centigramme), deux ou trois fois par jour, avant les principaux repas.

Si l'on poursuit le but purgatif, apérient, cholagogue, on en fera prendre deux à trois granules d'heure en heure jusqu'à effet, ou bien si l'on connaît la susceptibilité du malade pour le remède, on lui prescrira une dose unique de dix à soixante granules le soir. On aura soin d'administrer en même temps un à deux granules d'hyosciamine pour prévenir les douleurs intestinales.

On peut aussi associer l'hydrastine à l'évonymine, à la juglandine, à l'iridine, qui se prescrivent aux mêmes doses et qui produisent un effet thérapeutique analogue. Dans ce cas, il faudra naturellement réduire les doses proportionnellement.

L'effet purgatif n'étant pas obtenu le lendemain, on pratiquera le lavage intestinal au sulfate neutre de magnésie.

MM. Schatz et Huchard ayant obtenu des résultats satisfaisants d'une dose de 50 à 60 gouttes d'extrait fluide d'hydrastis dans le traitement des métrorrhagies, nous sommes d'avis qu'il sera suffisant d'administrer l'hydrastine à doses d'un ou deux granules d'heure en heure, tout en observant la règle de commencer le traitement une semaine avant le début probable de la période et de le continuer jusqu'à effet, afin d'avoir le même succès.

Comme antitypique, on a administré le phosphate de berbérine en doses de 200 milligrammes à 1 gramme (Macchiavelli), l'hydrastine cristallisée pure à raison de 120 à 600 milligrammes (Reil) durant l'apyrexie.

Nos confrères dosimètres qui veulent faire un essai clinique avec l'hydrastine dans des fièvres intermittentes, feront bien de l'administrer de la même façon et en doses équivalentes au sulfate de quinine.

À l'extérieur, on l'a conseillée en pommade (1 : 8 à 10) ou en solution aqueuse acidulée (1 : 50) pour le pansement d'ulcères atoniques et comme lotion vaginale.

Dans la gonorrhée, on s'en sert quelquefois comme injection.

On s'adressera, le cas échéant, à une solution plus faible (1 : 100) et lui additionnera la cocaïne, comme anesthésique local.

<pre>
Pr. Hydrastine neutre   1
    Cocaïne   2
    Eau distillée   100
    Acide chlorydrique. . . . .   q. s.
        Dissolvez. — D. S. Injection uréthrale.
</pre>

Hyosciamine.

Formule : C¹⁷ H²³ Az O³.

Déjà en 1821 et en 1824, Péschier et Payen présumèrent l'existence d'un alcaloïde dans la jusquiame. Brandès (1821) a décrit — il est vrai — une substance liquide qu'il avait isolée de la semence de l'hyosciamus comme hyosciamine, mais ce ne fut qu'en 1833 que Geiger et Hesse ont réussi à extraire de cette plante l'hyosciamine pure.

La jusquiame noire, *Hyosciamus Niger* L. (famille des solanées), croissant sur les terres non cultivées dans toutes les parties du monde, en Europe depuis la partie centrale de la Norwège jusqu'en Grèce et dans le Portugal, est une plante herbacée, à tige épaisse, cylindrique, couverte de poils, visqueuse, qui atteint une hauteur de 6 à 8 décimètres. Les fleurs sont jaunes, avec des veines d'un rouge noirâtre. Le fruit consiste en une capsule oblongue, renfermée dans le calice accru, durci, et à dents devenues piquantes. Il est à deux loges et s'ouvre à la manière des anciennes boîtes à savonnette.

Les semences d'opercule ou de couvercle placées à sa partie supérieure sont petites, réniformes, noires lorsque le fruit est mûr; la racine est annuelle, pivotante, longue et grosse, rude et brune au dehors, blanche à l'intérieur.

On connaît deux autres variétés de jusquiame, notamment la blanche et la jaune, croissant spontanément dans le midi de la France, et assez souvent cultivées dans le jardin; toutes deux cependant ont des propriétés moins énergiques que l'*Hyosciamus Niger*. (Chapuis.)

La jusquiame noire contient deux principes actifs, savoir : l'*hyosciamine* et l'*hyoscine* ou *sikeranine.*

L'hyosciamine se trouve encore, mais en quantité moindre, dans l'*Atropa Belladonna,* la *Datura Stramonium,* la *Duboisia myoporoïdes* (comme duboisine) et peut-être dans la *Scopolia japonica.* (Max.) (1).

L'hyosciamine et l'atropine sont des bases végétales isomères, mais non identiques. (Ladenburg.)

Chauffées avec de l'eau de baryte, elles se décomposent l'une et l'autre en tropine et en acide tropique.

On distingue deux modifications d'hyosciamine, l'alcaloïde cristallisé et la base amorphe.

La première, l'hyosciamine pure blanche cristallisée, se présente sous forme d'aiguilles soyeuses luisantes, parfois diaphanes, réunies en faisceaux, d'un goût âcre et désagréable. Elle se dissout difficilement dans l'eau froide, un peu mieux dans l'eau chaude ; elle est soluble dans l'alcool, le chloroforme et l'éther.

Celle que nous offre le commerce présente toujours des traces d'hyoscine.

La base amorphe, d'une énergie d'action deux fois et demie moindre que l'alcaloïde cristallisé (Harnack), est un mélange d'hyoscine (principalement) de très peu d'hyosciamine et de différents produits de décomposition.

L'hyoscine $C^{17} H^{23} Az O^3$ est de même un corps isomère de l'atropine, elle se présente sous forme d'un sirop consistant, incolore, se dissolvant peu dans l'eau, très facilement dans l'alcool et l'éther; mélangée à l'eau de baryte et exposée à la chaleur, elle se dissocie aussi en acide tropique et en pseudo-tropine $C^8 H^{15} Az O$, isomère de la tropine.

Buchheim (2) la désigne sous le nom de *sikeranine.*

Ladenburg (1880-1881) a constaté sa présence dans l'hyosciamine amorphe semi-liquide du commerce.

L'alcaloïde scopoléine, contenu dans la *Scopolia japonica,* serait un mélange d'hyosciamine et d'hyoscine. (Eykman.)

Sous forme de sel (bromhydrate, iodhydrate), l'hyoscine est obtenue à l'état cristallisé.

(1) Comparez J.-F. Eykman, *Phijtochemische aanteekeningen omtrent eenige japansche planten.* (*Verhandelingen der universiteit te Tokio (Japan)* n° 10); relaté dans *Weekblad voor Pharmacie,* 1884, n° 21, et dans *Kobert's Jahresbericht u. s. w.*, 1884, Bd I, S. 192.

(2) *Archif. f. Exp. Path. und Pharmakologie* 1876.

ACTION PHYSIOLOGIQUE.

Décrire l'action physiologique et toxique de l'hyosciamine, c'est décrire celle de l'atropine à peu de modifications près.

C'est à faire ressortir ces modifications et ces différences d'action que nous nous appliquerons dans les lignes suivantes.

Nous suivrons dans ce but l'exposé sommaire qui se trouve dans le travail classique de MM. Hüsemann et Hilger : *Die Pflanzenstoffe* (1).

Hyosciamine cristallisée pure. — L'hyosciamine, chimiquement pure, introduite sous la peau chez l'homme, détermine un retard du pouls de courte durée, suivi d'une accélération pulsatile pendant une à deux heures; la fréquence respiratoire a un peu augmenté, soif, sécheresse et âcreté de la gorge, enrouement, mydriase, vue troublée, diplopie, vertige, sensation de pression sur la tête, marche vacillante; si la dose a été grande, il peut y avoir des délires : 3 à 10 milligrammes ne suffisent pas cependant à produire des symptômes menaçants.

A dose réduite, l'hyosciamine constitue un hypnotique sérieux. Dès que la fréquence du pouls a atteint son maximum ou un peu avant ce temps, on ressent de la fatigue, laquelle est suivie d'un sommeil calme et profond de plusieurs heures. En même temps, le nombre des pulsations a diminué, les vaisseaux du réseau brachial se sont dilatés et la pupille s'est contractée.

L'hyosciamine agit sur le cœur de la grenouille, comme le fait l'atropine; cette dernière détermine cependant un abaissement dans la fréquence du pouls plus décidé que la première; l'action paralysante sur le pneumo-gastrique chez la grenouille passe plus vite après l'administration de l'hyosciamine qu'après celle de l'atropine.

L'hyosciamine se distingue aussi de l'atropine de ce que la première produit une dilatation passagère des vaisseaux abdominaux et détermine — comme le font le chloral et la morphine — une élévation de la température abdominale et une diminution de celle de l'intestin rectum.

Hyosciamine du commerce. — L'hyosciamine du commerce à

(1) Bd II, 1220-1224.

l'état amorphe, tout comme à l'état cristallisé, ne diffère pas qualitativement de l'atropine.

Ainsi elle produit la dilatation pupillaire, elle a la propriété vaso-constrictive locale quand on l'introduit dans le tissu cellulaire sous-cutané (Laurent), elle augmente la fréquence du pouls par paralysie des terminaisons périphériques du pneumo-gastrique dans le cœur (Laurent, Preyer, Hellmann); à petites doses elle diminue, à grandes doses elle augmente la pression sanguine; elle supprime l'action de la muscarine sur le cœur (Eckhard, Harnack), arrête la sécrétion salivaire (Eckhard), diminue l'excitabilité réflexe (en paralysant les nerfs cutanés?), diminue le nombre des respirations chez la grenouille, augmente la fréquence du mouvement respiratoire chez l'animal à sang chaud après l'avoir diminué passagèrement (Preyer et Hellmann), ne détermine pas de convulsions (Laurent, Buchheim). A grandes doses elle paralyse le mouvement péristaltique; à petites doses elle augmente, à grandes doses elle diminue le calorique. (Laurent.)

Les auteurs apprécient différemment l'énergie d'action de l'hyosciamine, et cela doit être, puisqu'ils se sont servis de préparations différentes et que la susceptibilité des sujets (animaux en expérimentation) varie beaucoup.

Ainsi von Schroff et Hartmann lui prêtent une action mydriatique supérieure à l'atropine. Laurent est d'avis que l'action dilatatrice se montre plus tard, mais d'une manière plus intensive. Pearse croit que la dilatation ne se détermine pas aussitôt, mais qu'elle est égale en intensité à celle causée par l'atropine. Lemattre vient à des conclusions opposées.

Pour Eckhard il faut une dose un peu plus légère d'hyosciamine cristallisée pour obtenir l'effet d'une certaine dose d'atropine sur le pneumo-gastrique cardiaque et sur la sécrétion salivaire.

Harnack soutient que l'hyosciamine cristallisée surpasse en énergie d'action deux fois et demie l'alcaloïde amorphe, et vingt à quarante fois l'*hyosciaminum destillatum* du commerce allemand.

Prideaux et Lawson ont du reste constaté l'existence d'hyosciamines à peu près inertes; Empis celle de préparations très énergiques.

L'inconstance des préparations a pour corollaire naturel les résultats variables obtenus par les auteurs qui attribuent à l'hyosciamine des inconvénients thérapeutiques quelquefois diamétralement opposés.

Ainsi, Pearse admet qu'elle a les mêmes inconvénients que l'atropine à tant près qu'une dose de 1 à 5 milligrammes ne détermine pas une accélération du pouls aussi notable et qu'elle n'agit pas sur la diurèse.

Laurent et von Schroff soutiennent que l'action de l'hyosciamine n'est pas aussi troublée par les accidents thérapeutiques.

Von Schroff affirme même que rarement l'hyosciamine cause un exanthème, du délire et de l'excitation motrice; qu'elle calme plutôt et produit le sommeil.

Oulmont observait le délire et l'état parétique des extrémités; Lawson la manie latente, la paralysie complète des muscles volontaires, puis l'accalmie et un excellent sommeil.

Fronmüller a étudié la connexité de ces accidents avec les différentes préparations qu'il employait dans ses expérimentations cliniques.

Les préparations les plus riches en hyoscine déterminaient à doses égales une action plus énergique, mais elles présentaient de même des inconvénients plus sérieux.

Suivant Lawson, Bacon et Hills, l'emploi longtemps continué de petites doses d'hyosciamine ne cause pas de sécheresse du gosier, il ne trouble pas le repos de la nuit et n'altère pas la digestion ni la nutrition.

Hyoscine. — Les expérimentations d'Edlefsen et d'Illung [1], faites avec l'iodhydrate et le chlorhydrate d'hyoscine, ne leur permettent pas d'établir une différence entre l'action de ces sels et celle de l'hyosciamine ou de l'atropine.

Gnauch [2] prête à l'hyoscine une énergie d'action dix fois supérieure à celle de l'hyosciamine; cet auteur a pu s'assurer que la susceptibilité individuelle diffère énormément; il a trouvé des malades ne tolérant pas 1/10 de milligramme introduit sous la peau, tandis que d'autres supportaient fort bien 2 $\frac{1}{2}$ milligrammes.

Edlefsen et Illung observaient des nausées et la sécheresse de la gorge chez l'adulte après l'administration de 1 $\frac{1}{2}$ milli-

[1] *Centralblatt f. Med. Wiss.*, 1881, S. 317.
[2] *Ibid. et Charité Annalen*, 7, 448.

gramme ; un malade qui, à quelque temps de là, avait absorbé
12 à 14 milligrammes de chlorhydrate d'hyoscine, sans présenter
des accidents, fut pris de délire, de troubles de la vue et de
démarche incertaine, après avoir pris 3 $^6/_{10}$ de milligrammes
d'iodhydrate de cette base.

Dans les expérimentations de Gnauch, les « inconvénients » de
l'hyoscine (notamment la pression sur la tête, vertige, chaleur,
rougeur de la face, scintillement devant les yeux, démangeaison, etc.) surpassaient en gravité ceux de l'atropine, c'est-
à-dire qu'ils se montrèrent après des doses relativement beaucoup plus légères.

Les grandes doses déterminaient une diminution en fréquence
et des difficultés de la respiration, le délire et le sommeil (le
sommeil n'avait que la moitié de la durée de celui produit par
l'hyosciamine) ; le pouls n'était jamais accéléré, au contraire, il
diminuait en fréquence en raison directe de la dose absorbée.

L'hyosciamine blanche cristallisée de la fabrique de Merck,
l'hyosciamine en granules Chanteaud et le bromhydrate d'hyoscine de Merck ont été essayés par nous à différentes reprises.

Hyosciamine cristallisée de Merck. — Trois milligrammes de
cette préparation furent triturés avec autant de grammes de
sucre et le mélange fut divisé en six paquets :

Le soir, à 7 heures, nous prîmes la première dose, et puis de
demi-heure en demi-heure les suivantes jusqu'à concurrence de
cinq, soit un total de 2 $^1/_2$ milligrammes.

Vingt minutes après avoir pris la première prise, sécheresse à
la gorge.

7 h. 40 : le pouls augmente en fréquence.

8 heures : rougeur de la face et du cou. La sécheresse s'accentue.

8 h. 30 : sensation de froid, léger frisson. La langue et toute
la muqueuse de la bouche et du gosier sont sèches. Difficulté à
parler.

9 heures : la sécheresse des muqueuses est embarrassante,
impossibilité à humecter suffisamment un aliment quelconque

(biscuit, pain), aussi la déglutition est-elle presque impossible. Nous réussissons cependant à avaler une bouchée à l'aide d'une gorgée d'eau. Articulation difficile, disposition à dormir, léger vertige, trouble de la vue, démarche incertaine.

Nous nous sommes couchés alors; la nuit fut excellente, deux fois nous nous réveillâmes pour boire.

Le lendemain, la gorge était un peu sèche encore; les autres phénomènes avaient disparu.

Hyosciamine Chanteaud. — Cette préparation produit, à doses correspondantes, exactement les mêmes phénomènes que l'hyosciamine cristallisée de Merck.

Nous nous en sommes servis maintes fois dans notre pratique et n'avons eu qu'à nous louer de son emploi.

Hyoscine (Bromhydrate de). — Deux jours de suite, nous avons étudié sur notre personne l'action physiologique de ce sel.

La préparation usitée était originaire de la maison Merck.

Le premier jour, nous avons pris par la bouche quatre pilules solubles, dosées au quart de milligramme de substance active, à raison d'une pilule d'heure en heure.

7 heures du soir : pouls 76, première dose.

8 heures du soir : pouls 76, deuxième dose. Rien.

9 heures du soir : pouls 58, troisième dose. Légère sécheresse dans la gorge.

9 h. 45 : envie de dormir, sécheresse plus accentuée, chaleur au visage, pouls 58 à 60.

10 heures : sensation de fatigue, tendance au sommeil, la sécheresse augmente encore. Rien du côté de la vue. Pouls 60, quatrième dose.

10 h. 20 : mêmes symptômes, pouls 67.

10 h. 40 : mêmes symptômes, pouls 63.

Nous nous mettons au lit, la nuit a été bonne. A part un peu de sécheresse de la gorge, rien ne paraît plus le lendemain, pouls 75.

Le second jour nous avons doublé les doses.

Le pouls, au début, marquait 78.

A 7 heures du soir un demi-milligramme.

7 h. 50 : légère sécheresse du gosier.

8 heures : deuxième dose, pouls 72.

8 h. 25 : pouls 62.

9 heures : troisième dose, pouls 60, légers troubles de la vue, pupilles normales.

9 h. 45 : pouls 58, sécheresse décidée, léger vertige, envie de dormir, lassitude.

10 heures : quatrième dose, pouls 60, légère pression au front ; les symptômes précédents.

10 h. 30 : nous nous couchons, sommeil agréable. Nous nous réveillons à 4 heures du matin : sécheresse beaucoup diminuée, pouls 70.

Le lendemain à 8 heures tout est rentré dans l'ordre normal.

SUBSTANCES SYNERGIQUES, AUXILIAIRES ET ANTAGONISTES.

Les propriétés dynamiques de l'hyosciamine sont à peu près analogues à celles de l'atropine ; aussi renvoyons-nous le lecteur à l'article atropine (pages 159 à 163).

USAGES.

L'hyosciamine est beaucoup employée en dosimétrie. Elle répond aux mêmes indications que l'atropine et est administrée dans les mêmes cas.

L'expérience des médecins dosimètres et la nôtre nous permettent cependant de distinguer les cas particuliers qui exigent plutôt l'intervention de l'hyosciamine que celle de l'atropine.

L'emploi de l'hyosciamine expose moins au délire, son action est plus douce, elle ne détermine pas une fréquence aussi excessive du pouls, elle dispose plus au sommeil.

Nous sommes incliné à croire que la présence d'une certaine proportion d'hyoscine dans les préparations que le commerce nous offre comme hyosciamine, décide en cette matière.

Si l'usage de l'hyoscine se généralise, l'expérience clinique pourra bientôt juger s'il en est ainsi, et le cas échéant que l'hyosciamine lui serait redevable des propriétés thérapeutiques mitigées, on pourra avec raison supprimer l'hyosciamine et la remplacer par l'hyoscine.

On aurait ainsi deux agents mydriatiques, atropine et hyoscine, chimiquement purs et d'une action pharmacologique tant soit peu différente, mais parfaitement connue.

Suivant Hüsemann-Hilger, l'hyoscine a été préconisée par Edlefsen et Illing, dans la coqueluche, l'asthme, l'épilepsie et l'entéralgie. Ils prescrivèrent l'iodhydrate d'hyoscine en moyenne à une dose seule de 1 1/5 de milligramme ou bien ils administrèrent une cuillerée à café d'une solution de 45 milligrammes dans 100 grammes. Dans l'asthme ils donnèrent une à deux fois par jour une cuillerée à café d'une solution de 300 milligrammes pour 100 grammes ; dans la coqueluche ils s'adressèrent au chlorhydrate de cette base (qui paraît être d'une action moins énergique), à raison d'une cuillerée à café d'une solution de 25 milligrammes sur 100 grammes de véhicule.

Gnauch nous apprend que les aliénés supportent mal les grandes doses.

Fraentzel (1) compte des succès de l'emploi interne ou de l'administration sous-cutanée d'un demi-milligramme d'iodhydrate d'hyoscine, comme anhydrotique, dans des cas de sueurs hectiques réfractaires à l'atropine.

Les essais répétés avec cet agent comme mydriatique ont permis à conclure que l'hyoscine agit d'une manière beaucoup plus énergique que ne le fait l'atropine, sur la pupille et sur la faculté d'accommoder, Hirschberg (2), Emmert (3) ; ce dernier auteur prétend qu'une solution de 1/10 p. % d'hyoscine équivaut à une autre de 1/2 p. % d'atropine.

Hirschberg rapporte que l'hyoscine détermine la dilatation pupillaire et la lacération de synéchies, alors que l'atropine a été appliquée sans succès. Les solutions assez fortes (1 à 1/2 p. %) produiraient des *inconvénients* très importuns. Emmert constata des *inconvénients* de l'application longtemps continuée de solutions faibles (à 1/10 p. %).

M. Huêt (4), professeur de clinique médicale à Leyde, est d'avis que l'hyoscine peut rendre service comme moyen déprimant dans les névroses de la motricité.

Il a eu à noter deux succès, notamment comme palliatif :

1° Dans un cas de singultus grave chez une hystérique. Ce phénomène avait résisté au chloral, à la morphine, à la glace, au bismuth, à une pression méthodique du plexus cervical.

(1) *Charité Ann.* 8.
(2) *Centralblat f. Augenheilkunde*, juin 1881.
(3) *Archif. f. Augenheilkunde*, 9 ; relaté par Hüsemann-Hilger.
(4) *Ned. Tijdschr. v. Geneesk.*, 1882, Blz. 343-345.

L'injection hypodermique d'un demi-milligramme d'iodhydrate d'hyoscine supprima le singultus, après quinze minutes ; le pouls tomba de 100 à 92, la langue devint sèche, il se présenta des vertiges, les pupilles ne changèrent pas.

Trente minutes après l'injection la malade s'endormit ; le nombre des respirations fut réduit de trente-neuf à vingt-quatre. Deux heures plus tard le symptôme se montra de nouveau.

Pendant plusieurs jours, on a réitéré les injections et a observé chaque fois les mêmes effets ;

2° Un cas de « paralysis agitans » fut amélioré mais non guéri par l'application de ce remède.

M. Huet conclut ainsi son article :

« Nous pensons que l'hyoscine présente beaucoup d'analogie quant à ses propriétés thérapeutiques à l'atropine, mais qu'elle se distingue de celle-ci par son action toute spécifique sur les fonctions motrices.

Elle constitue un palliatif sérieux dans la paralysie tremblante. »

Voyons maintenant comment l'*hyosciamine* est appréciée par les allopathes.

Les applications de l'hyosciamine en thérapeutique, dit M. Hüsemann (1), sont peu nombreuses, toutefois faut-il reconnaître que, dans ces derniers temps, des auteurs de renom ont loué son emploi.

Ainsi elle a été recommandée comme succédané de l'atropine, dans les affections morbides de l'iris, ainsi que dans différentes ophthalmies. (Reissinger, Gulz, Honold.)

Von Schroff fait remarquer qu'en expérimentant avec une préparation très ancienne (datant de 11 ans) et avec une autre qu'il avait exposée pendant deux jours à l'air, il a obtenu des effets thérapeutiques absolument identiques à ceux de solutions d'hyosciamine fraîchement préparées.

Cette qualité, qui permet de conserver longtemps cet alcaloïde, joint à sa grande énergie d'action, lui marque sa place dans la classe des mydriatiques.

Fronmüller et von Schroff la préconisent comme hypnotique ; elle s'adresserait surtout aux insomnies entretenues par une toux

____
(1) Hüsemann-Hilger, *Op. cit.*, S. 1221.

fatigante et opiniâtre, et dans les cas où l'on craint l'action obstipante de la morphine.

Les médecins aliénistes anglais se servent de l'hyosciamine, comme sédatif, dans les irritations cérébrales. (Lawson, Crichton-Browne.)

Dans le West-Riding-Asylum, ce remède fut trouvé efficace dans des cas de manie agressive, de manie chronique avec hallucinations, de manie sous-aiguë et recurrente, dans le stade irritatif de la paralysie générale et dans l'épilepsie. La manie de se déchirer les habits, cède bientôt et pour longtemps après quelques doses d'hyosciamine.

Quelques auteurs l'ont prescrite, et avec beaucoup de succès, dans la manie chronique avec irritation périodique, dans la manie dite circulaire. (Prideaux, Bacon et Hils, Sepilli et Riva, Kretsch.)

Pour Séguin, elle est dans le délire de beaucoup préférable au chloral.

Sepilli et Riva ont vu des accès d'épilepsie diminuer en énergie et en gravité par l'emploi de ce remède.

Kretsch conseille de ne pas s'en servir dans les hallucinations de la vue.

Lawson et Dörrenberg ont eu des succès dans les rétentions d'urine et la coprostasie des aliénés. Von Schroff est d'avis que, dans ces cas, l'atropine agirait encore mieux.

Ses propriétés anodines ont portées Oulmont à l'injecter sous la peau dans les névralgies. Selon cet auteur, l'hyosciamine ne réussit ici qu'en continuant quelque temps son emploi, et encore ne saurait-elle dans ces cas remplacer la morphine.

Comme antalgique elle a été employée dans la colique hépatique et dans la pérityphlite. (Millican.)

Von Schroff la recommande comme calmant de la toux; Millican, dans l'asthme; Oulmont l'a prescrit dans le tétanos, comme palliatif, dans la paralysie tremblante, dans le tremblement des vieillards et celui de la cachexie mercurielle, avec un succès complet.

En dosimétrie, l'atropine et l'hyosciamine sont considérées comme des succédanés l'une de l'autre.

L'hyosciamine est prescrite dans les mêmes cas et sous les mêmes conditions que l'atropine.

On donnera cependant le premier alcaloïde de préférence aux enfants, aux personnes anémiques, à celles qui ont une disposition individuelle au délire ; mais encore dans les affections très douloureuses, dans les maladies cardiaques compliquées d'une fréquence excessive des battements artériels, enfin durant l'acmé des fièvres intermittentes et remittentes.

MODES D'ADMINISTRATION ET DOSES.

Le granule dosimétrique est dosé au demi-milligramme.

Cette dose convient à l'adulte ; on la répétera de quart d'heure en quart d'heure ou à plus grandes distances, suivant les lois dosimétriques.

Pour l'enfant, il faut réduire cette dose au quart. On se souviendra que l'enfant est moins sensible aux mydriatiques que l'adulte, mais surtout moins que le vieillard.

Nous avons souvent administré l'hyosciamine à l'enfant nouveau-né à raison d'un quart de granule, soit un huitième de milligramme, à distances plus ou moins grandes, selon l'acuité et la gravité des symptômes.

La pilule soluble, la poudre et la solution aqueuse peuvent rendre le même service.

Comme injection hypodermique, associée à la codéine, la morphine, la strychnine, elle peut servir dans les cas où l'absorption par la muqueuse gastro-intestinale se fait mal ou ne se fait pas du tout, dans les états comateux, etc.

En allopathie, on aime à prescrire ce remède à doses massives ; cela ce fait surtout en psychiâtrie. Encore convient-il de remarquer que les auteurs se sont servis de préparations d'hyosciamine d'énergie très différente.

Ainsi Fronmüller fait mention de l'hyosciamine de Büchner qu'il avait administrée en doses de 10 à 30 milligrammes et dont l'effet hypnotique surpassait celui obtenu par des doses plus fortes de la même préparation ou par des doses correspondantes de l'hyosciamine plus énergique de Merck.

Hüsemann et Hilger (1) sont d'avis que le dosage de l'hyosciamine cristallisée devrait être porté à 1 ou 2 milligrammes.

____

(1) *Op. cit.*, S. 1222.

Oulmont recommande de ne pas dépasser 1 milligramme pour une dose, tant pour l'emploi par la bouche que pour l'injection sous-cutanée, dans le traitement de névralgies ou de névroses, et de n'augmenter cette dose que lentement.

La dose minima suffisante dans la manie aiguë doit être portée à 6 milligrammes, selon Prideaux; Lawson administra 8 milligrammes à la fois, de trois heures en trois heures, dans la paralysie générale des aliénés; Prideaux et d'autres donnaient même 30 milligrammes; Lawson 45 milligrammes; Séguin 50 milligrammes d'hyosciamine dans la manie chronique. Prideaux rapporte cependant que ces doses énormes occasionnent souvent le collapsus, ce que ne font que rarement les petites doses souvent répétées.

Il sera superflu, croyons-nous, de relever que nous déconseillons ces doses massives. Administrée à doses réduites et filées, l'hyosciamine répond parfaitement, et sans le moindre danger, aux indications qui exigent son intervention. Si le symptôme ne cède pas à l'application dosimétrique du remède, il faut supposer que l'indication a été mal saisie, et il faudrait remplacer l'hyosciamine par un autre agent ou lui adjoindre un ou plusieurs autres modificateurs, ou bien la maladie est entrée dans la période organique, et le *traitement aigu* n'est plus de saison. Au lieu de tuer alors et le mal et le malade par des doses massives, on institue le *traitement chronique*.

Hypophosphites.

L'acide hypophosphoreux $H^3 P O^2$ forme avec quelques bases : la soude, la chaux, la magnésie, l'alumine, l'ammoniaque, la potasse, la strychnine et autres, des sels solubles dans l'eau et dans les acides.

On obtient les hypophosphites en portant à l'ébullition de l'eau avec du phosphore et une base. Le sel se formant, il se dégage de l'hydrogène phosphoré.

Les hypophosphites d'ammoniaque, de chaux, de fer, de potasse et de soude sont beaucoup employés en Angleterre et en Amé-

rique, depuis que Churchill a préconisé les sels de l'acide hypophosphoreux comme un prophylactique et un spécifique de la
phtisie pulmonaire.

Sous forme de sirop, les hypophosphites jouissent d'une certaine vogue et sont devenus une spécialité beaucoup demandée.

La pharmacie dosimétrique présente trois préparations de ce
genre, notamment :

1. L'hypophosphite de soude.
2.   Id.   de chaux.
3.   Id.   de strychnine.

La troisième cependant n'agit principalement que par sa base.
Aussi nous renvoyons pour son étude à l'article strychnine.

Hypophosphite de soude.

Formule : Na H² P O².
Se présente sous forme d'une poudre blanche grenue déliques-
cente. Se dissout facilement dans l'eau et l'alcool concentré.
Chauffée, elle dégage de l'hydrogène phosphoré.

La solution aqueuse de réaction alcaline donne, quand on lui
additionne de l'azotate d'argent, un précipité blanc passant au
brun et au noir.

Elle a une saveur alcaline et saline.

Hypophosphite de chaux.

Formule : Ca H² P O².
Sel blanc et grenu, fait dégager de l'hydrogène phosphoré lorsqu'il est exposé à la chaleur. Se dissout facilement dans l'eau à
raison de 1 : 6.

Il est précipité de sa solution par l'azotate d'argent ; le précipité,
d'abord blanc, devient brun et passe au noir. La saveur est amère
et désagréable.

ACTION PHYSIOLOGIQUE.

L'absorption et l'élimination de ces sels se fait très rapidement,
ainsi l'urine et la salive présentent déjà des traces de cet agent,
quelques minutes après qu'il a été ingéré par la bouche.

Il paraît que le sel n'est éliminé qu'en partie en nature, une autre partie s'oxyderait dans l'organisme et s'y transformerait en phosphate. (Rabuteau.)

Le docteur Ch. E. A. Vermeulen (1), dans ses expérimentations touchant l'action physiologique de l'hypophosphite de soude, a constaté cependant que ce sel ne subit pas de transformation dans l'organisme animal, et qu'il est éliminé en nature et en totalité par les reins. Cet auteur, qui a expérimenté sur le lapin, sur le chien, sur sa personne et sur un phthisique (service du professeur Stokvis), n'a pas pu constater une influence de ce sel sur la nutrition, pour autant qu'on puisse s'assurer d'une modification quelconque de cette fonction par l'élimination de l'urée et de l'acide phosphorique.

La digestion de l'homme adulte fut troublée par des doses de 25 centigrammes à 1 gramme; elles déterminaient du dévoiement par le bas et de la cardialgie.

Ayant injecté le sel directement dans le sang chez l'animal, M. Vermeulen observait une diminution en fréquence des respirations; l'inspiration avait gagné en énergie, tandis que l'expiration était difficile et ralentie.

La pression sanguine, la coagulabilité du sang, ni la fréquence des battements artériels n'étaient modifiées.

Pour le docteur Rabuteau (2), « il n'est peut-être pas de médicament dont les effets soient aussi rapides et aussi puissants que ceux des hypophosphites ».

Le savant pharmacologue français fonde son opinion sur une expérience qu'il a faite sur une femme bien portante, à qui il a fait prendre de l'hypophosphite de soude.

Il a partagé l'expérience en trois périodes de cinq jours, pendant lesquelles cette femme a été soumise à un régime identique, avec cette seule différence que, pendant la deuxième période, elle a pris chaque jour 3 grammes d'hypophosphite de soude, savoir 1 gr. 5 au déjeuner, et une même dose au dîner.

Sous l'influence de cette dose, le pouls s'est accéléré, l'urée totale éliminée chaque jour s'est augmentée de plus de 20 p. %. Par suite de cet accroissement des combustions, la température, prise chaque matin dans le vagin, a accusé un accroissement de

(1) *Onderzoekingen omtrent de physiol. werk. v. h. Natriumhypophosphiet*, Amsterdam, 1884.
(2) *Traité élémentaire de Thérapeutique et de Pharmacologie*, 1884, p. 104.

la calorification. L'élévation de la température a été même si considérable, que cette femme était obligée de se découvrir la nuit, bien que l'expérience fût faite au mois de mars, époque où la température ambiante était peu élevée. Enfin, les lèvres et les muqueuses, qui présentaient d'ailleurs, chez cette femme, une coloration rosée normale, avant l'usage de l'hypophosphite, prirent une coloration beaucoup plus vive sous l'influence de ce médicament, et un commencement de pléthore se manifesta.

Dans des expériences faites sur le lapin par le professeur Hugo Schulz (1), l'injection sous-cutanée de 2 grammes d'hypophosphite de soude, ne déterminait pas de symptômes toxiques appréciables.

Le docteur Churchill (2) qui a introduit les hypophosphites en médecine, prétend que ces préparations développent l'appétit lorsqu'il n'y a pas de complication gastro-intestinale, qu'ils constituent des stimulants hors ligne du système nerveux et qu'ils favorisent l'hématose. Administrées à doses convenables, elles déterminent des symptômes de pléthore : rougeur des muqueuses, menstrues abondantes, etc. ; l'hypophosphite de chaux favorise l'évolution des dents chez l'enfant, la production du cal dans la fracture des os, etc.

Toutefois, du moment qu'on continue la médication trop longtemps ou bien quand on élève trop la dose, le contraire a lieu. Les forces du malade diminuent, il accuse des douleurs vagues dans les membres, il est somnolent, se plaint de courbature, de prostration. A ces symptômes s'ajoutent : de l'inappétence, de la céphalalgie, des troubles de la vue, des vertiges, une gêne de la respiration, enfin des hémoptisies, des hémorrhagies gastro-intestinales. Ces accidents s'observeraient surtout chez les personnes impressionnables et seraient d'autant plus graves que les lésions pulmonaires fussent plus avancées.

USAGES THÉRAPEUTIQUES.

Suivant le docteur Churchill, la diathèse tuberculeuse est causée par une modification du sang, modification des parties non-

---

(1) *Archif. f. Exp. Path. und Pharmukologie*, 1884, B^d XVIII, S. 176. — *Phosphor-Sanerstoffverbindungen und Chémismus der Wirkung unorgan. Gifte.*

(2) *Consumption and Tuberculosis, their proximate cause and specific treatment by the hypophosphites*, 1857.

organiques. Cette modification ne résidant pas dans le fer, les sulfates, les sulfites, ni dans les alcalis, il fallait la chercher dans l'élément phosphore.

Sur cette base il a bâti son hypothèse : « la tuberculose est causée par une diminution de l'élément phosphore dans le sang ». Une thérapeutique rationnelle devrait uniquement rendre à l'organisme l'élément qui lui fait défaut. Encore fallait-il qu'elle le lui offra sous une forme oxydable et assimilable. Partant de la supposition que les hypophosphites répondaient à ces conditions, il érigeait cette classe d'agents comme remèdes spécifiques de la tuberculose.

Il ressort cependant des expérimentations du professeur Stokvis (1) que l'hypothèse de Churchill est fausse, partant que si les hypophosphites possèdent quelque valeur comme moyen thérapeutique dans le traitement de la phthisie pulmonaire, celle-ci ne peut pas être attribuée à une réparation des pertes d'acide phosphorique par les urines.

« L'organisme des phthisiques ne perd pas plus d'acide phosphorique avec les urines, dit cet auteur, que l'organisme normal.

Dès lors, les effets thérapeutiques des phosphates ne sauraient être attribués à la réparation des pertes de cette substance par l'urine. Il y a pourtant une autre voie par laquelle l'organisme des phthisiques perd de l'acide phosphorique, à savoir l'expectoration. Les crachats des phthisiques contiennent de l'acide phosphorique (2), et il n'en saurait être autrement, lorsqu'on a à faire à des matières organiques, comme les leucocytes, les fibres élastiques, etc. Cet acide phosphorique ne s'y trouve pas pourtant à l'état libre, non plus que dans les poumons eux-mêmes, mais probablement lié intimement aux substances organiques phosphatiques, soit à la lécithine comme acide phosphoglycérique, soit à la nucléine. La quantité totale de l'acide phosphorique que l'organisme des phthisiques perd journellement par l'expectoration, peut être évaluée tout au plus à un gramme.

L'acide phosphorique de nos aliments suffit parfaitement à réparer ces pertes, et ce n'est pas de ce point de vue que l'admi-

(1) *Compte rendu du Congrès international des Sciences méd.*, à Amsterdam, 1879.
(2) Comparez Bamberger, *Beiträge zur Lehre vom Auswurf. Würzb. med. Zeitschr.*, 1864, S. 333. — Renk. *Ueber die Mengen des Auswurfs u. s. w. Zeitschr. f. Biologie*, 1875, S. 102, cités par Stokvis.

nistration médicamenteuse des phosphates peut être préconisée. Sous d'autres points de vue les phosphates et les hypophosphites peuvent être utiles — je ne le nie point. Mais leur influence sur la circulation, sur la digestion n'étant pas encore étudiée suffisamment, je crois être dans le vrai, quand je déclare l'administration des phosphates et des hypophosphites dans la phthisie une médication des plus empiriques ».

Les travaux du docteur Vermeulen, inspirés par le professeur Stokvis, n'ont pas permis à conclure à une interprétation satisfaisante de l'action physiologique des hypophosphites et n'expliquent pas comment cette classe d'agents pourrait agir comme remède spécifique dans la tuberculose. Toutefois, l'auteur est loin de mettre en doute la valeur thérapeutique de ces médicaments, démontrée d'ailleurs par les résultats favorables obtenus par des cliniciens de renom. Il pense cependant qu'on agira sagement en se tenant à de petites doses, insuffisantes à déterminer des troubles digestifs.

Pour le docteur Rabuteau (1) il existe une grande analogie entre les propriétés physiologiques des hypophosphites et celles des ferrugineux, analogie se poursuivant même dans les accidents que détermine l'abus de ces deux genres de médicaments.

Suivant lui les hypophosphites n'ont pas mieux réussi que d'autres agents préconisés dans la phthisie.

Les hypophosphites ne seraient utiles dans cet état morbide que dans les cas où les ferrugineux offrent quelques avantages ; hors ces cas ils produiraient une chaleur fébrile dangereuse, ils provoqueraient la congestion du tissu pulmonaire, des hémoptisies et une suractivité du ramollissement tuberculeux. En somme, M. Rabuteau accorde aux hypophosphites le rôle d'adjuvants dans le traitement de la phthisie, mais leur dédit tout pouvoir spécifique ou prophylactique de la diathèse tuberculeuse. Il croit cependant qu'ils peuvent être administrés sans danger au lieu du fer chez les sujets que l'on pourrait croire prédisposés à la diathèse tuberculeuse.

Encore pourrait-on, selon son avis, essayer ces modificateurs puissants de la nutrition dans divers états morbides, tels que

____

(1) OEuvre citée, p. 106.

l'*albuminurie*, la *glycosurie*, états dans lesquels leur pouvoir oxydant serait peut-être utile.

Espérons que d'autres expérimentateurs reprendront l'étude physiologique des hypophosphites et nous donneront une solution satisfaisante du problème : comment expliquer l'action curative de ces médicaments dans des cas donnés de phthisie?

En attendant, nous n'hésitons pas à recommander l'usage des hypophosphites de soude et de chaux à titre de reconstituants et comme adjuvants dans le traitement des phthisiques.

MODES D'ADMINISTRATION ET DOSES.

Le granule dosimétrique des hypophosphites de soude et de chaux est dosé au centigramme.

Pour l'enfant on pourrait se servir d'une solution aqueuse additionnée d'un sirop quelconque.

Le docteur Churchill recommande de donner 30 centigrammes à 1 gramme une fois dans la journée à l'homme adulte, 25 à 50 centigrammes à la femme, 5 à 25 centigrammes aux enfants de 7 à 15 ans, aux enfants de 2 à 7 ans 1 à 5 centigrammes, aux enfants au-dessous de 2 ans on ne dépassera pas 1 centigramme par jour et supprimera l'usage de deux jours en deux jours.

Il nous semble rationnel de ne pas dépasser ces doses et croyons même qu'on fera bien de ne pas aller au delà de 50 centigrammes par jour pour l'adulte, attendu que dans l'expérimentation de M. Vermeulen, « in anima propria, » avec 1 gramme d'hypophosphite de soude, cette dose a déterminé des symptômes de catarrhe gastro-intestinal.

I

Iodoforme.

Formule : $C H J^3$.

Synonyme : Iodure de méthyle biiodé.

De toutes les préparations de l'iode, l'iodoforme se rapproche le plus du métalloïde pur, puisqu'il contient jusqu'à 96.7 p. % d'iode.

Découvert en 1822 par Sérullas, il a reçu son nom et a été reconnu dans sa composition analogue à celle du chloroforme par Dumas en 1834; ce ne fut cependant que vers 1836 qu'il a été introduit en thérapeutique par Bouchardat.

Bouchardat le préconisa comme médicament interne, dans la diathèse strumeuse, à cause de sa richesse relative en iode; il l'administra en doses de 5 centigrammes jusqu'à concurrence de 60 centigrammes pour la journée.

Depuis, ce remède fut tant soit peu oublié. Une monographie titulée : « Jodoformognosie », de la main de Righini d'Oleggio, couronnée en Belgique et dont une traduction par Janssens a paru dans le *Journal de Bruxelles*, 1862-1863 (1), fait ressortir les propriétés antizymotiques et désinfectantes de l'iodoforme.

Righini recommande cet agent pour détruire les miasmes et pour assainir les salles d'hôpitaux, il veut l'utiliser comme moyen conservateur de parties de cadavre dans les travaux anatomiques, enfin il propose des inhalations d'une solution d'iodoforme dans l'éther pour retarder le procès nécro-biotique de la phthisie.

Avant Righini, l'usage « intus et extra » de cet agent dans les exanthèmes tuberculeux fut recommandé par Glover (2), dans les ulcérations carcinomateuses, scrofuleuses, lépreuses par Cogswill, Galtier, Litchfield (3).

En 1856, Moretin et Humbert font mention de quelques succès dus à l'iodoforme dans les névralgies, ils louent son action locale anesthésiante. Cet agent leur a réussi dans le traitement du goître endémique, dans celui des affections syphilitiques, des maladies de la vessie et de la prostate.

Son usage en gynécologie date de 1866. Eastlake et Greenhalgh rapportent ses propriétés sédatives dans des cas de cancer de la matrice.

Demarquay, Féréol et Lailler en France (1867-1874) signalent des succès marqués de l'emploi topique de l'iodoforme dans les ulcérations syphilitiques et dans les plaies atoniques.

Barailler (4), dans son article : *iodoforme*, loue ses qualités

(1) Comparez Loebisch, *Neuere Arzneimittel*, 1883, S. 2.
(2) Posner, *Handb. d. Kl. Arzneimittellehre*, 1866, S. 743.
(3) Quarin Willemier, *Handleiding der Geneesmiddelleer*, 1854, Blz. 333.
(4) *Nouveau dictionnaire de méd. et de chir.*, XIX, B., cité par Loebisch.

cicatrisantes dans les blessures et dans les ulcérations chroniques sécernant des matières ichoreuses, un pus de mauvaise qualité.

Dans les blessures récentes, loin d'être utile, l'iodoforme agit comme irritant et retarde la cicatrisation.

En Allemagne, le remède fut peu employé jusqu'en 1875. Le docteur A. Lazansky (¹) fixa alors l'attention des médecins sur ses propriétés dépuratives, excitantes et peut-être spécifiques.

Les expérimentations cliniques sérieuses, en Allemagne et en Italie, ne datent cependant que de 1877, 1878 et 1879, depuis que la publication de Binz et Möller (²), et les travaux de Högyes (³) et de Moleschott (⁴) ont établi de nouveau la valeur thérapeutique de cette préparation de l'iode.

Depuis Van Mosetig-Moorhof (⁵) l'iodoforme a conquis sa place définitive dans le pansement antiseptique et comme spécifique anti-tuberculeux.

Cet agent, qui prend naissance lorsque l'iode réagit en présence d'un alcali ou d'un carbonate alcalin sur l'esprit de bois, l'alcool, la dextrine, la gomme, les matières albuminoïdes, se présente sous forme de petites tables hexagones ou de paillettes luisantes, couleur jaune-citron, d'une odeur particulière, pénétrante, rappelant un peu le safran.

Il fond à 120° c., se volatilise avec les vapeurs de l'eau en ébullition. Presque insoluble dans l'eau (1 partie d'iodoforme demande 5,000 parties d'eau), il se dissout en 50 parties d'alcool froid, en 10 parties d'alcool bouillant et en 5.2 parties d'éther. Les huiles grasses et la vaseline le dissolvent de même en proportion de 1 : 50. — En solution, l'iodoforme se décompose vite en présence de l'oxygène et de la lumière et met de l'iode en liberté. Exposé à une température élevée, il fond et se décompose en iode, en acide iodhydrique et en charbon.

ACTION PHYSIOLOGIQUE ET TOXIQUE.

L'iodoforme dérive ses propriétés principalement de l'iode,

(1) *Vierteljahrschr. f. Dermatologie und Syphilis.* Wien, 1875, S. 275 ; relaté par Binz.
(2) *Ueber Iodoform u. Iodsaüre. Archif. f. Exp. Path. u Pharmakologie*, B⁴ VIII, S. 309.
(3) *Ibid.*, B⁴ X, S. 228.
(4) *Wiener Med. Woch.*, 1878, nᵒˢ 24-26.
(5) *Wiener Med. Woch.*, 1880, nᵒ 43. — *Ibid.*, 1881, nᵒˢ 41-43.

mais il possède en outre des facultés déprimantes du système nerveux et plus spécialement de l'action cérébrale, qui lui donnent de l'analogie avec le chloroforme. Toutefois il est loin de posséder les propriétés anesthésiques de ce dernier agent. Appliqué à l'extérieur, sur la peau et les muqueuses, il n'irrite pas ; au contraire, il peut déterminer l'anesthésie locale.

Ainsi, Moretin a constaté qu'après l'introduction de l'iodoforme dans le *rectum*, sous forme de suppositoire, l'insensibilité de cette dernière portion de l'intestin devenait telle que l'acte de la défécation passait inaperçu. (Rabuteau.)

Résorption et élimination. — Étant presque insoluble dans l'eau, l'iodoforme introduit en nature dans l'estomac, dans les plaies, etc., ne déploie que lentement son action. Dissous dans un liquide approprié (huile, éther), l'absorption de la substance se trouve facilitée et celle-ci peut produire des effets rapides et même dangereux.

Après son absorption, l'iodoforme se décompose pour la plus grande partie dans l'organisme ; l'iode devenu libre s'empare de l'albumine des humeurs, se métamorphose en albuminate qui, à son tour, est décomposé et laisse l'iode libre. (Högyes.)

Selon Binz, l'iodoforme est dissous après son introduction dans l'organisme dans la graisse qu'il rencontre.

On sait qu'en dehors de l'organisme il faut la présence de la lumière et de l'oxygène pour que la dissociation de l'iodoforme et la libération de l'iode se fassent. Les expérimentations de Binz(1) ont cependant démontré que le procès de dissociation se fait aussi dans l'iodoforme introduit dans des plaies fermées et des ulcérations recouvertes.

L'oxyhémoglobine fait alors le service de l'oxygène de l'air ambiant, et la présence de la cellule vivante remplace la lumière qui fait défaut.

Une fois dissous dans la graisse, l'iodoforme lâche l'iode après quelques minutes déjà. Le métalloïde volatile se distribue dans les humeurs et subit la métamorphose en cinq molécules d'iodure de sodium et en une molécule d'iodure de soude ; ces sels abandonnent dans les tissus à réaction acide, de nouveau

(1) *Archif. f. Pathol. Anat.*, 1882, B^d 89, S 397.

l'élément iode qui maintenant agit sur les cellules qui l'ont libéré.

L'iodate se trouve petit à petit réduit en iodure, qui est éliminé par les urines.

Après l'administration de très grandes doses d'iodoforme, la décomposition ne paraît pas être complète, puisque dans quelques cas on a observé l'odeur caractéristique de cet agent dans les humeurs de la perspiration.

Siegen a pu constater la présence de l'iode dans les urines une demi-heure après l'administration de 20 centigrammes d'iodoforme à l'intérieur.

Moleschott observa le même fait après un quart d'heure, et constata des traces d'iode après deux heures dans la salive.

L'application à l'extérieur, sous forme de pommade, ne fit révéler l'élimination de l'iode qu'après vingt-cinq heures.

Selon Righini, l'air expiré contient des traces d'iodoforme lorsqu'on a administré ce médicament à l'intérieur à très haute dose (3 grammes).

D'après Harnack (1), l'élimination de l'iode par les urines ne se fait qu'en partie en association avec les alcalis ; pour une autre partie le métalloïde se présente comme sel organique.

Expérimentations sur les animaux. — Administré à doses d'un gramme au chien, l'iodoforme détermine les convulsions cloniques et toniques et la mort. La muqueuse stomacale ne présente pas de traces d'inflammation après l'application de doses léthales à l'intérieur. Binz et Moeller (1878) observaient des effets narcotiques chez le chat et le chien, et après des doses léthales d'iodoforme la dégénérescence graisseuse de la rate, des reins, du cœur et des muscles. Högyes (1879) constata, après l'administration longtemps continuée de petites doses chez le lapin, l'émaciation, la mort consécutive à la paralysie cardiaque et respiratoire sans stade convulsif et sans narcose préalables. (Hüsemann.)

Rossbach a vu se produire des effets narcotiques chez le chien et le chat après l'application à l'intérieur, et dans le tissu sous-cutané, de 3 à 14 décigrammes d'iodoforme pour 1 kilogramme de poids de l'animal.

(1) Comparez aussi, *Ueber die Iodausscheidung im Harn bei Vergiftungen nach Iodoform-anwendung. Berl. Klin. Woch.*, 1885, n° 7.

Expérimentations sur l'homme. — L'auteur que nous venons de citer n'observa pas d'effets narcotiques sur l'homme en lui administrant de 1,5 à 2 grammes d'iodoforme.

Högyes est d'avis que s'il est permis de conclure par analogie, on peut calculer d'après la dose suffisante pour le chien qu'il faudrait la dose énorme de 50 à 80 grammes d'iodoforme pour narcotiser un homme du poids moyen de 60 kilogrammes.

Administré en petites doses, l'iodoforme ne décide pas des effets notables ; des doses plus grandes déterminent de la fatigue et une légère tendance au sommeil ; les doses plus grandes encore provoquent des troubles sensoriels se traduisant par des hallucinations, de la stupeur (avec rétention des urines), de la mélancolie agitée, de la manie, enfin la mort par paralysie cérébrale.

Ces effets toxiques peuvent se montrer pendant plusieurs jours même après que le médicament a été supprimé. (Binz.)

Voici comment Loebisch (1) dépeint l'intoxication par l'iodoforme :

Peu de temps après l'introduction de cette substance dans les pansements aseptiques par von Mosetig, on commença à faire mention de cas d'empoisonnement par l'iodoforme chez l'enfant (Mikulicz) et chez le vieillard (A. Henry).

Schede et König fixèrent l'attention des chirurgiens plus particulièrement sur ce point, et bientôt les observations de symptômes toxiques et de cas de mort dus à l'application de l'iodoforme se multiplièrent.

Comme symptômes légers il faut nommer : l'état nauséeux, une affection désagréable spéciale de l'odorat et du goût, de la céphalalgie, du vomissement, des phénomènes dyspeptiques. Ces signes toxiques ne paraissaient plus dès qu'on supprimait le médicament.

Dans les cas sérieux, le malade présente des signes d'irritabilité : perte de la mémoire, agrypnie, inappétence, refus de manger. Le pouls a augmenté en fréquence. Enfin, dans les cas les plus graves, il y a perte de connaissance, état maniaque et rétention des urines.

Les symptômes toxiques persistent quelquefois encore pendant quelques jours, après qu'on a supprimé l'usage externe ou interne de l'iodoforme.

(1) *Neuere Arzneimittel*, S. 47.

Dans les cas mortels, la mort suit par paralysie du cœur ou des poumons. A l'autopsie on trouve des signes de dégénérescence graisseuse du cœur, des reins, de la rate et ceux de la leptoméningite chronique.

Quant aux doses toxiques, il y a lieu de croire avec König qu'il faut aller au delà de 10 grammes pour voir se produire des symptômes graves ; les signes passagers et de moindre importance peuvent être provoqués déjà par 1 gramme de principe toxique.

Les personnes âgées sont très sensibles à cet agent.

Action antiseptique. — Les propriétés antiseptiques de l'iodoforme ont été utilisées spécialement dans les pansements des plaies et des ulcérations.

A l'état libre, l'iodoforme comme tel ne peut rien contre les bactéries de la fermentation putride ; du moment qu'il se dissout, il se décompose lentement et permet à l'iode libéré de déployer son action antiseptique et antiparasitaire.

Le métalloïde à l'état naissant arrête le travail septique, prévient l'infection des tissus environnants ; il empêche la migration active des leucocythes en paralysant leur protoplasme ; il facilite la naissance des granulations et produit l'accalmie des terminaisons nerveuses dénudées en éloignant la décomposition putride et en paralysant directement le cylindre axile. (Binz) (1).

USAGES THÉRAPEUTIQUES.

L'iodoforme, dit M. Burggraeve (2), dans son emploi a eu des hauts et des bas, preuve qu'on n'a pas foi dans sa thérapeutique en général. On l'a employé un instant — avec exagération — puis on l'a abandonné, comme beaucoup de médicaments — c'est ce qui a fait dire au docteur Double :

« Hâtez-vous de vous en servir pendant qu'ils guérissent encore. »

Loin de nous, cependant, de vouloir ériger l'iodoforme en spécifique. C'est un médicament excellent, mais qui veut qu'on en remplisse les indications. Or, son action est de calmer sans narcotiser et d'aider à l'hématose sans introduire dans le sang un alcali

(1) *Vorlesungen.* S. 193.
(2) *Rép. de Méd. dosimétrique,* 1878, p. 67.

superflu et même dangereux, ce qu'on fait en donnant outre
mesure l'iodure de potassium. Il n'y a que dans les intoxications
métalliques — surtout par le mercure, dont les allopathes ont si
étrangement abusé — que l'emploi diététique de l'iodure de
potassium convient, parce qu'il aide à expulser le métal de l'économie en le dissolvant. (Burggraeve.)

L'auteur de la méthode dosimétrique émet l'avis que l'iodoforme constitue un excellent moyen pour faire arriver l'iode dans
le sang. Il préfère cette substance à l'iodure de potassium, comme
celle-ci se décompose rapidement dans l'économie, alcalinise fortement le sang et le rend diffluent. Or, c'est à reconstituer ce
fluide que doivent tendre nos efforts, et pour M. Burggraeve, il
n'y a pas de moyen qui aide davantage à la transformation des
globules blancs en globules rouges que l'iodoforme.

Les globules blancs non employés à l'hématose tendent à des
métamorphoses diverses ou hétéromorphies, dont la granulation
miliaire est la plus fréquente. Ces éléments passant à travers les
pores des vaisseaux et arrivant dans le tissu connectif, y constituent des germes de diverses maladies organiques, notamment
les tubercules et le cancer, selon l'état de la constitution. Ainsi, on
devra d'une part agir sur la crase sanguine par les arséniates et de
l'autre on modifiera le lymphatisme par l'iode.

Nulle part l'iodoforme n'est mieux indiqué que chez les scrofuleux et les tuberculeux, son premier effet étant de s'opposer au
lymphatisme; par son usage longtemps continué, il aide à la
cicatrisation des cavernes.

M. Burggraeve le préconise comme calmant de la toux dans les
irritations bronchiques. Il ne faut pas, cependant, observe l'honorable professeur, exagérer la dose ainsi que l'a fait M. Bouchardat (1) qui a administré l'iodoforme à la dose de 5 centigrammes
en pilules, qu'il a successivement portée à 60 centigrammes par
jour. En effet, 10 à 12 granules au milligramme dans la journée
suffisent; l'iode n'existant pas dans le sang en tant que principe
propre, il ne faut pas aller au delà de la catalyse

Le docteur Droixhe, de Huy, dans un article sur l'iodoforme (2), rapporte qu'il n'y a pas moins de dix années qu'il est
édifié sur les propriétés abortives de ce médicament contre les

(1) *Manuel de Mat. méd.*, 1846; relaté par Burggraeve.
(2) *Journal d'accouchements*, 1885.

états catarrhaux des premières voies de la respiration. Il suffit, dit ce praticien éminent, d'en mâcher 10 à 20 granules (à 5 millig.) dans la journée. Les effets n'en seraient que plus certains si la codéine était associée à l'iodoforme (2 à 3 centigrammes dans la journée).

L'iodoforme a été utilisé dans la plupart des affections justifiables de l'iodure de potassium.

Ainsi a-t-il été prescrit par Moretin et Humbert, Maître, Glover, Cogswell, Righini et autres, non sans succès, dans des cas de goître, dans les affections strumeuses, dans la phthisie, dans les affections du col de la vessie et de la prostate, dans l'aménorrhée, la prosopalgie et dans la gastralgie.

Pour Sigmund l'iodoforme guérit tout aussi bien que l'iodure de potassium les affections syphilitiques; Oberländer prétend que la première guérit plus vite que la seconde, du moment qu'on porte la dose journalière de l'iodoforme à 40 et 80 centigrammes. (Hüsemann.)

Moleschott (1) le préconise dans la melliturie. Il a vu dans le courant de quelques jours disparaître toute trace de sucre dans les urines d'un diabétique à qui il administrait l'iodoforme à doses journalières de 10 à 20 centigrammes.

Loebisch répétant l'expérimentation clinique sur un vieillard diabétique dans le service de Rotikansky, à Innsbruck, vit mourir son malade après un traitement de quatre semaines par l'iodoforme.

Dans la phthisie pulmonaire tuberculeuse, cette substance favorise l'expectoration (Rokitansky) et diminue la fièvre. (Semmola et Ciaramelli.)

On voit que, par l'effet de l'usage interne de l'iodoforme, les crachats diminuent en quantité et se modifient en qualité. Les matières expectorées perdent toute fétidité, les principes albumineux qu'elles renferment étant devenus imputrescibles. Son triomphe est tout autrement remarquable contre les bronchites chroniques et les pneumonies caséeuses. La dose de 30 à 50 milligrammes par jour, en plusieurs prises, suffit tout à fait. (Droixhe) (2).

(1) *Wiener Med. Woch.*, 1878.
(2) *Journal d'accouchements*, 1885, S. 55.

Moleschott et après lui Coesfeld ont administré l'iodoforme avec succès dans la méningite tuberculeuse des enfants.

Rappelons aussi que Windelschmidt a constaté des effets hypnotiques de l'administration de cet agent dans les convulsions des enfants. Dans un cas de méningite tuberculeuse basilaire, il a pu supprimer les convulsions, grâce à ce médicament, mais il n'a pas réussi à sauver le malade.

Sims a vu que l'iodoforme jouissait des vertus des bons vermifuges. En ordonnant 5 à 15 centigrammes par jour, on peut nonseulement provoquer l'expulsion des ascarides, des oxyures, mais encore celles de fragments du tœnia. A ce titre il peut aider à la diagnose de l'helminthiase. (Droixhe.)

Sigmund préconise cet agent comme hypnotique dans l'agrypnie syphilitique; dans un pareil cas, il dut cependant pousser jusqu'à 2 grammes dans les vingt-quatre heures. Nous partageons l'avis de Loebisch (1) qu'il faut attribuer ces succès à l'action spéciale de l'iode sur les cellules du système nerveux central.

L'application externe de l'iodoforme se propose la résorption des exsudats ou bien la cicatrisation des ulcérations et des plaies.

Les propriétés antiseptiques de cette substance la rendent spécialement utile dans les pansements de Lister.

L'iodoforme dissous dans le collodion ou en pommade, réussit parfaitement dans les épanchements séreux; sa vertu fondante et résolutive est surtout mise à profit dans les résidus des inflammations du testicule, des articulations, dans ceux de la pleurite, de la péricardite, de l'hydrocéphale aiguë (Moleschott et Coesfeld); il convient de même dans les affections strumeuses et syphilitiques des ganglions lymphatiques.

Kisch et Cristoforis ont employé cette préparation avec beaucoup de succès, dans l'hyperplasie de la matrice, dans les exsudats pelviens puerpéraux et traumatiques. Moleschott vit se produire une amélioration marquée dans un cas de leucémie liénale par cet agent.

Demarquay, Nieskowszky, Greenhalgh, Besnier et nombre d'autres auteurs ont tiré parti des facultés anesthésiantes et désodorisantes de l'iodoforme en l'appliquant dans des cas de cancer

____

(1) *Op. cit.*, S. 22.

de l'anus, dans les affections douloureuses de la vessie et de la prostate.

On a noté des résultats excellents de l'usage externe de cette substance dans l'ozène et les ulcérations du nez, dans les catarrhes naso-pharyngiens, dans les ulcérations du larynx, dans l'otite interne et dans quelques affections inflammatoires scrofuleuses de l'œil.

MODES D'ADMINISTRATION ET DOSES.

En dosimétrie on se tient aux doses légères d'iodoforme ; c'est ainsi qu'on évite l'irritation gastrique qui suit généralement l'emploi des doses massives ; aussi le granule dosimétrique n'est-il dosé qu'au milligramme.

La saveur particulière de ce médicament fait que l'emploi prolongé de l'iodoforme, quand il est donné sous forme pharmaceutique ordinaire (poudre, pilule), à l'intérieur ou bien en pommade ou en solution pour l'application externe, finit quelquefois par dégoûter le malade.

On peut — le cas échéant — masquer parfaitement la présence du médicament en lui associant la *cumarine*, principe aromatique indifférent cristallisé.

Cette substance est retirée de l'*Aspérula odorata*, des semences du *Dipterix-odorata* (fèves Tonco) et autres.

On fera bien cependant — du moins quand il s'agit de l'administration à l'intérieur — de ne pas outrer les doses, parce que la cumarine donnée à doses de 2 à 4 grammes à l'homme, détermine des symptômes d'irritation locale et des phénomènes narcotiques.

Buchheim et Malewsky ont vu se produire des nausées, des vertiges, des vomissements, de la tendance au sommeil et un malaise décidé persistant pendant plusieurs heures après l'injection de 4 grammes de cette substance. Binz observait de la céphalalgie et des renvois fréquents après une dose de 2 1/2 grammes. (Hüsemann.)

Employé à l'intérieur, chez l'adulte, comme calmant de la toux, dans les irritations récentes et chroniques (angine, bronchite, coryza, etc.), on donnera l'iodoforme à raison de 2 à 3 granules à la fois de demi-heure en demi-heure jusqu'à sédation, associé à l'hélénine, à la codéine. Usitée comme modificateur de la crase sanguine, on lui associera les arséniates et l'on se tiendra aux doses de 10 à 20 granules pour la journée.

Pour l'usage externe on peut se servir des prescriptions suivantes :

    I. Pr. Iodoforme en poudre 2
           Amidon en poudre. 1
               Mêlez ;

pour insufflation dans le nez, dans la gorge, etc., et pour saupoudrer une plaie.

    II. Pr. Iodoforme 1
            Éther sulfurique . . . . 6 à 12
                Dissolvez ;

pour badigeonner les ulcérations syphilitiques, etc.

    III. Pr. Iodoforme 1
             Chloroforme. . . . . 6 à 12
                 Dissolvez ;

comme application topique dans les névralgies rhumatismales et autres.

    IV. Pr. Iodoforme 1
            Alcool . . . . 1 à 4
            Glycérine . . . . 5 à 12
                Mêlez ;

pour badigeonner le museau de tanche dans les affections utérines.

    V. Pr. Iodoforme . . . . 1 gramme.
           Cumarine . . . . 1 décigramme.
           Éther . . . . q. s. ad solut. perf.
           Collodion . . . . 15 grammes.
               Dissolvez ;

pour recouvrir la surface des ganglions lymphatiques engorgés, etc.

    VI. Pr. Iodoforme en poudre . . . . 9 parties.
            Beurre de cacao. . . . . 1 partie.

pour faire un suppositoire.

    VII. Pr. Iodoforme . . . . 1 gramme.
             Cumarine . . . . 5 centigrammes.
             Vaseline . . . . 15 grammes.
                 Mêlez.

L'emploi local de l'iodoforme dans les maladies des yeux ne peut pas être combiné avec l'usage topique simultané de mercuriaux, parce que de ces divers ordres de moyens il peut se former des iodures mercuriels qui ont la propriété d'irriter énergiquement le tissu. Dans notre article sur le calomel, nous avons de même prévenu contre l'emploi interne de l'iodure de potassium et l'application locale du calomel combinés. (Voir aux pages 250-251.)

Il n'est pas à dénier qu'on a abusé de l'emploi de cet agent dans la chirurgie et qu'on fera bien de ne pas oublier que la résorption de quantités considérables d'iodoforme peut conduire à l'intoxication.

À l'encontre de König, Henry, Schede, Mikulicz, Czerny et Kocher, qui tous rapportent des cas d'empoisonnement par cette substance, M. von Mosetig prétend qu'il a traité dans le courant des quatre dernières années 7,000 malades par l'iodoforme sans observer un seul cas d'intoxication.

Cet auteur est d'avis qu'il doit ce succès continuel aux précautions suivantes :

1° D'abord il n'emploie que des quantités très-restreintes du médicament ;

2° Il se garde d'exercer une compression quelque peu sérieuse sur la partie pansée à l'iodoforme ;

3° Il ne lave jamais la plaie pour introduire une nouvelle quantité d'iodoforme en renouvelant le pansement, attendu que la résorption se fait plus vite dans la plaie en état de granulation que dans la plaie récente ;

4° Il s'abstient de toute combinaison avec des autres agents antiseptiques, notamment de l'acide carbolique.

Les symptômes toxiques, raisonne M. von Mosetig, ne peuvent se présenter que lors de la présence d'une quantité trop grande d'iode à l'état libre qui ne peut pas être éliminée à temps. Or, l'acide carbolique peut donner lieu à de l'irritation rénale et s'opposer ainsi à l'élimination de l'iodoforme par les urines.

Étant donnée l'apparition de symptômes toxiques lors de l'emploi externe de cet agent, on procéderait naturellement d'abord à éloigner les restes du médicament non absorbés.

On s'adresserait ensuite à une solution aqueuse de bicarbonate de soude (5 : 100) comme potion pour favoriser l'association de l'iode libre avec l'alcali, aux hypercriniques sudoraux et rénaux, pilocarpine, digitaline pour faciliter l'élimination de l'iode, aux alcooliques, à la strychnine comme incitants de la vitalité.

Iodure d'arsenic.

Formule : As I3.

Solide, d'un brun rouge de laque, volatil, soluble dans l'eau. (Voir à l'article : Acide arsénieux, p. 147.)

Iodure d'hydrargyre.

Des trois préparations mercurielles usitées en dosimétrie, notamment le calomel, le proto- et le deuto-iodure de mercure, il nous reste à traiter des deux dernières.

Ce sont celles-ci, plutôt que le mercure doux, que nous opposons de préférence, soit seules, soit combinées avec l'iodoforme ou dans des cas assez rares avec l'iodure de potassium, aux accidents syphilitiques.

Si un médicament allopathique a fait du mal à l'humanité, dit M. Burggraeve (1), c'est incontestablement le mercure.

Il faut avouer qu'on a abusé de ce médicament, et que son usage prolongé ou à hautes doses peut déterminer un état cachectique non moins à craindre que la syphilis.

Aussi rencontre-t-on aujourd'hui encore, chez quelques médecin, une répulsion obstinée pour le mercure.

Il faut dans l'action toxique du mercure sur l'organisme humain, dès que cet élément ou un de ses sels a été absorbé en quantité suffisante, distinguer deux ordres de symptômes : primitifs et consécutifs, aigus et chroniques.

Voici comment nous les trouvons décrits chez Gubler :

« Les premiers sont le ptyalisme et la salivation pancréatique, manifestée par le dérangement des fonctions du tube digestif ; la

---

(1) *Organon de Méd. dosimétrique,* p. 89.

stomatite spéciale avec son caractère ulcéro-membraneux et sa fétidité repoussante ; l'ébranlement et la chute des dents, la nécrose des maxillaires, les lésions ulcéreuses de l'intestin ; quelquefois l'albuminurie ; puis l'hypoglobulie, l'état aplastique du sang, et une sorte de scorbut ; la chute des cheveux, la faiblesse générale et la cachexie aiguë.

Les phénomènes de plus longue portée, en rapport avec un empoisonnement faible et lent, mais continu, qui a pu d'ailleurs déterminer au début les accidents primitifs énumérés ci-dessus sont : l'anémie, l'albuminurie, l'altération nutritive et la cachexie ; le tremblement et le bégayement, qui n'est en partie qu'un tremblement des muscles de la respiration, de la phonation et de l'articulation des sons ; enfin, la vertige, l'amnésie, le délire, la paralysie agitante, l'épilepsie et l'apoplexie.

Sans parler de la fièvre hydrargyrique, de la polyurie, des sueurs profuses, des exanthèmes cutanés et des lésions parenchymateuses qui viennent compliquer les symptômes ordinaires de l'*hydrargyrisme* aigu et chronique, dont A. Kussmaul a tracé complètement l'histoire dans sa monographie du *Mercurialisme constitutionnel*. »

L'action du mercure sur l'économie et la susceptibilité individuelle pour ce médicament sont très-variables.

On sait que les grandes doses de calomel, du moment qu'elles déterminent la purgation, sont inoffensives, quand les doses réparties de cette préparation provoquent la salivation. L'administration par la bouche de doses énormes de vif-argent ne produit le plus souvent aucun symptôme hydrargyrique, tandis que des quantités très faibles du même métal ingérées par l'estomac ou bien la simple friction de la pommade mercurielle peuvent occasionner des accidents rapides et sérieux.

Il faut avec le mercure, comme du reste avec tous les agents médicamenteux, tenir compte de deux choses, savoir : sa puissance thérapeutique et sa puissance toxique.

Un exemple qui permet de distinguer parfaitement entre les deux est le suivant, que nous empruntons au docteur A. Rizat (1) :

« Les femmes qui travaillent à l'étamage des glaces et qui

---

(1) *Manuel pratique des maladies vénériennes*, 1881, p. 528.

absorbent toute la journée des quantités prodigieuses de vapeurs mercurielles, avortent très-facilement. Et cependant, si une femme syphilitique subit deux ou trois avortements, il n'y a encore que le mercure qui pourra conduire la grossesse à terme. »

En dosimétrie nous évitons les accidents causés souvent par le mercure en n'employant que ses combinaisons avec l'iode. Ces associations ont l'avantage de faire traverser au mercure rapidement le torrent circulatoire; elles favorisent la catalyse par laquelle s'effectue son action médicamenteuse.

Iodure (Bi-) d'hydrargyre.

Synonymes : Iodure mercurique, deuto-iodure ou péri-iodure de mercure.

Formule : Hg I.

Ce sel d'hydrargyre, qui forme la base des sirops de Gibert et de Boutigny, est dimorphe : jaune ou rouge.

Il se forme par précipitation quand on ajoute une solution aqueuse (1 p. %, sur 3 p. %) d'iodure de potassium à une autre (1 p. %, sur 20 p. %) de sublimé corrosif.

Une partie de deuto-iodure de mercure demande 6,000 à 7,000 parties d'eau, 20 parties d'alcool bouillant, ou 130 parties d'alcool froid pour sa parfaite dissolution. En présence de son poids d'iodure de potassium, il se dissout dans l'eau et forme alors la combinaison d'iodure double de mercure et de potassium, ou bi-iodure de mercure ioduré.

Il est encore soluble dans l'éther, les solutions de chlorure de sodium et de tous les sels mercuriels, dans quelques acides, ainsi que dans l'huile de foie de morue. (Barnes.)

ACTION PHYSIOLOGIQUE.

Son action se rapproche beaucoup de celle du sublimé corrosif.

Ingéré dans l'estomac, il est fort probable que la deuto-iodure en présence des chlorures, se transforme en sel double soluble possédant la propriété de coaguler l'albumine.

Localement il est un violent irritant et même un cathérétique. Il fait bien rougir la peau, provoque une exsudation séro-plastique qui soulève l'épiderme et se concrète en masses jaunâtres, semblables à celles de l'impétigo. En plus forte quantité il détermine une escarification du derme.

Le deuto-iodure hydrargyrique est l'agent toxique le plus redoutable pour les organismes inférieurs. Pour les animaux mammifères, c'est aussi un poison irritant et même corrosif des plus énergiques. (Gubler.)

L'action éloignée est celle des préparations mercurielles en général; elle a la plus grande analogie avec celle du sublimé corrosif.

USAGES THÉRAPEUTIQUES. — MODES D'ADMINISTRATION ET DOSES.

Le granule dosimétrique au milligramme de matière active nous semble la forme pharmaceutique préférable pour prescrire ce remède au malade. On peut encore se servir de la forme pilulaire :

> Pr. Deuto-iodure de mercure . . . . 25 milligrammes.
> Extrait de gentiane et miel blanc, ââ. . . q. s.
> Glycérine . . . . 1/2 goutte.
> Pour vingt-cinq pilules du poids de 15 milligrammes.

La solution dans l'huile de foie de morue ou l'incorporation dans le sirop d'iodure de fer préconisées par Wells, sont peu recommandables. Comme solution, nous préférerons celle de Magendie ou de Biëtt, qui se servirent de l'alcool et de l'éther.

Le deuto-iodure se trouve indiqué — administré à l'intérieur — dans les accidents de la syphilis consécutive.

En dosimétrie on ne dépasse pas les doses de 4 à 10 milligrammes pour la journée.

On donnera donc 2 à 5 granules, deux fois par jour, au moment des principaux repas.

A l'extérieur ce sel est assez souvent usité en pommade :

> Pr. Deuto-iodure de mercure . . . . 1 à 10
> Axonge 100
> Mêlez.

dans les ulcérations dyscrasiques, le lupus, le goître, la blépharite chronique, l'acné indurée et invétérée, les ulcères probablement cancéreux du grand angle de l'œil, même contre les taches cornéales.

Romberg s'en est servi dans quelques névralgies.

La pommade escharotique de Cazenave, contenant 20 parties de ce sel pour 10 parties d'axonge et autant d'huile d'olives, est usitée quelquefois pour détruire diverses excroissances, particulièrement les cancroïdes, le lupus, etc.

Iodure (Proto-) d'hydrargyre.

Synonymes : Iodure mercureux, proto-iodure de mercure.

Formule : $Hg^2\,I$.

Le proto-iodure de mercure, sel volatil et très-peu stable puisqu'il se décompose à la lumière du jour, peut être obtenu en triturant assez longtemps et avec prudence 8 parties de mercure et 5 parties d'iode. Il se forme alors une poudre jaune-vert, du poids spécifique de 7.6.

Il est à peu près insoluble dans l'eau, l'alcool et l'éther.

Mis en contact avec de l'albumine, il forme une combinaison soluble de mercure tout en étant réduit en partie en hydrargyre métallique. En présence d'une solution de sel marin, le proto-iodure se transforme en deuto-iodure et en mercure libre; le deuto-iodure se dissout ensuite sous forme de sel double dans la solution précitée. (Blomberg.)

ACTION PHYSIOLOGIQUE.

Cette préparation, de beaucoup moins toxique que la précédente, a quelque analogie d'action avec le calomel. Elle a été introduite en thérapie par Ricord et est encore fréquemment usitée en France.

Le proto-iodure présente, comme le bi-iodure, les actions du mercure et de l'iode combinés.

A grandes doses (5 à 15 décigrammes) il provoque la gastro-entérite ; à doses plus réduites, il peut même souvent nuire, parce que, mis en présence de matières organiques, surtout de graisse rance, il peut se métamorphoser en iodure mercurique.

Les petites doses (1 à 5 centigrammes) produisent rarement des symptômes toxiques, à moins de salivation chez les individus très sensibles.

Donné à raison de 2 à 4 grammes, le proto-iodure peut tuer un chien.

Les petites doses répétées ont les vertus altérantes des composés mercuriaux.

USAGES THÉRAPEUTIQUES. — MODES D'ADMINISTRATION ET DOSES.

On emploie le proto-iodure surtout dans les affections syphilitiques greffées sur la diathèse scrofuleuse, dans les tumeurs glandulaires, mais encore dans la syphilis constitutionnelle des individus non scrofuleux.

Nous partageons pleinement l'avis de M. Gubler, pour qui le proto-iodure possède toutes les vertus des meilleures préparations hydrargyriques. Il mérite la faveur dont il jouit auprès des praticiens dans le traitement de la syphilis secondaire.

Nous prenons surtout note de cet aveu du savant médecin français :

« Il faut se méfier des accidents qu'il détermine du côté de la bouche, surtout aux doses relativement massives, sous lesquelles on l'administre d'ordinaire (deux, trois et quatre pilules de 5 centigrammes par jour).

D'après ma propre expérience, on obtient des résultats thérapeutiques aussi sûrs en fractionnant davantage, et je ne prescris depuis longtemps que des pilules d'un centigramme au nombre de deux à huit au plus dans les vingt-quatre heures. La dose la plus faible est toujours suffisante chez les jeunes sujets, depuis l'âge d'un mois jusqu'à celui d'un à deux ans. »

Le médecin dosimètre possède dans son arsenal pharmaceutique des granules de proto-iodure de mercure au centigramme, qu'il administre à l'adulte à raison de deux à dix granules pour la journée ; de préférence en deux fois : soit un à cinq granules avant le déjeuner et le dîner.

Dans les cas chroniques, spécialement lorsqu'il se présente des accidents cérébraux, nous aimons à donner alternativement le proto-iodure de mercure un mois durant, et l'iodure de potassium les quatre semaines suivantes, et ainsi de suite : le premier agent aux doses susdites, le second, d'après la susceptibilité individuelle, de 1 à 3 grammes par jour.

A l'extérieur, le proto-iodure hydrargyrique se prescrit en *pommade :* 1 gramme dans 30 grammes d'axonge, pour panser les ulcères vénériens (Gubler), ou encore comme emplâtre, 100 à 150 milligrammes pour 5 grammes, pour recouvrir les indurations spécifiques et les intumescences chroniques du tissu sous-cutané. (Wolff.)

——

Iodure de soufre.

Synonyme : Sulfure d'iode.

Formule : $S^2 I$.

Composé cristallisé en lames gris d'acier, fusible en une liqueur brune par la chaleur et décomposable par l'eau ; on l'obtient en fondant un mélange sec d'iode, quatre-vingts parties, et soufre, vingt parties. Il a l'odeur de l'iode et teint comme celui-ci rapidement en jaune l'épiderme et la peau.

ACTION PHYSIOLOGIQUE ET THÉRAPEUTIQUE.

L'iodure de soufre possède les propriétés combinées de ses deux composants.

L'action résolutive et altérante, portant surtout sur le système veineux des muqueuses et de la peau, propre au soufre, est renforcé par celle de l'iode et étendu sur le système glandulaire lymphatique.

C'est pourquoi cette préparation convient surtout dans les hyperplasies luxuriantes, les hypertrophies, les néoplasmes dyscrasiques (syphilitiques, herpétiques).

L'application locale produit de l'irritation.

Administré à faible dose par la bouche, il agit comme stimulant diffusible et comme résolutif.

USAGES THÉRAPEUTIQUES.

Il a été préconisé par Biett comme médicament externe dans le lupus, l'herpès pustuleux, la lèpre, le psoriasis, le tubercule syphilitique, la teigne, le *lichen agrius,* le prurigo et l'eczèma chronique.

Après lui, Cazenave, Alibert, Rayer, Lugol, Valmar, Copland, Cless et autres, ont confirmé l'excellence de cette préparation dans des cas analogues.

Le docteur Veiel, de Canstadt, lui doit un succès complet dans un eczèma chronique de l'oreille. (Sobernheim.)

Riecke (1) relève, comme inconvénient de ce remède, qu'il dégage une odeur désagréable, pénétrante, résistant aux moyens de propreté et de nettoyage ordinaires, et qui resterait pendant des années dans la chambre du malade.

Le docteur Albutt, de Leeds (2), rapporte que dans plusieurs cas de psoriasis, il a eu de meilleurs succès de l'administration combinée des iodures d'arsenic et de soufre à l'intérieur que par le traitement arsénical ordinaire.

Cet éminent médecin regrette fort que ces deux agents ne puissent être obtenus sous forme de granules; il ne doute pas cependant que M. Chanteaud ne réussisse à présenter aux praticiens de l'iodure de soufre et de l'iodure d'arsenic sous une forme pharmaceutique suffisamment stable, attendu que le médecin dermatologiste ne peut pas s'en passer.

Pour M. Burggraeve (3) l'iodure de soufre est un excellent antidiphthéritique, surtout dans les affections angineuses. Il l'a employé, chez des enfants, à la dose d'un granule toutes les demi-heures, jusqu'à ce que la sécrétion muqueuse fût devenue normale.

Selon Gubler, ce médicament a été administré à l'intérieur, d'abord par Galtier et récemment par M. Bourdon dans un cas de morve chronique. Copland l'a fait pénétrer dans les voies respiratoires à l'état de vapeur dans l'asthme humide.

---

(1) *Die neuseren Arzneimittel.* 1840, S. 654; relaté par Sobernheim.
(2) *The Journal of Medicine and dosimetric Therapeutics,* by Dr Phipson, London, 1855, p. 25.
(3) *Organon de Méd. dosimétrique,* p. 404.

MODES D'ADMINISTRATION ET DOSES.

Comme nous venons de le dire plus haut, la pharmacie dosimétrique ne présente pas pour le moment des granules d'iodure de soufre. On pourrait au besoin les remplacer par les granules d'iodoforme et de sulfure de calcium.

L'iodure de soufre se donne en pilules à 1 centigramme de substance active :

> Pr. Iodure de soufre . . . . 1 gramme.
> Gomme arabique, huile d'amandes douces ââ . . q. s.
> Pour cent pilules du poids de 25 à 30 milligrammes.

Le Codex français n'admet plus un sirop d'iodure de soufre, qu'on prenait par cuillerée, de deux à trois par jour.

Une huile à base d'iodure de soufre, dont le mélange avec neuf parties d'huile d'amandes douces se prenait à la dose d'une à trois cuillerées par jour, a été recommandée par Vézu.

Selon Gubler, la dose de cet agent varie depuis 2 centigrammes chez un enfant jusqu'à 10 centigrammes chez un adulte. D'après Escolar, on peut élever la dose jusqu'à 20 ou 30 centigrammes par jour. Gubler est d'avis de rester en deçà.

Quant à nous, nous croyons devoir aviser de ne pas employer ce remède à l'intérieur sous forme allopathique, et de se tirer d'affaire en administrant les granules d'iodoforme et de sulfure de calcium dosimétriquement.

Pour l'usage externe on peut se servir de la pommade de Burggraeve :

> Pr. Iodure de soufre . . . . 1 à 2.
> Beurre frais . . . . 20 à 30.
> Essence de menthe . . . . 10 gouttes.
> Mêlez.

ou bien de la formule de Biett :

> Pr. Iodure de soufre . . . . 1 à 2.
> Axonge . . . . 30.
> Mêlez.

Iridine.

Synonymie : Irisine.

Sous le nom d'*iridine* ou *irisine*, on comprend une matière résineuse extractiforme, se présentant comme une poudre subtile brunâtre, inodore, mais d'une saveur amère, âcre et nauséeuse.

Elle représente le principe actif du rhizome de l'*Iris versicolor* L. (Iridées). La souche de l'iris (*Blue-flag* des Américains) est officinale dans la pharmacopée des États-Unis de l'Amérique du Nord.

Rappelons ici que d'autres espèces botaniques d'iris : *I. florentina, pallida* et *germanica* sont usitées en Europe, ou du moins l'ont été jadis.

On s'en servait comme cathartique contre les coliques et les flatuosités chez les enfants, comme diurétique dans les hydropisies et même comme hypnotique.

Appliquée sur la peau, la racine produit de la rougeur et une éruption ; de là l'application topique sur les ulcères sanieux et les engorgements indolents. L'iris fétide ou iris gigot, fréquent dans les haies et les bois, n'a pas été officinale mais a passé cependant pour vulnéraire, antidartreuse, antiscrofuleuse et antispasmodique. Le fait est que son rhizome purge énergiquement et que dans certaines localités les campagnards utilisent encore cette propriété, que les médecins négligent tout à fait. (Gubler.)

ACTION PHYSIOLOGIQUE ET USAGES.

L'iris versicolor, d'un goût amer et un peu âcre, détermine des envies de vomir.

La racine fraîche possède des qualités purgatives et diurétiques très sérieuses, elle perd en énergie par l'âge et devient inactive.

On attribue généralement des propriétés laxatives et cholagogues à l'iridine.

Celle-ci est prescrite dans certaines affections bilieuses et intestinales, et également dans l'hydropisie. Elle a eu des succès fréquents dans l'ictère catarrhal ; on l'administre de même dans l'ictère palustre et dans la fièvre bilieuse remittente. (Bartholow.) (1)

____

(1) *Materies Medica and Therapeutics. Philadelphia,* 1883, p. 647.

L'iridine conviendrait, suivant W. Martindale, comme apéritif dans les états bilieux, combinée avec l'évonymine. Elle constituerait un cholagogue excellent qui ferait des miracles pour éliminer les calculs biliaires. Elle réussirait de même dans les vomissements des femmes enceintes.

Nous avons essayé ce remède sur notre personne et sur deux autres (adultes).

Des doses vespérales de 150, 300, 500 milligrammes de l'iridine pure de Merck ne déterminèrent aucun symptôme notable; notamment elles ne purgeaient pas.

Nous avons absorbé, dans le courant de la journée, jusqu'à 1 gramme d'iridine sans en être le moins du monde incommodé.

Les occasions de prescrire cet agent dans des cas appropriés au remède nous ont fait défaut.

MODES D'ADMINISTRATION ET DOSES.

Le granule dosimétrique, dosé au milligramme, ne peut évidemment pas servir en pratique. Il faudrait pour déterminer quelque effet, même chez un enfant en bas-âge, administrer au moins cinquante de ces granules à la fois.

On devra porter le dosage au centigramme au moins, et donner à l'adulte des doses de cinq à dix de ces granules, à répéter d'heure en heure, et associer ce remède à l'évonymine (verte ou brune) aux mêmes doses, tout en commençant la journée par le lavage intestinal au sulfate de magnésie.

J

Jalapine.

Synonymes : Rhodéorétine, **Convolvuline**.

Formule : $C^{31} H^{50} O^{46}$. (Mayer.)

Le principe actif de la racine du jalap, *Convolvulus Purga* (Wend), *Ipomoea Schiedeana* (Jucc), *Exogonium Purga*

(Benth), ou *Convolvulus Jalapa* L. (une convolvulacée du Mexique) est un glycoside qui d'abord a été nommé *jalapine* par Buchner, puis *rhodéorétine* par Kayser, enfin **Convolvuline** par Mayer.

Il a une grande analogie avec un glycoside homonyme qu'on obtient de la tige du *Convolvulus Orizabensis* L, ou du suc laiteux du *Convolvulus Scammonia* L.

Cette substance, encore nommée *scammonine* ou *pararhodéorétine* $C^{34} H^{56} O^{16}$, se rapproche beaucoup en qualités chimiques et physiologiques de la première, que nous nommerons dorénavant **Convolvuline** pour la distinguer.

Le *Convolvulus Jalapa* croît en abondance aux environs de la ville de Yalapa (Mexique); il se trouve du reste dans beaucoup de contrées boisées de l'Amérique méridionale.

La plante peut être comparée au liseron des haies (*Convolvulus Sépium*), dont la tige volubile aurait le diamètre d'une plume à écrire, une hauteur de cinq à sept mètres et une surface d'un brun brillant. La racine, qui en est la partie usitée en médecine, est tuberculeuse, arrondie, blanche à l'extérieur, de couleur jaunâtre à l'intérieur. Elle brunit extérieurement par la dessiccation. On la trouve dans le commerce en masses brunâtres, oblongues, irrégulièrement arrondies, ou en rondelles de cinq à huit centimètres de diamètre. La poudre est jaunâtre. (Rabuteau.)

Guibourt a analysé la composition de la racine; il a trouvé: une résine, du sucre liquide, un extrait saccharin brun, de la gomme, de l'amidon et du ligneux.

La résine de jalap s'y trouve dans la proportion de 20 p. % environ; elle renferme le principe actif.

La résine est obtenue en traitant par l'alcool la racine coupée en rondelles, et préalablement dépouillée, à l'aide de l'eau bouillante, de la matière colorante qu'elle contenait.

Les liqueurs alcooliques décolorées par le noir animal, puis évaporées, laissent précipiter la résine sous l'aspect d'une térébenthine épaisse et incolore qui, après dessiccation, devient friable et peut être réduite en une poudre aussi blanche que l'amidon, tandis que celle du commerce est ordinairement colorée en brun jaunâtre. Elle est facilement soluble dans l'alcool; l'éther n'en dissout que trois dixièmes, ce qui se comprend depuis que

A.-F. Stevenson (1) a démontré que la résine de jalap est composée de deux glycosides, dont l'un, la jalapine, se dissout dans l'éther, tandis que l'autre, la convolvuline, est insoluble dans ce liquide.

La convolvuline se présente comme une masse incolore, tant soit peu diaphane, molle à la température ordinaire, friable à 100°, se liquifiant entre 144 et 150° centigrades. Elle forme alors un liquide jaunâtre et clair, sans saveur ni odeur, et de réaction acide.

Elle est peu soluble dans l'eau, le chloroforme, l'alcool amylé et le sulfure de carbone, insoluble dans le benzol, dans l'éther de pétrole et dans l'éther sulfurique. Elle est facilement soluble dans l'acide acétique, et se dissout en toutes proportions dans le vinaigre de vin.

Exposée à une forte chaleur, la convolvuline se décompose.

En additionnant sa solution alcoolique de quelques gouttes d'acide chlorhydrique, le glycoside se dissocie en sucre et en *convolvulinol* $C^{26} H^{25} O^7$. (Kayser.)

Cette substance a d'abord l'aspect d'une huile ; elle se solidifie cependant bientôt et peut être obtenue à l'état cristallin.

Les cristaux de convolvulinol sont des aiguilles graciles flexibles, blanches et brillantes, fondant à 39° centigrades, de réaction acide, difficilement solubles dans l'eau, un peu mieux dans l'éther, facilement dans l'esprit de vin. Mis en présence de solutions aqueuses alcalines, ils se transforment en acide convolvulinolique : $C^{26} H^{24} O^6$.

La convolvuline dissoute dans les solutions aqueuses de carbonates alcalins, d'alcalis caustiques, de terres alcalines ou d'ammoniaque, se transforme de même en acide convolvulinique : $C^{62} H^{53} O^{35}$. (Mayer.)

Cet acide forme une masse blanche hygroscopique, fondant entre 100 et 120° centigrades, de réaction fortement acide, très soluble dans l'eau et l'esprit de vin, insoluble dans l'éther.

Porté à l'ébullition en présence d'acides étendus, il se décompose en sucre et convolvulinol. (Hüsemann-Hilger.)

(1) *Pharm. J. Trans*, 10, 644 ; relaté par Hüsemann-Hilger.

ACTION PHYSIOLOGIQUE.

La convolvuline est un agent drastique qui, administré en doses de 1 à 2 décigrammes, purge.

Wibmer, dans une expérimentation sur sa personne, vît se produire (après deux doses de 120 milligrammes chacune, prises à un intervalle d'une heure), après une heure, une augmentation du mouvement péristaltique suivie d'une selle molle.

Une dose seule de 250 milligrammes détermina, après trois heures, des selles liquides et du mal au ventre. Mayer observa l'effet purgatif après 180 à 250 milligrammes de cet agent.

Hagentorn, étudiant comparativement la résine de jalap et la convolvuline pure, trouva que le glycoside détermina, deux heures après avoir été ingéré, du mal au ventre et une selle liquide, suivie à une heure de là d'une autre selle, et que la résine, administrée en doses quatre fois supérieures, n'amenait la purgation qu'après plusieurs heures. Bernatzik trouva comme dose purgative 216 milligrammes de convolvuline.

Köhler et Zwicke, expérimentant sur les animaux, virent succomber des cochons d'Inde, après 3 décigrammes du glycoside; à l'autopsie ils constatèrent les signes de gastro-entérite.

Il paraît que la convolvuline ne possède pas d'action diurétique (Bernatzik), de même qu'administrée à l'intérieur elle n'agit pas sur le système nerveux. (Zwicke.)

L'injection sous-cutanée de 100 milligrammes d'acide convolvulinique dissous dans une solution de soude caustique, détermina cependant des symptômes nerveux : respiration profonde, convulsions, paralysie, et après une demi-heure la mort. D'après Buchheim, Hagentorn et Bernatzik, la convolvuline ne possède pas de propriétés irritantes de la peau, de la muqueuse nasale et de la conjonctive. Elle ne dérive pas son action purgative de ses produits de décomposition, comme ceux-ci n'affectent pas le tube intestinal ou du moins, s'ils le font, d'une manière moins énergique.

L'acide convolvulinique, administré à raison de 500 milligrammes par la bouche, produit la purgation après cinq heures; le convolvulinate de soude fait le même effet à la dose de 200 milligrammes, tandis que le convolvulinate de magnésie est inerte. (Hagentorn.)

Selon Bernatzik, la dose purgative de l'acide convolvulinique serait de 6 décigrammes; l'effet purgatif se ferait encore sentir pendant trois jours et n'augmenterait pas notablement après une dose plus forte; les sels formés par cet acide ne purgeraient pas du tout.

L'action purgative de la convolvuline est purement une action locale; ainsi elle ne se présente pas après l'injection intraveineuse ni après l'injection hypodermique.

La purgation ne survient que lorsque le glycoside est mis en contact avec la bile. (Buchheim, Hagentorn, Köhler et Zwicke.)

Ainsi on ne vit pas d'effet purgatif de 1 à 2 grammes de principe actif, quand celui-ci fut introduit dans une anse intestinale isolée ou bien dans l'intestin, après avoir lié le conduit cholédoque.

L'introduction de 3 décigrammes du glycoside dans l'intestin rectum ne fut pas suivi de déjection alvine, tandis que cette même dose mêlée de bile ou de cholates alcalins déterminait tout d'abord des déjections profuses et réitérées.

Schaur fait remarquer que, dans le cas précité, la bile ne modifie en rien la convolvuline, elle ne fait que la dissoudre. Cent centimètres cubes suffiraient à dissoudre 1.333 grammes de convolvuline. (Hüsemann-Hilger.) (1.)

En résumé, nous trouvons que la convolvuline n'a pas de saveur spéciale, elle n'est pas résorbée dans l'estomac, exigeant pour sa dissolution la présence de la bile ou du suc pancréatique qu'elle rencontre dans le duodénum. Dès ce moment, elle exerce une action topique sur la muqueuse intestinale, et accélère le mouvement péristaltique.'

Elle est alors absorbée probablement pour la plus grande partie et détruite dans le sang; pour une autre partie elle est expulsée avec les fèces et excite en passant le mouvement des parties de la muqueuse qn'elle rencontre sur son chemin.

Schaur (2) rapporte que, ni la convolvuline, ni ses produits de décomposition ne paraisssent dans les urines, et qu'après l'administration de doses relativement énormes de 2 à 4 grammes du glycoside, on n'en retrouve que des traces dans les fèces.

Après une dose moyenne prise par la bouche, on ressent

(1) *Die Pflanzenstoffe*, II, 1141, 1884.
(2) Cité par Hüsemann-Hilger.

bientôt des coliques, mais l'effet purgatif ne se produit qu'après trois à quatre heures. Une dose plus grande provoque aussi des ténesmes douloureux, les déjections sont alors abondantes et aqueuses. L'état liquide des fèces dépend en partie de ce que l'absorption par la muqueuse est entravée par le mouvement incessant et exagéré de l'intestin; pour une autre partie, il est causé par hypersécrétion de la muqueuse intestinale.

L'irritation de la partie supérieure de l'intestin grêle fait que souvent il se présentent des vomissements d'ordre réflexe.

Des doses énormes de convolvuline peuvent donner lieu à des symptômes inflammatoires de la muqueuse intestinale.

AGENTS SYNERGIQUES ET AUXILIAIRES.

La jalapine, la scammonine, l'acide cambogique et la turpethine sont les synergiques de la convolvuline; la bile étant son dissolvant naturel, elle doit être signalée en premier lieu comme favorisant son action thérapeutique; enfin tous les agents purgatifs et drastiques sont ses auxiliaires.

AGENTS INCOMPATIBLES.

La morphine en dose suffisante peut paralyser l'action de la convolvuline; administrée à petites doses, de concert avec l'hyosciamine, ces deux alcaloïdes peuvent au contraire prévenir l'irritation exagérée des intestins et contribuer ainsi à l'action thérapeutique du glycoside du jalap.

USAGES THÉRAPEUTIQUES.

On s'adresse à la convolvuline lorsqu'il s'agit de pratiquer un nettoyage sérieux de l'intestin chez l'enfant et chez l'homme adulte, surtout lorsque le lavage matinal au sulfate de magnésie n'a pas donné de résultat suffisant.

Ainsi on réussira mieux à relever de sa torpeur la muqueuse peu irritable de l'intestin, dans des cas de rétention alvine opiniâtre, d'hydropisie et d'helminthiase.

On se servira de même avec des chances de succès de la convolvuline dans le but de dériver sur l'intestin, dans les inflammations méningitiques, cérébrales, pulmonaires et autres.

On doit dans ces cas lui accorder la préférence au Sedlitz, parce que d'abord il présente un volume de beaucoup moins grand que le sel, parce qu'il ne partage pas sa saveur désagréable et qu'il purge plus facilement. A l'encontre du sel, on ne peut pas prolonger indéfiniment son administration, puisqu'à la longue le glycoside du jalap fatigue plus l'intestin que ne le fait le sulfate de magnésie.

M. Burggraeve préconise encore la convolvuline comme tonique du cœcum dans les dyspepsies intestinales.

MODES D'ADMINISTRATION ET DOSES.

Le granule dosimétrique de jalapine (convolvuline) est dosé au milligramme.

Étant peu soluble dans les dissolvants ordinaires, mieux vaut le prescrire en granules, pilules, ou sous forme de poudre.

Nous nous sommes servi souvent avec succès de pilules solubles dosées au centigramme de jalapine, et données à raison d'une à deux pilules, d'heure en heure, jusqu'à effet, chez l'adulte.

Pour l'enfant, on peut se tenir aux granules Chanteaud et les administrer, suivant l'âge du sujet, d'un à cinq granules à la fois, d'heure en heure. Chez eux, on aura souvent à combiner cet agent avec calomel, avec la santonine, avec la kousséine, etc.

Comme excitant du gros intestin, dans la paresse intestinale, l'entérite chronique, M. Burggraeve recommande d'en administrer deux à trois granules, deux heures après le repas.

* ———

Juglandine.

Le noyer commun ou noyer royal : *Juglans regia* L. (Térébenthacées Juss. genre Juglandées D. C. et Rich.) est originaire de la Perse et des Indes orientales, mais se trouve cultivé dans tous les pays tempérés de l'Europe. Ce bel arbre, qui peut atteindre une hauteur de 15 à 20 mètres, exhale de toutes ses parties un arome très fort, qu'on a prétendu, à tort, être nuisible à ceux qui dorment sous son ombre.

On se sert en médecine de ses feuilles et du brou ou péricarpe
de la noix, dont on prépare un extrait ou dont on fait une infusion
ou une décoction.

L'analyse des feuilles et du péricarpe, faite par Braconnot, a
démontré qu'il s'y trouve : du tannin, de la matière extractive
âcre et amère, du chlorophylle, de l'amylum, des malate, oxalate,
citrate et phosphate de chaux, du carbonate de potasse et de
l'oxyde de fer.

Turner (1) constatait dans les feuilles 5 $^3/_{10}$ p. % de cendres, de
la graisse, de l'acide gallique et du tannin.

En 1856, A. Vogel et Reischauer (2) y trouvèrent une matière
colorante cristallisée : le *juglon* ou la *nucine* ; Phipson (3) décrit
une matière analogue, qu'il appelle *régianine*, se métamorphosant bientôt en acide régianique $C^6\ H^6\ O^7$, matière noire et
amorphe formant avec les alcalis des sels d'un beau pourpre.

De l'épisperme de la noix, ce même auteur isolait de la
nucitannine.

Tanret et Villiers (4) ont su obtenir des feuilles de noyer un
sucre : la nucite, cristallisée en prismes clinorhombiques, formule : $C^6\ H^{12}\ O^6\ +\ 2\ H^2\ O$, fondant à 208° centigrades, non
fermentescible et qui paraît être identique à l'inosite.

Un alcaloïde cristallisé, la juglandine, facilement soluble dans
l'eau, l'alcool, l'éther et le chloroforme, et se décomposant facilement à l'air, a été isolé par Tanret (5).

La juglandine du commerce et celle qui nous est présentée dans
le granule Chanteaud ne sont pas l'alcaloïde de Tanret ; elles ne
constituent à vrai dire qu'une matière résinoïde extractiforme en
poudre subtile, de couleur brun foncé, obtenue de l'écorce
interne de la racine du *juglans cinéria,* variété de noyer originaire
de l'Amérique (Canada, États-Unis).

La préparation de ce nom, que nous a procurée la maison
Merck de Darmstadt, et qui nous a servi à faire quelques expérimentations, se présente comme une poudre brun-foncé impalpable, d'un goût salin et légèrement amer. Elle se dissout peu

(1) *Archif. Pharm.*, 14, 75 ;
(2) *N. Repert. Pharm.*, 5, 106, 7, 1 ;
(3) *Comptes rendus*, 69, 1372 ;
(4) *Comptes rendus*, 1884, 393, et *Annales Chim. Phys.* (5), 23 ;
(5) *Jahresber. Pharm.*, 1876, 198 ;

} relaté par Hüsemann-Hilger.

dans l'eau, assez bien dans l'esprit de vin, pas du tout dans l'éther. L'addition d'une goutte d'ammoniaque à la solution aqueuse fait passer la couleur du liquide du brun au rouge sale.

ACTION PHYSIOLOGIQUE.

Les feuilles, le péricarpe de la noix et l'écorce de la racine produisent une action analogue à celle des amers résineux et des astringents végétaux, notamment celle de tonifier et de stimuler toute l'économie.

La juglandine extraite de la seconde écorce du *Juglans cinerea* possède les mêmes qualités à un degré supérieur; ce qu'il faut sans nul doute attribuer aux propriétés irritantes de la résine de cet arbre.

Wetherill a démontré, en effet, la richesse relative du *Juglans cinerea* en résine, substance employée fréquemment par les indigènes comme révulsif cutané, rubéfiant et vésicant.

USAGES THÉRAPEUTIQUES.

La juglandine, appelée à remplacer les préparations galéniques et pharmaceutiques ordinaires, est un remède laxatif et cathartique qui ne débilite pas et réussit parfaitement dans la constipation habituelle et dans l'état bilieux. (W. Martindale.) Pour l'homme adulte, il faut cependant pousser jusqu'à 2 à 3 décigrammes deux fois dans la journée pour obtenir un effet purgatif, comme nous avons pu nous en assurer sur nous-même.

A part cette propriété purgative, nous est avis que la juglandine doit posséder des qualités spéciales qui la rendront utile dans la scrofulose, dans la cachexie syphilitique, dans la dyscrasie mercurielle, dans le catarrhe intestinal chronique, l'helminthiase, etc., états morbides justifiables jusqu'ici du végétal brut.

Le fruit du *Juglans regia*, et surtout l'écorce de cette noix, a été célébrée il y a plus d'un siècle et demi par Petrus Borellus, comme un puissant remède *antivénérien*. Ramazzini, dont les ouvrages ont été publiés au commencement du siècle dernier, rapporte également que de son temps l'écorce du nux juglans était estimée en Angleterre comme un bon remède antivénérien.

Cette écorce, dit le professeur Kluyskens (1) à qui nous emprun-

(1) *Matière médicale pratique*, 1826, II, p. 181.

tons les deux citations précédentes, a été beaucoup employée tant
verte que sèche, depuis une soixantaine d'années.

Pearson (1) a fait un usage fréquent de ce moyen dans les douleurs des membres et dans l'épaississement des membranes, après
que la maladie avait été traitée par le mercure, et il en a obtenu
généralement un avantage manifeste; mais il se refuse à croire à
tout ce qu'on a dit et aux assertions de Brambilla et de Girtanner,
sur les vertus antisyphilitiques du juglans.

Ses observations tendent à établir que si ceux qui en font usage
n'ont pas été guéris avant de la maladie vénérienne, les symptômes de la maladie apparaîtront et suivront leur cours ordinaire,
malgré la puissance prétendue de ce remède.

Hunczowsky (2) a recommandé la décoction de noix comme
une bonne application sur les ulcères.

Posner (3), rappelant que Négrier et Nasse ont rendu leur vogue
aux préparations de juglans dans les manifestations scrofuleuses,
émet, comme son avis, que les succès fréquents de ce remède
ne sauraient être attribués à une action spécifique qu'il posséderait.

Il croit devoir rapporter plutôt ces effets favorables aux propriétés toniques de cet agent. Lorsque les manifestations strumeuses sont accompagnés de troubles digestifs : inappétence, renvois fréquents, vomissements, et qu'il se manifeste en même temps
de l'hypercrinie intestinale, tandis que les tumeurs, les engorgements glandulaires présentent le caractère atonique, les préparations de juglans sont plutôt indiquées que l'huile de foie de
morue.

Le docteur N. Droixhe, de Huy, dans ses « Conférences » (4)
— un livre que nous souhaiterions dans les mains de tout praticien — fait ressortir l'excellence des préparations de noyer dans
la distrophie scrofuleuse.

Il y fait mention des mémoires publiés en 1841 et en 1844 par
le docteur Négrier d'Angers à ce sujet, dont l'auteur a déduit les
conclusions suivantes :

1° Les affections scrofuleuses sont, en général, radicalement
guéries par l'usage des préparations de feuilles de noyer.

(1) *Ramazzini Opera*, I, p. 126.
(2) *Act. Acad. Vind.*, p. 209 ; relaté par Kluyskens.
(3) *Handb. der Klin. Arzneimittellehre*, 1866, S. 155.
(4) *Conférences universitaires sur la Médecine pratique de l'Enfance*, 1884, II, p. 97.

2° L'action de cet agent thérapeutique est assez constante pour que l'on puisse compter sur la guérison des trois quarts des sujets traités par ce moyen.

3° L'action de ce médicament est généralement lente; il faut de 20 à 50 jours, selon la nature des symptômes et la constitution des sujets, pour que les effets en soient sensibles.

4° Les sujets guéris par les préparations de feuilles de noyer conservent, presque tous, la santé qu'ils ont obtenue, sous l'influence du traitement. On voit peu de rechutes après ce traitement.

5° Les effets produits par usage interne de l'extrait de feuilles de noyer sont d'abord généraux; l'influence de cette médication ne se manifeste que plus tard, par les symptômes locaux.

6° Dans certaines formes de l'affection scrofuleuse, on n'observe qu'à la longue une action efficace du traitement. Cette remarque est surtout applicable aux ganglions strumeux non ulcérés.

7° Les préparations de feuilles de noyer exercent, au contraire, une action assez prompte sur les ulcères, plaies fistuleuses, entretenues ou non par la carie des os, sauf chez les sujets d'un tempérament sec et nerveux.

8° Jusqu'à ce jour les ophthalmies scrofuleuses que j'ai observées ont été plus sûrement et plus rapidement guéries par ce traitement que par toute autre médication.

Divers médecins ont plus ou moins complètement confirmé les assertions du professeur Négrier.

Mauthner a jugé le noyer très utile contre les engorgements (écrouelles), mais inférieur à l'huile de foie de morue dans la carie scrofuleuse.

M. le docteur Cazin, de Boulogne (actuellement médecin en chef de l'hôpital maritime de Berck), auteur du meilleur traité pratique et raisonné des plantes médicinales indigènes, a guéri de nombreux ulcères scrofuleux accompagnés d'engorgements glandulaires plus ou moins prononcés, en suivant la médication traditionnelle de l'hôpital d'Angers. (Droixhe.)

Dans les catarrhes intestinaux chroniques accompagnés d'helminthiase, les préparations de noyer ont eu des succès fréquents.

La juglandine se prescrit le mieux en granules ou pilules solubles.

Le granule dosimétrique est dosé au milligramme et convient dans le traitement de très jeunes enfants.

Pour les enfants plus âgés et pour l'adulte, il faudrait au moins augmenter le dosage et le porter au centigramme.

Dans la scrofulose, on donnerait cet agent aux enfants en bas âge à raison de 2 à 5 milligrammes plusieurs fois par jour.

Les enfants plus avancés en âge et les personnes d'un âge mûr affectés de manifestations scrofuleuses seraient plutôt traités par des doses plus élevées de juglandine : disons 2 à 5 centigrammes quatre à cinq fois par jour. Si en même temps le malade est tourmenté de vers, on donnerait cette dose d'heure en heure et on y joindrait la santonine, la kousséine, etc.

Si dans les accidents syphilitiques on voulait avoir recours à la juglandine, on prescrirait cet agent aux mêmes doses, en lui associant toutefois le proto-iodure de mercure ou l'iodure de potassium.

Comme antibilieux et comme cathartique, il conviendrait de l'associer à la podophyllotoxine, à l'iridine, à l'évonymine, ou bien l'administrer seul à dose suffisante ; soit 3 à 5 décigrammes le soir avant de se mettre au lit, tout en insistant le lendemain sur le lavage intestinal par le Sedlitz.

K

Kermès.

Synonymes : Oxysulfure d'antimoine hydraté ; kermès minéral.

Ce produit pharmaceutique se présente sous forme d'une poudre d'un rouge pourpre foncé, veloutée, légère, inodore et insipide.

On prépare le kermès — qui est insoluble dans l'eau et dans l'alcool — en faisant bouillir 3 parties de sulfure d'antimoine en poudre et 64 parties de carbonate de soude cristallisé, dans 640 d'eau, pendant une heure; on passe rapidement la liqueur bouillante dans des terrines de grès qui, contenant une petite quantité d'eau très chaude, on laisse refroidir le plus lentement possible, et on recueille le précipité, le lavant et le faisant sécher. Le kermès s'obtient aussi par voie humide en faisant bouillir 1 partie de sulfure d'antimoine naturel, pulvérisé très fin, avec 20 ou 25 parties de carbonate de soude desséché et 250 parties d'eau. La liqueur, sensiblement incolore, laisse, en se refroidissant, déposer le kermès. Ce corps est un sulfure hydraté d'antimoine, en partie mêlé et en partie combiné avec de l'oxyde d'antimoine, et quelquefois avec de l'acide sulfo-antimonique ($H^2 S^5$). On voit, en effet, sous le microscope, l'oxyde d'antimoine sous forme de points blancs disséminés dans la masse.

Le kermès renferme, en outre, un peu de sulfure de potassium, combiné avec un peu d'oxyde d'antimoine ou avec une partie du sulfure d'antimoine. (Nysten.)

Le kermès minéral dérive son nom de sa ressemblance en couleur avec la graine de kermès, graine d'écarlate des pharmaciens.

Cette substance : *kermès animal,* de l'arabe *kirmiz,* petit ver, du sanscrit *krimi,* ver, lequel est radicalement le même que ἕλμις du grec et *vermis* du latin, est la cochenille du chêne vert qui a une grande analogie avec la cochenille du cactus.

Inusitée aujourd'hui, elle a joui d'une certaine vogue comme astringent et tonique.

ACTION PHYSIOLOGIQUE.

La composition de cet agent est encore imparfaitement fixée. Liebig lui a donné pour formule : $2\, Sb.\, S^3 + Sb.\, O^3$. Ses effets sont analogues à ceux de l'émétique (comparez cet article), mais beaucoup plus mitigés.

Le tri-oxyde est probablement la partie la plus active du kermès; il s'y trouve cependant en quantité variable, ce qui explique naturellement que les effets du remède varient eux-mêmes d'intensité, selon les cas.

Cependant il se pourrait que le sulfure d'antimoine ne fût pas aussi inactif qu'on se plaît ordinairement à le croire, et qu'en se décomposant dans le tube intestinal il ne donnât lieu à la formation d'autres combinaisons d'antimoine. Cette hypothèse est d'autant plus probable qu'elle explique les vomissements consécutifs aux doses un peu élevées de kermès et les renvois d'hydrogène sulfureux.

Cet agent devrait ainsi ses propriétés à son double caractère de composé soufré et antimonial.

Il est certainement un excellent expectorant, mais étant très incertain dans ses effets, nous aimerions à le remplacer par l'émétique ou l'émétine et le sulfure de calcium.

USAGES THÉRAPEUTIQUES.

Le kermès convient dans les catarrhes chroniques et sur la fin des pneumonies comme expectorant.

En tant que sulfure d'antimoine, le kermès peut être prescrit dans les diphtéries, conjointement avec le sulfure de calcium, le sulfure d'iode. Comme ces derniers, il modifie avantageusement la sécrétion des voies aériennes.

MODES D'ADMINISTRATION ET DOSES.

Le granule dosimétrique au centigramme présente la forme pharmaceutique la plus favorable ; si l'on ne peut pas s'en servir il conviendra de prescrire le kermès en pilules solubles du même dosage. On évitera surtout de donner ce médicament en potion, comme on ne le fait que trop souvent, parce qu'alors il s'altère par l'action de la lumière, prend une teinte blanc-jaunâtre, un aspect farineux et renferme du soufre libre ; du reste, n'étant pas soluble dans l'eau, le remède doit être secoué avant chaque administration.

Chez l'adulte on administre le kermès à la dose d'un ou deux granules de demi-heure en demi-heure jusqu'à effet, chez l'enfant au-dessus de deux ans, à raison d'un granule d'heure en heure. Au-dessous de cet âge nous préférons remplacer cet agent par le sulfure de calcium et l'apomorphine.

Kousséine.

Synonyme : Kosine.

Formule : $C^{34} H^{38} O^{10}$ (Flückiger).

Le kousso ou cousso, très répandu en Abyssinie comme agent tœnicide, constitue les sommités fleuries du koussotier, bel arbre de la famille des Spiréacées : *Hagenia Abyssinica* (Willd), *Banksia Abyssinica* (Bruce).

L'arbre, cependant, est mieux connu sous le nom de *Brayera anthelminthica*, qui lui a été donné par Kunth, en honneur du médecin français Brayer, qui, en 1822, fixa l'attention du public médical sur ce médicament. Il croît en Abyssinie sur les montagnes, surtout sur les côteaux élevés, à 5,000 à 4,000 pieds au-dessus du niveau de la mer. Il atteint une hauteur de 8 à 15 mètres et présente au loin l'aspect d'un noyer chargé de longues et larges grappes pendantes.

Les inflorescences femelles cueillies au mois de décembre et de janvier constituent la partie la plus active : le *kousso rouge ;* les inflorescences mâles à étamines jaunes, connues sous le nom de *kousso essel,* moins actives, sont peu usitées.

En Abyssinie, où le tœnia est fréquent par suite de l'usage de la viande crue, on prend régulièrement tous les deux mois le kousso.

Le remède est d'abord broyé, puis délayé dans une corne de bœuf remplie d'eau ou d'une sorte d'hydromel appelé *taidje,* espèce de bière préparée avec de l'orge et du teff (*Poa Abyssinica*) et appelée *thalla.* (Rabuteau.)

Le kousso fournit à l'analyse, à part quelques autres substances organiques et minérales, de la cire, de la matière grasse, une huile volatile ayant l'odeur de la fleur, du tannin et des principes résineux.

Entrevu par Wittstein, le principe actif a été isolé le premier par Bedall, sous forme d'une résine qui se présente comme une poudre blanc-jaunâtre, cristalline, inodore, d'un goût âcre et amer et de réaction acide.

Exposé à une température assez haute, il brunit à 150° et fond à 194° en se décomposant. Facilement soluble dans l'eau, dans l'esprit de vin et l'éther en ébullition et dans les solutions alcalines

aqueuses, la kousséine de Bedall exige 1300 parties d'alcool à 45°
et 12 parties d'alcool à 90° pour sa parfaite dissolution.

La solution spiritueuse est précipitée en brun par le perchlorure
de fer, en jaune gris par l'acétate de plomb.

La préparation de Merck, offerte sous le nom de *kosine* pure,
peut être obtenue en l'extrayant à l'aide de l'acide acétique glacial
de la kousséine de Bedall.

La kosine pure forme des cristaux rhombiques, couleur jaune-
soufre, et est facilement soluble dans l'éther, le benzol, le chloroforme, le sulfure de carbone et les alcalis dilués, peu soluble dans
l'alcool. L'acide sulfurique la dissout aussi ; la solution, d'une belle
couleur rouge-pourpre, additionnée d'eau, laisse précipiter un
produit amorphe de couleur rouge ; il se forme en même temps de
l'acide isobutyrique.

ACTION PHYSIOLOGIQUE.

Le kousso est un vermicide très sérieux. Il tue le *tœnia solium*,
le *bothriocephalus latus* et même le *tœnia mediocanellata*.

Quelques auteurs, entre autres Küchenmeister, rapportent que
l'état de macération dans lequel se trouvent les vers ou les
fragments supérieurs qui sont expulsés est tel qu'il est difficile de
s'assurer de la présence de la tête.

Suivant Küchenmeister, le tœnia meurt après une demi-heure,
quand on le met dans une infusion laiteuse de kousso ; après deux
à trois heures dans une décoction de cet agent mêlée avec l'albumine. Les lombrics, les *tœnia cucumerina* et *serrata* des chiens,
le *tœnia crassicollis* du chat, le *tœnia ovina* ne résistent pas non
plus à l'action du kousso.

Jack (1) a essayé cet agent sur lui-même. Une dose isolée de
15 grammes lui procurait la sensation de vide dans l'estomac, de
légères nausées, de la fatigue et le dégoût du travail, puis du
gargouillement dans les intestins, enfin, après une heure et demie,
plusieurs selles copieuses, d'abord solides, puis molles.

Il ne ressentit pas de céphalalgie, n'eut pas de vomissements,
de douleurs au ventre ni enfin des difficultés à émettre l'urine,
symptômes que présentaient souvent des malades à qui on avait
administré jusqu'à 24 grammes de kousso. (Hasse, Petit.)

(1) Comparez Hüsemann, *Arzneimittellehre*, I, S. 204.

On a exagéré énormément les accidents médicamenteux qui pourraient accompagner l'action du remède ou encore les conséquences possibles de son administration. Ainsi, comme le fait remarquer Hüsemann, l'emploi réitéré du kousso aurait déterminé, selon Kirts, le prolapsus de l'anus, l'épuisement et la mort, et d'Abbadia aurait même constaté une dyssenterie ténace se terminant par la mort. Chez la plupart des malades, au dire du même auteur, le kousso ne provoque que de légères nausées en fait d'accidents, ce qui certainement ne fera pas abandonner son usage.

Selon Gubler, ce remède, doué d'une odeur peu forte, mais passablement nauséabonde, rappelant celle du sureau, ne détermine pas sur l'homme des effets physiologiques bien marqués.

Tout se borne à de l'astriction de l'arrière-gorge, à une légère sensation de chaleur, avec de la nausée ou parfois du vomissement et une excitation très douce de l'intestin. En revanche, il paraît exercer une action toxique virulente sur les deux espèces de tœnia, qui, lorsqu'ils sont expulsés après l'administration du kousso, ne donnent généralement aucun signe de vie.

La kousséine ou kosine de Bedall (1) a été essayée par des médecins de Munich. Ces messieurs ont constaté qu'elle constitue un *taenicide* et *taenifuge* excellent, qui détermine — administré à raison de 1,25 grammes en une fois — quelquefois des vomissements et des dévoiements par le bas.

Bedall préfère administrer cette dose en quatre ou cinq fois et ajouter au remède quelques gouttes d'essence de menthe poivrée, puis de donner après la dernière prise une dose d'huile de ricin ou de sulfate de soude.

Mieux vaut cependant de ne se servir que de la kousséine pure.

AGENTS SYNERGIQUES ET AUXILIAIRES.

On peut obtenir un effet helminthicide et vermifuge de la pelletièrine, de la santonine; les purgatifs sont ses auxiliaires.

SUBSTANCES ANTAGONISTES.

Nous n'en connaissons pas, à moins de considérer comme telle

____

(1) Comparez Hüsemann-Hilger, *Die Pflanzenstoffe*, II, 1044.

la morphine, qui en produisant la constipation s'oppose à l'expulsion des vers.

USAGES THÉRAPEUTIQUES. — MODES D'ADMINISTRATION ET DOSES.

L'emploi de la kousséine se restreint aux cas d'helminthiase. Elle est surtout indiquée quand il s'agit d'expulser le tœnia ; elle peut servir aussi contre les ascarides.

Comme règle générale, nous conseillons de ne jamais administrer un vermifuge contre le tœnia, à moins que le malade n'ait présenté au médecin le *corpus delicti,* c'est-à-dire qu'il n'ait excrété avec les fèces des fragments du ver. En effet, nous sommes d'avis que beaucoup de cures ont échoué pour la simple raison qu'on supposait la présence d'un ver solitaire, mais qu'en réalité le malade n'en avait pas.

Si le choix tombe sur la kousséine, nous préconisons l'emploi de cette substance en granules ou en pilules solubles au centigramme, dont on fera prendre à l'adulte, le matin à jeun — disons à six heures par exemple — dix pilules de quart d'heure en quart d'heure. Après une quatrième dose on administrera une cuillerée d'huile de ricin. On continue ensuite jusqu'à effet, c'est-à-dire jusqu'à ce que le malade ait expulsé le tœnia ou après des selles fréquentes.

S'il s'agit d'ascarides, nous préférons associer la kousséine à la santonine, et administrer aux très jeunes enfants au-dessous de deux ans d'âge deux granules de chaque (au centigramme) écrasés dans de l'eau sucrée et répartis dans le courant de la journée.

Pour les enfants plus âgés, on élèvera les doses en conséquence, en ayant soin de commencer chaque jour par le lavage intestinal au sulfate neutre de magnésie.

La juglandine sera ajoutée aux agents précédents si l'enfant présente des manifestations scrofuleuses.

Le granule dosimétrique Chanteaud n'étant dosé qu'au milligramme, ne peut guère servir qu'en pédiatrie. Nous aimerions à voir porter son dosage au centigramme.

L

Leptandrine.

La racine (rhizome) de *Leptandra Virginica* (Nuttall), de la famille des Scrofularinées, est un remède beaucoup usité aux États-Unis d'Amérique.

On se sert en Amérique et en Angleterre surtout de l'extrait fluide.

Les propriétés médicatrices de la racine sont dues à une substance résinoïde qu'elle contient, connue sous le nom de *Leptandrine*.

D'après Reeb [1] et Lloyd [2], elle contient en outre un glycoside, principe cristallisable auquel on a donné le même nom.

La leptandrine résinoïde est celle employée par M. Chanteaud pour la fabrication de ses granules.

Nous avons expérimenté sur notre personne et sur quelques personnes saines et malades avec une préparation de cet agent obtenue de la maison Merck.

Cette substance se présente comme une poudre de couleur brun clair; elle a une odeur légèrement aromatique, une saveur très amère rappelant la poudre de columba, de simaruba, de quassia.

Peu soluble dans l'eau, assez facilement dans l'alcool rectifié, elle est insoluble dans l'éther.

ACTION PHYSIOLOGIQUE.

Elle possède des propriétés analogues à celles de l'iridine, de l'évonymine.

Elle tonifie l'estomac, excite la sécrétion de la bile et l'action des glandes intestinales en général, et purge légèrement.

USAGES THÉRAPEUTIQUES.

La leptandrine convient dans la dyspepsie par atonie stomacale

[1] *Union Pharm.* 18.
[2] *Pharm. J. Transact.* (3), II, 370 ; relaté par Hüsemann-Hilger.

et intestinale, dans l'état bilieux, dans le catarrhe intestinal tant aigu que chronique, lorsque les symptômes de diarrhée et de constipation se présentent alternativement, dans la lientérie, la dyssentérie chronique, dans le choléra infantile.

MODES D'ADMINISTRATION ET DOSES.

La saveur amère de la leptandrine ne permet guère de la prescrire sous une autre forme que celle de granules ou de pilules solubles.

Le granule dosimétrique au milligramme convient pour les enfants très jeunes. Pour les enfants au-dessus de deux ans et pour les adultes il faut porter le dosage du granule au moins au centigramme.

Si l'on s'adresse à la leptandrine dans le but de tonifier simplement le canal alimentaire et de favoriser le flux biliaire, on l'administrera à l'adulte à raison d'un granule au centigramme d'heure en heure.

Pour avoir l'effet purgatif, il faut au moins quintupler la dose.

En Amérique, on préfère donner la leptandrine en guise de purgatif doux aux enfants au lieu du rhubarbe.

L'emploi des purgatifs salins, notamment celui du Sedlitz ou du sulfate de magnésie, le matin à jeun, ne peut que favoriser l'action de la leptandrine.

Différentes associations, ainsi avec la podophyllotoxine, l'iridine, la juglandine, l'évonymine, feront atteindre, dans des cas appropriés, plus facilement au but.

Lithine (Carbonate de).

Formule : $Li^2\ C\ O^3$.

L'oxyde du métal lithium, découvert dans quelques minéraux de Suède (Arfwedson 1818), est blanc, très caustique et sans odeur; il verdit fortement le sirop de violette. Exposé à l'air, il en attire l'eau et l'acide carbonique. Il attaque très fortement le platine, qu'il noircit. (Nysten.)

En dosimétrie, on se sert du benzoate (comp. page 180), du salicylate (voir à l'article acide salicylique et ses composés) et du carbonate de lithine.

Ce dernier se présente en une poudre blanche qui se fond quand on l'expose à une grande chaleur, et se transforme en refroidissant en masse cristalline.

Le carbonate de lithine demande 150 parties d'eau froide ou bouillante pour sa parfaite dissolution; l'eau chargée d'acide carbonique le dissout à raison de 52.5 p. %o. Il est insoluble dans l'alcool; introduit dans la flamme, il communique à celle-ci la couleur rouge-carmin.

Dans ses expériences sur la solubilité de l'acide urique, A. Lipowitz (1) a constaté la grande affinité qui existe entre ces deux substances et entrevu la possibilité de son emploi en thérapeutique.

Le carbonate de lithine (une partie) et l'acide urique (une partie) se dissolvent facilement dans 90 parties d'eau portée à 50° c., et restent à l'état dissous après refroidissement; le nouveau sel qui s'est formé, pourvu qu'on ne l'ait pas trop séché, se dissout alors facilement dans 60 parties d'eau à 50° et reste à l'état de dissolution après qu'on l'a fait refroidir.

En faisant bouillir de l'eau avec de l'acide urique et de la lépidolithe (fluo-silicate de fer, de manganèse, d'aluminium et de lithine), il se forme de l'urate de lithium avec déplacement de l'acide silicique.

D'autres auteurs, Binswanger, Ure, Garrod, constatèrent cette propriété.

L. Binswanger (2) démontra que de six sels alcalins, la faculté dissolvante pour l'acide urique variait comme il suit :

250 part. carbonate de lithine dissolvent 900 part. acide urique.

—	borate de soude	—	220	—
—	carbonate de soude	—	187	—
—	borate de potasse	—	146	—
—	bicarbonate de soude	—	126	—
—	phosphate de soude	—	81	—

Ailleurs (p. 180) nous avons déjà fait mention des expériences

(1) *Annalen d. Chemie und Pharm.*, 1841, B^d 38, S. 348; relaté par Binz.
(2) *Pharmakolog. Würdigung der Borsäure und der Borax*, 1847, S. 74; relaté par Binz .

comparatives de Garrod, qui ne sont pas moins concluantes. On peut donc admettre que le carbonate de lithine est un des meilleurs dissolvants de l'acide urique, non-seulement dans un verre à expérience, mais aussi dans l'organisme.

ACTION PHYSIOLOGIQUE.

De petites doses de ce sel passent inaperçues. Elles sont vite résorbées dans le canal intestinal et l'élimination ne se fait pas longtemps attendre non plus; elle ne dure pas au delà de vingt-quatre heures.

R. Gscheidlen démontra à l'aide du spectroscope la présence de lithine dans l'urine peu d'instants après avoir bu une bouteille d'eau d'Obersalzbrunn (1).

Bence Jones en trouva dans l'urine huit minutes après l'administration de ce sel.

Selon Garrod, l'organisme ne réagit pas contre des doses de 25 centigrammes, répétées deux ou trois fois dans la journée. En élevant la dose journalière à 5 et 10 grammes, il se produit cependant des symptômes gastriques, de catarrhe de l'estomac.

Hüsemann (2) rapporte que les sels de lithine peuvent devenir toxiques.

Ainsi, donnés en quantité suffisante, ils tuent la grenouille. Ils déterminent l'arrêt du cœur en diastole alors que les centres nerveux, les nerfs et les muscles ont encore conservé leur irritabilité. Avant l'arrêt définitif du cœur, il se présente des pauses diastoliques qui ne se produisent pas si les pneumogastriques sont coupés auparavant; on peut de même les supprimer passagèrement en donnant l'atropine.

Les sels de lithine diminuent l'irritabilité des nerfs, des centres nerveux et des muscles.

Rabuteau (3) convient de même que les doses de carbonate de lithine exigent de la précaution. Se fondant sur des doses assez fortes que divers médecins avaient employées, il avait avancé qu'on pouvait administrer sans inconvénient, chaque jour, 1 à 2 grammes de carbonate de lithine dissous dans l'eau de Seltz.

(1) *Die Kronenquelle zu Obersalzbruunn als Natron-Lithionquelle*, 1882, S. 7; relaté par Binz.

(2) *Jahresb. f. d. Ges. Medecin*, 1875, I, 469; relaté par Lewin, *Toxicologie*.

(3, *Traité élém. de Thérapeutique*, p. 1060.

Mais, fait remarquer l'auteur, sous l'influence de ces doses, on ne tarde pas à éprouver des troubles gastriques, de la dyspepsie et même des vomissements, enfin des douleurs dans les régions rénales. Ces accidents ont été accusés par diverses personnes auxquelles il avait fait prendre le carbonate de lithine aux doses indiquées ; enfin les troubles gastriques ont été signalés également par Clément (1), dans une expérience qu'il a faite sur sa propre personne, en prenant 6 grammes de carbonate de lithine en quatre jours, savoir : 1 gramme chacun des deux premiers jours, et 2 grammes chacun des jours suivants.

De plus, Clément a constaté, de la manière la plus évidente, que le carbonate de lithine, de même que les autres carbonates alcalins, diminue le nombre des globules rouges, qui de 4,559,200 par millimètre cube sont descendus à 3,854,200 sous l'influence de 6 grammes de ce sel. Le carbonate de lithine agit donc sur le sang et engendre l'anémie comme les autres carbonates alcalins.

D'après Bosse (2), la lithine n'aurait pas d'influence sur l'excrétion de l'acide urique chez l'homme sain ; Hüsemann vît dans ses expériences sur l'animal que l'administration de cet agent fut suivie le plus souvent d'une augmentation d'urines ; après des doses toxiques l'abaissement du calorique fut aussi grand qu'après l'administration de sels de potasse.

USAGES THÉRAPEUTIQUES.

Andrew Ure, puis Garrod, sont les premiers qui aient employé le carbonate de lithine en thérapeutique.

Ure pensa que ce sel devait être un précieux dissolvant des calculs d'acide urique ; Garrod l'employa avec succès chez les sujets atteints de goutte chronique, mais encore chez ceux atteints de diathèse urique liée à la gravelle.

A l'emploi interne, Ure a ajouté les injections de carbonate de lithine dans la vessie pour dissoudre les calculs vésicaux.

Il s'était assuré d'ailleurs qu'un calcul formé d'acide urique, alternant avec des couches d'oxalate de chaux, ayant été mis dans 30 grammes d'eau contenant 20 centigrammes du sel de lithium,

(1) *Traitement de la gravelle urique, etc. Thèse de Paris,* 1874 ; relaté par Rabuteau.

(2) *Der Einfluss der Arzneimittel. auf die Ausscheidung der Harnsaüre. Dorpat,* 1862, S. 24 ; relaté par Binz.

avait perdu dans l'espace de cinq heures, à la température du sang, 25 centigramme de son poids.

Les expérimentations cliniques de Garrod ont démontré que sous l'emploi du carbonate de lithine les accès de goutte ont été éloignés, que l'état général des malades s'est amendé et que les urines cessaient de donner des dépôts d'acide urique.

Wolff a recommandé l'usage du carbonate de lithine dans les recrudescences du rhumatisme chronique et dans l'herpétisme. Foerster préconisa l'inhalation de ce sel en solution aqueuse comme dissolvant des pseudo-membranes du croup et de la diph-thérie.

En dosimétrie, nous nous servons de cet agent comme neutra-lisant; ainsi elle convient dans la dyspepsie gazeuse, dans la gra-velle urique, dans la goutte et dans le rhumatisme chronique.

MODES D'ADMINISTRATION ET DOSES.

Le carbonate de lithine peut être administré en granules ou en pilules au centigramme; on peut encore dissoudre la dose voulue dans une eau gazeuse, ou bien se servir d'une eau minérale lithinée.

Il existe, à vrai dire, peu d'eaux minérales contenant ce métal en quantités appréciables.

En France, il faut nommer :

1° L'eau de Santenay (Côte-d'Or), qui contient 0.093 pour ⁰/₀₀;
2° L'eau de Royat, qui contient 0.035 pour ⁰/₀₀.

En Allemagne on possède :

La source Bonifacius,	à Salzschlirf,	contenant 0.218 pour ⁰/₀₀·
— Royale,	à Elster	— 0.108 —
— Ungemach,	à Baden-Baden	— 0.04 —
— Nouvelle,	à Dürkheim	— 0.03 —
— Acide,	à Bilin	— 0.03 —
— Élisabeth,	à Hombourg	— 0.02 —
— Rakokzy,	à Kissingen	— 0.02 —
—	à Assmanshausen	— 0.03 —
—	à Weibach	— 0.009 —

Les eaux d'Elster, de Salzschlirf et de Santenay conviendraient ainsi le mieux.

Si la muqueuse stomacale est très irritable, on dissoudra le granule de carbonate de lithine dans une eau gazeuse; encore éviterat-on les grandes doses.

On ne dépassera pas en général pour l'adulte le nombre de dix à vingt granules pour la journée.

Lobéline.

L'alcaloïde liquide et volatil de ce nom est le principe actif d'une plante annuelle qui atteint la hauteur de deux pieds environ, la Lobélie enflée, Lobéliacées.

La lobélie enflée, ainsi nommée à cause de ses capsules vésiculeuses, est originaire du Canada et de la Virginie (États-Unis de l'Amérique du Nord), mais cultivée en Europe. L'arome et la saveur de la plante et de son alcaloïde rappellent tellement le tabac et la nicotine, que ces qualités expliquent suffisamment la dénomination d' « *Indian tobacco* » qu'on a donnée à la drogue.

Connu et employé depuis longtemps par les indigènes, exploité dans l'Amérique du Nord par des vendeurs d'orviétan (Coffin et autres), le remède n'a été introduit en thérapeutique que vers 1834, par Cutler.

Reinsch (1) a isolé le premier une matière molle jaune, hygroscopique, ayant l'aspect d'une gomme et de réaction acide et qu'il a nommé lobéline, et Colhoun (2) une substance solide de réaction alcaline, formant des sels avec les acides, et à laquelle il accorda le même nom.

Ni l'une, ni l'autre, cependant, ne présentèrent le principe actif à l'état de pureté.

Bastick (3) et Procter (4), opérant sur ces corps impurs, ont su en retirer un alcaloïde de consistance huileuse et de réaction fortement alcaline, auquel revient de droit le nom de lobéline.

La lobéline se présente comme une huile jaune-clair, de réac-

(1) *Jahrb. Pharm.*, 5, 292.
(2) *Journ. Pharm.* (2), 20, 545; relaté par Hüsemann-Hilger.
(3) *Pharm. Journ. Trans.*, 10, 217. — *Journ. Pharm.* (3), 19, 454.
(4) *Ibidem*, 10, 456; relaté par Hüsemann-Hilger.

tion fortement alcaline, répandant une odeur aromatique spéciale, et d'un goût âcre qui rappelle celui du tabac.

Elle est soluble dans l'eau, mais se dissout plus facilement dans l'esprit de vin et l'éther.

Soumise à l'action de la chaleur, elle se décompose en partie et se volatilise.

Elle forme avec les acides des sels cristallisables, solubles dans l'eau et l'esprit de vin.

En présence d'acides dilués ou de lessive de potasse et mise en ébullition pendant assez longtemps, la lobéline se décompose et il se forme du sucre.

Dans la plante, l'alcaloïde est combiné à l'acide lobélique.

La substance mentionnée par quelques auteurs sous le nom de *lobélacrine*, ne serait qu'un mélange de lobélinate de lobéline et d'acide lobélique.

Selon Pereira, la drogue renferme en outre de la résine, du chlorophylle, de la gomme, matières extractives, caoutchouc, ligneux. Reinsch y a trouvé aussi de la cire, de la stéarine, du gluten et des sels de potasse, chaux, fer et manganèse, à acides organiques et inorganiques.

La résine, d'une âcreté excessive et de couleur jaune-vert, beaucoup employée par les médecins éclectiques des États-Unis, et connue sous le même nom de *lobéline*, ne doit pas être confondue avec l'alcaloïde.

SUBSTANCES ANTAGONISTES.

Les alcalis caustiques décomposent la lobéline; de là leur incompatibilité.

La digitaline et l'ergotine sont douées d'un antagonisme relatif en tant qu'excitants vaso-moteurs. La strychnine et la caféine, comme incitants vitaux, pourront prévenir une dépression trop énergique du système nerveux central.

AGENTS SYNERGIQUES.

La nicotine et la coniine agissent jusqu'à un certain point dans le même sens que la lobéline.

ACTION PHYSIOLOGIQUE.

Le goût de la drogue est âcre et pénétrant, il persiste longtemps à la gorge.

En mâchant les feuilles, on perçoit bientôt un flux de salive abondant et la sensation de pression désagréable à l'épigastre, suivie de nausée, de dépression générale, de vertige et de céphalalgie.

Les feuilles administrées par la bouche, en doses supérieures à 250 à 500 milligrammes, déterminent l'état nauséeux. La dépression générale atteignant son maximum, l'individu se trouve dans une angoisse incessante et vomit des masses glaireuses. La peau se couvre de sueur, l'action cardiaque s'affaiblit et il se présente une diurèse abondante et le dévoiement intestinal.

Si une dose léthale a été ingérée, et que le vomissement ne soit pas établi, il se présente surtout des phénomènes morbides du côté du système nerveux : débilité et tremblement musculaire, respiration sublime, pâleur et algidité du visage ; la circulation se ralentit, la peau est insensible, il se produit quelquefois des convulsions, et la mort (causée par paralysie des muscles de la respiration) termine la scène. Le cœur continue à battre quelque temps après que la respiration a cessée. (Bartholow.)

L'expérimentation clinique de doses modérées de lobélie a démontré que cet agent favorise l'expectoration et lève *casu quo* l'état spasmodique dans le domaine des nerfs pneumogastriques. (Sobernheim.)

Le docteur J. Ott (1) a expérimenté la lobéline sur le chat. Il a trouvé que cet agent agit surtout sur le système nerveux moteur, qu'il est un paralysateur du centre respiratoire, qu'il détermine chez cet animal un abaissement énergique du calorique et agit d'une manière spéciale sur les nerfs vaso-moteurs périphériques, qu'il excite à petites doses, d'où résulte une augmentation de la pression sanguine. Cet effet n'est pas cependant de longue durée et est suivi d'une diminution de la pression intravasculaire. La fréquence du pouls, d'abord diminuée, augmente quelque temps après.

Une dose de 60 milligrammes de lobéline, administrée à un chat, détermina le vomissement et une prostration complète

---

(1) *Note on the Action of Lobelina on the Circulation*, Philad. med. *Times*, Dec. 44, 1875.

avec dilatation pupillaire pendant quelques heures, mais ne fut pas suivie de mort ; il en résulte que cet alcaloïde est moins toxique que les autres alcaloïdes liquides (nicotine, coniine, spartéine).

Selon Schmiedeberg (1), la lobéline agit sur les systèmes nerveux d'arrêt à l'instar de l'atropine. Donnée à raison de 2 à 10 milligrammes, pour 1 kilogramme du poids d'un animal, elle provoque la salivation, le vomissement et des diarrhées. (Rönnberg.)

Elle paralyse, tout comme la cicutine, le système nerveux central et agit chez la grenouille sur les terminaisons périphériques des nerfs moteurs, comme le fait la curarine.

En premier lieu, dit M. Schmiedeberg, la lobéline paraît porter son action sur le cerveau qu'il narcotise ; elle produit la somnolence et l'insensibilité tactile.

Une dose de 11 milligrammes de cette substance, donnée en différentes prises à l'homme, produisit de l'âcreté dans le pharynx, des coliques, des nausées, des selles molles et un léger état soporeux. (Rönnberg.)

M. Schmiedeberg ne sait pas si quelques-uns des symptômes, produits par la lobélie et ses préparations, dépendent d'actions spéciales que cet agent déterminerait sur les parties centrales ou périphériques du système nerveux de la respiration, et si l'on peut en déduire l'indication de la lobélie dans les cas d'asthme, d'origines différentes.

Si en Amérique on a eu des succès, en Europe les essais ont été moins favorables.

Nous avons essayé la lobéline sur nous-même. Nous nous servîmes d'abord du sulfate de lobéline de la maison Merck, de Darmstadt, puis de la lobéline granulée Chanteaud.

La première se présente sous forme d'une poudre brune, d'un goût détestable, rappelant le tabac. Nous en avons fait faire des pilules solubles (du poids de 15 milligrammes), au demi-milligramme de substance active.

Le 31 juillet, nous avons pris, d'heure en heure, une pilule jusqu'à concurrence de onze ; le 1er août, nous avons porté la dose au double et sommes allé jusqu'à prendre vingt-neuf pilules dans la

____

(1) *Grundriss der Arzneimittellehre*, S. 68.

journée; le lendemain, nous prîmes dans la matinée cinq pilules, et dans le courant de la soirée dix pilules d'heure en heure, jusqu'à un total de 74 pilules.

En dehors d'une facilité inaccoutumée d'aller à la selle, il faut avouer que nous n'avons rien ressenti qui pût être attribué à l'action du remède. Les pilules que nous laissâmes fondre le premier jour dans la bouche — ce qui nous procura la sensation désagréable déjà mentionnée — furent les jours suivants directement avalées.

Le 3 août, nous avons pris d'heure en heure dix pilules, soit 5 milligrammes de sulfate de lobéline, depuis six heures du matin jusqu'à huit heures du soir, ainsi jusqu'à concurrence de 75 milligrammes. Dès une heure de l'après-dîner nous avons ressenti de temps en temps de légères douleurs dans les deux hypochondres, accompagnées d'un besoin souvent réitéré d'aller à la selle. Selles molles. La nuit suivante nous avons très bien reposé.

Les 4, 5 et 6 août nous avons pris le matin à jeun successivement 20, 30 et 40 pilules à la fois, sans en obtenir un effet quelconque.

Le 18 septembre, après une dose de 60 pilules prise le soir à huit heures, nous eûmes, à une heure de là, des épreintes suivies de deux selles molles. A dix heures rien ne paraissait plus et nous soupâmes de bon appétit.

Le 19 septembre à jeun 80 pilules. Après trois quarts d'heure, un peu de mal au ventre suivi d'exonération assez copieuse. Appétit au déjeuner.

Le 20 septembre nous avons porté la dose à 100 pilules, soit 50 milligrammes de sulfate de lobéline, prise à jeun. L'effet fut le même que le jour précédent.

La même préparation de Merck a été essayée par nous sur deux malades.

1. Mme d. P..., âgée de 72 ans, souffre depuis quelques années déjà d'accès d'asthme. Les accès sont surtout fréquents après un refroidissement qui a produit une recrudescence d'un catarrhe bronchique. La malade présente différents symptômes de sénilité. Elle a toujours sur elle un tube d'hyosciamine. Cet alcaloïde, pris à raison d'un granule de quart d'heure en quart d'heure, la soulage toujours. Rarement elle doit aller jusqu'à

cinq granules; le plus souvent l'accès est supprimé après deux ou trois doses.

A titre d'essai nous lui avons fait prendre des pilules au demi-centigramme de sulfate de lobéline d'heure en heure, dans l'intervalle des accès, jusqu'à concurrence de douze pilules. L'accès n'en revint pas moins et la malade se plaignît d'envies fréquentes d'aller à la selle. Nous lui fîmes prendre alors deux pilules au début de l'accès, lui enjoignant de répéter cette dose de demi-heure en demi-heure jusqu'à cessation de l'asthme.

Après une première dose prise au moment où les symptômes dyspnéiques se présentèrent, elle fut prise de nausées; l'anhélation cessa comme par enchantement et la dame s'assoupit.

Une deuxième fois l'effet fut le même, et depuis ce temps elle préfère couper son accès avec ce remède plutôt que de prendre l'hyosciamine, comme elle évite ainsi la sécheresse du gosier et le léger délire se présentant quelquefois après des doses réitérées du mydriatique.

2. Mlle M. v. t. W., âgée de 70 ans. Depuis l'âge de 50 ans, après que la période a cessé, la dame, emphysémateuse, a présenté des signes d'anhélation organopathique. Elle souffre d'ailleurs d'insomnie, de constipation et d'inappétence.

La malade est accoutumée à prendre deux fois par semaine deux pilules purgatives. Après cette dose, elle a le lendemain une ou deux selles.

L'emploi du sulfate de lobéline, en pilules de 5 milligrammes, d'heure en heure, ne modifie pas les symptômes dyspnéiques, mais il produit des douleurs dans les flancs, quelquefois des légères nausées et des selles répétées.

La lobéline, ne soulageant pas la détresse respiratoire, est supprimée.

———

Les granules de lobéline Chanteaud ont été essayés exactement de la même manière comme nous avons fait pour le sulfate de lobéline de Merck.

En laissant fondre une dizaine de granules sur la langue, on ne tarde pas à s'apercevoir d'une saveur particulière, rappelant le tabac; toutefois le goût est moins désagréable et moins prononcé — étant masqué par le sucre — que celui de la préparation de Merck.

Il serait oiseux de reproduire ici les résultats obtenus des expérimentations avec les granules, comme ils ont été exactement les mêmes ou peu s'en faut, que ceux produits par la préparation de Merck.

Le dernier jour de l'expérimentation nous avons absorbé, en une fois, le contenu de cinq tubes de lobéline Chanteaud. Il faut avouer, qu'une heure après avoir pris cette dose, nous avons ressenti de légères douleurs abdominales, suivies de selles fréquentes, mais peu copieuses, dans le courant de la journée. Pas de nausées. Appétit comme à l'ordinaire.

Le soir, le mal au ventre persistant encore, nous avons pris un granule hyosciamine de demi-heure en demi-heure, jusqu'à concurrence de quatre. Une bonne nuit suivit l'expérimentation et le lendemain tout était rentré dans l'ordre.

Nous concluons des expérimentations précédentes que la dose active de la lobéline est variable et dépend de la susceptibilité individuelle. L'emploi continué de 5 milligrammes, d'heure en heure, à l'adulte, peut donner lieu à des effets légèrement purgatifs; une dose seule de 10 milligrammes aux nausées. Si nous avons pu absorber des quantités beaucoup plus considérables de cet agent, sans déterminer des accidents sérieux, il y a lieu de croire que nous sommes peu sensible à l'action de ce médicament.

USAGES THÉRAPEUTIQUES.

La lobélie n'était usitée d'abord que dans le but de faire vomir. Ce fut Cutler (1831) qui essaya le premier ce remède sur sa personne dans un accès d'asthme; il fut tellement soulagé que dès lors il le recommanda chaudement comme anti-asthmatique. Quand même il n'eût pas été démontré par Ott que le principe actif de la lobélie agit d'un manière toute spéciale sur le centre respiratoire, ce qui explique en quelque sorte l'action favorable du remède dans les troubles de la respiration, il faudrait se rendre à l'évidence et accepter comme incontestable la valeur thérapeutique du remède, maintenant que des expérimentations cliniques faites par des médecins anglais, allemands et américains : Barton, Andrews, Whitlaw, Elliotson, Bower, Reece, Sigmund, Behrend, Werneck, Schlesier, Bigelow, Neumann ont démontré son excellence. (Sobernheim, Hüsemann.)

Ainsi Elliotson (1) déclare que la lobélie, administrée sous forme de teinture, a un effet magique dans l'asthme nerveux (spasmodique) ; l'effet favorable du remède se montre déjà dix à vingt minutes après l'administration.

Dans l'asthme symptomatique de vices organiques du cœur, des poumons ou du foie, il soulage plus qu'aucun autre remède ne sait faire.

Behrend (2) qui donnait le même remède à raison de 10 gouttes, toutes les vingt à trente minutes, dans un accès d'asthme spasmodique, partage complètement l'avis d'Elliotson. Pour lui, la lobélie réunit certaines propriétés de la digitale et de l'acide hydrocyanique avec l'action diaphorétique et spéciale sur les nerfs pneumogastriques, propre à l'ipéca.

Sigmund affirme que la lobélie réussit dans la toux spasmodique des coqueluchons et des phtisiques.

Andrews note des succès dans la coqueluche et dans l'angine de poitrine.

Clarus et Radius l'ont prescrit avec un égal succès comme becchique dans les catarrhes chroniques des bronches, Brown dans la blennorrhagie des poumons.

Andrews et Morelli la trouvèrent utile dans le faux croup ou l'angine striduleuse ; Bidault de Villiers et Eberle l'employaient comme émétique dans l'angine couenneuse. Ce dernier s'en est servi comme succédané du tabac dans la hernie étranglée.

Bartholow (3) est d'avis que la lobélie ne peut guère servir comme émétique, son action étant trop violente et trop déprimante. Elle convient mieux dans la constipation habituelle, causée par atonie de la paroi musculaire et par sécheresse de la muqueuse ; on réussirait en effet à lever la constipation en administrant le soir, avant le coucher, une dizaine de gouttes de la teinture.

Des doses fractionnées (deux gouttes) de teinture, donnés à courtes distances, d'heure en heure, réussissent souvent à lever un étranglement spasmodique intestinal non inflammatoire. On peut se servir de la lobélie, alors que les purgatifs ordinaires causeraient du mal. L'application d'une infusion de lobélie en clystère a réussi

---

(1) *The London med. and Surg Journal*, January 1833.
(2) *Med. Central. Zeitung.* 1835, no 42.
(3) *Materia medica and Therapeutics*, 1885, p. 584.

souvent à rétablir le passage des fèces dans la hernie étranglée, le volvulus et la colique « *ab ingestis* ». Dans ce cas le remède agit dans le même sens que le ferait le tabac; il est aussi efficace, tout en étant de beaucoup moins dangereux.

L'application la plus importante et la mieux justifiée est cependant celle dans un accès d'asthme. Ici la lobélie soulage en quelques minutes l'attaque la plus violente d'asthme spasmodique, et quelquefois le soulagement est permanent.

Une répétition trop fréquente du remède, chez un même individu, semble cependant diminuer son action curative, et à la longue le remède ne fait plus d'effet.

Pour que cet agent réussisse dans l'asthme, il faut administrer une cuillerée à thé de teinture acétique ou alcoolique, de quart d'heure en quart d'heure, jusqu'à produire un effet nauséeux. Il se produit alors une expectoration franche et des éructations gazeuses abondantes, symptômes suivis de calme respiratoire.

La lobélie a été donné avec des résultats favorables dans le stade spasmodique de la coqueluche. Elle constitue un excellent expectorant et convient surtout quand la toux est sèche, résonnante et spasmodique. Elle réussit le mieux dans les accès de toux convulsive, et alors que le malade ne parvient qu'à expectorer un petit sputum muqueux, gluant, après de longs paroxysmes de toux douloureux.

Quoique la lobélie, à dose émétique, puisse couper court à une attaque de croup spasmodique, il faut reconnaître que ce remède est trop dangereux et trop violent pour servir dans ces cas.

Dans le tétanos, l'empoisonnement par la strychnine, on se servirait plutôt de la lobélie que du tabac.

Comme il est suffisamment démontré que nous possédons dans la lobéline le principe actif de la drogue, il va sans dire que nous substituons l'alcaloïde à la plante mère.

Nous engageons ainsi nos confrères à essayer la lobéline comme expectorant, comme purgatif, comme antispasmodique et plus spécialement de la prescrire dans l'asthme nerveux.

Si nous possédons, à vrai dire, dans l'hyosciamine et dans l'atropine, soit seules, soit combinées à la strychnine, des agents anti-asthmatiques par excellence, il faut convenir que la sécheresse du gosier, propre à l'emploi des mydriatiques, constitue un inconvénient thérapeutique suffisant pour pardonner la recherche d'un agent de puissance égale, et qui ne déterminerait pas ces accidents fâcheux.

MODES D'ADMINISTRATION ET DOSES.

L'alcaloïde de la lobélie a un goût tellement détestable qu'il faut absolument le masquer. Aussi on fera bien de se servir de la forme granulaire ou pilulaire pour administrer cet agent.

Le granule dosimétrique est dosé au demi-milligramme.

Nous pensons qu'il ne faut pas, du moins pour l'enfant, prescrire cet alcaloïde en granules ou en pilules d'un dosage plus élevé. Pour l'adulte on peut se servir de granules ou de pilules solubles dosés au milligramme.

Donné dans le but de faciliter l'expectoration chez l'adulte, on se tiendra aux doses d'un ou deux granules au milligramme, de demi-heure en demi-heure, associés à l'apomorhine, à l'émétine, à la strychnine.

Pour obtenir l'effet purgatif, il faudra, chez l'adulte, pousser jusqu'à cinq granules au milligramme, de demi-heure en demi-heure, jusqu'à effet. Pour l'enfant, on s'adressera plutôt à la podophyllotoxine, la leptandrine, etc.

L'action antispasmodique exige des doses relativement élevées. Au coqueluchon, on administrera la lobéline en granules au demi-milligramme, un à la fois, de quart d'heure en quart d'heure, jusqu'à effet physiologique ou jusqu'à ce que l'effet éméto-cathartique se produise. A l'adulte (accès d'asthme, spasme utérin, strangurie) conviendront des prises répétées, de quart d'heure en quart d'heure, de cinq à dix granules au milligramme.

M

Magnésie (Sulfate de).

Synonymes : Sel de Sedlitz, sel d'Epsom, sel cathartique amer, sel d'Angleterre.

Formule : $Mg\,S\,O^4 + 7\,H^2\,O.$

Le sulfate de magnésie existe en très grande quantité dans les eaux salines amères, notamment dans celles de Scarborough et d'Epsom (Angleterre) et de Sedlitz, en Bohême; on le trouve encore avec le sulfate de soude dans les eaux de Montmirail (Vaucluse), en France, dans celles de Budapest (Franz-Joseph-Bitterquelle), de Hunyadi-János, Ofen; de Püllna et Saidschütz, en Bohême; de Birmenstorf, dans le canton d'Aargau, Suisse, pour n'en pas citer d'autres.

Le nom de *sel d'Epsom* a été donné au sulfate de magnésie depuis que l'anglais Nehemias Grew le retira le premier, en 1695, par évaporation des eaux salines d'Epsom.

Jadis, on suivait ordinairement la méthode par évaporation des eaux salines amères pour obtenir le sel, ou bien on soumettait le carbonate de magnésie (magnésite, dolomite) naturel à l'action de l'acide sulfurique. On l'obtient maintenant surtout de Stassfurt, où l'on opère par lixiviation, calcination, dissolution et cristallisation consécutives d'un minéral (Kieserite ou Reichardtite) composé principalement de sulfate de magnésie. A cause de sa cristallisation rapide, le sel de Sedlitz du commerce se présente sous forme de petits cristaux prismatiques incolores.

Le sulfate obtenu par cristallisation lente forme de grandes colonnes rhombiques quadrilatères.

Il est très soluble dans l'eau, insoluble dans l'alcool.

Une partie de sel demande 0.8 parties d'eau froide ou 0.15 parties d'eau bouillante pour sa parfaite dissolution. La solution est de réaction neutre.

Le sulfate de magnésie possède un goût amer et salin, quelque peu nauséabond; il laisse dans la bouche la sensation de fraîcheur. Il s'effleurit peu à l'air; sa solution n'est pas troublée par l'hydrogène sulfuré, ni par le sulfure d'ammoniaque hydrosulfuré; elle se trouble légèrement par l'azotate d'argent. Il est précipité en blanc par les dissolutions de sels de baryte.

Dans le commerce, on substitue souvent au sel d'Angleterre, le sulfate de soude provenant de l'exploitation des eaux salées de l'Est de la France; cette substitution est même tellement habituelle, que ce dernier sel est appelé communément *sel d'Epsom de Lorraine.*

En médecine, on se sert beaucoup du sulfate de magnésie deshydraté.

En exposant le sel de Sedlitz à une chaleur de 150° c., il lâche six équivalents d'eau ; à 210° c., il lâche son septième équivalent.

Par deshydratation le sel perd de 35 à 37 p. % de son poids et peut être réduit par trituration, et en le passant par le tamis, en une poudre fine et blanche. Administré sous cette forme, il peut remplacer avantageusement le Sedlitz Chanteaud.

Cette dernière préparation n'est en effet, — comme du reste M. Burggraeve, qui en a composé la formule, n'a cessé de le répéter, — que le sulfate de magnésie deshydraté très pur associé à une petite quantité de bicarbonate de soude et d'acide tartrique pour le rendre effervescent et granulé au moyen du sucre de canne.

ACTION PHYSIOLOGIQUE.

L'administration d'une petite dose de sel de Sedlitz, soit de 5 décigrammes à 10 grammes, dissous dans une quantité suffisante d'eau, ne produit que fort rarement un effet purgatif; le plus souvent l'individu n'en ressent rien du tout, si ce n'est une augmentation des urines.

Cette même dose, répétée journellement une fois à la même heure, détermine dans un petit nombre de cas, une ou deux dépositions alvines semi-liquides deux à trois heures après l'ingestion du remède, quelquefois presque instantanément après l'administration.

Si l'effet ne se montre pas, on n'a qu'à porter la dose à 15 ou 25 grammes pour voir se produire l'effet désiré.

En répétant journellement la grande dose, l'individu a le plus souvent, deux ou trois heures après sa prise de sel, une évacuation liquide suffisante, suivie, dans le courant de la journée, d'une ou de plusieurs exonérations de petites quantités de fèces liquides d'une odeur nauséabonde et rappelant l'hydrogène sulfuré.

En supprimant après quelques jours le remède, l'effet ne cesse pas aussitôt. Même deux jours après la dernière prise de Sedlitz, les selles ne sont pas redevenus consistantes ; le troisième jour il n'y a pas d'effet du tout.

L'emploi journalier, continué pendant des années, d'une petite dose matinale de sulfate de magnésie et qu'on porte de temps en temps, disons de deux en deux ou de trois en trois jours à 20 ou 25 grammes, n'a pas — dans la généralité des cas — d'effet nuisible pour l'adulte ordinairement constipé, mais du reste bien portant. Au contraire, il ne s'en porte que mieux. Il a bon appétit, digère bien, il est de bonne humeur et loin de perdre en forces, il devient plus vigoureux. Si quelquefois son poids diminue un peu, la personne y gagne puisqu'elle ne perd qu'une graisse surabondante qui ne faisait que lui nuire.

Il y a cependant des cas réfractaires au sel de Sedlitz.

Nous avons entre autres observé un cas où l'effet purgatif ne suivait pas, alors que la personne eut pris d'heure en heure une cuillerée à bouche de Sedlitz Chanteaud, dissoute dans un demi-verre d'eau.

L'individu en question, un batelier, bien constitué, âgé de 40 ans, était constipé depuis trois jours ; il n'avait pas de douleurs dans l'abdomen. Nous lui donnâmes une ordonnance pour un flacon de Sedlitz, en l'engageant à en prendre une cuillerée à bouche le matin à jeun.

Le lendemain, à notre visite, le malade se plaignît du médicament prescrit, parce qu'il n'avait pas eu d'effet.

Nous lui enjoignîmes de répéter la même dose, et voilà que le patient nous confia qu'il avait vidé hier tout son flacon, en prenant une cuillerée de la médecine d'heure en heure. Il ne savait pas lire et avait oublié notre ordonnance.

Un lavement d'eau salée, tiède, appliqué à l'instant même, produisit alors la débâcle.

Le plus souvent ce sont les personnes anémiques et débiles chez lesquelles le sel ne réussit pas ou n'est pas supporté. Encore faut-il mentionner que certaines personnes ont une aversion insurmontable pour ce purgatif, comme du reste pour les drogues en général, et que l'idée seule de devoir avaler une gorgée d'eau saline leur donne des envies de vomir.

Il y a différentes théories sur le mode d'action des purgatifs salins.

Rappelons d'abord que Poiseuille, et après lui Liebig et Matteucci, ont relevé une manière d'agir toute spéciale de ces médicaments.

Poiseuille ayant découvert qu'il s'établit un courant exosmotique du sérum sanguin versé à l'intérieur d'un dialyseur vers une solution de sulfate de soude d'une densité supérieure qui se trouve à l'autre côté de la membrane organisée, fut conduit à la théorie endosmotique.

Cet auteur a dit que les sulfates de soude et de magnésie — dont l'équivalent endosmotique est très fort — introduits dans l'intestin, y attiraient le sérum contenu dans les vaisseaux, à raison de leur pouvoir endosmotique considérable, d'où leur action purgative.

Il établit ensuite la proposition, que toute substance dont l'équivalent endosmotique est considérable est un purgatif.

On a opposé à cette théorie que l'action purgative de la solution de sel ne dépend pas du degré de concentration, attendu que celles d'une densité moindre que le sérum sanguin n'en purgeaient pas moins. (Headland, Aubert, Buchheim, H. Wagner.) Il faut, pour obtenir l'effet purgatif, une dose suffisante de sel ; la quantité d'eau employée à la dissoudre n'entre pas principalement en ligne de compte. Si la dose de sel a été prise trop faible, le purgatif est absorbé en totalité ou peu s'en faut et éliminé par les urines qui sont ou ne sont pas augmentées.

Quand même on a administré le médicament à dose laxative suffisante, une certaine quantité en est absorbé et passe dans la circulation.

L'absorption et l'élimination se produisent indépendamment de la circonstance que la solution saline fût concentrée ou très diluée.

Pour rendre la théorie de Poiseuille acceptable de tout point, il faudrait qu'on démontrât que l'introduction directe d'une solution saline dans le sang est suivie de constipation, comme conséquence d'un courant endosmotique de l'intestin vers les vaisseaux.

D'après Buchheim et Wagner (1856), Donders, Rabuteau (1868) et autres, il en serait ainsi.

Le contraire a été observé par Aubert (1852) ; cet observateur a vu se produire chez le chien de l'hyperpurgation, après une injection intraveineuse de sulfate de soude. Aussi abandonnait-il la théorie de Liebig et de Poiseuille, pour attribuer la propriété purgative des sels neutres à une action spéciale sur les nerfs de la muqueuse intestinale. (Buchheim.)

Luton et Vulpian voyaient se produire la purgation après l'injection hypodermique du sulfate de soude. (Hüsemann.)

Claude Bernard (1) écrit dans ses *Leçons* que le sulfate de soude, introduit directement dans les veines, purgeait aussi bien et même mieux que dans l'intestin, de même que le sulfate de magnésie placé sous la peau purge par l'intestin et non là où il est appliqué.

Luton prétend avoir vu l'effet laxatif d'une injection hypodermique de 10 centigrammes de sulfate de magnésie, dissous dans 1 gramme d'eau.

Suivant Gubler, cette donnée serait inexacte ; aussi, en répétant les expériences de Luton, il n'a observé aucun effet purgatif après les injections sous-cutanées de sulfate de magnésie, même à la dose de 20 centigrammes dans 1 gramme d'eau.

Moreau (1868), de son côté, a remarqué que le sel de Sedlitz injecté dans le sang ne purgeait pas; Rabuteau — comme nous le verrons plus loin — constata même que sous ces conditions il constipe.

D'autre part, on a opposé à la théorie de l'osmose, l'expérimentation de Thiry, répétée et constatée par Schiff et Radziejewski.

On introduisit du sulfate de soude dans une portion d'anse intestinale, liée à ses deux bouts, et on ne vit pas, après un certain temps, s'établir dans cette partie de l'intestin une augmentation de la sérosité.

Suivant Moreau (1877) ces expérimentations n'ont pas été correctes, puisqu'il vit, en répétant la même expérience, la portion d'intestin se remplir de sérosité.

Brieger, qui se servit du sulfate de magnésie, observa le même effet.

Bunge (2) attribue la transsudation intestinale, observée par Moreau et Brieger, à l'irritation inflammatoire, suite des opérations nécessaires à faire l'expérimentation sur l'animal.

Encore le phénomène du flux séreux, dans l'expérience de Moreau, ne se présenta pas, quand cet observateur avait mis préalablement du *laudanum* en contact avec la muqueuse de l'anse intestinale, afin d'en stupéfier la sensibilité ou quand il avait sectionné d'avance les nerfs de cette partie de l'intestin. (Gubler.) (3).

(1) *Leçons sur les effets des substances toxiques.* Nouveau tirage, 1883, p. 85.

(2) Comparez Schmiedeberg, *Grundriss.*

(3) *Leçons de Thérapeutique*, 1880, p. 444.

Buchheim, se fondant sur des expériences faites en commun avec H. Wagner, trouva comme Aubert que le degré de concentration des solutions salines n'a rien à voir à leur effet purgatif, sans toutefois partager les vues de cet auteur sur le mode d'action des sels neutres.

Il trouva que les propriétés diffusibles des sels entrent certainement en ligne de compte dans leur effet thérapeutique, mais d'une manière différente de celle supposée par Liebig.

Selon Buchheim, la résorption des sels neutres, vu leur diffusibilité faible, se fait lentement ou incomplètement, et ils retiennent ainsi la masse d'eau qui a servi à les dissoudre, et qui se trouve augmentée bientôt par les humeurs et les liquides libres du canal alimentaire. Cette masse liquide déterminerait l'excitation du mouvement péristaltique et entraînerait le contenu solide.

Headland se rallie aux idées d'Aubert, dans ce sens qu'il attribue l'effet purgatif des agents salins à une action éloignée. Carpenter est incliné aux mêmes vues. Après avoir lié le pylore, cet observateur introduisit du sulfate de soude dans l'estomac d'un animal, et vit après quelque temps se produire la diarrhée.

Recke, au contraire, ne vit pas suivre la purgation, lorsqu'en répétant l'expérience de Carpenter il se servit du sulfate de magnésie.

Voici comment Rabuteau (1) expose les effets physiologiques des purgatifs salins, qu'il range dans la classe des purgatifs dialytiques :

Action opposée des purgatifs salins suivant qu'ils sont introduits dans le tube digestif ou qu'ils sont injectés dans le torrent circulatoire. — Explication des effets purgatifs.

« Je prendrai comme exemple le sulfate de soude.

On sait que, lorsque ce sel a été ingéré dans l'estomac aux doses de 20 à 40 grammes dans deux ou trois verres d'eau, on constate des effets purgatifs qui commencent à se manifester au bout d'une demi-heure à une heure.

On sait, de plus, que ce médicament, lorsqu'il a été ingéré à faibles doses, par exemple à celles de 5 à 10 grammes, produit en

(1) *Traité élémentaire de Thérapeutique et de Pharmacologie*, 1884, p. 881 et suivantes.

général de la constipation. Enfin, il est reconnu que les effets purgatifs obtenus à l'aide du sulfate de soude employé à dose suffisante sont, le plus souvent, suivis d'une constipation consécutive.

Ces actions variables d'un même médicament étaient inexplicables naguère.

Mais en 1868 j'ai trouvé une solution complète de cette question difficile.

Ayant injecté dans les veines, chez un chien, 7 grammes de sulfate de soude cristallisé, dissous dans 40 grammes d'eau, afin d'étudier l'élimination de ce sel, j'ai remarqué avec surprise que ce médicament, au lieu de purger l'animal, produisait chez lui une constipation remarquable. Je recommençai l'expérience chez un autre chien avec 14 grammes du même sel. Les résultats furent identiques et plus surprenants encore.

J'avais dès lors la preuve que les effets du sulfate de soude étaient complètement opposés, suivant que ce sel avait été introduit dans l'intestin ou qu'il avait été injecté dans le sang. D'autres recherches faites avec le chlorure de magnésium, avec les hyposulfates de soude, de magnésie, avec le phosphate, le sulfovinate de soude, etc., toutes substances qui sont purgatives, après leur injection dans le tube digestif à des doses suffisantes, me prouvèrent que le fait était général, qu'en un mot ces substances constipaient au lieu de purger lorsqu'elles avaient été introduites dans le torrent circulatoire, de sorte que je vis se légitimer de plus en plus cette règle générale que j'ai cru devoir poser devant la Société de Biologie, le 17 octobre 1868, que *les purgatifs salins constipent lorsqu'ils ont été injectés dans le sang, et que les effets qu'ils produisent lorsqu'ils sont introduits dans le tube digestif sont des effets exosmotiques*, c'est-à-dire des effets d'ordre physique.

L'explication des effets purgatifs par exosmose n'était pas nouvelle sans doute ; elle avait été admise par Poiseuille, mais n'avait jamais été démontrée d'une manière directe, pas plus qu'une foule d'autres explications qu'on avait proposées pour expliquer les effets des purgatifs salins neutres.

Elle trouve une confirmation nouvelle dans le cours des recherches nombreuses faites en 1869, par Legros et Onimus, sur les contractions intestinales.

Ces physiologistes, ayant introduit tantôt du sulfate de soude, tantôt du sulfate de magnésie par une fistule intestinale chez un chien, ont vu que ces purgatifs salins n'augmentaient ni la force, ni la fréquence des mouvements péristaltiques. Les graphiques, obtenus à l'aide d'une ampoule pleine d'air, introduite par la fistule intestinale, montrèrent des oscillations régulières et continues, et rien de plus.

L'animal, au bout de trois heures, après avoir été détaché, eut chaque fois une selle liquide. Depuis, divers expérimentateurs, Moreau, Joly et Frémy, ont publié des expériences faites, soit avec le sulfate de magnésie, soit avec le sulfate de soude, expériences qui sont venues confirmer la règle générale que j'avais énoncée. »

Constipation consécutive à l'emploi des purgatifs salins.

« Ces recherches ont fourni une explication complète de la constipation qui succède si fréquemment à l'usage des purgatifs salins, et de l'emploi de ces mêmes médicaments dans diverses diarrhées.

Les choses se passent de la manière suivante : Le purgatif est-il introduit dans le tube digestif à forte dose, il détermine une hypersécrétion intestinale en produisant un courant exosmotique dirigé du sang vers la surface libre de l'intestin ; est-il introduit dans le sang, il produit un effet opposé, d'où résulte un courant dirigé de la surface intestinale libre vers le sang, une plus grande richesse de ce liquide en eau, enfin une diurèse légère provenant de l'élimination du purgatif par la voie rénale. Si la dose ingérée est faible, *le purgatif est absorbé en totalité et agit alors comme s'il avait été injecté dans le sang,* d'où la constipation que l'on observe dans ce cas.

Enfin, lors même que les sels purgatifs ont été administrés à des doses suffisantes pour produire des évacuations alvines, *une certaine quantité de ces agents est toujours absorbée,* ainsi que je l'ai vérifié directement dans mes recherches ; et, comme ces agents mettent un certain temps à s'éliminer (deux à trois jours quand il s'agit du sulfate de soude), ils déterminent une constipation consécutive.

Telle est la manière de comprendre ces résultats qui paraissaient contradictoires, et dont on voulait se rendre compte en imaginant une irritation substitutive. On trouvera sans doute que j'ai fondé l'explication nouvelle uniquement sur la physique biologique. J'avoue le fait, parce qu'il est fécond en résultats, et que, plus j'étudie, plus je m'aperçois qu'un nombre immense de phénomènes qui se passent dans l'organisme sont d'un ordre physico-chimique.

Et d'ailleurs, est-il possible de voir dans l'action du sulfate de soude autre chose que des courants osmotiques? On a dit que les diarrhées étaient déterminées par une paralysie de l'intestin. Cette assertion est en contradiction avec les effets de l'opium, qui devrait produire la diarrhée au lieu de la constipation. La diarrhée est-elle due, dans le cas du sulfate de soude, à des contractions intestinales? Pas davantage, ainsi que sont venues le démontrer les recherches faites par Legros et Onimus.

J'ajouterai que les purgatifs salins neutres produisent des selles séreuses. Ni l'acide nitrique, ni la chaleur ne donnent de précipité dans le liquide des selles filtrées, du moins chez les sujets en état de santé. Ces mêmes réactifs n'en ont pas donné non plus dans les selles de divers malades, d'après mes analyses. Je ne puis dire s'il en serait de même chez les sujets albuminuriques. »

Le docteur Rabuteau n'a pas réussi, plus que les autres auteurs, à faire accepter sa théorie sans réserves.

Dans ces derniers temps, l'étude de l'action des purgatifs salins a du moins fait de nouveau le sujet d'expérimentations très intéressantes sur l'homme et sur les animaux. Le docteur Mathew Hay (1) a conduit ces expériences; il a trouvé que les sels neutres favorisent la sécrétion des humeurs intestinales, et que leur énergie d'action est en raison directe du degré de concentration de la solution saline.

La diarrhée déterminée par le sel purgatif doit être considérée comme le produit de deux actions, savoir : de l'hypercrinie intestinale et d'une exagération du mouvement péristaltique.

Le médicament, même administré à fortes doses, ne produit pas de selles liquides, si on a pris soin de ne donner aux animaux en expérimentation, les jours précédents, qu'une nourriture sèche, tout en supprimant la boisson.

---

(1) Dr Mathew Hay, *Journal of Anatomy and Physiologie*, Bd XVI. — *The Lancet*, Feb. 1884.

M. Hay en conclut que pour voir se produire l'effet purgatif, l'organisme, partant le sang, doit contenir une somme suffisante d'eau.

Supposé le cas d'une proportion normale d'eau dans l'organisme, l'action purgative d'une certaine solution de sel neutre sera décidée par son degré de concentration. Or, une solution saline inférieure à 7 p. % ne sortait pas d'effet; des solutions de 7 à 20 p. % déterminaient un effet purgatif proportionnellement ascendant, tandis qu'une concentration dépassant les 20 p. % décidait un effet laxatif diminuant.

Si la masse sanguine contient peu d'eau et qu'on a introduit le sel purgatif en saturation dans l'estomac, la totalité du médicament est résorbée et éliminée par les urines; cependant si, dans le même cas, on administre la même dose en lavage, on ne voit que la moitié ou le tiers du sel apparaître dans l'urine.

M. Hay a pu s'assurer encore que le liquide sécrété sous l'influence du purgatif constituait un suc intestinal complet possédant les mêmes qualités digestives et toutes les autres qualités du suc normal. L'action des sels purgatifs ne peut pas être traduite par une excitation inflammatoire, par une transsudation simple, ni par un mouvement péristaltique exagéré.

On trouva toujours à l'autopsie la muqueuse intestinale pâle et non congestive.

L'injection directe dans l'intestin de solution saline à 20 p. %, produisait le maximum d'hypercrinie; celle de solutions moins concentrées déterminait un effet proportionnellement moindre.

Hay a compté le nombre relatif de globules sanguins et a vu que la concentration du sang augmentait par la diarrhée; la diurèse s'activant quelques heures après l'ingestion du médicament, détermina de nouveau un épaississement du sang.

Il résulte de l'aperçu que nous venons de donner, que les auteurs sont encore loin de s'accorder sur le mode d'action des sels neutres, et qu'il existe à ce propos plusieurs théories.

Pour les uns, les purgatifs salins agissent en empêchant l'absorption intestinale, pour les autres il faut attribuer cette action à des phénomènes d'osmose; il y a des partisans pour la doctrine de l'osmose, mais qui admettent en même temps une irritation sécrétoire, et des autres qui n'y voient qu'un phénomène organique d'irritation déterminant l'hypercrinie.

L'expérience clinique nous a démontré qu'en choisissant le sel de Sedlitz, parmi les compositions salines, comme purgatif d'élection, pour en faire la base de tout traitement dosimétrique, M. Burggraeve a été heureusement inspiré.

En effet, le sulfate de magnésie purge parfaitement, ne produit aucune action irritante et ne donne presque jamais lieu à des inconvénients.

AGENTS SYNERGIQUES ET AUXILIAIRES.

Tels sont les sulfates de soude, de potasse, le citrate de magnésie, le phosphate de soude, etc.

Le premier purge aux mêmes doses, mais est d'un goût plus désagréable. L'emploi, longtemps continué, expose à des inconvénients que n'a point celui du Sedlitz.

Nous l'avons essayé sur notre personne, en prenant chaque jour une dose purgative matinale. Au bout d'un mois notre poids avait diminué de 3 kilogrammes, le visage avait pâli et nous nous sentions affaibli. Nous ne doutons pas que ces effets ne soient attribuables à la résorption des sels de soude, donnant lieu à la diathèse alcaline. Le sulfate de soude aurait des qualités cholagogues, qui ne reviennent pas au sulfate de magnésie. (Rutherford.)

Le sulfate de potasse purge à plus faible dose; avec cette préparation on s'expose toujours à ce qu'elle pénètre dans le torrent circulatoire ou bien chemine le long du tube digestif. Longtemps continués, les sels de potasse irritent le canal alimentaire.

Le citrate de magnésie effervescent constitue une préparation assez agréable.

Le citrate de magnésie est un sel blanc, contenant beaucoup d'eau de cristallisation, soluble dans l'eau, insoluble dans l'alcool, et ne possédant guère l'amertume des autres sels de magnésie. On l'administre en limonade. Celle à 40 grammes purge le plus souvent; il faut cependant aller quelquefois jusqu'à 60 grammes.

Limonade purgative gazeuse à 50 grammes de citrate
supposé cristallisé.

Hydrocarbonate de magnésie.	18 grammes.
Acide citrique	30 —
Sirop de limon	80 —
Eau	300 —

On fait réagir à froid, sur l'hydrocarbonate, l'acide citrique dissous dans l'eau et, lorsque la réaction est terminée, on ajoute le sirop de limon. (Rabuteau.)

Le phosphate neutre de soude est d'une saveur moins désagréable que le sulfate de soude ; pour en obtenir l'effet purgatif, il faut donner des doses plus élevées, sans que cette préparation présente d'autre avantage.

Comme auxiliaires du sel de Sedlitz, il faut nommer les cholagogues. L'administration du podophyllin ou d'un de ses composants, la podophyllotoxine, l'iridine, l'évonymine, la leptandrine à dose suffisante, soit seules ou combinées, le soir avant de se mettre au lit, assurera, sans nul doute, ou augmentera l'effet d'une dose matinale de sel.

SUBSTANCES ANTAGONISTES.

Tous les agents qui constipent, mais surtout la morphine, sont les antagonistes naturels du sulfate de magnésie.

USAGES THÉRAPEUTIQUES.

Les purgatifs salins en général, et spécialement le sulfate de magnésie, sont indiqués dans les maladies inflammatoires aiguës.

Brunton explique l'action salutaire de ces médicaments, dans ces cas, de la manière suivante :

La tension artérielle, trop élevée, se trouve réduite à son taux normal, par la soustraction séreuse abondante qui se produit dans le canal alimentaire; de là, diminution de la pression sanguine dans tout le système circulatoire.

La perte séreuse du côté des intestins, diminue la somme de travail à opérer par les reins et décongestionne ces organes, s'ils étaient hypérémiés.

Aussi le sulfate de magnésie convient-il particulièrement dans l'hydropisie cardiaque et rénale. Le docteur Hay (*The Lancet,*

Feb. 1884) a eu des résultats très heureux en administrant à des malades cardiaques le sulfate de magnésie, à raison de 25 à 30 grammes, dissous en 30 grammes d'eau.

L'hypercrinie intestinale exerce une influence salutaire sur la fonction rénale, influence d'ordre réflexe.

L'action purgative est souvent suivie d'hypercrinie rénale. L'augmentation des urines doit être considérée comme résultat d'une stimulation réflexe des émonctoires rénaux, d'un abaissement de la pression sanguine exagérée, d'une diminution de l'hypérémie rénale.

Dans l'ascite symptomatique d'un obstacle circulatoire dans le système de la veine porte, le purgatif salin sera d'un effet encore plus heureux que dans l'hydropisie générale.

Dans ces cas, le remède peut agir directement sur l'organe malade. La cholémie, l'urémie, l'œdème cérébral, la pression sanguine intra-cranienne exagérée, sont des états morbides justiciables des purgatifs salins.

Dans le traitement de la plupart des affections de l'intestin, le sulfate de magnésie se trouve indiqué.

Ainsi dans l'irritabilité exagérée de l'estomac, dans les maladies inflammatoires du tube digestif, le sel de Sedlitz est parfaitement supporté, tandis que les agents cathartiques d'un ordre différent ne font que nuire au malade. Dans un cas de typhlite, on s'adressera de préférence au Sedlitz. En liquéfiant la masse fécale, en levant l'hypérémie par soustraction séreuse, il favorise la contraction intestinale et l'exonération, sans produire de l'irritation locale qui est, dans la majorité des cas, la conséquence fatale de l'administration des drastiques.

Dans la colique saturnine, le sulfate de magnésie (secondé par la strychnine et l'hyosciamine), est d'un effet souvent miraculeux.

L'emploi continué de ce médicament dans la cachexie saturnine est préconisé par Brunton. Les métaux, comme le plomb, le mercure, le cuivre, etc., étant éliminés par la bile et excrétés dans l'intestin, sont de nouveau absorbés si le tube alimentaire n'est pas suffisamment vidé. Ce cercle vicieux peut se continuer ainsi pendant un temps indéfini. De là, pour Brunton, l'utilité de doses purgatives de sel d'Epsom durant le traitement de l'intoxication par le plomb.

Pour Bartholow, à qui nous empruntons principalement les

indications énoncées ci-dessus (1), l'administration régulière du sulfate de magnésie constitue encore la médication la plus efficace de la dyssenterie aiguë.

Ce sel convient surtout dans le stade aigu se traduisant par la fièvre, la douleur, des ténesmes et des selles muco-sanguinolentes.

Le sel combat l'hypérémie et détermine des évacuations fécales qui ont pour résultat la suppression des douleurs intestinales et des ténesmes.

Il prescrit le remède ordinairement à dose suffisante pour saturer une quantité de 250 à 300 centimètres cubes d'eau, qu'il additionne de 15 grammes d'acide sulfurique dilué. Cette potion est administrée à raison d'une cuillerée à bouche dans un demiverre d'eau, de deux heures en deux heures, jusqu'à effet. L'auteur ajoute qu'on peut combiner cette prescription avec une dose de sulfate de morphine ou avec l'application d'un clystère au laudanum.

Nous est avis que l'administration dosimétrique de l'hyosciamine seule ou combinée avec la codéine produirait un effet bien meilleur.

M. Bartholow préconise encore ce remède pour arrêter le flux hémorrhoïdal, surtout quand ce phénomène se présente chez un individu constipé; il l'a prescrit avec un heureux succès dans la métrorrhagie symptomatique d'un fibroïde intra-utérin ou accompagnant les congestions pelviennes.

Dans la constipation habituelle, rien ne réussit mieux, dit cet auteur américain, qu'une dose journalière matinale, soit d'une cuillerée à café, de sel d'Epsom.

Avec intention, nous avons reproduit d'abord l'opinion favorable d'un auteur allopathe au sujet du sel de Sedlitz comme médicament dans la majorité des états morbides.

M. Burggraeve n'est donc pas seul à préconiser ce sel et à le préférer aux préparations irritantes, aux purgatifs drastiques.

Voici comment l'auteur de la méthode dosimétrique s'exprime à ce sujet (2) :

« A propos de sel, nous croyons que l'usage de certains sels ne saurait assez être répandu. La nature nous montre en ceci la voie

(1) *Materia medica and Therapeutics,* 5ᵐᵉ édition, p. 635.
(2) *La Médecine dosimétrique, ses fins et ses moyens,* 1883, p. 217 à 224.

à suivre, puisque toutes les eaux minérales naturelles en contiennent, dans une proportion constante. Nous laissons de côté le chlorure de sodium ou sel commun, qui a ses détracteurs, et qui se venge en s'imposant comme une des nécessités les plus universelles de la vie. Nous parlerons d'un autre sel, tout aussi répandu dans la nature et qui fait la base des eaux de Sedlitz, c'est-à-dire le sulfate de magnésie. C'est ce dernier qu'on peut recommander pour l'usage diététique ou hygiénique, parce qu'il s'accommode à toutes les constitutions, à tous les âges. Même dans l'état de maladie, il simplifie le cas et rend l'emploi des autres remèdes plus efficace.

Dans notre service à l'hôpital civil de Gand, nous attribuons surtout au Sedlitz Chanteaud d'avoir si peu d'accidents. Nous faisons la part des cas chirurgicaux qui, généralement, n'exigent pas la diète, comme en médecine ; mais dans cette dernière aussi, il importe de tenir les voies excrétoires parfaitement libres.

Nous citerons ici les expériences suivantes, faites à Paris dans le service de feu le professeur Andral.

Quarante-sept malades atteints de fièvre typhoïde, ont été soumis au même traitement, posé sur les mêmes bases que voici : le lendemain de l'entrée, que la maladie fût grave ou légère, et quelle que fût sa forme, on prescrivait un décigramme de tartre stibié ; ce médicament produisait, en général, plusieurs selles et vomissements. Le lendemain et ensuite les jours suivants, *sans aucun intervalle*, on prescrivait des purgatifs, et on les continuait tant que la fièvre et les accidents persistaient. On n'a jamais dépassé dix-huit purgatifs, parce que, lorsqu'on arrivait à ce nombre, que les malades fussent guéris ou non, on cessait leur emploi.

Les purgatifs employés presque exclusivement, furent l'eau de Sedlitz. On en donnait une bouteille par jour ; elle contenait 30 grammes de sulfate de magnésie. Ce n'était que vers la fin et lorsque ce médicament semblait ne plus produire d'effet, qu'on le prescrivait à 45 grammes.

Quelquefois, mais seulement pour varier, lorsque les malades étaient trop dégoûtés, on prescrivait 60 grammes d'huile de ricin, ou bien quelquefois 6 décigrammes de calomel, en deux ou trois doses, et, une heure après la dernière dose, un verre d'eau de Sedlitz. Dans quelques cas, enfin, on prescrivait une potion purgative ainsi composée : feuilles de séné, 8 grammes dans 125 grammes d'eau bouillante; sulfate de soude, 45 grammes; sirop de nerprun, 30 grammes.

Sur les quarante-sept cas observés, l'emploi des purgatifs salins répétés n'a pas abrégé la marche de la fièvre typhoïde, mais, en général, il a diminué l'intensité et l'acuité des symptômes, rendu la maladie moins grave, ce qui, cependant, n'a pas eu lieu dans tous les cas; mais dans ces derniers, ils n'augmentèrent jamais les accidents de nouveaux symptômes. Leur influence fut alors seulement nulle.

Si on divise en trois séries les quarante-sept malades observés, on arrive aux conclusions suivantes sur l'effet des purgatifs salins, dans les cas de fièvre typhoïde :

Première série (12 cas légers) : 12 cas de guérison en douze jours et demi ;

Deuxième série (21 cas de médiocre intensité) : 21 cas de guérison en dix-sept jours, terme moyen ;

Troisième série (14 cas graves) : 6 morts en vingt-six jours et demi; 1 tuberculisation aiguë, restée non guérie; 7 cas guéris en vingt-six jours et demi.

Il y eut, en résumé, 1 mort sur 8 malades.

Comme on le voit, ces expériences sont concluantes; l'emploi du sulfate de magnésie simplifie la fièvre et permet d'en avoir plus facilement raison; il rend inutile les purgatifs drastiques, ce qui est d'un grand avantage, puisqu'on sait combien ces purgatifs irritent le tube intestinal. Ce fut un des motifs de la levée de boucliers de Broussais contre le Brownisme.

Le Sedlitz provoque une simple exsudation intestinale et ainsi, détermine un rafraîchissement général. On peut donc s'en servir chaque fois que le corps est échauffé. Nous ajouterons qu'il ne soumet l'organisme à aucune sujétion, on peut le prendre et le laisser.

Depuis plus de trente ans, nous faisons chaque jour usage d'une cuillerée à café (environ 15 grammes) de sulfate de magnésie deshydratée, le matin à jeûn, dans un verre d'eau, et nous attribuons à cette précaution l'excellente santé dont nous jouissons, malgré notre vie dans les amphithéâtres et les hôpitaux. — *Experto crede Roberto.* Ce sont les moyens simples dont on s'avise le moins. Dans le commencement, nous faisions usage

du tartre stibié chaque fois que nous étions saturé de miasmes,
— et cela nous arrivait à chaque instant, — c'est-à-dire que l'estomac se dérangeait, qu'il y avait de la céphalalgie, que la peau
était brûlante avec un sentiment de lassitude générale et inaptitude au travail; bref, un état voisin de fièvre typhoïde; le
tartre émétique avait raison de ces symptômes, mais nous fati-
guait énormément; il en fut de même des purgatifs.

C'est alors que nous eûmes recours au sel de magnésie, sans
cesser un seul jour d'en prendre. On dira que c'est un excès :
mais qu'importe, si nous nous en trouvons bien? Le corps est un
rude boulet pour l'âme, il faut donc diminuer le poids. On est
bien portant quand on ne se sent aucun heurt physique : *Mens
sana in corpore sano*, comme disaient les anciens.

Si nous voulions approfondir la question, combien ne trou-
verions-nous pas d'avantages à signaler dans l'usage diététique du
Sedlitz Chanteaud?

Ainsi, par son alcalinité, il nettoie la muqueuse intestinale et
la débarrasse des matières grasses qui empêchent les papilles et les
villosités de fonctionner — comme une plante dans un sol trop
compacte. Aussi, toutes les personnes qui, le matin, en se levant,
éprouvent de l'anorexie, peuvent manger après avoir fait usage de ce
sel pendant quelques jours. Il en est de même des personnes affectées de crudités acides, ou pyrosis. Les tiraillements douloureux de
l'estomac cessent parce que les acides sont neutralisés par l'alcalinité du sel. Nous ferons les mêmes remarques quant aux
matières âcres ou brûlantes, qui remontent à la gorge et occasionnent ce qu'on nomme le *brûlant*, au point d'enflammer l'arrière-
bouche : d'où l'angine. On sait que ces inflammations sont habituelles à beaucoup de personnes; le meilleur moyen de s'en
débarrasser ou, du moins, de les rendre inoffensives, est de faire
usage du Sedlitz. Par la rapidité avec laquelle le sel dissous dans
l'eau, est absorbé, le transport vers les reins est presque instantané, et ainsi toutes les matières excrémentitielles sont rejetées au
dehors, sans que le sang soit privé de ses éléments salins, comme
le font les boissons diurétiques. Aussi on verse dans une grave
erreur en abusant de tisanes aqueuses, dont on gorge les pauvres
hydropiques, et on ne voit pas qu'on empire ainsi leur état. Les
matières albumineuses finissent elles-mêmes par être entraînées.
Claude Bernard, dans ses *Leçons de physiologie,* rapporte les

expériences du docteur Kierulff, expériences qui font voir que lorsqu'on injecte de l'eau dans la veine jugulaire d'un chien, au bout d'un certain temps, relativement très court, les urines deviennent albumineuses.

La saignée pratiquée par intervalles, fait voir qu'à mesure les sels disparaissent de l'eau du sang. Il en est de même avec les tisanes. Il est donc nécessaire que le sang contienne une certaine quantité de sel. Le chlorure de sodium joue ici le principal rôle; c'est ce qui a fait dire à Plutarque :

« C'est pourquoi, à mon avis, nous appelons la beauté d'une « femme *salée* et *assaisonnée*, qui n'est ni fade ni morne, mais « accompagnée de grâce vive et émouvante. »

Une jeune dame était pâle, chlorotique, bouffie, sans énergie morale et physique; la vie renfermée l'avait étiolée, mais la faiblesse musculaire l'empêchait de prendre du mouvement; c'était un cercle vicieux dont tous les médicaments ferrugineux et toniques n'étaient pas parvenus à la faire sortir; elle se remit au régime salin; en peu de temps ses infirmités disparurent.

Il est une fonction qui ne peut être nommée qu'en latin :

Le latin dans ses mots brave l'honnêteté

(puérile et honnête). Toujours est-il que cette opération, chez beaucoup de personnes, se fait d'une manière irrégulière et incomplète; chez les unes, par inertie physique, chez les autres, par indolence morale ou préoccupation d'esprit; chez d'autres enfin, elle n'est pas en rapport avec la quantité d'aliments ingérée.

Le duc de Saint-Simon entre dans certains détails qui font voir combien le roi Soleil donnait de tablature à ses médecins. Toujours est-il que notre triste humanité est soumise à cet assujettissement, et que la plupart de nos maladies viennent de là. L'école de Salerne, qui ne se piquait pas d'atticisme, a dit :

Quatuor ex vento veniunt in ventre retento
Spasmus, hydrops, colica, vertigo : hœc res probat ipsa.

Parmi ces gaz, il faut compter principalement l'hydrogène et ses composés, soit sulfurés, soit carburés, et qui, étant absorbés, donnent lieu à des altérations du sang et des troubles du système nerveux.

L'hydrogène se forme dans les intestins chez les personnes débiles ou avancées en âge ; en passant à l'état proto- ou deuto-carburé, il a pour effet de diminuer la rutilance du sang.

Dans notre ouvrage sur le choléra asiatique (Gand 1855), nous avons fait voir qu'on détermine un état cyanotique, en faisant respirer ces gaz à des lapins.

L'hydrogène sulfuré provient de l'altération des substances albumineuses au contact de l'air, ou bien de la désoxydation des sulfates en présence des matières organiques ; c'est un gaz très délétère qui, étant absorbé, donne lieu à la céphalalgie, à un état d'abattement général, avec chaleur sèche de la peau, soif, inappétence, tous symptômes qui peuvent dégénérer en fièvre typhoïde.

. . . .

Le résidu de la digestion doit donc être éliminé d'une manière complète, chaque matin, si on veut que le corps ne ressemble à un évier, et surtout si l'on veut échapper aux maladies putrides. Mais ici vient la question pratique.

Quels moyens faut-il employer ? Et tout d'abord, faut-il des moyens ? Sans doute, si nous vivions d'une manière naturelle, sans préoccupation d'esprit, sobrement, instinctivement, comme font les animaux, nous n'aurions pas plus qu'eux besoins d'*adjuvants*. La nature a tout disposé d'une manière si parfaite, que le jeu régulier de nos organes suffirait ; mais la vie civilisée nous écarte constamment de cet ordre régulier ; et où les moyens naturels ne suffisent plus, il faut bien recourir aux moyens artificiels.

Heureusement que, sous ce rapport même, la nature est bonne mère, puisqu'elle nous indique, en même temps, la fin et les moyens. Ces moyens quels sont-ils ? Sont-ce les drastiques : aloès, gomme-gutte, scammonée, jalap, qu'on dissimule sous toutes les formes, afin d'en faire l'objet d'annonces pompeuses ? Sont-ce les rubéfiants, tels que la moutarde blanche, dont les victimes se comptent par milliers ? Évidemment non ; ce sont les préparations salines. Or, de toutes ces préparations, celle qui se rapproche le plus de la composition de l'eau naturelle de Sedlitz doit être préférée. On fait une eau de Sedlitz artificielle, au moyen de sulfate de magnésie cristallisé et en la chargeant d'acide carbonique pour l'usage.

Les sels granulés Chanteaud sont beaucoup plus commodes et bien plus efficaces sous un petit volume, puisque ces granules renferment, dans des proportions exactes, les éléments solubles de l'eau naturelle. Une ou deux cuillerées à café suffisent d'ordinaire. On les fait dissoudre, le soir, dans un demi verre d'eau, et le matin, en se levant, on trouve la solution parfaitement limpide. Pour les personnes délicates et les enfants, la solution peut se faire instantanément dans du café noir ou du thé.

Nous devons aller ici au devant de l'objection qu'on pourrait soulever contre le sel de Sedlitz, c'est-à-dire, d'astreindre le corps à une sujétion. Mais cette sujétion est nulle, comme avec tous les agents diététiques. Nous faisons chaque jour usage de sel commun, sans qu'il y ait nécessité d'en augmenter la dose. Il y a un degré de saline que nous ne saurions dépasser, parce qu'il nous est indiqué par l'instinct. Un agronome distingué, M. Barral, a démontré que cette quantité correspond à celle dont le sang a besoin, pour le jeu régulier des fonctions. »

. . . .

La dosimétrie fait un large usage du sulfate de magnésie. A vrai dire, pour faire un traitement complet, on ne peut pas s'en passer. Et pourtant, le maître nous avertit, qu' « il ne faut pas ériger les purgations en système. (1) »

Aussi, le Sedlitz, pendant le traitement dosimétrique n'est pas donné généralement comme un purgatif, un agent perturbateur ou spoliateur, mais seulement comme un régulateur et un moyen de lavage intestinal, pour chasser les ferments autochtones et augmenter l'avidité des *bouches absorbantes*, non seulement pour les médicaments, mais encore pour les aliments. (d'Oliveiro Castro.) (2).

Grâce à son emploi régulier, l'absorption des alcaloïdes est assuré, et l'on sauve son malade du danger de l'accumulation des doses, l'emmagasinement dans les premières voies.

Nous partageons complètement l'avis de notre savant confrère portugais, que nous venons de citer , lorsqu'il dit :

« Malgré l'usage journalier du purgatif salin, les malades

(1) *Études sur Hippocrate,* p. 257.
(2) *Défense de la dosimétrie,* 1884, p. 86.

échappés à une maladie aiguë ont une convalescence rapide, tandis que ceux qui sont atteints d'une affection chronique, loin de s'en trouver affaiblis, ressentent, au contraire, une augmentation des forces digestives et un surcroit de vitalité, sans lesquels ils ne pourraient guère espérer la complète guérison de leurs maladies. »

CONTRE-INDICATIONS.

Le sulfate de magnésie est quelquefois mal supporté par les anémiques et les personnes débilitées; l'administration journalière, donnant lieu à un effet fréquent, mais très incomplet. On fait mieux, dans ces cas, de le supprimer et d'administrer, si la purgation est de rigueur, en son lieu et place, le podophyllin et les résines cholagogues.

Dans les cas d'ulcérations intestinales tuberculeuses, comme dans la pérityphlite et la péritonite, nous sommes d'avis qu'il vaut mieux de s'abstenir du Sedlitz.

A l'encontre de feu M. Gubler (1), pour qui ce sel, en temps d'épidémie cholérique, peut amener l'explosion d'accidents qui étaient imminents et qui se terminent par la mort, nous croyons que, surtout en temps d'épidémie, on agira sagement d'insister sur l'emploi du Sedlitz.

Si dans le choléra il faut éviter les purgatifs, cela est vrai en tant qu'hypersécrétions. L'usage matinal du sulfate de magnésie, en lavant simplement le tractus intestinal, le débarrassera de toutes matières fermentescibles. Il prévient la diarrhée, due à l'âcreté des sécrétions intestinales et aux aliments mal élaborés, et soutient la diarrhée prémonitoire dans son élimination de l'agent toxique (2).

Le sulfate de magnésie, ne possédant pas des propriétés cholagogues, nous pensons que dans les cas de lithiase biliaire, on s'adresserait plutôt au sulfate de soude pour favoriser l'élimination des calculs.

MODES D'ADMINISTRATION ET DOSES.

Le sulfate de magnésie déshydraté des officines et le sel de Sedlitz granulé de Chanteaud, constituent des préparations excel-

(1) *Commentaires sur le Codex*, p. 436.
(2) Comparez Burggraeve, *le Choléra indien*, 1885, p. 249.

lentes, et qui peuvent se remplacer mutuellement. On les administre aux mêmes doses.

Aux enfants en bas-âge et élevés au biberon, on peut voir se produire un effet légèrement purgatif d'une dose de 5 décigrammes à 1 gramme ; aux enfants plus âgés, de 5 à 10 grammes ; à l'adulte, il conviendra d'administrer de 15 à 30 grammes.

Pour les enfants très jeunes, il faudra masquer le goût en dissolvant le sel dans de l'eau ou du lait bien sucré. Aux adultes, la simple dissolution dans un demi verre d'eau convient le mieux ; rarement, nous avons vu prendre le remède dans du café noir. En général, on fait boire un demi verre d'eau fraiche, immédiatement après le remède, ce qui suffit à chasser la saveur amère et saline imprimée sur la langue.

On administre toujours le remède le matin à jeun, ou au début d'un traitement qu'on va instituer, afin de préparer les premières voies et d'augmenter leur faculté d'absorption.

On peut, dans certains cas, réfracter la dose et l'administrer en trois ou quatre fois, dans le courant d'une à deux heures, si le malade a de la peine à avaler en une fois son médicament.

———

Manganèse et ses préparations.

Le manganèse est un métal découvert par Scheele et Gahn en 1774, d'un gris d'acier brillant, pesant 6.85, très réfractaire et s'oxydant plus facilement que le fer à l'air humide. Il ne se fond qu'à 160° du pyromètre de Wedgewood.

On l'obtient sous forme de grenailles, en traitant par le charbon ses oxydes, au feu le plus violent.

L'oxyde noir de manganèse (peroxyde), connu de toute antiquité, existe en abondance en France, dans les départements des Vosges et de la Moselle, soit en masses amorphes, soit sous forme d'aiguilles brillantes ; il est friable, insipide, inodore, insoluble dans l'eau.

On en fait usage pour la préparation du chlore et des chlorures et l'extraction de l'oxygène. Il est employé dans les arts, pour blanchir le verre à vitre et le cristal, et pour la fabrication des émaux. On lui attribue la propriété de préserver de toute altération l'eau à laquelle on le mêle dans la proportion de 3/500. (Nysten.)

Le manganèse présente les plus grandes analogies chimiques avec le fer. Il se trouve fréquemment associé à ce métal dans la nature, et cette association se rencontrerait dans différentes parties solides et liquides de l'organisme.

Ainsi, Vauquelin en a trouvé dans les cheveux; Bley, Wurzer, Buchholz, Weidenbusch, dans les calculs biliaires et vésicaux; Wurzer, Cramer, Millon, Deschamps, Burin du Buisson, dans le sang; Pétrequin dans le *pus* louable; Jahn et Lassaigne, dans l'urine d'un cheval diabétique; Sprengel et Bibra dans l'urine d'un bœuf.

Jusque dans ces dernières années, on n'avait pas encore signalé la présence du manganèse dans l'urine de l'homme, mais ce métal y aurait été reconnu par W. Turner.

Toutefois, on n'a pas démontré la présence de ce métal dans les globules. D'ailleurs, il ne fait point partie intégrante de l'hémoglobine. Quant à l'existence du manganèse dans les globules rouges, affirmée par divers auteurs, elle est au moins douteuse d'après Gautier. (Rabuteau.) (1).

ACTION PHYSIOLOGIQUE ET TOXIQUE.

La présence d'une quantité minime de manganèse dans le sang, a conduit quelques savants français à attribuer à ce métal la même signification que celle du fer dans le traitement de la chlorose.

Hannon distinguait une chlorose par défaut de manganèse, et une chlorose par défaut de fer, altérations sanguines indépendantes l'une de l'autre, et en esquissait le diagnostic d'une manière très décidée, mais fantasque.

Pétrequin émettait l'avis que, dans toute chlorose, il y avait à la fois défaut de l'un et de l'autre métal.

Pour Hannon, le manganèse ne convenait que dans certains cas de chloro-anémie.

(1) *Traité élémentaire de Thérapeutique*, 1884, p. 102.

Pour Pétrequin, il fallait dans tout traitement complet de chlorose, combiner les deux agents.

Ce dernier admettait, d'ailleurs, que les préparations martiales des pharmacies contiennent presque toutes du manganèse, et que c'est à cette association qu'il faut attribuer leur efficacité.

Trousseau et Pidoux ont réfuté cette hypothèse, en faisant remarquer que le fer réduit pur ne renferme certainement pas un atome de manganèse.

Rabuteau fait observer qu'il en est de même des bonnes préparations ferrugineuses obtenues avec le fer pur. Pour cet auteur, si les préparations ferro-manganiques ont pu amener la guérison, cet effet était dû au fer, non au manganèse, qui n'entrait que comme corps étranger, relativement peu dangereux à faible dose, mais dans tous les cas inutile, et capable d'entraver plutôt la guérison.

Les expériences comparatives commencées par Rabuteau sur les effets du fer et du manganèse, du cobalt, du nickel administrés à faibles doses et d'une manière prolongée, tendraient à démontrer que le manganèse n'est nullement hématogène comme le fer, mais qu'il ferait diminuer le nombre des globules rouges. Les expériences cliniques de G. Hayem ont conduit au même résultat.

Gubler (1), dans ses Leçons de thérapeutique, dit que le manganèse est, comme le fer, un élément normal dans le sang humain ; les effets physiologiques des deux éléments se rapprocheraient beaucoup. Pour lui, le manganèse agit en qualité de tonique reconstituant, il exercerait une action de stimulation générale et locale. Ses usages rationnels seraient ceux du fer.

M. Potain (2), dans une leçon clinique, fait remarquer que pour certains auteurs, le fer seul est actif dans la chlorose. L'honorable professeur estime pourtant que le manganèse peut rendre aussi des services, malgré ce qu'on en a dit. Selon lui, il est indiqué précisément dans les cas où les malades ne supportent pas bien le fer. Ces cas seraient assez nombreux. Il conviendrait aussi dans ceux où l'on peut craindre l'action trop excitante du fer, comme dans les chloroses qui surviennent chez les sujets issus de parents tuberculeux et par conséquence prédisposés à la tubercu-

(1) *Publication du docteur Leblanc*, 1880, p. 62.
(2) *Journal de méd. et de chir. prat.*, 1885, janvier. Art. 18802.

lose. *Le manganèse provoque certainement la formation de globules rouges.*

M. Potain a vu ainsi une malade leucocythémique, ne supportant pas la médication ferrugineuse, et chez laquelle la leucocythose était si marquée, qu'on trouvait à l'examen microscopique un globule blanc pour deux globules rouges. Cependant, après un mois de traitement par le manganèse, la proportion des éléments du sang était à peu près rétablie.

Le médicament doit être donné seul et non associé au fer, comme on le fait trop souvent. C'est ainsi seulement qu'on peut bien juger son action. Le carbonate de manganèse est le plus communément employé, et on le donne en pilules de 10 centigrammes dont on fait prendre de cinq à six par jour.

Le mode de résorption et d'élimination du manganèse dans le corps animal a été étudié par M. Cahn, de Worms (1).

Cet auteur a résumé les résultats de son travail ainsi :

1. Le manganèse, introduit immédiatement dans le sang, n'est pas incorporé dans les globules rouges.

2. Le métal est résorbé et transporté par les organes parenchymateux ; la plus grande partie du manganèse s'élimine par la muqueuse intestinale, et est excrétée par les fèces.

3. Une résorption quelque peu notable par la muqueuse intestinale *saine*, ne se fait pas.

Administrés à dose suffisante à l'intérieur, mais surtout par voie sous-cutanée, les sels solubles de manganèse peuvent déterminer des symptômes toxiques.

L'introduction de 4 grammes de sulfate de manganèse dans l'estomac du lapin, l'injection intraveineuse de 7 décigrammes de cette même substance chez un petit chien, a suffi à tuer l'animal. (Gmelin.) (2).

Rabuteau (3) a vu se produire du trismus, de l'opisthotonos et la mort après l'injection intraveineuse d'une solution aqueuse de lactate de manganèse (de 12 décigrammes dans 15 grammes), chez une chienne. Les accidents tétaniques ne se présentèrent que le lendemain.

(1) *Resorptions-und Ausscheidungs-Verhältnisse des Mangans im Organismus. — Archiv f. Exp. Path. und Pharmakol.*, 5 juni 1884, B^d XVIII, S. 129-146.

(2) Cité par Lewin, *Lehrbuch der Toxikologie*, 1885, S. 156.

(3) *Étude expérimentale sur les effets physiolog. des fluorures et des composés métalliques en général*, 1867.

Suivant Kobert (1), la dose léthale chez le chien serait de 6 à 8 milligrammes d'oxyde de manganèse pour 1 kilogramme de poids de l'animal, quand on introduit l'agent par voie sous-cutanée. La mort ne suit que dans deux jours.

L'injection hypodermique de 13 à 24 milligrammes tuerait dans les vingt-quatre heures.

Si l'organisme humain réagit d'une façon analogue à l'action du manganèse que le fait celui du chien, on pourrait calculer que l'injection sous-cutanée de 5 décigrammes d'oxyde de manganèse pourrait tuer l'homme adulte dans les vingt-quatre heures.

L'introduction de doses masssives par la bouche, détermine un catarrhe du tube gastro-intestinal ; sous ces conditions, l'absorption totale du manganèse a lieu, et l'élimination se fait alors principalement par les urines.

Le sulfate de manganèse introduit dans l'estomac du chien provoque le vomissement ; administré au lapin, il produit la paralysie des extrémités. Injecté directement dans le sang, l'animal refuse le manger, commence à vomir, et meurt bientôt ; le lapin présente auparavant des spasmes tétaniques et l'exophthalmus (2). La mort est causée par paralysie du cœur.

L'injection sous-cutanée du sel double : citrate de soude et citrate de manganèse, faite sur le chien et le chat, provoque de même des symptômes éméto-cathartiques et la mort.

Dans les matières vomies et excrétées par le bas, on peut démontrer la présence du manganèse. Parmi les symptômes toxiques, il faut encore noter de l'ictère, de la somnolence et une diminution de la motilité et de la sensibilité. La mort ne tarde pas à suivre l'abolition de l'irritabilité réflexe.

Le centre vaso-moteur d'abord, puis le cœur, sont paralysés.

On trouve dans les urines du manganèse, les matières colorantes de la bile, des corps cylindriques hyalins, de l'albumine et des leucocythes.

Dans l'intoxication chronique déterminée par l'injection sous-cutanée, souvent répétée, d'un sel de manganèse, la jaunisse est très grave.

La littérature ne mentionne qu'un cas d'empoisonnement par le manganèse chez l'homme. Couper, cité par Lewin, rapporte

(1) *Archif f. Exp. Path. u. Pharmak.*, Bᵈ XVI, S. 370 ; cité par Lewin.
(2) *Laschkewitsch. Centralblat f. med. Wissensch.*, 1866, p. 369 ; cité par Lewin.

que des ouvriers, après avoir été occupés à moudre du manganèse, ont été frappés de paralysie musculaire des extrémités et des
organes de la phonation. Quelques-uns d'entre eux ne se sont pas
rétablis ; d'autres ne guérirent qu'après quelques années.

A l'autopsie d'animaux tués par de grandes doses de manganèse, on a pu constater des signes de gastro-entérite et d'inflammation de la rate, du foie, même du cœur.

Les parties de l'intestin envahies par l'inflammation, sont
imprégnées d'une bile jaune.

Les injections sous-cutanées de manganèse, souvent répétées et
déterminant l'empoisonnement chronique, produisent des altérations du tissu rénal.

USAGES THÉRAPEUTIQUES. — MODES D'ADMINISTRATION ET DOSES.

Si quelques auteurs dénient tout pouvoir sanguificateur au
fer, d'autres lui attribuent des propriétés hématiniques décidées.

Le même ordre de faits se reproduit pour le manganèse. Ce
métal a ses détracteurs qui lui imputent d'entraver la guérison
d'anémies, là où d'autres lui préfèrent les préparations martiales
dans quelques cas de chlorose, et lui attribuent une action spéciale
et favorable sur la formation des globules rouges.

On est d'accord sur un point : notamment que l'emploi sous-
cutané et l'injection intra-veineuse, de même que l'administration de doses massives des sels solubles et de l'oxyde de manganèse, donnent lieu à symptômes toxiques ; ce qui, — comme nous
l'avons exposé dans notre article sur le fer et ses préparations, —
se voit aussi après l'administration des ferruginenx, par voie
sous-cutanée et à doses massives.

En allopathie, on se sert principalement du peroxyde, du lactate, du carbonate, du sulfate, du chlorure de manganèse et du
permanganate de potasse.

Peroxyde de manganèse.

Formule : Mn O².

Les propriétés absorbantes de cet agent sont utilisées dans
l'acescence gastrique et le pyrosis ; on l'administre dans ces cas à
la dose de 2 et 4 grammes, sous le nom de *magnésie noire*, associée

à la magnésie proprement dite, appelée aussi par opposition *magnésie blanche.*

Comme tonique, il trouve son indication dans la chlorose, l'anémie, le scorbut et les cachexies, et est administré en pilules à la dose de 50 centigrammes par jour. (Gubler.)

Carbonate de manganèse.

Formule : Mn O CO².

Pris en petite quantité à la fois, il se comporte comme l'agent précédent; il agit en qualité d'absorbant, de reconstituant et même de stimulant.

On donne ce sel à la dose de 40 centigrammes à 2 grammes par jour, en pilules de 20 centigrammes, aux chlorotiques et généraralement aux sujets à qui conviennent les ferrugineux. (Gubler.)

Sulfate de manganèse.

Formule : Mn O SO³.

Ce sel est un caustique dissolvant, analogue à la potasse ou à la soude; il ne produit pas de combinaisons insolubles avec les matières animales, à la manière des sels de fer ou des substances astringentes et styptiques. (Mitscherlich).

Ingéré en forte proportion dans le canal alimentaire des animaux, il détermine l'escharification, la liquéfaction de la muqueuse gastrique, et même la perforation des parois stomacales, avec ses conséquences immédiatement funestes. Les symptômes de l'empoisonnement sont les vomissements, la paralysie non précédée de phénomènes d'excitation, et l'inflammation de tous les viscères abdominaux ainsi que du cœur.

Quelques médecins : Ure, Goolden, Dietrich, Th. Thompson, ont administré ce sel comme purgatif cholagogue dans l'état de torpeur du foie, dans la jaunisse et la goutte, à raison du 25 à 50 centigrammes dans la journée.

Comme reconstituant, on s'adresse plutôt aux autres préparations de manganèse.

Toutefois, Hannon et Pétrequin ont donné des formules dans lesquelles entre le sulfate manganeux.

A l'extérieur, on l'a appliqué sous forme de pommade (1 sur 8 parties d'axonge), contre les bubons, les névralgies, les résidus d'inflammations arthritiques ou rhumatiques, etc.

Permanganate de potasse.

Formule : $K\,O\,Mn^2\,O_7$.

Ce sel introduit en médecine dès 1857, est un excellent antiseptique. Il agit moins en qualité de composé manganique, mais plutôt comme oxydant. Il cède avec facilité son oxygène aux corps oxydables avec lesquels il se trouve en contact.

Il est employé en lotions sur les plaies fétides et gangreneuses ; en injections vaginales dans l'épithélioma du col de l'utérus ; en injections nasales dans l'ozène ; en gargarisme dans la fétidité de l'haleine.

La solution ordinaire est de 2 à 15 parties sur 1,000 d'eau distillée.

———

En dosimétrie, on emploie un composé d'arsenic et de manganèse, l'

Arséniate de manganèse

dont nous avons eu déjà l'occasion de parler dans l'article *Acide arsénieux* (voir p. 145).

Cette préparation, granulée au milligramme, dérive ses propriétés de ses deux composants. Elle est ainsi un remède reconstituant et hématogène à double titre.

On l'emploie seule ou associée à l'arséniate de fer dans l'anémie, la chlorose et dans les débilités générales ; du corps et aux mêmes doses.

———

Morphine.

Formule : $C^{17}\,H^{19}\,Az\,O^3 + H^2O$.

La morphine est un des alcaloïdes de l'opium. Elle dérive son nom de Morphée, dieu du sommeil.

Signalée dès 1688 par Ludwig, sous le nom de *magistère d'opium*, obtenue en 1803 par Derosne, mais considérée par lui comme de la narcotine modifiée et rendue alcaline par le carbonate de potasse employé à sa préparation, elle a été décrite par Séguin en 1804.

Ce ne fut cependant que vers 1816 qu'un pharmacien d'Einbeck, en Hannovre, Guillaume Adam Sertürner, après des recherches de onze années, réussit à produire la morphine à l'état pur, à fixer sa composition chimique et à décrire son action sur l'homme, comme celle d'un opium purifié (1).

Il paraît que Magendie (2) a été le premier à utiliser en thérapeutique l'action narcotique de la morphine. Il avait — et avec lui Orfila, Ridolfi et d'autres — reconnu les qualités soporifiques de cette substance, en expérimentant sur les animaux, de même que Sertürner en avait constaté le pouvoir somnifère sur l'homme sain.

Bally a eu le mérite d'essayer ce remède sur sept à huit cents malades, et contribua ainsi à répandre la connaissance de cet alcaloïde.

Bientôt la morphine se trouva entre les mains de tous les médecins, et ses sels furent acceptés dans toutes les pharmacopées.

Son emploi croissant chaque année, on élargit le cadre de ses indications; mais surtout après l'introduction de son usage en injections sous-cutanées par le docteur Wood, elle a pris une place considérable parmi les remèdes de nos jours.

La morphine provient de l'opium, qui lui-même est obtenu à l'aide d'incisions légères faites à la capsule du pavot, un peu avant sa maturité. Le suc qui en découle est récolté le lendemain, et mis en pains de différentes formes et de grosseurs variables. D'après Nothnagel et Rossbach, toute la plante contient les alcaloïdes; aussi, devrait-on l'utiliser tout entière, au lieu de ne retirer les principes actifs que du suc récent de pavot.

Le pavot qui fournit l'opium, est le *Papaver somniferum*, L. Papaveracées, originaire de l'Orient. On en connait plusieurs variétés dont les plus importantes sont le pavot blanc et le pavot noir, qu'on appelle également *Papaver hortense*, parce qu'on le

(1) Sertürner, *Ueber das Morphium, eine neue Salzfähige Grundlage, und die Mekonsaüre, als Hauptbestandtheile der Opiums.* — *Gilbert's Annalen der Physik*, 1817. B^d 55, S. 56. — Sertürner, *Ueber eins der fürchterlichsten Gifte der Pflanzenwelt, u. s. w.* Daselbst, 1817. B^d 57, S. 183; relaté par Binz.

(2) *Nouv. Journ. de Méd.*, 1, 23, 1813; relaté par Hüsemann-Hilger.

cultive fréquemment, en Europe, dans les jardins. Le pavot blanc est très répandu dans tout l'Orient.

Suivant la provenance, on connaît différentes espèces d'opium ; dans le commerce des drogues on distingue principalement :

1. L'opium *turc* (de l'Asie Mineure, de Smyrne), se présentant en pains lisses pesant environ 700 grammes, et recouverts de feuilles de pavot et de fruits de rumex.

2. L'opium de *perse* ou de Trébizonde, qu'on trouve en cylindres d'une longueur de 12 centimètres et de la grosseur du doigt, entouré d'un papier blanc ou rouge, ou bien en pains enveloppés de feuilles de pavot.

3. L'opium *indien*, dont on distingue celui de Patna, de Malva et de Bénarès, sous forme de boules recouvertes de pétales de pavot et d'un poids moyen de 1500 grammes, enfin :

4. L'opium d'*Égypte* ou thébaïque, ressemblant à l'espèce turque, n'est pas recouvert de fruits de rumex.

Le pavot est cultivé ailleurs : en Chine, dans la Russie d'Asie, en Algerie, dans l'Amérique du Nord (la Californie), dans la Nouvelle-Hollande et dans qnelques pays d'Europe.

A l'état récent, l'opium est une substance molle, pétrissable, d'un brun clair ; à l'état sec, il est d'un brun foncé, dur, et sa cassure présente des faces luisantes et grenues ; soluble en partie dans l'alcool et dans l'eau, il a une odeur spéciale, narcotique et une saveur très amère.

Indépendamment de la morphine, qui est le principe le plus important du suc de pavot, on a retiré de cette substance complexe plusieurs autres alcaloïdes, un acide : l'*acide méconique*, deux corps neutres : la *méconine* et la *méconoïsine* et d'autres substances (cellulose, cire, sucre, acide lactique, gomme, etc.), qu'on rencontre habitullement dans les végétaux.

En 1817, Robiquet trouva la *narcotine*, en 1832 la *codéine* ; la *thébaïne* fut trouvée par Thibouméry, la *narcéine* par Pelletier, dans cette même année.

En 1835, Thibouméry et Pelletier, touvèrent la *pseudomorphine*.

La *papavérine* fut isolée par Merck en 1848 ; en 1867, MM. T. et H. Smith isolèrent la *cryptopine* ; de 1869 à 1871, O. Hesse découvrit les *méconidine, lanthopine, codamine, laudanine,*

laudanosine, protopine et *hydrocotarnine*. En 1878, MM. T. et
H. Smith y ajoutaient encore la *gnoscopine*.

Ainsi, on connait jusqu'ici seize alcaloïdes dans l'opium :

1. *Morphine* : $C^{17} H^{19} Az O^3 + H^2 O$ et son dérivé :
   Apomorphine (voir p. 110).
2. *Codéine* : $C^{18} H^{21} Az O^3 + H^2 O$ (voir p. 310).
3. *Narcotine* : $C^{22} H^{23} Az O^7$.
4. *Thébaïne* : $C^{19} H^{21} Az O^3$ et ses dérivés :
   Thébenine et *Thébaïcine*.
5. *Narcéine* : $C^{23} H^{29} Az O^9$ (voir à l'article de ce nom).
6. *Pseudomorphine* = *oxymorphine* : $C^{17} H^{19} Az O^4$.
7. *Papavérine* : $C^{21} H^{21} Az O^4$.
8. *Cryptopine* : $C^{21} H^{23} Az O^5$.
9. *Méconidine* : $C^{21} H^{23} Az O^4$.
10. *Lanthopine* : $C^{23} H^{25} Az O^4$.
11. *Codamine* : $C^{20} H^{25} Az O^4$, fondant à 126°.
12. *Laudanine* : $C^{20} H^{25} Az O^4$, fondant à 166°.
13. *Laudanosine* : $C^{21} H^{27} Az O^4$.
14. *Protopine* : $C^{20} H^{19} Az O^5$.
15. *Hydrocotarnine* : $C^{12} H^{15} Az O^3$.
16. *Gnoscopine* : $C^{34} H^{36} Az^2 O^{14}$.

Si on ajoute à ce nombre les bases dérivant de ces alcaloïdes
par substitutions chimiques, on pourrait atteindre environ une
centaine de spécimens pharmacologiques bien caractérisés,
formant le groupe considérable des principes actifs de l'opium.

La composition des opiums est, en général, assez identique,
quant aux substances qu'ils renferment ; mais souvent, la quantité de chacune de ces substances varie beaucoup avec chaque
opium.

Voici la composition moyenne d'un opium ordinaire suivant
Chapuis (1) :

Alcaloïdes :

Morphine. . . . . . . 2 à 15 pour cent.
Codéine . . . .   0.7   —

(1) Comparez son *Précis de Toxicologie*, p. 547.

Thébaïne . . . . . .   0.15 pour cent.
Papavérine   1   —
Narcotine . . . . . .   6 à 8   —
Narcéine . . . . . .   5 à 6   —

auxquels il faut ajouter les suivants :

Oxymorphine, laudanine, codamine, laudanosine, lanthopine, méconidine, protopine, deutéropine, cryptopine, hydrocotarnine.

Principes divers :

Acide méconique. . . .   5 pour cent.
Eau   10   —
Caoutchouc   6   —
Résines, matières grasses et
  matières extractives . . 26.86   —

Cependant, il y a de nombreuses variantes d'après la provenance, le sol, le moment de la récolte, la manière de cultiver et les soins donnés à la conservation du produit ; et encore parce qu'il se trouve souvent falsifié avec de la poix fondue, de l'argile, de la bouse de vache, de la brique pilée, du galipot, etc.

Ainsi, Falck (1) rapporte qu'on a soumis nonante-deux échantillons d'opium turc à un examen sérieux, et qu'on a trouvé que la richesse en morphine variait depuis 2.16 à 15 p. % (Faik Bey). Un opium turc, très recherché, dit de *Gheiwé*, contenait, selon Finckh, de 12 à 15 p. % ; une espèce de l'Asie Mineure présentait, selon Guibourt, 21.46 p. % de morphine.

L'opium perse en contient de 5 à 10 p. % (Finkh), même de 12 à 15 p. % (Palm) ; un opium indien en présentait jusqu'à 6.1 p. % (Flückiger), une espèce chinoise jusqu'à 6.5 %. De l'opium d'Égypte en contenait de 3 à 8.2 p. % ; un produit américain 3.5 p. % (Graham) ; un autre jusqu'à 8.75 p. % (Kennedy) et 15.75 % (Procter).

Bosista signala 10 % de morphine dans l'opium d'Australie.

Des espèces d'Europe, il convient de nommer : d'abord celle de France ; Guibourt trouva dans un échantillon le chiffre

(1) *Lehrbuch der Prakt. Toxikologie*, 1880, S. 219.

énorme de 22.88 p. %, dans des autres, 20.7 à 21.2 p. % de morphine.

Un opium d'Allemagne, analysé par Biltz, présentait 20 p. %; Jobst estime que l'espèce allemande n'en contient ordinairement que de 13 à 15 p. %; suivant Desaga, jusqu'à 16.5 p. %.

Dans l'opium d'Autriche, Godeffroy trouva jusqu'à 11 p. %; celui de Suède en contenait, d'après l'analyse d'Almquist, jusqu'à 12 p. %.

La pharmacopée allemande exige que l'opium officinal contienne 10 %, de morphine.

Après la morphine, c'est la narcotine qui prédomine dans l'opium.

Quelques espèces sont moins riches en narcotine qu'en morphine. Procter en analysa qui présentaient 16 p. % de morphine pour 2 p. %, de narcotine.

D'autres échantillons, sourtout d'opium des Indes, étaient beauplus riches en narcotine.

Les analyses de Fricker donnaient comme résultats :

Opium indien :

Morphine	. . . .	1.7 pour cent.
Narcotine	. . . . . .	9.9 —

Opium perse :

Morphine	. . . . . .	9.5 pour cent.
Narcotine	. . . . . .	12.5 —

En général, les opiums sont pauvres en codéine et en narcéine.

Suivant Dragendorff, on ne trouve guère au delà de 0.3 à 0.6 p. % de codéine, et presque jamais plus de 0.1 p. % de narcéine dans l'opium.

Dans des cas assez rares on a obtenu jusqu'à 1 p. % de codéine. (Falck.)

Une analyse de MM. T. et H. Smith, donna les chiffres suivants :

Morphine	. . . .	10 pour cent.
Narcotine	. . . . . .	6 —

Papavérine . . . .   1 pour cent.
Codéine . . . .   0.3   —
Thébaïne. . . . .   0.15   —
Narcéine. . . . .   0.02   —
Méconine . . . .   0.01   —
Acide méconique   4   —

L'opium est ainsi une substance très composée; l'action physiologique de ses composants est loin d'être suffisamment établie.

On sait, en effet, qu'il y a des principes principalement convulsivants à côté des substances surtout narcotiques; à vrai dire, tous les alcaloïdes de l'opium déterminent des effets tantôt narcotiques, tantôt tétanisants, et ne diffèrent entre eux, physiologiquement, que par la prépondérance qu'exerce, chez les uns, le stade narcotique, chez les autres, le stade convulsivant, tant comme expression que pour la durée.

Les auteurs ne s'accordent pas sur la place qu'il faut assigner à chaque substance, quant à ses propriétés physiologiques. Tous sont d'accord — il est vrai — que la morphine représente surtout le principe narcotique de l'opium, mais la valeur de la *narcotine,* par contre, est très discutée. Ainsi Fronmüller lui prête des qualités hypnotiques; Ott la range parmi les tétanisants; pour Claude Bernard elle est la moins toxique des bases de l'opium, et surpasserait en propriétés convulsivantes la thébaïne et la papavérine; enfin selon von Schroeder, elle appartient au groupe de la codéine, et surpasserait en action convulsivante la papavérine et la codéine, mais serait moins tétanique que la thébaïne.

Nous pourrions citer de même des opinions divergentes touchant l'action de la narcéine, de la codéine et des autres principes.

Les pharmocopées des différents pays exigent que l'opium officinal contienne une certaine proportion de morphine. L'espèce qui n'en présente pas un certain *minimum,* doit être portée au taux demandé en lui ajoutant la quantité de morphine suffisante.

D'après M. Plugge (1), les codex des pays suivants exigent que

---

(1) *Overzicht, enz., van eenige belangrijke geneesmiddelen,* 1885, Aanhangsel VI.

l'opium des officines contienne de la morphine dans les proportions suivantes :

Hollande (poudre)	9 à 12	pour cent.
Belgique (opium purifié). . . .	7	—
France (après dessiccation) . . .	10 à 12	—
Angleterre, au moins.	6 à 8	—
Allemagne, au moins.	10	—
Autriche (après dessiccation) . .	10	—
Danemarck — . .	10	—
Suède — . .	10	—
Norvège — environ.	10	—
Amérique, non desséché, au moins.	9	—

Les autres alcaloïdes ne sont pas mentionnés, d'après la supposition qu'ils n'entrent dans la composition de l'opium que dans une proportion trop faible pour produire un effet déterminé.

Or, un opium pauvre en morphine peut être relativement riche en narcotine (comparez plus haut les analyses de Fricker) et le malade auquel on administre une telle préparation peut être très susceptible à l'action des alcaloïdes convulsivants. Il est évident que le médecin n'obtiendra pas, dans le cas donné, l'effet demandé; et qu'au lieu de produire le calme, le médicament déterminera de l'excitation.

Depuis que la chimie a su isoler les principes divers de l'opium, et que les études physiologiques, pharmacodynamiques et cliniques, nous ont démontré les diversités d'action de ces substances, il n'y a plus de raison de se servir de la substance brute, et le médecin consciencieux s'adressera dorénavant aux composants. Ainsi, s'il veut déterminer les symptômes physiologiques de la morphine, il prescrira cet alcaloïde plutôt que d'employer l'opium ou une de ses préparations galéniques.

Il faut reconnaître que des pharmacologues contemporains en renom, sont aussi d'avis qu'on pourrait parfaitement se passer de l'opium et le remplacer avec avantage par la morphine.

Voici comment s'exprime M. Binz (1).

« Il découle de tout ce qui précède :

Que lorsque le médecin prescrit de l'opium, il administre une

____

(1) *Vorlesungen*, I, S. 62, 1884.

subtance composée, douée d'*inconvénients thérapeutiques* incontrôlables et dépendant d'une richesse variable en alcaloïdes autres que la morphine. Aussi fera-t-il bien de s'abstenir de ce médicament dans les cas graves et alors qu'il se propose de produire chez son malade, *cito* et *tuto*, l'action spéciale propre à la morphine. »

MM. Nothnagel et Rossbach (1) émettent une opinion encore plus décidée :

« Partant du fait que l'opium produit des effets identiques à ceux de la morphine, quant à la qualité ; que cette substance présente une variabilité énorme, quant à sa composition de différents principes actifs d'après sa provenance et son âge ; que cette différence de composition est d'autant plus grande que l'opium est assez souvent adultéré, de sorte que la proportion de morphine qu'elle présente peut varier de 5 à 20 p. c. ; et que nous possédons d'ailleurs dans la morphine une substance chimiquement pure, toujours la même, qu'on peut facilement se procurer et qui est parfaitement contrôlable dans son action ; il s'ensuit nécessairement *que l'opium est un agent superflu et doit être complètement remplacé par la morphine,* sauf peut-être dans les affections intestinales. »

Si MM. Nothnagel et Rossbach prêtent à l'opium une valeur thérapeutique plus grande qu'à la morphine dans les affections morbides des voies intestinales, ils attribuent cette qualité à l'absorption lente des principes actifs de l'opium, qui permet un contact et une action locale prolongés du remède sur la muqueuse malade.

L'administration dosimétrique de la morphine suffirait à enlever ce dernier avantage à l'opium.

———

La morphine possède les caractères suivants :

Cristallisée d'une solution alcoolique, elle se présente sous forme de prismes incolores, brillants, à six pans, d'une saveur faiblement amère et de réaction alcaline.

Elle se dissout difficilement dans l'eau froide, un peu mieux dans l'eau bouillante.

(2) *Handbuch d. Arzneimittellehre*, 1884, S. 704.

Chastaing a étudié la solubilité de la morphine dans l'eau et en a donné le tableau suivant :

A   20° un litre d'eau dissout 0.20 de morphine.
     22°   —   0.22   —
     30°   —   0.33   —
     42°   —   0.42   —
    100°   —   2.17   —

Elle est insoluble dans l'éther, le chloroforme, le benzol.

L'alcool froid en dissout 1 p. 90, et bouillant 3 à 4 p. c.

Étant peu soluble dans l'eau, on se sert en thérapeutique de préférence de ses combinaisons avec les acides.

Ainsi le chlorhydrate de morphine est soluble dans 25 parties d'eau froide, et 50 parties d'esprit de vin ; le sulfate ne demande que 14.5 parties d'eau pour sa parfaite dissolution.

Les solutions de morphine et des sels de cette base précipitent par le tannin, par l'acide phospho-molybdique et l'iodure de potassium ioduré.

Les caractères les plus importants de ces solutions sont de donner, avec l'acide sulfo-molybdique. une magnifique coloration violette; avec le perchlorure de fer, une coloration bleue; de réduire les acides iodique et periodique.

Sérullas a fondé sur cette dernière propriété un moyen de reconnaître des traces de morphine. Si l'on chauffe légèrement de l'eau contenant seulement 1/7000 de cet alcaloïde, puis si l'on y ajoute un cristal d'acide iodique et un peu d'eau d'amidon, on voit la masse se colorer en bleu violet par suite de la réduction de l'acide iodique qui donne de l'iode libre. Mais cette réduction de l'acide iodique et des iodates peut être opérée par d'autres substances ; elle s'effectue même dans l'organisme, comme Rabuteau (1) l'a démontré dans l'étude des poisons irritants.

ACTION PHYSIOLOGIQUE ET TOXIQUE.

Nous suivrons dans la description de l'action physiologique et toxique de la morphine, principalement l'exposition donnée par MM. Nothnagel et Rossbach (2).

(1) *Éléments de Toxicologie et Traité élémentaire de Thérapeutique*, 1884, p. 584.
(2) *Handbuch der Arzneimittellehre*, V° Auflage, 1884, S. 674 u. f.

La manière d'agir et la toxicité de la morphine est loin d'être égale pour les différentes classes d'animaux.

L'action qu'elle exerce sur la grenouille a la plus grande analogie avec celle de la strychnine.

Les animaux à sang chaud sont moins sensibles à la morphine que l'homme; les animaux surtout résistent à des doses suffisantes pour tuer l'homme adulte, sans présenter des symptômes toxiques notables. Ainsi, 1 décigramme injecté sous la peau du pigeon, ou bien 5 décigrammes introduits dans l'estomac de cet animal ne déterminent pas la mort.

Il faut des doses relativement énormes pour produire le sommeil chez le lapin, le chien et le chat.

Claude Bernard fait remarquer que 2 grammes de chlorhydrate de morphine, injectés dans une veine d'un chien du poids de 7 à 8 kilogrammes, n'amènent pas la mort.

Pour endormir un animal de cette taillle il faudrait, selon Binz, lui injecter sous la peau à peu près 15 décigrammes de ce sel.

Il est évident que dans cet état de choses on ne saurait, des expérimentations faites avec la morphine sur les animaux, conclure à ses effets sur l'homme.

Chez l'animal, mais surtout chez l'homme, l'individualité, l'âge, etc., ont une influence très marquée sur les effets produits par ce médicament sur différents individus, de sorte qu'il est à peu près impossible de fixer la dose toxique ou mortelle.

L'enfant, en bas-âge surtout, est très sensible à l'action de la morphine; on a vu succomber des enfants après l'administration d'une dose d'opium équivalente à 1 milligramme de morphine, tandis que d'autres supportèrent parfaitement des doses de beaucoup plus considérables.

Un homme adulte non accoutumé à l'emploi de la morphine, présente quelquefois des signes d'excitation et d'insomnie après l'ingestion d'une certaine dose de morphine, lorsqu'un autre, dans les mêmes conditions, est pris d'un sommeil profond. Les personnes nerveuses et débilitées, seraient plutôt excitées; les hommes forts, plutôt narcotisés par une même dose de morphine.

La dose mortelle pour l'adulte non accoutumé à cet agent, est tellement variable, qu'on a vu suivre la mort, après une dose de 60 milligrammes, tandis que d'autre part, la dose énorme de

1 gramme était supportée, même quand l'individu ne s'était pas débarrassé par vomiturition d'une partie ou de la totalité du poison, avant que celui-ci pût être absorbé.

L'emploi de la morphine en thérapeutique, exige donc pour agir *tuto*, l'observation des règles de la dosimétrie.

L'accoutumance à cet alcaloïde s'établit assez vite, tant chez l'homme adulte et l'enfant que chez l'animal.

Quand on continue un certain temps l'administration de la morphine chez l'homme, on s'aperçoit bientôt qu'une dose de 10 milligrammes, par exemple, qui suffisait au début du traitement à produire le sommeil et à calmer la douleur, doit être augmentée jour par jour, pour déterminer le même effet. Il n'est pas rare qu'on ait dû aller jusqu'au centuple de la dose initiale (soit à 1 gramme) pour obtenir l'effet désiré ; encore cette dose monstre ne produisit-elle pas d'accidents, autres que ceux déterminés par la petite dose.

Une dose vespérale parvient plutôt à produire le sommeil qu'une dose matinale.

L'effet d'une dose de morphine se montre dans le plus bref délai, après son injection dans une veine. Après cinq ou vingt secondes, déjà l'individu est pris de vertige, sa respiration est difficile ; il y a de l'anxiété, la sensation de défaillance, quelquefois le collapsus ; néanmoins ce mode d'administration ne présente pas plus de danger pour l'individu, — du moins si on a bien choisi la dose, — que les autres méthodes d'introduire le remède.

Si l'on se sert de la voie hypodermique, l'action de l'alcaloïde se développe après cinq à dix minutes.

Introduit par la bouche, la morphine ne commence à agir qu'un quart d'heure ou une heure après l'administration, d'après l'état de plénitude ou de vacuité de l'estomac.

Donné en clystère, le remède est parfaitement absorbé par la muqueuse du *rectum*.

ABSORPTION ET ÉLIMINATION.

La morphine n'est pas absorbée par la peau intacte.

La muqueuse gastro-intestinale absorbe cet alcaloïde assez lentement. Dragendorff et Kautzman constatèrent dans l'estomac de l'homme des traces de morphine, quinze heures après l'administration de cet agent ; de même chez le chat, ils trouvèrent après quinze à dix-huit heures, des quantités minimes d'alcaloïde dans l'intestin grêle.

D'après Landsberg, Eliassow, Marmé, on ne retrouve pas la morphine comme telle dans l'urine, mais sous forme d'oxydimorphine : $C^{34} H^{36} Az^2 O^6$.

SYMPTOMATOLOGIE.

L'administration de doses très minimes, soit de 1 milligramme d'heure en heure, chez l'homme adulte bien portant, ne produit pas des symptômes bien décidés, si ce n'est une légère inappétence et un retard dans les selles.

En portant la dose à 1 centigramme, on éprouve d'abord une légère excitation, une plus grande vivacité corporelle et spirituelle, de l'insomnie, une légère inquiétude, quelquefois des hallucinations, symptômes qui sont bientôt suivis d'un peu de mal de tête, de l'engourdissement du *sensorium*, d'une tendance au sommeil, enfin d'un sommeil assez profond qui cependant peut facilement être interrompn.

Une dose de 3 centigrammes n'est pas suivie d'un stade d'excitation, ou bien celui-ci est de fort courte durée ; il se produit presque immédiatement un sommeil profond qui peut encore être interrompu ; en même temps, l'individu a des nausées qui souvent portent au vomissement si l'estomac est rempli ; il peut encore éprouver des envies fréquentes d'uriner avec émission difficile des urines, des démangeaisons et présenter un exanthème.

L'ingestion de 60 milligrammes de morphine à la fois et au delà, peut devenir dangereux pour l'homme adulte. Il est pris bientôt d'un sommeil de plus en plus profond passant au *coma* ; rétrécissement pupillaire, respiration difficile, retardée et irrégulière, action cardiaque affaiblie, relâchement musculaire, immobilité du corps, abolissement de l'irritabilité réflexe ; les douleurs les plus intenses ne sont plus ressenties, les pupilles ne se resserrent pas à l'action de la lumière.

Si l'individu ne succombe pas alors, — la mort étant précédée d'une paralysie lente de la respiration et de la circulation, de cyanose et se présentant dans un accès éclamptiforme ou dans un collapsus, — les fonctions respiratoire et cardiaque se rétablissent lentement et le sommeil devient normal. A la longue, le malade reprend sa connaissance, mais il est encore fatigué, se plaint de céphalalgie, de nausées, de constipation, de rétention d'urine et présente un exanthème.

Le *morphinisme*, c'est-à-dire l'empoisonnement chronique par la morphine, s'observe fréquemment depuis que les injections sous-cutanées ont été introduites en médecine.

Le malade qui fait usage continu de piqûres, s'en trouve d'abord très bien, mais un emploi journalier des injections hypodermiques fait naître après quelque temps — de quatre à six semaines chez les uns, rarement après plus d'une année chez des autres — tout un cortège de symptômes morbides, tels que :

I. *Troubles de la nutrition* : sécheresse de la bouche, soif, anorexie, constipation, amaigrissement rapide, pâleur du visage, yeux cerclés, regard battu, sans expression, œdème des paupières et des membres; plus tard catarrhe de l'estomac, vomissements, pituite le matin.

Diverses altérations dentaires. Suivant M. Combes (1), l'abus de morphine s'attaque d'abord aux grosses molaires par leur face triturante et les creuse d'une cavité profonde; l'altération s'étend ensuite aux bicuspides, aux incisives, et en dernier lieu, aux canines, dont l'extrémité conique s'excave en forme de cuppule. C'est l'ivoire qui est le siège de l'altération, laquelle est presque indolore, ne s'accompagne pas de périostite et marche avec une extrême rapidité. M. Combes a vu des malades qui n'avaient plus une seule dent intacte, un an après le début de la première carie.

La destruction des dents coïncide le plus souvent avec la chute des cheveux.

II. *Altération des sécrétions* : urines albumineuses ou diabétiques, suppression des règles, pertes blanches, aspermatie, impuissance, sueurs nocturnes.

III. *Troubles vasomoteurs* : pouls lent, irrégulier, filiforme; angoisse précordiale; crises douloureuses, palpitations.

IV. *Troubles de la motilité* : affaiblissement musculaire; défaut de coördination des mouvements; paralysie, dysurie, etc.

(1) *Journal d'accouchements*, 1885, p. 104.

V. *Troubles de la sensibilité :* Engourdissements, fourmillements, névralgies.

VI. *Troubles sensoriaux :* Suppression ou exagération des
sens : amblyopie, bourdonnements d'oreilles.

VII. *Troubles psychiques :* Perte de la mémoire et des facultés
intellectuelles.

La suppression brusque et totale du remède peut donner lieu à
des symptômes maniaques : comme ceux de l'alcoolisme aigu.

ACTION DE LA MORPHINE SUR DIVERS ORGANES.

Sur le cerveau. — Les symptômes psychiques déterminés par
la morphine tendent à attribuer l'action de cet agent à une augmentation, puis à une diminution, enfin, à une paralysie de l'excitabilité de la substance corticale du cerveau.

Pendant le stade narcotique, la substance cérébrale est tantôt
hyperémiée, tantôt anémiée; on ne saurait donc accepter des
modifications circulatoires comme cause du sommeil. Il est probable que ce symptôme est occasionné par une altération directe
de la substance des cellules cérébrales par la morphine, altération
déterminée par une action chimique de l'action toxique sur les
albuminates ou bien par une simple action de contact.

Les troubles psychiques des morphiophages qui continuent à
se présenter pendant un temps assez long après que le poison a
été supprimé, feraient supposer que la nutrition du cerveau est
troublée gravement.

Les cellules nerveuses cérébrales sont, parmi les différentes
parties du système nerveux, les organes les plus entrepris. Le
sensorium est troublé longtemps avant que les phénomènes d'irritabilité réflexe de la moelle dorsale soient affaiblis.

On sait que Buchheim a déjà fait voir que l'animal qui possède le
cerveau le plus développé, est aussi celui qui est le plus sensible à
l'action de la morphine. Parmi les hommes, la race la plus intelligente serait plus tôt narcotisée (européens); celle moins douée
d'intelligence (nègres, hottentots), plus tôt excitée par la morphine. Les animaux inférieurs, ayant le cerveau peu développé,
exigent des doses relativement énormes pour être narcotisés;
et encore ce symptôme est-il accompagné de phénomènes

d'excitation de la moelle allant jusqu'au tétanos (grenouille). Il faut — tout en concédant la justesse de cette observation, — remarquer cependant que l'intensité de l'action de la morphine ne dépend pas uniquement de la quantité de la masse cérébrale, mais qu'il est presque probable que la qualité doit de même entrer en ligne de compte, puisque nous savons que l'enfant est loin de supporter cet agent aussi bien que l'adulte

Action sur la moelle. — Chez l'homme, tout comme chez l'animal, la moelle n'est entreprise qu'après le cerveau.

Les petites doses et les doses moyennes produisent d'abord des symptômes d'excitation, qui se traduisent, chez l'animal à sang froid, par une augmentation de l'excitabilité réflexe, allant jusqu'au tétanos, mais s'épuisant vite; chez l'homme, par une sensibilité exagérée, de l'inquiétude, un état nauséeux et le vomissement.

L'augmentation de l'excitabilité réflexe par la morphine, est ainsi accompagnée de la diminution et de l'abolition de la sensation de la douleur. (Cl. Bernard.)

Witkowsky a observé chez la grenouille que l'excitabilité réflexe est abolie pendant un certain temps après chaque accès tétaniforme déterminé par la morphine; il fallait attendre quelques secondes avant qu'une contraction réflexe, mais très forte alors, eut lieu de nouveau. Il s'ensuit que la moelle, facilement excitable, est aussi facilement épuisée; et que ce phénomène se produit par l'administration de la morphine comme par celle de la strychnine.

Il faut, pour paralyser la moelle, des doses de morphine de beaucoup supérieures à celles qui décident de la paralysie du *sensorium*; les différentes régions de la moelle présentent, de même, des degrés de sensibilité très différents.

Les centres nerveux réflexes sont d'abord paralysés. La respiration de l'homme et de l'animal se fait régulièrement, lorsque déjà longtemps l'irritabilité réflexe est abolie, et qu'ils ont perdu connaissance : ce qui démontre que l'excitabilité des centres de la respiration survit longtemps.

Quand, dans un stade ultérieur de l'intoxication, les centres respiratoires sont devenus moins excitables — ce qui se traduit par la respiration irrégulière, retardée et haute — le centre vaso-moteur n'a pas perdu en excitabilité, ainsi qu'on peut le démontrer par l'augmentation de la pression sanguine d'ordre réflexe consécu-

tive à des excitations des nerfs sensibles (Rossbach et Schneider).
Ces auteurs, après avoir narcotisé et rendu inconscients des chiens
en leur injectant 1 gramme de morphine dans une veine — à ce
point que les opérations les plus douloureuses ne déterminaient
pas le moindre mouvement de l'animal, ni aucun changement
dans sa respiration un peu ralentie — ont vu la pression vasculaire
s'augmenter par action réflexe, lorsqu'ils irritaient légèrement le
nerf sciatique.

Action sur la respiration. — La respiration n'est pas d'abord
altérée. Du moment qu'elle se modifie, on observe un retarde-
ment consécutif à une diminution de l'excitabilité du centre respiratoire.

Gscheidlen observa, après une injection de morphine dans la
carotide (dans la direction du cerveau), que la fréquence des respirations diminue aussitôt.

D'après Filehne, la respiration est supprimée, de temps en
temps, dans la période initiale de l'action de la morphine, de
sorte que des intermissions de cinq à vingt secondes sont suivies
de deux à trois respirations à peu près égales séparées par des
pauses moins longues.

Il existe un parallélisme de périodicité entre la respiration et
la pression sanguine.

Il faut, suivant Filehne, considérer les pauses respiratoires et la
diminution de la pression sanguine, comme un symptôme
apnéique, déterminé par anémie vaso-constrictive de la moelle
allongée.

Dans les cas les plus graves d'intoxication, l'inexcitabilité du
centre respiratoire devient telle, que le besoin de respirer ne se
fait plus sentir et que, conséquemment, l'individu meurt.

De ce que la morphine, administrée à doses insuffisantes pour
influencer le *sensorium*, sait calmer la toux et les accès d'asthme
déterminés par des causes périphériques : angine, ulcérations du
larynx, etc., il faut admettre que son action ne se borne pas à
diminuer l'excitabilité des centres respiratoires, mais qu'elle
exerce cette même action sur les nerfs sensibles périphériques des
organes de la respiration, notamment sur les fibres terminales
des poumons, des bronches et de la trachée artère.

Action sur les nerfs périphériques. — L'action de la morphine administrée par la bouche porte beaucoup plus sur les

centres que sur les parties périphériques des nerfs. On n'a pas même, jusqu'ici, pu démontrer que les troncs des nerfs sensibles cutanés fussent affectés.

En effet, le siège de la perception de la douleur dans le cerveau, est déjà longtemps paralysé, alors que le nerf périphérique continue à garder sa faculté de transmission : ce qui est démontré par le maintien de l'action réflexe dans l'état d'inconscience.

Quand, au contraire, on injecte la morphine directement dans le voisinage d'un nerf sensible, de sorte que la fibre subit plus tôt le contact d'une solution plus dense de l'alcaloïde, on observe des symptômes de paralysie dans cette région nerveuse, avant que le cerveau soit affecté. La sensibilité tactile et, *casu quo*, la douleur locale, sont supprimées, quand, au même moment, elles continuent à être perçues à l'autre partie symétrique du corps et que la conscience est restée intacte.

La conductibilité des troncs nerveux perd en puissance quand on pratique une injection sous-cutanée de morphine dans une de leurs parties. (Lichtenfels, Eulenburg.)

Suivant Gscheidlen — qui a expérimenté sur la grenouille — des petites doses de morphine augmenteraient passagèrement l'excitabilité des nerfs moteurs; de grandes doses la diminueraient, sans que l'administration de doses énormes réussisse à la supprimer tout à fait. A l'encontre de cet observateur, Albers est d'avis que les doses massives suppriment totalement l'excitabilité du nerf moteur.

Dans la pluralité des cas on observe, chez l'homme et chez l'animal morphinisés, la contraction pupillaire. La morphine paraît cependant ne pas agir directement sur l'iris, comme le font l'atropine, la physostigmine. En effet, l'instillation de quelques gouttes d'une solution de morphine dans le sac conjonctival du lapin ne détermine pas la myose; l'application dans l'œil du chat ne produit qu'une myose très légère, et la pupille a conservé sa faculté de réagir à la lumière.

Administré à l'intérieur, le rétrécissement pupillaire ne se produit pas chez toutes les classes d'animaux, ni chez tous les individus d'une même espèce; enfin on ne l'observe pas dans tous les stades de l'empoisonnement d'un même individu.

Un symptôme aussi inconstant ne saurait être attribué à l'excitation ou à la paralysie directe d'un certain organe périphérique; il faudrait plutôt l'attribuer à une action centrale compliquée.

Claude Bernard, Witkowsky sont d'avis que la morphine paralyserait certains centres cérébraux dilatateurs de la pupille. La contraction pupillaire est accompagnée de spasme de l'accommodation. (Gräfe.)

Action sur les organes de la circulation. — Les petites doses de cet alcaloïde augmentent, chez l'animal à sang chaud, la fréquence des pulsations. D'après quelques auteurs, ce symptôme serait produit par l'excitation des centres nerveux cardiaques musculo-moteurs; d'après d'autres, par diminution de l'activité du centre nerveux du pneumo-gastrique.

Les grandes doses de morphine font diminuer la fréquence du pouls après une augmentation de courte durée.

Le retard des battements cardiaques est déterminé : d'abord par l'excitation des centres d'arrêt cérébraux et cardiaques; quoique plus tard ces centres soient paralysés, la lenteur du pouls continue néanmoins et est causée par une diminution en activité des centres nerveux cardiaques musculo-moteurs.

Le cœur est un des organes qui résistent le mieux à l'action de la morphine : il n'est paralysé que par des doses relativement énormes; et encore cette paralysie ne se produit que longtemps après la mort du système nerveux central général.

D'après Witkowsky, une dose de morphine suffisante pour déterminer des effets narcotiques, n'a pas, chez le malade fébricitant, d'influence sur l'augmentation du pouls.

La pression sanguine n'est pas modifiée par les petites doses d'alcaloïde. Les doses toxiques la font diminuer chez beaucoup d'animaux et chez l'homme, tantôt d'une manière presque imperceptible, tantôt d'une façon notable.

Cet effet doit être attribué à une action déprimante de la morphine sur le centre vaso-moteur et à la dilatation consécutive des vaisseaux périphériques. Les muscles vasculaires circulaires ne sont pas notablement entrepris; le grand sympathique garde de même son excitabilité normale.

Chez l'homme, la vaso-dilatation se traduit par une roséole, par des congestions de divers organes, notamment de la tête.

L'euphorie produite par la morphine, attribuée par quelques auteurs à la dilatation vasculaire, est plutôt la conséquence de la suppression de sensations nocives.

On n'a pas à craindre que les doses médicamenteuses de morphine produisent un effet déprimant réel de la circulation sanguine.

Action sur la température. — La morphine fait baisser la température; cet effet se produit par les petites doses après une augmentation légère préalable; par les grandes doses de suite. D'après Mendel le calorique baisserait plus rapidement dans la tête que dans l'intestin *rectum*.

Manasséin est d'avis que la température se modifie en raison directe des changements de la pression sanguine; elle augmenterait quand celle-ci s'élève; elle baisserait quand celle-ci diminue.

La morphine n'a pas, comme la quinine, la faculté de modifier les processus d'assimilation et de désassimilation dans l'intimité des tissus; elle n'a pas des propriétés anti-zymotiques.

Si, par son emploi, les globules rouges se rapetissent, il faut attribuer cet effet moins à une action directe de la morphine, qu'au retard du courant circulatoire qu'elle détermine dans les organes et à l'apport d'oxygène diminué en conséquence. Ainsi s'explique aisément que le rapetissement des corpuscules sanguins et la diminution du calorique se produisent en raison directe du degré de narcotisation de l'individu.

Action sur la digestion. — La morphine a une saveur amère; prise à l'intérieur, elle produit chez l'homme la sensation de sécheresse de la bouche. Chez le chien, elle détermine, au contraire, une salivation notable.

On a attribué cette manière différente de réagir, à une excitation de la sécrétion salivaire chez le chien, moins sensible; à une paralysie de cette fonction chez l'homme, très sensible; il est probable qu'en haussant suffisamment la dose de morphine, le symptôme d'excitation fera place à celui de paralysie de la sécrétion salivaire; on a de même observé quelquefois chez l'homme, après des doses très petites de morphine, une augmentation passagère de l'excrétion de salive.

Les nausées et la vomiturition, qu'on observe chez l'homme et le chien quand l'estomac est rempli, sont certainement attribuables à la morphine elle-même, et non à la présence d'apomorphine dans la substance employée.

L'excitation des fibres nerveuses sensibles, gastriques, est bientôt suivie de paralysie. Ainsi l'appétit et la cardialgie sont supprimés par la morphine, et son emploi entrave l'action physiologique des émétiques, tout en favorisant leurs propriétés caustiques sur la muqueuse gastro-intestinale. Le catarrhe chronique de l'estomac, qu'on voit se produire par l'emploi continué de la morphine, est dû à des troubles sécrétoires du suc gastrique et aux fermentations anormales consécutives du contenu de l'estomac.

Pour Rabuteau, la morphine possède, au plus haut degré, la propriété d'empêcher les sécrétions intestinales; il s'appuie sur les expériences de Moreau.

D'après ce physiologiste, tandis que 20 centimètres cubes d'une solution de sulfate de magnésie au 5°, introduits dans une anse intestinale chez un chien, déterminent, un bout de dix-huit heures, une exosmose assez considérable pour que l'anse contienne environ 500 centimètres cubes, on observe, si l'animal est morphinisé, que l'anse intestinale ne contient plus que 10 centimètres cubes environ d'un liquide purulent; il peut même se faire qu'elle ne contienne absolument pas de liquide. Ces propriétés anexosmotiques de la morphine sont mises chaque jour à profit pour arrêter la diarrhée. On sait, d'un autre côté — fait observer M. Rabuteau — que l'ingestion simultanée, ou à peu d'intervalle, d'un purgatif salin et de l'opium, fait que le purgatif ne produit pas d'évacuations, qu'il est presque entièrement absorbé et qu'il s'élimine alors par les reins en produisant quelques effets diurétiques.

Quelques auteurs, se basant sur les données de O. Nasse et de Gscheidlen, qui observèrent après l'injection intraveineuse de 25 milligrammes de morphine chez le lapin, une augmentation du mouvement péristaltique et une exagération de l'irritabilité intestinale — sont d'avis que la morphine ne constipe pas, mais qu'elle produit plutôt la diarrhée; d'autres attribuent la constipation, qu'ils ne sauraient nier à une diminution de l'irritabilité des nerfs sensibles, réflexes, intestinaux, tout en admettant que la morphine augmente les mouvements péristaltiques.

Nothnagel est d'avis que l'action constipante de la morphine chez le lapin est due en partie à l'excitation du nerf d'arrêt de l'intestin. Toutefois, comme les grandes doses produisent la paralysie de ce nerf, il croit qu'il faut admettre des autres causes en dehors de celle-là.

Rossbach et Nothnagel, parlant des observations faites sur

l'homme, pensent qu'il est fort probable que la morphine excite d'abord les nerfs intestinaux ; action qu'elle exerce d'ailleurs sur la majorité des fibres nerveuses.

Selon ces auteurs, il faut toutefois admettre que les coliques douloureuses déterminées par le spasme de l'intestin — tout comme la diarrhée, les épreintes et toutes les affections intestinales causées par une excitation violente du canal alimentaire — peuvent être supprimées par la morphine. Ceci démontre — aussi bien que les expériences de Nasse sur le chien — qu'il faut admettre que l'action secondaire de petites et l'action primaire de grandes doses de morphine, peut entraver énergiquement le mouvement péristaltique exagéré de l'intestin, et produit même le repos absolu de cet organe.

Action sur les excrétions. — La morphine détermine souvent une augmentation de la chaleur de la peau, des démangeaisons, des exanthèmes et des sueurs profuses. Les sécrétions salivaire, muqueuse, bronchiale et intestinale, biliaire, sont diminuées par cet agent.

Les grandes doses de morphine ont l'effet de diminuer la sécrétion urinaire.

On ne sait pas s'il faut attribuer ce phénomène à une dépression de la tension artérielle, ou bien à ce que l'individu absorbe moins d'eau. La diminution des urines s'observe tant chez l'homme bien portant que chez le malade polyurique.

Les urines contiennent, dans ce cas, une substance réduisante, qui paraît être du sucre.

Des envies fréquentes d'uriner accompagnées de difficulté de la miction, enfin la rétention des urines se présentent comme effets d'une action excitante, puis paralysante de la morphine sur le muscle *détrusor urinæ*.

Action sur la nutrition. — L'administration journalière d'un décigramme de morphine à des chiens, pendant quelques jours, ne fait pas diminuer notablement l'urée.

Des doses excitantes de morphine augmentent, des doses narcotiques diminuent l'excrétion de l'acide carbonique,

Ce phénomène dépend ainsi plutôt d'une activité plus ou moins grande du système musculaire que d'une action spéciale de la morphine. (v. Boeck et Bauer.)

L'action de la morphine sur la nutrition est plus grande chez l'homme que chez le chien.

Kratschmer a vu disparaître le sucre de l'urine des diabétiques par l'administration : d'opium d'abord, puis de morphine; il observa en même temps une diminution de l'urée et une augmentation du poids (2 kilogrammes) de l'individu.

L'émaciation des morphiophages et leur faiblesse croissantes sont causées plutôt par la suppression de la sensation de faim et parce qu'ils prennent trop peu de nourriture; elles ne sauraient être attribuées à une détérioration plus rapide des éléments du corps.

AGENTS SYNERGIQUES ET AUXILIAIRES.

L'hydrate de chloral produisant l'hypnose et l'anesthésie doit être nommé en premier lieu, comme synergique de la morphine. La combinaison de ces deux médicaments permet souvent de produire la sédation plus vite et avec des doses plus légères qu'en s'adressant à la morphine seule.

La codéine, qui ne constipe pas, tout en présentant les qualités analgésiques et calmantes de la morphine (quand elle est administrée à petites doses), peut avec avantage lui être substituée dans certains cas.

L'hyosciamine, l'atropine, la cicutine peuvent seconder l'action de la morphine en produisant la sédation du système musculaire; la digitaline, l'aconitine comme calmants cardiaque et vaso-moteur.

AGENTS ANTAGONISTES, INCOMPATIBLES.

Le tannin et les astringents tanniques, formant un tannate de morphine peu soluble, figurent comme contre-poisons chimiques.

La caféine, la cocaïne, administrées à l'intérieur à doses suffisantes produisent la stimulation de la cellule cérébrale et s'opposent à l'action narcotique de la morphine. Le principe actif du coca injecté sous la peau ou appliqué sur les muqueuses, détermine des effets anesthésiques locaux; aussi dans son application externe la *cocaïne* doit-elle compter comme auxiliaire de la morphine.

USAGES THÉRAPEUTIQUES.

« La morphine, dit M. Burggraeve (1), est ce qu'elle doit être dans les cas où on l'emploie, c'est-à-dire, le premier des sédatifs. Indépendamment de son action sur le système cérébro-spinal, il y a celle sur le système vaso-moteur. En même temps qu'un sommeil calme, la morphine produit un ralentissement marqué du pouls et un abaissement de la température, ainsi qu'une détente générale qui se traduit par une abondante diaphorèse.

Elle est donc indiquée dans toutes les maladies avec fièvre, agitation, insomnie. »

Toutefois, l'honorable professeur recommande — autre part (2) — d'être sobre de cet alcaloïde, parce qu'il épuise rapidement la vitalité, soit en la déprimant, soit en la surexcitant. Il insiste surtout pour qu'on se garde des injections hypodermiques, dont l'abus produit un état voisin de l'alcoolisme.

En somme, l'administration dosimétrique de cet agent, seul ou bien combiné aux autres sédatifs : chloral, hyoscyamine, aconitine, vératrine, quinine, digitaline, selon les circonstances, donne des résultats thérapeutiques excellents, tandis que l'emploi des doses massives et l'usage prolongé de ce médicament, stupéfient et donnent lieu à des accidents thérapeutiques et toxiques.

Nous reconnaissons à la morphine des propriétés *analgésiques, soporifiques, résolutives et hypercriniques.*

Aussi, différents états morbides réclament ses services. Elle trouve son indication, 1° comme *analgésique,* dans la pluralité des affections douloureuses.

Ainsi la prescrit-on dans les névralgies, tant idiopathiques que deutéropathiques ; dans les cas récents comme dans les cas chroniques ; la prosopalgie, la névralgie brachiale, intercostale, sciatique, peuvent être justifiables de la morphine.

Elle convient encore dans quelques cas d'hémicranie, de zona ; dans les coliques hépatique, rénale et saturnine. Souvent elle réussit à supprimer la douleur dans les affections rhumatismales et inflammatoires : pleurite, pneumonie, péritonite, cystite, dysménorrhée, orchite, épididymite, etc.

(1) *Répertoire univ. de Médecine dosimétrique*, I, p. 27.
(2) *Organon de Médecine dosimétrique*, p. 74, I, 1882.

La morphine peut, de même, servir à déterminer l'anesthésie locale avant de procéder à des opérations chirurgicales : cautérisation, application de vésicatoires, réduction d'une hernie, etc.

On fait appel, 2° à sa propriété *soporifique*, pour produire le sommeil, dans les cas d'insomnie persistante, alors que cet état morbide menace la santé ou la vie de l'individu ; ainsi, dans l'insomnie nerveuse idiopathique, comme dans l'agrypnie qui accompagne différentes maladies aiguës et chroniques.

Les céphalalgies, la dysurie et la constipation consécutives à l'emploi de cet agent, font que la morphine — nonobstant sa valeur hypnotique considérable — est remplacée souvent par la codéine à petites doses, par le chloral, la cannabine, l'hyosciamine et par le trio défervescent : aconitine, digitaline et strychnine, isolés ou en combinaisons variées.

La propriété hypnotique de la morphine est mise à contribution, quand on associe cet alcaloïde au chloroforme. En effet, on sait assurer l'anesthésie chloroformique et la prolongation de cet état par l'application hypodermique préalable d'une petite dose de morphine.

On s'adresse encore à cet agent dans les troubles fonctionnels du cerveau, aussi bien dans les cas d'exaltation que dans ceux de dépression cérébrale.

Préconisée par Seymour, Voisin et autres, dans la manie aiguë, la morphine nous a réussi, à merveille, dans un pareil cas.

Le 28 avril 1879 (nous n'étions pas encore initié à la méthode dosimétrique), on vint nous quérir pour donner nos soins à une malade dans un village voisin.

Le soir, à neuf heures, nous vîmes pour la première fois Mᵐᵉ P. W..., âgée de 23 ans et mariée depuis cinq ans à un sexagénaire. La dame appartenait à une famille qui comptait plusieurs névrosiques parmi ses membres. Elle est d'un caractère irritable, quoique jouissant d'ailleurs d'une santé excellente.

Menstrues régulières.

Il y a quinze jours il s'est produit une épistaxis ; depuis, la malade est triste et quelque peu maussade.

Le 21 avril, au matin, la période s'est instituée. Dans l'après-dîner du même jour, se trouvant dans l'église pour entendre le prêche d'un père de l'ordre des Rédemptoristes, elle quitta tout à coup sa place, se dirigea vers le grand autel en criant, voci-férant et se démenant comme une folle.

Avec beaucoup de peine on réussit à faire sortir cette femme de l'église et à la faire rentrer chez elle.

Depuis ce moment jusqu'à ma visite, c'est-à-dire depuis une semaine, la malade n'a pas fermé l'œil et a présenté les symptômes d'une maniaque furibonde.

Le médecin du village, à bout de ressources — il avait pres-crit des fomentations froides sur la tête, des sinapismes aux mollets et l'usage d'une potion à l'ergotine — avait conseillé le transport de la patiente dans un asile d'aliénés

Cependant le mari reculant devant cette mesure extrême, pré-féra me confier la malade.

Nous trouvâmes Mme P. W..., — pieds et poings liés — couchée sur un lit de paille, les habits déchirés, se démenant furieuse, sur un véritable fumier, laissant sans conscience couler ses urines. Elle refuse de manger, boit de temps en temps un verre d'eau, veut mordre les gardes-malades, leur crache au visage tout en invoquant la sainte-vierge et sa patronne. Le pouls est très fréquent; les yeux brillent d'un éclat extraordinaire. Des traces de la menstruation.

9 h. 12. Injection sous-cutanée de morphine 5 centigrammes.

9 h. 25. Administration par la bouche de 6 centigrammes de morphine en solution.

9 h. 40. 6 centigrammes de morphine *per os*.

9 h. 50. Vomissement.

10 heures. Injection sous-cutanée de 5 centigrammes de mor-phine.

10 h. 5. Vomissement.

10 h. 15. Vomissement.

10 h. 25. Pouls 82. Envie de dormir.

10 h. 30. Pouls 92. Sommeil.

Nous profitons de ce calme pour raser la tête et faire des applications de glace sur le crâne.

11 h. 20. Le sommeil est calme, continu; le pouls est monté à 100.

Avant de quitter la malade nous lui faisons encore une piqûre de 3 centigrammes de morphine, après l'avoir fait délier.

Mardi 29 avril, le matin à 6 h. 40. La malade a passé une nuit fort calme. Elle s'est réveillée vers 5 heures. Quoique tranquille pour le moment, elle n'a pas conscience de son état et ne fait que divaguer.

Injection hypodermique de 25 milligrammes de morphine.

Pendant toute la journée l'inquiétude continue et augmente jusqu'au délire vers le soir.

6 h. 15. Injection hypodermique de 5 centigrammes.

6 h. 35.   —   —   25 milligrammes.

6 h. 55.   —   —   25   —

7 h. 5. La malade s'endort.

Mercredi 30 avril, 2 heures de relevée. La nuit a été excellente.

De temps en temps la malade s'est réveillée pour s'endormir aussitôt. Elle répond maintenant assez juste aux questions brèves que nous lui posons, pour retomber ensuite dans un délire tranquille.

Nous parvenons à lui faire avaler deux œufs frais et un jatte de lait.

Injection sous-cutanée de 25 milligrammes de morphine.

Jeudi 1er mai. Nous trouvons Mme P. W..., le matin, à demi-assise dans son lit, consciente de son état mais un peu hébétée.

La voix est enrouée, la langue épaisse, saburrale.

Comme elle n'a pas encore été à la selle depuis le commencement de sa maladie, nous lui passons un clystère : feuilles de séné, 10 grammes ; faire bouillir dans eau commune 500 grammes ; ajouter à la décoction, après l'avoir passée, chlorure de soude 20 grammes ; mêler.

A une heure de là, la malade a une exonération de fèces considérable.

Le soir à 6 heures. Depuis l'après-dîner le délire a repris et va toujours en s'accentuant davantage.

6 h. 25. Injection sous-cutanée de 25 milligr. de morphine.

6 h. 30.   —   —   25   —   —

6 h. 40.   —   —   25   —   —

6 h. 50.   —   —   25   —   —

6 h. 55. Vomissement.

7 h. 5. Injection sous-cutanée de 25 milligr. de morphine.

7 h. 15.   —   —   25   —   —

7 h. 25.   —   —   25   —   —

7 h. 35. Injection sous-cutanée de 25 milligrammes.

Le calme se rétablit; toutefois, la malade n'est pas endormie. Elle n'est prise de sommeil que vers 5 heures du lendemain matin.

Vendredi 2 mai. Calme. Mme P. W. commence à reconquérir pour de bon sa conscience. Elle prie qu'on lui change son linge. Il parait que la période n'a pas encore cessé tout à fait. Elle demande un laitage. Injection hypodermique de 5 centigrammes de morphine, matin et soir.

Vomissements répétés dans le cours de la journée.

Les jours suivants, 3, 4 et 5 mai, le mieux continue ; les doses matinale et vespérale de morphine sont diminuées successivement et portées à 40, 30 et 20 milligrammes.

6 mai. Application d'un lavement au séné, suivi d'une bonne selle.

Deux doses de 1 centigramme de morphine à prendre par la bouche.

7 mai. La morphine est supprimée. Appétit excellent La malade peut quitter le lit ; elle commence à s'occuper des affaires de son ménage.

Depuis la santé s'est raffermie et jusqu'à ce jour (décembre 1885) Mme P. W. n'a pas eu de rechute.

—

Le cas cité démontre que l'emploi de doses considérables de morphine — Voisin a administré jusqu'à 7 et même 15 décigrammes de cet alcaloïde dans la journée — peut produire non seulement un effet palliatif, mais encore une guérison radicale de la manie aiguë, à l'encontre de Reissner (1) et de quelques autres psychiâtres qui dénient à cet agent une action favorable dans des cas de manie et de mélancolie aiguë ou chronique.

La morphine convient de même dans le délire fébrile des typhiques, des érysipélateux, dans le délire tremblant associé à l'aconitine, la digitaline, la strychnine et l'hyosciamine, dans les méningites, les encéphalites, combinée aux défervescents.

Les affections morbides de la moelle épinière sont encore du

---

(1) Comparez Hüsemann-Hilger, *Die Pflanzenstoffe*, II, S. 712.

ressort de la morphine. Ainsi cet alcaloïde peut servir à diminuer l'irritabilité réflexe de la moelle dans le tétanos, surtout dans le tétanos strychnique.

C'est ici que le chloral peut remplacer avec avantage la morphine (1).

On se sert de la morphine, 3° comme *résolutif*, dans les névroses de nature spasmodique et convulsive.

Les spasmes d'ordre périphérique sont surtout justifiables de ce médicament.

Ainsi réussit-il souvent à lever le blépharospasme causé par une kératite ou par une affection traumatique de l'œil. Il convient toutefois d'observer qu'une application locale de cocaïne donnera des résultats encore plus satisfaisants.

Erlenmeyer et Schirmer préconisent la morphine en piqûres, dans le tic spasmodique; Eulenburg pour combattre les contractions musculaires spasmodiques après l'amputation d'un membre.

On la prescrit souvent dans l'asthme spasmodique, dans l'angine de poitrine. Nous concédons que la morphine peut être indiquée dans ces cas; toutefois, faudra-t-il la combiner alors à la strychnine, à l'hyosciamine, à la lobéline, aux arséniates, etc.

Pletzer et Libert recommandent la morphine dans les douleurs spasmodiques des femmes en couches; Vibert pour prévenir l'avortement

Nous obtenons dans ces cas des résultats meilleurs de l'emploi de l'hyosciamine, soit seule, soit combinée à la strychnine ou encore à la morphine et au chloral.

Dans les affections spasmodiques d'origine centrale : éclampsie, chorée, etc., la morphine peut être appelée à remplir une indication secondaire; on l'associera alors à la vératrine et à la cicutine, au chloral, aux défervescents, aux bromures, aux arséniates, aux salicylates, suivant l'indication symptomatique.

En dernier lieu, la morphine peut servir, 4° comme *hypocrinique*.

Nous savons qu'elle favorise la sudation; mais d'autre part qu'elle diminue toutes les autres sécrétions. Cette qualité la rend utile dans le catarrhe pulmonaire ou bronchique, surtout quand on la combine à l'hyosciamine, à l'atropine.

(1) Comparez à ce sujet notre article sur le chloral, page 266.

Dans la polyurie ou diabète insipide, on arrive par des doses serrées de morphine à diminuer considérablement la quantité quotidienne d'urine.

La sialorrhée se trouve avantageusement modifiée par l'application de cet alcaloïde sur la muqueuse buccale; ici encore on augmente l'effet curatif en combinant la morphine à l'hyosciamine, à la cocaïne.

Dans la gastrorrhée, particulièrement celle des alcooliques, la morphine aura du succès; on la donnera conjointement avec l'hydrastine.

Le catarrhe gastro-intestinal aigu et chronique, accompagné de diarrhée, peut réclamer l'administration de la morphine. Elle a dans ces cas un triple effet : savoir, elle calme la douleur, apaise le mouvement péristaltique exagéré et diminue les sécrétions intestinales.

On la combinera, dans les différents cas de diarrhée, aux modificateurs spéciaux réclamés par le cas particulier, ainsi à la leptandrine, à la cotoïne, au tannin, au bismuth, à la naphthaline, à la quinine, etc.

Sels de morphine employés en dosimétrie.

La pharmacie dosimétrique nous présente des granules de *bromhydrate*, de *chlorhydrate* et de *iodhydrate de morphine*, tous granulés au milligramme de substance active.

Le premier est un sédatif à double titre, puisqu'il joint aux qualités de la morphine les propriétés calmantes du brome.

Le dernier s'emploie surtout chez les sujets scrofuleux, et en général dans toutes les affections diathésiques réclamant l'usage de la morphine.

Le chlorhydrate est le sel de morphine généralement usité et que l'on préfère à l'alcaloïde pur à cause de sa plus grande solubilité.

MODES D'ADMINISTRATION ET DOSES.

La morphine est donnée en injection hypodermique, ou bien administrée par la bouche en granules, en pilules, en poudre, ou bien en solution aqueuse.

Quoique le médecin dosimètre soit sobre dans l'emploi des piqûres hypodermiques, il faut avouer que souvent il ne peut pas se passer de ce mode d'administration; toutefois, s'il y recourt, il ne confiera jamais la seringue de Pravaz aux malades ni aux gardes-malades, mais pratiquera toujours lui-même l'injection nécessaire.

Il vaut mieux répéter, de dix minutes en dix minutes, une injection de 5 milligrammes de morphine, par exemple, jusqu'à effet utile, que de débuter d'abord par une dose relativement massive de 15 à 30 milligrammes, attendu qu'on ne connaît pas d'avance la susceptibilité de l'individu ni sa résistance au remède.

Pour éviter le vomissement ou l'état nauséeux qui ne se produit que trop souvent après une piqûre à la morphine, on additionne une légère dose d'atropine ou d'hyosciamine à la solution employée. Nous nous servons souvent avec le meilleur succès de la prescription suivante :

```
Pr. Hyosciamine blanche cristallisée  . . . . .     2 milligr.
    Chlorhydrate de morphine . . . . . . .     100   —
    Glycérine, eau distillée, de chaque.  . . . .     10 grammes.
       Dissolvez; S. pour injection hypodermique.
```

Employé à l'intérieur, on aura soin de fractionner suffisamment le granule dosimétrique pour l'enfant au-dessous de deux ans, vu que les très jeunes sujets supportent ordinairement très mal la morphine. Le plus souvent on pourra lui substituer la codéïne seule, ou bien celle-ci et l'hyosciamine combinées.

Aux enfants plus âgés, aux adultes, on peut administrer 1 à 5 granules de demi-heure en demi-heure, et à plus grand intervalle, selon l'indication plus ou moins pressante, pour supprimer le médicament aussitôt que l'effet est obtenu.

N

Naphthaline.

Formule : C^{10} H^8.

Ce carbure d'hydrogène solide, qu'on obtient par distillation sèche du bois, de la houille, se trouve en grande quantité dans la fumée et dans le goudron de houille, d'où on a pu l'isoler par des distillations partielles.

A l'état de pureté, il se présente en feuilles cristallines, incolores, très luisantes, d'une odeur caractéristique et d'une saveur brûlante rappelant le goudron. Insoluble dans l'eau, les acides et les alcalis étendus, il se dissout difficilement dans l'alcool à froid, facilement dans l'alcool à chaud, dans l'éther et le benzol.

Soumis à l'action de l'eau en ébullition, il se volatilise avec celle-ci, fond à 79° c., entre en ébullition à 218° c. et brûle avec une flamme vive et fuligineuse.

La naphthaline du commerce est rarement pure. Le plus souvent, elle présente une coloration rougeâtre et est mêlée à divers produits de la distillation sèche, ce qui la rend impropre à l'usage médicinal.

On peut reconnaître la présence des bases du goudron dans la naphthaline, en dissolvant la substance dans l'alcool bouillant.

Après la réfrigération, on voit que la naphthaline pure se trouve sous forme cristalline au fond du vase, tandis que les bases du goudron forment une couche huileuse à la surface du liquide.

ACTION PHYSIOLOGIQUE.

E. Fischer (1), de Strasbourg, a le premier fixé l'attention des chirurgiens sur les propriétés antiseptiques et antibactéritiques de la naphthaline. Elle constitue, en effet, un poison pour la majorité des mycophytes; elle entrave non seulement la production des sporules, mais elle tue les microphytes déjà formés.

Ainsi, les *Penicillium glaucum, Eurotium aspergillus glaucus, Mucor mucédo, Oidium lactis,* le champignon du ferment ne peuvent résister à l'action de quantités minimes de naphthaline.

Elle tue de même les schyzomycètes de la fermentation putride, du moment qu'elle se trouve mélangée, très intimement, avec les matières putrescibles, chose difficile à cause de son insolubilité dans l'eau.

La naphthaline est encore un excellent parasiticide; elle tue à

____

(1) *Das Naphthalin,* Strassburg, 1883.— *Berl. Klin. Woch.,* 1884, n° 48.— Id. 1882, n° 8 und 9.

bref délai les sarcoptes de la gale, les punaises, les puces, les cousins, etc.

Les animaux d'organisation supérieure et l'homme, résistent, au contraire, parfaitement à l'action de la naphthaline.

Selon Nothnagel et Rossbach (1), cet agent ne produirait pas de phénomènes toxiques chez l'homme, soit que l'individu se trouvât exposé aux émanations continuelles de la naphthaline, soit qu'on lui fît des applications en pommade, ou qu'on lui introduisît le médicament par la bouche.

Dans des articles ultérieurs, insérés dans le *Berl. Klin. Woch.* (2), M. Rossbach, qui le premier a préconisé la naphthaline, comme médicament interne, contre la diarrhée et la cystite, soutient que cet agent donné à doses de 1 à 5 décigrammes, cinq à dix fois dans la journée, à l'adulte, ne détermine pas d'accidents.

Si d'autres cliniciens ont observé des accidents plus ou moins graves : hématurie, diarrhée, collapsus (3) (Dr B. de Delfshaven), strangurie, sensation de brûlure dans l'urètre (Schwarz) (4), ténesmes de l'anus (Ewald) (5), il faut, suivant M. Rossbach, en accuser l'imprudence ou l'impéritie du médecin traitant qui ne s'est pas servi d'un médicament absolument pur, ou qui n'a pas suffisamment individualisé, plutôt que d'attribuer la non-réussite et les symptômes fâcheux concomittants au remède.

Un symptôme assez constant et qu'on observe surtout après l'administration de grandes doses de naphthaline à l'intérieur, c'est la coloration foncée, presque noire quelquefois, des urines.

Ce phénomène qui, — comme on sait, — se produit aussi, d'ailleurs, après l'emploi des phénols et de l'acide salicylique, est, du reste, sans la moindre conséquence.

Il suffit d'avertir le malade, afin qu'il ne s'alarme pas sans nécessité.

L'odeur de ce médicament est tant soit peu désagréable pour beaucoup de malades. Le plus souvent cependant, ils s'y accoutument assez vite. M. E. Fischer a réussi à masquer parfaitement

(1) *Arzneimittellehre*, 1884, S. 464.
(2) N° 42, 1884 ; n° 46, 1884 ; n° 14, 1885.
(3) *Geneeskundige Courant*, 12 april 1885.
(4) *Centralblatt f. Klin. Med.*, n° 50, 1884.
(5) *Berl. Klin. Woch.*, n° 4, 1885.

l'odeur spéciale de la naphthaline, en l'additionnant de quelques gouttes d'essence de bergamote.

Administrée à l'intérieur, chez le chien comme chez l'homme, la naphthaline ne fait que traverser le tube intestinal. En effet, on peut retrouver dans les fèces la presque totalité du remède ingéré, sans que celui-ci ait subi quelque modification. Des traces de naphthaline sont absorbées et paraissent dans les urines. (Baumann et Herter.)

Des doses de 1 à 2 grammes, administrées à l'intérieur chez le chien, déterminent une légère diarrhée ; une dose de 5 grammes produit un dévoiement très sérieux par le bas, accompagné d'inappétence, sans que toutefois il s'agisse de catarrhe intestinal.

AGENTS SYNERGIQUES ET AUXILIAIRES.

Le calomel partage avec la naphthaline ses propriétés désinfectantes du tube intestinal ; il ne saurait, toutefois, remplacer la dernière, puisque son emploi prolongé pourrait déterminer des phénomènes d'intoxication mercurielle.

Le magistère de bismuth, étant peu absorbable, joint à sa propriété locale astringente, antacide et absorbante pour l'hydrogène sulfuré, selon Kocher, des qualités antiseptiques. Il constitue ainsi un excellent auxiliaire dans les diarrhées.

Le borax, l'acide borique, l'arbutine, la cubébine, la résorcine, sont ses auxiliaires dans le traitement des cystites.

USAGES THÉRAPEUTIQUES.

La naphthaline est un remède excellent dans les affections catarrhales chroniques invétérées de l'intestin grêle et du gros intestin, avec ou sans ulcérations, du moment qu'il n'y a pas de complications, ou bien que l'état morbide n'est pas la conséquence d'affections incurables, de carcinome, etc.

Quand les malades ont journellement, depuis plusieurs années, des selles liquides, on peut, avec Nothnagel, conclure à la présence d'ulcérations intestinales.

Des exonérations diarrhéiques se répétant plusieurs fois dans la journée, pendant des mois entiers, doivent être attribués à un catarrhe du gros intestin et de l'intestin grêle en même temps.

M. Rossbach institua — dans une série de cas de diarrhée, datant de plusieurs mois et quelquefois même de plusieurs années, et ayant résistés à divers régimes diététiques et aux médicaments usuels — un traitement par la naphthaline, avec des résultats très brillants. La guérison était quelquefois pour ainsi dire instantanée ; fort rarement il fallait continuer le traitement de cinq à quinze jours avant que les selles eussent repris la consistance naturelle et qu'elles ne fussent plus déposées, qu'une à deux fois par jour. (Rossbach.) (1).

Dans les catarrhes intestinaux aigus, l'emploi de la naphthaline a donné des résultats satisfaisants. Toutefois — fait remarquer M. Rossbach — comme la diarrrhée récente ne demande, le plus souvent, qu'un traitement diététique, et que nous possédons dans l'opium un remède presque infaillible et d'un effet instantané, la naphthaline ne parviendra pas à remplacer celui-ci comme anti-diarrhéique.

Nous sommes d'avis que la strychnine, combinée à la codéine, l'hyosciamine, *casu quo* à la morphine, conviendrait le mieux dans ces circonstances.

Les médecins assistants du professeur Rossbach, les docteurs Götze et Schütz, ont essayé ce remède dans une série de catarrhes gastro-intestinaux des enfants.

Le docteur Götze traita une vingtaine de cas chez des enfants âgés de 6 mois à 3 ans par l'administration de la naphthaline, 5 à 20 centigrammes avec un peu de poudre de salep, de 2 heures en 2 heures.

Ce médecin constata : qu'en soumettant les enfants à un régime convenable (vin, bouillon, clystères à l'amidon), ils guérirent dans 4 à 6 jours, soit qu'on leur eût administré la naphthaline, le calomel, ou bien qu'on n'eût donné qu'un agent indifférent tel que l'eau de cannelle.

Le docteur Schütz a traité un grand nombre de diarrhées aiguës chez l'enfant, par la naphthaline, avec le meilleur succès, équivalent à celui qu'il obtint ordinairement d'un traitement par le calomel.

Il a choisi des cas simples et fit donner des doses de 10 à 20 centigrammes, suivant l'âge de l'enfant, de 3 heures en 3 heures.

(1). *Berl. Klin. Woch.*, no 42, 1884, S. 666.

Le remède fut administré en poudre, mêlé avec du sucre ou avec de la poudre de salep. En même temps on soumit les petits malades à un régime approprié.

M. Rossbach a fait des expérimentations cliniques avec la naphthaline dans un grand nombre de cas de dothiénentérie.

Ne donnant d'abord que des doses légères, les résultats ne furent pas brillants; du moment qu'il augmenta cependant les doses et qu'il alla même jusqu'à 5 grammes dans la journée, il fut plus heureux.

Il résume les résultats obtenus (2) de la manière suivante :

1. La maladie avorta et guérit endéans les cinq à six jours, dans une partie des cas; la température marquant 39 à 40° c. au début, devint normale et s'y maintint nonobstant l'intumescence persistante de la rate.

On ne saurait attribuer ce résultat au hasard ou bien à une série (heureuse) de cas légers, attendu que dans un cas de cette série resté afébrile quinze jours durant l'administration de la naphthaline, la fièvre s'alluma avec véhémence aussitôt qu'en eut supprimé le remède.

2. Dans un cas très sérieux, se présentant pour la première fois le 12e jour de la maladie et se distinguant par la gravité des symptômes : céphalalgie intense, température de 41° c. résistant au froid et à la quinine, une réaction prompte et soutenue fut produite aussitôt qu'on eut ajouté la naphthaline aux moyens thérapeutiques précédents.

M. Rossbach est d'avis qu'il faut s'expliquer l'action de la naphthaline dans ce cas, non en lui prêtant des qualités défervescentes immédiates, mais en lui attribuant la propriété de détruire les microbes pyrétogènes du canal alimentaire.

La naphthaline s'opposant à une migration ultérieure des infiniments petits dans les tissus, supprime du même chef la cause principale de la fièvre.

Les deux ordres de faits : suppression de la fièvre après l'usage du remède pendant 5 à 6 jours et une action plus énergique de la quinine du moment qu'on lui associe la naphthaline, concordent parfaitement avec cette hypothèse. La quinine étant résorbée

(3) *Berl. Klin. Woch.*, 1885, S. 669.

dans la partie supérieure du tube intestinal, ne saurait pas agir sur les microbes de la partie inférieure du canal alimentaire; aussi le rôle d'arrêter l'évolution de ces micro-organismes, est-il dévolu à la naphthaline.

3. Dans quelques cas, admis tardivement, c'est-à-dire vers la fin de la 2e semaine, à l'hôpital, la naphthaline n'a pas paru avoir déterminé d'effet notable.

M. Rossbach a administré la naphthaline avec des résultats très satisfaisants dans la diarrhée des phthisiques. Des doses journalières de 5 décigrammes à 3 grammes données pendant 2 à 3 semaines supprimèrent ce symptôme, qui ne se présentait plus alors durant quelques mois, tandis que la guérison apparente obtenue par l'opium n'était que de fort courte durée.

Il voudrait voir essayer de même cet agent dans les premiers stades du choléra.

Mais l'emploi de ce médicament ne devra pas se borner à produire l'asepsie du contenu du tube intestinal. Une partie de la naphthaline ingérée est résorbée et éliminée comme telle, ou bien sous forme de modifications possédant la propriété de rendre les urines antiseptiques.

Aussi se trouve-t-elle indiquée dans les catarrhes chroniques de la vessie.

D'après les observations cliniques du professeur Rossbach (1) elle guérit les cas légers et soulage dans les cas graves et compliqués.

MODES D'ADMINISTRATION ET DOSES.

Voyons d'abord comment M. Rossbach, qui a introduit le remède en thérapeutique médicale, entend qu'il soit administré.

Il ne se sert que de la naphthaline absolument pure, sous forme de poudre administrée à l'intérieur, de préférence dans du pain à cacheter, rarement en capsules.

Pour l'adulte, la dose varie de 1 à 5 décigrammes jusqu'à concurrence de 5 grammes au maximum pour la journée.

Pr. Naphthaline très-pure	5 grammes.
Sucre blanc	5 —
Essence de bergamotte.	3 centigrammes.
Mêlez, pour faire 20 paquets.	

(1) *Berl. Klin. Woch*, n° 46, 1885.

A prendre 5 à 20 poudres en oublies dans le cours de la journée.

—

On peut introduire de même ce remède sous forme de lavement. La naphthaline n'étant pas soluble dans l'eau on en fera faire une suspension dans un liquide mucilagineux, tel qu'une décoction de racine de guimauve, etc.

—

Nous avons essayé la naphthaline dans notre pratique dans quelques cas de diarrhées.

Si nous avons évité pour nos malades les accidents observés par quelques auteurs, tout en obtenant les effets désirés du remède, nous pensons devoir attribuer ce résultat à l'administration *dosimétrique* de la naphthaline.

Nous avons prescrit le remède en pilules solubles au centigramme, dont nous fîmes administrer 1 à 2 granules d'heure en heure chez l'enfant au-dessous de 2 ans d'âge.

Aux enfants plus âgés nous donnâmes les granules au même nombre de demi-heure en demi-heure, aux adultes au nombre de 3 à 5 jusqu'à saturation, c'est-à-dire jusqu'à suppression de la fétidité des fèces.

Jamais nous ne donnâmes le remède seul. Nous l'associâmes toujours, suivant les symptômes particuliers présentés par le malade, à la strychnine, l'hyosciamine, la morphine, la codéine, le sous-nitrate de bismuth, la cotoïne, etc.

Donnée de cette manière et ne l'opposant qu'au symptôme qu'elle est destinée à combattre : la fétidité exagérée des matières fécales, la naphthaline réussira certainement dans les mains de tout praticien dosimètre.

Dans les phlegmasies des muqueuses génito-urinaires, la naphthaline seule, ou bien alternée, ou encore associée à l'arbutine, à la cubébine, au tannin, à l'acide borique, aux mydriatiques et aux défervescents, administrée aux mêmes doses, prouvera être un antiseptique efficace et un auxiliaire très sérieux.

Pour ce qui est de son emploi en chirurgie, elle peut remplacer avec avantage et répondre aux mêmes indications que l'iodoforme. (Voir à cet article, page 617.)

Nous espérons que M. Burggraeve assignera une place à cet agent dans l'arsenal dosimétrique et le fera mettre en granules.

***

Narcéine.

Formule : $C^{23} H^{29} Az O^9$.

L'alcaloïde de ce nom, un des principes cristallisables de l'opium, dérive son nom de ναρχη = engourdissement. Il a été découvert par Pelletier en 1832.

D'après von Schroeder (1) et Hüsemann-Hilger (2), la narcéine de Pelletier, qui a servi, entre autres, aux expérimentations conduites par Claude Bernard, n'a pas été pure.

Il est fort probable qu'elle a été un mélange de cet alcaloïde avec de la morphine, de la méconine, de la papavérine (Baxt) et autres substances.

Anderson aurait, le premier, introduit dans le commerce une narcéine absolument pure. Il rapporte que l'analyse élémentaire, qu'il a faite d'une préparation de narcéine obtenue de la fabrique de Robiquet, Pelletier et Caventou, lui fit trouver :

$$C = 62.7$$
$$H = 6.73$$
$$Az = 4.22$$

chiffres portant à former la formule $C^{16} H^{19} Az O^5$.

En comparant du reste les qualités attribuées à la narcéine par Pelletier avec celles que lui prêtent les auteurs allemands, on est forcément conduit à accepter l'impureté de la première.

Pelletier.	*Anderson et Hesse.*
L'acide chlorhydrique concentré, produit une coloration bleue dans la solution de narcéine.	La coloration bleue produite par l'acide muriatique dans la solution de narcéine, est un signe d'impureté de l'alcaloïde.
La narcéine fond à 92° c.	Elle fond à 145.2° c., soluble

(1) *Archif f. Exp. Path. u. Pharmak.*, 1883, S. 434.
(2) *Pflanzenstoffe*, II, S. 764.

Elle est soluble dans 379 par-   dans 1289 parties d'eau à 13° c.
ties d'eau à 14° c.

COMPOSITION ÉLÉMENTAIRE DE LA NARCÉINE POSSÉDANT
SON EAU DE CRISTALLISATION.

$$C = 54.02 \text{ p. }\%\qquad\qquad C = 54.55 \text{ p. }\%$$
$$H = 6.52 \,—\qquad\qquad\quad H = 6.56 \,—$$
$$Az = 4.33 \,—\qquad\qquad\; Az = 2.76 \,—$$
$$O = \,—\;—\qquad\qquad\quad O = \,—\;—$$

La narcéine cristallise en longues aiguilles réunies en faisceaux ou bien en prismes blancs rhombiques quadrilatères ; elle a une saveur d'abord légèrement amère, puis styptique ; elle est inodore.

Elle se dissout à 13° c. dans 945 parties d'alcool de 80 p. % ; elle est facilement soluble dans l'alcool bouillant, insoluble dans l'éther, le benzol et l'éther de pétrole, peu soluble dans le chloroforme et dans l'alcool amylique.

Son affinité pour les acides est peu marquée ; elle ne ramène pas au bleu le papier de tournesol rougi ; elle forme néanmoins avec les acides chlorhydrique, sulfurique et azotique des sels cristallisables.

Les solutions de narcéine donnent un précipité jaune avec l'acide phospho-molybdique et avec l'iodure de potassium ioduré.

L'acide sulfo-molybdique y produit une coloration brune qui devient ensuite verte, puis rouge, puis bleue.

ACTION PHYSIOLOGIQUE.

On a publié des observations les plus contradictoires sur l'action de ce principe actif de l'opium. Il est plus que probable qu'il faut attribuer les résultats dissemblables, obtenus par des auteurs, du reste très compétents, à la différence en composition chimique des échantillons de narcéine qui ont servis aux expérimentations.

Claude Bernard (1) a mentionné le premier la narcéine comme possédant des propriétés narcotiques prononcées. Selon ce physiologue, les observations antérieures faites par Magendie et Orfila, et tendant à établir que l'injection de 25 centigrammes de nar-

(1) *Comptes rendus,* T. 59, p. 406 ; relaté par von Schroeder.

céine dans la jugulaire du chien ne déterminait aucun effet, sont erronées.

Déjà avant Claude Bernard, un expérimentateur français, Lecomte, avait communiqué à la Société de biologie (1), une expérience faite sur le chien. En introduisant 1 décigramme de narcéine dans la veine jugulaire de cet animal, il avait notamment réussi à déterminer un sommeil profond.

Claude Bernard recommanda avec insistance d'essayer la narcéine en clinique. D'après lui, elle est (du moins chez les animaux) la plus soporifique des bases de l'opium. Le sommeil qu'elle détermine est plus profond que celui produit par la codéine, « mais les animaux ne sont pourtant pas abrutis par un sommeil de plomb comme avec la morphine. Leurs nerfs de sensibilité, quoique émoussés, ne sont point frappés d'une paresse très appréciable, et les animaux manifestent assez vite les sensations douloureuses à la suite du pincement des extrémités. Mais ce qui caractérise le plus particulièrement le sommeil narcéique, c'est le calme profond et l'absence de l'excitabilité que nous avons remarqués dans la morphine et trouvé au summum d'intensité dans la codéine. »

Le sommeil produit chez les animaux, par exemple sur un jeune chien qui a reçu 7 à 8 centigrammes de chlorhydrate de narcéine sous la peau, est profond et très convenable dans les opérations physiologiques douloureuses.

Des doses, même léthales, de narcéine ne déterminèrent pas des spasmes et les animaux trépassaient en présentant un relâchement musculaire complet.

Après la publication de Claude Bernard, divers médecins, parmi lesquels il convient de citer Debout (2), Béhier (3), Laborde (4), Liné (5) et autres, essayèrent la narcéine sur l'homme, et constatèrent, à des degrés divers, les propriétés annoncées. Tous préférèrent la narcéine à la morphine.

Les auteurs allemands qui ont traité le même sujet, n'ont pas porté un jugement aussi favorable.

(1) *Comptes rendus de la Société de biologie*, 1853 ; relaté par Rabuteau.
(2) *Bulletin de la Thérap.*, 1864, T. 67, p 145.
(3) *Id.*, T. 67, p. 152.
(4) *Id.*, T. 69, p. 224.
(5) *Étude sur la Narcéine*, Thèse, Paris, 1865 ; relaté par von Schroeder.

Von Schroff (1) s'exprime ainsi :

« Dans ces derniers temps, plusieurs auteurs (Cl. Bernard, Debout, Béhier, Eulenburg, Erlenmeyer), prétendent que la narcéine serait la base la plus soporifique de l'opium. Voulant m'assurer de la vérité de cette assertion, j'ai essayé cet alcaloïde sur des hommes bien portants et malades, en doses de 5 à 10 et de 20 centigrammes.

Dans aucun de ces cas je n'ai pu constater l'action soporifique. Je fis prendre la narcéine, en partie dans l'après-dîner à quatre heures, en partie le soir au moment du coucher, aux doses de 100 et de 200 milligrammes à MM. Krueg et Fossek ; chez le premier, 2 décigrammes procuraient un sommeil inquiet souvent interrompu ; chez le second, le médicament déterminait chaque fois de l'insomnie.

Aussi, pour moi, la propriété soporifique de la narcéine n'est pas démontrée physiologiquement ; chez mes malades, je n'ai pas de même pu m'assurer que la narcéine leur procurât le sommeil. »

Eulenburg (2) attribue à la narcéine des propriétés équivalentes à celles de la morphine.

Reissner (3), Oetinger (4), Sichting (5) et autres, prêtent à la narcéine des qualités hypnotiques et lénitives ; il faut toutefois, selon ces auteurs, administrer cet alcaloïde aux doses de quatre à cinq fois supérieures à celles de la morphine pour obtenir un effet équivalent.

Harpprecht (6), Fronmüller (7) et Kersch (8) sont d'avis que la narcéine, quand même elle serait administrée à dose excessive (1.5 gramme) est absolument inactive.

Pourquoi, demande M. van Schroeder (9), ne prescrit-on presque plus la narcéine en France, nonobstant l'opinion si favorable de son action soporifique des auteurs français ? Ce n'est pas certainement le prix élevé du médicament qui retient les mé-

<hr>

(1) *Lehrbuch der Pharmakologie*, 1873, 4e Auflage, S. 531.
(2) *Deutsch. Archif f. Klin. Med.*, I, S. 55.
(3) *Allgem. Zeitschr. f. Psychiat.*, 1867, S. 24, 74.
(4) *Das Narcein als Arzneimittel.* Diss. Tübingen, 1866.
(5) *Therapeut. Wirkung d. Papaverins und Narceins.* Bonn, Diss. 1869.
(6) *Versuche mit hypoderm. injection*, 1865.
(7) *Memorabilien*, 1868, S. 58.
(8) *Ibid.*, S. 159 ; relatés par von Schroeder.
(9) *Untersuchangen über die pharmakol. Gruppe der Morphins. Archif. f. Exp. Path. u. Pharm.* Bd XVII, S. 135.

decins! On s'est assuré que les préparations de narcéine ne déterminent plus les effets qu'ils savaient produire jadis.

Barnay (1) relève qu'il est généralement reconnu, qu'une narcéine de bonne qualité ne se trouve presque plus.

Les préparations du commerce qu'il a employées prouvèrent être inertes; une narcéine pure, dont un chimiste parisien lui fournit 20 centigrammes, lui donna au contraire des effets narcotiques excellents.

Il convient de rappeler ici une communication de Bardet (2) : savoir, que Cl. Bernard lui aurait confié de ne plus avoir pu se procurer plus tard une narcéine ayant des qualités identiques à celles qu'il a décrites en 1864.

Bardet ne cache pas qu'il a fait venir des narcéines françaises, anglaises et allemandes, qui, administrées aux malades et aux animaux, paraissaient totalement inertes.

Les auteurs français, dit M. van Schroeder, distinguent habituellement une narcéine active et une narcéine inactive.

Il croit qu'une telle distinction n'est pas permise, et que les auteurs qui s'occupent d'expérimenter avec cet agent devraient s'assurer d'avance par une analyse exacte de l'état de pureté de la préparation employée On pourra alors s'assurer — suivant von Schroeder — que la narcéine vraiment pure est inactive, et qu'une *narcéine active* doit ses propriétés à des autres alcaloïdes qui s'y trouvent mélangés.

Gubler (3) ne reconnaît pas deux narcéines; pour lui la narcéine vient après la morphine et ses effets sont cinq fois moins puissants. Elle doit donc s'employer à des doses considérables, ce qui est doublement désavantageux, car elle coûte extrêmement cher. Pendant le sommeil produit par la narcéine, la sécrétion urinaire diminue beaucoup plus qu'elle ne le fait sous l'influence d'autres alcaloïdes de l'opium, et à l'autopsie, les reins des animaux sur lesquels on avait expérimenté la narcéine ont été trouvés remplis et comme farcis de petits cristaux de cet alcaloïde.

Rabuteau (4) est d'avis que la vérité concernant l'activité et l'inertie de la narcéine, se trouve entre ces extrêmes.

(1) *Étude expérimentale sur l'action physiologique et toxique de la codéine, comparée à celle de la morphine et de la narcéine.* Paris, 1877.

(2) *Étude physiologique et clinique sur les alcaloïdes soporifiques de l'opium.* Paris, 1878.

(3) *Leçons de Thérapeutique,* 1880, 2ᵉ édit., p. 142.

(4) *Traité élémentaire de Thérapeutique et de Pharmacologie,* 1884, 4ᵉ édit., p. 581.

S'il est démontré — comme il a pu s'en assurer en répétant certaines expériences de Claude Bernard — que la narcéine est plus soporifique que la morphine chez le chien, il est certain qu'elle l'est beaucoup moins que la morphine chez l'homme. Prise aux doses de 10 à 20 centigrammes par l'homme à l'état de veille, elle ne détermine guère le besoin de dormir ; mais, chez les malades qui sont dans le décubitus dorsal, on voit survenir un sommeil prolongé. La narcéine remplace alors avantageusement la morphine ou l'extrait gommeux d'opium ; elle produit un sommeil calme et réparateur, suivi d'un réveil éminemment physiologique, après lequel on n'éprouve aucun de ces troubles que détermine la morphine, tels que lassitude, perte d'appétit.

Des femmes souffrantes et atteintes d'insomnie à qui Rabuteau avait administré ce médicament dans le service de G. Sée, à la Charité, s'en trouvèrent si bien qu'elles employaient les expressoins les plus imagées, pour témoigner leur satisfaction.

Brown-Séquard, cité par Rabuteau, a observé un grand nombre de fois, en Amérique, les effets hypnotiques de la narcéine qu'il a fait prendre jusqu'à la dose de 25 centigrammes par jour. Il a constamment remarqué ce sommeil calme et réparateur déjà indiqué, mais moins profond que celui de la morphine donnée à des doses vingt fois moindres.

M. Rabuteau arrive ainsi à conclure que la narcéine est soporifique chez l'homme.

La pupille est plus ou moins dilatée après l'ingestion de cet alcaloïde aux doses indiquées. Non-seulement, poursuit cet auteur, elle est hypnotique, mais elle est analgésique et anexosmotique.

—

Nous avons fait quelques expérimentations avec la narcéine sur nous-même et sur un malade.

Nous nous sommes servi de la narcéine pure obtenue directement de la maison Merck, puis de granules dosimétriques de Chanteaud.

A différentes reprises nous avons pris à doses vespérales d'un décigramme de narcéine : tantôt de la préparation de Merck, tantôt des granules Chanteaud.

L'effet dans tous les cas fut exactement le même et ne différait qu'en tant qu'il y eût variabilité des conditions dans lesquelles nous nous trouvâmes.

Ainsi constamment nous eûmes un sommeil calme et plus profond qu'à l'ordinaire ; à notre réveil, sensation de lourdeur à la racine du nez et au front, qui nous restait jusqu'à bien avant dans l'après-dîner. La narcéine ne supprimait pas l'effet de la dose matinale de sulfate de magnésie, néanmoins les selles furent moins liquides, le jour suivant l'emploi de cet alcaloïde.

L'appétit ne laissa rien à désirer ; pas de sécheresse de la bouche ni d'empâtement de la langue.

Un jour, souffrant d'une légère diarrhée avec douleurs au ventre, la prise vespérale de narcéine (1 décigramme) nous procura le sommeil et calma le désordre intestinal. Le lendemain nous ne ressentîmes plus rien du côté du ventre et eûmes une garde-robe normale.

Consultés, à l'occasion d'une excursion que nous fîmes à quelques kilomètres de notre résidence, par une jeune femme (paysanne robuste) de vingt ans et souffrant depuis deux jours d'une toux férine, nous fûmes forcé, n'ayant pas sur nous de la codéine ni de la morphine, de donner la narcéine (granules Chanteaud) associée à l'iodoforme comme calmant de la toux.

Nous prescrivîmes ces deux agents à raison de 1 granule de chaque, de quart d'heure en quart d'heure, jusqu'à effet.

A notre visite du lendemain, nous trouvâmes la malade sans toux ; elle avait entamé le troisième tube des deux agents et ne prenait plus les médicaments que d'heure en heure.

Rabuteau cite l'exemple suivant pour prouver la propriété analgésique de la narcéine :

« Chez une femme de vingt-six ans, atteinte d'un épithélioma du col de l'utérus, et souffrant de douleurs atroces qui la privaient de tout sommeil, on badigeonnait avec du landanum l'hypogastre et les cuisses, on injectait même dans le rectum une petite quantité de ce même liquide ; mais ces moyens demeuraient infructueux. Je fis alors, dans le vagin, une injection de 50 centimètres cubes d'une solution de chlorhydrate de narcéine au cinq-centième.

Une heure après, la douleur avait disparu ; la malade passa la nuit dans un sommeil complet, et le matin, à mon arrivée à l'hôpital, elle me remerciait avec effusion. Les douleurs revinrent malheureusement au bout de trente-six heures ; il fallait d'ailleurs s'attendre à leur retour : la narcéine les faisait disparaître de nouveau. »

Béhier, Pétrini et Rabuteau employant cette base dans des cas de sciatique et de douleurs névralgiques de diverses natures, obtinrent des résultats très satisfaisants; ils soulagèrent et parfois même guérirent par la narcéine, qui se montra souvent supérieure à la morphine.

Comme calmant de la toux, ce remède a réussi à Laborde (1) dans la coqueluche, à Liné dans la bronchite aiguë, à Oetinger, enfin à Levis dans l'asthme.

Comme relâchant musculaire, la narcéine a eu du succès dans un cas de convulsions hystériques et de contracture spasmodique de la jambe ayant résisté à l'action de la morphine. (Eulenburg) (2).

Rabuteau prête à la narcéine des propriétés anexosmotiques. Voici comment cet auteur s'exprime à ce sujet :

« Cette précieuse substance arrête également la diarrhée. Non-seulement la muqueuse intestinale sécrète moins sous l'influence de la narcéine, mais les muqueuses buccale, pituitaire, et la conjonctive même, subissent une sorte de dessiccation : la soif augmente comme sous l'influence de la morphine.

Toutefois, il en faut des doses assez fortes, celles de 10 à 20 centigrammes, pour obtenir ces résultats, et la diarrhée n'est pas aussi bien arrêtée que par la morphine. La narcéine doit néanmoins être préférée à ces dernières substances chez ceux dont l'appétit est troublé ou qui ont des vomissements, comme chez les phthisiques, que j'ai pu soulager ainsi d'une manière évidente. La narcéine est un diminutif de la morphine, et n'en présente pas les inconvénients.

Elle ne détermine ni nausées, ni vomissements; elle ferait même disparaître ces accidents. »

D'après Hüsemann (3) : la narcéine ne produit pas ordinairement des accidents thérapeutiques, quand même on fait prendre des doses de 1 à 2 décigrammes.

Exceptionnellement, les auteurs font mention de vertige, tintement d'oreille, céphalalgie, nausée et vomissement au réveil (J. Bouchardat, Sichtung), ou d'excitation et d'insomnie (Krueg, Fossek, von Schroff).

(1) Comparez Hüsemann-Hilger, *Pflanzenstoffe*, II, S. 770.
(2) Ibid.
(3) *Arzneimittellehre*, II, S. 1043.

Des doses hypnotiques, après une période préalable d'accélération du pouls, font diminuer la fréquence des battements du cœur et des respirations (Eulenburg, Sichtung) ; si le stade narcotique se prolonge, on observe de même un baissement du calorique.

Sichtung a observé que les pupilles ne se rétrécissent pas pendant le sommeil narcéique, et que l'excitabilité réflexe est moins émoussée que dans le sommeil par la morphine.

D'après Fabini et Ottolenghi, la narcéine fait augmenter l'excrétion de l'urée. L'emploi prolongé du remède conduit à l'accoutumance. Suivant Laborde, la narcéine est parfaitement tolérée par les enfants.

Injectée sous la peau, elle diminue la sensibilité tactile comme le fait la morphine ; introduite dans l'œil elle n'agit pas sur l'iris. (Eulenburg.)

Administrée à l'intérieur elle est éliminée principalement par les urines et par la bile. (Dragendorff et Schmemann.)

Rabuteau prétend que la narcéine augmente l'action du chloroforme.

AGENTS SYNERGIQUES, AUXILIAIRES, ANTAGONISTES ET INCOMPATIBLES.

Ils sont principalement les mêmes que ceux de la morphine. (Voir à cet article.)

USAGES THÉRAPEUTIQUES.

La narcéine est employée en dosimétrie comme succédané de la morphine, de la codéine, dans le traitement des maladies des enfants, des femmes, des personnes énervées ou très sensibles à l'action de la première. On s'adressera surtout à la narcéine quand ont veut éviter l'action constipante produite par la morphine, tout en réclamant d'une des bases de l'opium son effet hypnotique, anodin ou relâchant.

Comme hypnotique, la narcéine réussit plutôt chez les personnes alitées, gravement malades, que chez l'individu sain. Elle aura surtout du succès quand l'insomnie est causée par une toux opiniâtre, comme on l'observe souvent chez les phthisiques.

Plusieurs auteurs conviennent que la narcéine constitue un

excellent calmant de la toux. Le docteur B. G. Valledor (1), directeur de la « *Revista de Medicina dosimetrica* » de Madrid, dans son excellent article : « *Le véritable progrès pharmacologique est dans les alcaloïdes,* » fait observer que la narcéine, contre la toux, lui a donné des résultats encore meilleurs que la codéine.

Le professeur Burggraeve (2) préconise aussi cet alcaloïde comme calmant du système nerveux, contre les toux rauques, douloureuses.

Elle convient de même, comme anodin analgésique, dans les douleurs qui accompagnent les phlegmasies. Donnée au fort même de l'inflammation à doses rapprochées, et associée aux autres modificateurs exigés par l'état du malade, il est rare qu'elle ne fasse pas diminuer la douleur, le spasme, l'agitation et la fièvre.

Dans les névralgies : céphalalgie, névralgie intercostale, gastralgie, sciatique, la narcéine a compté quelquefois des succès là où la morphine avait échoué.

Dans ces cas on fera bien de l'associer à l'atropine, la gelsémine, l'aconitine, le croton-chloral, la cicutine, etc., d'après les indications du cas spécial.

MODES D'ADMINISTRATION ET DOSES.

La narcéine figure dans l'arsenal dosimétrique. Le granule Chanteaud est dosé au milligramme. Pour l'emploi interne on peut se servir de la forme pilulaire, de la poudre, de la solution, etc. Nous sommes, cela va sans dire, partisan de petites doses de cet alcaloïde, administrées coup sur coup jusqu'à effet.

Le granule dosimétrique peut être donné, dissous dans de l'eau sucrée, sans fractionnement, à l'enfant nouveau-né, si l'indication se présente, et être répété d'heure en heure jusqu'à effet ; aux enfants de plus d'un an d'âge on peut donner cette même dose à distances plus courtes ; pour les enfants plus âgés et pour l'adulte conviendront des doses plus élevées, soit de 2 à 5 granules de quart d'heure en quart d'heure jusqu'à sédation.

L'injection sous-cutanée d'une solution de narcéine peut être exigée quand on sollicite son action topique dans une névralgie

(1) Voir *Répertoire univ. de Médecine dosimétrique*, 1882, p. 646.
(2) *Études sur Hippocrate*, p. 450.

ou bien quand l'administration par la bouche est trop difficile ou impraticable.

Si le cas se présente, on se rappellera les règles formulées pour l'emploi des piqûres hypodermiques de morphine.

La narcéine étant peu soluble dans l'eau (1-1289 à 13° c.) il faut ajouter une quantité notable d'acide pour arriver à sa parfaite dissolution ; or, l'injection d'une solution très acide donne le plus souvent lieu à l'inflammation du tégument cutané dans les environs de la piqûre et est assez douloureuse.

La formule qui satisfait le mieux est celle de Harley (1).

```
Pr. Narcéine pure  . . . . . . . .  ·  .    0.3 grammes.
     Glycérine . . . . . . . . . . .        4.5    —
Chauffez légèrement, jusqu'à dissolution parfaite.
     Acide chlorhydrique  . . . . . . .     0.1    —
     Eau distillée . . . . . . . . . .      1.1    —
Mêlez. D. S. pour injection hypodermique. Solution de narcéine de 1/20.
```

Nitro-Glycérine.

Synonymes : Trinitrine (Huchard), glonoïne (des homœopathes).

Formule : $C^3 H^5 O^9 Az^3$.

L'éther nitrique de la glycérine, découvert par Sobréro (1847), se prépare par l'action d'un mélange d'acide azotique concentré et d'acide sulfurique sur la glycérine.

Mode de préparation. — Faire égoutter lentement la glycérine dans un mélange (tenu à la température de zéro) d'acide sulfurique concentré deux parties, et d'acide azotique concentré une partie, en remuant le mélange de temps à autre, jusqu'à saturation, c'est-à-dire jusqu'à ce que quelques gouttes huileuses surnagent à la surface du liquide. — Verser le mélange dans une abondance d'eau froide. Laver plusieurs fois le précipité graisseux qui se présente. Après un repos suffisamment long la nitroglycérine se montre comme un liquide huileux qu'on reprend

(1) Comparez Hüsemann-Hilger, *Op. cit.*, S. 774.

par l'éther. La solution éthérée est secouée avec le chlorure de calcium pour lui faire abondonner son eau; on filtre et laisse évaporer lentement. M. Huchard a proposé de nommer la substance : *trinitrine,* pour donner le change aux malades, qui craindraient peut-être de prendre de la *dynamite.*

A la température ordinaire elle se présente comme un liquide huileux, incolore ou jaune pâle, inodore, d'une saveur douceâtre, d'une densité de 1.60 à 20° c.

Peu soluble dans l'eau — une partie demande 800 parties d'eau froide (1) — elle se dissout facilement dans l'alcool et l'éther.

Elle n'est pas précipitée dans une dissolution alcoolique à 1 p. % dont ont étendrait 1 gramme dans 200 grammes d'eau distillée.

Allumée à l'air libre, elle brûle sans explosion; chauffée dans un vase clos à une température élevée ou sous l'influence d'un choc, elle détonne avec une violence considérable.

Si l'on frappe avec un marteau mouillé sur la solution alcoolique de nitro-glycérine, il faut s'attendre à une explosion.

Sous l'influence d'un froid peu intense mais suffisamment prolongé, la nitro-glycérine cristallise en aiguilles allongées. Longtemps conservée elle tend à se décomposer.

ACTION PHYSIOLOGIQUE ET TOXIQUE.

La saveur de cet agent est d'abord douceâtre, puis âcre et aromatique.

L'absorption se fait par les muqueuses, les plaies, la peau intacte (Bourry); l'inhalation de la vapeur même peut conduire à l'intoxication. Il est très probable que la nitro-glycérine est décomposée dans le corps; on n'a pas pu la retrouver dans l'urine, le foie et le sang. (Werber.) (2).

Les effets qu'elle détermine sur l'homme sont très variables en énergie, d'après la susceptibilité particulière de l'individu; ainsi la femme et les gens d'une constitution peu robuste réagissent vite à des doses très légères. De l'assoupissement et une sensation agréable de langueur se présentent lorsqu'une dose minime a été ingérée et qu'elle produit son minimum d'effet.

(1) Hay, *Weekly drug News,* 1883, Juli 28; cité par le docteur L. Lewin.
(1) *Deutsche Klinik,* 1867, p. 83 ; cité par Lewin.

Trois à cinq minutes après l'administration d'une dose légère, une personne suffisamment sensible au médicament se sent étourdie, gênée dans la tête, elle est prise de nausées et ressent parfois de la douleur dans l'estomac.

Ces symptômes se produisirent chez le docteur Harley (1) après une dose de 15 gouttes de la solution alcoolique à 1 p. %.

Le docteur Fuller (2) avait la tête entreprise, de la céphalalgie occipitale, une transpiration profuse et le pouls intermittent après avoir ingéré une quantité équivalente à 50 grains (gouttes) de cette même solution, ou une demi-goutte de nitro-glycérine pure. (Murrell.) (3.)

Si la personne est très sensible, une ou deux gouttes de la solution alcoolique susmentionnée peuvent suffire à produire le vertige, la lipothymie, un pouls fréquent et déprimé, une sueur froide.

Quelques minutes (5 à 6) après avoir appliqué à ses lèvres le bouchon humide d'une fiole contenant la solution de nitro-glycérine, le docteur Murrell observa des battements violents du cœur et des artères, le pouls dépassa 100 pulsations et il éprouva pendant quelque temps un mal de tête très grave.

Le tracé sphygmographique pris par le docteur Murrell à ce moment montra une excursion notable du levier, une ligne ascensionelle brusque, un sommet à angle aigu, la ligne descensionelle présenta un ressaut dicrotique très marqué ; le tout indiquant une diminution considérable de la tension artérielle.

Le changement dans le caractère du pouls se maintint pendant une heure environ.

M. Lauder Brunton (4) observa une diminution en activité d'abord, puis l'arrêt du cœur d'une grenouille, lorsqu'il avait mis cet organe dans une solution de sel marin à 75 p. % à laquelle il avait ajouté deux gouttes d'une solution de nitro-glycérine à 2 p. %.

Injectée dans la veine jugulaire d'un chat, la solution de nitro-glycérine détermina immédiatement l'arrêt du cœur.

---

(1) Cité par Bartholow, *Materia medica and Therapeutics,* Fifth Edition, p. 594.
(2) *Ibid.*
(3) *The Lancet,* 1879, p. 80, 143, 225 ; relaté par Bartholow.
(4) *St Bartholomew's Hospital Reports,* vol. XII, p. 140. *Preliminary notes on the physiological action of nitro-glycerine* ; relaté par Bartholow.

La nitro-glycérine produit des modifications dans le sang analogues à celles déterminées par les nitrites d'amyle, de soude et autres. Le sang présente une couleur chocolat et perd sa faculté d'absorber et de transporter l'oxygène. Du sang mêlé et secoué vivement en dehors du corps avec la nitro-glycérine, ne change que lentement de couleur. (Brunton).

Chez la grenouille, la nitro-glycérine produit d'abord la faiblesse, puis le tétanos, enfin la paralysie finale; chez l'animal à sang chaud on observe des convulsions, une dépression du calorique. L'animal présente les symptômes du stade algide du choléra : extrémités froides, accélération d'abord, puis retard de la fréquence respiratoire et cardiaque, enfin arrêt du cœur.

La sensibilité a diminué, l'excitabilité réflexe est supprimée. La paralysie est causée en partie par une action du poison sur les nerfs moteurs périphériques, en partie sur la fibre musculaire. (Bruel (1), Brunton.)

Donnée en trop grande dose, la nitro-glycérine, dont les propriétés toxiques ont été contestées et attribuées aux impuretés qu'elle renfermait (Eulenburg) (2), produit des phénomènes d'intoxication suivis parfois d'une terminaison léthale.

Hüsemann (3) a décrit une tentative d'empoisonnement sur l'homme et Maschka en cite également un cas.

La dose léthale était, dans un cas, de 30 grammes, et fut suivie de mort dans quatre heures.

Il n'en faut pas autant, toutefois, pour amener cette terminaison fatale.

Une grenouille meurt à 2 milligrammes, en moins d'une minute; pour un lapin une dose de 6 milligrammes a le même effet. (Werber.)

Voici les symptômes toxiques qu'on a observés chez l'homme, d'après Lewin (4) :

« Sensation de brûlure dans la gorge, nausées, vomissements, coliques, rarement de la diarrhée. Injection des conjonctives, rougeur du visage, pulsation visible des artères temporales,

---

(1) *Des effets toxiques de la nitro-glycérine, etc.* Thèse, Paris, 1876. *Journal de l'anatomie et de la physiologie*, T. XII, 1876, p. 552; cité par Lewin.

(2) Cité par Chapuis, *Précis de toxicologie*, p. 524.

(3) *Deutsche Klinik*, 1867, p. 85; cité par Lewin.

(4) *Lehrbuch der Toxicologie*, 1885, S. 209.

sueurs, parfois un exanthème (*purpura haemorrhagica*). Ordinairement il y a des maux de tête violents et tenaces, des vertiges.
Après des doses thérapeutiques, on a observé quelquefois de la
photophobie et la cécité passagère.

Rarement il y a délire. Des accès fréquents d'horripilation avec
sueurs, de la débilité et la paralysie complète des extrémités, de
même que la paralysie partielle des muscles de la face, se sont
présentés.

La respiration, d'abord plus fréquente, devient stertoreuse et
dyspnéique, l'action cardiaque se ralentit, le pouls présente souvent
un dicrotisme accentué ; cyanose, refroidissement des extrémités,
enfin la mort. Si l'individu échappe, le rétablissement se fait
dans les vingt-quatre à quarante-huit heures ; pendant plusieurs
jours, il lui reste alors du gastricisme. »

Suivant Bartholow, la mort est due à une paralysie des muscles
respiratoires, l'individu meurt asphyxié.

Nonobstant l'activité très grande de cet agent, les individus
empoisonnés présentant les symptômes les plus graves, se rétablissent le plus souvent sans le moindre dommage. Le docteur Murrell fait mention de plusieurs cas d'empoisonnement avec perte
de connaissance se terminant par la guérison, et dans lesquels
l'individu n'était incommodé que d'une céphalalgie passagère.
(Bartholow.)

AGENTS SYNERGIQUES.

Les nitrites d'amyle, de potasse, de soude ont une action
analogue à celle de la nitro-glycérine.

Le docteur Lublinski attribue aux trois agents : nitrite d'amyle,
nitro-glycérine et nitrite de soude, des propriétés thérapeutiques
analogues. Le premier de ces médicaments, ayant une action
trop éphémère et étant difficilement dosable, aurait peu d'avenir ;
le deuxième a une action plus persistante, ne possède pas la saveur
désagréable du premier, et peut être administré par voie hypodermique ; il détermine, toutefois, plus tôt des accidents (nausées,
vomissement, vertige, lipothymie !), que le troisième. Ce dernier,
auquel M. Lublinski accorde la préférence, aurait les bonnes
qualités de la nitro-glycérine, sans partager ses propriétés désagréables.

Un quart d'heure après l'administration de 5 à 10 centigrammes, de 15 centigrammes au *maximum,* les battements du cœur gagnent en énergie et en fréquence; en même temps, la tension artérielle diminue, le pouls devient petit, peu résistant, dicrote. La tête est entreprise, la respiration plus fréquente. Après une demi-heure à une heure, ces symptômes cessent.

Dans des cas morbides réclamant un de ces agents, M. Lublinski débuta ordinairement par le nitrite de soude, et n'employa la nitro-glycérine (plus héroïque que le précédent), que lorsque le sel soude de ne lui avait pas réussi (1).

Sous certains rapports les mydriatiques : atropine, hyosciamine, présentent une analogie d'action avec les nitrites ; les deux ordres de médicaments ont une valeur antispasmodique incontestable. L'action favorable de la nitro-glycérine sur la diurèse dans les affections rénales, son effet magique dans certaines céphalalgies, dans des cas d'asthme, d'angine de poitrine, peut très bien s'expliquer en lui attribuant la propriété de lever le spasme vasculaire, sans devoir forcément attribuer ces succès à une diminution de la pression sanguine.

AGENTS ANTAGONISTES.

Les substances qui ont la propriété d'augmenter l'excitabilité réflexe de la moelle, et de stimuler le système vaso-moteur, ainsi la strichnine, la brucine, la digitaline, sont ses antagonistes naturels.

USAGES THÉRAPEUTIQUES.

Il y a déjà au moins un quart de siècle que les homœopathes se servent de la glonoïne dans certaines formes de vertige, de céphalalgie, dans l'insolation, etc. (2).

Nos confrères anglais et américains emploient ce médicament depuis quelques années, principalement dans les cas justifiables du nitrite d'amyle.

On n'en faisait qu'un rare usage sur le continent européen, lorsque M. Rossbach fit communiquer, à l'occasion de la cin-

(1) *Allgem. Med. Centralzeitung,* 1885.
(2) Comparez. *Real-Lexicon für homöopath. Arzneimittellehre u. s. w.,* von Dr Altschul, 1864, S. 122.

quante-septième assemblée des naturalistes et des médecins, à
Magdebourg, le 22 septembre 1884, son article : « *Contributions
à la pathologie et la thérapie de l'atrophie granulaire rénale.* »

Dans cet article, traitant de l'action de la nitro-glycérine sur
quelques symptômes de la cirrhose des reins, le professeur de
Iéna fait observer qu'à l'encontre de ce qu'on croyait jusqu'alors
(savoir que l'augmentation de la pression sanguine qui accompagne cet état morbide, doit être considérée comme effet compensatoire), la tension artérielle détermine plutôt une série de symptômes très graves, et qu'en ramenant la pression sanguine à son
taux normal, on exerce une influence salutaire sur le processus
morbide.

Administrée dans ces conditions, la nitro-glycérine a donné à
M. Rossbach, dans plusieurs cas, des résultats très satisfaisants.
L'asthme, les troubles de la vue, la céphalalgie, etc., cédèrent
après un emploi fort court du remède.

Nonobstant la diminution de la pression sanguine, la sécrétion
urinaire ne diminuait pas, elle restait la même, quelquefois même
elle augmentait.

Aussi, la polyurie symptomatique de l'atrophie granulaire
des reins ne doit pas être considérée comme la conséquence naturelle d'une augmentation de la pression intra-vasculaire, puisqu'elle n'est pas modifiée du moment que la nitro-glycérine
détermine une diminution de la tension artérielle.

Depuis cette communication, le remède a été essayé de toutes
parts et a été employé à combattre l'asthme, la céphalalgie, les
troubles visuels symptomatiques de l'atrophie granulaire des
reins.

Le docteur Talma (1) a eu des succès thérapeutiques très
remarquables, *exclusivement* dans des cas d'anémie cérébrale.

La céphalalgie, le vertige, la défaillance, le vomissement (dans
la grossesse) des anémiques et des personnes débilitées ; le tintement d'oreilles, le vertige, la photopsie, l'agoraphobie symptomatiques de l'anémie cérébrale qui accompagne la dégénérescence
graisseuse du cœur, constitueraient surtout l'indication spéciale
pour la nitro-glycérine.

Cet auteur est d'avis qu'il ne faut pas pour un adulte dépasser,
dans le cours de vingt-quatre heures, la dose de *un* milligramme.

(1) *Ned. Tijds. v. Geneesk.*, 1884, Blz 684.

Préconisé par Hay dans l'angine de poitrine, ce remède a été donné avec succès par Kingsbury, Trussewitsch et Huchard dans cet état morbide. Huchard en eut, de même, du succès dans la maladie de Menière, tandis qu'il ne lui réussit pas dans la néphrite chronique.

Un médecin anglais, le docteur Buroughs (1), a été tellement frappé de l'action stimulante immédiate de la nitro-glycérine sur le système cardio-vasculaire dans un cas d'angine de poitrine qu'il traitait par cet agent que, selon lui, ce remède peut devenir un concurrent sérieux de l'alcool.

Une ou deux gouttes de la solution de nitro-glycérine à 1 p. %, déterminent, presque instantanément, une stimulation égale à celle produite par 25 à 30 grammes de « brandy ».

Le même auteur rapporte avoir eu des résultats très favorables de ce remède dans le « shock » qui accompagne les accidents, dans l'épuisement qui suit les grandes opérations chirurgicales, dans l'empoisonnement par l'opium, l'asthme, l'aphonie hystérique et le collapsus des dothiénentériques.

Bartholow pense qu'il y aurait de l'avantage à prescrire la nitro-glycérine dans le mal de mer, les vomisssements d'ordre réflexe, dans la gastralgie, la colique hépatique et dans les autres affections spasmodiques et douloureuses du tube digestif. Les accès de hoquet et certaines formes d'asthme seraient promptement soulagés par ce médicament.

La nitro-glycérine réussirait surtout dans les cas d'anhélation d'ordre *dynamique* et caractérisée par une sécrétion insuffisante des muqueuses bronchiales. Il recommande de l'essayer dans le stade spasmodique de la coqueluche et le « laryngisme striduleux ».

Les maladies du système nerveux, caractérisées par l'augmentation de l'excitabilité réflexe, seraient, de même, justifiables de la nitro-glycérine.

Un accès d'*épilepsie* pourrait être avorté par une administration opportune du remède.

Pour Hammond, la nitro-glycérine est l'agent médicamenteux qui, après les bromures, mérite le plus de confiance dans le traitement de l'épilepsie.

(1   *The Lancet*, 8 Aug. 1885. *Nitro-glycerine as a Substitute for alcohol.*

Kownacki (1) n'a pas pu produire une amélioration quelconque dans trois cas d'épilepsie qu'il a traités avec des doses ascendantes de nitro-glycérine, quoiqu'il eut porté la dose jusqu'à intoxication commençante.

Andrews (2) a vu chez les épileptiques se multiplier les accès après des doses même très petites de nitro-glycérine.

Dans le tétanos et l'hydrophobie un essai prudent de ce médicament serait très recommandable.

Bartholow rapporte que la nitro-glycérine a souvent supprimé immédiatement la douleur dans la névralgie du trijumeau. J. P. Bramwell (3), cité par Kobert, après avoir traité un homme octogénaire souffrant d'un tic douloureux très grave avec les moyens les plus divers, a vu céder le mal à une administration trois fois répétée dans la journée de quelques gouttes d'une solution alcoolique de nitro-glycérine à 1 p. °/₀. Elle conviendrait particulièrement dans la forme de migraine déterminée par le spasme vasculaire, et serait contre-indiquée dans les cas de céphalalgie accompagnés de la rougeur de la face et déterminés par la vaso-dilatation.

L'auteur américain que nous continuons à citer, pense que le stade algide d'une fièvre intermittente peut être avorté par ce remède; la nitro-glycérine préviendrait la dépression nerveuse si dangereuse dans le stade de froid des fièvres paludéennes pernicieuses. On prendrait soin d'administrer le remède, le cas échéant, juste à temps, afin que son effet physiologique fût obtenu au début du stade algide de la fièvre. Il rappelle les résultats favorables obtenus à l'aide de cet agent dans certaines formes de maladie de Bright caractérisées par une augmentation de la pression sanguine, par Robson et par l'auteur lui-même.

En résumant, Bartholow vient à conclure que les résultats favorables obtenus par la nitro-glycérine dans le traitement des maladies sont attribuables à son action spéciale sur le système vasculaire.

MODES D'ADMINISTRATION ET DOSES.

La nitro-glycérine ne compte pas parmi les médicaments dosi-

(1) *Gazeta lekarska*, 1884, n° 10; relaté par Kobert.

(2) *American Journal of insanity*, XLI, oct. 1884, p. 194 ; cité par Kobert.

(3) *Nitro-glycerine in epileptiform tic douloureux. Brit. med. Journ.*, 1884, II, 27 sept.

métriques. Nous ne savons pas si cet agent se prêterait à être granulé.

Jugeant par analogie, nous pensons qu'il ne doit pas être plus difficile de faire des granules de nitro-glycérine, que de fabriquer des trochisques à un certain dosage de cette substance.

La susceptibilité individuelle étant très grande à l'égard de ce remède — nous savons qu'une goutte d'une solution à 1 p. % peut déterminer une céphalalgie violente, tandis que certains sujets ne ressentent absolument rien après une dose de 5 centigrammes du médicament non dilué (Bartholow) — on devra être très prudent dans l'administration de la nitro-glycérine, surtout chez les personnes qui prennent le remède pour la première fois.

Voilà pourquoi M. Bartholow conseille de ne débuter qu'avec une dose minime.

M. Rossbach préconise les trochisques à base de chocolat dosés au miligramme du remède, à raison d'une tablette d'heure en heure, ou de deux heures en deux heures, jusqu'à concurrence de 10 milligrammes et au delà.

M. Talma (1) prescrit le remède en solution huileuse (un sixième de milligramme pour 2 décigrammes d'huile d'olives), qu'il administre en capsules gélatineuses, ou bien en solution alcoolique.

Selon ce clinicien, le meilleur mode d'administration est de donner la quantité suffisante pour l'adulte (savoir-: 1 milligramme dans les vingt-quatre heures) en trois fois, soit un tiers de milligramme à la fois.

Nous accordons la préférence à une solution aquoso-spiritueuse du remède. Dans les rares cas où nous avons employé cet agent, nous nous sommes servi de cette prescription :

Pr. Solution alcoolique de nitro-glycérine à 1 p. %. 5 décigr. à 1 gramme.
    Eau distillée . . . . 250 grammes.
      Dissolvez.
    D. S. Une cuillerée à soupe de demi-heure en demi-heure.

Chaque cuillerée à soupe contient ainsi un quart à un demi milligramme de substance active.

Sous cette forme, le remède est facilement pris par le malade et

_____
(1) *Ned. Tijdschr. v. Geneesk.*, 1884, Blz 685.

il est très maniable; il peut être administré de quart d'heure en quart d'heure et à plus grandes distances jusqu'à effet, selon les lois dosimétriques.

Nous aimerions avoir la nitro-glycérine en granules au quart de milligranme.

Sous cette forme et à ce dosage, la nitro-glycérine pourrait être donnée à l'adulte; on fractionnerait le granule en le dissolvant dans quelques gouttes d'esprit de vin et en l'étendant ensuite d'une quantité suffisante d'eau pour l'enfant.

P

Pelletiérine.

Synonyme : Punicine.

Formule : $C^8 H^{13} Az O$.

Le grenadier, *Punica Granatum* L., de la famille des *Myrtacées*, originaire de l'Asie Mineure, se trouve maintenant tant à l'état cultivé qu'à l'état sauvage dans la majeure partie exotique du continent asiatique, dans les îles baignées par la mer Indienne, dans le midi de l'Europe, l'Afrique septentrionale et méridionale, les Indes occidentales et l'Amérique du Nord. Cet arbrisseau, aux belles fleurs rouges, appelées *Balaustes* avant l'épanouissement, porte des fruits à écorce brun-rouge, dure et astringente (*malicorium*), contenant une pulpe légèrement acide, rafraîchissante, dans laquelle se cachent une quantité de graines.

Le grenadier dériverait son nom latin *Punica* de ce que les Romains, dans une de leurs guerres (Puniques) avec les Carthaginois, l'auraient importé en Italie (Sobernheim). Connues de Pline et de Dioscoride, les propriétés tœnifuges de l'écorce de la racine de grenadier, sont depuis tombées dans l'oubli en Europe. Ce furent Buchanan (1805) qui les a rappelées en Angleterre, Gomez (1822) au Portugal, Mérat en France, Schmidt-Müller en Allemagne.

D'après ce dernier, l'écorce de la racine serait supérieure en activité à l'écorce du tronc — leurs valeurs relatives seraient de 4 : 3, — tandis que celle des branches ne contiendrait pas de principe actif.

On se sert communément d'une décoction de l'écorce de racine fraîche qu'on a fait macérer pendant vingt-quatre heures. L'écorce perd beaucoup en activité quand elle est conservée. Les principes actifs se trouvent surtout dans l'écorce des racines d'arbrisseaux sauvages, au printemps, avant la floraison.

L'écorce des arbres exotiques serait plus riche que celle des exemplaires indigènes ; en France on préfère la racine portugaise à celle du pays.

Nous avons eu beaucoup à nous louer d'un extrait d'écorce de racine préparé du végétal récent par M. Rathkamp, à Batavia (Java).

Ce remède, donné en pilules (à 2 décigrammes d'extrait) à raison de cinq pilules de quart d'heure en quart d'heure jusqu'à concurrence de quarante pilules, et suivi de 50 grammes d'huile de ricin, nous a réussi maintes fois.

On trouve dans le commerce de la droguerie un autre extrait, préparé en Italie, de l'écorce récente, dont on donne de 30 à 60 grammes dans une solution aqueuse.

L'écorce du grenadier a fait le sujet d'analyses fréquentes. Ishikawa rapporte celles de Métouart, de Latour de la Trie, de Wackenroder, de Cénédella, de Landerer, d'Ishikawa, de Hager, et dernièrement celle de Tanret.

Tous les auteurs s'accordent sur la présence d'une quantité notable d'acide tannique ; toutefois ils citent des chiffres différents : 10 p. % (Cénédella), 20 p. % (Ishikawa), 22 p. % (Wackenroder), 25 p. % (Hager) ; on y trouve d'ailleurs de la mannite signalée par un d'eux (Latour de la Trie) comme granadine, puis différentes substances : amylum, inuline, huile grasse, albumine, résine, cire, ulmine, gomme, sucre, mucine, oxalate de chaux, ligneux, etc. ; Landerer obtint entre autres une substance cristalline — qui n'était pas de la mannite — se présentant comme de petits cristaux blancs soyeux groupés en étoiles, sans odeur, d'une saveur âcre et piquante rappelant la pipérine impure et soluble dans 200 parties d'eau.

La présence d'un alcaloïde : *punicine*, fut longtemps présumée, mais on ne parvint pas à l'isoler.

Tanret (¹), récemment (1878), a su résoudre ce problème.

D'après ce savant chimiste, l'écorce de la racine du grenadier contient quatre alcaloïdes auxquels il a donné le nom de :

1. *Pelletiérine,*
2. *Isopelletiérine,*
3. *Pseudopelletiérine* et
4. *Méthylpelletiérine,*

en honneur de son compatriote Pelletier.

Divers médecins français ont expérimenté avec ces bases et se sont assuré qu'elles possèdent toutes les mêmes propriétés physiologiques.

Les deux premières, cependant, ont une action beaucoup plus énergique que les deux autres, et ce qui est concluant, à elles seules (notamment à la *pelletiérine* et l'*isopelletiérine*) reviennent les qualités tœnicides.

La découverte de Tanret — nous permettant de substituer à une décoction nauséabonde et d'un goût détestable, d'action incertaine, le principe actif alcaloïdique d'une action constante — constitue ainsi un véritable progrès.

Les quatre principes sont volatiles et liquides (à l'exception de la pseudopelletiérine qui est solide); ils forment avec les acides des sels cristallisables.

Voici leurs principaux caractères :

1. *Pelletiérine.* — $C^8 H^{13} Az O$, liquide, entre en ébullition à 195° Celsius; pesanteur spécifique 0.988 à 0°; soluble dans l'alcool, l'éther, le chloroforme et dans vingt parties d'eau; dextrogyre. Le sulfate de cette base est cristallisable et dévie à gauche la lumière polarisée. A 100° la pelletiérine perd son pouvoir rotatoire. Le chlorure de platine ne la précipite pas de sa solution.

2. *Isopelletiérine.* — Ne diffère de la précédente que par l'absence du pouvoir rotatoire.

3. *Pseudopelletiérine.* — $C^9 H^{15} Az O + 2 H^2 O$, se présente sous forme de cristaux prismatiques, fusible 46° et bouillant à 246°; elle a des propriétés basiques énergiques et se dissout facilement dans l'eau, l'alcool, l'éther et le chloroforme.

---

(1) *Comptes rendus de l'Académie des sciences,* 1878, T. 87; 1879 et 1880, T. 88 et 90; cité par Rabuteau. — *Bulletin de la Soc. chim.,* T. 32, p. 464. T. 36, p. 256; cité par von Schroeder.

4. *Méthylpelletiérine.* — $C^{18} H^{34} Az^2 O^2$, liquide, bouillant à 215°, soluble dans vingt-cinq parties d'eau, dans l'alcool, l'éther et le chloroforme; dextrogyre; son sel chlorhydrique a un pouvoir rotatoire $= 22°$.

ACTION PHYSIOLOGIQUE ET TOXIQUE.

D'après Rochemure (1), les pseudo-pelletiérine et méthylpelletiérine sont loin d'être aussi toxiques pour les têtards de grenouilles et les sangsues, que le sont la pelletiérine et l'isopelletiérine; 15 à 20 centigrammes de pelletiérine tuent un lapin. Ses expérimentations sur la grenouille avec des doses légères de cette base lui ont démontré qu'elle a une action analogue à celle du curare. Les grandes doses (une ou deux gouttes) déterminèrent d'abord des spasmes et des contractions musculaires, puis une détente générale du système musculaire et l'arrêt du cœur en diastole après une à six heures. L'action réflexe fut abolie immédiatement après la suppression du mouvement volontaire. Une solution de pelletiérine appliquée directement sur le muscle de la grenouille produit une diminution rapide de l'irritabilité nerveuse d'abord, puis de l'irritabilité musculaire. Les symptômes observés par Rochemure chez le lapin, étaient principalement d'ordre paralytique, suivis de convulsions terminales; la respiration d'abord accélérée, retarda bientôt et devint dyspnéique, le cœur continua à battre encore quelque temps après que la respiration se fut arrêtée.

Pour Bordureau (2), on ne saurait attribuer à la pelletiérine une action analogue à celle du curare, puisque l'application sous-cutanée chez le chien, de l'alcaloïde du grenadier, produit des vomissements, des tremblements, de l'augmentation de l'excitabilité réflexe et l'état asphyxique, et parce que chez la grenouille — qui est constamment paralysée et dont les terminaisons périphérique, des nerfs sont fortement attaquées — le tracé sphygmographique du muscle cardiaque démontre une augmentation en énergie et une accélération de l'action du cœur.

Plusieurs observationns faites sur l'homme ont démontré que

---

(1) *Étude de physiol. et de thérap. sur les sels de pelletiérine*, Paris, 1879.
(2) *Contribution à l'étude exp. de l'action physiol. des pelletiérines*, Paris, 1880.

les sels de pelletiérine donnent lieu à des « accidents thérapeutiques » assez graves.

Béranger-Féraud (1) observa, après des doses peu élevées, le vertige ; les doses de 4 à 6 décigrammes, données à l'intérieur, produisirent constamment le vertige, la vue trouble, la lourdeur des paupières, quelquefois la diplopie, des crampes aux mollets et aux avant-bras, le fourmillement aux doigts et aux orteils, fréquemment des nausées et des vomissements.

Rochemure (clinique de Dujardin-Beaumetz), observa après l'injection hypodermique de 4 centigrammes, la sensation de lourdeur de la tête ; après une dose de 10 centigrames, le vertige, de la faiblesse et la vue troublée ; une dose de 5 décigrammes déterminait ces mêmes symptômes plus accentués. On n'osa pas dépasser cette dernière dose à cause de l'étourdissement prononcé.

L'effet de l'agent toxique se montra après six à huit minutes, quand on choisit la voie sous-cutanée ; après une demi-heure à une heure quand l'administration se fit par la bouche. Une fois, après avoir administré par la bouche 5 décigrammes de pelletiérine, il observa une parèse musculaire générale, qui attaquait cependant surtout les extrémités inférieures, et qui était tellement intense que le malade dut se coucher. (Hüsemann-Hilger).

Le travail récent du docteur W. von Schroeder, de Strasbourg (2), donne un aperçu historique et critique concernant l'action physiologique et thérapeutique des alcaloïdes du grenadier, ainsi que les résultats des expérimentations de l'auteur avec les pelletiérines sur les animaux.

L'auteur a employé les chlorhydrate et sulfate de pelletiérine cristallisés de Merck.

Après l'injection sous-cutanée de 10 à 20 milligrammes de pelletiérine chez la grenouille, on observa, après dix à trente minutes environ, une augmentation notable de l'irritabilité réflexe. L'exagération de l'irritabilité atteint lentement son maximum au deuxième ou au troisième jour, et revient lentement à son taux normal après cinq à six jours.

L'irritabilité ayant atteint son acmé, il se produit des accès tétaniques d'assez courte durée. Ce symptôme dépend — de

<hr>

(1) *Bulletin gén. de Thérap.*, p. 337, 30 oct. 1879 ; relaté par Hüsemann-Hilger.
(2) *Ueber das Pelletierin im Arch. f. Exp. Pathol und Pharmakol.*, 1884, Bᵈ XVIII, S. 384-400.

même que le tétanos strychnique ou morphinique — d'une augmentation de l'action réflexe de la moelle, puisque les accès tétaniques se produisent tout de même après la section de cette dernière.

La pelletiérine exerce ainsi une action paralysante passagère sur le cerveau.

En dehors de son action sur les centres nerveux, l'alcaloïde du grenadier possède des qualités modificatrices de la fonction des muscles.

Après l'ingestion de petites doses on observe d'abord une augmentation de l'irritabilité de la moelle ; un peu plus tard on voit se produire l'altération fonctionnelle du muscle.

Les extrémités postérieures de l'animal, qu'on a forcé à faire un saut, continuent quelque temps à rester étendues au lieu de se contracter immédiatement comme à l'état normal.

L'action de la pelletiérine a ainsi de l'analogie avec celle de la vératrine, avec cette différence que le temps mis par les extrémités postérieures à rester étendues, est ici beaucoup plus court que lorsqu'il s'agit de la vératrine. Il est très probable que l'état du muscle se modifie d'une façon analogue à ce qui s'observe après l'emploi de la vératrine ; la contraction musculaire est normale, la réextension se fait très lentement.

L'action exercée par la pelletiérine sur le muscle se maintient ordinairement un jour pour disparaître après.

Afin de s'assurer qu'il s'agit dans le cas d'une action musculaire, M. von Schroeder a fait l'expérimentation suivante.

On a lié les vaisseaux d'une extrémité sur une grenouille qu'on soumit ensuite à l'action de la pelletiérine.

Après un saut de l'animal, on observa que l'extrémité à la ligature reprenait à l'instant son attitude normale, tandis que l'extrémité libre restait plus longtemps étendue.

Ce symptôme ne peut être d'origine centrale ; il doit avoir une cause périphérique.

Il ne s'agit pas ici d'une action curarique, puisque en employant des doses un peu plus grandes de pelletiérine, l'irritabilité musculaire immédiate diminue aussitôt dans l'extrémité libre.

Dans un stade plus avancé de l'intoxication, quand les contractions tétaniformes réflexes se produisent, les extrémités inférieures sont affectées d'une manière égale ; mais alors l'action spéciale sur le système musculaire a déjà longtemps cessé.

Si l'on se sert de grandes doses (40 à 60 milligrammes) l'excita-bilité réflexe augmente d'abord, puis il se produit un état de paralysie et l'arrêt de la respiration. La paralysie est déterminée en partie par une action spéciale sur les muscles — l'irritabilité immédiate des muscles étant beaucoup diminuée, — en partie par une action analogue à celle du curare. Il faut toutefois se rappeler que l'action curarique de la pelletiérine ne se produit que par l'emploi de doses énormes, ou bien qu'elle ne se montre que vers la fin, quand on s'est servi de petites doses. M. von Schroeder s'oppose à ranger — comme l'a fait M. Dujardin-Beaumetz (1) — la pelletiérine dans un même groupe pharmacologique que le curare.

Il conclut des expérimentations faites avec la pelletiérine de la manière suivante :

1. Il se produit une augmentation de l'excitabilité réflexe de la moelle qui conduit aux accès tétaniques. Au début on observe une paralysie cérébrale légère.

2. Le muscle est affecté comme il le serait par la vératrine, mais à un degré inférieur.

3. Les terminaisons périphériques du pneumogastrique sont paralysées.

Pour ce qui regarde l'action de la pelletiérine sur les animaux à sang chaud : lapins, cobayes, pigeons, etc., on peut dire que cet alcaloïde constitue un agent toxique d'énergie médiocre.

La dose léthale pour le lapin peut être évaluée à 3 décigrammes, quand on introduit la solution du sulfate immédiatement dans la veine. Injecté dans le tissu sous-cutané, il faut des doses de beau-coup supérieures, puisque, apparemment, l'élimination se fait très vite.

La dose léthifère pour le pigeon est de 28 centigrammes, pour le cobaye de 25 à 28 centigrammes par kilogramme du poids de l'animal.

Les résultats des expérimentations sur les animaux à sang chaud peuvent être résumés ainsi :

1. Action sur la moelle épinière, se traduisant par l'excitation et l'augmentation de l'irritabilité réflexe.

(1) *Bulletin de Thérapeut.*, T. 98, p. 433.

2. Action sur le cervelet, occasionnant des désordres considérables des fonctions locomotrices.

3. Action stimulante passagère du centre vaso-moteur et augmentation de la pression sanguine.

4. Paralysie du nerf pneumo-gastrique.

—

Rochemure a essayé la pelletiérine dans vingt-six cas de maladie. Le sulfate de pelletiérine fut ordinairement administré « *per os* », à raison de 4 à 5 décigrammes. Les symptômes toxiques se présentaient ordinairement après une demi-heure : vertige, vue obnubilée, nausées, débilité excessive, faiblesse des extrémités inférieures, locomotion incertaine, difficile ; fourmillements et souvent crampes des mollets.

Quelques malades comparaient leurs sensations à celle de l'ébriété ; le *sensorium* étant toujours libre, il faut attribuer cette appréciation au vertige et aux désordres de la locomotion.

Les symptômes toxiques persistaient environ deux à trois heures et diminuaient ensuite lentement.

On peut résumer l'action de la pelletiérine sur l'homme par les symptômes suivants :

1. Vertige.

2. Troubles visuels. Obnubilation de la vue.

3. Faiblesse des extrémités, surtout des jambes.

4. Quelquefois : nausées, vomissements, contractions fibrillaires et crampes de certains groupes de muscles, surtout dans les mollets.

La dose suffisante pour expulser le parasite était de 4 décigrammes de pelletiérine ; la méthyl- et la pseudo-pelletiérine se montrèrent inactives, du moins aux doses employées, tandis que l'isopelletiérine prouvait posséder des propriétés tœnicides moins énergiques.

H. Witt, Bérenger-Féraud, Dujardin-Beaumetz, Laboulbène, rapportent avoir eu des résultats analogues à ceux obtenus par Rochemure.

Bruté (1) observa, après l'application de 4 décigrammes de pelletiérine, l'expulsion de deux tœnia, mais le jour suivant le

—

(1) Cité par Kobert, *Jahresbericht u. s. w.*, B^d I, 1884, 2^d hälfte., S. 405.

malade présenta des symptômes cholériques : vomissements, diarrhée, etc.

M. von Schroeder, énumérant les qualités d'un bon anthelminthique, exige qu'il soit délétère pour le parasite sans être dangereux pour son hôte, et que son absorption ne se fasse pas dans l'estomac, mais qu'il puisse pénétrer dans l'intestin pour y agir sur le tœnia.

Les expérimentations précédemment citées prouvent que la pelletiérine ne peut pas être classée parmi les agents réputés très toxiques pour l'homme et pour les animaux à sang chaud.

Pour ce qui est de l'action délétère de cet alcaloïde sur le ver solitaire, elle est démontrée d'abord par les résultats obtenus en clinique.

Cependant M. von Schroeder a voulu s'assurer de l'action de la pelletiérine sur les parasites isolés.

Comme l'occasion d'expérimenter sur un tœnia de l'homme — à l'état normal — ne se présente que fort rarement, l'auteur s'est contenté d'étudier l'action de l'alcaloïde sur le *tœnia serrata* du chat.

Les entozoaires sortis de l'intestin d'un animal récemment tué, furent mis de suite dans la solution saline de Bunge (1) (sel marin 1 p. %, carbonate de soude 0.1 p. %).

Soumises à ces conditions les parasites continuent à vivre pendant plusieurs jours.

Si l'on ajoute à la solution servant de milieu à un tœnia, une solution à 1/10,000 de pelletiérine, on peut s'assurer qu'après cinq ou six minutes, le parasite ne fait plus de mouvements.

En transportant maintenant l'animal dans une solution fraîche, les mouvements réapparaissent après quinze à trente minutes. Cependant, si l'on avait laissé séjourner le tœnia dans le liquide toxique plus de dix minutes, il ne se rétablirait plus.

Le sulfate de pelletiérine ne répond guère à la dernière condition exigée par von Schroeder d'un remède anthelminthique, savoir celle de ne pas être facilement absorbé dans l'estomac; en effet, ce sel se dissout facilement dans l'eau; aussi peut-on présumer qu'une partie considérable étant résorbée par la muqueuse stomacale, est perdue pour l'effet thérapeutique.

(1) *Zeitschrift f. Physiol. Chemie*, B^d 8, S. 48.

Partant de la supposition que l'action de l'alcaloïde sur le parasite serait plus énergique du moment qu'on saurait prévenir son absorption dans l'estomac, on a essayé de donner simultanément avec le sulfate de pelletiérine (4 à 5 décigrammes), une dose d'acide tannique (5 décigrammes), attendu que le tannin s'associant à la pelletiérine, forme avec elle, comme du reste avec la plupart des alcaloïdes, des combinaisons difficilement solubles.

Les résultats favorables obtenus de doses de 3 à 4 décigrammes d'un mélange de sulfate de pelletiérine et d'isopelletiérine données simultanément avec de l'acide tannique, ont été, pour :

Bérenger-Ferand,   en 30 cas, 26 fois.
Dujardin-Beaumetz, en 39 cas, 37 fois.
Laboulbène,   en 19 cas, 19 fois.

C'est-à-dire que le parasite a été expulsé complètement.

Le plus souvent on a donné 3 décigrammes du remède suivi d'un purgatif (teinture de jalap composée, huile de ricin, infusion de séné) après une demi-heure.

Si l'on compare la dose de sulfate de pelletiérine (0.3 gramme) trouvée dans les expérimentations cliniques, suffisante pour expulser le parasite, aux quantités d'alcaloïde qu'on a du employer dans l'expérimentation physiologique pour tuer le *tœnia inermis*, on obtient des chiffres équivalents. Admettons qu'un tiers de la dose administrée par la bouche se trouve absorbé par la muqueuse de l'estomac et que le reste arrive dans l'intestin grêle ; le remède se trouvera alors en présence du ver à un état de concentration surpassant beaucoup la solution exigée, soit de 1 : 10,000.

Évaluons par exemple la quantité de liquide se trouvant dans cette partie de l'intestin à l'état de jeûne à 200 centimètres cubes, la solution de pelletiérine sera alors de 1 : 1,000 (0.2 : 200) c'est-à-dire beaucoup plus forte que celle qui suffisait à tuer l'helminthe. (Von Schroeder.)

Un auteur allemand cité par von Schroeder (1), M. Kamnitzer, émet l'avis qu'il ne faut pas, d'une cure favorable faite par la décoction de l'écorce du grenadier, conclure à l'action anthelminthique de la pelletiérine, attendu que cet alcaloïde étant volatile disparaît complètement durant la préparation de la drogue.

Selon lui, tout l'honneur de la cure revient à l'acide tannique.

____

(1) *Ueber die Wirkungsweise der Granatwurzelrinde.* Dissert., Berlin, 1883.

Les phénomènes toxiques qui se produisent après l'administration de ce médicament seraient aussi dus au tannin.

Cependant, fait observer von Schroeder, l'auteur a omis d'appuyer cette assertion d'expérimentations.

D'ailleurs il n'est pas difficile de démontrer que l'opinion de Kamnitzer est erronée.

Von Schroeder a fait l'analyse quantitative d'une décoction de 50 grammes d'écorce de grenadier et y a trouvé 3 décigrammes d'alcaloïdes.

Pour ce qui est des phénomènes toxiques déterminés par une décoction d'écorce, il faut avouer : que quelques-uns, notamment les nausées, le vomissement, les coliques, sont principalement causés par le tannin ; que sans nul doute les autres symptômes qui peuvent se présenter, savoir : le vertige, la somnolence, l'obnubilation de la vue, le fourmillement, les crampes des mollets, relèvent de la pelletiérine. Le fait généralement reconnu que l'écorce vieille est souvent inerte est aussi en contradiction avec l'hypothèse de Kamnitzer, attendu que le végétal — même longtemps — conservé ne perd qu'une quantité fort minime d'acide tannique.

On a tâché d'expliquer l'activité moindre des écorces longtemps conservées parce que celles-ci perdraient leurs alcaloïdes par volatilisation. M. von Schroeder croit plutôt que les alcaloïdes contenus dans l'écorce conservée se décomposent par oxydation, attendu que la substance active isolée et exposée à l'air devient résineuse en s'oxygénant.

USAGES THÉRAPEUTIQUES. — MODES D'ADMINISTRATION ET DOSES.

L'usage des principes actifs de l'écorce de grenadier comme agent *tœnifuge*, doit nécessairement être préféré à l'emploi de la décoction, des extraits, etc., du végétal brut.

M. von Schroeder, tout en reconnaissant la supériorité de l'alcaloïde, croit cependant que la prise relativement élevée du principe actif pourrait, dans certaines circontances, mettre obstacle à son emploi. Le cas échéant il voudrait substituer à l'alcaloïde, un extrait de l'écorce — fait suivant un mode de préparation spécial — qui ne contiendrait pas de tannin mais serait composé des quatre alcaloïdes et des sels alcalins à acide organique.

Vingt grammes d'écorce équivaudraient à 1 gramme de cet extrait. Cependant pour en prévenir l'absorption trop facile, il veut qu'on ajoute au moment de l'application 1 à 2 grammes d'acide tannique pour 1 gramme d'extrait.

De cette manière il croit pouvoir épargner au malade les accidents thérapeutiques relevant d'une trop grande richesse en acide tannique que pourrait présenter la décoction, tout en prêtant à l'extrait une dose de tannin suffisante pour retarder son absorption.

On n'emploie en thérapeutique que la pelletiérine et l'isopelletiérine (les deux autres alcaloïdes ne possédant pas la propriété tœnicide), soit à l'état de sulfate, qui est un sel bien caractérisé, soit sous forme de tannate.

Le tannate de pelletiérine est plutôt un mélange de pelletiérine pure (une partie) et d'acide tannique (trois parties), qu'une composition chimique.

On pourrait cependant fort bien se servir du sulfate de pelletiérine et prévenir son absorption dans l'estomac sans recourir au tannin. On n'aurait dans ce cas qu'à se servir de la forme médicale, dite : *pilule intestinale* ou *pilule kératinée*. (1).

Nous savons que, pour avoir un effet favorable du principe actif du grenadier, celui-ci doit être dissous dans le liquide intestinal qui sert de milieu au tœnia et que la solution doit être au moins de 1 : 10,000. On obtient cet effet par l'administration à l'homme adulte d'une dose massive de 3 à 4 décigrammes de sulfate d'un coup, soit seule, soit associée à une dose équivalente de tannin, et suivie une demi-heure après d'un purgatif quelconque. L'administration d'une quantité égale d'alcaloïdes en doses réfractées et

---

(1) La kératine, trouvée par le docteur Unna, est insoluble dans le suc gastrique, très soluble au contraire dans le suc intestinal.

On l'obtient en soumettant des copeaux de corne à l'action d'un suc gastrique artificiel, et en faisant macérer, jusqu'à solution complète, durant quelques semaines, la partie non digérée dans une solution d'ammoniaque. Après évaporation lente de l'ammoniaque, on retient un liquide gommeux pouvant servir à envelopper les pilules. Si l'on dissout la kératine qui a été soumise à l'action du suc gastrique dans de l'acide acétique dilué, on obtient un acétate de kératine également propre à enduire la pilule, et ayant la propriété de sécher moins vite.

Quant à la fabrication des pilules, il convient d'observer qu'il faut s'arranger de sorte que le contenu sec de la pilule ne s'humecte, attendu que celle-ci se gonflant déchirerait l'enveloppe de kératine. Voilà pourquoi M. Unna se sert de graisse pour constituer la masse pilulaire.

Au médicament trituré avec de la poudre de racine de guimauve ou de réglisse ou avec du charbon pulvérisé et quelques gouttes d'huile d'amandes, on ajoute une quantité suffisante d'un mélange de beurre de cacao et de suif à l'état fondant pour faire la masse. On donne à ces pilules deux ou trois enduits de kératine et laisse sécher. Comparez *Fortschritte der Medizin*, nº 15, 1884, et *Pharmac. Rundschau*, 1885, S. 14.

réparties dans la journée est loin d'avoir le même effet, comme il est démontré par une expérimentation de MM. van Embden et Roorda Smit (1) faite sur un d'eux.

L'auteur logeait depuis dix-huit mois un *tœnia solium*.

Huit mois avant, il a fait une cure avec 3 grammes d'extrait éthéré de fougère mâle, suivi d'une dose d'huile de ricin, qui eut un succès incomplet, attendu que le scolex ne fut pas expulsé.

Décidé à essayer la pelletiérine, mais ne connaissant pas suffisamment l'énergie d'action de l'alcaloïde, le malade (homme sain, bien nourri, de 28 ans) fit d'abord un essai de doses réfractées du chlorhydrate de cette base.

Ainsi il ingéra le jour de la première expérimentation :

A 11 h. du matin,	11.85 milligrammes.	
A 1 h. de relevée,	23.70	—
A 4 h. —	35.55	—
A 6 h. du soir,	71	—
A 8.30 h. —	166	—
Soit en total,	308.10	—

Il ne ressentit absolument rien de l'action physiologique; le lendemain, cependant, il rendit par les selles quelques parties du ver et quelques proglottides isolées, en tout environ une longueur de 0.75 mètre.

Après une pause de six jours, durant laquelle le patient se portait à merveille, il résolut de tenter la seconde expérience.

Levé le matin à 8 h. 15, il ne déjeûne pas, prend une tasse de thé et a une garde-robe comme tous les jours à 8 h. 45.

A 9 heures il ingère 342.11 milligrammes de chlorhydrate de pelletiérine en solution alcoolique, et à 9 h. 20, 83.34 milligrammes de cette même base.

A une heure de là, 9 grammes d'huile de ricin. A 11 h. 45 garde-robe normale. A 12 h. 50 besoin impérieux d'aller à selle. Exonération, non de matières fécales, mais du tœnia. La dose d'huile de ricin paraît avoir été trop faible pour produire un mouvement péristaltique suffisant pour expulser le ver ; aussi le tœnia ne sort-il *au grand complet* qu'après une traction prudente instituée par le malade.

(1) *Bijdrage tot de kennis van de werking van pelletiérine als tœnifugum. Ned. Tijdschr. v. Geneesk.*, 1879, nº 36.

L'auteur rapporte n'avoir observé rien d'anormal, en dehors d'une sensation légère de vertige.

Une dose massive peut cependant déterminer, chez une personne plus sensible que l'auteur que nous venons de citer, des accidents thérapeutiques assez graves, symptômes toxiques qu'il faut attribuer plus que probablement à la partie d'alcaloïde absorbée par l'estomac. C'est pourquoi nous aimerions à administrer le sulfate de pelletiérine en doses dix fois plus légères, soit de 2 à 4 centigrammes, sous forme de *pilules* ou de *granules kératinés*. De cette manière l'absorption par la muqueuse stomacale ne se fait pas et la substance léthifère arrive dans l'intestin grêle en dose suffisante (0.030 à 0.040 sur 200 = 1 : 10,000, à 1 : 5,000) pour tuer le tœnia.

Il va sans dire qu'on ferait suivre l'helminthicide d'une dose d'huile de ricin suffisante.

L'expérimentation clinique est encore à faire, et nous n'attendons que l'opportunité pour en faire l'essai.

Le granule Chanteaud représente le tannate de pelletiérine au milligramme de substance active. Il faudrait, pour obtenir l'effet voulu, administrer ce médicament à raison de 500 à 600 granules à l'adulte, ce qui est beaucoup.

Nous croyons qu'on pourrait avec raison porter le dosage du granule au centigramme, dont on prendrait alors 10 granules de dix minutes en dix minutes jusqu'à concurrence de 50 à 60 et au delà, d'après la manière de réagir du malade et d'après l'effet obtenu. La cinquième ou la sixième prise devrait être suivie d'une dose convenable d'un purgatif (huile de ricin, Sedlitz, etc.) quelconque.

Pour l'enfant il conviendrait naturellement de donner le remède à doses réduites.

Pepsine.

Synonymes : Chymosine (Deschamps) ; Gastérase (Payen).

Formule approximative : $C^5\ H^6\ N^2\ O^2$ (Gubler).

A l'état de pureté et parfaitement desséchée, la pepsine se présente comme une poudre fine à peu près blanche, non hygroscopique, sans saveur ni odeur et soluble dans l'eau. La solution aqueuse est quelque peu trouble. Impure et retenant des traces d'acide acétique et une notable proportion d'eau, c'est une matière jaunâtre visqueuse, d'une odeur animale particulière. Amenée à siccité dans cet état, elle prend l'apparence d'un vernis et se détache en écailles transparentes, comme de la gomme.

La pepsine, ainsi nommée par Schwann, est le ferment qui communique au suc gastrique acide le pouvoir de dissoudre la fibrine et l'albumine cuite.

Le procédé imaginé par Schwann pour isoler la pepsine, a été notablement perfectionné.

Les produits du commerce obtenus par divers procédés, varient énormément et comme forme de la substance et comme énergie d'action. Il est fort rare qu'on puisse se procurer un produit vraiment pur.

On a cherché à isoler la pepsine en utilisant la propriété qu'elle possède de se laisser entraîner mécaniquement par les précipités (phosphate de calcium formé par l'action de l'acide phosphorique sur la chaux ; cholestérine précipitée du collodion) qui se forment dans ses solutions (Brücke), la propriété de ne pas diffuser à travers la membrane du dialyseur (von Wittich 1872, Hammarsten 1873), la solubilité dans la glycérine (von Wittich) ou dans l'eau, et la précipitation par l'alcool, etc.

La pepsine du commerce s'obtient en faisant macérer la muqueuse stomacale dans de l'acide chlorhydrique dilué, et en saturant le liquide par le sel marin ; il se forme alors un précipité de substances albuminoïdes entraînant une certaine quantité de pepsine. Ce précipité qui surnage est recueilli et séché. Il est riche en propeptone.

Il paraît que la pepsine se forme aux dépens de matériaux albuminoïdes dans les cellules principales, et qu'elle s'y accumule dans l'intervalle des digestions. Il est probable que la plus grande partie de la pepsine y existe à l'état d'une combinaison appelée *substance pepsinogène* par Ebstein et Grützner (1874), *propepsine* par Schiff. Cette forme a été nommée : « état inerte de la pepsine » par G. Sée.

Le sel marin, mais surtout l'acide chlorhydrique, décomposeraient facilement cette combinaison avec mise en liberté de

la pepsine. Celle-ci passe alors de l'état inerte à l'état soluble.
(G. Sée.) En effet, la glycérine, dans laquelle la pepsine est fort
soluble, n'en extrait que de petites quantités quand on la fait
macérer avec des fragments de muqueuse stomacale fraîche. Au
contraire, si la muqueuse stomacale a été traitée au préalable par
le chlorure de sodium en solution ou par l'acide chlorhydrique,
elle cède de grandes quantités de pepsine à la glycérine. De
même, l'eau pure n'enlève que fort peu de pepsine à la muqueuse
stomacale, tandis que l'eau salée, et surtout l'eau acidulée dans
laquelle la muqueuse stomacale a macéré, possèdent une grande
force digestive. (Léon Fredericq (1).

ACTION PHYSIOLOGIQUE.

La pepsine remplit une fonction spéciale et caractéristique,
qu'elle partage avec le suc intestinal et le liquide pancréatique :
c'est de transformer les substances albuminoïdes, qui sont toutes
difficilement diffusibles, toutes inabsorbables, en une substance
facilement endosmotique et assimilable, appelée *peptone* (Leh-
man) ou *albuminose* (Mialhe).

Étant un ferment et agissant en cette qualité, il n'en faut qu'une
quantité minime pour opérer la digestion. Cependant, pour que
son intervention soit efficace, elle a besoin d'un milieu acide, tel
que celui de la cavité gastrique ; aussi perd-t-elle son pouvoir
digestif dans un liquide alcalin, comme l'est celui de l'intestin,
après l'arrivée de la bile et du suc pancréatique. (G. Sée) (2).

En solution acide, la pepsine digère toutes les substances albuminoïdes vraies, naturelles ou coagulées par la chaleur (à l'exception de la matière amyloïde). La gélatine et le tissu collagène
(tendons) sont transformés par le suc gastrique en un produit
soluble, diffusible, qui a perdu la propriété de se prendre en
gelée. Les cartilages sont également dissous. La matière collagène
des os est attaquée rapidement, avant les sels calcaires qu'ils contiennent ; d'où l'aspect rugueux des fragments osseux soumis à la
digestion gastrique. Le tissu élastique est fort lentement attaqué.
Le mucus et le tissu corné restent intacts, de même que la chitine
(carapace des articulés), la nucléine, la graisse, les résines, l'ami-

---

(1) *Éléments de physiologie humaine*, 1885.
(2) *Des dyspepsies gastro-intestinales*, 1881.

don, la gomme arabique, etc. Le sucre de canne n'est pas interverti. (Léon Frédericq) (1).

La pepsine neutre est impuissante, mais dès qu'elle est associée à une quantité déterminée d'acide chlorhydrique 1/2 p. °/₀₀, ou lactique 3 p. °/₀₀, toute son énergie se développe ; il y a plus : lorsqu'elle a perdu de sa force, après avoir été utilisée pour la transformation des albuminates, l'addition d'une petite dose d'acide suffit pour la revivifier et lui permettre de digérer une somme étonnante de fibrine.

La pepsine n'est représentée que par un chiffre minime dans le suc gastrique, ce qui ne l'empêche pas d'opérer sur une masse importante d'albuminates ; ainsi 50 grammes de fibrine sont digérés par un litre de suc gastrique, il semble même qu'il n'y ait pas de diminution quantitative.

La pepsine ne se détruit pas, dit Brücke, par la digestion, et dans les solutions de fibrine parfaitement peptonisées, on retrouve toujours de la pepsine ; il en est de même dans les peptones d'albuminates liquides, tandis qu'après les digestions d'albumine cuite et dure, la pepsine semble se perdre, sinon comme quantité, du moins comme efficacité. L'usure quantitative est d'ailleurs elle-même incontestable par elle-même, car Grützner ne trouve plus autant de pepsine dans une digestion avancée ; mais il est bien évident, remarque M. G. Sée (2), à qui nous empruntons les règles précédentes, qu'il n'a pu la mesurer que par son degré d'infériorité fonctionnelle.

SUBSTANCES SYNERGIQUES, AUXILIAIRES.

Hormis la pepsine, il y a d'autres ferments possédant la propriété de transformer les matières albuminoïdes en peptones, ainsi : l'ingluvine qu'on prépare du jabot des gallinacés, la papaïne ou pepsine végétale qu'on retire du suc des fruits verts de *Carica papaya* ; la trypsine qui fait partie du suc pancréatique.

Elle a des analogues comme agent eupeptique dans les diastases végétale (maltine) et animale (salivaire, pancréatique).

Elle trouve des auxiliaires puissants dans les acides chlorhydrique et lactique.

(1) *Op. cit.*
(1) *Op. cit.*

SUBSTANCES ANTAGONISTES.

La présence d'une abondance de peptone dans l'estomac à la fin de la digestion, empêche la pepsine d'en créer d'autres. (G. Sée.)

« Cela est si vrai, dit l'auteur des *Dyspepsies gastro-intestinales* (1), que si, dans une digestion artificielle, on enlève les peptones, l'opération, qui était arrêtée, recommence immédiatement sur de nouveaux frais ; sur le vivant, le même résultat peut s'obtenir par l'extraction de la masse chymeuse et par le lavage de l'estomac ; dès lors la sécrétion gastrique reparaît avec ses qualités et ses propriétés normales. »

Les antacides en excès paralysent l'activité de la pepsine. Les sels minéraux (de mercure, de plomb, de zinc, de cuivre), précipitant la pepsine de ses solutions, les acides tannique, gallique, la créosote, le phosphore sont des agents incompatibles. L'alcool et les boissons alcooliques concentrées à doses fortes, ont une action détériorante sur la pepsine.

USAGES THÉRAPEUTIQUES.

L'usage interne de la pepsine devrait se restreindre aux dyspepsies par défaut de ferment gastrique ; seulement il n'est pas trop facile de distinguer, dans un cas donné, s'il faut attribuer à l'absence de ce facteur la digestion lente et défectueuse.

Toutefois, en prescrivant la pepsine lorsqu'il y a perte d'appétit, répugnance pour les aliments, digestion lente et laborieuse avec sensation de pesanteur à l'épigastre, distension et flatulence stomacale, diarrhée lientérique ou vomissements dans lesquels on reconnaît les aliments inaltérés, comme le veut M. Gubler (2), on ne peut pas nuire au malade. Une surabondance de pepsine ne porte jamais dommage au procès digestif.

Si cependant on s'en tenait là et si on ne complétait pas la médication à instituer en analysant le syndrome, et en opposant aux différents symptômes principaux les modificateurs nécessaires, il est certain que les insuccès multiples auraient bientôt fait mettre

(1) P. 304.
(2) *Commentaires sur le Codex*, p. 746.

hors d'usage un remède fort utile, lequel, donné à propos et associé aux autres moyens thérapeutiques, peut faire des miracles.

« La véritable utilité de la pepsine, dit M. G. Sée (1), se manifeste surtout dans les digestions incomplètes, lentes, qui ne sont pour ainsi dire que les ramollissements des albuminates par l'acide ; en d'autres termes, lorsque l'opération chimique naturelle ou artificielle s'arrête à la formation de la syntonine, laquelle est absolument inassimilable, et ne peut être absorbée que si, à l'aide d'une nouvelle action du ferment pepsique, elle a passé à l'état de peptone.

Malheureusement ce genre de dyspepsie n'a même pas été signalé, à plus forte raison étudié sur le malade, ce qui ne constituerait pas un problème insoluble ; il suffirait en effet d'examiner le contenu stomacal, retiré à l'aide de la pompe stomacale, comme on l'a étudié au point de vue de l'acide chlorhydrique. »

Dans ces pseudo-digestions, l'auteur voudrait recourir aux pepsines artificielles en petites doses ; encore, exigerait-il l'emploi de ferments absolument frais et tirés de l'estomac d'un porc qu'on vient de sacrifier.

M. G. Sée est d'avis qu'il est rare, difficile, de trouver des dyspepsies par défaut de pepsines ; il croit que si elles existaient, elles seraient faciles à modifier, peut-être même à guérir, par les préparations pepsiques, à moins qu'il ne s'agît d'une lésion atrophiante des glandes pepsiques.

Le savant clinicien que nous citons rappelle que certaines dyspepsies peuvent être causées par une pauvreté relative en pepsine, c'est-à-dire que des conditions variées peuvent empêcher la pepsine concrète ou propepsine, de passer à l'état soluble ; or, comme il n'y a que celle-ci qui agisse dans l'acte digestif, si elle vient à manquer, l'estomac devient impuissant ; c'est une véritable apepsie.

Que faire en ce cas, demande M. Sée? « Dans les expérimentations, la liquéfaction de la propepsine est favorisée par le chlorure de sodium ou par l'acide chlorhydrique qu'on ajoute à la glycérine ; pour faciliter sur le vivant cette même transformation de la propepsine en pepsine soluble, il n'y a que les aliments azotés et l'alcool qui pourraient opérer ce dégagement. »

____

(1) OEuvre citée, p. 47.

Lucien Corvisart (1854) a introduit ce médicament dans la pratique médicale; les résultats heureux qu'il a obtenus dans nombre de dyspepsies atoniques, ont encouragé beaucoup de cliniciens à faire des essais avec la pepsine.

Rilliet et Barthez ont prescrit ce remède avec succès dans l'apepsie des enfants, Gross l'employa avec un résultat favorable dans les vomissements des femmes enceintes, Fox dans la dyspepsie atonique, Long dans celle des phthisiques.

Tosi et Strambio, Ross, Nelson, Trousseau et Pidoux, Bouchardat, Fonssagrives, etc., rapportent des succès qu'ils attribuent à la pepsine.

Pour Gubler, la pepsine n'est pas simplement utile par le seul fait de la petite quantité de fibrine qu'elle dissout, mais encore et surtout par l'activité qu'elle imprime à la muqueuse stomacale dont elle serait le meilleur stimulant.

En somme, la pepsine peut servir dans le traitement des maladies dyspeptiques, mais elle n'y répond qu'à une des indications de la *variante*.

Sur l'exemple de Thiersch, Nussbaum, Lussana (1), on a employé la pepsine en injections sous-cutanées, pour détruire des tumeurs carcinomateuses. Physick préconisa l'application locale de suc gastrique artificiel ou naturel (du chien) sur les ulcérations cancéreuses. Enfin, Stöhr, dernièrement, a recommandé la cautérisation des (chancres) ulcérations syphilitiques avec la solution suivante :

Pr. Pepsine, 1 ; acide chlorhydrique, 5 à 10 gouttes ; eau pure, 150.

MODES D'ADMINISTRATION ET DOSES.

Le commerce nous offre une grande variété de préparations de pepsine.

D'après le Codex français, une pepsine est acceptable quand, à la dose de 1 gramme, elle est apte à transformer 6 grammes de fibrine en peptone non précipitable par l'acide nitrique.

M. Hardy, cité par M. G. Sée, a essayé dans le laboratoire de l'Hôtel-Dieu les pepsines commerciales françaises les plus usitées,

(1) Comparez Husemann, *Spec. Arzneimittellehre*, II, S. 666.

et a trouvé que les préparations de Boudault, d'Adirn et de Dorvault étaient des plus actives.

Parmi les pepsines allemandes essayées par le professeur C. A. Ewald de Berlin (1), il convient de citer, comme suffisamment actives, la pepsine allemande du docteur Witte et la pepsine pulvérisée de Simon.

Une préparation excellente est celle de M. H. A. Lemkes, pharmacien à Edam (Hollande).

Selon M. G. Sée, la pepsine est plus active sous forme de poudre; elle perdrait un cinquième de son pouvoir digestif dans les liqueurs très faiblement alcooliques. On rend la pepsine pulvérulente avec de l'amidon ou du sucre de lait.

La pharmacie dosimétrique nous présente des granules de pepsine pure dosées au centigramme.

On donne la pepsine ordinairement un peu avant ou après le repas, à doses de 3 à 6 décigrammes.

Phosphore

Ce corps simple, dérivant son nom de φῶς lumière et de φορός qui porte, est une substance non métallique, combustible, qui a été découverte en 1669 par un marchand failli de Hambourg du nom de Brandt. A la recherche d'une teinture d'or, il obtint ce corps de l'urine humaine qu'il avait soumise à une forte calcination.

Kunkel, quelques années plus tard, 1674, dévulgua la méthode de préparation tenue secrète jusque-là.

Il paraît que déjà en 1676 cet agent a servi comme médicament, comme il ressort d'une publication datant de cette année (2).

Après que Gahn (1770) eut démontré la richesse des os en sels phosphoriques, Scheele inventa un mode d'extraction différent qui permit de retirer en grand le phosphore des os.

Aujourd'hui on le retire du phosphate de chaux des os, en le traitant par l'acide sulfurique.

(1) Comparez *Die Lehre von der Verdauung*, 1879, *Anhang*, S. 125.

(2) J. S. Elsholz, *De phosphoris, observationes quatuor*, Berolini, 1681, *Editio ultera*; cité par Binz.

Cet acide en sépare l'acide phosphorique, qu'on décompose ensuite par le charbon dans une cornue.

Le phosphore, obtenu par une opération longue et compliquée, se volatilise, est condensé dans les récipients remplis d'eau, et purifié au moyen de la distillation.

C'est en l'aspirant dans des tubes de verre, lorsqu'il est en fusion, qu'on lui donne la forme de cylindres, sous laquelle on le conserve dans les officines.

Le phosphore pur est solide, incolore ou légèrement jaunâtre, à demi transparent, d'une odeur alliacée; il est flexible et se laisse couper facilement. Sa densité à $10''$ = 1.83; il fond à 44°2, bout à 290°. Il absorbe l'oxygène de l'air, en présentant des phénomènes différents, suivant que cette absorption a lieu à la température de l'atmosphère ou à l'aide de la chaleur. Dans le premier cas, le phosphore répand des fumées blanches d'une densité = 4.32, qui dans l'obscurité sont lumineuses, et ont une couleur d'un blanc bleuâtre : de cette combustion lente résulte de l'acide phosphorique.

La phosphorescence se produit à l'air, à la température ordinaire, mais disparaît lorsque celle-ci descend à — 6°. La présence de certains gaz ou vapeurs empêche complètement la formation des lueurs de phosphore Tels sont les gaz éthylène, hydrogène sulfuré, ammoniaque, hydrogène phosphoré, acide sulfureux, gaz de l'éclairage, les vapeurs d'éther, d'alcool, de pétrole, d'essence de térébenthine ou d'essence quelconque. (Chapuis.)

Dans le second cas, le phosphore absorbe l'oxygène de l'air avec rapidité, en dégageant beaucoup de chaleur et une lumière blanche très vive, et produisant une fumée blanche épaisse, suffocante.

Cette fumée est occasionnée par l'acide phosphorique volatilisé, acide qui est toujours le résultat de la combustion rapide du phosphore. Le phosphore est insoluble dans l'eau, dont il décompose une petite partie : cette eau contient alors un peu d'hydrogène phosphoré, qui donne la propriété de luire dans l'obscurité et de répandre une odeur alliacée. (Nysten.)

En exposant le phosphore blanc (cristallisable) pendant long-temps à l'influence directe des rayons solaires ou en le soumettant pendant quelque temps à une température de 233° à 267°, il subit une transformation complète; il passe à l'état allotropique de

phosphore rouge ou amorphe (non cristallisable). Avant d'avoir
reçu l'action prolongée du calorique, le phosphore était blanc et
transparent, il devient brun et opaque après cette exposition.
Il était mou comme la cire, il devient dur comme du cristal.
Il était fusible à 44,2° centigrades, il ne l'est plus qu'à 180°.
Il s'enflammait à la température de 60°, il ne s'enflamme plus
qu'à 260°.

Il répandait d'abondantes émanations, il n'en produit plus
aucune, et devient absolument inodore. Il se dissolvait très facilement dans le sulfure de carbone, la benzine, les huiles grasses,
les essences, assez bien dans l'éther, un peu dans l'alcool, même
dans le suc gastrique, il devient complètement insoluble dans ces
divers véhicules.

Il était très toxique, il n'est plus vénéneux.

ACTION PHYSIOLOGIQUE.

A grande dose, le phosphore excite énergiquement certains
tissus; notamment les éléments parenchymateux spécifiques de
l'estomac, des muscles, des reins et du foie subissent dans le
plus bref délai une nécrobiose, une dégénération graisseuse.
(Virchow.)

L'action de petites doses longtemps continuées est toute différente. Dans ce dernier cas le phosphore n'agit pas sur ces éléments
d'organe; il excite alors surtout les substances ostéogènes et le
tissu interstitiel de l'estomac et du foie. Cette excitation cependant
ne conduit nullement à la dégénération, mais à une végétation
excessive des tissus entrepris. Au lieu de la destruction, il y a de
la néoplasie permanente. (Wegner.)

Étant quelque peu soluble dans l'eau chaude (0.000227 parties
de phosphore dans 100 parties), plus soluble dans le mucus, la
graisse et la bile (0.01 — 0.026 : 100) (Hüsemann, Buchheim-
Hartmann, Gubler), le phosphore s'absorbe facilement.

Aussi est-il plus que probable que ces effets sont dus principalement à l'action du métalloïde même, attendu que les combinaisons salines de ses produits d'oxydation qui peuvent se
former dans l'organisme, même injectées directement dans le
sang en quantités de beaucoup supérieures à celles qui pourraient
dériver du phosphore ingéré, sont inactives.

L'interprétation physiologique des effets du phosphore laisse
encore à désirer.

Binz explique l'action du phosphore sur l'organisme d'une
manière analogue à celle de l'arsenic.

« De même qu'au contact avec l'eau et l'air, le phosphore
arrivé dans l'intimité des tissus forme dans les cellules facilement
oxydables de l'oxygène actif; cet élément, non le phosphore,
constitue le principe actif. Le phosphore perd sa toxicité du moment qu'il passe à l'état de phosphore rouge, ou bien quand on
lui ajoute de l'essence de térébenthine ozonifiée qui opère immédiatement la transformation du métalloïde dans ses dérivés
oxygénés : acide hypophosphoreux, phosphoreux, phosphorique,
qui n'ont plus la propriété d'activer l'oxygène. Chez le phosphore l'activation de l'oxygène se fait vite, de là son action
énergique et rapidement destructive; chez l'arsenic elle demande
plus longtemps, elle est moins véhémente, mais aussi elle est de
plus longue durée et elle se répète sans cesse. »

D'après quelques auteurs le phosphore, avide d'oxygène,
enlèverait ce gaz aux globules sanguins, dont il empêcherait
ainsi la respiration; il serait donc un anoxhémiant.

Herrmann a calculé qu'une dose léthale de phosphore, soit de
1 décigramme, ne demanderait pour se brûler que 13 centigramme d'oxygène, quantité certainement trop minime pour
expliquer la mort d'un homme.

Gubler (1) expose la doctrine suivante :

« Le phosphore qui brûle exerce sur l'oxygène en présence un
pouvoir ozonifiant, c'est-à-dire, qu'il condense en une, trois
molécules d'oxygène pour produire une molécule d'*ozone*, O^3,
C'est à cet ozone que, dans notre opinion, nous attribuons les
phénomènes du phosphorisme : l'oxygène introduit s'étant condensé, une quantité d'oxygène plus considérable est naturellement appelée dans les inspirations suivantes, l'hématose acquiert
donc une activité des plus considérables, augmentée en outre par
l'extrême puissance combustible de l'ozone; il en résulte de l'excitation générale.

« L'accroissement des combustions interstitielles entraîne l'augmentation de la désassimilation, dont les produits encombrent

____

(1) *Leçons de thérapeutique*, 2ᵈ édit., 1880, p. 261.

l'organisme, car la respiration pulmonaire devient insuffisante à tout brûler. Les grandes fonctions se trouvent ainsi entravées par la présence de tous ces déchets qui subissent promptement la dégénérescence graisseuse, ce qui explique les stéatases viscérales. »

L'élimination du phosphore se fait en substance ou bien sous forme d'acide phosphorique par les urines (Falck jun.); on n'a pas pu y constater jusqu'ici la présence d'acide phosphoreux. (Nothnagel et Rossbach.)

Effets de doses minimes de phosphore, longtemps continuées. — M. G. Wegner a publié dans le courant de 1872 (1) les résultats d'une série d'expérimentations qu'il a faites sur les animaux, afin d'étudier les effets sur l'organisme de doses minimes de phosphore administrées pendant des semaines et des mois. Il étudia d'abord l'action des fumées de phosphore.

Des lapins enfermés pendants plusieurs semaines dans un milieu rempli des émanations de phosphore résistaient parfaitement; ils ne présentaient que quelques symptômes d'irritation bronchiale au début de l'expérimentation.

A l'autopsie on trouva que les os du crâne présentaient (après macération), aux environs des fosses nasales, des incrustations ostéophytaires du périoste. Quelquefois il se présentait une intumescence de la mâchoire supérieure et inférieure, à laquelle les parties extérieures semblaient ne pas participer; les os étaient boursoufflés, les parties molles se tuméfiaient par infiltration caséeuse, les mâchoires s'immobilisaient. L'examen anatomique constata une périostite avec néoplasie osseuse énorme suivie de nécrose. Ce procès s'instituait d'autant plus facilement si les dents étaient cariées ou qu'il y eût des érosions ou des ulcérations de la muqueuse.

La périostite maxillaire est causée uniquement par l'action topique des émanations du phosphore. Jamais l'auteur n'observa ces symptômes après l'introduction du phosphore avec la nourriture; il observa même que des lésions graves de la muqueuse, allant jusqu'au périoste, guérirent tout aussi bien chez l'animal soumis à l'administration interne du phosphore que chez l'animal

---

(1) *Der Einfluss des Phosphors auf den Organismus.* Dans : *Archif. f. Pathol. Anat.* Bd 55, S. 11, relaté par Binz; *Vorlesungen*, II, S. 507.

normal. Il est donc permis de conclure que l'action directe des émanations de phosphore exerce une influence hyperexcitante sur le périoste. M. Wegner vit se produire aussi une hyperostose décidée au périoste dénudé d'un tibia de lapin qu'il exposait aux fumées de phosphore.

Une deuxième série d'expérimentions fut faite avec des petites doses de phosphore administrées à l'intérieur sous forme de pilules, au lapin, au chien, au chat, aux poules et à un veau. Les quantités employées étaient tellement petites (1 1/2 milligramme pour un lapin, 3 milligrammes pour une poule, pour la journée) qu'elles ne troublaient aucunement les fonctions de l'estomac ni celles du foie, etc.

Après avoir continué ces doses pendant quelques semaines ou quelques mois, les animaux furent sacrifiés. Leur squelette présenta alors sans exception des modifications très remarquables ; on eut toujours soin de le comparer à celui d'un animal non soumis au régime phosphorique et servant de contrôle.

Ainsi aux épiphyses et aux apophyses des os longs, aux vertèbres, aux côtes, à l'omoplate, aux os carpiens et tarsiens, au bassin, là où, sous les conditions normales, la substance spongieuse des os se développe du cartilage, il s'était formé, au lieu d'une substance celluleuse contenant une abondance de tissu médullaire rouge, un tissu osseux dur et compacte identique à la partie corticale des os longs.

Examinée au microscope, la couche osseuse formée sous l'influence du phosphore se présente comme du tissu osseux normal.

La continuation du régime phosphorique favorise la formation permanente de nouvelles couches de tissu osseux compacte partant du cartilage intermédiaire des os longs; en même temps la substance spongieuse paraît se fondre et permet la formation d'une cavité médullaire. Plus tard, une partie du tissu osseux nouvellement formé se fond aussi et contribue à la permanence de cette cavité. Il paraît qu'on n'arrive pas, chez l'animal jeune en croissance, par l'administration du phosphore, à combler cette cavité complètement d'un tissu osseux compacte.

L'accroissement en épaisseur commençant au périoste chez les os longs, aux sutures chez les os plats, présente des phénomènes de sclérose analogues, comme il ressort de l'examen microscopique. Les canalicules d'Havers sont rétrécis d'une manière très notable, mais jamais ils ne sont oblitérés.

Si l'on compare les os longs des animaux jeunes soumis au régime phosphorique pendant quelques mois, aux os d'animaux normaux servant de contrôle, on remarque que les uns et les autres sont de circonférence égale, mais que la couche osseuse de la diaphyse des premiers est de beaucoup plus épaisse et que cet épaississement s'est produit aux dépens de la cavité médullaire.

Les fœtus d'animaux portant petits présentèrent à leur naissance les phénomènes ostéogéniques décrits, quand on avait soumis la mère au régime phosphorique. Au contraire, les petits d'un animal mis en expérimentation après avoir mis bas et allaitant ses jeunes ne subissaient pas de modifications dans leur charpente osseuse.

Chez le gallinacé *ayant pris toute sa crûe,* M. Wegner réussit à produire, par l'administration de phosphore continuée pendant quelques mois, une oblitération totale de la cavité médullaire, de sorte que l'os était devenu parfaitement solide.

Ce résultat fut obtenu le plus vite pour les os tarsiens, puis pour le tibia, les os de l'avant-bras, pour le fémur, enfin pour l'humérus.

Dans les cas où les muscles de l'extrémité ne s'hypertrophient pas du même coup que l'os gagne en poids, la locomotion de l'animal devient difficile et défectueuse.

L'analyse chimique des os modifiés par le phosphore a démontré que leur composition ne différait en rien de celle des os normaux. Raison de plus d'attribuer cette hypertrophie à une exagération et à une extension du procès normal, et non pas d'y voir un travail morbide.

L'auteur a complété son étude par des expérimentations thérapeutiques parfaitement réussies.

On fractura les os, pratiqua des résections sous-périostales et des transplantations de périoste chez des animaux en expérimentation.

Dans tous ces cas, l'administration du phosphore détermina une formation plus abondante et plus compacte de tissu osseux, le cal des fractures présenta même les qualités de l'ivoire ; il sembla que la néoplasie osseuse fut momentanément stimulée par le phosphore.

En résumé, les petites doses de phosphore absorbées par le sang agissaient sur les tissus ostéogènes comme stimulant formatif. (Binz.)

Effets de doses moyennes de phosphore longtemps continuées. — Si l'on augmente graduellement et avec prudence les petites doses de phosphore, de sorte qu'on évite les effets toxiques, elles déterminent une excitation trophique du tissu cellulaire interstitiel du foie et de l'estomac. Il se produit une gastrite indurative chronique (hyperhémie, infarctus hémorrhagique, épaississement extraordinaire de la muqueuse ventriculaire, suite du développement outré du tissu cellulaire interstitiel qui, sous les conditions normales, s'aperçoit à peine), et une hépatite interstitielle chronique avec ictère préludant à l'atrophie granulaire où la cirrhose du foie.

Ces effets, étudiés par Wegner sur les animaux, s'accordent parfaitement avec les symptômes présentés par les ouvriers travaillant dans les fabriques d'allumettes chimiques.

Les vapeurs de phosphore respirées par l'homme peuvent déterminer la bronchite et la pleuro-pneumonie. (Nothnagel et Rossbach.)

Selon Gubler, les doses de phosphore simplement thérapeutiques d'un à quelques milligrammes produisent des symptômes d'excitation peu prononcés. Le pouls s'accélère et se développe, la peau devient sudorale, la diurèse aqueuse augmente.

L'activité nerveuse, l'idéation elle-même s'accroissent, les forces augmentent, la sensibilité s'exalte et des effets aphrodisiaques se manifestent non seulement chez l'homme, mais encore chez les animaux mis en expérience et même chez les grenouilles.

Parfois on observe quelques phénomènes d'intolérance gastro intestinale, qu'on peut, d'après l'auteur cité, attribuer principalement au fait qu'une minime portion de phosphore empêche totalement l'action de la pepsine et du suc gastrique sur les matières albuminoïdes.

ACTION TOXIQUE.

L'empoisonnement aigu par le phosphore a été produit le plus souvent par l'ingestion des bouts d'allumettes chimiques (chaque bout représente environ 5 milligrammes de phosphore), ou bien par l'emploi de pâtes phosphorées, rarement par l'administration d'une solution huileuse de phosphore.

Les auteurs admettent qu'une dose de 10 à 20 centigrammes de phosphore suffisamment trituré peut être considérée comme léthale ; toutefois on a vu mourir des adultes de doses plus légères (5 centigrammes), tandis que d'aucuns ont guéri après l'ingestion de quantités plus considérables (3 à 5 décigrammes). Il convient de remarquer que, dans ce dernier cas, le phosphore n'était pas divisé en fragments; en effet, des morceaux de phosphore assez grands peuvent, sans causer de graves dommages, cheminer le long du tube digestif et être éliminés avec les fèces.

Les premiers symptômes se produisent quelques heures, quelquefois même vingt-quatre à trente-six heures (Gubler) après l'ingestion du poison.

La terminaison fatale a été observée dans des cas assez rares après sept à neuf heures déjà, assez souvent le deuxième ou le troisième jour, rarement après le sixième jour, quoiqu'il soit arrivé que la mort ne suivît qu'après quelques semaines.

Ces symptômes sont de l'angoisse épigastrique, une brûlure cuisante à l'estomac, une sensation d'ardeur avec coliques et ballonnement du ventre, nausées et vomissements restituant des matières phosphorescentes, diarrhée (dans au moins 30 p. % des cas, Lewin) également phosphorescente, composée bientôt uniquement de mucus, puis, ensuite, de liquide marc de café révélant les altérations du tube digestif. Les douleurs se propagent à la vessie, il y a de la dysurie avec envies fréquentes d'uriner. En même temps le pouls s'accélère, il devient plein, fort, monte jusqu'à 120 et au delà. La température s'accroît également jusqu'à 38 ou 39°. Cette première excitation s'éteint bientôt. A la suite de lésions plus considérables, les symptômes portent du côté du système nerveux, dont toutes les fonctions se trouvent d'abord stimulées, ce qui donne lieu à de l'hyperesthésie, à du priapisme, à une très grande agitation avec troubles psychiques, loquacité, délire, hallucinations, violence, désordre du système musculaire, contractions fibrillaires, contractures, convulsions parfois même généralisées.

La recouvrance peut encore être obtenue ; mais si la dose a été considérable, dans une seconde période on observe, avec du relâchement et de la dépression, de l'anesthésie et de l'analgésie, l'abolition du sens musculaire, et enfin des paralysiés véritables. Dans ces cas extrêmes la circulation se ralentit, la respiration finit par s'embarrasser, les pupilles se dilatent et, phénomène ultime, arrive un sommeil comateux qui prélude à la mort.

Au contraire, si la terminaison fatale doit être évitée ou plutôt éloignée, on constate après l'orage de la première période un certain calme, une rémission momentanée des accidents qui dure de trois à quatre jours au plus.

Passé ce délai, de nouveaux phénomènes apparaissent : de la gêne, puis une douleur fixe dans l'hypochondre droit indiquant que le foie a été touché. Cette lésion se révèle encore par une teinte subictérique, quelquefois par un ictère véritable; l'albuminurie est aussi fréquente, mais sans rapport avec la quantité de phosphore éliminée par les reins.

A ces symptômes déjà si graves se joignent des hémorrhagies multiples dues à la diminution de densité du sang et à la résistance moindre des tissus; puis des phénomènes d'adynamie et d'ataxie se manifestent et les sujets finissent par succomber. La mort est même une terminaison des plus habituelles, car après ces derniers symptômes, on l'observe au moins quatre-vingt-dix-neuf fois sur cent. (Gubler.)

Dans les cas rares de guérison, les symptômes de gastro-entérite s'évanouissent lentement.

Le malade ressent pendant longtemps encore une faiblesse musculaire très notable. (Lewin.)

L'empoisonnement chronique s'observe chez une classe d'ouvriers assez nombreuse, les mouleurs de phosphore, et plus fréquemment chez ceux qui travaillent dans les fabriques d'allumettes chimiques.

On constate d'abord une perte de l'appétit qui s'accompagne bientôt de douleurs gastralgiques et de coliques aiguës. Les malades pâlissent, perdent progressivement leurs forces, puis tombent dans une véritable cachexie. Ils perdent l'appétit, maigrissent, il se produit de la diarrhée avec ténesmes, une débilité des extrémités, la fièvre hectique et des douleurs des membres. Une toux quinteuse et opiniâtre révèle chez eux l'existence d'une sorte de catarrhe bronchique. Ils présentent, en outre, un symptôme spécial consistant dans des gingivites qui, au bout d'un certain nombre de mois, se propagent, par extension inflammatoire, au périoste, puis aux os maxillaires, dont elles occasionnent la nécrose, ajoutant ainsi, par la suppuration qu'elles entraînent, un élément grave à l'état préexistant de misère organique. (Gubler.)

Les lésions anatomiques trouvées à l'autopsie des sujets intoxiqués par le phosphore consistent : dans le teint ictérique de la peau et des ecchymoses sous-cutanées, les altérations phlegmasiques de la muqueuse gastro-intestinale.

Le foie et les reins sont remplis d'une énorme quantité de graisse. Dégénération graisseuse des muscles, particulièrement du tissu du cœur et de la paroi des vaisseaux, de là des hémorrhagies multiples dans la plupart des organes.

Le sang est resté liquide, poisseux et noirâtre comme dans les asphyxies et chargé, ainsi que les autres tissus, d'une quantité plus considérable qu'à l'état normal des déchets de la dénutrition et des substances dérivant directement de la décomposition des organes.

Il est à remarquer que, dans les cas d'intoxication aiguë terminés rapidement par la mort, les changements anatomiques sont peu prononcés et font même quelquefois défaut.

SUBSTANCES SYNERGIQUES ET AUXILIAIRES.

Une substance véritablement synergique du phosphore n'existe pas, à moins de compter comme telle sa combinaison métallique, le phosphure de zinc. L'arsenic et le soufre dans une certaine mesure sont ses auxiliaires, les stimulants diffusibles, les aliments phosphorés : cervelles d'animaux, laitance et chair des poissons déterminent des effets quelque peu analogues.

Les huiles et les graisses favorisant son absorption, lui servent aussi d'auxiliaires.

SUBSTANCES ANTAGONISTES.

Les antidotes du phosphore sont le charbon (absorbant mécanique), les substances basiques : l'eau de chaux, la magnésie, dont la dernière est à la fois un moyen d'absorption et un évacuant, le sulfate de cuivre et l'essence de térébenthine.

Von Bamberger (1) a démontré que le phosphore possède la propriété de réduire le sulfate de cuivre, d'abord en phosphore, puis en cuivre métallique. Les molécules du métal enveloppent complètement le phosphore, qui alors ne répand plus ses vapeurs.

L'essence de térébenthine (non l'huile de térébenthine rectifiée) a certainement la plus grande importance comme contre-poison du phosphore. Letheby, le premier, a observé que les émanations de l'essence de térébenthine paralysaient l'action toxique des vapeurs phosphorées et que les ouvriers employés dans la fabrique d'allumettes chimiques à Stafford, protégés par des flacons d'essence de térébenthine qu'ils portaient au cou, échappaient aux effets délétères (nécrose de la mâchoire, etc.) du phosphore.

Depuis, cette substance a été employée comme contre-poison dans des cas d'empoisonnement par ce métalloïde et les résultats ont été très satisfaisants. (Andant, Personne, Laboulbène, Rommelaere, Köhler, Schimpff, etc.)

Plusieurs essences partagent cette propriété de la térébenthine; ce qui se comprend aisément, remarque Binz (2), « attendu que le phosphore, avide d'oxygène, s'empare de suite de l'oxygène actif et faiblement associé aux huiles essentielles, et cesse d'être ce qu'il était, il passe à l'état d'acide phosphoreux, ou du moins il s'enveloppe d'une couche de cet acide. »

Les huiles essentielles possédant l'action décrite à puissance égale sont l'huile volatile de succin, de romarin, de bergamotte, de citron, de la racine d'angélique, de genièvre, de persil, de muscade, l'huile empyreumatique rectifiée obtenue de la distillation sèche de la lignite. Les essences de menthe, de valériane, d'anis, de fenouil, de sabine, agissent pareillement, mais avec moins d'énergie. D'autres, ainsi l'huile de camphre, de clous de girofle, l'essence de fleurs de cannelier, le baume du Pérou et le pétrole rectifié, ne possèdent pas la propriété antidotique. (A. Walcker.) (3).

Le traitement à instituer dans un empoisonnement par le

(1) *Zur Theorie und Behandlung der acuten Phosphorvergiftung.* Dans : *Würzb. med. Zeitschr.*, B^d 7, S. 41 ; relaté par Binz.

(2) *Vorlesungen*, S. 421.

(3) *Die Wirkung ätherischer Oele auf die Lösung des Phosphors in fetten Oele.* Dans : *Ann. d. Physik u Chemie*, 1826, B^d 6, S. 125; relaté par Binz.

phosphore (ingéré par la bouche) exigera d'abord l'élimination prompte du contenu de l'estomac.

On s'adressera avec raison au sulfate de cuivre, qui joint à sa propriété émétique celle de contre-poison chimique.

L'effet émétique obtenu, on continuera le sulfate de cuivre à doses moins fortes et lui adjoindra l'essence de térébentine.

La magnésie (calcinée) ou le sulfate de cette base favoriseront l'élimination du poison par le bas.

Appelé dans un stade avancé de l'intoxication, quand le phosphore a été absorbé et est passé dans la circulation, l'essence de térébenthine sera l'ancre de salut principal. Comme moyen ultime, on peut recourir à la transfusion de sang, opération faite avec succès dans ces circonstances par Jürgessen (1).

USAGES THÉRAPEUTIQUES.

Parlant de l'emploi thérapeutique du phosphore, M. Rabuteau (2) s'exprime ainsi :

« Je ne crains pas d'affirmer que cette substance toxique n'a rien guéri jusqu'ici, et que jamais je ne voudrais la prescrire ; car elle a été inutile toujours, et l'empoisonnement qu'elle peut déterminer ne guérit jamais, si ce n'est parfois dans le cas où l'on administre l'essence de térébenthine. Cet empoisonnement est constamment suivi de cette terrible altération de la nutrition qu'on désigne sous le nom de *stéatose*. »

Nous opposons à cette condamnation absolue du phosphore, de la part du pharmacologue éminent français qui vient de mourir, l'appréciation favorable et la justification de cet agent, comme substance médicamenteuse, communiquée par un auteur allemand des plus compétents.

Nous nommons le professeur Binz (3).

« Ces quelques exemples que je viens de vous citer, indiquent globalement tout ce qu'on a — dans le temps qui court — osé soumettre avec confiance à l'action médicamenteuse du phosphore ; il va sans dire, que l'expérimentation clinique devra juger de la valeur des indications diverses.

(1) Cité par R. Bartholow, *Materia medica and Therapeutics*, 1885, p. 112.
(2) *Traité élémentaire de Thérapeut. et de Pharmacologie*, 4e édit., 1884, p. 243.
(3) *Vorlesungen ueber Pharmakologie*, 1885, II, S. 515.

Cependant, je crois devoir certifier que le phosphore rentre dans la classe des agents qui, administrés à dose convenable et dans des cas scrupuleusement choisis, peuvent nous réserver des triomphes thérapeutiques.

Le phosphore constitue un exemple de plus, du tort qu'on a de stigmatiser une substance, quelle qu'elle soit, du nom de *poison absolu*.

En effet, cette idée ne cadre pas avec notre siècle, elle nous relègue plutôt au temps du moyen-âge, la toxicité d'une substance n'étant toujours qu'une propriété relative, dépendant de conditions individuelles et principalement de la dose. »

Les indications du phosphore, pour autant qu'elles ne sont pas simplement empiriques, relèvent : 1° de son action stimulante du système nerveux central ; 2° de considérations purement chimiques ; 3° de ses propriétés ostéogénétiques.

1. Beaucoup d'auteurs anciens (Leroy, Kohlhaus, Conradi, Löbenstein-Löbel, Oertel, Suffert, Sundelin) préconisent le phosphore comme un remède excitant de valeur extraordinaire dans le collapsus, l'adynamie, la paralysie imminente dans le cours des affections typhoïdes, des fièvres graves adynamiques ou septiques.

L'effet obtenu, ils entretiennent la stimulation par le musc, le camphre, les essences, le vin, etc.

Löbenstein-Löbel (cité par Sobernheim) (1), a réussi dans un cas de pneumonie typheuse, à sauver son malade par l'administration opportune d'une dose de phosphore, lorsque celui-ci présentait déjà les premiers symptômes de paralysie imminente de la respiration : la suppression des crachats, des accès de suffocation, des râles, des sueurs froides et visqueuses, le teint cyanotique, etc.

Hufeland (2), traitant de la fièvre intermittente quarte, après avoir énuméré les médicaments les plus efficaces, et relevant que cet état morbide présente souvent des récidives, préconise dans les cas rebelles, d'abord la belladonne, puis le calomel, enfin le fer. Si, malgré tout, la fièvre résiste, il conseille le phosphore comme un médicament sur lequel on peut se fier. Seulement il

____

(1) *Handb. d. Prakt. Arzneimittellehre*, 1840, S. 230.
(2) *Enchiridion medicum*, 1837, S. 144.

donne la prescription suivante qui nous semble peu convenable à faire valoir l'action thérapeutique du remède :

> Pr. Phosphore. . . . . 1 grain.
> Huile de térébenthine . . . . 1 drachme.
> Dissolvez.
> S. Quatre fois par jour dix gouttes.

Il finit en remarquant que quelques auteurs aiment à prescrire dans ces cas l'arsenic. Toutefois, cet agent est, selon lui, d'une action trop incertaine et trop hostile à tout être vivant, enfin trop dangereux dans ces conséquences, et d'ailleurs, ajoute-t-il, « j'ai encore réussi toujours avec les autres médicaments. »

Weikard, Hartmann, Lobstein, Göden, se sont servis du phosphore comme excitant nerveux et comme stimulant diurétique et diaphorétique dans le rhumatisme chronique et dans la goutte atone.

Boerhaeve l'a recommandé dans certaines formes d'ascite et d'anasarque, relevant du défaut de tonicité et d'un état paralytique des vaisseaux absorbants et des organes uro-poëitiques. Pour Löbenstein-Löbel, le phosphore est dans un pareil cas le seul moyen de salut, et ferait quelquefois des miracles quand tout autre remède a échoué.

Dans les névralgies, les névrospasmes et les névroparalysies, plusieurs auteurs, tant anciens que contemporains, mentionnent l'effet favorable de la médication par le phosphore, qui joue ici le rôle, tantôt d'excitant nerveux, tantôt de moyen d'assolement de la nutrition.

Radcliffe, Bradley, Broadbent, M. I. Aschburton, Thompson, cités par Bartholow, rapportent des succès fréquents obtenus dans des cas de névralgies invétérées; le docteur Anstie est moins persuadé de l'utilité du phosphore et recommande de ne pas trop s'y fier.

Thompson a traité avec succès treize cas de névralgies; il administrait en moyenne à l'adulte, des doses de 1/12e de grain (soit 4 à 5 milligrammes) de phosphore, six fois dans le cours de vingt-quatre heures, soit de quatre heures en quatre heures. Ce même auteur eut à noter des succès dans le ramollissement du cerveau, dans l'amaurose. Broadbent eut des résultats favorables dans le vertige épileptique; ce même auteur et Routh, dans l'affaissement cérébral par excès de travail.

Suivant Bartholow, le phosphore réussit souvent dans des cas d'insomnie causés par l'épuisement et l'anémie cérébrales, tandis qu'il est contre-indiqué dans les agrypnies qui accompagnent l'excitation et la congestion du cerveau.

Le phosphore ne produit pas le sommeil comme le fait le chloral ou le bromure de potassium ; son action se borne à rendre à la cellule nerveuse l'élément qui lui fait défaut pour l'exercice régulier de ses fonctions. Il a surtout du succès dans les cas où les fonctions de nutrition laissent à désirer, ainsi dans la privation de sommeil des vieillards accompagnée de spasmes musculaires, de mémoire infidèle, de tournoiement, de tremblement des muscles volontaires quand le malade veut faire un mouvement; dans l'affaiblissement prématuré des fonctions mentales qui est causé par la dégénération athéromateuse des vaisseaux, partant par la nutrition défectueuse de la substance cérébrale. Le même auteur, (c'est Bartholow que nous citons encore) s'est bien trouvé d'une association du phosphore (qu'il donne toujours en doses minimes aux vieillards) à l'huile de foie de morue dans la paralysie agitante.

M. Dujardin-Beaumetz a observé une amélioration décidée dans des cas d'ataxie locomotrice après l'administration du phosphore.

Gubler, qui était peu enthousiaste à l'égard du phosphore considéré comme médicament, fait observer dans ses *Leçons de thérapeutique*, que cet agent a été particulièrement prescrit aux tabescents qui, à la suite d'excès, ont des pollutions nocturnes et même diurnes, et deviennent ainsi impuissants. Le phosphore ne serait pas alors bien utile à ces malades. Il produirait, il est vrai, une certaine excitation qui se manifesterait du côté des organes génitaux, mais ne consisterait qu'en phénomènes fugaces, incapables de compenser des inconvénients parfois de nature très grave.

Pour Gubler, le phosphore est capable de galvaniser momentanément et d'exciter presque instantanément un organisme torpide, mais il ne faudrait pas lui demander plus; il serait impuissant à augmenter les forces d'une manière durable.

L'application du phosphore préconisée par Delpech, dans l'empoisonnement par le gaz des fosses d'aisance, par le sulfure de carbone, dans le but de combattre la paralysie asthénique cérébro-spinale et l'impuissance symptomatique de cette affection, relève encore de considérations purement chimiques : le phosphore médicamenteux, devant remplacer le phosphore des nerfs et des centres nerveux, dissous par le sulfure de carbone. (Hüsemann.)

L'application qui mérite sans nul doute le plus de confiance est celle qui relève des propriétés ostéogénétiques du phosphore.

3. Un médecin de campagne allemand, le docteur Friese (1), a été un des premiers qui aient essayé le phosphore dans la dystrophie rachitique.

Ayant eu à soigner trois enfants rachitiques qui résistaient aux médications ordinaires et se trouvaient dans un état de débilité extrême, émaciés par suite d'une diarrhée chronique, présentant des déviements prononcés de quelques os, un ventre tendu, en un mot, d'un aspect misérable, il leur administra de l'albuminate de fer auquel il associa — se basant sur les expérimentations de Wegner — des doses minimes de phosphore. L'émaciation diminua vite, le tissu sous-cutané regagna sa graisse, la figure ·ridée et vieillotte se rajeunît à vue d'œil, le ventre dégonfla, enfin les os reprirent leur forme normale.

Heureux de ce résultat, ce praticien a associé dès lors le phosphore aux ferruginenx dans le traitement de la chlorose simple, et n'a eu qu'à se louer de cette combinaison.

Notons ici que Broadbent (cité par Hüsemann) rapporte des guérisons de cas de leucémie et d'anémie progressive pernicieuse.

Le docteur M. Kassowitz, de Vienne, cité par Binz (2), a traité par le phoshore, pendant les années 1879 à 1883, une série de 560 cas de rachitisme. La durée du traitement a été, dans la minorité des cas, d'au moins un mois, dans la majorité de plusieurs mois. Les enfants étaient âgés d'un à huit ans ; la plupart d'eux (207) étaient dans leur deuxième année.

L'auteur rapporte que les résultats obtenus dans tous les cas qui ont été soumis au traitement régulier du phosphore, ont été tellement favorables qu'ils surpassent toute attente. L'effet excel-

---

(1) *Ferrum albuminatum solutum. Ein Versuch im Gebiete der Pharmakologie. Berl. Klin. Woch.,* 1877, nos 29 et 30.

(2) *Autorreferat aus der Versamml. d. Gesellsch. f. Kinderheilk. in der pädiatr. Sect. d. Naturf. u. Aerzte-Vers. zu Freiburg i. B.* 1883, Leipzig, 1884, S. 77.

lent du remède se montra surtout aux os du crâne. Après quatre à huit semaines de traitement, les symptômes tabétiques des os crâniens et l'étendue démesurée des fontanelles disparurent, ainsi que le spasme de la glotte. Les effets favorables sur la cage thoracique et la colonne vertébrale étaient moins grands, quoique satisfaisants; on les constata surtout dans quelques cas graves, notamment lorsque des enfants plus âgés avaient perdu la faculté de se tenir debout et de marcher seuls, ou bien quand ceux-ci n'avaient pas pu faire jusqu'alors cet exercice.

Dans tous les cas la dentition s'améliorait ainsi que la nutrition générale du corps.

Le professeur W. Busch (1), de Bonn, a fait aussi quelques expérimentations cliniques avec le phosphore. Il a appliqué ce médicament dans des cas de carie et de rachitisme; ses résultats cependant — quoique favorables en général — n'étaient pas tellement frappants qu'il osât attribuer les guérisons au phosphore seul, attendu qu'un changement institué au début du traitement dans la diététique des malades a dû compter certainement pour une bonne part dans le résultat favorable de la cure.'

Deux cas d'ostéomalacie, traités par le même auteur, ont été ostensiblement améliorés par le phosphore seul, c'est-à-dire que le procès morbide a été arrêté.

M. Wegner, quoique ne pouvant pas produire d'observations cliniques à l'appui de son opinion, et se basant uniquement sur ses expérimentations sur les animaux, est d'avis que le phosphore constitue le véritable antidote de l'ostéomalacie.

Le docteur Weiss, de Prague (2), ayant soumis huit cas de rachitisme au traitement par le phosphore, n'a pu constater qu'un seul cas décidé de guérison.

Citons enfin l'article intéressant du docteur J. Boas (3), de Berlin.

Ce médecin fait remarquer d'abord que le traitement du rachitisme par le phosphore, inspiré par les études expérimentales si intéressantes de Kassowitz, compte des chauds partisans : Heubner, Bohn, Steffen, Sulltmann, etc.; mais que d'autres cliniciens : Schwechten, Klein, Baginsky, n'ont pas pu se con-

---

(1) *Sitzungsb. d. Nieder Rhein Gesellsch. f. Natur en Heilk.*, 16 mai 1881 ; relaté par Binz.
(1) *Prager med. Woch.*, 1884, nº 23 ; cité par Binz.
(2) *Zur Kritik des Phosphor behandlung bei Rhachitis.* Dans : *Berl. Klin. Woch.*, 1885, S. 397.

vaincre des avantages de ce médicament dans le traitement de cette affection.

Dans cet état de choses, il croyait bien faire de publier les résultats qu'il a obtenus dans une série de vingt cas traités dans sa pratique privée.

Les rachitiques traités par M. Boas présentaient les symptômes caractéristiques de la dystrophie à différents degrés. Il y avait les formes très légères (tuméfaction épiphysaire peu accentuée), à côté des cas les plus graves.

Dans tous les cas, les enfants ne pouvaient pas marcher ou bien ils présentaient une démarche mal assurée.

Dans un peu plus de la moitié des cas, la première dentition n'avait pas encore commencé ; chez un des petits malades on observait le spasme de la glotte ; ce symptôme se présenta sous formes d'accès d'une longue durée et se répétant très souvent.

Le phosphore fut administré en émulsion (phosphore 10 milligrammes, huile 100 grammes), à raison d'une ou deux cuillerées à café pour la journée.

Les petits malades prenaient bien en général le médicament, rarement ils refusaient l'émulsion.

La durée du traitement a varié de quatre semaines à trois mois.

L'auteur ne veut pas décider de manière péremptoire si le phosphore exerce ou n'excerce pas une action spécifique sur le rachitisme ; cependant les effets de la médication par le phosphore, secondée il est vrai par une bonne diététique, ont été tels qu'ils lui semblent de beaucoup supérieurs à ceux de tout autre traitement.

Les résultats fonctionnels surtout lui semblaient très satisfaisants.

Douze de ses malades pouvaient déjà marcher trois mois après le début du traitement ; chez les huit autres (des cas graves) on pouvait constater de l'amélioration dans la flexibilité et la mollesse de l'ossature. Chez tous l'évolution des dents a bien marché ; elle n'a pas donné lieu à des accidents quelconques.

Dans le cas mentionné de spasme laryngien, on put constater après huit jours de traitement une amélioration notable, une diminution des accès en gravité et en fréquence ; en même temps la santé générale de l'enfant devint meilleure.

Dans presque tous les cas, M. Boas constata un mieux notable. Deux cas méritent une mention spéciale, parce qu'ils démontrent d'une manière drastique qu'il y a du danger à outrer les doses du phosphore.

Dans ces deux cas on avait administré aux enfants, par inadvertence, deux fois par jour une cuillerée à dessert au lieu d'une cuillerée à café, ainsi *in toto* environ le contenu d'une cuillerée à soupe (soit 20 grammes) de la solution huileuse de phosphore, ce qui revient à 2 milligrammes de phosphore.

Chez le premier enfant on vit se produire, après huit jours, chez le second beaucoup plus tard (après qu'il eut absorbé successivement cinq flacons d'huile phosphorée, soit 50 milligrammes de phosphore pur), les symptômes de périostite maxillaire.

Le médicament fut supprimé immédiatement, et la méprise n'eut heureusement pas de suite.

Nous concluons de ce qui précède que le phosphore possède de la valeur comme excitant nerveux et comme stimulant de l'ostéogenèse.

Remède excellent à dose minime thérapeutique, il peut donner lieu à des accidents très graves aussitôt qu'on dépasse celle-ci.

Pour beaucoup de cas d'application de cet agent on se laisse plutôt conduire par l'indication empirique que par l'indication rationnelle. L'expérimentation clinique devra décider en dernier ressort de la valeur de la plupart de ces indications.

MODES D'ADMINISTRATION ET DOSES.

Le phosphore métalloïdique n'a pas été granulé par M. Chanteaud. En effet, en dosimétrie on se sert de la combinaison du phosphore avec le zinc, dont nous allons traiter plus loin.

Le phosphore pur a été employé à l'extérieur comme friction, dans les névralgies, les paralysies, etc., mais n'est plus guère usité. Sa propriété d'être lumineux dans l'obscurité et son odeur pénétrante et désagréable l'ont fait abandonner.

L'addition de quelques gouttes d'essence de citron, de bergamotte, de romarin, peut sans doute neutraliser les vapeurs blanches et l'odeur caractéristique, mais elle frappe en même temps le médicament d'inertie.

Pour l'usage interne on peut se servir de la solution dans l'éther, l'alcool, le chloroforme, le sulfure de carbone, ou bien de l'émulsion avec l'huile d'amandes douces, l'huile de foie de morue préconisée par Thompson et Routh, ou encore on profite de la formule de Dobson :

        Pr. Phosphore . . . . 60 milligrammes.
            Glycérine . . . . 45 grammes.
            Esprit de vin 8   —
            Esprit de menthe 8   —
                Dissolvez.

Ou de celle de Hagenbach :

        Pr. Phosphore . . . . 10 milligrammes.
            Huile d'amandes douces . . . . . . 10 grammes.
            Gomme arabique 5   —
            Sirop de sucre 5   —
            Eau 80   —
                Pour faire une émulsion.

Ceux qui préfèrent la forme pilulaire pourraient se servir de la formule de Wegner :

        Pr. Phosphore pur . . . . 20 milligrammes.
                Réduisez à l'aide d'un peu de sirop de
                sucre blanc en poudre subtile.
            Poudre de racine de réglisse 10   grammes.
                —   gomme arabique 5   —
                —   —   adragante. . . . . 2.5   —
                Mêlez pour faire deux cents pilules.

Broadbent préféra donner le remède en capsules gélatineuses.

Voici une prescription de capsules de phosphore empruntée à Rabuteau.

        Pr. Phosphore . . . . 5 centigrammes.
            Sulfure de carbone. . . . . 20 gouttes.
            Huile. . . . . 18 grammes.
            Magnésie. . . . . q. s.
                Pour cinquante capsules qu'on enveloppe ensuite de gélatine.

Maintenant pour ce qui est de la dose. Mentionnons en passant que la pharmacopée allemande a fixé comme *maximum* pour l'adulte, 1 milligramme de phosphore pour une dose seule, 5 milligrammes pour la journée.

Si Thompson a dépassé de beaucoup cette dose, puisqu'il a administré 30 milligrammes et plus de phosphore dans le cours de vingt-quatre heures à des névralgiques, nous sommes loin de conseiller de suivre cet exemple. Nous nous tiendrions plutôt aux doses réduites, préconisées par Kassowitz, qui donne 1/2 milligramme de phosphore pour la journée pour les enfants rachitiques.

Nous considérons le phosphore plutôt comme un agent d'assolement organique, dont l'effet doit être obtenu par l'administration longtemps continuée de doses minimes, c'est-à-dire par « le traitement chronique » comme le comprend M. Burggraeve.

Phosphorique (Acide).

L'acide phosphorique se présente en quatre variétés. On distingue :

1° *L'acide phosphorique anhydre* $P^2 O^5$, une masse volumineuse amorphe blanche qui s'obtient en laissant brûler le phosphore dans l'oxygène sec. Mis en contact avec de l'eau froide, il passe en bouillonnant à l'état d'

2° *Acide phosphorique monohydraté, glacial, vitreux* ou *acide métaphosphorique* : $P O^3 H$; une masse diaphane, vitreuse, facilement soluble dans l'eau et passant alors lentement à l'état de la troisième et quatrième modifications. On obtient encore cette variété monobasique en dissolvant 1 partie de phosphore dans 8 parties d'acide azotique concentré étendu de 6 parties d'eau.

3° *Acide phosphorique bihydraté* ou *pyrophosphorique* $P^3 O^7 H^4$, substance cristalline incolore, non transparente, tétrabasique, facilement soluble dans l'eau et formant des sels qui, pour la plupart, sont insolubles dans ce liquide ;

Enfin :

4° *Acide phosphorique trihydraté, tribasique, orthophosphorique* : $P O^4 H^3$, formant des cristaux durs diaphanes, d'une saveur très acide, facilement solubles dans l'eau.

Ces deux dernières intéressent aujourd'hui le médecin : *l'acide pyrophosphorique* comme servant à composer la préparation martiale bien connue, et *l'acide orthophosphorique* en solution aqueuse constituant *l'acide phosphorique officinal*.

L'acide phosphorique officinal est ainsi une solution aqueuse d'*acide orthophosphorique*. Comme les proportions d'acide fixées par les Codex des différents pays varient beaucoup, nous donnons ci-dessous un aperçu comparatif de la proportion d'acide dans cent parties du liquide et de la pesanteur spécifique de ces médicaments exigés pour chacun d'eux. Nous empruntons ces données à un travail (1) du professeur P. C. Plugge, de Groningue.

CODEX. —	Proportion de $H^3 PO^4$ dans 100 parties d'acide phosphorique officinal. —	Pesanteur spécifique. —
Français	50	1.350
Anglais	13.8	1.080
Allemand	20	1.120
Autrichien	16.6	1.117 (1.097)
Belge	50	1.350
Hollandais	25.48 — 26.17	1.156 — 1.160
Suisse	20.428	1.117 (1.122)
Danois	13.8	1.080
Suédois	13.8	1.080
Norvégien	13.8	1.080
Américain	50 et 10	1.374 et 1.057

ACTION PHYSIOLOGIQUE ET TOXIQUE.

La littérature sur ce sujet se compose principalement des travaux expérimentaux de Bobrick, Kobert, Munk et Leyden.

Bobrick, après avoir administré à l'intérieur chez la grenouille 2 centimètres cubes d'une solution aqueuse d'acide phosphorique de 4 à 20 p. °/₀, observa une élévation de la fréquence pulsatile qui n'était pas suivie d'une diminution du pouls au-dessous du taux normal.

Munk et Leyden injectèrent une dose égale d'une dilution d'acide phosphorique sous la peau de la grenouille. Cette opération fut suivie de débilité d'abord, puis de coma avec retardation des battements cardiaques ; l'application directe de l'acide sur le cœur de la grenouille excisé fit augmenter d'abord, puis dimi-

(1) *Overzicht van de wisselende Chem. zamenstell. en Pharmacodynam. waarde van eenige belangrijke geneesmiddelen*, 1885.

nuer la fréquence du nombre des battements du cœur; les contractions de l'organe devinrent incomplètes et n'étaient bientôt plus que des vibrations légères.

La fibre musculaire du cœur n'est plus excitable immédiatement après la mort.

Une dose de 8 grammes environ de l'acide dilué, injecté dans le tissu sous-cutané chez l'animal à sang chaud, détermine le retard, la débilité et l'irrégularité des pulsations du cœur, une diminution de la fréquence respiratoire, l'abaissement du calorique animal, la fatigue, enfin la mort.

Injecté dans la veine jugulaire, la pression sanguine diminue régulièrement; la fréquence pulsatile diminue aussi pour se redresser si la dose a été petite; si la dose a été grande, la pression sanguine continue à diminuer.

Une injection dans la carotide produit à l'instant une dyspnée spasmodique inspiratoire, suivie de convulsions et de coma, d'un abaissement excessif de la fréquence du pouls, puis d'une accélération énorme des pulsations préludant à la mort.

D'après Kobert, la dose léthale d'une solution d'acide phosphorique de 5 à 10 p. %, injectée dans la veine, serait de 0.62 centimètres cubes pour 1 kilo de poids d'animal. Cette dose détermine un état dyspnéique grave; la dyspnée n'est pas causée par des embolies dans les poumons; elle est plutôt aggravée que diminuée après la scission du pneumogastrique.

Si l'on introduit des solutions moins concentrées dans le système vasculaire, l'acide phosphorique excite la partie centrale du pneumogastrique, le centre vasomoteur, les grands ganglions nerveux moteurs, action se traduisant par le retard du pouls, l'augmentation de la pression sanguine et des spasmes cloniques et toxiques.

La paralysie des centres succède bientôt à leur excitation et la mort se produit par arrêt de la respiration; les ganglions cardiaques automatiques ne sont paralysés que vers la fin; les urines contiennent de l'albumine, des cylindres, quelquefois de l'hémoglobine.

L'obduction des animaux morts empoisonnés par l'acide phosphorique permit de constater à Munk et Leyden, assez constamment des ecchymoses dans les poumons et la dégénération graisseuse de la rate, des reins et des muscles, dépendant peut-être d'une modification directe du sang.

On sait que ce liquide prend l'aspect foncé ou la coloration de laque, devient plus fluide, difficilement coagulable après des doses légères d'acide phosphorique, et que les grandes doses le rendent diaphane et gélatineux.

Dans les cas où l'agent toxique avait été introduit dans l'estomac, on trouva des érosions, de la rougeur et le décollement de la muqueuse déterminé par des épanchemenis sanguins dans l'estomac et le duodénum.

Kobert (1880) rapporte qu'une dose relativement légère d'acide phosphorique (2 grammes dissous dans de l'eau sucrée) administrée à l'intérieur chez l'homme, produit une diminution de la fréquence du pouls et un abaissement minime du calorique animal; les urines sont plus acides. Cette action se produirait de même chez le malade.

Bobrick expérimentant *in animâ propriâ* éprouva, après une dose de 15 grammes d'acide phosphorique, des horripilations et une accélération du pouls; puis une sensation agréable de chaleur et la diminution en nombre des battements du cœur au-dessous du taux normal.

L'acide phosphorique, quant à son action sur l'organisme, forme pour ainsi dire le trait d'union entre les acides minéraux et végétaux.

Il est moins caustique que les acides sulfurique, chlorhydrique, etc. La solution aqueuse d'acide orthophosphorique ne fait pas coaguler l'albumine. Il se comporte vis-à-vis l'albumine de l'œuf comme les acides oxalique et tartrique, c'est-à-dire qu'il ne la précipite pas, à moins qu'on ne lui ajoute du sel culinaire ou un autre sel neutre.

Il irrite moins la muqueuse de l'estomac et trouble moins la digestion que les acides sulfurique et azotique.

D'après Brücke, il peut dans la digestion stomacale remplacer l'acide chlorhydrique. Il a une action dissolvante sur les principes terreux et alcalins des aliments, il s'associe dans le sang à la potasse et est éliminé par les urines comme phosphate de potasse. D'après Böcker l'acide phosphorique fait augmenter la quantité d'urée.

L'acide phosphorique agit plus que tout autre sur le système nerveux, et exalte extrêmement l'excitabilité (Hecker, Burdach), principalement celle des organes génitaux (Sundelin).

USAGES THÉRAPEUTIQUES.

Comme moyen d'assolement organique, on s'adresserait en vain à l'acide phosphorique ; ce sont le phosphore, les phosphates (de chaux) et les phosphures (de zinc) qui répondront à cette indication. Ainsi dans le rachitisme, la carie osseuse, les manifestations scrofuleuses du squelette, ce n'est pas l'acide phosphorique qu'il faut prescrire en qualité de reconstituant.

Donné jadis comme réconfortant aux débilités, on trouva dans la strychnine (hypophosphite) un meilleur succédané.

Comme acidule, l'acide phosphorique dilué a été employé pour acidifier l'urine et dissoudre la gravelle phosphatique ; dans ces cas tout comme dans la cystite ammoniacale, on s'adresserait avec plus de raison à l'acide borique. (Voir à cet article.)

On a préconisé l'acide phosphorique comme agent hémostatique dans les métrorrhagies ; nous croyons que l'ergotine et l'hydrastine, la quinine et les arséniates méritent beaucoup plus de confiance.

Pour ce qui est de son utilité pour combattre les sueurs colliquatives, la sécrétion exagérée de la muqueuse bronchiale dans le catarrhe bronchique, il faut avouer que l'agaricine, l'atropine, la picrotoxine sont des agents anidrotiques autrement sérieux, et que l'hélénine, la cubébine, l'essence de térébenthine, répriment plus sûrement une bronchorrhée.

Nous sommes d'avis que l'emploi de l'acide phosphorique doit se borner à son application dans les maladies fébriles. Administré sous forme de limonade, il peut seconder l'action des antipyrétiques proprement dits.

Préconisé par M. Burggraeve au début de la dosimétrie, comme adjuvant de la strychnine, il a été remplacé depuis par l'hypophosphite de cette base.

MODES D'ADMINISTRATION ET DOSES.

L'acide phosphorique, granulé au milligramme, figure encore parmi les agents de la pharmacie dosimétrique.

Nous croyons qu'on pourrait parfaitement s'en passer.

Comme limonade, nous avons quelquefois prescrit :

Pr. Acide phosphorique officinal (Codex hollandais)   1 gramme.
    Sirop de limon . . . .   15 grammes.
    Eau   500   —

Phosphure de zinc.

Formule : $Zn^3\ P^2$.

On peut obtenir le phosphure de zinc selon différents procédés. Les produits obtenus diffèrent cependant en composition d'après la méthode qu'on a suivie.

La combinaison peut se former directement des éléments par réduction ou bien par voie humide.

Marggraf a obtenu cette préparation le premier en 1740.

Après lui il a été préparé d'après les méthodes de Schrötter, de Pelletier, de Rose et autres.

Son emploi en thérapeutique date de 1868.

Vigier et Curie, qui l'ont préconisé alors comme la préparation phosphorée la plus convenable et d'un maniement facile, ont suivi les procédés suivants :

1. Faire fondre septante-quatre parties de zinc métallique dans une cornue et y ajouter lentement vingt-six parties de phosphore suffisamment divisé.

2. Faire passer des vapeurs de phosphore par un courant d'hydrogène sec sur du zinc fondu.

On l'obtient alors sous forme de cristaux rhomboïdes de couleur grisâtre, d'un luisant métallique et facilement pulvérisable. La substance réduite en poudre présente beaucoup d'analogie avec le fer réduit. Il contient 24 p. °/₀ de phosphore.

Sa pesanteur spécifique est de 4.72. Exposé à la température incandescente, il se volatilise; trituré il répand des odeurs de phosphore; il se dissout dans les acides minéraux dilués en développant de l'hydrogène phosphoré.

Il n'est pas modifié par le froid ni par la température ordinaire; exposé à une température élevée il se transforme en phosphate de zinc.

ACTION PHYSIOLOGIQUE ET TOXIQUE. — USAGES.

L'action physiologique du phosphure de zinc est identique à celle du phosphore ; les doses minimes de cette préparation employées en thérapeutique permettent de négliger les effets que pourraient produire l'autre composant.

Le phosphore entre dans cette combinaison pour le quart environ de son poids.

Les expérimentations sur les animaux et celles faites en clinique avec cette préparation permettent cependant de réduire l'effet utile du métalloïde en combinaison à la moitié ; ainsi l'administration de 1 milligramme de phosphore pur équivaut à celle de 8 milligrammes de phosphure de zinc cristallisé.

Nous renvoyons pour l'étude de l'action physiologique et de l'application en médecine du phosphure de zinc à l'article *phosphore*.

MODES D'ADMINISTRATION ET DOSES.

Nous possédons dans la pharmacie dosimétrique des granules de phosphure de zinc dosés au milligramme, qui nous permettent d'éviter pour le malade tous les désagréments des autres formes médicinales.

Grâce au granule, on peut doser le phosphore avec précaution et donner le remède à un état de pureté absolue.

Le phosphure de zinc du commerce ne retient en effet que trop souvent du zinc en excès, de l'oxyde de zinc, du phosphate de zinc, et enfin du plomb provenant du zinc employé.

Picrotoxine.

Formules : $C^{12} H^{44} O^{5}$ (Couerbe, Pelletier, Regnault, Francis); $C^{5} H^{6} O^{2}$ (Oppermann); $C^{14} H^{28} O^{10}$ (Barth); $C^{20} H^{24} O^{8}$ (Reich); $C^{9} H^{10} O^{4}$ (Paterno et Oglialora); $C^{45} H^{16} O^{6} + H^{2}O$ (Barth et Kretschy).

Synonyme : Cocculine.

La picrotoxine, principe amer immédiat de la coque du

Levant ou des pêcheurs, n'est pas un alcaloïde ; sa véritable place dans les systèmes chimiques n'a pas été définivement fixée.

La coque du Levant est fournie par un arbuste de la côte de Malabar et de l'île d'Amboina (Molúcques : Indes orientales).

On désigne par ce nom de coque des pêcheurs les fruits du *Cocculus indicus, Anamirta cocculus* ou *Menispermum cocculus,* de la famille de Menispermacées.

La partie active — c'est-à-dire celle qui contient la *picrotoxine* — est l'amande des fruits *(semen* ou *bacca cocculi indici).* Aux Indes on les désigne sous le nom malais de *toeba bidjie.*

La picrotoxine a été isolée d'abord par Boullay (1), qui lui prêtait des qualités alcaloïdiques, puis par Couerbe et Pelletier, qui la rangeaient plutôt parmi les acides.

Elle se comporte vis-à-vis les substances basiques énergiques comme un acide faible.

Casa-Seca (2) a reconnu que la picrotoxine n'était pas alcaline, mais une matière amère seulement.

L'analyse chimique de l'amande a démontré encore la présence d'un acide gras, d'une résine et d'une matière odorante. Son enveloppe (la coque) renferme deux alcaloïdes véritables, la Ménispermine : $C^{18} H^{24} Az^2 O^2$, et la Paraménispermine, de l'acide hypopicrotoxique, de la cire et les principes communs à toutes les matières végétales.

La Ménispermine ne possède pas les propriétés délétères de la picrotoxine.

D'après von Schroff, donnée à raison de 1 à 3 décigrammes, elle ne produit pas d'effet notable chez l'homme ; selon Pelletier et Couerbe, 4 décigrammes même ne produisent rien.

D'après quelques auteurs, la picrotoxine du commerce serait un mélange de picrotoxine 32 parties, picrotine 65 parties, et anamirtine 2 parties. (Barth et Kretschy.)

D'autres : Löwenhardt, Ernst Schmidt, Paterno et Oglialoro, soutiennent l'unité de la substance.

Les expérimentations pharmacologiques de Fleischl et Kobert semblent démontrer que la picrotine et la picrotoxinine doivent être considérés comme des produits de dédoublement de la picrotoxine.

<hr>

(1) *Diss. sur l'hist. nat. et chim. de la Coque du Levant,* Paris, 1818 ; cité par Hüsemann-Hilger.
(2) Richard, *Formulaire de poche,* 1826, p. 345.

La picrotine serait inerte, tandis que la picrotoxinine agirait qualitativement comme le fait la picrotoxine ; ces deux dernières substances seraient d'ailleurs d'une énergie à peu près égale.

La picrotoxine, cristallisée de solutions pures, se présente sous formes d'aiguilles incolores luisantes, groupées en étoile et ne retenant pas d'eau de cristallisation.

Elle est inodore, d'une saveur très amère et de réaction neutre. Elle se dissout dans 150 (Pelletier et Couerbe) à 162 parties (Duflos) d'eau froide, dans 25 à 54 parties d'eau bouillante. Elle demande 3 parties d'alcool bouillant d'une pesanteur spécifique de 0.84 (Boullay) et 250 parties d'éther d'une pesanteur spécifique de 0.7 pour sa parfaite dissolution.

L'acide acétique concentré la dissout assez bien (Merck), tout comme les solutions alcalines et l'ammoniaque. Elle fond à 199-201°.

Une solution alcoolique de picrotoxine dévie la lumière polarisée à gauche : (a) j = - 28.1°. (Bouchardat et Boudet.)

L'acide sufurique concentré dissout la picrotoxine à froid. La solution présente une belle coloration jaune-or qui passe au violet, puis au brun lorsqu'on ajoute une trace de bichromate de potasse.

Les réactifs alcaloïdiques ordinairement usités ne donnent pas de précipités dans les solutions de picrotoxine. (Köhler.)

ACTION PHYSIOLOGIQUE ET TOXIQUE

La saveur de la picrotoxine est très amère. L'introduction de cette substance augmente la sécrétion salivaire ; si la dose employée est assez forte pour déterminer des effets cérébraux, elle cause des nausées. La sécrétion muqueuse et le mouvement péristaltique intestinal sont activés ; cependant la picrotoxine — même à dose léthale — n'irrite pas la muqueuse du tube digestif.

Elle favorise les selles qu'elle rend molles et plus copieuses ; il y a raison d'attribuer cet effet à une hypersécrétion des glandes intestinales, du pancréas et du foie.

L'absorption de cet agent lorsqu'il est introduit en solution par la bouche ou lorsqu'on l'a injecté sous la peau se fait facilement, il est éliminé principalement par les urines. On ne sait pas au juste s'il détermine des modifications dans le sang.

Le contact de la picrotoxine avec les tissus, lorsqu'on injecte la solution dans le tissu sous-cutané, ne produit pas la moindre douleur.

La picrotoxine agit sur le cœur. Elle ralentit légèrement les battements de cet organe et elle diminue un peu la force des contractions des oreillettes.

Suivant M. Vulpian (1), l'action de la picrotoxine sur le cœur est assez faible et peut être attribuée, en partie au moins, à l'influence de ce poison sur le bulbe rachidien, c'est-à-dire sur les origines des nerfs d'arrêt de l'organe central de la circulation sanguine.

Falck admet que la picrotoxine appliquée immédiatement sur le cœur retarde le mouvement cardiaque ; il vit que les pulsations du cœur excisé de la grenouille, déposé dans une solution de picrotoxine, s'arrêtaient subitement.

Il faut donc admettre une action centrale nerveuse et une action directe.

Si la mort survient le cœur s'arrête en diastole.

D'après le stade de l'empoisonnement et d'après la dose plus ou moins grande, les effets sont variables.

Au début les mouvements du cœur retardent et la tension artérielle augmente.

Pendant les convulsions l'action cardiaque est accélérée pour retarder de nouveau quand les spasmes cessent et durant l'état comateux.

De même le mouvement respiratoire s'accélère, dans le stade convulsif ; l'inspiration se prolonge à cause du spasme de la glotte. Ces phénomènes sont dus à l'excitation de la partie pulmonale du nerf pneumo-gastrique, attendu qu'ils ne se produisent pas lorsqu'on a sectionné ce nerf (Roeber). Quand les convulsions cessent, la respiration se ralentit et devient moins profonde.

La picrotoxine n'agit pas spécialement sur les pupilles ; il y aurait une légère dilatation pendant les convulsions tétaniques passant à l'état de contraction quand les spasmes deviennent cloniques. (Bartholow.)

Les effets de la picrotoxine sur le système cérébro-spinal ont été différemment interprétés.

____

(1) *Leçons sur l'act. physiol. des subst. toxiques*, 1882, p. 646.

Dans les expérimentations sur les grenouilles, les animaux à sang chaud et sur l'homme, on a observé de la lassitude, de l'engourdissement et des tremblements musculaires. Les personnes empoisonnées par de la bière sophistiquée par la coque du Levant présentent les symptômes suivants : lourdeur de la tête, vertige, des mouvements incoordinés, diminution de la sensibilité, suivis de céphalalgie occipitale et de nausées.

Chez les animaux en expérimentation on observe : d'abord de l'inquiétude, démarche incertaine, de la faiblesse des extrémités postérieures, symptômes précédant les convulsions.

Les convulsions débutent par des mouvements spasmodiques des oreilles, de l'agitation de la tête, des spasmes fibrillaires des paupières et des lèvres, des mouvements convulsifs des pattes de devant.

Après ces symptômes préliminaires on observe un accès de convulsions tétaniques, de l'opisthotonos ou de l'emprosthotonos, arrêt tétanique de la respiration, cyanose et bruits stércoreux.

Le stade tétanique est suivi de convulsions générales cloniques et l'accès se termine par une paralysie passagère et l'état comateux.

Les symptômes spasmodiques déterminés par la picrotoxine offrent beaucoup d'analogie avec ceux d'un accès d'épilepsie.

D'après Roeber, les phénomènes convulsifs seraient déterminés par l'action du poison sur le bulbe rachidien.

Il constata que les convulsions se produisaient encore après l'ablation du cerveau, qu'elles étaient moins violentes après la destruction des couches optiques, et qu'elles n'avaient plus lieu après avoir enlevé le bulbe rachidien. Dans ce dernier cas, l'administration d'une grande dose de picrotoxine ne détermina que l'état comateux.

Ainsi la picrotoxine porterait son action sur le centre convulsif, sur celui du nerf pneumo-gastrique et sur le centre d'arrêt de Setschenow.

Les recherches de MM. V. Chirone et B. Testa, ont conduit ces expérimentateurs à des résultats qui ont beaucoup d'analogie avec ceux que M. Vulpian (1) a fait connaître. D'après ce dernier auteur, ils attribuent cependant aux symptômes de l'intoxi-

---

(1) Comparez *Op. cit.*

cation par la picrotoxine une physionomie épileptiforme trop accusée.

Ils admettent une action primitive du poison sur le bulbe et une action ultérieure sur la moelle épinière.

Quoique ne niant pas absolument toute espèce d'influence de la picrotoxine sur la moelle, M. Vulpian fait cependant quelques réserves relativement à l'action sur ce centre.

Le docteur Planat, cité par Vulpian, après des études toxicologiques sur la picrotoxine, arrive aux conclusions suivantes :

1° La picrotoxine agit tout spécialement sur le myél-encéphale;

2° Cette action épargne le cerveau et les cellules idéo-motrices et porte principalement sur le bulbe, le cervelet et la moelle ;

3° Elle est caractérisée par la surexcitation de leurs éléments, d'où une exagération et une déviation fonctionnelle, suivie elle-même de paralysie par dépense excessive d'influx nerveux;

4° La conséquence la plus remarquable de cette suractivité fonctionnelle est l'arrêt plus ou moins complet survenant dans le système circulatoire (action de la picrotoxine sur le pneumogastrique et le dépresseur de Cyon); d'où il suit que la picrotoxine est avant tout un agent cardio-vasculaire.

M. Vulpian après avoir relaté ces conclusions fait observer qu'il admet l'action sur le bulbe rachidien; que celle sur la moelle ne lui paraît pas suffisamment démontrée; enfin, que rien ne prouve l'action sur le cervelet. Selon lui c'est sur la moelle allongée et l'isthme de l'encéphale qu'agit la picrotoxine chez les mammifères.

Bartholow (1), que nous avons suivi principalement dans l'exposé des symptômes toxiques de la picrotoxine, finit sa symptomatologie en prêtant à cet agent une action puissante sur le tégument cutané, qui permettrait de le ranger parmi les *diaphorétiques les plus actifs !* La sécrétion urinaire serait aussi augmentée. Cependant, d'après cet auteur, des observations plus exactes seraient nécessaires pour éclairer complètement cette question.

Voici les résultats des expérimentations faites avec la picrotoxine sur l'homme sain, par le docteur von Schroff (2).

Administrée à un adulte une dose de 5 milligrammes détermina

(1) *Materia medica and Therapeutics*, Fifth Edition.
(2) *Lerhbuch der Pharmakologie*, 1873.

d'abord une amertume prononcée à la langue, puis des renvois, des modifications peu accentuées dans le pouls et une sensation de froid.

Une dose de 10 milligrammes ingérée par la même personne, produisit les mêmes symptômes d'abord, puis une sensation spasmodique dans la région du diaphragme au côté gauche, du fourmillement à la cuisse et au ventre et de la chaleur à la tête.

Après une dose de 20 milligrammes, le pouls descendit de 82 à 66 pulsations dans le premier quart d'heure, remonta après dix minutes à 82 pour redescendre de nouveau, dans moins d'une heure, à 68 ; il était faible et petit. Fourmillement dans le pied droit s'étendant jusqu'au-dessus du genou ; tension de la tête et de la face, une sensation que les personnes en expérimentation comparèrent à l'impression de froid qui accompagne la chair de poule, tremblement des membres.

La tête était entreprise : somnolence, diminution dans l'acuité de l'ouïe, sialorrhée, sensation subjective de chaleur alternant avec celle de froid, tandis que le thermomètre indiquait une diminution du calorique.

SUBSTANCES SYNERGIQUES.

La cicutoxine (un des principes actifs de la *Cicuta virosa*, isolée par van Ankum, 1868, et Böhm), la digitalirésine (produit de dédoublement de la digitaline), la toxirésine (produit de dédoublement de la digitoxine), enfin la coriamyrtine (principe actif de la *Coriaria myrtifolia*) possèdent les propriétés principales de la picrotoxine. (Buchheim).

La brucine, la strychnine et la cornutine (Kobert) augmenteront l'effet convulsif de doses toxiques de picrotoxine.

SUBSTANCES ANTAGONISTES.

Crichton-Browne admet que l'hydrate de chloral est l'antidote physiologique de la picrotoxine, du moins chez les lapins et les cochons d'Inde. Il n'en serait pas de même, d'après lui, chez le chat. D'après M. Vulpian, l'antitoxisme ne se montrerait que dans une certaine mesure.

Le chloral hydraté peut s'opposer à la manifestation des

phénomènes convulsifs, lorsqu'on a fait absorber à ces animaux une certaine dose de picrotoxine; il peut ainsi mettre obstacle aux troubles asphyxiques que produit ce poison, et par suite, dans quelques cas, empêche la mort; mais c'est seulement lorsque la dose de picrotoxine s'écarte très peu de la dose mortelle *minima*. Pour peu que cette dernière dose soit dépassée, la mort a lieu, malgré l'administration de l'hydrate de chloral

USAGES THÉRAPEUTIQUES.

L'emploi de la coque du Levant et de son principe actif, à l'extérieur, a eu beaucoup de succès dans le traitement des affections parasitaires de la peau (porrigo capitis), spécialement dans la maladie pédiculaire.

Il faut se garder cependant d'exagérer le dosage des pommades et autres formes médicinales, attendu que l'absorption d'un excès de cette substance peut donner lieu aux phénomènes toxiques. Dans ces derniers temps, ce mode d'application de la picrotoxine est tombé en oubli.

A l'intérieur, la picrotoxine a été employée avec succès dans l'épilepsie des individus débiles et anémiques (Planat, Dujardin-Beaumetz, Hurd et Hammond); on l'a préconisée dans la chorée et la paralysie tremblante.

Gubler a observé une amélioration notable après l'administra- de ce médicament dans un cas de paralysie glosso-labio-laryn-guale.

D'après Tschudi, on aurait obtenu des résultats favorables de son emploi dans la paralysie des sphincters.

Bartholow rapporte qu'on a opposé avec succès la picrotoxine aux tremblements de l'alcoolisme chronique, à la migraine des femmes à l'époque des menstrues.

Ce même auteur est d'avis que la picrotoxine pourrait être utilisée dans des cas de torpeur intestinale causée par une sécrétion insuffisante de la muqueuse et des appareils glandulaires et d'un état parétique de la paroi musculaire.

Le professeur Burggraeve lui prête des propriétés vermifuges et le recommande dans les convulsions cloniques qui dépendent de l'helminthiase.

D'après lui, la picrotoxine convient dans l'hystérie épilepti-forme, dans les vésanies, pour solliciter l'action de l'intestin.

Le docteur W. Murrell (1) a découvert une propriété très précieuse de la picrotoxine, notamment celle d'arrêter ou de prévenir, quand elle est donnée à dose minime, les sueurs hectiques. Depuis sa communication dans le *Practitioner*, beaucoup de cliniciens ont essayé cet agent comme anidrotique et ont dû reconnaître qu'il peut rivaliser avec l'atropine.

Le professeur Senator (2) l'a prescrit dans une série de quarante cas de sueurs nocturnes, principalement à des phthisiques, et il évalue aux deux tiers le nombre de cas dans lesquels l'effet a été favorable.

D'après cet auteur, sa puissance anidrotique est égale à celle de l'atropine, et elle se distingue favorablement de celle-ci parce qu'elle ne détermine pas la sécheresse du gosier ni autres accidents thérapeutiques.

MODES D'ADMINISTRATION ET DOSES.

La picrotoxine étant suffisamment soluble dans l'eau et ne déterminant pas de phénomènes d'irritation locale, peut être injectée sous la peau, si on préfère, dans un cas spécial, ce mode d'application.

Le meilleur mode et certainement le plus préférable sera celui d'administrer ce médicament à l'intérieur en granules ou en pilules solubles. L'amertume prononcée de la substance la rend en effet peu propre à être prescrit sous une autre forme.

Le granule dosimétrique est dosé au demi-milligramme.

Les auteurs que nous avons consultés n'ont pas dépassé généralement une dose de 1 à 2 centigrammes dans les vingt-quatre heures. La plupart d'eux ont déjà obtenu des résultats thérapeutiques de doses beaucoup plus légères.

Ainsi Dujardin-Beaumetz donna de 1/4 à 3 milligrammes, à doses ascendantes, dans l'épilepsie. Planat administra de 1 à 6 milligrammes à ses épileptiques, ses choréiques, etc. Gubler introduisît 1 milligramme de picrotoxine en injections sous-cutanées.

Cauldwell obtint l'effet anidrotique d'une seule dose de 1 1/2 milligramme.

Murrell supprima les sueurs nocturnes avec une dose de 1/3 à

(1) *The Practitioner*, oct. 1879, vol. XXIII. p. 244.
(2) *Berl. Klin. Woch.*, 1885, n° 1.

1 milligramme. Selon cet auteur, l'effet anidrotique se prolongea communément environ dix jours. Senator se servit de doses de 8 à 10 milligrammes, qu'il répéta quelquefois après quelques heures pour arrêter l'hyperhidrose ; jamais ce clinicien n'observa des accidents thérapeutiques de ces doses relativement élevées.

Nous recommandons d'observer dans l'administration de ce remède la plus grande prudence et de tâter la susceptibilité individuelle.

Le granule dosimétrique se prête parfaitement à tous les dosages ; administré d'après les lois bien connues de Burggraeve, il ne donnera jamais lieu à des accidents toxiques.

Pilocarpine.

Formule : $C^{11} H^{16} Az^2 O^2$.

Cet alcaloïde forme un des principes actifs du jaborandi.

Le jaborandi (nom collectif donné en Amérique à un certain nombre de plantes diurétiques, alexipharmaques, etc., de différentes familles) est un arbrisseau qui croit au Brésil et dans quelques autres parties de l'Amérique méridionale.

Ses feuilles ont été importées en 1873 en Europe par le docteur Coutinho, de Pernambuco. Ce médecin en remit une faible quantité à Gubler et à Rabuteau pour essayer l'action physiologique et thérapeutique de l'infusion aqueuse.

D'après les médecins brésiliens, les feuilles de jaborandi posséderaient au plus haut degré des vertus sialogogues et sudorifiques.

M. Coutinho n'avait d'abord mis à la disposition des médecins que les *feuilles* du jaborandi ; un peu plus tard, on a pu, en France et en Angleterre, étudier les autres parties : la tige, la racine, les fruits, les fleurs.

M. le professeur Baillon a, le premier, déterminé la place qu'occupe cette plante dans le règne végétal. Avant d'avoir pu examiner toutes les parties principales de la plante, il avait reconnu, en se fondant sur les caractères de la feuille, que le jaborandi est le *Pilocarpus pinnatus*, de la famille des rutacées.

Les propriétés prêtées à l'arbrisseau brésilien furent constatées dans le service de Gubler d'abord (à l'hôpital Beaujon), puis par Rabuteau, qui communiqua dans la séance du 11 avril 1874, à la Société de biologie, les effets qu'il avait observés en expérimentant sur lui-même.

Depuis lors des recherches nombreuses ont été entreprises en France (Robin, Bouley, Féréol, Bochefontaine et Carville), en Angleterre (Sydney-Ringer, Gould, Martindale, Tweedy), en Allemagne (Riegel), dans le but de mieux préciser les effets et le mode d'action physiologique du jaborandi.

On attribua d'abord ses propriétés à l'huile essentielle que contiennent les feuilles et l'écorce des tiges.

Cette essence a été décrite et isolée, en premier lieu par M. Hardy. Dix kilogrammes de feuilles contiennent environ 56 grammes de cette huile aromatique, laquelle est composée principalement d'une terpène. On a baptisé cette substance du nom de pilocarpène ; elle bout à 178°, elle est incolore, d'une pesanteur spécifique de 0.852, dextrogyre ; on lui a trouvé pour formule $C^{40} H^{46}$.

L'essence, cependant, ne produit nettement aucun des effets que détermine l'infusion de la plante.

Rabuteau (1) attribua, le premier, les effets de la plante à un principe amer, soluble à la fois dans l'eau et dans l'alcool.

Byasson (2) a pu extraire une substance alcaloïdique à un état assez grand de concentration, laquelle a été essayée dans le laboratoire de M. Vulpian, et reconnue comme possédant les propriétés physiologiques du végétal, par MM. Bochefontaine et Galippe.

A ce moment M. Ernest Hardy, à Paris, et indépendamment de lui M. Gerrard, à Londres, avaient déjà, depuis un certain temps, découvert, de leur côté, la pilocarpine.

M. Hardy l'a, le premier, isolée complètement et a pu obtenir en la combinant avec l'acide chlorhydrique, un sel cristallisable, très soluble dans l'eau.

D'après M. Galippe, cet alcaloïde se trouve en plus grande proportion dans l'écorce des tiges que dans les feuilles ; la partie corticale des racines paraît n'en contenir qu'une faible quantité.

---

(1) *Contribution à l'étude du jaborandi* (Soc. de Biolog. 1874).
(2) *Journal de Thérapeutique,* 10 mars 1875.

De 100 kilogrammes de feuilles on peut retirer à peu près 70 grammes de chlorhydrate de pilocarpine.

L'alcaloïde pilocarpine peut être obtenu à l'état cristallin, quoique difficilement; il se présente ordinairement sous forme d'une masse molle, soluble dans l'eau, l'alcool, l'éther et le chloroforme. Il donne facilement des sels cristallisés.

Le chlorhydrate, le nitrate, le sulfate sont les combinaisons les plus usitées.

MM. E. Harnack et H. Meyer (1) ont découvert un second principe actif dans les feuilles du jaborandi *(Pilocarpus pinnatus)* et du faux jaborandi *(Piper reticulatum)*, qui se trouve surtout en abondance dans les eaux-mères ayant servi à la fabrication de la pilocarpine. Cette substance alcaloïdique, appelée *Jaborine*, est amorphe, se dissout moins facilement que la pilocarpine dans l'eau, plus facilement que celle-ci dans l'éther; elle forme des sels amorphes et est une base énergique.

Il est plus que probable que cette autre base ne se trouve pas toute formée dans les feuilles, et qu'elle se développe sous l'influence des manipulations chimiques nécessaires pour isoler la pilocarpine.

Les effets physiologiques des deux alcaloïdes : pilocarpine et jaborine, étant très divergents, la première présentant une action analogue à celle de la nicotine, la seconde se rapprochant, quant à ses qualités, de l'atropine, il est très important que la préparation employée dans un but thérapeutique, soit d'une pureté irréprochable.

Les préparations du commerce qu'on vend sous le nom de pilocarpine sont pour la plupart, d'après MM. Harnack et Meyer, des mélanges des deux alcaloïdes.

Or, on ne connaît pas de réactifs chimiques suffisamment sensibles pour reconnaître la présence de petites quantités de jaborine dans un échantillon de pilocarpine. Aussi doit-on, afin de s'assurer de la pureté de la préparation, faire l'expérimentation physiologique. (Podwyssotski) (2).

Après avoir mis à nu le cœur d'une grenouille, on introduit sous la peau quelques gouttes d'une solution faible de muscarine.

---

(1) *Unters. über d. Wirk. der Jaborandi-Alkaloide. Archif. f. Exp. Path. und Pharmak.*, 1880, Bᵈ XII, S. 366.

(2) *Beiträge zur Untersuch des Pilocarpins u. seine Salze Pharm. Zeitschr. f. Russland*, 1881, S. 629; relaté par P.-C. Plugge.

Cette substance provoquant l'arrêt du système nerveux cardiaque, la fréquence des battements du cœur diminue bientôt et cet organe finit par s'arrêter.

Alors qu'on injecte la solution de pilocarpine qu'on veut expérimenter et qu'on continue à observer quelque temps la grenouille : si la pilocarpine est pure, c'est-à-dire non mélangée de jaborine, le cœur restera paralysé; au contraire, si la préparation contient de la jaborine, qui a la propriété de paralyser les extrémités périphériques du pneumogastrique, comme l'atropine, l'action excitante de la muscarine se trouve compensée ou vaincue et le cœur recommence à battre.

Une étude ultérieure du professeur E. Harnack, de Halle (1), fait mention d'une autre base découverte dans le jaborandi par M. Merck, de Darmstadt, la *pilocarpidine,* formule $C^{10} H^{14} Az^2 O^2$, dont le nitrate forme de grands cristaux. Cet alcaloïde présente une analogie complète en action physiologique avec la *pilocarpine,* toutefois ses effets sont moins énergiques. Sa quasi-identité avec la pilocarpine se complète encore par la facilité avec laquelle la *pilocarpidine* passe à l'état de *jaboridine,* une base d'une analogie frappante en qualités et en action, avec la *jaborine.*

ACTION PHYSIOLOGIQUE ET TOXIQUE.

Nous suivrons dans cet exposé principalement les travaux de Vulpian, Loebisch, Hüsemann-Hilger et Binz.

On peut résumer de la manière suivante les effets de la pilocarpine sur l'organisme :

1° Dans son action favorisant de la sécrétion des glandes en général, mais plus spécialement des glandes salivaires et sudoripares;

2° Dans celle qu'elle exerce sur le cœur : excitation des terminaisons périphériques du nerf pneumogastrique;

3° Dans son action excito-motrice sur l'utérus et les intestins;

4° Dans son action myotique.

Si l'on a administré à un homme adulte une dose de 10 à 20 milligrammes de chlorhydrate de pilocarpine, en injection sous-cutanée, on voit, après trois à quatre minutes déjà, la face

____

(1) *Ueber die Alkaloïde der Jaborandiblätter,* dans *Archif. für Exp. Path. u. Pharmak.,* B⁴ XX, 20 Januar 1886.

rougir. Le patient éprouve une sensation de chaleur se manifestant à la figure d'abord, sous forme de bouffées, sensation qui envahit bientôt tout le corps.

A moins d'une minute de là, la bouche se remplit de salive qui dès lors s'écoule d'une manière continue.

Ce phénomène est suivi de près (après trois à quatre minutes) de la production de sueur.

Cependant le patient éprouve dans la tête un sentiment de tension, des sensations de battements artériels; le visage devient vultueux. Quelquefois la tension peut aller jusqu'à une véritable céphalée.

La sueur se montre d'abord au pourtour de l'ampoule, trace de la piqûre, presqu'en même temps au front, ensuite sur le devant de la poitrine, puis sur les autres régions du tégument cutané.

La production de sueur augmente peu à peu et tout le corps est bientôt ruisselant.

La salivation, déjà moins profuse après une heure environ, continue toutefois en diminuant d'intensité pendant quelques heures. La sudation diminue et cesse bientôt après une heure, lorsque la personne en expérimentation ne se couche pas; si elle s'est mise au lit, les sueurs peuvent continuer pendant deux à trois heures.

Assez souvent le patient accuse des frissons dès que la diaphorèse s'arrête, sensation qui disparait cependant aussitôt, quand il a changé de linge et s'est recouché après.

L'affluence de la salive est souvent si considérable que le patient est obligé de se coucher sur le côté pour rejeter à chaque instant, ou laisser couler le flot de salive qui tend à remplir la bouche.

La quantité de salive recueillie pendant la durée des effets sialogogues du médicament, peut être évaluée, en moyenne, à 500 centimètres cubes. (Robin.)

Ses caractères physiques et chimiques ne diffèrent, sous aucun rapport important, de ceux qu'offre la salive sécrétée dans les conditions normales. (Vulpian.)

La quantité de sueur sécrétée sous l'influence de la pilocarpine a été calculée comme pouvant s'élever à 300 ou 500 centimètres cubes; elle peut être plus abondante encore.

D'après Robin, l'urée et les chlorures auraient augmenté dans la sueur sécrétée dans ces conditions.

Peu de temps après que la sialorrhée et la diaphorèse ont commencé, on voit se manifester des phénomènes d'hypercrinie des glandes lacrymales, des glandes muqueuses de l'arrière-gorge, de la trachée et des bronches. Les larmes coulent quelquefois le long des joues; en tout cas, elles humectent abondamment la membrane muqueuse des fosses nasales, qui — elle aussi — présente une sécrétion muqueuse assez considérable.

Pendant la durée de la salivation, la région des glandes salivaires peut offrir une certaine rénitence.

M. Vulpian attribue ce phénomène, assez rare d'ailleurs, à l'afflux du sang dans les vaisseaux des glandes et à l'abondance de la salive qui gonfle tous les acini et canaux excréteurs de ces organes.

Pendant la durée des phénomènes hypercriniques la soif est plus ou moins vive et il y a de l'inappétence.

Quelquefois le patient éprouve des nausées, allant jusqu'au vomissement.

Ce symptôme se produit surtout quand le malade a mangé peu de temps avant l'application de la pilocarpine, ou encore quand il a avalé la salive au lieu de la rejeter.

Parfois il se produit de légères coliques et même de la diarrhée.

La sécrétion urinaire serait — d'après les expérimentations de Loebisch — diminuée pendant la durée des sueurs et de la salivation. Les urines excrétées après cette période d'hypercrinie présentent les propriétés d'urines très concentrées : pesanteur spécifique de 1.035 à 1.040 et très chargées d'urates.

On observe cependant souvent, dès le début des effets sudoraux et salivaires, un besoin impérieux de miction; on a vu même quelquefois la miction devenir douloureuse.

Quand tous les effets hypercriniques produits par la pilocarpine sont dissipés, la soif et l'inappétence peuvent durer encore un certain temps. On observe de la sécheresse de la peau et de la gorge, de la fatigue, de l'abattement.

Au début de l'action du médicament les battements du cœur s'accélèrent — la fréquence du pouls augmente de 10 à 20 pulsations — pour se ralentir vers la fin de la période d'hypercrinie et pour revenir ainsi à peu près au nombre normal.

Parfois, il y a un certain degré d'arhythmie; cet effet, rare lorsque le cœur est sain, paraît être fréquent dans les cas d'affection cardiaque.

Pour ce qui concerne la tension artérielle, elle ne s'abaisse que très peu lorsqu'on ne dépasse pas la dose thérapeutique ; si la dose est trop forte, la tension diminue, et on observe constamment un ralentissement et des irrégularités considérables des mouvements du cœur.

Les modifications de la température intérieure du corps consistent, selon quelques auteurs, dans une élévation légère au début de l'action du médicament (Robin, Fronmüller, Scotti, Green et autres), suivie d'un abaissement thermique vers la fin de la période de l'action excito-sécrétoire de la pilocarpine. D'autres (Sydney-Ringer, Gould, Bardenhewer, Dumas) admettent qu'il y a abaissement thermique dès le début.

Des modifications plus ou moins marquées des pupilles se produisent dans le plus grand nombre de cas après l'injection sous-cutanée de la pilocarpine ; elles se présentent toujours après l'instillation d'une solution de cet alcaloïde dans l'œil.

L'effet le plus constant est un resserrement plus ou moins marqué.

Malgré le myosis qui se manifeste, il convient de noter — fait observer le docteur Lavrand — une diminution de la tension intra-oculaire, au risque d'infirmer l'opinion qui admet généralement que la contraction pupillaire correspond à une augmentation de tension, et la mydriase à une diminution.

Les expérimentations sur les animaux ont établi que la pilocarpine favorise la sécrétion des glandes stomacales (Albertoni) et très probablement celle des glandes intestinales, mais encore que le mouvement péristaltique des intestins se trouve excité sous l'influence de cet agent, phénomène causé par l'excitation immédiate des ganglions intestinaux.

L'introduction de la pilocarpine par voie sous-cutanée, de même que son injection intraveineuse chez le lapin, pratiquée par van der Mey (1), ont permis de démontrer l'action de cet agent sur l'utérus. Van der Mey observa des contractions utérines d'abord tétaniques, puis cloniques.

D'après des observations d'autres expérimentateurs, les injec-

____

(1) *Journal de méd. de Bruxelles,* 1881, p. 118 ; relaté par Hüsemann.

tions hypodermiques de pilocarpine ont eu un résultat négatif et n'ont pu provoquer de contractions utérines. Elles réussissaient plus fréquemment quand la gestation était arrivée à terme.

Dans quelques cas, les contractions ainsi déterminées ont réussi à faire accoucher la femme. D'autres fois, elles ont été tout à fait inefficaces à amener l'expulsion du fœtus.

En somme, la pilocarpine excite la contractilité utérine à terme ou pendant le travail, mais ne réussit presque jamais à provoquer l'accouchement prématuré. (Lavrand.) (1)

Administrée à doses fortes la pilocarpine détermine des phénomènes toxiques. Cependant la dose léthale pour l'homme sain est très élevée. Certaines personnes paraissent toutefois très sensibles pour cet alcaloïde, et on a vu se produire, chez des malades atteints d'affections cardiaques, le collapsus après l'usage de doses thérapeutiques ordinaires (10 à 20 milligrammes.)

L'introduction d'une dose de 30 à 40 milligrammes dans le tissu sous-cutané chez l'adulte, peut déterminer une céphalée grave, la débilité physique et psychique, des vomissements et la diarrhée suivis de somnolence et de prostration. (Albertoni.)

Le docteur Sziklai (2), de Vienne, rapporte que l'administration sous-cutanée de la dose énorme de 4 décigrammes de pilocarpine (délivrée par une erreur du pharmacien, au lieu de 4 centigrammes) détermina, il est vrai, de la sialorrhée et une diaphorèse énormes, besoins fréquents d'uriner, des vomissements, de la diarrhée, des douleurs comprimantes des globes oculaires et une myosis *ad minimum,* mais que tout le cortège des symptômes toxiques avait disparu après quatre heures.

L'administration de la pilocarpine par la bouche produit absolument les mêmes symptômes que l'introduction de cet alcaloïde par voie sous-cutanée, seulement les effets du médicament tardent un peu plus à se montrer — après quinze à vingt minutes environ — et ils sont moins décidés.

Pour déterminer des effets d'une énergie égale, il faut administrer environ le double de la dose employée pour l'injection hypodermique.

L'observation d'un ophthalmologue, le docteur G. Schmitz (3),

(2) *La Pilocarpine. Étude physiol. et thérapeut.,* Lille 1883, p. 70.

(3) *Wiener med. Woch,* 1884, p. 996 ; relaté par Hüsemann.

(4) *Ueber eine noch nicht bekannt gewordene Wirkung des Pilocarp. muriat. Berl. Klin. Woch.,* 1879, n° 4.

de Cologne, concernant la guérison de l'alopécie chez deux de ses malades qu'il traitait par les injections de pilocarpine, est aussi curieuse qu'intéressante. M. Schüller (1), rapporte, autre part, que dans ses expérimentations avec la pilocarpine sur les animaux, il a observé plusieurs fois que cette base paraît favoriser la croissance du poil.

De nombreuses tentatives ont été faites depuis lors, avec des succès divers.

On est arrivé à cette conclusion que, dans certains cas d'alopécie, la pilocarpine peut être efficace, mais qu'elle est loin d'avoir une action curative certaine.

Les résultats des faits expérimentaux tendent à expliquer l'action de la pilocarpine sur les sécrétions par une stimulation des extrémités périphériques des fibres excito-sécrétoires.

Son influence s'exerce selon toute probabilité sur la substance intermédiaire qui met en communication les fibres excito-sécrétoires et les cellules glandulaires. (Harnack et Meyer, Vulpian.)

Son action sur le cœur, moins énergique que celle de la muscarine, mais égale à celle de la nicotine, doit être interprétée de telle sorte qu'elle détermine l'arrêt du cœur en excitant les extrémités périphériques des nerfs modificateurs du cœur, c'est-à-dire de certaines fibres des filets cardiaques des nerfs vagues. (Vulpian.)

Le mécanisme de l'influence de la pilocarpine sur l'iris, doit être interprété de manière telle qu'elle agirait en excitant les extrémités des fibres iriennes du nerf oculo-moteur commun.

SUBSTANCES ANTAGONISTES ET INCOMPATIBLES.

Les alcalis caustiques, les persels de fer et les sels des métaux en général sont des substances incompatibles au point de vue chimique.

L'atropine possède des propriété antagonistes marquées; on ne saurait cependant lui accorder le titre d'antagoniste absolu. (Comparez l'article atropine, p. 160 et suiv.)

La jaborine, qui est, selon toute probabilité, isomère de la pilocarpine et qui peut se former par simple concentration d'une solution acide de celle-ci, et la jaboridine, déterminent, sous tous les

____

(1) *Archif. f. Exp. Path. u Pharm.*, 1879, Bᵈ XI. S. 88.

rapports, des effets physiologiques qualitativement analogues à ceux produits par l'atropine.

AGENTS SYNERGIQUES.

Comme synonyme, il convient de nommer la pilocarpidine.

La muscarine, la nicotine, la physostigmine, l'apomorphine, présentent des effets *partiellement* analogues, sans que toutefois leur mode d'action soit le même. (Comparez les articles apomorphine, p. 112, et ésérine, p. 524.)

USAGES THÉRAPEUTIQUES.

La pilocarpine, avec ses qualités physiologiques bien tranchées, a été employée avec enthousiasme au début. On l'appliquait un peu dans toutes les maladies, pour la délaisser bientôt comme elle ne guérissait pas toujours.

Les ophthalmologistes ont depuis essayé sa réhabilitation, et après quelque temps ce remède est rentré dans le domaine de la clinique.

On se sert, avant tout, de la pilocarpine comme *sudorifique* dans la plupart des maladies où les agents diaphorétiques se trouvent empiriquement indiqués.

Il faut reconnaître que sous ce rapport nul moyen thérapeutique ne peut entrer en comparaison avec l'alcaloïde principal du jaborandi.

Donnée au début des angines, des laryngites, des trachéo-bronchites *a frigore,* la pilocarpine parvient le plus souvent à faire avorter ces affections.

Dans les cas d'exacerbation aiguë de bronchite et de laryngite chronique, au début d'une pneumonie croupale, d'une pleurite, l'application de ce modificateur puissant est souvent très efficace.

Dans les affections chroniques des bronches et des poumons, caractérisées par le défaut des crachats ou leur viscosité et par une toux sèche, la pilocarpine sera d'un effet favorable par son action spéciale sur les crachats.

Des essais faits avec ce médicament dans les affections rhumatismales n'ont pas eu le succès qu'on s'en était promis.

La pilocarpine a, au contraire, parfaitement réussi dans le traitement des hydropisies, surtout dans celle consécutive à la néphrite desquamative se présentant à la suite de la fièvre scarlatine et dans l'hydropisie symptomatique de la néphrite aiguë. En dérivant sur la peau, la pilocarpine soulage les reins et favorise indirectement les fonctions de ces organes.

Les hydropisies dépendant d'affections cardiaques, ne sont pas justifiables de cet agent; son influence perturbatrice sur le cœur porte à déconseiller son emploi dans ces cas.

On a fait encore appel à l'action sudorifique de la pilocarpine en la prescrivant dans des cas de psoriasis, de prurigo, avec des résultats tantôt heureux, tantôt nuls. Il va sans dire que là pilocarpine seule, devra dans ces cas échouer le plus souvent, tandis que si on la combine aux arséniates, aux sulfures, à la vératrine et autres, on pourra compter sur des succès décidés.

Nous pensons qu'un essai pourrait être tenté en l'associant aux défervescents dosimétriques dans les fièvres éruptives où l'exanthème tarde à affleurir.

La pilocarpine a été d'un emploi fréquent dans le traitement des affections des yeux.

C'est surtout dans les cas d'affections inflammatoires subaiguës ou chroniques des yeux que son emploi a paru efficace.

Comme myotique elle ne saurait cependant remplacer l'ésérine, qui est d'une action beaucoup plus énergique ; on donne au contraire la préférence à l'alcaloïde du jaborandi lorsqu'il s'agit de déterminer un mouvement de résorption dans les produits extravasés ou nouvellement formés, ou d'opérer une détente de l'irritation phlegmasique de l'œil.

Dans l'irido-chorioidite, dans la chorioidite et l'irite séreuses, dans le glaucome, le décollement de la rétine, on a fait appel aux injections sous-cutanées de pilocarpine.

Nous nous bornons à ces indications sommaires; il serait oiseux de reproduire ici les applications innombrables dont ce médicament a été le sujet.

L'étude physiologique attentive de la pilocarpine permet, du reste, à chaque praticien, de choisir à son aise les indications spéciales de ce modificateur puissant.

MODES D'ADMINISTRATION ET DOSES.

En médecine ordinaire on se sert de préférence de la pilocarpine en injections hypodermiques.

Nous sommes d'avis que ce mode d'administration ne mérite pas d'être préféré à celui par la bouche.

En effet, l'introduction de ce remède par voie sous-cutanée et à doses massives expose trop facilement aux accidents; aussi pensons-nous qu'à moins de connaître la sensibilité individuelle du malade, il n'est guère recommandable de se servir de la piqûre.

Nous réservons l'application sous-cutanée pour les cas exceptionnels et nous nous servons du mode d'administration par la bouche dans les cas ordinaires.

La pilocarpine étant soluble dans l'eau et d'une amertume peu prononcée, on peut la prescrire en solution aqueuse et en poudre, et encore en pilules solubles ou sous forme de granule.

L'arsenal dosimétrique contient des granules de nitrate de pilocarpine au milligramme.

D'après le but qu'on se propose, à savoir celui de déterminer une diaphorèse active, une salivation légère ou bien de solliciter d'une manière continue l'action sécrétoire des glandes sudoripares, salivaires, muqueuses, bronchiales, stomacales, du foie, etc., on doit varier la grandeur des doses et les espacer du plus ou moins.

Supposons qu'il s'agisse d'un adulte: pour déterminer une sudation énergique il conviendra de faire mettre le malade au lit et de lui donner d'abord 10 granules à la fois, puis de cinq minutes en cinq minutes 5 autres granules jusqu'à effet, c'est-à-dire jusqu'à ce que les premières perles de sueur se montrent au front.

Une salivation légère peut être obtenue par l'administration de 5 granules de quart en quart d'heure.

Si l'on se propose de stimuler légèrement, mais d'une façon continue, les appareils glandulaires : ainsi pour favoriser la sécrétion des bronches, l'éruption de l'exanthème, l'écoulement de la bile, etc., un ou deux granules de quart d'heure en quart d'heure associés à l'apomorphine, aux défervescents, à la quassine, etc., suivant les indications spéciales, conduiront au but.

L'effet myotique peut être obtenu par l'instillation d'une solution aqueuse de nitrate de pilocarpine à 2 p. %.

Le rétrécissement pupillaire débute après deux à trois minutes, atteint son maximum après treize à quinze minutes, puis la pupille revient lentement, dans le cours de deux à trois heures, à sa dimension normale.

En répétant les instillations d'heure en heure ou de deux heures en deux heures, après avoir obtenu l'effet myotique, on peut prolonger la myose au delà de vingt-quatre heures et produire un rétrécissement au maximum. L'effet cependant dure moins longtemps que celui qu'on obtient par l'ésérine.

Pour déterminer l'hypercrinie sudorale et salivaire chez l'enfant au-dessous d'un an, on tâtonnera le sujet et on ne donnera pas au delà d'un ou deux granules comme première dose, qu'on peut faire suivre d'un granule de quart d'heure en quart d'heure jusqu'à effet.

Aux enfants au-dessus d'un an d'âge, on donnera sous les mêmes conditions de deux à cinq granules pour la première fois, suivis d'un à cinq granules à plus ou moins grandes distances, d'après l'âge et la réaction du sujet.

Pipérine.

Formule : C¹⁷ H⁴⁹ Az O³.

Cette substance alcaloïdique, isomère de la morphine, a été découverte en 1819 par Oerstedt (1) dans le poivre, *Piper nigrum*. L.

Elle se trouve aussi dans diverses plantes du genre *Piper*, ainsi dans les fruits de *Chavica officinarum Miq* et *Chavica Roxburgii Miq* croissant aux îles Philippines, sur la côte de Malabar, à Sumatra et dans les îles environnantes, dans la *Cubeba clusii Miq.*, originaire de la côte occidentale de l'Afrique.

Landerer prétend l'avoir trouvée dans la *Schinus mollis*, une Térébenthacée, et Bouchardat dans l'écorce d'une Magnolacée, la *Liriodendron tulipifera* L.

Le poivre du Sumatra (Atchin) contiendrait de 5.24 à 9.15 p. % de pipérine. (Hüsemann-Hilger.)

La matière cristalline du poivre se présente sous forme de prismes à quatre pans, dont deux parallèles sont sensiblement plus larges ; le prisme est terminé par une face inclinée. La pipé-

---

(1) *Journal de physique*, n° 2, 1820 ; relaté par Magendie.

rine est totalement insoluble dans l'eau froide; l'eau bouillante en dissout une petite quantité, qui se précipite par le refroidissement. Elle est très soluble dans l'alcool (1 : 30), moins soluble (1 : 60 à 100) dans l'éther, plus soluble à chaud qu'à froid.

Elle jouit de propriétés basiques très faibles, ne forme pas de combinaisons salines avec les acides minéraux, mais peut être obtenue sous forme de sel double.

Mise en contact avec l'acide azotique concentré, la pipérine prend l'aspect d'une résine de couleur orange, passant — lorsqu'on ajoute une solution aqueuse d'hydrate de potasse — au rouge-sang; lorsqu'on chauffe le tout jusqu'à ébullition, il se forme une nouvelle base : la pipéridine : $C^5 H^{11} Az$ et de la pipérinate de potasse.

La pipérine se dissout dans l'acide sulfurique concentré; la solution présente la coloration jaune passant rapidement au bleu foncé, et après vingt-quatre heures au bleu vert. (Dragendorff.) Des solutions très diluées de pipérine sont colorées en jaune-brun par l'acide phospho-molybdänique (Sonnenschein), en jaune par l'acide phospho-antimonique (Schulze).

Le poivre contient un deuxième alcaloïde : la chavicine. Celle-ci se présente sous forme d'une masse résineuse amorphe, et a été désignée jadis comme résine âcre et piquante du poivre.

Peu soluble dans l'eau, elle se dissout facilement dans l'alcool et dans l'éther.

Soumis en présence d'une solution spiritueuse de potasse à l'ébullition, elle se dissocie en pipéridine et en chavicinate de potasse.

On trouve enfin dans le poivre, en dehors des substances végétales ordinaires, une essence isomère de l'huile de térébenthine, d'un goût et d'une odeur agréables, rappelant le poivre. (Buchheim.) (1).

ACTION PHYSIOLOGIQUE.

D'après Buchheim, les effets physiologiques déterminés par le poivre en substance reviennent principalement aux deux bases : la pipérine cristallisée et la chavicine amorphe.

---

(1) *Lehrb. d. Arzneimittellehre*, 1878, S. 425 u. f.

Appliquée sur la peau en solution alcoolique concentrée, la pipérine détermine de la rougeur, la sensation de brûlure et, si on la continue assez longtemps, de l'inflammation locale.

La pipérine pure prise par la bouche produit une saveur légèrement piquante à la langue, rappelant le poivre ; la chavicine (un peu plus soluble) est plus active sous ce rapport.

Donnée à petite dose, elle cause une sensation agréable de chaleur à l'estomac et semble activer la sécrétion du suc gastrique.

Le mouvement péristaltique des intestins éprouve une légère stimulation, si la dose est petite ; les doses massives peuvent déterminer les symptômes de gastro-entérite.

Le docteur J. C. Neumann (1), dans des expérimentations sur l'homme (Eberbach), nota, après l'administration d'une dose de 2 1/2 grammes de pipérine pure, une sensation de brûlure aux joues et aux yeux, suivie de la même sensation accompagnée de fourmillements d'abord dans la paume des mains, à la plante des pieds, puis dans toute l'extrémité inférieure ; en même temps le patient ressentit par ci par là, sur diverses parties localisées du corps, une sensation de froid et de chaleur alternante.

Avant lui, Chiappa (2), avait rapporté que les doses de 10 à 20 grains de pipérine déterminaient de l'ardeur de l'œsophage et de l'estomac, symptôme suivi souvent d'une sensation de chaleur dans le bas-ventre ; quelquefois il se produisit de la rougeur des yeux, de l'intumescence des paupières, du nez et des lèvres.

L'action cardiaque n'était pas modifiée.

Le professeur Mosler (3) a étudié l'action physiologique de la pipérine sur les animaux, et son élève, le docteur Soenderop (4), a fait quelques expérimentations sur sa personne.

Cet alcaloïde administré au chien détermina une contraction décidée de la rate et une diminution légère du calorique.

M. Soenderop a pris la pipérine en doses ascendantes : débutant avec 5 décigrammes, il a augmenté successivement la dose première d'un demi gramme jusqu'à trois fois.

Les deux premières doses de 5 décigrammes et d'un gramme

---

(1) *Ueber den vorzugsweise wirks. Bestandth. der Schw. Pfeffers. Inaug. Diss. Dorpat*, 1860 ; relaté par Buchheim.

(2) *Schmidt's Jahrb.*, B^d XIII, p. 153 ; relaté par Lewin.

(3) *Klinische Symptome und Therapie der medullaren Leukämie. Berl. Klin. Woch.*, 1876, n°s 50, 51 n. 52.

(4) Hans Soenderop, *Zur Wirkung der Piperins Diss. Greifswald*, 1876 ; relaté par Mosler.

ne produisaient rien de bien décidé, en dehors de la sensation piquante à la langue et au palais, laquelle du reste disparut vite.

Les doses plus élevées de 15 décigrammes à 2 grammes, occasionnaient des troubles digestifs, un goût prononcé de poivre, des douleurs au ventre, de l'inappétence et de la céphalée. L'effet sur la température du corps fut à peu près nul.

L'analyse des urines n'a pas fait retrouver jusqu'ici la pipérine ou ses produits de décomposition, quoique, selon toute probabilité, cet agent doive être éliminé par les reins.

D'après Buchheim il faudrait attribuer ces résultats négatifs de l'analyse au défaut de réactifs appropriés.

Il est certain que la pipérine dans son trajet par l'organisme, ne se décompose pas en pipéridine, attendu que cette dernière base étant très toxique déterminerait sans doute ses effets, très différents de ceux de la première.

D'après Fliess, la *pipéridine* montre un parallélisme remarquable avec la *cicutine*, tant d'ordre chimique que d'ordre toxicologique.

Les deux substances sont paralysatrices du système nerveux; la pipéridine agit plutôt sur les nerfs sensibles, la cicutine sur les nerfs moteurs.

Chez les animaux à sang froid la paralysie déterminée par la pipéridine se localise sur les extrémités périphériques des nerfs sensitifs, son action ne porte pas sur les centres ni sur les troncs des nerfs. La respiration s'arrête pendant quelques minutes et la fréquence du pouls diminue d'un tiers.

L'action de la pipéridine sur les animaux à sang chaud n'a pas encore été suffisamment étudiée; on sait toutefois qu'elle diminue l'irritabilité réflexe. (Nothnagel et Rossbach.)

USAGES THÉRAPEUTIQUES.

Depuis un temps immémorial le poivre noir jouit d'une certaine renommée comme fébrifuge. Krimer, cité par Sobernheim, a soigné ses malades, dans une épidémie de fièvre intermittente de forme grave, en administrant 10 à 20 baies de poivre dans du punch pendant l'apyrexie; ses résultats ont été très favorables, à ce qu'il paraît. Après la découverte du principe actif cristallisé par Oerstedt, on a essayé la pipérine dans les fièvres paludéennes.

Domenicho Meli a traité avec succès 200 cas, Ludwig Frank, 126 cas de fièvre (dont 52 cas de fièvre tierce, 10 de fièvre quotidienne et 8 de fièvre quarte) avec le poivre ; Lucas, Leviseur, Wolff et Schacht rapportent aussi des effets favorables de ce mode de traitement.

La pipérine a réussi dans plusieurs cas de fièvre, surtout dans celles dites *algides*, dans les mains de Meli, Gardini, Chiapa, Cherpentier, Broekmüller, Greiner (dix-sept cas) et Wutzer (sept cas).

Aussi le professeur Ph. C. Hartmann (1), de Vienne, dans sa pharmacologie, s'exprime à l'égard du poivre et de son principe actif, en termes assez flatteurs :

« Hanc Piperis vim febri intermittenti renitentem medici recentiores quidam in casibus non paucis confirmatam, *nec ipsa China* multo inferius invenerunt Piper. »

. . . .

« Hanc nunc (scilicet *piperinam cristallisatam*) materiam ad granum unum aut duo pro dosi contra febrim intermittentem ea ratione adhibent, ut intermissionis unius spatio unus circiter ejusdem scrupulus consumatur, nec desunt, qui hoc præparatum *Chininæ sulphuricæ non tantum par, sed hac potius superius prædicant.* »

D'après Magendie, Dominique Meli aurait guéri à l'hôpital de Ravenne un grand nombre de fièvres avec la pipérine. Meli employait ce médicament à plus petite dose que le sulfate de quinine, et prétendait que l'action de la base du poivre était plus certaine et plus prompte que l'action de la quinine.

Le docteur Blom, d'Utrecht (Hollande), cité par Hüsemann-Hilger, a essayé la pipérine dans une série de cas de fièvre.

Cet auteur rapporte avoir eu beaucoup de succès de cette base chez les fièvreux d'un tempérament phlegmatique avec débilité générale et une digestion laborieuse; dans ces cas, la pipérine aurait été supérieure à la salicine et à la quinine et d'une réussite presque certaine dans les récidives. Dans les fièvres intermittentes, catarrhales et rhumatismales, il la trouve contre-indiquée; dans ces cas, elle paraît aggraver les symptômes dyspeptiques et produire les nausées et le vomissement.

---

(1) *Pharmacologia dynamica usui academico adcommodata.* Éd. alt., vol. II, 1829, p. 154.

Cependant la pipérine a aussi ses détracteurs. Richter, qui choisit la voie endermatique comme mode d'application, administra le remède à raison de 1 à 2 grammes; il compta cinq insuccès sur six cas.

Werneck et Radius la trouvent beaucoup inférieure en activité à la quinine.

De notre temps, on peut dire qu'elle est oubliée comme fébrifuge, quoique cet oubli nous paraisse peu mérité.

Les propriétés stimulantes et carminatives du poivre, incombant principalement à son principe actif, celui-ci se trouve naturellement indiqué dans les bradyspepsies. La pipérine jouit de qualités eupeptiques, favorise la sécrétion du suc gastrique et arrête ou prévient la fermentation putride des aliments.

Feu le professeur Kluyskens (1) rapporte avoir vu quelquefois que les nausées et les vomissements occasionnnés par atonie de l'estomac se dissipaient par une prise de poivre, avalée dans du vin.

Quelques auteurs ont cru remarquer que le poivre excitait la vie de l'appareil génital, et qu'il portait à l'acte vénérien. Il est reconnu que les poivres en général ont une action très échauffante, et qu'ils modifient favorablement le tégument génito-urinaire dans les phlegmasies des organes uro-poïétiques.

Magendie, le premier, a recommandé d'essayer la pipérine dans les blennorrhagies.

Müller, cité par Sobernheim, a donné le poivre à raison d'un scrupule quatre fois par jour, avec beaucoup de succès, dans les blennorhagies chroniques réfractaires.

M. Burggraeve préconise la pipérine dans les écoulements chroniques.

Werneck rapporte avoir eu des insuccès dans des cas traités par cet agent.

Pour notre compte, nous avons essayé la pipérine dans un cas d'uréthrite entré dans le stade chronique.

L'écoulement diminua notablement et changea de caractère bientôt. Au bout de trois semaines de traitement le malade était guéri. Nous lui avons donné la pipérine en pilules solubles au centigramme, dont le malade dut prendre deux pilules d'heure en heure.

(1) *Matière médicale pratique*, I, p. 314.

En résumé, nous croyons que la pipérine convient d'être essayée : 1° comme fébrifuge ; 2° comme eupeptique, et 3° comme anti-blennorrhagique.

MODES D'ADMINISTRATION ET DOSES.

Le granule dosimétrique est dosé au milligramme. Nous sommes d'avis que le dosage pourrait, sans inconvénient, être porté au centigramme.

La forme pilulaire est, après celle du granule, certainement la plus convenable, quoique au besoin on puisse donner le remède en poudres.

Comme fébrifuge dans un cas de fièvre intermittente, on devra l'administrer dans l'apyrexie à raison de quatre ou cinq granules au centigramme d'heure en heure, seul ou associé à la strychnine (arséniate), pour l'adulte.

Si la pipérine est indiquée comme eupeptique, deux à quatre granules au centigramme pourront être administrés un peu avant les principaux repas, avec recommandation au malade de les broyer entre les dents et de les avaler lentement.

Dans la blennorrhagie, nous pensons qu'il convient de donner des doses réfractées d'heure en heure, afin d'agir d'une manière continue sur la muqueuse des voies urinaires. Nous avons réussi dans le cas cité, en administrant 2 centigrammes de pipérine d'heure en heure jusqu'à concurrence de 30 centigrammes pour la journée.

Podophyllin.

Synonyme : Calomel végétal.

Le purgatif de ce nom se présente sous forme d'une masse amorphe et molle, jaunâtre ou de couleur brune tirant sur le gris, ou encore comme une poudre jaune.

On l'obtient en précipitant par l'eau l'extrait spiritueux du rhizome du podophylle pelté.

Le *Podophyllum peltatum* L (Mayapple), de la famille des Berberidées, est une plante herbacée, originaire de l'Amérique septentrionale, très commune aux États-Unis où elle croît dans les lieux humides.

La racine de cette plante est un peu plus grosse qu'une plume à écrire, elle possède une odeur faible et une saveur âcre.

Le podophyllin, appelé aussi *podophylline*, en lui donnant à tort une désinence rappelant celle des alcaloïdes, est loin d'être un principe simple, comme il ressort des analyses de Podwyssotski (1).

Il est insoluble dans l'eau, soluble dans l'alcool, moins soluble dans l'éther, parfaitement soluble dans l'ammoniaque et la soude caustique.

Les préparations du commerce sont très variables, tant en composition qu'en qualité ; ce fait s'explique par la variabilité dans les modes d'extraction exigés par les pharmacopées des différents pays, et par la richesse variable des racines en principes actifs.

Le podophyllin obtenu par le mode de préparation suivi aux États-Unis et en Angleterre serait un mélange de podophyllin pur et de chlorhydrate de berbérine.

Les études pharmacologiques de Podwyssotsky ont établi que la racine de podophylle, ainsi que la podophylline du commerce, contiennent : un acide gras cristallin, une huile verte (en abondance), une substance cristallisable (aiguilles jaunes) ayant les qualités de la quercetine (inactive), un acide résineux inactif : acide podophyllinique et deux matières très actives : la *podophyllotoxine* et le *picro-podophyllin*.

La podophyllotoxine se présente comme une poudre blanche amorphe, presque insoluble dans l'eau, soluble dans l'alcool, l'éther et le chloroforme, fondant à 115-120°. Les solutions présentent une réaction acide peu décidée.

Elle se dédouble, quand on la soumet à l'action d'alcalis caustiques, en picro-podophyllin et en acide podophyllinique.

Le *picro-podophyllin* peut être obtenu en grands cristaux prismatiques incolores ; il est insoluble dans l'eau, dans l'éther de pétrole et la benzine, soluble dans les huiles grasses et les solutions de savon, facilement soluble dans l'alcool bouillant, dans le chloroforme et l'éther acétique. Il se fond à 195-200°.

(1) *Archif. f. Exp. Path. u Pharm.*, 1880, Bd XIII, S. 29 ; relaté par Hüsemann-Hilger. — *Pharm. Zeitschr. f. Russland*, 1881, S. 140 ; relaté par Plugge.

ACTION PHYSIOLOGIQUE ET TOXIQUE.

Le podophyllin, administré à raison de 3 à 5 centigrammes, produit chez l'homme adulte un effet purgatif après huit à dix heures ; les selles sont d'une consistance molle et le plus souvent l'effet n'est pas suivi de constipation, comme on l'observe ordinairement après l'emploi de drastiques.

Une dose de 10 centigrammes détermine des coliques douleureuses et des selles fréquentes et liquides.

Des doses plus élevées donnent lieu à un état nauséeux, à des vomissements répétés de matières bilieuses, à des douleurs excessives dans le ventre, à des selles liquides d'abord féculentes, puis muqueuses et sanguinolentes, à des ténesmes douloureux.

Une débilité musculaire, des vertiges, une céphalalgie intense, enfin la prostration complète, avec algidité de la peau et petitesse du pouls, peuvent se présenter après l'ingestion de fortes doses.

Le docteur Lewin (1) rapporte un cas d'empoisonnement par le podophyllin, observé par Prentiss, de Philadelphie.

Un individu ayant ingéré par méprise 6 décigrammes de podophyllin, présenta, après deux heures déjà, les symptômes toxiques que nous venons de d'écrire, et tomba après huit heures dans un état de collapsus. L'auteur a omis de rapporter si le malade s'est rétabli ou s'il a succombé au poison.

D'après Webster, les personnes employées dans les officines américaines à la pulvérisation du podophyllin, souffriraient fréquemment de conjonctivite accompagnée de chémosis et de resserrement pupillaire.

Dans nos expérimentations personnelles, nous avons toujours observé que le contact du podophyllin pulvérisé avec la langue, produisait, en dehors de son âcreté, une sensation désagréable longtemps persistante à la langue, qui se communiqua à la muqueuse buccale entière et fut suivie d'une légère salivation.

Stille, qui a observé pareillement un ptyalisme après l'administration du podophyllin chez l'homme, attribue ce symptôme à la stimulation locale exercée par le médicament sur la muqueuse de la bouche ; aussi ce phénomène ne se présenta jamais quand

(1) *Lehrbuch der Toxicologie,* 1885, S. 351.

il eut donné le podophyllin sous forme pilulaire ou en capsules.

On attribue communément des propriétés cholagogues au
podophyllin.

Bennett (1), se basant sur les résultats obtenus d'expérimentations physiologiques, nie formellement que cette propriété
revienne au podophyllin.

Rutherford (2) se prononce différemment. Selon cet observateur, ce remède favorise au contraire énergiquement la sécrétion
biliaire du foie ; l'action cholagogue se montrerait d'une manière
plus décidée après des doses très légères, elle serait moins forte
après des doses purgatives.

Podwissotzki a trouvé à l'obduction d'animaux empoisonnés
par le podophyllin, la vésicule du fiel remplie jusqu'à se crever
et de la bile dans l'intestin. Selon cet auteur, il faut attribuer cet
état de réplétion, moins à une hypersécrétion de la bile qu'à des
difficultés qu'éprouve la vésicule biliaire à se vider, les conduits
biliaires étant rétrécis et comprimés par la tuméfaction de la
muqueuse duodénale.

L'auteur que nous venons de citer en dernier lieu a fait des
expérimentations très intéressantes sur les animaux avec la podophyllotoxine et le picro-podophyllin.

Voici en résumé les résultats de ses expériences.

La podophyllotoxine introduite dans l'estomac du chien et du
chat, détermine, après sept à huit heures, l'action de lécher, de
l'inquiétude, des vomissements énergiques et des exonérations
par le bas de masses d'abord molles et féculentes, bilieuses,
puis muqueuses et sanguinolentes ; quelquefois il observa une
salivation profuse.

Si le poison avait été injecté dans le tissu sous-cutané, il observait, après une heure et demie à deux heures, des troubles dans
la coordination des mouvements des extrémités postérieures, une
faiblesse croissante, phénomènes dont la gravité ne s'expliquait
guère par l'intensité des symptômes gastro-intestinaux, une fréquence extrême de la respiration, abaissement considérable de la
température, coma et mort précédée souvent de convulsions
cloniques.

(1) *Brit. med. Journ.*, May 8, 1869 ; relaté par Hüsemann-Hilger.
(2) *The Praectitioner*, Nov.-Dec. 1879 ; relaté par les mêmes.

A l'autopsie, faite immédiatement après la mort, l'action cardiaque continue encore ; la muqueuse de l'estomac est succulente, tuméfiée et parsemée de taches rouges ; la muqueuse intestinale est un peu hyperémiée, humectée et couverte de mucus et de cellules épithéliales décollées; dans l'intestin iliaque il se présente des pertes de substance (chez le chien) ; les intestins sont en état de contraction, le foie est petit, gorgé de sang et d'une coloration foncée, la vésicule du fiel est gorgée de bile.

Un ou deux milligrammes de podophyllotoxine sont suffisants pour tuer un chat.

Le *picro-podophyllin* détermine des phénomènes éméto-cathartiques chez le chat et le chien, quand il est administré à l'intérieur en *solution huileuse.*

Introduit sous la peau il n'est pas résorbé ; ingéré en substance à l'intérieur, la majeure partie du picro-podophyllin est éliminée par les fèces, une petite partie seulement est absorbée.

Il faut donner une dose de 3 décigrammes pour tuer un chat.

Il ressort de ces données que, pour l'emploi thérapeutique de ce remède ou de ses composants, il sera préférable de se servir de la *podophyllotoxine,* substance pure et facile à doser. Le *podophyllin* étant d'une composition inégale, ne vient qu'en second lieu. Enfin le *picro-podophyllin* n'étant pas ou presque pas absorbé, détermine des effets variables et exigera l'administration de quantités trop élevées pour produire la purgation; aussi son usage est-il réprouvable.

AGENTS SYNERGIQUES ET AUXILIAIRES.

Les purgatifs résineux : évonymine, iridine, leptandrine, et encore la quassine, la caféine, ont des propriété cholagogues et constituent ainsi des synergiques relatifs.

Les substances purgatives en général augmentent l'action cathartique du podophyllin et de la podophyllotoxine.

Les mydriatiques, hyosciamine, atropine, en tant que prévenant les épreintes douloureuses déterminées par le podophyllin chez les personnes sensibles et en levant le spasme qui souvent retarde ou empêche l'effet purgatif, sont des auxiliaires.

SUBSTANCES ANTAGONISTES INCOMPATIBLES.

Les alcalis rendent le podophyllin insoluble, ainsi ils constituent le meilleur contrepoison chimique.

La morphine, produisant la constipation, est contre-indiquée
lorsqu'il s'agit de faire purger par le podophyllin.

USAGES THÉRAPEUTIQUES.

Bruhn (1) a expérimenté sur une large échelle, avec la podophyllotoxine, sur les enfants. D'après ce clinicien, cet agent serait
le médicament le plus doux et le mieux approprié à déterminer
des selles normales chez les enfants nourris au biberon et ordinairement constipés, et chez les enfants constipés et fébricitants.

Nous nous sommes servi maintes fois, dans le même but, de
cette préparation chez nos petits malades, et devons avouer ne pas
connaître un purgatif mieux approprié et plus facilement maniable
que la podophyllotoxine.

Chez les personnes âgées elle purge tout aussi bien que le podophyllin, aussi aimerions-nous à la voir remplacer en thérapeutique cette substance composée.

Elles sont indiquées l'une et l'autre dans la constipation habituelle, occasionnée par la paresse de la tunique musculaire de
l'intestin, mais surtout dans les rétentions alvines accompagnées
ou causées par l'absence de bile et par défaut de sécrétion de la
muqueuse intestinale. Elles conviennent spécialement dans l'hyperémie passive du système de la veine porte, dans l'ictère catarrhal et paludéen.

« L'expérience clinique a entrevu et mis à contribution les propriétés cholagogues du podophyllin, fait remarquer Bartholow (2),
longtemps avant que la physiologie expérimentale eût constaté
l'existence de ces qualités ; aussi l'emploi de cet agent en médecine s'est-il bientôt généralisé.

Partant du fait que la résine du podophylle agit sur le foie, on
lui a attribué les mêmes propriétés altérantes qu'on reconnaît au
mercure.

(1) *Ueber die Verwendbarkeit der Podophyllins und Podophyllotoxins in der Kinderheilkunde.
Archif. f. Kinderh.* II, 6 u. 7.

(2) *Materia medica und Therapeutics,* 1885, p. 646.

Dès lors on lui prêta le nom de « calomel végétal » et on le prescrivait dans les états morbides justifiables de l'hydrargyre. Il est presque superflu de relever que ces théories sont mal basées et que le podophyllin ne possède aucune des propriétés qui distinguent le calomel, en dehors de l'action purgative. »

MODES D'ADMINISTATION ET DOSES.

La forme médicinale la seule convenable est celle du granule ou de la pilule soluble.

Bruhn préconise la solution spiritueuse de podophyllotoxine (14 décigr. : 14 grammes d'alcool); 30 gouttes de cette solution dans un verre de vin constitueraient la dose convenable pour l'adulte.

Nous désapprouvons la forme médicinale préférée par notre confrère, le pédiâtre de Lucerne. En effet, la saveur spéciale du médicament défend son contact avec la muqueuse buccale; et il n'y a aucune raison valable pour infliger ce tourment à son malade. Du reste, l'administration surannée d'un médicament par gouttes peut donner lieu à des erreurs trop grossières, pour que nous nous arrétions plus longtemps à en discuter la valeur.

Le podophyllin a été dosé au centigramme dans le granule dosimétrique.

Le médecin dosimètre qui se sert uniquement du podophyllin Chanteaud peut être assuré de l'excellence et de l'invariabilité de la préparation; il n'encourt pas le risque de prescrire un médicament tantôt énergique, tantôt inerte.

D'après le but qu'on se propose, savoir de faire purger ou bien de solliciter simplement l'action cholagogue du médicament, on fera prendre au malade, dans le premier cas, 3 à 5 granules le soir, au moment du coucher, en lui recommandant de faire le lendemain de bonne heure le lavage intestinal au Sedlitz; dans le second cas on répartira cette même dose pour la journée, soit un granule de trois heures en trois heures, qu'on associera, d'après les indications spéciales, avec les autres modificateurs médicamenteux.

La podophyllotoxine, que nous aimerions voir augmenter le nombre des médicaments officiels de la pharmacie dosimétrique, pourait être granulée au milligramme. L'effet purgatif est ordinairement obtenu avec une dose de 2 à 3 centigrammes pour l'adulte ; rarement il faut aller jusqu'à 5 et 6 centigrammes.

Pour l'enfant au-dessous d'un an, un demi milligramme suffit à produire l'effet purgatif. Pour les enfants plus âgés on augmentera cette dose avec prudence, en tâtonnant la sensibilité individuelle, et la portera à 1, 2, 5, jusqu'à 10 milligr. et au delà, s'il le faut.

Nous associons souvent la podophyllotoxine à la santonine, soit 1 milligr. de la première pour 1 centigr. de la seconde.

Une combinaison souvent usitée est celle de l'hyosciamine ou de l'atropine, à raison de 1 ou 2 granules, avec la dose purgative vespérale.

Q

Quassine.

Formule : $C^{40} H^{12} O^3$.

Synonymes : Quassine, Quassite, Bittérine.

Le bois et l'écorce d'un arbre de 3 à 5 mètres d'élévation, originaire de la Guyane et de la Jamaïque (Indes occidentales), *Quassia amara* L, *Picraena excelsa* Lindl. de la famille des Rutacées, tribu des Simarubées De Cand., ont été connus comme type de médicaments amers purs en Europe, dès 1714 d'après Firmin, depuis 1742 d'après Haller.

Ces données concordent peu avec la tradition selon laquelle Dahlberg — qui revint en 1760 de Surinam et rapporta de son voyage une branche fleurie de cet arbre à Linnée, — aurait appris à connaître les bons effets de ce végétal d'un nègre appelé Quassi ; d'où on aurait dérivé le nom de l'arbre.

D'après une analyse datant d'avant 1835 et faite par Trommsdorff, le bois et l'écorce contiennent :

1. L'amer de quassia, une substance amère neutre, de couleur

jaune-brunâtre, difficilement soluble dans l'eau, facilement dans l'esprit de vin.

2. Gomme.

3. Chlorure de potassium.

4. Sulfate, chlorhydrate et tartrate de chaux.

5. Huile essentielle, rappelant la saveur du quassia, obtenue à l'état cristallisé par Bennescheid.

Le principe amer de Trommsdorf est sans nul doute identique à celui que Thomson (1) est parvenu à séparer de la substance ligneuse et qu'il a nommé *quassin*.

Winckler (2), le premier, a réussi à isoler le principe amer à l'état cristallisé; il donna à cette substance le nom de quassine et lui attribua les caractères d'un alcaloïde.

Wiggers (3) nia l'existence de la base végétale de Winckler et obtint, selon lui, le véritable principe actif du quassia, une substance amère pure à l'état cristallisé, qu'il nomma *quassite*.

La quassite de Wiggers se présente sous forme de petits cristaux blancs opaques prismatiques. Elle est inodore, d'une saveur amère intense, fondant quand on l'expose à la chaleur, brûlant comme une résine à une température élevée, de réaction neutre, difficilement soluble dans l'eau, un peu mieux dans l'eau légèrement acide ou alcaline, peu soluble dans l'éther, parfaitement soluble dans l'alcool absolu. Sa formule est: $C^{20} H^{25} O^6$.

D'après les travaux récents d'Adrian et Moreaux (4), le quassia contient deux modifications de quassine, notamment la substance amorphe, moins active, plus parfaitement soluble dans l'éther, et la quassine cristallisée, très active. D'un kilogramme de bois de quassia de Surinam ils auraient obtenu 1,25 à 1,50 gr. de quassine. Le tannin précipite en blanc la quassine de sa solution aqueuse. L'acide azotique bouillant la transforme en acide oxalique.

Un médicament antitypique beaucoup usité en Italie sous le

(1) Comparez Kluyskens, *Mat. med. Prat.*, 1824, I, p. 281.

(2) *Buchner's Repertorium*, 1835, B^d 4; relaté par Sobernheim.

(3) *Annalen d. Pharmacie*, 1837, B^d 24; relaté par le même.

(4) *Repert. de Pharm.*, p. 246; relaté par Hüsemann-Hilger. — Société de Thérap. de Paris, 25 avril 1883; relaté par Lewin.

nom de « solfato di quassina », ne serait, d'après de Luca (1), qu'un mélange artificiel de différentes substances amères et de quelques matières inorganiques.

Quoique connu depuis longtemps déjà la quassine n'a guère été employée en médecine avant que M. Burggraeve l'eût vulgarisée.

ACTION PHYSIOLOGIQUE ET TOXIQUE.

L'action des petites doses de quassine, les seules employées en médecine, est celle des amers purs en général.

Voici le résumé des effets physiologiques déterminés par les médicaments de cette classe, sur le canal alimentaire, résumé que nous empruntons à M. Rabuteau (2) :

« Cette action s'exerce depuis la bouche jusqu'aux intestins.

Elle consiste en une augmentation de la sécrétion salivaire, laquelle est manifeste surtout pendant le temps qu'on perçoit la sensation d'amertume. La soif est modérée, même pendant les fortes chaleurs de l'été. Ce résultat peut s'expliquer par l'humectation des muqueuses buccales et pharyngienne sous l'influence des amers.

Pendant l'usage de ces médicaments, l'appétit est augmenté; mais, ce qu'on remarque surtout, c'est la fréquence du besoin d'aliments. Les digestions sont rapides, parce que le suc gastrique est sécrété sans doute en plus grande quantité. Bien que cette hypersécrétion n'ait pas été constatée dans des expériences directes, on peut l'admettre à cause de la sympathie qui existe entre les fonctions des glandes gastriques et salivaires.

On sait, en effet, que lorsque ces dernières fonctionnent davantage sous l'influence d'une substance sapide, ou d'une autre cause, le suc gastrique s'écoule en plus grande quantité, comme on peut le vérifier chez des chiens munis d'une fistule stomacale. Or, les amers favorisent la secrétion des glandes salivaires, ce qui les fait employer parfois uniquement dans le but de diminuer la sécheresse de la bouche et la soif chez les malades.

En somme, les amers augmentent l'appétit et favorisent la digestion. Mais lorsqu'ils sont introduits dans un estomac vide, à

______

(1) *Wiggers Jahresber.*, 1868, p. 436, relaté par Hüsemann-Hilger.
(2) *Traité Élément. de Thérapeut. et de Pharmacologie*, 4e édit., 1884, p. 485.

l'appétit, lorsqu'il n'est pas satisfait, succède bientôt une sensation de douleur, de défaillance, avec *régurgitations acides;* l'estomac, comme on dit, travaille dans le vide.

Les amers purs ne produisent jamais de dégoût ni de nausées. On a remarqué cependant que le simarouba, pris à des doses faibles, à celles de 5 à 10 grammes par jour, déterminait parfois, au début, quelques nausées dont il ne faut pas s'inquiéter, car elles disparaissent bientôt par l'usage. On sait d'ailleurs qu'à très haute dose, cette substance peut produire des vertiges et des vomissements. Cet effet tient à la présence d'une faible quantité d'huile volatile dans le simarouba; c'est pourquoi il serait possible de classer cette substance parmi les *amers aromatiques.*

Les selles deviennent plus régulières sous l'influence des amers purs. Ces médicaments font cesser la constipation, parce qu'ils déterminent un hypersécrétion intestinale analogue à celle qu'ils produisent dans les premières portions du tube digestif. Ils arrêtent même la diarrhée; mais il s'agit alors surtout de diarrhées dues à de mauvaises digestions, que les amers ont la propriété de modifier.

Pour ce qui est de l'action des amers sur la nutrition, on n'est pas en droit de leur attribuer une action puissante sur cette fonction. Leur rôle se borne à exciter indirectement la nutrition en activant la digestion.

A doses élevées, le quassia et ses préparations déterminent des troubles fonctionnels du côté des systèmes nerveux et musculaire.

Ainsi le docteur Sousa Refoios (1) observa, chez un chien de taille ordinaire auquel il avait injecté sous la peau du dos, en divers points, 1 à 2 grammes d'extrait alcoolique de quassia dissous dans le moins d'eau possible, un tremblement convulsif. La dose de 8 décigrammes produisit un effet analogue, mais moins accentué.

Le même auteur observa chez les grenouilles, tantôt des mouvements convulsifs, tantôt la résolution, soit avec l'extrait alcoolique, soit avec l'extrait aqueux.

D'après Härtel, cité par Sobernheim, l'application d'un grain d'extrait alcoolique de quassia sur des plaies de la cuisse, aurait

---

(1) *A medicacão tonica e sua interpretacão physiologica.* Diss. inaug. Coïmbre, 1879; cité par Rabuteau.

causé la mort chez deux lapins sur lesquels cet auteur avait expérimenté.

Kurtz observa la paralysie passagère des extrémités postérieures, après qu'il eut pratiqué le lavage d'une ulcération avec une infusion de bois de quassia, chez un animal.

Ce même phénomène a été observé par von Schroff, après qu'il eut introduit dans l'estomac d'un lapin 4 décigr. de quassine.

Une décoction de quassia tue les mouches (Wright) et les vers intestinaux. (Lewin) (1).

Hüsemann, expérimentant sur le chien, ne vit pas d'effet notable d'une administration à l'intérieur de 2 à 3 grammes de la quassine amorphe de Merck.

L'administration de quassia à doses élevées et longtemps continuées aurait déterminé chez l'homme l'amaurose (Kurtz), chez un autre l'amblyopie (Kraus). D'après Barbier, ce remède a causé chez des femmes très irritables des mouvements spasmodiques involontaires (Sobernheim).

L'application d'un lavement d'une infusion de quassia de 180 grammes comme anthelminthique, chez un enfant, détermina la pâleur du visage, la petitesse du pouls, la respiration sublime, la défaillance et le vomissement. Heureusement on a réussi, par l'administration opportune d'excitants énergiques, à combattre le collapsus et à sauver la vie du petit malade (Reckit) (2).

Dans ces derniers temps, le docteur Compardon (3) a fait des études sur la quassine et sur ses effets physiologiques et thérapeutiques, dont les résultats se résument dans ces conclusions :

1° La *quassine amorphe* et la *quassine cristallisée*, principes actifs du quassia amara et du quassia simarouba, ont sur l'homme en santé des effets physiologiques bien évidents et bien constatés.

2° A dose modérée, ce principe active et augmente la sécrétion des glandes salivaires, du foie, des reins et peut-être des glandes mammaires.

3° Il réveille l'action des fibres musculaires du tube digestif, de l'appareil uro-poïétique, du canal excréteur de la bile, augmente

<hr>

(1) *Lehrb. der Toxicologie*, 1885, S. 379.

(2) *The Lancet*, 1880, II, p. 260 ; cité par Lewin.

(3) *Paris médical*, 25 nov. 1882 ; *Bulletin gén. de Thérap.*, 15 nov. 1882 ; relaté dans le *Répert. de Médecine dosimétrique*, 1883, p. 17, par le docteur Burggraeve.

la sécrétion des muqueuses et facilite l'excrétion des sécrétions normales.

4° Chez l'homme malade, comme tonique amer pur, cette substance réveille l'appétit, reconstitue les forces, et grâce à son action sur les fibres musculaires de la vie végétative, facilite l'excrétion normale, rend la défécation plus facile et hâte l'expulsion des calculs rénaux et hépatiques.

5° Chez l'homme sain, ainsi que chez l'homme malade, la quassine détermine, à une certaine dose, une série d'effets toxiques qui rappellent l'action des poisons convulsivants (strychnine).

6° La quassine amorphe au-dessus de 15 centigrammes, et la quassine cristallisée au-dessus de 15 milligrammes, déterminent des symptômes d'intoxication tant locaux que généraux, caractérisés par des nausées, des vomissements, des déjections alvines, des vertiges, une agitation fébrile, des crampes, des convulsions, auxquels il faut remédier par le chloral à l'intérieur et le chloroforme à l'extérieur.

USAGES THÉRAPEUTIQUES. MODES D'ADMINISTRATION ET DOSES.

En dosimétrie l'emploi de la quassine se borne à stimuler la digestion et à favoriser la sécrétion et l'excrétion de la bile. Ainsi elle se trouve indiquée dans les digestions laborieuses et lentes, dans les dyspepsies stomacales et intestinales, dans tous les états morbides accompagnés d'un défaut de sécrétion biliaire, enfin dans le catarrhe intestinal chronique causé par la présence d'aliments mal digérés, dans les états lientériques.

Le granule dosimétrique au milligramme de quassine, enrobé d'argent, représente, sans le moindre doute, la forme médicinale la plus convenable pour l'administration d'un remède d'une amertume si prononcée.

Comme eupeptique, il est donné à raison d'un ou deux granules à l'enfant, de trois ou quatre granules à l'adulte, un peu avant les principaux repas.

M. Burggraeve aime à l'associer, aux mêmes doses, à l'arséniate de soude, et il faut avouer que cette combinaison est des plus heureuses. Les sels d'arsenic à doses minimes font ainsi double emploi ; ils aiguisent l'appétit, activent les fonctions digestives de l'estomac et agissent comme antiputrides. Voilà pour l'action directe, mais leur rôle ne s'arrête pas là ; du moment qu'ils sont entrés dans la circulation, ils exercent leurs propriétés modificatrices sur la nutrition en tonifiant les tissus et en parant à l'appauvrissement du sang, action éloignée qui, indirectement, contribue à guérir la dyspepsie.

Donné comme médicament cholagogue, on prescrit la quassine à doses filées, soit d'un ou deux granules d'heure en heure, soit seule, soit asssociée à la caféine, au podophyllin, aux résineux, évonymine, irine, leptandridine, au sulfate de soude.

Dans la lientérie, son meilleur auxiliaire est certainement le sulfate de magnésie à dose purgative, donné le matin à jeun, puis, d'après les indications, la naphthaline, le sous-nitrate de bismuth, la cotoïne, la strychnine, l'hyosciamine et autres.

Quinine.

Formule : $C^{20} H^{24} Az^2 O^2$.

L'alcaloïde de ce nom est un des principes actifs, et le plus fréquemment usité, de l'écorce, du tronc, des rameaux et du collet de divers arbres exotiques appartenant au genre quinquina (cinchona), de la famille des Rubiacées, originaires de l'Amérique méridionale et cultivées dans les Indes anglaises, à l'île de Java, à celles de Sainte-Hélène, de la Réunion, etc.

Les premiers arbres de quinquina ont été découverts dans l'Amérique méridionale, vers le quatrième degré de latitude sud, aux environs de Loxa ; on les a trouvés ensuite au nord de la ligne équinoxiale, aux Antilles et dans le royaume de la Nouvelle-Grenade. On en a découvert depuis dans d'autres contrées du Pérou, dans la province de la Paz, au Brésil, etc.

Pour récolter le quinquina, on enlève pendant la saison sèche, l'écorce du tronc et des branches de l'arbre qu'on fait alors sécher au soleil.

On ignore comment on a primitivement découvert les propriétés fébrifuges du quinquina. D'après Alexandre von Humboldt, les Péruviens, du temps qu'il visitait leur pays, n'avaient aucune connaissance des vertus de cette écorce ; il paraît néanmoins certain, d'après la tradition la plus ancienne, que les Indiens étaient depuis longtemps en possession de ce médicament célèbre, dont le simple hasard leur avait manifesté les vertus ; mais ils s'obstinèrent à ne point le révéler à leurs oppresseurs ; ce fut seulement en 1638 qu'un événement particulier fit apprécier les avantages de cette écorce.

Alors résidait à Lima un vice-roi du Pérou, Don Luis Géronimo Fernandez de Cabrera y Bobadilla, 4ᵉ comte *del Cinchon* ; son épouse, Ana de Ozorio, était en proie aux symptômes d'une fièvre intermittente, dont l'intensité n'avait pu être modérée par aucun moyen.

Le gouverneur espagnol de Loxa, Don Juan Lopez de Canizarès, qui aurait été guéri de la fièvre en 1630 par ce remède, dont les propriétés lui avaient été découvertes par un indien, proposa aussitôt cette poudre au médecin particulier de la comtesse : Don Juan Lopez de Vega.

L'administration du médicament arrêta merveilleusement les paroxysmes

Un succès si prononcé chez une personne d'un si haut rang, fit donner à ce nouveau remède le nom de poudre de Cinchona, et ne tarda pas à en répandre la réputation.

C'est cette dame et son médecin qui, à leur retour en Europe en 1640, semblent avoir fait connaître ce remède en Espagne.

Le remède connu sous le nom de « Polvo de la Condesa », fut distribué gratuitement par la comtesse aux malades pauvres dans les environs de son château. Le docteur de Vega, cependant, paraît avoir vendu à haut prix le fébrifuge ; ainsi à Séville il exigeait cent réaux pour une livre de poudre.

Au nom de poudre de la comtesse fut bientôt substitué celui de poudre des Jésuites (*polvo de los jesuitos*), *pulvis patrum, pulvis jesuiticus,* ou poudre du cardinal de Lugo.

En effet, les jésuites s'emparèrent de ce médicament et en envoyèrent une quantité au cardinal Joannes de Lugo, à Rome, qui distribua le remède gratuitement aux indigents fiévreux.

Bientôt la poudre du cardinal trouva son chemin en Belgique, à Bruxelles et Anvers, par l'intermède des pères jésuites et directement par importation.

Un Belge, « Michael Belga, » ayant fait un séjour de quelques années à Lima, l'introduisit dans sa patrie sous le nom de « *Pulvis Peruvianus* » ou « *Peruvianum febrifugum.* »

Mais quelle que fût l'importance du quinquina, il ne tarda pas à subir le sort de toutes les découvertes modernes ; des hommes aveuglés par l'amour-propre ou le préjugé, s'opposèrent à son introduction en matière médicale.

Pour répondre aux objections de quelques médecins espagnols qui blâmaient l'usage de cette écorce dans les maladies, Barba (1) publia un traité sur l'efficacité du quinquina dans la fièvre tierce.

Quarante ans après, en Angleterre comme en France, les incertitudes sur la manière d'administrer ce remède furent fixées.

Un nommé Robert Talbor (Tabor ou Talbot selon d'autres), apprenti apothicaire à Cambridge, puis exerçant la médecine à Essex d'abord, à Londres ensuite, esprit hardi et entreprenant, encouragé d'ailleurs par l'autorité puissante de Sydenham, assura les avantages du quinquina par un nouveau mode de préparation.

Nommé médecin particulier du roi Charles II et gratifié de titres de noblesse en 1678, il guérit avec son médicament, ce prince de la fièvre. L'année suivante il visitait l'Espagne et la France. Pendant son séjour dans ce dernier pays, il traita avec un succès complet le dauphin de France et quelques personnes d'importance, malades de la fièvre.

Louis XIV lui acheta son secret deux mille louis d'or et, outre qu'il accorda à son auteur une pension annuelle de deux mille livres, le créa chevalier.

En 1682, une année après la mort de Talbor (il mourut à l'âge de 40 ans), le secret fut divulgé sur l'ordre du roi par Nicolas de Blegny (1).

Le remède anglais était composé principalement d'une macération de poudre de quinquina dans le vin.

Depuis, l'emploi du quinquina s'est généralisé, non sans trouver encore beaucoup d'opposition.

———

Les écorces de quinquina renferment, outre les diverses sub-

(1) *Vera praxis de curatione tertianæ, etc.* Hispali 1642 ; cité par Kluyskens.
(2) *Le remède anglais, pour la guérison des fièvres.* In-12, Paris 1682 ; cité par Kluyskens.

stances qui existent habituellement dans les végétaux, telles que : cellulose, sucre, amylum, gomme, cire, graisse, essence, sels de chaux, de magnésie, d'alumine, de fer, etc., des *acides* et des *alcaloïdes*.

1° Acides :

a. Acide quinique.

b. Acide quino-tannique, également appelé *tannin du quinquina*, lequel se distingue du tannin de la noix de galle ou acide quercétannique, en ce qu'il précipite en vert les sels ferriques. Soumis à l'influence de l'air, il passe en s'oxydant à l'état d'une substance rouge-vermillon appelé : *rouge cinchonique*.

c. Acide chinovinique, produit de dédoublement du glycoside *chinovine*.

2° Alcaloïdes :

a. Quinine.
b. Quinidine.
c. Cinchonine.
d. Cinchonidine.
e. Alcaloïde amorphe : *Quinoïdine* (Sertürner).
f. Chinamine (Hesse).

L'*Aricine* et la *Cusconine* ajoutés par quelques auteurs à la liste des alcaloïdes du quinquina, sont des bases découvertes par Pelletier et Coriol, et par Leverköhn dans une écorce de Calisaya fausse, nommée *China de cusco vera*, par Wiggers (1).

Les écorces sont d'une richesse très variable en principes actifs.

L'effet thérapeutique obtenu par l'écorce du quinquina est dû principalement aux alcaloïdes qu'elle contient, effet modifié à son désavantage par le tannin qui entre dans sa composition.

Les alcaloïdes du quinquina sont doués tous de propriétés thérapeutiques analogues, quoique différentes en énergie et en effets accessoires.

La quinine surpasse en activité toutes les substances basiques du quinquina, et ne détermine qu'à un degré bien inférieur aux autres, des « accidents thérapeutiques ».

(1) Comparez Hüsemann-Hilger, *Die Pflanzenstoffe*, II, S. 1489.

Aussi, du moment que nous possédons dans la quinine une substance bien définie, toujours identique, présentant les pro priétés médicamenteuses de l'écorce, sans partager ses inconvénients, on peut se passer désormais en thérapeutique de l'emploi du quinquina et de ses autres principes actifs.

Déjà en 1792, une substance résineuse, différente des matières extractives ordinaires, a été isolée de l'écorce de quinquina par Fourcroy.

Duncan 1803, Vauquelin 1809, Gomez 1810 et Pfaff 1814, isolèrent successivement le principe actif à un état de plus grande pureté, mais ce ne fut qu'en 1820 que MM. Pelletier et Caventou obtinrent la quinine et la cinchonine chimiquement pures et cristallisables.

En 1827, le prix Monthyon de 10,000 francs leur fut décerné pour cette heureuse découverte.

La première application de la quinine en thérapeutique date de 1820. (Chomel et Double.)

La quinine est une substance blanche, amère, lévogyre, soluble dans 400 parties d'eau froide, 150 parties d'eau bouillante, 2 parties d'alcool bouillant et 60 parties d'éther froid, soluble aussi dans le chloroforme et les graisses.

Elle jouit de la propriété de présenter sous certains aspects une coloration bleu de ciel résultant du phénomène décrit par Stokes sous le nom de *fluorescence*.

La *quinine précipitée* (de ses solutions salines par l'ammoniaque) des officines, desséchée à l'air, contient une molécule d'eau, sur deux qu'elle renfermait lors de sa précipitation.

Cette base donne, avec l'acide sulfurique, deux sels importants : un sulfate neutre (sulfate bibasique) et un sulfate acide (bisulfate).

Le sulfate neutre de quinine $(C^{20} H^{24} Az^2 O^2) 2H^2S O^4 + 7 H^2 O^5$, se présente sous l'aspect d'aiguilles blanches, soyeuses et légères, d'une amertume considérable. Il se dissout dans 30 parties d'eau bouillante et dans 700 parties d'eau froide.

Le sulfate acide ou bisulfate de quinine : $C^{20} H^{24} Az^2 O^2, H^2 S O^4 + 7 H^2 O$, se distingue du sel précédent par sa réaction acide et par sa grande solubilité dans l'eau. Il est soluble dans 10,9 parties d'eau et dans 32 parties d'alcool.

En dehors du sulfate neutre de quinine, on emploie en dosi-

métrie les combinaisons salines de cette base avec l'acide hydro-
ferrocyanique (comparez page 383), l'acide arsénieux (voir à la
page 146), l'acide valérianique et l'acide salicylique.

ACTION PHYSIOLOGIQUE ET TOXIQUE.

La quinine introduite à petites doses et sous forme d'une combinaison facilement soluble dans l'estomac, favorise la digestion;
elle est rapidement résorbée et éliminée par les reins.

Prise par la bouche, son amertume considérable détermine
par voie réflexe une sécrétion plus abondante de salive et peut
causer le vomissement, chez des individus très sensibles.

Les doses massives de cet alcaloïde introduites par cette voie,
surtout quand on se sert de préparations difficilement solubles,
produisent la dyspepsie.

On peut retrouver la quinine en partie dans sa modification
amorphe dans les urines, septante-deux heures encore après
l'administration d'une préparation difficilement soluble.

Quoique cet agent soit éliminé principalement par les urines,
on a constaté sa présence dans presque toutes les sécrétions :
sueur, larmes, salive, lait ; on l'a trouvé aussi dans les fèces,
dans le sang même, et dans la sérosité des épanchements hydropiques.

L'absorption se fait le plus rapidement après l'injection sous-
cutanée, moins vite après l'emploi par la bouche ; elle se fait de
même assez rapidement après l'application sous forme de lavement dans l'intestin rectum. La quinine exige des conditions
exceptionnellement favorables pour être absorbée par la peau.

De petites doses fréquemment répétées, ou une dose massive
unique, déterminent assez souvent, et plus particulièrement chez
des sujets âgés, de l'irritation des reins et de la vessie.

Ces mêmes doses (1 gramme à 1.5 gramme en prises réfractées
à court intervalle, ou bien données d'un coup à l'adulte) administrées à l'intérieur ou bien injectées sous la peau, sont suivies
ordinairement de dureté de l'ouïe, de vertiges, de bourdonnements d'oreilles, de vomissements, de somnolence, de dépression
générale.

Si l'on continue les grandes doses de 1 gramme à petites
distances, ou bien si l'on administre d'emblée une dose énorme

(soit de 5 à 8 grammes à l'adulte), les troubles fonctionnels des organes de la vue et de l'ouïe vont en s'aggravant jusqu'à la cécité et la surdité complètes.

Les fonctions de l'ouïe se rétablissent lentement après quelques jours, celles de la vue tardent beaucoup plus à devenir normales.

On a observé en effet que la faculté de voir demandaït quelques mois pour sa restauration complète. Un examen institué à l'aide de l'ophthalmoscope permet de constater l'anémie des vaisseaux de la rétine. La pupille est insensible à la lumière; cependant l'œil ne perd pas la faculté de s'accommoder. (Grüning.)

Chez certaines personnes prédisposées on a remarqué, après l'emploi de doses relativement faibles de quinine, des éruptions sur la peau revêtant diverses formes : pétéchies, roséole, exanthème scarlatineux ou eczèma. On a remarqué d'ailleurs que les ouvriers travaillant dans les fabriques de quinine sont affectés souvent d'efflorescences vésiculeuses, pustuleuses, etc., principalement aux extrémités.

Sous l'influence de petites doses de quinine le pouls augmente en fréquence et la pression intra-vasculaire s'élève; le contraire s'observe après l'administration de doses élevées.

Les doses élevées déterminent ainsi un certain degré d'anémie du cerveau.

L'examen du tympan institué sur un homme soumis à l'action d'une grande dose de quinine par Weber-Liel, démontra que les vaisseaux étaient moins remplis de sang.

En portant les doses à des quantités excessives (10 à 15 grammes chez l'homme adulte), on peut tuer l'individu. La mort survient alors par paralysie du centre de la respiration; elle peut être retardée par l'institution de la respiration artificielle. Une dose suffisante peut déterminer la paralysie du cœur.

L'action de la quinine ne porte pas sur les fibres cardiaques du nerf pneumogastrique; aussi la scission de ce nerf avant ou après l'absorption de l'alcaloïde ne modifie en rien les phénomènes toxiques.

La respiration n'éprouve guère de modifications par l'emploi de doses thérapeutiques de quinine.

La diminution du volume de la rate sous l'influence de la quinine, démontrée expérimentalement par Piorry et Paget,

Magendie, Mosler et Landois, se produit aussi bien sous des conditions de santé qu'à l'état pathologique.

Mosler et Landois se sont assuré que cette action se produit indépendamment du système nerveux. Rabuteau croit qu'on peut expliquer ce fait par une excitation exercée par ce médicament sur les fibres lisses.

Une action analogue est exercée par la quinine sur l'utérus.

Monteverdi, le premier (1872), a démontré que la quinine exerce une action analogue à celle de l'ergot sur l'utérus de la femme en couches.

Chirone, Dupuis et Laborde ont réussi à faire avorter des animaux portant petits, par la quinine.

Chirone émet l'avis qu'il faut attribuer l'action spéciale sur l'utérus et sur la rate a une excitation des fibres musculaires lisses de ces organes; la quinine déterminerait un effet identique sur les tuniques musculaires des vaisseaux et des intestins, comme il ressort d'une augmentation du mouvement péristaltique et du rétrécissement du canal alimentaire, persistant encore quelque temps après la mort de l'animal en expérimentation.

Un abaissement de la température animale, par des doses suffisantes de quinine, peut être constaté sur l'individu sain, mais surtout sur le malade fiévreux.

Les phénomènes chimiques de la nutrition se ralentissent après les doses légères, mais surtout après les doses élevées de quinine.

La quinine est un poison violent pour les infusoires et les protozoaires; il n'y a guère que la strychnine et la morphine qui la surpassent en toxicité.

Il est probable que l'effet délétère exercé par cette substance sur les microzoaires et les microphytes n'est pas étranger à sa propriété inhibitoire de la fermentation alcoolique et putride.

Cette action toxique sur le protoplasme s'étend aussi sur les leucocythes. Il résulte des expérimentations de Binz et de Scharrenbroich, qu'une solution de chlorhydrate de quinine peut paralyser les mouvements amiboïdes des corpuscules blancs du sang dans une dilution de 1 : 3000 à 4000.

D'après ces auteurs, la quinine appliquée directement sur un tissu enflammé, ou bien injectée dans le sang, fait diminuer l'émigration des leucocythes. Cet agent n'attaque pas la forme

des globules rouges, mais il détruit leur faculté de transférer
l'oxygène actif aux substances oxydables.

Dernièrement, M. Pekelharing (1) a fait quelques expérimentations pour étudier l'influence des sels de quinine sur la paroi
vasculaire des tissus enflammés, qui lui permettent la conclusion
suivante :

Les solutions faibles des sels de quinine mises en contact
avec les vaisseaux d'un tissu enflammé, exercent une action
guérissante sur les parois de ces vaisseaux ; aussi la discontinuation de l'émigration des leucocythes sous ces conditions ne
doit pas nécessairement être attribué à une paralysie de ces
cellules, mais peut parfaitement s'expliquer par une diminution
en perméabilité des parois vasculaires. »

Voici la théorie pharmacodynamique de la quinine comme
elle se trouve énoncée dans le *Traité de pharmacologie* de
MM. Nothnagel et Rossbach (1).

Toutes les expérimentations qui ont été faites relativement à
l'action de la quinine sur les éléments organiques et les processus intimes du corps animal, notamment sur l'albumine
(Rossbach), sur la putréfaction et la fermentation (Binz et ses
élèves), sur les proto-organismes (Binz, Rossbach), sur la nutrition (Kerner, von Böck et Bauer), sur le sang (A. Schmid, Bonwetsch, Zuntz, Binz et Rossbach), prouvent l'existence d'une
action fondamentale de la quinine sur le protoplasme.

En effet, son contact et sa combinaison avec l'albumine des
cellules prêtent à celle-ci une puissance plus grande à résister à
l'action de l'oxygène : le procès d'oxydation et de décomposition
est rendu plus difficile.

On sait que la quinine peut *arrêter* la fermentation, tandis
qu'elle ne peut que *retarder* la dissociation des albuminates dans
l'organisme vivant ; toutefois cette différence n'est qu'apparente.

On peut, en effet, arrêter complètement la destruction de l'albumine par l'introduction de quantités très élevées de quinine dans
l'organisme, comme il ressort des expérimentations de Kern sur
sa propre personne. Des doses énormes de quinine produisirent

(1) *Maandblad voor Natuurwetenschappen.* 12ᵉ jaarg., nᵒ 7, 28 sept. 1885. — *Ned. Tydsch. v. Gen.*,
Afd. II, Blz. 74, 1885 : « Over den phijsischen grond van de diapédèse der witte bloëdlichaampjes
bij ontsteking. »
(3) *Handb. der Arzneimittellehre*, 5ᵉ Aufl. 1884, S. 636.

des phénomènes toxiques, mais simultanément l'excrétion d'azote atteignit un minimum.

Cette action fondamentale de la quinine n'est nullement en désaccord avec l'observation que l'alcaloïde du quinquina à doses légères, peut exciter une série de fonctions chez l'animal d'organisation supérieure ; attendu que toute dépression subite de la nutrition des cellules (par exemple une anémie subite) est suivie d'abord d'une excitation fonctionnelle de l'organe.

On est loin de s'accorder sur la manière d'interpréter l'abaissement du calorique sous l'influence de la quinine.

Comme cette diminution de la température se produit également chez les animaux fébricitants, qu'on a enveloppés d'une couche épaisse d'ouate ; comme on observe d'ailleurs que l'augmentation post-mortale de la température chez l'animal emmaillotté auquel on a sectionné la moelle cervicale — augmentation qu'il faut naturellement attribuer dans ce cas à la permanence de procès chimiques dans l'intimité des tissus produisant la chaleur — ne se produit pas ou presque pas, quand on lui a donné de la quinine pendant sa vie ; comme enfin, dans ce dernier cas, toute influence indirecte de la circulation ou du système nerveux est naturellement exclue par la mort, on est forcément conduit à attribuer l'action hypothermique de la quinine à une dépression des processus calorifiques dans l'organisme.

L'hypothèse d'une action spéciale de la quinine sur des centres nerveux, dépresseurs ou exagérateurs de la chaleur, nous semble, dans l'incertitude de l'existence de ces centres, au moins prématurée.

Des influences nerveuses peuvent tantôt entraver, tantôt favoriser cette action fondamentale.

La quinine stimulant d'abord les centres nerveux, un nombre beaucoup plus considérable de cellules (notamment de cellules musculaires) se trouve hyperactivé, et cette augmentation du travail musculaire (l'accélération du pouls, l'augmentation de la pression sanguine, la respiration plus rapide) devient cause d'une augmentation équivalente des échanges moléculaires et de la température.

Cet état de choses ne se maintient cependant qu'aussi longtemps que la quinine peut exercer simultanément son action sur un nombre plus restreint de territoires cellulaires.

On peut se figurer ainsi pourquoi la quinine ne fait pas ou presque pas baisser la température chez l'homme sain.

L'introduction d'une dose de quinine suffisante pour atteindre la partie majeure des cellules de l'organisme, modifie au contraire tellement une série de fonctions (nous nous bornerons à signaler l'abaissement de la pression sanguine et l'activité moindre du système musculaire causée par la narcose), que l'action fondamentale de l'alcaloïde sur les cellules paraît encore plus prononcée.

La propriété de réduire la température exagérée de la fièvre peut être attribuée, en dehors de l'influence nerveuse (abaissement de la pression sanguine, etc.) et de l'action directe de la quinine sur la cellule ou sur son protoplasme, à un troisième facteur, notamment à la faculté de détruire la cause fébrigène. Ainsi dans l'impaladisme la quinine exercerait cette action soit sur le proto-organisme émanant périodiquement, en générations nouvelles, de la rate et des organes lymphatiques, et déterminant chaque fois par excitation vasomotrice le syndrome fièvre, ou bien sur un principe toxique, chimique, qui détermine par accumulation du *stimulus*, des décharges nerveuses périodiques, une destruction forte de l'albumine organisée et une température élevée.

Il faut cependant que l'organisme de l'homme à l'état sain dispose de certaines forces suffisantes par elles-mêmes pour neutraliser un poison introduit; ainsi s'expliquent les guérisons spontanées de maladies miasmatiques et contagieuses plus ou moins graves. Si on ajoute comme auxiliaire à ces forces, l'influence d'un contre-poison circulant pendant des journées, on peut parfaitement concevoir que cet agent peut exercer son action antizymique en quantité beaucoup inférieure à celle exigée dans une cornue chimique. L'expérience pratique a démontré que, pour que cet effet se produise, l'action ne doit pas se restreindre à quelques minutes, mais se prolonger durant quelques heures. (Binz.)

Nous avons déjà eu l'occasion autre part de remarquer que ces hypothèses sont encore loin d'être démontrées scientifiquement; cependant nous n'en possédons pour le moment pas de meilleure.

L'acceptation du troisième facteur, c'est-à-dire la propriété hypothétique attribuée à la quinine de pouvoir détruire la cause fébrigène, permet d'expliquer deux faits très obscurs.

D'abord elle explique pourquoi la quinine ne déprime le calorique que chez les fiévreux, et puis elle nous dit pourquoi l'action hypothermique est plus prononcée dans certaines fièvres que dans d'autres.

La cause de la fièvre peut être très différente; la quinine peut paralyser quelques-unes d'elles et être impuissante contre les autres.

Ainsi le microbe de la fièvre à rechutes, le spirochaete d'Obermeier, résiste à des solutions de quinine inférieures à 5 p. °/₀₀, (Engel) au phénol, au caméléon minéral, lorsque les sels solubles de mercure en solution faible (1 : 3000 à 4000) le détruisent et que la glycérine lui est nuisible. Nous savons que l'expérience clinique démontre l'impuissance de la quinine contre cet état morbide; aussi est-il permis de rapprocher ces deux faits et d'y voir plus qu'une simple coïncidence.

Le contraire s'observe pour le poison paludéen, sur lequel la quinine agit avec énergie, pour le poison typhique contre lequel elle est moins puissante. Cette hypothèse nous expliquerait pourquoi la quinine ne guérit pas le rhumatisme articulaire, alors que l'acide salicylique réussit; elle donnerait en outre la solution du problème : pourquoi il faut les grandes doses de l'alcaloïde dans certaines maladies pour faire baisser la température, lorsque cet effet peut être obtenu par des doses moyennes dans d'autres.

Il va sans dire que l'abaissement du calorique produit des effets secondaires, qu'on ne saurait attribuer qu'en partie à l'action de la quinine.

Ainsi une diminution de la fréquence du pouls se présente constamment, quelle que soit la cause de l'hypothermie (bains froids, etc.); aussi n'est-il pas besoin d'invoquer ici une action directe de la quinine sur le cœur.

La réduction de la température fébrile est de même suffisante pour produire un soulagement prononcé, à chasser la stupeur ou le délire des typhiques, à relever l'appétit, à favoriser la sécrétion des sucs digestifs, partant à améliorer la digestion et la nutrition. Tout cela peut résulter simplement de ce que les cellules de l'organisme fonctionnent à la température normale, et sans qu'il soit besoin d'attribuer ces effets à une influence directe de la quinine sur les cellules cérébrales, sur les glandes à pepsine, etc.

On peut résumer ainsi les actions de la quinine :

L'alcaloïde principal du quinquina est un agent narcotique, antizymotique et fébrifuge.

Il n'exerce cependant ses effets narcotiques qu'à des doses relativement élevées (quand même on le compare à d'autres alcaloïdes, morphine, etc.); aussi ne l'emploie-t-on jamais dans ce but.

Il est très probable (comme il ressort du reste de l'analogie en action fondamentale) que les alcaloïdes à action narcotique plus énergique, sont doués — du moment qu'on les administre à très grandes doses — de propriétés antizymotiques et fébrifuges tout aussi bien que la quinine; toutefois ces propriétés ne se manifestent que lorsqu'on dépasse des doses qui paralyseraient le système nerveux et tueraient l'individu.

Ainsi la quinine n'est utilisable que parce qu'elle agit avec énergie sur la nutrition et sur la température, à des doses relativement faibles, non dangereuses pour les animaux supérieurs.

Elle ne peut fortifier l'organisme que d'une manière indirecte et relative; aussi la quinine ne fait que traverser l'organisme sans être modifiée. Le corps n'obtient des forces que par la décomposition de combinaisons chimiques dans l'organisme (notamment des aliments, des médicaments histogéniques; huile de foie de morue, etc).

Encore ne peut-on pas attribuer à la quinine une action fortifiante indirecte chez l'homme sain, ainsi en stimulant l'appétit ou la digestion. Elle nuit en effet plutôt à ces fonctions et produit des nausées. En conséquence l'apport de nourriture diminue et il y a une plus grande déperdition de forces. Administrée à doses élevées, la quinine exerce une action déprimante sur l'énergie cardiaque et sur la pression intravasculaire, et détermine une série de phénomènes toxiques et désagréables, ce qui nous porte à stigmatiser cet agent comme débilitant de l'organisme sain, plutôt que de lui prêter une action fortifiante.

Elle agit tout autrement sur l'organisme malade. Elle est douée alors des qualités d'agent fortifiant et d'agent d'épargne; d'abord en relevant l'appétit et en améliorant la digestion, du moment qu'elle a réduit la température fébrile, et puis en diminuant l'usure de l'albumine et la déperdition des forces, en retardant l'extravasion dans les maladies d'épuisement. Elle sait, en effet, prolonger la vie, alors que l'organisme, par privation d'aliments (à cause de l'anorexie), ne sait plus compenser les pertes exagérées par l'état fébrile.

C'est dans ce sens que l'action de la quinine a beaucoup d'analogie avec celle de l'alcool. » (Nothnagel et Rossbach.)

AGENTS SYNERGIQUES ET AUXILIAIRES.

Comme antizymotiques, il convient de nommer en premier lieu les arséniates, les salicylates ; comme antipyrétiques, l'aconitine, la vératrine, la digitaline, auxquels on peut ajouter les antithermiques préconisés par l'école officielle : antipyrine, kairine, thalline, acide salicylique, et autres.

La quinine trouve son meilleur auxiliaire dans la strychnine (pour les adultes), dans la brucine (pour les enfants en bas âge), qui décuplent ses propriétés fébrifuges et excito-motrices ; on lui associe quelquefois une légère dose de morphine, afin de favoriser son effet fébrifuge chez les personnes très irritables.

SUBSTANCES INCOMPATIBLES.

L'acide tannique, les préparations de l'iode, forment des combinaisons insolubles avec la quinine ; les alcalis, les carbonates alcalins et les terres alcalines, ayant la propriété de précipiter la quinine de ses solutions, ne devront pas être administrés concurremment avec l'alcaloïde du quinquina.

USAGES THÉRAPEUTIQUES. — MODES D'ADMINISTRATION ET DOSES.

Déterminons maintenant dans quels cas morbides la quinine est nettement indiquée :

1. Il convient de nommer, en premier lieu, la fièvre paludéenne intermittente.

La quinine constitue sans nul doute dans les cas de fièvre palustre, soit simple, soit pernicieuse, le remède le plus sûr et le moins dangereux.

L'école dosimétrique oppose à ces fièvres la quinine, tout comme le fait l'école officielle, mais elle suit un mode d'emploi différent.

D'abord elle proscrit les doses massives, soit, 5 décigr. à
1 gramme et plus, données en une seule fois un peu avant l'accès.
Il est vrai qu'on réussit souvent de cette manière à prévenir l'attaque, mais il n'est pas moins vrai que souvent l'estomac rejette
le médicamment et que, si le remède est absorbé, il donne lieu à
des accidents thérapeutiques désagréables.

Le médecin dosimètre se conduit différemment, d'après le cas
spécial qui se présente.

Appelé en plein accès de fièvre, nous supposons que l'individu
vienne de tomber malade, et que la fièvre a débuté avec un stade
de froid, il instituera d'abord la médication défervescente par
l'aconitine, la digitaline, la vératrine et la strychnine, puis quand
le calorique et le pouls seront devenus normaux, il donnera la
quinine (sulfate, valérianate au centigramme; arséniate, hydro-
ferro-cyanate au milligramme), à raison d'un à cinq granules
(suivant l'âge du malade), de demi-heure en demi-heure, ou
d'heure en heure (d'après l'âge, la violence de l'accès passé et la
gravité de l'épidémie), qu'il associera à un ou deux granules de
strychnine (pour l'adulte ou les enfants plus âgés), à un à cinq
granules de brucine (pour l'enfant très jeune).

Cette médication sera continuée jusqu'au lendemain, environ à la même heure où la fièvre a débuté, ou jusqu'à l'accès
suivant, si celui-ci se présente avant ce temps.

Un nouvel accès se présente-t-il, on donne la strychnine ou la
brucine seules, à raison d'un ou deux granules de demi-heure en
demi-heure, durant le stade de froid, puis le trio défervescent
aussitôt que la chaleur est là, et ainsi de suite.

Maintenant on peut avoir affaire à une fièvre tierce, quarte, etc.
Or, le deuxième accès nous éclairera là-dessus, et on prendra
ses mesures, de sorte qu'un troisième accès soit coupé.

On n'a qu'à prolonger dans ce cas la médication par la quinine
et la strychnine d'heure en heure, pendant deux ou trois jours et
nuits pour aller sûrement, ou bien on commence à instituer le
traitement par la quinine et la strychnine, six à sept heures
avant le nouvel accès, en administrant les granules de demi en
demi-heure.

Les jours libres on aura soin de faire prendre à grandes distances (toutes les deux ou trois heures), un à trois granules des
arséniates de quinine et de strychnine à l'adulte, et aux enfants

âgés, un ou deux granules d'arséniate de quinine et deux à quatre de brucine pour la journée à l'enfant en bas âge.

Dans les doses que nous venons d'indiquer, il n'y a rien d'absolu : le médecin les diminuera ou les augmentera suivant les indications spéciales qui se présentent. La pharmacie dosimétrique lui donne de même un choix de préparations de quinine : salicylate, sulfate, valérianate, hydro-ferro-cyanate et arséniate, qu'il pourra administrer soit seules, soit combinées entre elles, ou associées aux alcaloïdes de la noix vomique.

Pour juger de la valeur de l'hydro-ferro-cyanate de quinine, nous renvoyons à l'article concernant cette préparation.

2. La physconie de la rate et l'hydropisie, phénomènes de l'impaludisme, sont aussi justifiables de la quinine. Cependant ce n'est pas à la quinine seule que le dosimètre s'adresse dans ces cas.

Il s'agit en effet de combattre ici plusieurs symptômes nés d'une même cause, mais qui demandent toutefois un traitement approprié. A l'anémie on opposera le fer ; à l'inappétence et à la dyspepsie, la quassine ; à l'atonie générale de l'organisme la strychnine ; à l'hydropisie la digitaline ; voilà pour la variante du traitement. La cause, la cachexie paludéenne, sera combattue avec la quinine et l'arsenic.

En somme, on donnera les arséniates de strychnine, de fer, de quinine, de soude à raison de cinq à dix granules de chacun d'eux pour la journée, la quassine (deux à quatre granules) avant les principaux repas, et la digitaline d'après l'indication, un ou deux granules d'heure en heure ou de demi-heure en demi-heure, jusqu'à ce que les urines coulent en abondance.

3. Dans les névralgies et les névroses intermittentes, la quinine réussit souvent à couper les accès.

C'est surtout à l'hydro-ferro-cyanate, au valérianate et à l'arséniate de quinine qu'on s'adressera. On donnera un de ces sels (un à dix granules d'hydro-ferro-cyanate, deux à quatre de valérianate ou de l'arséniate pour l'adulte) de demi-heure en demi-heure ou d'heure en heure dans les intervalles des accès, le plus souvent combinés à la strychnine (arséniate).

Pendant l'accès on donne, d'après la cause probable ou d'après les symptômes concomittants : l'aconitine, la caféine, la morphine, l'hyosciamine, la strychnine, la gelsémine, le croton-chloral, le cyanure de zinc, soit seuls ou en combinaisons différentes.

4. Contre les névralgies et les névroses non typiques, la quinine a été fréquemment administrée. L'expérience, cependant, a démontré qu'elle n'a pas dans ces états morbides les mêmes avantages qu'elle possède contre les névralgies périodiques.

5. En médecine ordinaire on fait un usage très fréquent de la quinine comme agent antipyrétique, dans la plupart des maladies fébriles; ainsi la prescrit-on dans le but de réduire le calorique exagéré et la trop grande fréquence du pouls dans la fièvre typhoïde, les fièvres éruptives, la pneumonie, la pyémie, la fièvre hectique et puerpérale, etc., soit seule, à hautes doses, soit concurremment avec les bains froids. L'acide salicylique lui est préféré dans le rhumatisme articulaire aigu; l'antipyrine semble lui faire concurrence dans la fièvre des tuberculeux.

La dosimétrie est sobre dans l'emploi de la quinine dans ces cas. Elle s'en sert plutôt comme auxiliaire des antipyrétiques plus énergiques : vératrine, aconitine, digitaline, et ne l'associe à ces agents qu'à petites doses.

6. L'alcaloïde du quinquina est plus sérieusement indiqué dans les inflammations et les phlegmasies aiguës, accompagnées ou non de fièvre.

Dans la pneumonie, la pleurite, la bronchite aiguës, etc., tout comme dans les ophthalmies, les angines, l'otite, etc., la quinine est indiquée comme antiphlogistique. La physiologie expérimentale a démontré, notamment : que l'alcaloïde du quinquina agit sur le protoplasme, sur les leucocythes (Binz), sur la paroi vasculaire (Pekelharing). Ses propriétés antiphlogistiques ont été depuis longtemps entrevues et appliquées par la clinique.

A doses réduites et souvent répétées (de sorte qu'une solution faible de l'alcaloïde baigne constamment les tissus malades) la quinine doit être administrée dans toute phlegmasie ou inflammation aiguë. On augmentera son énergie d'action en lui associant la strychnine (surtout l'arséniate), tandis qu'en même temps les alcaloïdes défervescents : vératrine, aconitine, digitaline (antipyrétiques et antiphlogistiques à la fois) seront ajoutés aux agents précédents, pour combattre à la fois et la cause et l'effet.

7. Nous avons administré souvent avec succès la quinine à petites doses fractionnées dans les hémorrhagies : des bronches, des poumons, des intestins, de l'utérus, combinée à l'arsenic, à la strychnine, quelquefois à l'ergotine, et, dans les derniers temps, à l'hydrastine.

8. La quinine, d'un usage fréquent comme tonique en médecine ordinaire, est remplacée en dosimétrie par la strychnine et la brucine.

Les alcaloïdes de la noix vomique, incitants du système nerveux central, impriment de l'énergie à toutes les grandes fonctions et constituent ainsi les toniques par excellence.

—

La pharmacie dosimétrique nous présente les combinaisons de quinine suivantes :

1. Arséniate de quinine, à 1 milligramme.
2. Hydro-ferro-cyanate de quinine, à 1 milligramme.
3. Salicylate de quinine, à 1 centigramme.
4. Sulfate de quinine, à 1 centigramme.
5. Valérianate de quinine, à 1 centigramme.

Tout en avouant que ces préparations et ces dosages sont pleinement suffisants pour l'usage thérapeutique, nous aimons à observer que la dosimétrie n'entend nullement exclure les autres combinaisons salines de l'alcaloïde : bisulfate, chlorhydrate, bromhydrate, bibromhydrate, quinate, phénate, même tannate de quinine.

Le bisulfate et le chlorhydrate de quinine conviennent particulièrement pour l'usage hypodermique, mode d'administration réservé pour les occasions de danger imminent, ou pour les cas où on ne réussit pas à introduire le médicament par la voie ordinaire. Ainsi dans les fièvres pernicieuses, dans lesquelles un second accès peut menacer la vie, chez les enfants récalcitrants, etc.

Voici quelques formules pouvant servir dans ces cas :

1. Pr. Sulfate acide de quinine . . . . . . 1 gramme.
   « Équivalent à 0.590 de quinine pure. »
  Glycérine pure . . . . 3 à 10 grammes.
  Chauffez et dissolvez.

2. Pr. Chlorhydrate de quinine . . . . 1 gramme.
   « Équivalent à 0.836 de quinine pure. »
  Glycérine pure . . . . 6 —
  Dissolvez.

3. Pr. Chlorhydrate de quinine (amorphe) . . . }
     Eau distillée . . . . } Parties égales.

Préconisée par Kerner (1).

Nous nous abstiendrons de fixer des doses pour l'application sous-cutanée ; le praticien les choisira pour chaque cas spécial.

Pour notre compte, nous avons réussi souvent à prévenir un accès de fièvre intermittente chez des enfants de trois à quatre ans, en lui injectant sous la peau de la cuisse le contenu d'une seringue de Pravaz de la première prescription (la solution de 1:10).

Les piqûres étaient peu douloureuses ; elles donnaient lieu cependant à des indurations demandant quelquefois deux à quatre semaines pour disparaître.

Le chlorhydrate de quinine amorphe, injecté à raison d'une ou deux seringues, deux ou trois heures avant l'accès, chez l'adulte, nous a de même donné des résultats favorables.

Une bonne préparation, que nous administrons souvent avec un succès excellent aux enfants malades de fièvre paludéenne, est le tannate de quinine.

Cette substance se distingue avantageusement des autres sels de quinine, étant insipide, du moins nullement amère.

Cependant le tannate de quinine du commerce est loin d'être un composé invariable. Ainsi il y a des préparations qui ne renferment que 7.4 p. %, de quinine et sont mélangées de tannate de cinchonidine et de quinidine, d'autres qui présentent jusqu'à 22.72 p. %, enfin les plus riches (et chimiquement pures) contiennent 31.27 % de quinine pure. Il est tout naturel que les effets obtenus seront proportionnels à la pureté de la préparation.

Administré sous forme de poudre à raison de 3 à 10 centigrammes, d'heure en heure, pendant l'apyrexie, le tannate est parfaitement supporté et réussit souvent à prévenir les accès. Il convient à double titre dans les fièvres accompagnées de diarrhée.

(1) Comparez Eulenberg, *Subcutane Arznei-Application*, dans *Handb. d. Allgem. Therapie*, B^d I, Th. 3. S. 88.

S

Salicylique (Acide).

Synonyme : Acide orthohydroxybenzoïque.

Formule : $C^6 H^4 (OH). CO. OH.$

En 1839, MM. Piria et Ettling ont obtenu l'acide salicylique par oxydation de l'acide salicyleux ; MM. Löwig et Weidmann annoncèrent, l'année d'après, la présence de cet acide dans les fleurs de *Spiraea Ulmaria* L.

Cahours en 1840, a démontré alors l'identité de l'essence de *Gaulthéria procumbens* L (famille des Ericacées) avec le salicylate de méthyle, qui, d'après F. S. Winckler, forme la partie principale de l'essence d'une autre Ericacée, la *Monotropa hypopitys* L.

Köhler a trouvé que l'éther salicyl-méthylique fait partie de l'essence de *Gaulthéria punctata* et *leucocarpa,* et Broughton constata la présence de cet éther composé dans l'*Andromeda Leschenaulti.*

De l'acide salicylique libre se trouve dans le genre *Viola.* D'après Pottigreu, l'essence de *Betula lenta* serait de l'éther salicyl-méthylique pur.

Le procédé suivi actuellement pour obtenir en grand l'acide salicylique est celui de Kolbe.

On introduit du phénate de sodium parfaitement sec dans une cornue tubulée où l'on fait passer un courant de gaz carbonique séché.

On chauffe jusqu'à 220° et 230°. Il se dégage une certaine quantité de phénol, et il reste du salicylate de sodium que l'on dissout dans l'eau et qu'on traite par l'acide chlorhydrique. Il se forme un abondant précipité d'acide salicylique que l'on purifie par cristallisations successives.

L'acide salicylique se présente sous forme d'aiguilles cristallines blanches ou comme une poudre cristalline. Il est inodore, d'une saveur d'abord doucâtre puis légèrement acide et acerbe. Exposé à une température très élevée en présence de la chaux ou de la baryte anhydre, il se décompose en phénol et en acide carbonique. Chauffé lentement il se fond à 158° et est sublimable sans décomposition à une température plus élevée.

Il est soluble dans 1087 (Kolbe), 1050 à 1150 (Ost), 1800 (Rabuteau), 538 (Hüsemann) parties d'eau froide, facilement dans l'eau bouillante (20 parties), dans l'alcool, l'éther et le chloroforme.

Traité par l'amalgame de sodium, au contact de l'eau, c'est-à-dire par l'hydrogène naissant, il donne de l'hydrure de salicyle.

Les combinaisons salines de cet acide, usitées en dosimétrie, sont les :

1. Salicylate d'ammoniaque.
2. Salicylate d'antimoine, (récemment introduit en thérapeutique par le docteur Lamy).
3. Salicylate de fer.
4. — de lithine.
5. — de quinine.
6. — de soude.

L'une des propriétés les plus importantes de l'acide salicylique et des salicylates, c'est de donner une coloration violette magnifique avec le perchlorure de fer. Cette réaction, qui n'est point caractéristique de l'acide salicylique ni des salicylates, est néanmoins très importante et très sensible.

Elle permet de reconnaître dans l'eau pure la présence de 1 millionnième de cet acide. (Rabuteau.)

ACTION PHYSIOLOGIQUE ET TOXIQUE.

L'acide salicylique est un antifermentescible et un antiseptique. En solution concentrée il fait coaguler l'albumine.

Le salicylate de soude est un antiseptique moins puissant, il n'exerce principalement ses fonctions que sous des conditions qui mettent son acide en liberté.

D'après Kolbe et autres, l'acide salicylique prévient et retarde la fermentation alcoolique, amygdalique, sinapisique, lactique, etc., la putréfaction des matières azotées de l'urine, etc. La formation de moisissures sur ces liquides est empêchée par une solution à 1 : 1000.

En plaçant sous le microscope une goutte d'un liquide d'origine animale en putréfaction (jus de viande, foie écrasé, etc.) et en y ajoutant une goutte d'acide salicylique, on constate que les mouvements des infusoires, des bactéries et de tous les organismes de la putréfaction diminuent et que ces organismes sont frappés de mort.

L'albumine des infusoires se coagule et leur membrane se déchire. (Burggraeve.)

D'après Schaer, l'acide salicylique n'agit que faiblement sur la ptyaline et la diastase.

Suivant J. Mueller, cet acide exercerait une influence antifermentescible de dix à vingt fois plus énergique que le phénol sur la ptyaline, la pepsine, le glycogène.

L'expérimentation physiologique et clinique a cependant démontré qu'à petites doses l'acide salicylique, loin d'empêcher la digestion chez l'homme, favorise cette fonction. (Burggraeve, G. Sée.)

Appliqué en substance sur la peau et les muqueuses, l'acide salicylique détermine des effets styptiques (tâches blanches de la muqueuse). Quand on s'en sert pour les pansements on a les mains comme brûlées, rugueuses. L'inhalation de l'acide pulvérisé provoque des éternuements.

Wolffberg et Ziemssen ont observé une pharyngite hémorrhagique accompagnée de déglutition difficile et de brûlure à la gorge après l'ingestion de 2.5 grammes d'acide salicylique en poudre. Wolffberg a encore constaté des érosions et des ulcérations de la muqueuse stomacale chez des malades qui avaient employé pendant quelque temps de l'acide salicylique.

Les sels d'acide salicylique sont loin d'irriter à ce point les muqueuses.

L'absorption de l'acide salicylique se fait par toutes les muqueuses et par voie sous-cutanée (Kolbe); d'après Drasche, la solution alcoolique appliquée sur la peau serait résorbée par l'épiderme.

L'action directe d'une solution d'acide salicylique (5 : 100) sur le sang est celle de produire une coagulation de couleur terreuse qui se durcit en quelques heures. Après l'addition d'une solution moins forte, Cotton observa que les leucocythes présentent des contours doubles, que les corpuscules rouges s'arrondissent et que l'hémaglobine se change en hématine.

Entré dans la circulation, l'acide salicylique passe à l'état de salicylate alcalin sans se combiner avec l'albumine.

Binz est d'avis que, sous l'influence de l'acide carbonique du sang, l'acide salicylique devient de nouveau libre ; il en serait du moins ainsi chez l'individu à l'état fébrile.

L'élimination se fait en partie par la salive, les sueurs, le mucus, mais principalement par les urines.

On le retrouve dans les urines en partie libre (d'après Féser et Friedberger 63 p. °/₀ de l'acide ingéré fut retrouvé à l'état de sel dans l'urine du chien), en partie sous forme d'acide salicylurique, ou bien combiné à l'acide sulfurique.

L'urine change de couleur après l'emploi de ce médicament et présente l'aspect brun-verdâtre.

Les effets généraux de l'acide salicylique ingéré à doses très réduites (1 à 5 centigrammes), à petites distances, par l'homme à l'état de santé, sont nuls, si toutefois il est pris en solution aqueuse ou sous forme de granules. Il faut aller au delà de 1 gramme chez les personnes très sensibles, au delà de 2 à 5 grammes dans les cas ordinaires, pour observer des phénomènes propres à l'action de cet agent. Le salicylate de soude peut être pris à des doses relativement plus élevées pour déterminer les mêmes effets.

Ces effets ressemblent beaucoup à ceux provoqués par la quinine : bourdonnements d'oreille, troubles de la vue, hallucinations, vertiges, allant jusqu'au délire.

Buss, expérimentant avec l'acide salicylique, observa après des doses de 4 grammes : congestion du cerveau, chaleur générale, sueurs, diminution de l'acuité de la vue et de l'ouïe et, régulièrement deux heures après l'ingestion de l'acide, des bourdonnements d'oreilles persistant pendant six heures.

Rarement il vit se produire des nausées. La température n'était pas modifiée, la fréquence du pouls restait normale ; il ne se présentait pas des phénomènes narcotiques.

Riess opérant sur l'homme sain avec le salicylate de soude, observa les mêmes symptômes et une diminution de la température de 0.9° c. Les doses employées par cet auteur étaient très élevées, notamment jusqu'à 2 1/2 grammes de l'acide chez l'enfant de 6 à 12 ans, et jusqu'à 5 grammes de l'acide chez l'adulte.

D'autres ont vu se produire des spasmes cloniques, de l'urticaire et un érythème.

Goltdammer observa chez un diabétique, sous l'usage prolongé d'une dose énorme, savoir de 15 grammes pour la journée, un état de dépression psychique accompagné de céphalée grave et d'hébètement et des troubles de la motricité.

Une dose de 5 grammes provoquait chez quelques sujets un état de collapsus plus ou moins grave.

Lürmann rapporte des symptômes d'irritation rénale (albuminurie et ascite) se produisant après l'administration de 4 grammes d'acide.

H. Köhler a démontré que l'acide salicylique et le salicylate de soude introduits chez les animaux sains (lapins, chiens), font retarder la respiration (en diminuant l'irritabilité des fibres pulmonales du nerf pneumo-gastrique), réduisent la fréquence du pouls et font baisser la pression sanguine et la température.

Feser et autres assurent que des doses énormes de ces deux agents, administrées aux animaux en état de santé, ne modifient pas le calorique normal.

Les auteurs en général s'accordent sur la propriété de l'acide salicylique, de diminuer la température fébrile chez l'homme et chez les animaux.

Köhler est d'avis que l'hypothermie est causée par l'abaissement de la pression intra-vasculaire et par la diminution en fréquence du pouls. D'autres ont vu une réduction du calorique sans que le pouls eût subi de modification, ou encore le ralentissement du pouls fut consécutif à l'hypothermie.

On doit du reste, dans l'interprétation de ce phénomène, faire la part de l'action antiseptique de l'acide salicylique. Riess a démontré qu'elle n'est pas causée par l'hypercrinie sudorale, attendu que l'action fébrifuge se produit aussi, quand les sueurs sont absentes

D'après Kirchner, la dureté de l'ouïe et les bourdonnements seraient attribuables à des troubles vaso-moteurs.

Sous l'influence de l'acide salicylique comme de celle du salicylate de soude, l'excrétion de l'urée serait notablement augmentée et persisterait plusieurs jours après qu'on a supprimé ces agents (Jaffé, Wolfsohn, C. Virchow); elle n'est pas causée par une augmentation des urines.

L'action de l'acide salicylique a beaucoup d'analogie avec celle de la quinine. Binz a démontré qu'elle agit sur le protoplasme comme le fait l'alcaloïde du quinquina.

SUBSTANCES ANTAGONISTES, INCOMPATIBLES.

Les acides minéraux, les sels des métaux et les préparations martiales en général, sont les substances chimiquement incompatibles.

Les stimulants nerveux et vasculaires en général peuvent lui servir de contre-poison.

SUBSTANCES SYNERGIQUES, AUXILIAIRES.

Les effets de l'acide salicylique sont augmentés en tout sens par celles des membres du groupe des phénols. L'aconitine, la vératrine, la digitaline, la quinine, l'antipyrine favorisent son action; ces agents seuls ou en combinaisons différentes peuvent avantageusement le remplacer.

USAGES THÉRAPEUTIQUES.

En dehors des applications multiples de l'acide salicylique dans les pansements antiseptiques, on en a fait un usage fréquent à l'intérieur, dans différents états morbides.

L'acide salicylique et les salicylates répondent en thérapeutique à trois indications principales, savoir :

1. A l'indication *antiseptique*.
2. A l'indication *antipyrétique*.
3. A l'indication *spécifique* (contre le rhumatisme articulaire aigu).

1. Pour ce qui est de la première indication, il convient de relever que, d'après Kolbe, le salicylate de soude n'aurait pas les propriétés antifermentescibles et antiseptiques de l'acide libre. Cependant Dragendorff et Bucholtz ont démontré que la combinaison alcaline exerce une action délétère (quoique moins énergique) sur les microbes, bactéries, infusoires.

Bucholtz a observé que le développement des bactéries est arrêté par une solution de salicylate de soude à 4 p. %o, tandis que pour avoir le même effet d'une solution d'acide phénique, celle-ci doit être au moins portée à 5 p. %; il est d'avis que sa propriété fébrifuge est aussi grande que celle d'une dose équivalente d'acide libre.

Une solution d'acide salicylique de 1 : 112 serait aussi active qu'une solution d'acide phénique à 1 : 25, pour paralyser la faculté des bactéries de se reproduire.

L'administration de petites doses d'acide salicylique (3 à 5 centigrammes) quelques fois dans la journée, agit très favorablement dans les dyspepsies putrides. Le salicylate d'ammoniaque est encore plus avantageux; ce sel se décomposant dans l'estomac, agit à double titre : d'abord par son acide et puis par sa base. On sait que l'ammoniaque agit en absorbant les gaz acide carbonique et sulfhydrique contenus dans le tube digestif. Dans la pneumamatose gastro-intestinale son emploi est certainement aussi utile que rationnel.

La gangrène des poumons pourrait peut-être présenter une occasion favorable à essayer l'acide salicylique; on connaît la propriété des ammoniacaux de modifier la sécrétion bronchiale, aussi croyons-nous que le salicylate d'ammoniaque présente beaucoup de chances de réussir dans ces cas; on lui adjoindrait ici l'hélénine.

Dans la dyssenterie, la dothiénenterie, les salicylates et plus spécialement le sel d'ammoniaque, à doses légères et filées, sont parfaitement indiquées comme agents désinfectants du tube alimentaire. Comme auxiliaire il faudrait prescrire la naphthaline.

L'expérience clinique a démontré que l'acide salicylique est impuissant dans la septicémie et la pyémie (Fürbringer).

A l'encontre de Letzerich — qui prétend que le sang des typhiques à qui on donne l'acide salicylique est moins propre à favoriser le développement des microbes — Bartels a démontré que les personnes saturées pour ainsi dire de cet acide, n'échappaient pas plus que d'autres au typhus et à l'érysipèle.

Dans le traitement de la cystite aiguë ou chronique, avec urines ammoniacales, le salicylate de lithine est plus particulièrement indiqué.

Une application de l'acide salicylique comme tœnifuge et vermifuge est rapportée par Bartholow.

Ilgin, cité par cet auteur, aurait réussi dans six cas à expulser un tœnia par l'administration cinq fois répétée, d'heure en heure, d'une dose de 8 grains (soit 4 à 5 décigrammes) d'acide salicylique. Il commença et termina la cure par une dose d'huile de ricin.

En dehors de l'administration de l'acide salicylique par la bouche, contre les vers, l'auteur que nous citons a réussi à chasser les ascarides par l'application d'une solution de ce remède en lavements.

Il fit précéder chaque clystère médicamenteux d'un lavement d'eau pure.

On se servit de cette prescription :

    Pr. Acide salicylique . . . . 2 grammes.
         Biborate de soude. 2   —
         Eau pure 30   —
              Mêlez et chauffez.
              D. S. Pour un lavement.

Pour un enfant peu âgé, on réduisit la dose à la moitié et moins encore.

2. Buss le premier a préconisé l'emploi de l'acide salicylique, et Moeli celui du salicylate de soude comme antipyrétiques. D'après ces auteurs, on réussit toujours, grâce à ces agents, à faire baisser notablement la température fébrile, et on peut ainsi préserver les malades des dangers qui menacent la vie par les températures exagérées. .

D'après Hüsemann, les résultats négatifs signalés par quelques observateurs doivent être attribués, en partie, à l'emploi de doses insuffisantes, en partie à des cas morbides d'une intensité extraordinaire, résistant aussi du reste aux autres antipyrétiques, enfin à un mode d'application qui laissa à désirer.

« Comme un antipyrétique développe son « maximum » d'action quand son effet se produit au moment d'un abaissement spontané de la température, l'application de l'acide salicylique doit se faire de sorte qu'il produise son effet dans les heures de la nuit; encore devra-t-on répéter une première dose après quelques heures, quand celle-ci n'a pas eu un effet suffisant.

L'action hypothermique se maintient environ douze heures et quelquefois plus longtemps encore; elle est moins considérable dans l'érysipèle, la pyémie et la pneumonie que dans la fièvre typhoïde. On n'a pas pu constater une influence favorable du traitement par l'acide salicylique sur la mortalité du typhus; d'après quelques auteurs cependant, le salicylate de soude agirait avec succès contre la diarrhée des typhiques.

D'aucuns (Stricker et autres) prétendent que la mortalité de la fièvre typhoïde augmente sous la médication salicylée.

La réduction du calorique obtenue par l'administration opportune d'une dose suffisante (6 à 8 grammes de salicylate de soude, qu'on fait prendre en doses fractionnées de demi-heure en demi-heure, dans le cours d'une ou deux heures), est environ de $2°$ c.

Le salicylate de soude convient surtout daus la fièvre hectique; il agit alors comme tonique en prévenant l'exacerbation vespérale; cependant il n'est pas rare que le malade ne tolère pas le remède. » (Hüsemann.)

En dosimétrie, nous obtenons l'effet antipyrétique d'une manière bien plus simple, plus agréable et moins dangereuse pour le malade.

La vératrine, l'aconitine, la digitaline, seules ou combinées entre elles, auxquelles on associe le plus souvent l'arséniate de strychnine, sont administrées à doses réduites et filées.

On augmente ou on diminue les doses, on les distance plus ou moins d'après l'effet sur le pouls, d'après l'indication du thermomètre, d'après la réaction du malade, et on parvient ainsi toujours, *sans produire le collapsus*, à la défervescence. Il est certainement plus facile pour le routinier d'appliquer une dose massive du remède et de ne pas trop s'occuper des conséquences, pourvu qu'on n'ait pas dépassé la dose *maxima!*

L'emploi dosimétrique de nos défervescents exige un contrôle rigoureux, et ce n'est que sous ces conditions qu'ils sont toujours utiles et jamais dangereux pour le malade.

En somme, en dosimétrie nous pouvons parfaitement nous passer de l'acide salicylique et de ses combinaisons pour satisfaire à l'indication *antipyrétique*.

3. La médecine officielle proclame la spécificité médicamenteuse pour les produits salicylés administrés à haute dose dans les affections rhumatismales, surtout dans les cas aigus et fébriles.

Diverses hypothèses ont été proposées pour expliquer cette action.

a. On a invoqué l'action de l'acide salicylique et de ses sels sur les organismes microscopiques qui jouent le rôle de ferments.

Le rhumatisme articulaire aigu est-il dû à un ferment particulier? Et s'il en est ainsi, le salicylate de soude, aux doses prescrites dans cette maladie, tue-t-il ce ferment? Par les arguments employés ci-dessous, une telle supposition se trouve réfutée d'avance.

b. Une autre hypothèse attribue l'efficacité du salicylate de soude, à l'influence paralysante qu'il exercerait sur la sensibilité.

Aucune expérience sérieuse n'a jamais fait constater un amoindrissement quelconque de la sensibilité de la peau ou des nerfs sensitifs chez des animaux auxquels on fait absorber une quantité notable de salicylate de soude.

Aucun médecin n'a vu non plus la sensibilité cutanée affaiblie, d'une façon générale, chez les malades soumis à l'action de ce sel.

D'ailleurs, le salicylate de soude ne calme pas d'une manière sensible les douleurs du rhumatisme articulaire chronique, ni, en général, les névralgies rhumatismales.

c. D'autres médecins admettent une action sur l'appareil vaso-moteur. Sous l'influence du salicylate absorbé par les malades, les nerfs vaso-moteurs, excités d'une façon spéciale, feraient resserrer les petits vaisseaux des jointures affectées ; d'où une diminution de la congestion de la synoviale et de tous les tissus sous-synoviaux, et, par suite, diminution de l'irritation arthritique.

Cette hypothèse ne répond pas à la réalité des choses. Pourquoi le remède n'agirait-il que sur les vaisseaux des jointures affectées? Pourquoi n'aurait-il aucune action sur ceux de l'endocarde et du péricarde, sur ceux de la plèvre, lorsque ces membranes séreuses sont atteintes?

Les faits cliniques nous apprennent, en effet, que ce médicament n'agit d'une façon presque certaine, que sur les jointures affectées et non sur l'endocardite, la péricardite, la pleurésie rhumatismales.

Du reste, dans toute irritation ou toute inflammation d'un tissu, les phénomènes vaso-moteurs n'ont qu'une importance secondaire ; ce sont des facteurs subordonnés. Le phénomène dominant est l'irritation de la substance organisée et vivante des éléments anatomiques.

La diminution hypothétique passagère de l'afflux du sang vers les jointures enflammées, sous l'influence du salicylate de soude, ne peut donc pas déterminer une guérison rapide des arthrites du rhumatisme articulaire aigu.

d. On a encore attribué au salicylate le pouvoir de déterminer une dilatation générale des petits vaisseaux, principalement dans les viscères.

Les vaisseaux des jointures affectées d'arthrite rhumatismale, dilatés eux-mêmes sous l'influence de cette inflammation et gorgés de sang, subiraient un certain degré de déplétion, par suite de la dilatation vasculaire générale, due à l'absorption du salicylate de soude. Il en résulterait une diminution du gonflement, de la congestion et de la douleur.

Rien à dire d'une si ingénieuse combinaison d'hypothèses.

e. Une autre hypothèse est celle qui envisage le rhumatisme comme une maladie diathésique. Le salicylate de soude guérirait le rhumatisme articulaire aigu en réduisant la diathèse à l'inertie.

Cette hypothèse peut être combattue à l'aide des faits cliniques, en rappelant que le salicylate n'a d'action bien nette que sur les arthrites du rhumatisme articulaire aigu et que, par conséquent, l'influence de ce médicament ne peut s'exercer sur le rhumatisme articulaire aigu envisagé comme affection générale; autrement il serait tout aussi puissant contre l'endocardite, la péricardite, etc., rhumatismales, que contre les affections arthritiques qui caractérisent la maladie.

f. M. Vulpian (1), à qui nous empruntons l'exposé des hypothèses proposées pour expliquer l'action anti-rhumatismale *(sit venia verbo)* des salicylates et la réfutation de ces suppositions, croit que l'on peut se rendre compte, jusqu'à un certain point, des effets du salicylate de soude dans le traitement du rhumatisme articulaire aigu, en admettant que ces effets sont dus à l'action directe du médicament sur les éléments anatomiques des tissus articulaires irrités.

« Les poisons et les médicaments qui agissent par absorption, sont transportés par la circulation dans tous les points de l'organisme et pénètrent même vraisemblablement dans tous les éléments anatomiques.

---

(1) *Leçons sur l'act. physiol. des subst. tox. et médicamenteuses*, 1882. Avant-propos.

Les effets de chaque poison tiennent peut-être, en partie, à ce que ces substances pénètrent plus facilement dans certains éléments anatomiques que dans d'autres ; mais à coup sûr la véritable explication de ces effets se trouve dans la nature spéciale de la matière organisée des diverses sortes d'éléments anatomiques. Ces éléments sont nécessairement impressionnés d'une façon différente par telles ou telles substances, dont ils incorporent quelques molécules ; les uns paraissent insensibles à l'influence d'un agent toxique, qui en paralysera ou excitera d'autres.

D'autre part, les propriétés physiologiques de certains éléments anatomiques sont modifiées de diverses façons par des substances toxiques différentes. C'est ainsi que se produiront les troubles fonctionnels par lesquels se traduira l'action de tel ou tel poison.

Les éléments anatomiques sont donc différents les uns des autres, non seulement par leurs caractères morphologiques, physiques, chimiques, vitaux ; mais encore par la manière dont leurs propriétés physiologiques sont influencées par certaines substances qu'ils incorporent éventuellement.

Ces prémisses posées, je ne vois aucune difficulté à admettre que le salicylate de soude exerce une influence spéciale sur les éléments anatomiques qui sont irrités dans les jointures atteintes d'arthrite rhumatismale aiguë. Cette influence serait telle que la modification de la substance propre de ces éléments, modification qui constitue l'irritation, disparaîtrait plus ou moins rapidement, parce qu'elle ne trouverait plus ses conditions premières d'existence et que ces éléments anatomiques pourraient alors revenir librement à leur état normal. »

La modification favorable et rapide observée par quelques auteurs, dans les affections musculaires rhumatismales aiguës par un traitement salicylé, prouverait, d'après M. Vulpian, que le salicylate exerce cette même influence, soit sur les faisceaux musculaires, soit sur les extrémités périphériques des fibres nerveuses qui se distribuent dans les muscles.

Les propriétés spécifiques du salicylate de soude administré à raison de 4, 6, 8 grammes par jour à l'adulte, ne sont en effet que relatives.

D'après M. Vulpian, ce remède ne réussit guère que dans certains cas d'accès aigus de goutte articulaire et dans la plupart des cas de rhumatisme articulaire aigu fébrile.

Il n'a, le plus souvent, aucune influence sur les affections rhumatismales abarticulaires.

Cependant on l'a vu agir favorablement dans des cas de rhumatisme musculaire. Ce médicament est même impuissant contre les complications du rhumatisme articulaire aigu; dans l'immense majorité des cas, il n'a aucune action sur la péricardite, l'endocardite, la pleurésie rhumatismale.

Comparons le jugement d'un pharmacologue américain de renom (M. Bartholow), à celui porté par l'éminent savant français que nous venons de citer.

M. Bartholow (1), après une étude comparative des résultats de la médication salicylée dans le traitement du rhumatisme, obtenus par les cliniciens allemands, français, anglais et américains, résume en ces mots :

« Le salicylate de soude est sans doute un remède de beaucoup de valeur dans le rhumatisme aigu, mais son emploi est suivi dans quelques cas d'accidents thérapeutiques très désagréables et même dangereux.

Une céphalalgie violente, le vertige, des tintements d'oreilles sont des phénomènes assez communs; un délire furieux se présente quelquefois; la débilité cardiaque, diminution du bruit inférieur du cœur et une anémie profonde ont été spécialement observés par Greenhow; des troubles dans les fonctions du tube gastro-intestinal se présentent assez souvent. Empis rapporte l'issue fatal d'un cas de rhumatisme aigu traité par l'acide salicylique.

On a vu se produire la prostration des forces vitales, quelquefois le collapsus complet après l'administration de ce médicament.

Le traitement du rhumatisme aigu par le salicylate présente assez de dangers pour justifier l'auteur (Bartholow) de fixer l'attention des praticiens sur ce sujet.

Les rhumatisants vigoureux et robustes supportent en général assez bien cette médication. Cependant les personnes pâles, faibles, cachectiques, souffrant de lésions du cœur, ou bien présentant des troubles fonctionnels de cet organe, n'ont pas les qua-

(1) *Materia Medica and Therapeutics*, 1885, p. 343.

lités requises pour être traitées par l'acide salicylique et ses combinaisons.

Les rechutes de la maladie sont très fréquentes. M. G. Sée les attribue à l'élimination trop rapide du remède ; aussi l'administration des salicylates doit-elle être continuée quelques temps après la suppression des phénomènes locaux et généraux.

Dans la goutte, le rhumatisme chronique, la myalgie, le *lumbago*, le salicylate de soude réussit assez souvent. Le remède agit le plus favorablement dans les cas très récents ; cependant il donne quelquefois des succès dans des cas invétérés. »

Il ressort clairement des citations que nous venons de faire, qu'il s'en faut de beaucoup, de la prétendue spécificité de l'acide salicylique ! Les doses massives ne guérissent qu'une catégorie assez restreinte de cas de rhumatisme, elles ne peuvent pas être données sans faire courir du danger à un nombre étendu de malades. Nonobstant une administration suffisamment continuée, la maladie présente souvent des rechutes et quelquefois des déplacements brusques au cerveau, au cœur, qui sont très à craindre.

Aussi, pour nous, la spécificité des salicylés dans le traitement des affections rhumatismales, n'est qu'illusoire. Si l'acide salicylique à doses massives réussit souvent dans les manifestations articulaires aiguës, on peut dire la même chose de l'antipyrine (voir p. 102) et des agents défervescents dosimétriques. Nous avons la conviction profonde qu'un traitement dosimétrique complet est plus efficace, — non seulement dans le rhumatisme articulaire aigu, mais dans toutes les affections rhumatismales — et doit être préféré à la médication par le salicylate de soude préconisée par l'école officielle.

Le docteur d'Oliveiro Castro (1), dans un article paru récemment dans le *Répertoire de médecine dosimétrique*, expose d'une manière succincte, mais complète, un traitement dosimétrique du rhumatisme, qui rend parfaitement nos opinions à ce sujet et auquel nous renvoyons le lecteur.

Nous avons déjà relevé que le docteur A. Lamy (de la Rochefoucauld), bien connu pour son intéressant mémoire (2) écrit à l'occasion du congrès de Madrid, vient d'introduire un nou-

---

(1) *Traitement dosimétrique du rhumatisme. Rép. de méd. dosim.*, 1885, p. 367 et suivantes.

(2) *La dosimétrie justifiée par la pathogénie de la fièvre et de l'inflammation dans les maladies aiguës.* Angoulème, 1881.

veau salicylate en thérapeutique, notamment le salicylate d'anti-moine (dosé au centigramme).

Notre savant collègue est d'avis (et il cite des expérimentations cliniques comme pièces justificatives), que le salicylate d'anti-moine, surtout associé à la colchicine, ne demande pour produire d'excellents résultats que des doses modérées (20 centigrammes en 24 heures), qui certainement ne devront avoir aucun des inconvénients inhérents aux doses massives de salicylate de soude.

PRÉPARATIONS DE L'ACIDE SALICYLIQUE USITÉES EN DOSIMÉTRIE.
MODES D'ADMINISTRATION ET DOSES.

La pharmacie dosimétrique présente, en dehors des granules d'acide salicylique au centigramme, les sels suivants :

Salicylate d'ammoniaque.
— d'antimoine.
— de fer.
— de lithine.
— de quinine.
— de soude.

Tous ces agents sont granulés au centigramme, dosage *suffisant* pour l'emploi dosimétrique, dérisoire au point de vue du traite-ment allopathique.

Les salicylates de quinine et de soude conviennent surtout comme adjuvants dans la médication défervescente ; on les admi-nistre à raison d'un ou deux granules de demi-heure en demi-heure.

Le sel de lithine sera prescrit de préférence dans les affections des voies urinaires (pyelite, cystite ammoniacale), dans les mani-festations de la goutte, etc., à raison de dix à vingt granules pour la journée.

Le salicylate de fer se prescrit dans les anémies et les chloroses accompagnées de phénomènes dyspeptiques. (Comp. p. 558.)

Le sel d'ammoniaque convient surtout dans les gastralgies, les dyspepsies putrides, la pneumatose gastro-intestinale, la diarrhée des typhiques, etc.

Il est administré à raison de quatre ou cinq granules plusieurs fois dans la journée.

Le salicylate d'antimoine, préconisé par M. Lamy, se donne d'après les indications de cet éminent praticien, à doses très réduites, savoir : d'un granule d'heure en heure pour l'adulte.

Nous nous abstenons de traiter ici de l'usage externe de l'acide salicylique, pour ne pas trop étendre le sujet, et renvoyons le lecteur pour l'étude des applications à l'extérieur, aux traités de chirurgie.

———

Santonine.

Synonyme : e sadiAicntonque.

Formule : $C^{15} H^{18} O^3$.

Les boutons ou fleurs non épanouies d'un arbuste : *Artemisia contra* (L), *Artemisia maritima « pauciflora* (Ledeb.) et de plusieurs autres espèces de l'ordre des *Synantherées* (Rich.), originaire de la Perse, croissant à l'état sauvage au littoral des mers du Nord et Baltique et dans la Thuringe, et cultivé en grand dans quelques parties de l'Amérique méridionale et dans la vallée du fleuve Arissi, près de la ville de Tschemkent (Russie d'Asie), contiennent d'après l'analyse de Wackenroder : huile volatile, principe amer, substance résineuse amère, résine verte, cérine, extractif gommeux, ulmine, malate de chaux, silice, fibre ligneuse et matière terreuse.

Kahler y a découvert en 1830 un nouveau principe immédiat qui reproduit les qualités médicinales de la plante.

Peu de temps après et indépendamment de Kahler, Alms fit la même découverte, et après eux Oberdörffer et Merck isolèrent la mêmesubstance.

Oberdörffer lui attribua des propriétés alcaloïdiques et la nomma santonine. Liebig lui trouva plutôt des qualités d'acide.

La santonine se présente sous forme de prismes inodores et incolores, de réaction neutre, fusible à 170°, sans saveur notable quand elle est prise en substance, d'une amertume prononcée quand on l'ingère en solution dans le chloroforme.

Elle est presque insoluble dans l'eau froide, soluble dans 250 parties d'eau bouillante, dans 43 parties d'alcool froid, dans 72 parties d'éther, dans 4,35 parties de chloroforme, dans l'acide acétique et dans les essences. Elle se dissout dans 500 parties d'huile d'amandes douces, dans 400 parties d'huile d'olive et dans 200 parties d'huile de ricin, à la température ordinaire. Elle se combine avec les bases sans élimination d'eau et forme, avec les alcalis et les terres alcalines, des sels solubles dans l'eau. Exposés aux rayons du soleil, les cristaux deviennent jaunes (citron), et s'éclatent en petits morceaux; d'après Sestini, il se formerait une substance qu'il appella *Photosantonine*, de l'acide formique, etc.

Porté à l'ébullition en présence des acides minéraux étendus, il se forme une masse résineuse, laquelle cependant cristallise de nouveau de sa solution alcoolique comme *santonirétine*, possédant les qualités de la santonine; il ne se forme pas de glycose.

La lessive de potasse, ajoutée à une solution alcoolique de santonine, détermine une couleur écarlate. On range la santonine dans le groupe des phénols. (Hüsemann).

ACTION PHYSIOLOGIQUE ET TOXIQUE.

La santonine introduite par la bouche est résorbée en partie dans l'estomac; il peut arriver que la résorption totale du médicament se fasse par la muqueuse stomacale. Le plus souvent une partie de la subtance passe dans le duodénum et dans l'intestin grêle, est dissoute par la bile et par le suc intestinal et résorbée.

D'après Dragendorff et Neumann (1), la santonine, après avoir été résorbée dans l'estomac et l'intestin, se dédouble dans le sang et est éliminée en partie par les reins, pour une autre partie par la muqueuse intestinale.

Des expérimentations dans lesquelles on avait lié le pylorus, ont démontré que les choses se passent ainsi. Les fèces acquièrent une coloration rougeâtre, comme l'a déjà observé en 1860 M. Betz.

L'introduction sous-cutanée de la santonate de soude, détermine l'expulsion des vers, comme il a été démontré par MM. Marié et Dubois (1883); il est donc vraisemblable que cet effet se produit par l'action de ce sel ou d'un dérivé de cette combinaison

---

(1) *Ueber Santonin*. *Pharm. Zeitschr. f. Russland*, 1884, XXIIII, p. 747; relaté par Kobert.

qui, s'éliminant par la muqueuse intestinale, se trouve en présence des helminthes.

Administrée en solution huileuse par la bouche, la santonine n'est pas ou presque pas résorbée par la muqueuse stomacale, ni par celle du gros intestin, parfaitement par celle de l'intestin grêle. (Lewin.)

Entrée dans le liquide sanguin, la santonine subit des modifications; elle se présente dans l'urine comme un produit d'oxydation qu'on ne connaît pas encore suffisamment. Les urines excrétées avec plus d'abondance, acquièrent par la présence de cette matière, que Falck a nommé *xanthopsine,* une couleur jaune-verdâtre, passant, en y ajoutant un alcali, au rouge-pourpre.

Un phénomène assez commun, qui se présente quelquefois après des doses thérapeutiques (1 à 5 centigrammes chez l'enfant, 1 à 5 décigrammes chez l'adulte), et presque constamment quand on a surpassé ces doses, est un trouble singulier de la vue, consistant à voir en jaune les objets blancs, en orange ceux qui sont rouges et en vert ceux qui sont bleus (Wittke). Napoli et Mialhe ont émis l'avis qu'il faut attribuer ce phénomène à ce que les milieux transparents de l'œil sont teints, comme la sécrétion rénale, par la santonine oxydée (la *santonéine* de Phipson).

Rose a différemment interprété la xanthopsie; il l'attribue à une sorte de daltonisme transitoire, dans lequel le sujet éprouverait une cécité partielle pour certaines couleurs.

Cet observateur trouve dans certains symptômes concomittants, tels qu'une céphalée particulière, un grand abattement et un état de narcotisme exceptionnel, des preuves en faveur de son opinion.

Gubler (1) ne croit pas que l'hypothèse de Rose soit exacte.

« Le trouble visuel, dit cet observateur, consiste dans la superposition du jaune à toutes les autres couleurs ; or, cette superposition ne peut dépendre que de l'une de ces deux conditions : ou bien il existe réellement une coloration dans les milieux organiques que traversent les rayons lumineux venus de l'extérieur, ou bien la rétine éprouve spontanément les vibrations lumineuses du jaune, lesquelles s'ajoutent à celles qu'engendrent naturellement dans cette membrane les rayons émanés des objets colorés.

_____

(1) *Commentaires sur le Codex,* p. 696.

Il est impossible, dans l'état actuel de nos connaissances, de se prononcer entre ces deux hypothèses.

Cependant l'explication de Rose acquerrait un certain degré de probabilité, s'il était vrai que, parmi les personnes qui prennent de la santonine, la plupart vissent les objets en vert, quelques-unes en bleu et d'autres en jaune-paille. »

D'après Schoen (1), il se produirait après l'emploi de la santonine une augmentation de l'irritabilité du nerf optique. La xanthopsie diminue bientôt et ne paraît plus après quelques heures.

La santonine détermine aussi des altérations du goût et de l'odorat. Quelques expérimentateurs observèrent après l'emploi de cet agent une odeur de violette, de patchouli.

L'état nauséeux qui se produit quelquefois après une dose un peu grande, n'est pas le plus souvent suivi de vomissement. Les nausées disparaissent quand le malade prend quelque chose à manger ou quand il va au grand air.

Le pouls diminue en fréquence (Rose).

D'après les expérimentations sur les animaux, faites par Binz, van Hasselt, Rienderhoff et autres, des doses élevées de santonine donnent lieu à des phénomènes toxiques et peuvent tuer l'animal.

L'administration de doses supérieures à 1 décigramme à la grenouille, produit d'abord une relaxation générale, de sorte que la respiration s'arrête et que l'animal reste couché immobile sur le dos. Cet état est suivi de crampes spontanées et d'ordre réflexe, du tronc et des extrémités. La scission du cerveau n'y modifie rien; lorsque cependant on coupe la moelle spinale sur la limite de la moelle allongée, les spasmes ne se produisent plus. Le cœur continue longtemps sa fonction normale, mais finit par se paralyser en diastole. En résumé, après un stade initial de stupeur, on observe de l'irritation d'une partie du cerveau et de la moelle allongée. (Binz.)

Chez les animaux à sang chaud, on n'observe pas le stade initial de dépression. L'action toxique débute soudain par le tremblement et des mouvements d'oreilles, le grincement des dents, contracture unilatérale de la face; les yeux roulent dans l'orbite, des mouvements désordonnés de la tête se produisent, les crampes

---

(1) *Die Lehre vom Gesichtsfelde und seinen Anomaliën* Berlin, 1874; cité par Buchheim.

se communiquent au tronc et aux extrémités et peuvent aller jusqu'au tétanos. La respiration s'arrête. Ces symptômes sont suivis d'un intervalle de repos plus ou moins long, d'après la dose qu'on a administrée. Les pupilles sont tantôt rétrécies, tantôt dilatées, tantôt normales. L'action du poison porte ainsi chez le chien et le chat comme chez la grenouille d'abord sur une partie (l'origine de la deuxième jusqu'à la septième paire de nerfs cérébraux) du cerveau, et puis sur la moelle allongée. L'action du cœur et la pression intra-artérielle ne subissent pas de modification (Binz).

Chez l'homme, surtout chez l'enfant, ont peut observer les mêmes symptômes ; les convulsions ressemblent à celles qui se produisent dans un accès d'épilepsie. Binz rapporte que la paralysie respiratoire, dans l'intervalle d'accalmie qui s'observe entre les accès convulsifs, peut devenir fatale ; même sous ces conditions l'action du cœur n'a perdu ni en énergie ni en fréquence. (Nothnagel et Rossbach).

D'après Lewin, la santonine ne s'élimine que lentement, et c'est ainsi qu'elle peut devenir dangereuse par accumulation. Quelques-uns des symptômes toxiques peuvent persister pendant deux ou trois jours, tandis qu'assez souvent tout phénomène d'empoisonnement a disparu après six à huit heures.

On trouve dans la littérature la relation d'une foule de cas d'empoisonnement par la santonine chez des enfants ayant, par friandise, mangé des tablettes ou des dragées de ce médicament ; les cas de mort cependant sont rares. Grimm (1) rapporte la mort d'un garçon de cinq ans et demi, survenu quinze heures après l'ingestion, en deux fois, de 120 milligrammes de santonine pure. Von Linstow (2) fait mention d'une fille de dix ans, morte dans quarante-huit heures après l'emploi d'environ 10 grammes de flores cinæ.

Dans quelques autres cas on a observé des symptômes très graves chez des enfants ayant pris 10 centigrammes (Binz), 20 centigrammes (Berg), 30 centigrammes (Farquharson), 36 centigrammes (Snyders) même, de santonine pure, mais qui cependant ont guéri après peu de temps.

On a vu prendre par des adultes des doses de 1/2 à 1 gramme

(1) *Schweizer Zeitschr. f. Medicin*, 1852. Heft 4, p. 492 ; cité par Lewin
(2) *Vierteljahrschr f. ger. Medicin*. N. F., B^d XXI, 1874, p. 80 ; cité par Lewin.

de santonine et de santonate de soude, sans déterminer des phénomènes toxiques graves.

ACTION VERMIFUGE ET VERMICIDE.

Tous les auteurs, sans exception, rapportent que la santonine, à
dose relativement légère, constitue un poison violent pour les
lombrics et tue les vers en peu de temps.

Cette assertion repose sur des données expérimentales de
Küchenmeister et n'est nullement basée sur les résultats cliniques,
du moins pour ce qui est de la propriété vermicide de ce médicament.

Le docteur von Schroeder (1), que nous connaissons déjà par
ses études concernant l'action de la pelletiérine (comp. p. 753),
vient de publier une étude expérimentale sur l'action de quelques
substances toxiques sur les ascarides, dans laquelle il démontre
qu'une méprise de la part d'un assistant de Küchenmeister, dans
la conduite d'une expérimentation, a été cause de l'opinion erronée
— concernant la toxicité extrême de la solution huileuse de
santonine pour les ascarides — de la part du grand helminthologiste.

Les expérimentations instituées par M. von Schroeder l'ont conduit à des résultats d'une analogie complète avec ceux de l'expérience clinique, résultats qu'il résume ainsi :

La santonine est pour les ascarides de l'homme un agent vermifuge, mais non vermicide. La présence de ce médicament crée
des conditions spéciales (pas encore suffisamment connues), qui
forcent les lombrics à quitter leur séjour dans l'intestin grêle et de
descendre dans le gros intestin, d'où ils sont éliminés par les purgatifs.

USAGES THÉRAPEUTIQUES. — MODES D'ADMINISTRATION ET DOSES.

Nous passerons sous silence les essais thérapeutiques faits avec
ce remède par quelques auteurs, dans différents états morbides, et
nous nous bornerons simplement à traiter de son application
comme vermifuge.

(1) *Archif f. Exp. Pathol. u Pharmak.*, 1885, 27 mai, B^d XIX, S. 290 u. f.

Il convient cependant de fixer l'attention des praticiens sur quelques observations faites par un médecin anglais, le docteur Whitehead (1). Ce médecin ayant administré chez une dame, pendant deux jours consécutifs, une dose vespérale de 3 décigrammes de santonine contre les vers, ne vit pas se produire l'effet demandé, mais les règles qui ne s'étaient pas présentées depuis quelques mois, commencèrent à couler à quelques jours de là.

Quelques temps après il observa, chez une autre malade, le même effet sur les menstrues.

Dès ce temps, son attention étant fixée, il a eu l'occasion d'essayer dans un grand nombre de cas d'aménorrhée l'effet de la santonine. La plupart du temps ses essais ont été couronnés de succès ; aussi croit-il pouvoir recommander le principe actif du *semen contra* dans les aménorrhées des chloro-anémiques.

La santoniue a été mise en granules au centigramme de substance active. Nous l'administrons souvent en pilules du même dosage et faites avec du miel ou de la glycose.

Lewin (2) préconise la solution huileuse de la santonine, soit de 1 décigramme dans 20 grammes d'huile de ricin, 40 grammes d'huile d'olive, ou dans 50 grammes d'huile d'amandes douces.

La santonine ne réussit pas contre toutes les espèces de vers. Spencer Wells lui attribue, il est vrai, des propriétés tœnicides et a vu qu'appliquée en lavements, elle peut chasser les oxyures. Admininistrée à l'intérieur, elle n'agit pas cependant, d'après Rose, sur les oxyures, ni sur le *Trichocephalus dispar.*

Son action spéciale porte sur les lombrics.

Or, comme elle ne fait que les expulser de l'intestin grêle dans le gros intestin, la santonine ne peut pas réussir sans l'auxiliaire d'un purgatif, soit médicamenteux, soit mécanique.

Les auteurs sont en désaccord sur le mode à suivre dans l'administration des purgatifs.

Ainsi Ewald et Lüdecke recommandent de faire prendre aux enfants, matin et soir, une dragée de santonine, contenant 25 à 50 milligrammes de substance active, pendant trois jours de suite, et d'administrer un purgatif quelconque le jour suivant.

(1) *The Lancet,* 5 sept. 1885 ; cité par le docteur Mynlieff. *Ned. Tijdschr. v. Geneesk.,* 1885, Blz. 910.

(2) Comparez Stoeder, *De oplosbaarheid van santonine in vette oliën,* dans *Weekblad voor pharmacie,* I, n° 12, 16 juni 1883.

Bernatzik et autres partagent cette manière de voir.

Böhm donne la santonine de la même façon, mais fait suivre le deuxième jour déjà le purgatif.

Hüsemann fait prendre des doses vespérales de 5 centigrammes continuées pendant quelques jours ; le deuxième ou le troisième jour il administre une dose suffisante de calomel et de poudre de jalap ou bien une cuillerée d'huile de ricin.

Harnack donne un purgatif quelques heures après l'administration de la santonine. On répète, selon cet auteur, ce manège pendant deux ou trois jours, jusqu'à ce qu'il ne se présente plus de vers dans les déjections.

Nothnagel et Rossbach font suivre le purgatif après deux à quatre heures.

Gerhardt fait administrer trois à quatre doses de santonine dans la matinée, et réserve le purgatif pour l'après-dîner.

Nous aimons à réunir dans une prescription la santonine et la podophyllotoxine, soit 1 centigramme du premier pour 1 milligramme du second agent.

```
1. Pr. Santonine . . . . . . . . .  500 milligrammes.
       Podophyllotoxine . . . . . . .  100       —
       Miel blanc . . . . . . . . . .  q. s.
       Pour faire cinquante pilules du poids de 15 ou 20 milligrammes.

2. Pr. Santonine . . . . . . . . .  500 milligrammes.
       Podophyllotoxine . . . . . . .   50       —
       Miel blanc . . . . . , . . . .  q. s.
       Pour faire cinquante pilules du poids de 15 ou 20 milligrammes.
```

Pour éviter les douleurs de ventre et les vomissements qui se produisent quelquefois, on fera bien d'ajouter une dose légère d'hyosciamine.

La première recette convient aux adultes ; on peut y ajouter 2 à 5 milligrammes d'hyosciamine ; la seconde prescription sert aux enfants et peut être complétée par l'addition de 1 à 2 milligrammes d'hyosciamine.

Nous faisons prendre ces pilules à l'adulte, à raison d'une ou deux d'heure en heure.

L'enfant de deux à cinq ans prendra de deux à cinq pilules répartis dans le cours de la journée ; l'enfant plus âgé, de cinq à vingt pilules, d'après l'âge et la sensibilité individuelle.

On commence chaque jour la médication par le lavage intestinal au Sedlitz et on fait continuer pendant quatre à cinq jour.
Après une pause de deux ou trois jours, on recommence le traitement jusqu'à ce que les symptômes vermineux aient disparu.

Un mode d'administration fort recommandable est celui de
pilules intestinales ou *kératinées*. (Voir à l'article *Pelletiérine*.)

Scillitine.

Le bulbe d'une plante vivace, *Urginea maritima* Baker,
Urginea scilla, Steinheil, *Scilla maritima* L, une Liliacée du
littoral de la mer Méditerranée, cultivée en France et au Portugal, jouit depuis les temps les plus reculés d'une grande considé-
ration comme médicament diurétique. Les anciens habitants de
l'Égypte lui ont même érigé un temple qu'ils nommaient :
χρόμμυον = oignon.

Le bulbe de scille, au moins de la grosseur du poing, est composé de tuniques serrées, et rouge ou blanc, selon la variété ; mais
le rouge est seul employé en médecine. On jette les premières
tuniques ; celle du centre, qui sont blanches et mucilagineuses,
sont peu estimées, et l'on ne fait ordinairement usage que des
tuniques intermédiaires, qui sont épaisses, recouvertes d'un épiderme blanc rosé, pleines d'un suc visqueux et inodore, mais
amer, âcre et corrosif. Pour les faire sécher on les coupe en
lanières, on les enfile en chapelets et on les met à l'étuve. C'est en
cet état que les écailles de scille arrivent d'Espagne ou d'Italie.

Bien que ces bulbes perdent une partie de leur âcreté par la dessiccation, c'est néanmoins encore un médicament énergique.

Vogel (1), le premier, a analysé ce végétal et a trouvé comme
composants :

1. *Scillitine*, matière extractive amère, le principe actif rubéfiant et âcre. Elle se présente comme une masse solide, diaphane,
incolore, à cassure résineuse, pulvérisable. Elle est d'un goût
d'abord amer, puis douceâtre, très hygroscopique, facilement

---

(1) *Schweigger's Journ.*, VI, 404 ; cité par Hüsemann-Hilger.

soluble dans l'eau, l'alcool rectifié et dans l'acide acétique. Exposée à une chaleur suffisante, elle brûle et répand l'odeur de caramel. En présence de levûre elle passe en état de fermentation alcoolique.

2. Principe âcre volatil.

3. Tannin.

4. Gomme, tartrate de chaux et sucre.

Tilloy (1), après lui, isola une *scillitine* différente.

La scillitine de Vogel serait un mélange de celle de Tilloy, avec une quantité assez considérable de sucre non cristallisable.

Le principe actif isolé par Tilloy est une masse résineuse très âcre et amère, difficilement soluble dans l'eau, insoluble dans l'éther, plus soluble dans l'alcool. Il présente les qualités pharmacodynamiques de la scille. Une dose de 5 à 6 centigrammes suffit à tuer un chat.

Landerer et Marais (2) ont obtenu une *scillitine* alcaloïdique, sous forme de petits cristaux prismatiques, grinçante entre les dents, d'un goût amer sans âcreté, insoluble dans l'eau et dans les huiles, soluble dans 120 parties d'alcool, et se combinant avec les acides en sels cristallisables.

M. E. Merck (3), de Darmstadt, a soumis la scille à une nouvelle analyse. Il a réussi à isoler trois substances distinctes, toutefois non parfaitement pures. C. Möller (4) a expérimenté avec ces principes sur les animaux.

Les substances isolées par Merck sont :

1. La *scillipicrine*, une masse pulvérulente, amorphe, blanc-jaunâtre, hygroscopique, parfaitement soluble dans l'eau et très amère.

2. La *scillitoxine*, amorphe, pulvérulente, brunâtre (brun de cannelle), soluble dans l'alcool, insoluble dans l'éther et dans l'eau.

L'acide sulfurique concentré la colore en rouge, passant au brun ; l'acide azotique la teint en rouge faible, passant par le jaune-orange au vert.

3. La *scilline*, substance jaune-clair, cristalline, difficilement

(1) *Journ. Pharm.* (2), XII, 635 ; cité par Hüsemann-Hilger.

(2) *Buchner's Repertor*, Bd 47, S. 433 ; cité par Sobernheinn.

(3) *Pharmaceut. Zeitung*, 1879, S. 286 u. 295 — *Jahresbericht Pharm.*, 1879, S. 29 ; cité par Hüsemann-Hilger.

(4) *Ueber Scillipicrin, Scillitoxin und Scillin*. Göttingen, 1878.

soluble dans l'eau, un peu mieux dans l'alcool et dans l'éther bouillant. Elle devient rouge brun au contact de l'acide sulfurique, jaune à celui de l'acide azotique, passant en chauffant au vert-foncé.

La série des principes actifs n'est pas épuisée avec ceux-ci, attendu que M. E. v. Jarmerstedt (1) a trouvé dans la scille un glycoside non azoté, substance peu consistante, légère, incolore ou jaunâtre, se dédoublant en présence de l'acide chlorhydrique dilué, en résine et en glycose.

Il a nommé cette substance *scillaïne*. Elle se dissout dans l'acide chlorhydrique concentré se colorant en rouge.

—

La *scillitoxine* de Merck est identique avec la *scillaïne* de Jarmerstedt et vraisemblablement avec la *scillitine* (substance moins pure) de Landerer et Marais.

Les scillitines du commerce sont très variables en composition et en énergie d'action; elles ne sont principalement que des matières extractiformes.

ACTION PHYSIOLOGIQUE ET TOXIQUE

C. Möller a reconnu dans la *scillitoxine* de Merck, l'agent cardiaque. Une dose d'un huitième de milligramme introduite sous la peau de la grenouille détermina d'abord une accélération de courte durée, puis un retard très prononcé des révolutions cardiaques, suivi après une heure d'arrêt du cœur en systole.

Administrée à raison de 10 à 50 milligrammes, elle détermina la mort du lapin et du chien dans le cours d'une à trois heures.

La *scillaïne* de Jarmerstedt, qui n'est qu'une *scillitoxine* pure, est léthale pour la grenouille à la dose d'un dixième à 1 milligramme; pour tuer un lapin, il suffit de 2 1/2 milligrammes, pour un chat de 2 milligrammes, pour un chien de 1 milligramme calculé pour un kilogramme du poids de l'animal. L'action sur les animaux à sang chaud se résume dans une augmentation préalable de la pression sanguine accompagnée d'un retard dans la fréquence du pouls, suivi d'un abaissement de la pression intravasculaire et d'une accélération du pouls.

(1) *Archif. für. Exp. Path. u Pharmak.*, B^d XII, S. 22; cité par Hüsemann-Hilger.

L'analogie avec la digitaline est donc grande; en énergie d'action elle ressemble plutôt à la digitoxine. Comme phénomènes concomittants, on observe, sous l'influence de la scillaïne, le vomissement, la diarrhée, la paralysie musculaire etc., tout comme avec l'emploi de la digitoxine.

D'après Leyden-Röhmann, les tracés sphygmographiques sont cependant différents, selon que l'animal a pris l'une ou l'autre substance; aussi est-il vraisemblable que le cœur est différemment impressionné dans l'un et dans l'autre cas. L'effet diurétique doit être attribué aux modifications qu'elle détermine dans la circulation. On ne sait pas au juste si la scillaïne agit d'une manière directe sur le système nerveux central. Jarmerstedt n'a pas vu se produire une inflammation phlegmoneuse locale après l'injection sous-cutanée de scillaïne, effet constamment observé après l'application hypodermique de digitoxine par Koppe.

La *scillipicrine* est de beaucoup inférieure en énergie à la scillitoxine. Elle aussi retarde l'action cardiaque chez la grenouille; donnée à doses de 10 milligrammes, elle détermine l'arrêt du cœur en *diastole*.

Cet effet ne peut être prévenu ou neutralisé que par l'application opportune de l'atropine.

La *scilline* de Merck (principalement une graisse) ne paraît pas exercer d'action notable sur l'organisme; exceptionnellement elle détermina chez la grenouille, quand on l'administra à doses énormes, des symptômes convulsifs; elle n'agit pas sur le cœur.

D'après Fronmüller (1), la scillitoxine et la scillipicrine ont toutes deux des propriétés diurétiques. La première détermine souvent, en même temps, des accidents thérapeutiques : vertige, céphalée et narcose.

La seconde ne produisant pas ces phénomènes désagréables et étant très soluble dans l'eau, ce qui la rend apte à être administrée par voie hypodemique, Fronmüller lui donne la préférence.

D'après cet auteur, la scillipicrine aurait prouvé être un diurétique excellent, dont la valeur médicamenteuse n'est surpassée par aucun autre agent diurétique. En effet, de dix-sept cas d'oligurie grave, le remède a réussi pleinement dans quinze. L'injection sous-cutanée d'une solution de scillipicrine (de 1 : 10) était

____

(1) *Memorabiliën*, 1867, S. 247; cité par Hüsemann-Hilger.

constamment suivie d'une irritation locale assez notable, de sorte que ce mode d'administration est peu recommandable.

—

La scillitine granulée par M. Chanteaud, a beaucoup d'analogie avec la scillitine extractiforme de Merck.

Dans ses expérimentations sur les animaux, M. von Schroff s'est servi de cette substance selon toute probabilité. Les résultats obtenus par cet observateur sont analogues à ceux de Marais.

D'après M. von Schroff, l'action de la scillitine porte d'abord sur le système nerveux ganglionnaire et sur les organes sécrétoires qui se trouvent sous sa dépendance, plus spécialement sur les reins et sur la muqueuse respiratoire. Administrée à doses massives, elle peut déterminer l'inflammation des reins et du canal gastro-intestinal et produire des hémorrhagies parenchymateuses des poumons. A dose léthale, elle tue par paralysie directe du système ganglionnaire, spécialement de celui du cœur.

Aussi doit-on, selon cet auteur, ranger la scille à côté du colchique et de l'ellébore dans le groupe des narcotiques âcres.

Nous trouvons dans les *Commentaires sur le codex*, de Gubler, que la scillitine — d'après les expériences de Marais et de Gosselin — est toxique à la dose de 5 centigrammes et qu'elle produit une vive inflammation de l'appareil digestif, même à une dose moindre. Elle agit d'abord sur l'estomac comme vomitif et purgatif violent ; le narcotisme survient ensuite et la mort semble avoir lieu par paralysie du cœur.

Appliquée par la méthode endermique, la scillitine agit plus rapidement et se montre presque exclusivement narcotique.

Dans les expérimentations faites sur les animaux par A. König (cité par Hüsemann), avec des doses longtemps continuées d'extrait de scille, cet observateur n'a jamais vu qu'une dose léthale, introduite à l'intérieur ou bien sous la peau, déterminât une irritation de la muqueuse gastro-intestinale, ni une inflammation locale ; dans la majorité des cas, il constata aussi que les reins ne présentèrent pas de phénomènes irritatifs sérieux, extravasions sanguines, etc.

Hüsemann est d'avis que les symptômes d'irritation gastrique (nausées, vomissements) qui se produisent après l'emploi des préparations de scille, sont des effets communs à tous les poisons cardiaques et ne doivent pas être attribués à une irritation locale causée par ces agents.

Voici comment M. Hüsemann décrit l'action de la scille :

« Chez l'homme on observe, après l'emploi de doses médicinales, une diminution en fréqnence du pouls et simultanément une augmentation de la tension artérielle ; cet effet cependant ne paraît plus après quelques heures. Chez des personnes sensibles, les doses légères peuvent déterminer des selles liquides.

L'emploi longtemps continué trouble la fonction digestive; il ne produit pas cependant les phénomènes narcotiques qu'on observe après l'emploi de la digitale.

Les doses excessives occasionnent des nausées, le vomissement, la diarrhée, un retard considérable dans la fréquence du pouls (le pouls peut descendre à 40), enfin la prostration, la narcose, des convulsions. Une dose de 1 1/2 gramme de scille a causé la mort d'un homme. Les doses toxiques peuvent supprimer la diurèse et causer de l'hématurie.

En résumant l'étude chimique et pharmacodynamique de la scille et de ses principes actifs, nous croyons pouvoir établir que la scille à doses réduites possède des vertus stimulantes de l'action du cœur (elle fait diminuer là fréquence des battements, qu'elle rend plus énergiques, et augmente la pression sanguine), de la sécrétion des urines (soit en agissant directement sur les reins, soit en modifiant la circulation sanguine) et de la muqueuse des voies respiratoires.

Les doses massives (toxiques) déterminent des phénomènes d'irritation gastro-intestinale d'abord, puis elles paralysent le cœur.

Le principe actif de la scille, c'est-à-dire la substance qui présente dans son action pharmacodynamique une ressemblance complète avec celle du végétal, sans posséder ses inconvénients, est la *Scillaïne* (glycoside).

USAGES THÉRAPEUTIQUES.

Les indications de la scille sont principalement celles de la digitale ; n'ayant pas d'action cumulative, elle est moins dangereuse à manier que celle-ci.

Elle ne conviendrait pas dans les affections irritantes ou inflammatoires des reins.

Cependant Hüsemann est d'avis que l'expérience clinique ne permet pas d'établir une contre-indication formelle de ce remède dans ces cas.

Nothnagel considère la scille comme moins avantageuse dans le traitement de l'hydropisie cardiaque que la digitale ; il préconise comme très active la combinaison de ces deux agents.

Les préparations de scille possédant des propriétés favorisant l'expulsion des matières contenues dans les bronches, conviendront comme agents expectorants dans l'asthme, l'emphysème des bronches.

MODES D'ADMINISTRATION ET DOSES.

Nous aimerions à voir substituer la *scillaïne* (glycosidique) à la scillitine, employée jusqu'ici en médecine dosimétrique.

Le glycoside, porteur de l'action pharmacodynamique du bulbe, doit remplacer dorénavant le principe extractiforme mal défini.

La *scillaïne,* granulée au demi-milligramme de substance active, pourrait servir à des expérimentations cliniques qui ne tarderaient pas à assurer au glycoside de la scille sa place définitive dans l'arsenal du médecin dosimètre.

Nous sommes assuré que M. Burggraeve doit partager notre avis en cette matière, sachant que le vénérable auteur de la dosimétrie ne raffole pas de la scillitine; dans son Manuel de pharmacodynamie dosimétrique, traitant de la scillitine il s'exprime ainsi :

« On prescrira donc la scillitine de préférence à la scille en substance; cependant il y a des cas où cette dernière doit être administrée, par exemple dans les hydropisies non inflammatoires. On emploiera alors la poudre de scille préparée avec les squames du bulbe, soigneusement séchées à l'ombre. Cette poudre doit être conservée dans une bouteille bouchée à l'éméri.

« La dose est de 10 à 20 centigrammes par jour.

La dose de la scillitine est huit à dix granules comme expectorant. »

Strychnine.

Formule : C^{24} H^{22} Az^2 O^2.

La strychnine a été extraite pour la première fois en 1818 par
MM. Pelletier et Caventou, des semences de l'*Ignatia amara* L
ou *Strychnos Ignatia Berg*, un arbuste originaire des îles Philippines. Un peu plus tard, ils isolèrent ce même alcaloïde des
semences *(noix vomique)* et de l'écorce *(fausse angusture)* du
vomiquier *Strychnos Nux Vomica* L, croissant aux côtes de
Coromandel, à Ceylan, à Java et dans les autres contrées des
Indes orientales. Ils la trouvèrent aussi dans le *Lignum colubrinum* (bois de couleuvre), dans les racines ligneuses de *Strychnos colubrina* L originaire des îles Molucques, enfin dans la
partie corticale des racines de *Strychnos Tieuté Lesch,* provenant
des Molucques et des îles de la Sonde, et dans le poison *Upas
Tieuté. Upas Radja,* préparé par les indigènes (de Java et des
îles environnantes) à l'aide de cette écorce.

Il est vraisemblable que cette base se rencontre encore dans
différentes autres espèces de strychnos. (1)

La strychnine, obtenue par cristallisation dans une solution
alcoolique étendue d'une petite quantité d'eau et abandonnée à
elle-même, se présente sous forme de cristaux microscopiques
reconnus pour des prismes à quatre pans, terminés par des pyramides à quatre faces surbaissées. Cristallisée rapidement, elle est
blanche et grenue ; sa saveur est d'une amertume insupportable ;
son arrière-goût fait éprouver une sensation qu'on peut comparer
à celle que produisent certains sels métalliques ; son odeur est nulle.
Exposée au contact de l'air, elle n'éprouve aucune altération. Elle
n'est ni fusible, ni volatile, car, soumise à l'action du calorique,
elle ne se fond qu'au moment où elle se décompose et se charbonne.
Le degré de chaleur auquel sa décomposition a lieu est même
inférieur à celui auquel se détruisent la plupart des matières
végéto-animales. Chauffée à feu nu, elle se boursoufle, noircit,
donne de l'huile empyreumatique, un peu d'eau et d'acide acétique, de gaz acide carbonique, d'hydrogène carboné et de

(1) Comparez notre article : *Brucine,* p. 203.

carbonate d'ammoniaque. Distillée avec le deutoxyde de cuivre, elle fournit beaucoup d'acide carbonique et de l'azote.

Malgré sa saveur des plus fortes, la strychnine est presque insoluble dans l'eau : 100 grammes d'eau à la température de 10° c. n'en dissolvent que 15 milligrammes ; elle demande donc 6667 parties d'eau pour se dissoudre à cette température.

L'eau bouillante en dissout un peu plus du double ; 100 grammes d'eau bouillante en ont dissous 4 centigrammes : elle est donc soluble dans 2500 parties d'eau bouillante. Elle n'est presque pas soluble dans l'éther et dans l'alcool absolu.

Une chose remarquable est qu'une solution, qui ne contient que 1/600000e de son poids de strychnine, conserve encore une saveur amère très marquée.

La strychnine est une base énergique, elle forme avec les acides des sels cristallisables d'un goût intensivement amer.

Les sels présentent une solubilité plus grande que l'alcaloïde ; ainsi le :

Nitrate de strychnine : $C^{24} H^{22} Az^2 O^4, Az H O^3$ (des aiguilles cristallines incolores) se dissout en 90 parties d'eau froide et en 3 parties d'eau bouillante, dans 70 parties d'alcool à froid et dans 5 parties d'alcool à chaud.

Sulfate neutre de strychnine : $2 C^{24} H^{22} Az^2 O^4, S H^2 O^4 + 7 H^2 O$ (se cristallise en cubes) se dissout dans moins de 50 parties d'eau froide. De la solution de ce sel, dans l'acide sulfurique dilué, se cristallisent de longues aiguilles de *sulfate acide de strychnine :* $C^{24} H^{22} Az^2 O^2, S H^2 O^4$.

Arséniate de strychnine : $C^{24} H^{22} Az^2 O^2, As H O^2$ (se cristallise en cubes d'un blanc mat efflorescents à l'air) soluble en 35 parties d'eau froide, et dans 10 parties d'eau bouillante.

Rousseau, Hanriot et Plugge, ont obtenu par oxydation de la strychnine un *acide strychnique* amorphe : $C^{11} H^{11} Az O^3. H^2 O$ (Hanriot). Hoogewerf et van Dorp ont obtenu un *acide strychnique cristallisé*.

La solution de la strychnine pure dans l'acide sulfurique concentré froid est incolore.

Des substances oxydantes introduites dans cette solution déterminent des colorations caractéristiques qui permettent de démontrer la présence d'une quantité très légère de strychnine.

Ainsi le bichromate de potasse donne une nuance violette ou bleue, se changeant rapidement en vert sale.

Les lessives de potasse et de soude, l'ammoniaque et les carbonates alcalins, précipitent la strychnine à l'état cristallin des solutions de sels de strychnine.

L'iodure de potassium ioduré et la teinture d'iode, donnent dans les solutions diluées de sels de strychnine, un précipité couleur kermès; le chlore liquide en abondance, un précipité amorphe blanc; le ferrocyanure de potasse, un précipité cristallin jaune-vert, etc. L'acide phospho-molybdanique détermine un précipité blanc-jaunâtre, l'acide picrique un précipité jaune, l'acide tannique un précipité blanc très abondant dans ces mêmes solutions.

ACTION PHYSIOLOGIQUE ET TOXIQUE.

Absorption et élimination. — La strychnine et ses sels sont facilement résorbés par le tissu sous-cutané et les différentes muqueuses. L'absorption se fait le plus rapidement par voie sous-cutanée, puis par l'intestin *rectum* (Savory), par l'estomac et les autres muqueuses.

Schüler (cité par Hüsemann) a vu se produire des symptômes toxiques après l'introduction d'une dose de 30 milligrammes de cet agent dans le canal lacrymal.

La muqueuse de la vessie paraît ne résorber qu'incomplètement la strychnine.

Ainsi le docteur Falck (1) rapporte qu'il n'a pas réussi à produire le moindre symptôme toxique chez une chienne du poids de 5.370 kilogrammes, chez laquelle il avait introduit 30 milligrammes de nitrate de strychnine dans la vessie. D'après Robert, cependant (cité par Hüsemann), l'injection de doses élevées (100 milligrammes) de strychnine dans la vessie de l'homme aurait conduit à l'intoxication.

Nous avons vu les premiers symptômes toxiques (augmentation de l'irritabilité réflexe) se produire après trois minutes environ chez le lapin auquel nous avions introduit par voie sous-cutanée une dose léthale de strychnine, des accès tétaniques après treize à vingt minutes.

____

(1) *Lehrbuch der Prakt. Toxicologie,* 1880, S. 8.

L'élimination se fait principalement par les reins. M. Adam constata la présence de strychnine dans les urines d'un chien à qui il avait administré 30 milligrammes de cet alcaloïde, après neuf minutes déjà, et avant qu'il se fût présenté quelque symptôme toxique.

Kratter (1882) trouva, une demi-heure après l'administration, par voie sous-cutanée, de 75 milligrammes de nitrate de strychnine, cette substance dans l'urine. L'élimination complète eut lieu dans les vingt-quatre heures, après une seule dose.

Dragendorff et Masing ont trouvé que la strychnine ne se présentait dans les urines que quelques jours après une administration prolongée de petites doses ; l'élimination continuait dans ces conditions pendant plusieurs jours. Les mêmes observateurs ont constaté à l'autopsie d'animaux strychninisés la présence de l'alcaloïde dans différents organes : foie, pancréas, rate, reins. Mac-Adam la trouva dans les muscles, Gay dans différentes parties du système nerveux central et dans la salive (Hüsemann).

D'après les expérimentations de von Rautenfeld et Dragendorff (cités par Plugge) et par celles du professeur Plugge (1), il est vraisemblable que la strychnine ne s'élimine en substance qu'à raison de 50 p. %, et que le reste quitterait l'organisme à l'état d'acide strychnique. L'élimination débute après une à deux heures et n'est pas complètement terminée après huit jours. L'urine recueillie alors présente encore des traces d'alcaloïde.

M. Plugge est d'avis que l'élimination lente de ce poison explique le fait (constaté d'après lui), que l'emploi longtemps continué de doses mêmes légères (médicinales) de strychnine, détermine à la longue une accumulation suffisante de cet alcaloïde dans l'organisme pour qu'une intoxication soit inévitable.

Nothnagel et Rossbach (2) avertissent de même les praticiens du danger d'accumulation qui pourrait se produire et recommandent la plus grande prudence dans l'administration de la strychnine ; l'usage continué de cet alcaloïde ne pourrait pas se faire sans danger pendant longtemps.

Ces mêmes auteurs relèvent cependant que Leube et Rosenthal, loin de partager cette opinion (qui paraît être celle de la majorité des auteurs), sont au contraire d'avis que l'emploi prolongé de la

(1) *Weekblad van het Nederl. Tijdschr. v. Geneesk.*, 29 sept. 1883 et *Ibidem*, 24 oct. 1885.
(2) *Handb. der Arzneimittellehre*, 1884, S. 781.

strychnine détermine l'accoutumance, de sorte que l'individu est en état de résister à des doses toujours plus grandes de cette substance.

Les médecins dosimètres savent par expérience que l'emploi longtemps continué (*même pendant des années*) de doses réfractées des sels de strychnine (sulfate, arséniate, hypophosphite), administrées par la bouche en solution, sous forme de granule ou de pilules parfaitement solubles, ne donnent pas lieu à des phénomènes toxiques.

Nous sommes persuadé que nos confrères allopathes partageraient notre conviction, s'ils voulaient se donner la peine de se servir de l'alcaloïde de la noix vomique *dosimétriquement*.

L'injection hypodermique de strychnine est inutile et dangereuse; l'administration de cet alcaloïde à doses *massives* (celles de 5 et 10 milligrammes méritent cette épithète) conduit au delà du but et doit être proscrite.

La seule méthode qui permette de se servir de cet agent en thérapeutique — sans danger et avec les plus grandes chances d'être utile au malade — est celle que nous enseigne le professeur Burggraeve.

Effets généraux. — Les sels de strychnine administrés à l'homme sain adulte, à raison de 1/4 de milligramme de demi-heure en demi-heure ou de 1/2 milligramme d'heure en heure (soit 7 1/2 milligrammes pour la journée), ont une action tonifiante manifeste sur toutes les fonctions de l'économie. Nous avons fait prendre la strychnine à ces doses et de cette manière (en *pilules solubles* et en granules Chanteaud), pendant des semaines et même pendant des mois; *jamais nous n'avons vu se produire le moindre phénomène toxique.*

Le double de ces doses (soit 15 milligrammes pour la journée) donné pendant une semaine, quinze jours et plus, à des malades de fièvre paludéenne, à des dyspeptiques, a toujours été parfaitement supporté.

On se sentait mieux disposé, moins faible; dans la soirée, quelques-uns éprouvaient de la chaleur au visage, rarement ils éprouvaient du picotement dans les doigts et les orteils, ou bien s'alarmaient au moindre bruit. La nuit, ils reposaient bien.

L'appétit se relève généralement sous l'influence de doses mêmes inférieures à celles que nous venons d'indiquer.

Chez quelques personnes sensibles (surtout chez les gens âgés), l'arséniate de strychnine peut déterminer des besoins plus fréquents d'uriner.

Les malades supportent, sans présenter de phénomènes toxiques, parfaitement des quantités plus grandes de strychnine, quand on les administre à doses réfractées et filées dans des cas appropriés. Nous avons souvent fait prendre de 25 à 30 milligrammes de cet alcaloïde dans les vingt-quatre heures pendant quelques journées consécutives; non-seulement le malade n'éprouvait rien de fâcheux, mais son état s'amendait notablement.

Voyons maintenant les effets produits par les sels de strychnine lorsqu'on les administre comme le prescrit l'École, tels que nous les trouvons décrits dans le traité de matière médicale de MM. Nothnagel et Rossbach.

Après l'emploi de doses moyennes (soit de 5 à 10 milligrammes), il se produit petit à petit ou bien tout à coup, par effet d'accumulation : d'abord une exagération de la sensibilité tactile se traduisant par l'impression plus profonde et plus prolongée du plus léger attouchement, la formication (Lichtenfels), l'hyperesthésie de la rétine; le chien en expérimentation fuit la lumière (Falck); Hemenway observa une fois qu'on voyait tous les objets en vert; altération de l'odorat; Fröhlich rapporte que, sous l'influence de la strychnine, les odeurs nauséabondes et désagréables comme celles de l'assa fœtida furent perçues comme des substances aromatiques exquises.

Bientôt il se produit un malaise, de l'inquiétude, de l'angoisse. On ressent une certaine tension et de la difficulté dans le jeu des muscles, spécialement dans ceux du thorax; la déglutition se fait moins facilement. Quelques muscles d'abord, puis un assez grand nombre (surtout les extenseurs), se contractent en dehors de la volonté. Chez les paralytiques, ces contractions se montrent d'abord dans le membre paralysé; souvent elles se produisent quasi de soi-même, la plupart du temps après une impression faible.

Les secousses convulsives acquièrent le caractère tonique, il se manifeste une raideur des muscles masticatoires, du trismus, enfin un accès complet d'opisthotonos.

La respiration se fait avec la plus grande difficulté, et s'arrête complètement pendant l'accès de tétanos.

Le visage présente un aspect anxieux. Souvent les muscles du pénis se contractent et il survient des érections très incommodes. L'intelligence demeure intacte.

Ces symptômes sont dans presque tous les cas suivis d'un rétablissement complet après quelques heures; dans quelques cas, après quelques jours seulement.

Lorsque la strychnine a été prise à dose léthale (30 milligrammes et au delà), les symptômes toxiques se présentent le plus souvent après quelques minutes; la mort se produit cinq minutes jusqu'à cinq heures après l'ingestion du poison.

Les troubles fonctionnels sont les mêmes que ceux que nous venons de décrire, mais ils se manifestent avec une intensité plus grande : une angoisse indescriptible, de la salivation, quelquefois le vomissement, se présentent.

Subitement, comme frappé d'un coup de foudre, l'individu est pris d'un accès d'opisthotonos douloureux et effroyable, pendant lequel la respiration est impossible. Le visage devient cramoisi, toutes les veines se gonflent, les yeux sortent de l'orbite et les pupilles se dilatent. L'accès dure de quelques secondes jusqu'à deux minutes.

Le mouvement respiratoire se rétablit alors. L'irritabilité réflexe est tellement exagérée, que la moindre impression, un son quelconque, un léger courant d'air, suffit à déterminer un second accès. Il est rare qu'un homme survive à trois ou quatre accès consécutifs; il meurt asphyxié pendant un accès ou bien la mort se produit par paralysie générale.

Effets sur les organes et les fonctions en particulier. — 1. *Sur le cerveau et la moelle.* — La strychnine n'agit pas directement sur le cerveau, comme il ressort des cas d'intoxication chez l'homme, dans lesquels on a observé que l'intelligence reste intacte jusqu'à la fin léthale ou à peu près.

Les cellules nerveuses de la substance grise du bulbe rachidien et de la moelle spinale, éprouvent, sous l'influence de la strychnine, une exaltation de l'excitabilité. L'action du médicament porte sur les centres vasomoteurs, respiratoires, et des actions réflexes.

Il n'est pas probable que le tétanos strychnique soit déterminé par excitation directe des centres nerveux; vraisemblablement, il est toujours d'ordre réflexe.

2. *Sur les nerfs périphériques.* — L'observation individuelle

chez l'homme, notamment les modifications dans la sensibilité tactile, dans celles de l'odorat et de la vue, permet de conclure à une exaltation de l'excitabilité des terminaisons périphériques des nerfs sensitifs.

D'après M. Hippel, la strychnine augmente l'acuité visuelle, surtout pour le bleu, elle agrandit le champ visuel et elle recule le point le plus éloigné de la vision distincte.

M. Cohn a constaté aussi que l'acuité visuelle est accrue par les injections sous-cutanées de strychnine, et que le champ visuel est élargi pour le bleu, mais non pour le blanc.

Rappelons ici que M. Nagel a eu des effets favorables de la strychnine dans des cas d'amaurose, et dans d'autres de surdité nerveuse.

L'action de la strychnine ne porte pas immédiatement sur les terminaisons périphériques des nerfs moteurs, ni sur les muscles. Si l'on coupe les nerfs d'un membre chez un animal strychninisé, l'extrémité sectionnée ne manifeste pas de mouvements spasmodiques.

3. *Action sur la respiration*. — A doses très légères (dosimétriques), la strychnine détermine une légère excitation du centre respiratoire; cette excitation devient excessive après les doses plus élevées, et est suivie de paralysie de ce centre quand on atteint les doses léthales. (R. Richter, S. Mayer.)

L'arrêt de la respiration, déterminé par les doses toxiques de strychnine, est dû en partie à la paralysie du centre respiratoire, en partie à la contraction tétaniforme des muscles du thorax.

4. *Action sur la circulation*. — Les petites doses (comme elles sont usitées en médecine dosimétrique) déterminent une légère excitation sur le centre vasomoteur. Il se produit un resserrement des parois des vaisseaux périphériques, une augmentation de la pression sanguine et une activité plus grande du cœur.

Les doses moyennes (allopathiques) produisent une contraction spasmodique tonique des vaisseaux périphériques, une augmentation énorme de la pression intra-vasculaire.

Les doses énormes exagèrent ces effets; la compression mécanique éprouvée par les grands vaisseaux sous les contractions tétaniques des muscles striés, et l'augmentation de la résistance qu'éprouve le courant sanguin dans les muscles, s'ajoutent à l'excitation primaire du centre vasomoteur pour exalter la pression sanguine.

D'après Brunton et Cash, cités par Hüsemann, la strychnine exercerait une action stimulante directe sur le cœur. S. Mayer, cité par Nothnagel et Rossbach, a démontré que, chez les animaux curarisés, la strychnine fait retarder le pouls par excitation primaire du système nerveux d'arrêt cardiaque.

5. *Action sur la température.* — Les doses toxiques, déterminant les spasmes, sont suivies d'une augmentation du calorique. Vulpian constata chez un chien strychninisé 44°c., Richet 44.8°c. (Binz.)

6. *Action sur les organes de la digestion.* — Les petites doses augmentent l'appétit, la sécrétion de la salive et des sucs digestifs en général; la digestion se fait mieux.

Les doses élevées produisent la contraction des fibres du système musculaire lisse.

La contraction de la rate a été observée par Vulpian et autres. On n'a pas pu s'assurer, chez l'animal sain, que le mouvement péristaltique de l'intestin accrût en énergie et devînt plus rapide, ce qui n'empêche pas que cet effet ne puisse se produire à l'état de maladie.

7. *Action sur les sécrétions.* — On rapporte généralement une augmentation des sécrétions rénale, sudorale et salivaire.

8. *Action sur le sang.* — D'après Harley, la strychnine aurait la propriété d'empêcher les corpuscules rouges de s'emparer de l'oxygène et de lâcher l'acide carbonique. Cet effet se produirait tout aussi bien dans le sang en circulation que dans du sang en dehors de l'organisme. Les mouvements amiboïdes des leucocythes sont suspendus avec plus de rapidité par la strychnine que par la quinine, comme il ressort des expériences de Buchanan.

9. *Action sur les micro-organismes.* — La strychnine possède à un degré supérieur l'action toxique de la quinine sur les infusoires et les protozoaires, et sa propriété inhibitoire de la fermentation alcoolique et putride.

AGENTS SYNERGIQUES.

La brucine en premier lieu, la thébaïne, la calabarine, la cornutine, les courants électriques, exercent une action analogue. Comme incitants auxiliaires, il convient de nommer la quinine, la caféine, la cocaïne.

La picrotoxine, la digitalirésine, la toxirésine, favoriseront les effets convulsifs de doses élevées de strychnine.

SUBSTANCES ANTAGONISTES ET INCOMPATIBLES.

En fait d'incompatibles, nous ne connaissons guère que le tannin et les végétaux qui en renferment.

Comme antagonistes, il faut citer deux ordres d'agents, savoir les anesthésiants : chloroforme, éther sulfurique en inhalation, etc., et le chloral, qui agissent en diminuant la réflectivité des parties excito-motrices des centres nerveux ; et les substances qui produisent la paralysie des terminaisons périphériques des nerfs moteurs : la curarine, la cicutine.

Une étude expérimentale de MM. Hugo Schulz et Peiper (1), concernant l'action du bromhydrate de coniïne, fait ressortir l'utilité de cet agent dans l'empoisonnement par la strychnine et la brucine.

Ces auteurs ont observé que les animaux strychninisés auxquels on avait administré la coniïne, respiraient d'une manière tout à fait normale aussitôt qu'un accès tétanique avait cessé, tandis que ceux qui n'avaient absorbé qu'une dose toxique de strychnine présentèrent après l'accès une respiration haletante et superficielle.

Il résulte de leurs expérimentations que le bromhydrate de coniïne s'oppose activement et sait restreindre l'action toxique de la brucine, *casu quo*, de la strychnine.

USAGES THÉRAPEUTIQUES.

La strychnine maniée avec prudence ne présente pas les dangers que lui attribuent la majorité des médecins. (Binz.) (2)

En dosimétrie nous nous servons de la strychnine contre presque tous les états morbides, tantôt comme dominante, tantôt comme variante du traitement.

Non seulement l'emploi de cet agent et son application si multiple ne présentent aucun danger pour le malade, du mo-

---

(1) *Zur Wirkung des coniinum hydrodibromatum*, dans *Archif. f. Exp. Path. u. Pharmakol.*, B^d XX, S. 451, 1885.

(2) *Vorlesungen über Pharmakol.*, S. 344.

ment qu'on lui administre la strychnine dosimétriquement, mais son utilité est telle que, dans un grand nombre de cas, on n'assure la guérison que grâce à son intervention.

C'est qu'en effet la strychnine constitue l'incitant vital par excellence.

Nul remède ne possède au même degré qu'elle des propriétés incitantes sur le système nerveux. Elle incite sans irriter, elle relève la vitalité sans porter le moindre dommage aux tissus.

Voici comment s'exprime M. Burggraeve (1) lui-même au sujet des alcaloïdes de la voix vomique, dans une de ses plus belles œuvres.

« Le médecin ne doit pas perdre de vue qu'il ne peut rien en dehors de la vitalité. Quelle que soit la maladie : aiguë ou chronique, c'est à soutenir les forces vitales qu'il doit s'attacher surtout, s'il faut employer des moyens débilitants, tels que la saignée, les évacuants par haut ou par bas, la diète, ou qu'il existe de grandes suppurations, des cavernes : dans les plaies, les phthisies. Il ne faut pas perdre de vue que ce ne sont pas là des remèdes, mais des nécessités du moment ; partant l'exception et non la règle, comme on l'a fait malheureusement jusqu'ici.

Toute maladie est, sinon guérissable, du moins amendable ; mais pour cela il ne faut pas désespérer ou se tenir dans une triste expectative qui fait du médecin un *assistant* de la mort. D'ailleurs qui y est le plus intéressé si ce n'est le médecin lui-même ? Le malade est alité, prostré, incapable de mouvement ; toutes les fonctions nutritives sont enrayées et, par contre, celles de réceptivité augmentées ; il est sensible au moindre bruit, la lumière même du jour l'irrite : faut-il l'affaiblir encore par un traitement spoliateur et par la diète ?

Nullement, il faut soutenir ses forces par la strychnine.

Cet incitant vital doit donc être le cheval de bataille du médecin, tant dans les maladies aiguës que dans les maladies chroniques. »

Le docteur Lauder Brunton (2) a reconnu la haute valeur de la strychnine comme tonique général. Cet alcaloïde agit, d'après cet auteur, comme les amers purs sur la fonction digestive, elle

(1) *Études sur Hippocrate*, 1881, p. 453.
(2) *A Text-Book of Pharmacology, Therapeutics and Materia Medica.* 2e éd., 1885, p. 887 et suiv.

augmente notablement l'excitabilité réflexe du centre vaso-moteur, elle est en même temps un tonique nervin.

En excitant le centre de la respiration, elle rend la respiration plus fréquente et plus profonde. Son action sur la respiration et l'augmentation de la pression sanguine qu'elle détermine, favorisent d'une manière notable l'oxydation et l'élimination des déchets organiques.

La strychnine est prescrite dans les maladies fébriles et inflammatoires en général, comme tonique nervin et comme vaso-constricteur.

La dosimétrie admet dans chaque maladie de l'asthénie plutôt que de la sthénie; l'asthénie contitue un élément commun et prédominant dans la plus grande part des états morbides. Aussi faut-il, dans le traitement de ces maladies, accorder une première place aux alcaloïdes de la noix vomique.

Nous prescrivons la strychnine dans le stade algide des fièvres pour combattre l'adynamie nerveuse, dans le stade de réaction nous continuons à la prescrire comme vaso-constricteur.

Elle convient de même dans toute hyperémie et dans toute inflammation pour combattre la paralysie des vaso-moteurs, qui en est un des éléments fondamentaux.

Dans les fièvres intermittentes elle décuple la puissance de la quinine.

Dans les paralysies de la motricité : paraplégie, hémiplégie, paralysies circonscrites, même dans les paralysies des nerfs cérébraux : nerf facial, nerf hypoglosse, dans celle des cordes vocales, la strychnine est indiquée.

Elle réussit cependant mieux dans les paralysies périphériques, dans celles symptomatiques de la diphtérie, de l'alcoolisme, de l'intoxication saturnine ou hydrargyrique. On la prescrit souvent avec succès dans le relâchement des sphinctères, prolapsus ani, *enuresis nocturna,* ischurie paralytique. Les paralysies dues à une lésion organique des centres nerveux ne sont pas justifiables de la strychnine.

La strychnine est opposée avec un succès souvent brillant dans la paralysie des nerfs sensibles et sensoriels. Ainsi, s'en sert-on dans l'anosmie, dans les cas d'amblyopie et d'amaurose d'ordre fonctionnel, dans l'anesthésie de la rétine des personnes nerveuses, hystériques, dans l'amblyopie consécutive aux exanthèmes fébriles: diphtérie, rougeole ; dans celle des ivrognes, dans l'amaurose saturnine et dans celle des fumeurs. Elle est impuissante contre les troubles visuels dépendants d'une lésion anatomique.

Combinée à l'hyosciamine, elle réussit dans une foule d'insuffisances nerveuses des organes munis d'une tunique musculaire de fibres lisses circulaires et longitudinales (se traduisant par l'affaiblissement des forces musculaires, par débilitation de l'activité bulbo-médullaire) : vaisseaux, bronches, œsophage, estomac, intestins, matrice, vagin, urètre, quand il y a spasme, à cause de la rupture de l'équilibre physiologique.

La réflectivité des centres moteurs étant exaltée par la strychnine, la parésie des fibres musculaires est levée et le muscle répond maintenant par contraction au stimulus normal.

C'est ainsi qu'il faut interpréter l'effet pour ainsi dire miraculeux de la strychnine seule, mais surtout quand elle se trouve associée aux mydriatiques dans les troubles fonctionnels, tels que l'œsophagisme, asthme, angine de poitrine, spasme et paralysie de la glotte, vomissements (grossesse, mal de mer), coliques (intestinale, biliaire, néphrétique), cardialgie, constipation, strangurie, accouchement laborieux, dysménorrhée, aménorrhée, hernie irréductible spasmodique, vaginisme, etc.

Maragliano (1) préconise l'emploi de petites doses de strychnine contre la dilatation du cœur. Après une administration journalière de 2 à 3 milligrammes pendant une semaine, cet auteur a pu s'assurer que l'organe avait repris ses dimensions normales.

Binz est d'avis que ce résultat s'explique parfaitement ; les petites doses de strychnine excitent les nerfs et le tissu même du cœur, et améliorent ainsi la nutrition de l'organe.

M. Vulpian (2) est d'avis que la strychnine peut rendre des services dans certains cas de dépression des propriétés physiologiques, et, par suite, du fonctionnement de la substance grise de la moelle épinière. Ainsi, il lui a semblé que la strychnine avait hâté le retour des forces dans plusieurs cas où l'emploi du bromure de potassium à haute dose (10 grammes) avait déterminé au bout de quelques jours, par suite de l'action dépressive puissante qu'exerce ce sel sur l'activité de la substance grise de la

(1) *Centrallblat f. d. med. Wissenschaft*, 1882, S. 726 ; cité par Binz.
(2) *Leçons sur l'action physiol. des subst. toxiques*, 1882, p. 588.

moelle épinière, un affaiblissement tel que les malades non seulement ne pouvaient pas se tenir debout, mais même ne pouvaient point rester assis sur leur lit, qu'ils avaient de l'incontinence nocturne d'urine, etc.

La paralysie imminente de la respiration et du cœur qui se présente dans le cours de différentes maladies, constitue une indication pour l'emploi de la strychnine. Son action stimulante sur le centre respiratoire et sur les nerfs et le tissu cardiaque, justifient mieux son usage que l'application sous-cutanée de l'éther et la médication alcoolique.

Rappelons encore que M. Luton, de Reims, a érigé la strychnine en médicament spécifique dans le délire des buveurs.

Dans notre article « Digitaline, » nous avons déjà discuté ce point. Si dans le délire tremblant nous faisons usage de la strychnine, ce n'est cependant pas à ce modificateur seul (et certainement pas aux doses massives), que nous nous adressons, mais nous nous laissons conduire d'après les symptômes de chaque cas particulier, et le donnons associé à l'aconitine, à la digitaline, *casu quo*, à la morphine, au chloral, etc.

MODES D'ADMINISTATION ET DOSES.

La strychnine, à cause de son amertume extraordinaire, ne se prête pas à être administrée en solution ou sous forme de poudre. Aussi nous nous servons de préférence du granule dosimétrique et de la pilule soluble. Pour ce qui est de l'application hypodermique, elle n'est pas usitée en dosimétrie.

Le granule dosimétrique des sels de strychnine est dosé au demi-milligramme.

Dans les cas aigus, on l'administre à raison d'un granule de quart d'heure en quart d'heure, ou à plus grandes distances d'après l'imminence du danger, d'après le degré de la douleur, etc., sauf à distancer les doses davantage quand l'état du malade le permet.

On ne doit jamais perdre de vue que nous sollicitons l'action *incitante* du médicament, et que l'*excitation* est toujours de trop.

Pour les enfants en bas âge on se servira de la brucine, ou bien on écrasera un ou plusieurs granules de strychnine dans de l'eau sucrée et l'on donnera le remède en doses d'autant plus réfractées que l'enfant est plus jeune.

Les sels communément employés en dosimétrie, sont le sulfate, l'arséniate et l'hypophosphite de strychnine.

Si l'on ne demande que l'action seule de la strychnine, on s'adressera au premier ; si l'on veut cumuler les actions de l'acide arsénieux (comparez cet article) et de la strychnine, on fera usage du deuxième ; enfin si le médecin veut se servir d'un tonique nervin chez des individus phthisiques, rachitiques, etc., il portera de préférence son choix sur l'hypophosphite de strychnine.

Dans les cas chroniques, on se tiendra à des doses très réduites, soit de quatre à huit granules pour la journée chez l'adulte.

T

Tannique (Acide).

Synonyme : Tannin.

Formule : $C^{14} H^{10} O$.

L'acide tannique a été découvert en 1793 par Deyeux, en 1795 par Seguin, dans les *Gallœ turcicœ*.

Cet acide existe dans une foule de substances végétales, telles que le cachou, les diverses parties du noyer, le kino, les écorces de chêne, le quinquina ; toutefois, il n'est pas absolument identique dans ces diverses substances, ou du moins se trouve-t-il modifié par d'autres principes. Tantôt il précipite en noir bleuâtre les persels de fer (tannin du chêne, de la noix de galle, etc.), tantôt il les précipite en vert (tannin du quinquina), et tantôt en gris (tannin de la ratanhia ou du cachou), d'où les trois variétés désignées sous les noms d'*acides gallo ou querci-tannique, quino-tannique* et *mimo-tannique*.

Cependant c'est à l'acide gallo-tannique — grâce à son emploi fréquent en général et à sa grande valeur comme médicament — que revient de droit le nom d'*acide tannique* κατ' ἐξοχὴν.

On l'obtient des noix de galle. On donne ce nom à des excroissances qui viennent sur les chênes :

Quercus infectoria Oliv. (Cupulifères), arbre qui s'élève rarement à plus de six pieds de hauteur, et qui est très répandu dans l'Asie Mineure, depuis le Bosphore jusqu'en Syrie, et depuis les côtes de l'archipel jusqu'en Perse.

Rhus semialata S, *Rhus javanica* L., arbre originaire de la Chine, du Japon, du Nepal.

Quercus Aegilops L.

Ces excroissances sont le produit accidentel de la piqûre d'un insecte nommé *Cynips quercus folii* L, *Cynips gallœ tinctoriœ*, *Aphis chinensis*, et *Cynips quercus calycis*.

Ce sont des espèces de mouches qui, au moyen d'une petite tarière roulée en spirale, percent l'épiderme des jeunes pousses du chêne, pour y déposer leurs œufs, qui sont bientôt éclos. L'irritation produite par la larve qui se nourrit du suc de la plante, y détermine un excitement morbide, qui développe les vaisseaux dans cette partie, au point de produire cette tumeur végétale appelée Noix de galle. Le ver y renfermé ayant acquis assez de force, perce ses parois et s'échappe de sa prison.

On estime davantage les noix de galle qui doivent être recueillies avant la sortie de cet insecte; lorsqu'elles sont percées, leur substance paraît détériorée; elles ont moins de pesanteur et possèdent moins de principe astringent. Les meilleures noix de galle nous viennent d'Alep, de Smyrne, de Magnésie, de Karahisser, du Diarbekir et de l'intérieur de la Natolie.

On obtient le tannin qui est contenu dans les noix en proportion de 40 à 70 p. %, en épuisant les noix de galle concassées dans un appareil à déplacement, à l'aide d'un mélange d'éther et d'alcool.

Il se présente sous forme d'une poudre amorphe blanche ou jaunâtre, d'une saveur fortement astringente sans amertume, facilement soluble dans l'eau, soluble dans l'alcool et l'éther.

Ses solutions présentent une réaction faiblement acide; il précipite les solutions des carbonates alcalins.

Il précipite l'albumine, la gélatine, les alcaloïdes; il se fixe sur les matières animales, qu'il rend imputrescibles (c'est en cela que consiste le *tannage* des peaux), ce qui le distingue de l'acide gallique, qui ne précipite ni la gélatine, ni les alcaloïdes.

Ce qui est particulièrement intéressant au point de vue chimique, c'est la composition du tannin qui, en effet, nous fait voir que l'acide tannique est un *acide digallique anhydre* :

$$2\ C^7\ H^6\ O^5 - H^2\ O = C^{14}\ H^{10}\ O^9$$

Acide gallique.   Acide tannique.

L'acide tannique du commerce est rarement pur, le plus souvent il est mélangé de sucre et d'acide gallique.

ACTION PHYSIOLOGIQUE.

Ingéré à doses légères, comme cela se fait avec nos aliments et nos boissons, l'acide tannique ne nuit pas à la digestion. En augmentant trop la dose, l'acide précipite les albuminates et la pepsine du suc gastrique, et entrave les fonctions digestives.

Sa propriété de précipiter l'albumine, mais surtout la gélatine, explique suffisamment son action astringente sur les tissus vivants, action qui se manifeste d'une manière très évidente quand on l'applique sur des muqueuses atoniques et en état d'hypersécrétion.

Ces précipités se dissolvent dans une abondance d'albumine et de gélatine et dans les carbonates alcalins. Aussi le tannin absorbé demeure inactif durant sa présence dans le sang alcalin, mais reconquiert son activité du moment qu'il est déposé dans les tissus, attendu qu'alors l'influence de l'acide libre supprime celle de l'alcali.

Durant son passage dans l'économie animale, l'acide tannique absorbé reste en partie immodifié, pour une autre partie il passe à l'état d'acide gallique et de ses dérivés.

La tannine est éliminée par les urines (L. Lewin) et vraisemblablement par la sécrétion muqueuse bronchiale (Cantani, Garnier).

On a observé que le tannin, administré à des animaux en état de santé, diminuait notablement la quantité d'urine, de même qu'il réduit le diamètre de la rate.

L'acide tannique jouit aussi de propriétés antifermentescibles et antiputrides, qu'il doit à sa faculté de précipiter certains ferments. (Binz.)

USAGES THÉRAPEUTIQUES.

Le tannin, formant avec beaucoup d'alcaloïdes des combinaisons peu solubles, partant s'opposant à l'absorption rapide des médicaments les plus usuellement prescrits en dosimétrie, son emploi, pour nous, ne peut être que très restreint.

Nous ne lui reconnaissons d'utilité médicamenteuse que dans les catarrhes chroniques des bronches accompagnés de sécrétion trop abondante, dans les catarrhes chroniques des organes uro-poïétiques (urines chargées de mucosités), dans certaines formes de diarrhées.

Dans tous ces cas il agit comme astringent, il diminue les sécrétions et les ramène à leur taux normal.

Sa propriété astringente peut encore être utilisée topiquement, dans les flux muqueux, séreux ou purulents (blennorrhagie, flueurs blanches, otorrhée, etc.), dans les angines simples ou pultacées, contre les excrescences polypeuses muqueuses du nez, contre les hémorrhagies, surtout celles dites parenchymateuses.

MODES D'ADMINISTRATION ET DOSES.

Le tannin se prend à l'intérieur en *poudre*, en *pilules solubles* ou en *granules*.

Le granule dosimétrique est dosé au centigramme.

On le donne de préférence seul; cependant, quand l'état du malade exige l'aide d'autres agents médicamenteux (alcaloïdes, glycosides), on agira de sorte qu'une distance d'une heure au moins sépare l'administration de l'une et de l'autre substance.

Nous conseillons de ne pas dépasser pour l'adulte la somme de 10 à 20 granules pour la journée, attendu qu'on s'expose en dépassant cette limite à rendre le malade dyspeptique. Mieux vaut, si l'on ne réussit pas avec ces doses, abandonner le tannin et choisir un médicament mieux approprié à l'état du malade.

A l'extérieur, on prescrit le tannin à l'état pulvérulent sur les plaies molles et saignantes; on le fait priser dans les cas d'épistaxis rebelles, de polypes muqueux nasaux, ou bien on l'insuffle dans l'arrière-gorge.

En *solution*, il sert à lotionner les ulcères atoniques, ou bien il s'emploie en collyre (1 : 100), en gargarisme (1 : 100 à 150), en injection uréthrale (1 : 125 d'eau ou de vin rouge), en lavement (1 : 300), en pommade (tannin et eau distillée aâ 5 à 10, axonge 30 : 45), ou en suppositoire (50 centigrammes à 1 gramme dans un suppositoire de beurre de cacao). (Gubler.)

Thalline.

Synonyme : Tétrahydroparachinanisol.

Formule : $C^{10} H^{13} Az\ O$.

Le nom scientifique de ce nouvel antipyrétique a été abandonné pour ainsi dire dès sa naissance, et on lui a donné celui de *thalline*, d'après la belle couleur verte communiquée à sa solution aqueuse par la présence de substances oxydantes : chlorure ferreux, teinture d'iode, chlore liquide, bichromate de potasse, etc.

Le professeur Skraup, de Vienne, a découvert cette substance, qui a été expérimentée en premier par le professeur von Jaksch.

On obtient la thalline, d'après le propriétaire (patenté pour la fabrication de cette nouvelle base) de la *Badische Anilin-und Sodafabrik*, à Ludwigshafen (Grand-Duché de Bade), de la manière suivante :

Un kilogramme de chlorhydrate de parachinanisol et 4 kilogrammes d'étain granulé sont chauffés en présence de 15 kilogrammes d'acide chlorhydrique du poids spécifique de 1.14, dans un vase approprié, au bain-marie, durant huit à dix heures.

On voit alors se former un précipité dans la solution limpide, formé du sel double d'étain et de thalline, se présentant après refroidissement sous forme de tables rhombiques cristallines blanches.

En traitant le sel double par la lessive de potasse, la base libre se sépare de la combinaison sous forme huileuse. En refroidissant, la thalline liquide cristallise, et se présente comme de petits cristaux durs et jaunâtres.

La thalline se dissout très difficilement dans l'eau froide, un peu mieux dans l'eau bouillante ; l'alcool, l'éther, la benzine de pétrole la dissolvent facilement.

Elle cristallise de sa solution alcoolique en beaux prismes blancs.

La base est fusible à 42° et entre en ébullition à 282° sans être décomposée. Elle forme avec les acides organiques et anorganiques : acide oxalique, tartrique, sulfurique, chlorhydrique, des sels parfaitement caractérisés, cristallisables et solubles dans l'eau.

Les sulfate et tartrate de thalline sont préférés au chlorhydrate de cette base, parce que celle-ci est un peu hygroscopique.

Le sulfate est d'une odeur qui rappelle l'essence d'anis, le tartrate sent la cumarine.

La saveur des deux sels en substance est peu agréable : amère, âcre et saline tout à la fois ; les solutions diluées cependant ont plutôt une saveur aromatique assez agréable.

Le sulfate de thalline est soluble dans cinq parties d'eau froide, dans cent parties d'alcool ; elle se dissout peu dans l'éther, un peu mieux dans le chloroforme.

Les solutions aqueuse, alcoolique et éthérée de ce sel, exposées à l'air, deviennent brunes.

Le tartrate est moins soluble que le sulfate dans les différents dissolvants ; ainsi il demande 10 parties d'eau de 15° c. pour sa parfaite dissolution ; ses solutions ne sont cependant pas aussi sensibles à l'influence de l'air

La réaction la plus caractéristique et la plus sensible des sels de thalline a lieu par le chlorure ferreux.

L'addition d'une goutte de la solution officinale de perchlorure de fer à 5 centimètres cubes d'une solution aqueuse de thalline de 1 : 10,000 détermine après quelques secondes une coloration vert-émeraude. Même dans une solution de 1 : 100,000 on peut produire une couleur verte assez prononcée. Lorsqu'on ajoute alors une goutte d'acide sulfurique, celle-ci ne détermine aucun changement. Après deux à vingt-quatre heures la couleur verte passe au jaune-brun.

Les substances désoxydantes font changer la couleur ; ainsi l'acide oxalique la fait passer au jaune, le thiosulfate de soude au violet et au rouge-vin.

ACTION PHYSIOLOGIQUE ET THÉRAPEUTIQUE.

Une solution de sulfate de thalline suffisamment diluée est très bien supportée et n'a rien de désagréable pour le malade. Le sel est facilement absorbé par la muqueuse stomacale ; il s'élimine principalement par les urines, lesquelles le plus souvent présentent, après des doses thérapeutiques (25 centigrammes à 1 gramme), une coloration verte ou jaune-brunâtre, quelquefois même noire.

Les urines déposées par un individu en état de santé à qui l'on a administré la thalline, sont d'un poids spécifique normal et d'une réaction acide ; elles ne contiennent pas de substances anormales : sucre, albumine, cylindres, etc., même après l'emploi de doses très élevées (3 grammes par exemple dans une heure). (H. A. Janssen.)

D'après M. H. A. Janssen (1), la thalline possède des propriétés antiputrides très énergiques. De deux échantillons égaux d'une même urine, dont l'un contenait 1/2 p. % de sulfate de thalline (et présentant tous deux la réaction acide), celui qui n'était pas additionné de la base, se trouva après septante-deux heures en fermentation ammoniacale, tandis que l'autre présenta après sept jours encore une réaction acide, était claire et transparente, quoique foncée et avait déposé un sédiment d'acide urique et d'urates.

Ce même observateur a comparé les urines de deux malades (de fièvre paludéenne), dont l'un fut traité par la thalline, tandis que l'autre ne reçut aucun médicament.

L'urine de ce dernier présenta après trois jours des signes de putrescence, tandis que celle du premier resta claire, acide, un peu foncée, sépara un sédiment d'acide urique et d'urates jusqu'au sixième jour.

Dès ce jour on vit se former à la superficie du liquide une pellicule blanche de moisissure.

Il ressort des expérimentations sur les animaux sains et fébriles, comme de celles sur l'homme malade, que les doses thérapeutiques de thalline ne déterminent aucun symptôme désagréable

(1) *Over het Thallin. Ned. Tijdschr. v. Geneesk.*, 31 oct. 1885, n° 44.

quelque peu notable. Von Jaksch (1), Grocco (2), Alexander (3), Guttmann (4), Janssen (5), Ehrlich (6). Cependant des observateurs français : Brouardel, Loye, Dujardin-Beaumetz (7), à l'encontre de Huchard qui prétend ne pas avoir vu se produire de modification des corpuscules rouges du sang sous l'influence de la thalline, se basant sur des expérimentations sur les animaux, sont d'avis que les doses élevées de ce médicament peuvent faire passer l'hémaglobine à l'état de méthémaglobine, et déterminer ainsi des effets toxiques.

Tous les auteurs sont d'accord que la thalline possède des propriétés antipyrétiques décidées, à doses relativement légères, quand on les compare à celles de l'antipyrine.

En effet, on obtint souvent des réductions du calorique fébrile de 2 à 3° c. par des doses uniques de 15 à 50 centigrammes chez l'adulte.

Toutefois l'effet hypothermique ne se maintient pas aussi longtemps que celui déterminé par l'antipyrine.

M. von Jaksch a essayé les sels de thalline dans une série de quatre-vingt-six cas de maladies fébriles : dothiénentérie, rhumatisme articulaire aigu, rougeole, érysipèle, fièvre puerpérale, pneumonie, phtisie pulmonaire et fièvre intermittente.

En administrant le remède à raison d'une simple dose de 0.25 à 0.75 gramme, il réussit toujours à faire descendre notablement le calorique fébrile. L'effet hypothermique se produisit communément après une à trois heures, mais l'abaissement ne se maintint que pendant quatre à cinq heures au plus. Dans aucune de ces maladies le remède n'eut une action spécifique, il ne modifia en rien le cours de l'affection morbide, mais agissait simplement comme hypothermique.

Administrés deux à trois heures avant l'accès d'une fièvre intermittente, 2 à 3 grammes de thalline en deux doses espacées d'une heure réussissent souvent à prévenir l'accès ; cependant ce remède ne guérit pas la fièvre paludéenne, puisque toujours on a

(1) *Wien. Med. Woch.*, n° 48, 1884.
(2) *Riform. med.*, 1885, 28 janvier.
(3) *Allgem. Med. Centralzeit.*, 11 Feb. 1885.
(4) *Berl. Klin. Woch.*, n° 25, 1885.
(5) *Ned. Tijdschr. v. Geneesk.*, n° 44, 1885.
(6) *Berl. Klin. Woch.* Dec. 1885, n°s 51, 52.
(7) *Progrès médical*, 1885.

dû avoir recours à la quinine pour réprimer définitivement le retour des accès. (Von Jaksch, Janssen.)

M. Janssen est d'avis que la thalline conviendrait surtout comme antipyrétique contre la fièvre des phtisiques.

Des doses très légères de ce remède suffisent à supprimer complètement la fièvre, et les malades le supportent mieux que tout autre hypothermique.

SUBSTANCES SYNERGIQUES ET AUXILIAIRES.

La kairine, l'antipyrine, l'acide salicylique, sont congénères de la thalline pour sa principale propriété thérapeutique.

SUBSTANCES ANTAGONISTES INCOMPATIBLES.

Nous ne connaissons pas de médicaments antagonistes de la thalline.

USAGES THÉRAPEUTIQUES.

D'après ce que nous savons jusqu'ici de l'action physiologique et thérapeutique de la thalline, ce remède pourrait être essayé dans les affections inflammatoires des voies urinaires, dans la cystite ammoniacale, comme antiputride.

Sa principale indication sera sans doute celle de produire l'hypothermie dans les maladies fébriles.

MODES D'ADMINISTRATION ET DOSES.

Étant facilement soluble et d'une saveur pas trop désagréable, la thalline peut être administrée en solution aqueuse. Nous pensons cependant qu'il vaut mieux la prescrire en pilules solubles ou en granules dosés au centigramme.

Au lieu de la donner à doses élevées de 25 à 50 centigrammes et au delà, comme le préconisent la majorité des auteurs précités, nous sommes d'avis que l'apyrexie sera obtenue tout aussi bien en administrant cet agent à doses réfractées et filées selon le mode dosimétrique.

A cet égard nous tombons d'accord avec le professeur P. Ehrlich et le docteur B. Laquer, qui ont étudié l'action de la thalline, principalement dans des cas de dothiénentérie. Leur article, fort intéressant : « *Ueber continuirliche Thallinzuführung und deren Wirkung beim Abdominaltyphus* », inséré dans le *Berl. Klin. Wochenschrift*, n⁰ˢ 51 et 52, 1885, fait ressortir spécialement l'*avantage de doses réfractées et filées* du nouveau fébrifuge. Les auteurs ont pu constater que la défervescence peut s'obtenir en administrant d'une manière continue, soit d'heure en heure (et la nuit, pour permettre un peu de repos au malade, de deux heures en deux heures) de doses minimes — variant de 4 centigrammes à 2 décigrammes pour l'adulte — de thalline. Ils réussirent ainsi toujours à éviter les « accidents thérapeutiques » qui se présentent souvent après l'emploi de doses massives (25 centigrammes à 1 gramme). La médication antipyrétique par la thalline instituée de cette façon, a été continuée pendant plusieurs jours, même durant des semaines, non-seulement sans incommoder les malades, mais à leur grand bénéfice.

Aussi nous proposons de faire prendre deux à cinq granules de quart d'heure en quart d'heure à l'adulte, un ou deux granules à l'enfant plus âgé, et de fractionner le granule ou d'en donner un seul à la fois à l'enfant en bas âge, jusqu'à effet obtenu, en espaçant les doses, ou bien en substituant à la thalline la quinine, etc.

V

Valérianique (Acide).

Formule : $C^5 H^{10} O^2$.

L'acide valérianique a été découvert en 1817 par Chevreul dans l'huile de dauphin (d'un cétacé *Delphinus Delphis* L) et nommé *acide delphinique*.

Entrevu en 1819 par Pentz (1), ce ne fut cependant que vers 1830 que Grote démontra l'existence d'un acide dans la racine de valériane (*Valérianao fficinalis* L), qu'il nomma *acide valérianique*.

---

(1) *Arch. Pharm.*, XXVIII, S. 338; cité par Hüsemann-Hilger.

Trommsdorff et Ettling ont depuis démontré l'identité des deux acides, et Dumas et Stas ont réussi, en 1840, à produire artificiellement un acide valérianique qu'ils retirèrent de l'alcool amylique.

L'acide valérianique existe aussi dans différentes plantes, dans l'huile de baleine, dans certains fromages, dans quelques sécrétions animales : sueur, etc.

Il se présente sous forme d'une huile incolore, d'une odeur pénétrante, rappelant la valériane et certains fromages, et d'un goût très acide, âcre et brûlant.

Il se dissout à 12° c. dans trente parties d'eau (Trommsdorfi), facilement dans l'alcool, l'éther et l'acide acétique concentré.

On obtient des valérianates par saturation de l'acide dans les bases ou dans les sels d'acide carbonique.

ACTION PHYSIOLOGIQUE.

D'après Reissner (1), l'acide valérianique fait précipiter l'albumine, le sérum du sang et le lait, il ne précipite pas la gélatine, ni la chondrine. Appliqué sur le tégument cutané, il produit, après une heure environ, une tache blanche et des démangeaisons, suivi de rougeur qui disparaît après trois quarts d'heure. En contact avec la langue, la tache blanche se montre de même et quelques cellules épithéliales se détachent. A l'obduction d'animaux sacrifiés après l'emploi de cet acide, on pouvait constater à l'odeur caractéristique la présence de l'acide dans la cavité abdominale ; on n'en trouvait pas dans le sang ni dans l'urine ; vraisemblablement, il se transforme en acide carbonique pendant son passage à travers l'organisme.

Des lapins supportaient une dose de 4 grammes, mais succombaient trois à quatre heures après l'introduction de 8 grammes d'acide valérianique dans l'estomac. La muqueuse intestinale des animaux, dont la mort avait suivi rapidement l'ingestion du poison, présenta une coloration blanche intense, sans traces d'hyperémie ni d'ecchymoses ; dans les cas de plus longue durée, on trouva les signes d'inflammation, rougeur, exsudat, ecchymoses, etc.

---

(1) *De acido valerianico ejusque effectu in animalibus.* Bérol., 1855 ; cité par Hüsemann-Hilger.

L'acide valérianique n'eut pas d'influence sur les selles; on observa quelquefois de l'irritation rénale, de l'hématurie.

L'action cardiaque avait augmenté en fréquence, mais diminué en énergie; la respiration, d'abord accélérée, retarda bientôt et devint difficile; débilité croissante, parésie des extrémités, quelquefois des crampes préludant à la mort.

Bock (1) a trouvé que le valérianate de soude, donné à la grenouille, fait diminuer plus rapidement l'excitabilité réflexe que ne le fait l'essence de valériane; cependant l'action du sel est moins constante et plus éphémère que celle de l'huile essentielle. Donné à toutes doses, le valérianate de soude agit passagèrement sur le cœur.

L'injection intraveineuse de 7 centimètres cubes d'une solution aqueuse de ce sel à 20 p. %, chez l'animal à sang chaud, n'eut aucune influence sur la pression sanguine, ni sur les actions réflexes.

D'après Binz et von Grisar, l'essence de valériane diminue — quand elle est donnée à doses toxiques à la grenouille et à l'animal à sang chaud — après un stade préalable d'augmentation, l'excitabilité réflexe; cet effet se produit indépendamment des centres cérébraux inhibitoires de la réflectivité, et quand même l'excitabilité a été augmentée d'avance par la strychnine, la brucine, l'ammoniaque.

L'action de l'essence de valériane est plus énergique que celle de l'huile volatile de camomille, moins énergique que celle du camphre.

La valériane est rangée dans la classe des excitants faibles et peut être administrée pendant longtemps et à doses assez fortes sans nuire à l'organisme.

Herpin (cité par Hüsemann) a donné à ses épileptiques des doses journalières de 25 à 30 centigrammes de la racine pendant un temps indéterminé.

Cependant d'après Jörg, Trousseau et Pidoux, on peut observer après l'administration de doses élevées (5 à 10 grammes), de la céphalée, des nausées, le vertige, des tintements d'oreilles, des fourmillements aux mains et aux pieds et des sensations désagréables le long du dos, symptômes de peu de durée. Toutefois,

(1) *Experimente über die Wirkungsweise der rad. Valerianae.* Göttingen, 1875; cité par Hüsemann-Hilger.

chez les individus pléthoriques et congestifs, des doses thérapeutiques d'une infusion chaude ou de teinture de racine de valériane peuvent déterminer des signes d'échauffement.

On connait l'effet excitant que les préparations de valériane produisent chez le chat.

USAGES THÉRAPEUTIQUES.

L'acide valérianique comme tel, n'est pas usité en médecine. Sous l'impression que l'action physiologique et thérapeutique de la valériane seraient dues à l'acide valérianique, on a introduit une quantité de valérianates en thérapeutique. Ainsi, en dosimétrie, nous nous servons du :

1. Valérianate d'atropine.
2.   —   de caféine.
3.   —   de fer.
4.   —   de quinine.
5.   —   de zinc.

Dans les articles atropine, caféine, fer et quinine, nous avons déjà touché quelques mots au sujet des valérianates et de lemrs bases. Les quantités minimes d'acide entrant dans la composition de ces sels nous paraissent insuffisantes pour déterminer un effet différent de celui produit par les bases respectives.

———

Le *valérianate de zinc* : $C^5\ H^9\ Zn\ O^2$, qu'on obtient en saturant l'acide valérianique par de l'oxyde de zinc hydraté, cristallise en belles paillettes légères et nacrées.

Ce sel aurait les vertus thérapeutiques de ses deux composants. L'acide valérianique ne représente pas cependant le principe actif de la valériane, et l'oxyde de zinc ne peut guère produire d'action éloignée, vu qu'il n'est pas ou presque pas absorbé par la muqueuse gastro-intestinale.

Préconisé contre une foule d'états névropathiques, il ne conviendrait réellement qu'à ceux qui s'accompagnent ou dérivent de l'asthénie et de l'abincitation. (Gubler.)

Le granule dosimétrique est dosé au centigramme. On en donne à l'adulte de 5 à 15 granules pour la journée dans différentes prises.

Vératrine.

La substance de ce nom, présentée dans le commerce et employée en médecine, n'est pas de la vératrine pure. Elle constitue un mélange de deux ou de plusieurs alcaloïdes, et assez souvent de leurs produits de dédoublement.

Nous faisons suivre ici un exposé complet des résultats des études chimiques et pharmacologiques concernant la vératrine, ses produits de dédoublement et les alcaloïdes qui l'accompagnent, exposé que nous empruntons à l'ouvrage (1) du docteur P.-C. Plugge, professeur de chimie pharmaceutique à Groningue (Hollande).

La vératrine a été découverte en 1818 par Meissner, dans les semences de la *Sabadilla officinarum*, Brandt (synonymes : *Veratrum officinale*, Schlecht., *Sabadilla officinalis*, Berg., *Schoenocaulon officinale*, Asa Gray., *Asagraea officinalis*, Lindl.), une plante bulbeuse, de la famille des Mélanthacées ou des Colchicacées.

Indépendamment de lui, Pelletier et Caventou firent en 1819 la même découverte dans les semences de sabadille, et encore dans le rhizome de l'ellébore blanc : *Veratrum album*, L. D'après des analyses ultérieures, la vératrine se trouverait aussi dans le rhizome du *Veratrum Lobelianum*, Bernh., et du *Veratrum Viride*, Aret.

Les racines du Vératrum cependant contiennent, en dehors de la *vératrine*, différents autres alcaloïdes, ainsi :

La *Jervine* : $C^{27} H^{47} Az^2 O^8$.
La *Pseudo-jervine* : $C^{29} H^{43} Az\, O^7$.
La *Rubi-jervine* : $C^{26} H^{43} Az\, O^2$.
La *Vératralbine* : $C^{28} H^{43} Az\, O^5$, et
La *Vératroidine* : $C^{24} H^{37} Az\, O^7$.

---

(1) *Overzicht v. d. wissel. Chem. zamenstell. en Pharmacodijn-waarde van eenige belangr. Genees-middelen*, 1885. Blz 101-104.

La proportion de *vératrine* paraît être excessivement faible ; d'après Tobien, Dragendorff et autres, elle serait même nulle ; aussi les rhizomes de Vératrum ne sont pas employés pour fabriquer la *vératrine*.

On se sert exclusivement pour la préparation de cet alcaloïde des semences de la Sabadilla.

Les expérimentations de Couerbe, Merck, Weigelin, Wright et Luff, Rosetti et autres, ont cependant démontré que, dans cette substance végétale, la *vératrine* se trouve en compagnie d'une ou de plusieurs autres bases.

D'après Couerbe [1], les semences renferment :

1. *Vératrine:* alcaloïde amorphe, insoluble dans l'eau, fusible à 115° c. ;

2. *Sabadilline:* base cristalline soluble dans l'eau et fondant à 200° c.

3. *Hydrate de Sabadilline :* alcaloïde amorphe, se dissolvant dans l'eau.

Suivant Weigelin [2], on y trouve :

1. *Vératrine :* $C^{32} H^{51} Az O^9$, une base cristalline fondant à 15° centigrades.

D'après cet auteur, cet alcaloïde présenterait deux modifications, dont l'une est soluble et l'autre insoluble dans l'eau.

2. *Sabadilline :* $C^{24} H^{35} Az O^7$, alcaloïde cristallin, se dissolvant dans 150 parties d'eau et fusible à 200° centigrades.

3. *Sabatrine :* $C^{26} H^{45} Az O^9$, base amorphe, soluble dans 40 parties d'eau et fondant à 170° centigrades.

MM. Wright et Luff [3] distinguent de même, trois alcaloïdes dans les semences de Sabadille :

1. *Vératrine :* $C^{37} H^{53} Az O^{11}$, une base amorphe, formant avec les acides des sels cristallisables, fusible à 180° centigrades.

Par saponification avec la solution alcoolique de soude elle se dédouble en :

a. Acide vératrique = acide dimethylproto-catechique : $C^9 H^{10} O^4$, et en :

b. Vérine, substance basique : $C^{28} H^{45} Az O^8$.

[1] *Ann. Chim. Phys.* (2) 23, p. 520.

[2] *Untersuch. üb. die Alkaloide des Sabadillsamens.* Dorpat, 1877.

[3] *The alcaloids of the Veratrum Family. Journ. of the Chem. Soc.* 35, p. 387 and 405.

2. *Cévadine* : $C^{32}\,H^{49}\,Az\,O^9$, base cristalline, formant des sels amorphes, fondant à 206° centigrades et se dédoublant quand on la soumet aux mêmes conditions que la *vératrine* en :

a. Acide cévadinique = acide méthyl-crotonique : $C^5\,H^8\,O^2$, et en :

b. Cévine, nouvelle base : $C^{27}\,H^{43}\,Az\,O^8$.

3. *Cévadilline* : $C^{34}\,H^{53}\,Az\,O^8$, alcaloïde amorphe, formant avec les acides des sels également amorphes. Il paraît qu'elle se dédouble de même par saponification en *Acide cévadinique* et en une base *Cévilline*.

D'après Schmidt et Köppen ([1]) et d'après Bosetti ([2]), on trouve dans les semences de la sabadille :

1. *Vératrine cristallisée* (cévadine) : $C^{32}\,H^{49}\,Az\,O^9$, fondant à 205° centigrades, dédoublable par saponification en :

a. Acide angélicique (acide cévadinique) : $C^5\,H^8\,O^2$, et en :

b. Cévidine, basique : $C^{27}\,H^{45}\,Az\,O^9$.

(Comme MM. Wright et Luff ont obtenu, au lieu de la *cévidine* : $C^{27}\,H^{45}\,Az\,O^9$, une base moins riche en eau : la *cévine* : $C^{27}\,H^{43}\,Az\,O^9$, il est vraisemblable que la cévine s'est formée de la cévidine, en perdant une molécule : $H^2\,O$.)

2. *Vératridine* (une vératrine soluble dans l'eau) : $C^{32}\,H^{49}\,Az\,O^9$, c'est-à-dire une substance amorphe isomère de la *vératrine* (cévadine), fusible à 150 à 155° centigrades, et se transformant — sous l'influence d'un contact prolongé avec l'eau froide, ou plus rapidement avec de l'eau en ébullition, — en *vératrate de vératroïne* : $C^{55}\,H^{92}\,Az^2\,O^{16}$, $C^9\,H^{10}\,O^4 + 2\,H^2\,O$.

En portant une solution de *vératridine* en présence d'un alcali à l'ébullition, l'alcaloïde se décompose en *acide vératrique* et en *vératroïne* :

$$2\,C^{32}\,H^{49}\,Az\,O^9 + 2\,H^2\,O = C^9\,H^{10}\,O^4 + C^{55}\,H^{92}\,Az^2\,O^{16}$$

Vératridine.   Acide vératrique.   Vératroïne.

3. *Vératrine* (modification amorphe), fondant à 147 à 152° centigrades, et donnant, d'après Bosetti, comme produits de dédoublement : *cévidine, vératroïne, acide angélicique* et *acide vératrique*.

([1]) *Zur Kenntniss der Veratrins* Ber. d. Deutsch Chem. Ges., IX, 1876, p. 1415.

([2]) *Studiën über das officin. Veratrin.* Archif d. Pharm. (3), XXI, 1883, p. 81.

(Il est plus que probable que cette modification amorphe de la vératrine constitue un mélange de *vératrine cristallisée* et de *vératridine*, qu'on ne peut séparer que fort difficilement ; ainsi s'expliquerait aisément qu'en se décomposant elle présente les produits de dédoublement de la *vératrine cristallisée* et de la *vératridine*.)

—

En résumant les résultats obtenus par les différents expérimentateurs, il est permis de conclure à l'existence, dans les semences de *Sabadilla officinarum*, de deux alcaloïdes :

1° L'alcaloïde amorphe (la *vératrine* de Couerbe, Wright et Luff, la *vératridine* de Schmidt-Köppen, Bosetti);

2° L'alcaloïde cristallisé (la *sabadilline* de Couerbe, la *cévadine* de Wright et Luff, la *vératrine cristallisée* de Schmidt-Köppen et de Bosetti).

La troisième substance dont parlent les auteurs, notamment : l'*hydrate de sabadilline* de Couerbe, la *sabatrine* de Weigelin, la *cévadilline* (?) de Wright et Luff et la *modification amorphe de vératrine* de Bosetti, sont vraisemblablement des mélanges des deux alcaloïdes principaux (et — peut-être aussi — de leurs produits de décomposition).

—

Attendu que ces deux alcaloïdes contenus dans les semences de Sabadille ne peuvent que très difficilement être obtenus à l'état isolé, la vératrine du commerce est nécessairement un mélange de *vératrine* cristallisée *(cévadine)* et de *vératrine* amorphe, soluble dans l'eau *(vératridine)*, dans lequel, sous certaines conditions, on peut aussi trouver peut-être les substances basiques (produits de dédoublement): *cévidine, cévine, vératroïne* et *vérine*, ainsi que le *vératrate* de *vératroïne*.

On est loin de savoir au juste dans quelles proportions ces différentes substances se présentent dans les semences de sabadille et dans la vératrine du commerce ; on n'a pas d'ailleurs jusqu'ici fait des expérimentations physiologiques ou thérapeutiques avec les alcaloïdes chimiquement purs, ni avec leurs produits de décomposition. Aussi ne saurait-on juger avec quelque certitude de l'influence des variations multiples, dans le mélange de ces substances, sur la valeur pharcodynamique des préparations du commerce.

Il n'y a que la *sabadilline* et la *sabatrine* de Weigelin, qui aient servi souvent à des expérimentations. Cependant, la plupart des expériences ayant été faites avec des substances impures, mélangées de vératrine, leurs résultats ne méritent pas de confiance.

Il paraît que Dragendorff et Weigelin ont opéré avec les bases absolument pures. D'après ces auteurs, la *sabadilline* et la *sabatrine* ne sont pas toxiques, elles ne font pas éternuer ; données à la grenouille, elles ne déterminent pas le vomissement, font accélérer au lieu de retarder la fréquence des battements cardiaques, et n'exercent pas l'action caractéristique de la vératrine sur le muscle strié.

Comme ces deux bases font partie, d'après Dragendorff et Weigelin, de la substance composée : la vératrine du commerce, cette préparation sera d'autant moins active, que la proportion de sabadilline et de sabatrine dans le mélange sera plus élevée.

Il est à espérer qu'on reprendra bientôt les études expérimentales de la composition chimique et de l'action physiologique des différentes substances pures qui composent la vératrine du commerce. (Plugge.)

On emploie en thérapeutique la substance alcaloïdique non combinée avec des acides. D'après Hüsemann-Hilger (1), la vératrine du commerce allemand est suffisamment pure pour permettre son emploi médicamenteux et un dosage certain.

Elle se présente comme une poudre blanche ou blanc-grisâtre, cristalline (à l'examen microscopique). Elle est inodore mais provoque, quand elle vient en contact avec la membrane pituitaire, des éternûments incessants. Son goût sans amertume est très âcre et brûlant.

Elle est presque insoluble dans l'eau froide, mais se dissout, d'après Pelletier et Caventou, dans 1000 parties d'eau bouillante.

Elle se dissout en toutes proportions dans l'alcool absolu, dans 10 parties d'alcool de 36°, dans autant d'éther, dans 1.6 parties de chloroforme, facilement dans le benzol, moins facilement dans la glycérine et les huiles grasses.

L'acide sulfurique concentré change la vératrine en grumeaux résinoïdes. Ceux-ci cependant se dissolvent facilement en un

____

(1) *Die Pflanzenstoffe*, B^d I, S, 393.

liquide jaune faible, dont la couleur, de plus en plus jaune foncé, passe par le jaune rouge et devient enfin rouge de sang intense. Cette coloration persiste deux ou trois heures et disparaît peu à peu.

L'acide chlorhydrique concentré dissout à froid la vératrine sans coloration. Si on fait bouillir le liquide incolore pendant un certain temps, il ne tarde pas à prendre une couleur d'abord rougeâtre, puis rouge intense, ne disparaissant pas par le repos. La réaction est très sensible et réussit aussi bien avec la vératrine pure qu'avec la vératrine ordinaire du commerce (Trapp).

ACTION PHYSIOLOGIQUE ET TOXIQUE.

Absorption et élimination. — La vératrine est absorbée par la peau (comme il ressort de son action locale sur les terminaisons des nerfs sensibles), par le tissu sous-cutané et par les différentes muqueuses et est éliminée rapidement par les urines.

Symptomatologie chez l'homme. — Appliquée comme pommade sur le tégument cutané, la vératrine détermine au lieu d'application une sensation de chaleur, de picotement, de brûlure ; la sensibilité s'exagère d'abord, puis diminue, pour s'éteindre tout à fait ; on n'observe pas de rougeur de la peau, mais il s'y produit, après un contact assez prolongé, une effervescence vésiculeuse.

Nous avons vu se manifester ces vésicules sur la muqueuse de la cavité buccale d'un enfant qui prenait la vératrine en pilules ; le petit bambin était récalcitrant et la garde peu habile à lui faire avaler son médicament ; aussi la pilule avait tout le temps de foudre dans la bouche et à y déterminer l'effet décrit.

Introduite dans les fosses nasales, la vératrine produit des éternûments répétés ; aspirée par les poumons, une toux sèche, spasmodique et fatigante ; en contact avec la muqueuse buccale et pharyngienne, on observe une saveur âcre et brûlante, puis de la chaleur et une constriction pénible de l'arrière-bouche, persistant quelque temps, enfin de l'hypersécrétion salivaire.

Arrivée dans l'estomac, une dose pas trop élevée peut déterminer la sensation de chaleur locale ; une dose élevée produit toujours cet effet.

Souvent ce symptôme est suivi d'un état nauséeux allant quelquefois jusqu'au vomissement; plus tard on peut observer du mal au ventre et des dévoiements par le bas ; chez des personnes très sensibles les selles peuvent être sanguinolentes, de même que les matières vomies.

La respiration qui d'abord a été plus active se ralentit, l'inspiration est plus profonde, l'expiration est prolongée. Le pouls plus fréquent au début retarde aussi et présente des irrégularités. Le calorique baisse.

On observe quelquefois une céphalée assez grave, des sueurs profuses et une augmentation de la diurèse.

Si la dose a été prise trop élevée, les symptômes d'adynamie aiguë se présentent et peuvent aller jusqu'au *collapsus* complet suivi de mort. La connaissance reste intègre presque jusqu'à la fin léthale.

La dilatation pupillaire, des contractures musculaires involontaires et de la formication aux extrémités s'observent lorsque des doses toxiques ont été prises.

Notons ici que, d'après notre expérience personnelle, la vératrine administrée en granules ou en pilules solubles au 1/2 milligramme de substance active, à raison d'un granule à la fois et répété de demi-heure en demi-heure pendant douze, vingt-quatre, même trente-six heures à l'homme adulte à l'état de santé, ne donne pas — dans la majorité des cas du moins — lieu à ces symptômes toxiques. Jamais nous n'avons sous ces conditions vu se produire le vomissement ni la diarrhée.

Quelquefois nous avons remarqué, cependant, que certaines personnes ont une idiosyncrasie manifeste pour ce remède.

Ainsi nous nous rappelons un individu de 35 ans environ, assez débile et anémique, qui présentait à l'état de santé un pouls peu fréquent, 56 à 60. Cet homme, sous le coup d'un refroidissement, était fiévreux ; il avait une température de 39° c. et le pouls à 90. Nous lui prescrivîmes la vératrine en pilules au 1/2 milligramme, d'heure en heure, et fûmes très surpris en constatant, dès la cinquième prise, un abaissement du pouls à 40. Il va sans dire que nous supprimâmes le médicament, qui du reste n'avait pas produit d'autres symptômes alarmants.

Action sur différents organes et sur certaines fonctions. — *Nerfs périphériques :* La vératrine excite d'abord, puis paralyse les terminaisons des nerfs moteurs dans les muscles, celles des nerfs d'arrêt du cœur, des nerfs sensibles du tégument cutané et des muqueuses, enfin les fibres nerveuses centripétales des poumons.

Muscles striés : Le muscle strié est influencé d'une manière très caractéristique par la vératrine.

Cette action a été étudiée principalement sur la grenouille.

On a remarqué que, chez l'animal vératrinisé, le passage de l'état de contraction du muscle à celui de résolution est rendu difficile et prolongé.

Le muscle fait l'impression d'être tétanisé.

La période de résolution, c'est-à-dire la courbe descendante du tracé des contractions musculaires, peut présenter une durée de quarante à soixante fois supérieure à celle de la courbe descendante normale.

Cet effet se produit après l'excitation du nerf moteur, comme après l'excitation directe du muscle. L'effet ne se modifie pas quand on excite après curarisation et après avoir sectionné la moelle. Aussi faut-il l'attribuer à l'action directe de la vératrine sur la substance musculaire. Les nerfs moteurs conservent longtemps leur excitabilité quand on ne se sert que de doses très légères.

Action sur le cœur. — Sous l'influence de petites doses de l'alcaloïde, la fréquence des révolutions cardiaques augmente, et la pression sanguine s'élève.

Puis vient un temps où les systoles se prolongent, allant jusqu'aux arrêts systoliques; ainsi la fréquence des battements du cœur se trouve réduite à la moitié du chiffre normal.

Enfin, le cœur finit — même pendant qu'il continue ses contractions — à perdre toute excitabilité.

L'application de l'atropine n'y modifie rien. La fréquence cardiaque et la pression intra-vasculaire vont en diminuant et la mort — du moins quand on a eu soin d'entretenir la respiration artificielle — se produit par paralysie du cœur.

Une interprétation intéressante et importante à la fois de l'accroissement en énergie des fonctions du cœur au début de l'action du poison, a été donnée par Rossbach. Cet observateur a démontré que la contraction du muscle vératrinisé, chez la grenouille comme chez l'animal à sang chaud, est non seulement de plus longue durée, mais qu'elle est trois fois plus énergique que celle du muscle normal.

M. Rossbach a observé aussi que le muscle d'un animal à sang chaud, qu'on a pour ainsi dire *épuisé* par des milliers de contractions qu'on lui a fait faire, peut se *rétablir* et être remis en état de faire à l'instant des contractions quatre fois plus fortes sous l'influence de doses minimes de vératrine.

Ce rétablissement dure souvent assez longtemps et ne se change que graduellement en fatigue. Or, comme le muscle cardiaque réagit à la vératrine comme le fait un autre muscle, il est évident que des quantités légères de ce médicament exercent une même influence sur l'un et sur l'autre. L'arrêt du cœur par la muscarine est levé par l'application de la vératrine.

Action sur le système nerveux central. — On ne sait pas au juste si l'action de petites doses de vératrine porte aussi sur le système nerveux central.

Les doses élevées et toxiques exercent une action paralysante sur le cerveau et sur la moelle.

Ainsi, est-il démontré que l'origine des pneumo-gastriques et les centres respiratoire et vaso-moteur, après avoir été excités d'abord, finissent par être paralysés.

Action sur la respiration. — La respiration d'abord accélérée redevient normale, après des doses légères de vératrine. Les doses élevées retardent les mouvements respiratoires et finissent par les arrêter.

D'après von Bezold, l'inspiration devient profonde et l'expiration se prolonge; le sang ne présente pas si vite les symptômes asphyctiques chez l'animal vératrinisé que chez l'animal normal qu'on a mis sous des conditions de respiration insuffisante.

Action sur les organes de la digestion. — Il est vraisemblable que le vomissement, la diarrhée et le mal au ventre, qui ne se produisent du reste qu'après les doses trop élevées de l'alcaloïde, sont produits par l'action primaire et directe sur la muqueuse gastro-intestinale. Il est avéré que le vomissement et la diarrhée se montrent de même après l'introduction du poison par voie sous-cutanée; il se pourrait cependant que la vératrine n'agit alors qu'après son élimination par la muqueuse gastro-intestinale. L'emploi continué de petites doses produit sans nul doute un certain degré d'accoutumance.

D'après L. von Praag (1), on ne voit jamais à l'autopsie d'animaux sacrifiés après l'empoisonnement par la vératrine, des signes de gastro-entérite.

Action sur la température. — La vératrine fait baisser le calorique chez l'homme comme chez l'animal à l'état sain et fébrile, de 1 à 3° c.

Voici comment Binz (2) essaie d'interpréter cette action.

On sait que Kocher a attribué cet effet à une excitation de certains organes nerveux centraux (centres inhibitoires).

On pourrait encore y voir une action délétère de cet alcaloïde sur certains protoplasmes, comme l'ont démontré Küne et Scharrenbroich. Les organes lymphatiques de notre organisme, ces foyers d'incubation de parasites infectieux, seraient rendus moins hospitaliers pour les microbes — comme cela se voit sous l'influence de la quinine — ou bien les infiniment petits euxmêmes seraient attaqués par la vératrine. Enfin, on ne doit pas oublier que l'augmentation de la pression sanguine et une perte exagérée du calorique par le tégument cutané qui en est la conséquence, y peuvent être pour quelque chose ; car cette augmentation de la pression intra-vasculaire n'implique pas nécessairement une élévation des oxydations dans les tissus, comme on a voulu le faire croire. Mais il est certain que l'état de dépression des fonctions circulatoires occasionné par la fièvre ajoute un facteur très sérieux de plus aux autres causes qui déterminent la chaleur fébrile, et que la vératrine administrée avec prudence supprime cet état et avec lui ses conséquences.

SUBSTANCES SYNERGIQUES ET AUXILIAIRES.

La vératrine a dans ses effets beaucoup d'analogie avec l'aconitine ; ainsi ces deux alcaloïdes combinés rendent de précieux services dans la médication défervescente, antiphlogistique et antinévralgique.

Son action spéciale sur la fibre musculaire striée, sur les

(1) Comparez von Schroff, *Lehrbuch der Pharmacologie*, 1873, S. 583.
(2) *Vorlesungen über Pharmakologie*, I, S. 160.

plaques terminales des nerfs moteurs, sur le muscle cardiaque, la rapprochent de la cicutine, de la curarine, de la digitaline.

Elle agit sur le protoplasme à la façon de la quinine, de la strychnine.

La colchicine agit comme la vératrine sur les extrémités terminales des nerfs sensibles; son action sur l'organisme, quoique présentant quelque analogie dans certains effets, est tellement différente qu'on ne saurait ranger ces deux agents dans une même classe de médicaments.

SUBSTANCES ANTAGONISTES.

La strychnine, la brucine sont douées d'un antagonisme relatif; combinées à doses légères à la vératrine, elles neutralisent son action paralysante sur les centres respiratoire et vaso-moteur; en relevant la vitalité de toute l'économie, elles savent prévenir ou retarder l'adynamie.

La codéine associée à la vératrine est souvent d'une grande utilité. Son action sédative sur la muqueuse stomacale sait mitiger l'effet topique d'irritation produit par la vératrine chez les personnes très sensibles, et fait que l'antipyrétique est supporté par le malade.

Comme contre-poisons chimiques, il convient de nommer l'acide tannique et l'iodure ioduré de potassium.

USAGES THÉRAPEUTIQUES.

Le principe actif de la semence de Sabadille est un des agents les plus usités en dosimétrie. Nous ne possédons, pas en effet, dans notre arsenal pharmaceutique, un médicament aussi puissant, aussi sûr dans ses effets et en même temps aussi facilement maniable que la vératrine.

La médecine officielle a accueilli d'abord ce remède avec enthousiasme; on a reconnu sa valeur comme antipyrétique. Kocher, Pegaitaz, Liebermeister, Piédagnel, Trousseau, Bouchut, Vogt, Hasse, pour ne pas citer d'autres cliniciens, s'en sont servi avec succès pour combattre la fièvre, et ont surtout loué son action bienfaisante dans le rhumatisme articulaire aigu et dans la pneumonie croupeuse.

Si la vératrine est abandonnée maintenant par l'École, aurait-elle perdu peut-être ses propriétés fébrifuges et analgésiantes?

Pas du tout. M. Schmiedeberg (1), citant Wachsmuth, résume la condamnation absolue de cet alcaloïde dans ces mots :

« Il ne faut pas oublier, quand on emploie la vératrine comme antipyrétique, que son usage implique plutôt la production d'un *collapsus* artificiel que celle d'une défervescence. »

En effet, au point de vue des médecins allopathes, il y a de quoi avoir peur de la vératrine. On ne lui reproche pas tant d'être variable en énergie d'action comme en composition chimique — reproche qu'on ne cesse de faire à l'adresse de l'aconitine et de la digitaline du commerce et qu'elle mérite au moins autant que celles-là – ; on lui impute plutôt comme crime impardonnable que sa dose *minima* thérapeutique, peut déterminer des accidents fâcheux, voire le collapsus chez certaines personnes, lorsque chez d'autres cette même dose ne produit rien de fâcheux.

Ainsi Liebermeister (2) préconise la vératrine en pilules au 1/2 centigramme, administrée à raison d'une pilule d'heure en heure jusqu'à produire l'effet nauséeux et le vomissement. Dans la majorité des cas (il s'agit du *typhus abdominal*), 4 à 6 pilules suffiraient.

M. Liebermeister rapporte que s'il survient des vomissements et un abaissement rapide du calorique, il se présente plutôt le collapsus chez les malades qui prennent la vératrine que chez ceux à qui on avait administré la quinine, l'acide salicylique ou la digitale.

Il a toujours réussi à combattre avec succès ces symptômes d'adynamie aiguë par le vin ou des autres analeptiques.

Depuis ces dernières années, il a abandonné la vératrine et la remplace de préférence par l'acide salicylique.

Il nous serait facile de multiplier à l'infini ces citations. Il suffit de constater que dans la main de nos confrères allopathes la vératrine est un médicament dangereux qui, administré comme ils le font, cause plus d'accidents qu'il ne produit de guérisons.

En dosimétrie, nous opposons la vératrine à tous les cas où l'on administre l'aconitine, surtout combinée avec cette dernière.

(1) *Grundriss der Arzneimittellehre*, 1883, S. 88.

(2) *Antipyretische Heilmethoden. Handb. d. Allg. Thérap.* von Dr Ziemssen, B^d I, 2e u. 3e Theil, S. 79.

« C'est principalement dans les maladies aiguës, dit M. Burg-graeve (1), que son action est puissante. Depuis que nous l'avons introduite dans notre service d'hôpital, il n'y a pas de fièvre ou d'inflammation que nous ne puissions diriger vers la résolution. »

Nous partageons pleinement cette opinion du maître.

Comme lui, nous avons toujours réussi, grâce à elle, à produire la défervescence, à abattre la fièvre la plus intense, à conjurer une inflammation imminente, à restreindre son développement ou à mitiger ses effets. Elle nous a servi avec un égal succès dans la fièvre typhoïde, la fièvre puerpérale, la pneumonie, les exanthèmes fébriles, etc.

Aussi nous n'hésitons pas à établir que la vératrine trouve son application principale, comme hypothermique, dans les pyrexies de différents ordres.

Les doses employées en allopathie, poussant au contro-stimu-lisme, sont condamnables.

On obtient, en effet, toujours l'effet antipyrétique par l'admi-nistration de doses très légères et données à courtes distances. En agissant de la sorte, on ne court jamais le risque de nuire au ma-lade, avec un remède variable en composition, partant en énergie d'action (quand on se sert de vératrine de provenance diverse) et pour lequel certains individus ont une idiosyncrasie décidée. On supprime le remède à la première alarme, c'est-à-dire aussitôt que le patient éprouve une légère nausée, et on ne le continue, en espaçant — d'après la réaction qu'on observe — plus ou moins les doses, que lorsque l'état nauséeux a disparu complètement.

Si le patient est trop sensible à la vératrine, on peut essayer de lui faire supporter le remède en y associant la codéine. Pour le cas où cette combinaison ne réussit pas mieux, on abandonne l'alcaloïde de la Sabadille et lui substitue l'aconitine seule ou associée à la digitaline. De cette manière, on obtient également la défervescence sans incommoder le malade.

La faculté de produire l'anesthésie des extrémités périphériques des nerfs sensitifs incombant à la vératrine, crée une indication non moins capitale de ce remède dans les hyperesthésies et les hyperalgies du tégument cutané.

M. Burggraeve a donné à la vératrine le nom de *rafraîchissant*

---

(1) *Manuel de pharmacodynamie dosimétrique*, 1881, p. 42.

de la peau et a fixé l'attention des praticiens sur la propriété spéciale de cet alcaloïde, administré à l'intérieur, de calmer la sensibilité exagérée de ce tégument.

Voici comment s'exprime le professeur de Gand au sujet du traitement dosimétrique des maladies cutanées (1).

« Il y a à considérer dans les affections cutanées, au point de vue du traitement dosimétrique, leurs causes, leur marche et leurs formes.

Ici se rangent l'érythème simple, l'érisypèle franc, le zona-zoster, le pemphygus, l'eczème, l'ecthyma, l'urticaire, l'herpès phlycténoïde, les aphthes fébriles, le furoncle, le charbon, la pustule maligne, etc.

Ces dernières éruptions sont extrêmement dangereuses par rapport à leur cause, le plus souvent un poison animal; aussi se compliquent-elles, dans ce dernier cas, de symptômes ataxiques ou typhiques; il faut donc recourir à la cautérisation, qu'on ne saurait employer assez tôt. Quant aux modificateurs internes, ce sont les nervins et les altérants : vératrine, aconitine, digitaline, comme dans les fièvres éruptives, pour dissiper le calorique morbide ; l'arséniate de strychnine et l'acide phosphorique, le camphre et le musc, pour relever la vitalité; l'arséniate de quinine contre les redoublements fébriles.

Dans tout le cours de la maladie, il faut donner chaque matin une cuillerée de Sedlitz Chanteaud, afin d'empêcher les saburres de s'amasser.

S'il y a des irradiations douloureuses intervertébrales, comme dans le zona, il faut recourir à la cicutine ou à l'hyosciamine et à la morphine. L'expérience démontre qu'en calmant la moelle épinière, on fait cesser la douleur et le spasme. Cela est tellement vrai, qu'après le zona il reste d'ordinaire une grande faiblesse des extrémités.

Les dermatoses, ou maladies de peau proprement dites, sont dues, tantôt à des parasites : gale, teigne, etc., tantôt à des diathèses : syphilitique, scrofuleuse, cancéreuse, tuberculeuse, dartreuse, arthritique, et exigent autant de traitements particuliers qu'il y a de causes.

Il faut tenir compte, avant tout, de la sensibilité exagérée de la

____

(1) *La Médecine dosimétrique, ses fins et ses moyens,* 1883, p. 297.

peau, car c'est de l'abus des irritants que provient souvent la ténacité de ces éruptions.

Nous croyons utile de reproduire ici les paroles d'un médecin anglais : « C'est une erreur de croire qu'une altération du sang est le *fons et origo* de toutes les affections cutanées ; un grand nombre, tels que: zona, eczéma, érythème, urticaire, pemphygus, etc., sont dues à une affection nerveuse réflexe sur les fibres sensitives transmises à l'axe cérébro-spinal et partant, soit de la peau, soit de la muqueuse intestinale. »

Le médecin anglais considère le trouble de l'innervation comme devant précéder nécessairement l'apparition d'une maladie cutanée. Pour lui, les formes spécifiques sont dues à l'élément morbifique contenu dans le sang, mais agissant sur les centres nerveux et, subsidiairement, sur les nerfs de la peau. Dans l'urticaire spontané nous voyons des empoules se former sous l'action du froid ou au moindre frottement de la peau. Dans l'urticaire produit par les moules, le même phénomène a lieu et le malade éprouve un malaise indicible.

Si l'on excepte les affections sèches ou squameuses, les maladies cutanées se présentent le plus fréquemment chez les personnes nerveuses et très impressionnables ; quelques-unes de ces affections se rattachent à un état anémique ou à une irrégularité des règles.

Dans les maladies de la peau, comme dans toutes celles par exsudation ou sécrétion anormale, l'humorisme, tel que l'admettaient les anciens, c'est-à-dire *cum materia*, ou les humeurs peccantes, doit être, sinon écarté, du moins réduit à sa véritable signification. C'est toujours à la vitalité qu'il faut en venir, et surtout aux agents vitaux qu'il faut recourir.

Les modificateurs de la nutrition n'agissent même pas autrement. »

Il ressort de ces observations que, dans le traitement des maladies cutanées, il faut s'attacher à combattre, à la fois, et la cause et les symptômes. La vératrine, abattant le calorique fébrile d'abord, puis agissant sur la sensibilité exagérée des filets nerveux dans la peau, s'y trouve donc indiquée à double titre.

A elle seule cependant, elle ne suffit pas, dans la majorité des cas. Elle remplit l'indication de la *variante* du traitement, on l'oppose aux troubles fonctionnels, se traduisant par les symptômes fièvre, prurit, etc. ; il faut aussi combattre la cause et compléter la médication en administrant comme *dominante :* les arséniates, les préparations de mercure, les iodures, les sulfures, les ferrugineux, etc., *casu quo,* par l'application externe des parasiticides : baume de Pérou, essence de térébenthine, soufre, etc.

Nous l'avons prescrit avec le meilleur succès dans les affections prurigineuses, relevant de différentes causes, dans l'urticaire, l'herpès, l'eczéma et autres dermatoses.

Le docteur H. Albutt, de Leeds (Angleterre) (1), dans une communication faite à l'occasion d'une séance de la Société anglaise de médecine dosimétrique, reconnaît avoir employé la vératrine avec beaucoup d'avantage dans différentes dermatoses.

L'action sédative exercée par la vératrine sur le système nerveux, lui assigne naturellement un rôle prépondérant dans le traitement des névralgies, contre les douleurs violentes de l'ophthalmie rhumatismale, contre la sciatique, etc.

Le succès obtenu par quelques praticiens par l'administration de la vératrine contre certaines formes d'affections spasmodiques, tremblements des alcooliques, des reconvalescents de la fièvre typhoïde, des malades atteints de sclérose en plaque (Féris), de chorée (d'Oliveiro Castro, Ebers), de tétanos (Harris) peut s'expliquer par l'action stimulante particulière de cet alcaloïde sur la fibre musculaire striée.

La vératrine ranime l'énergie du muscle strié, elle réduit le nombre des contractions, mais augmente la force de chacune d'elles.

Aussi, dans la suractivité, l'affolement du cœur, cet alcaloïde administré dosimétriquement, loin de mener à la paralysie cardiaque, peut servir à rétablir les fonctions troublées de cet organe.

On se rappellera que Turnbull et Gintrac ont préconisé l'emploi de cette base, dans les affections cardiaques, arthritiques et rhumatismales, et contre les palpitations nerveuses.

L'emploi externe de la vératrine est borné à l'application de cette substance, sous forme de pommade, sur la peau, dans le trajet des nerfs malades ; on se propose ainsi de produire l'anal-

---

(1) *Note on Veratrine in Skin diseases. The Journ. of Med. and Dos. Therap.,* 1884, p 74.

gésie dans diverses névralgies faciale, lombaire, spinale, cocygienne.

MODES D'ADMINISTRATION ET DOSES.

Nous recommandons d'une façon toute spéciale l'emploi des granules de vératrine au 1/2 milligramme Chanteaud. Le médecin qui prescrit la vératrine doit pouvoir compter sur la pureté de l'alcaloïde; or, son ordonnance étant préparée tantôt dans une officine, tantôt dans une autre, doit nécessairement varier dans ses effets.

La solubilité du granule, sa composition invariablement la même, sont des qualités qu'on ne saurait jamais suffisamment apprécier.

A défaut de granules on peut se servir de la pilule soluble d'un même dosage.

Cependant quand on a à traiter des enfants un peu récalcitrants ou de tout petits bébés, le granule ou la pilule conviennent peu. Aussi sommes-nous accoutumés à dissoudre le granule dans une abondance d'eau sucrée, quand il s'agit de leur administrer la vératrine *ex tempore*.

Une prescription beaucoup employée dans notre pratique est la suivante :

```
Pr. Vératrine pure  . . . . . . . . . .    5 milligrammes.
    Glycérine . . . . . . . . . . . .     5 grammes.
        Dissolvez.
    Solution gommeuse  . . . . . . . .  100    —
        (Gomme arabique 5 gr., eau 95 gr.).
    Sirop simple . . . . . . . . . . .   15    —
        Mêlez.
    D. S. Une cuillerée à café de demi-heure en demi-heure.
```

Évaluant le contenu d'une cuillerée à café à 3 grammes, on donne ainsi 1/8e de milligramme de vératrine à la fois, ce qui constitue une dose convenable pour un enfant en bas-âge.

La gomme, il est vrai, s'oppose à l'absorption, qui se fait moins rapide, mais elle prévient aussi le contact du médicament avec la muqueuse de la bouche, ce qui, dans le cas donné, est une *conditio sine quâ non*.

Dans les cas aigus, on débutera toujours par un granule au

1/2 milligramme à la fois quand on ne connaît pas la sensibilité particulière du malade, dose qu'on répète de quart d'heure en quart d'heure ou à plus grandes distances, d'après les règles connues. On a toujours soin de recommander de bien avaler le granule et d'avertir le malade des conséquences désagréables qu'il éprouverait en le laissant fondre dans la bouche. Aussitôt que le patient éprouve des nausées, on fait supprimer le médicament ou l'on fait espacer les doses.

Nous avons déjà eu l'occasion de relever que l'addition d'un granule de codéine, à un autre de vératrine, a souvent pour effet de faire mieux supporter l'alcaloïde de la Sabadille chez les malades trop sensibles au remède.

Si le malade supporte bien la vératrine et que dans un cas de fièvre l'hyperthermie est considérable, on peut doubler et tripler les doses, pourvu qu'on les réduise et les fasse plus espacer aussitôt que le pouls diminue en fréquence, ou que des nausées se produisent.

Nous nous rappelons avoir administré à notre fils, âgé de 6 ans, dans un cas pareil, quatre granules de vératrine à la fois, de demi heure en demi heure, jusqu'à trois fois, puis deux granules et ainsi de suite jusqu'à détention complète, sans que le petit ne présenta le moindre accident thérapeutique.

Il n'y a, en vérité, rien d'absolu dans les doses de la vératrine, comme du reste dans celles des alcaloïdes en général ; le médecin doit savoir manœuvrer avec son médicament et suivre pas à pas l'évolution de la maladie.

Dans les cas chroniques, quatre à cinq granules suffisent à produire l'effet demandé.

Pour ce qui est de l'application à l'extérieur, on prescrit la vératrine de préférence en pommade.

Pr. Vératrine pure. . . . . 2 à 5 décigrammes.
    Huile d'olive . . . . 5 grammes.
    Lanoline . . . . 20 —
      Mêlez.

On répète l'emploi de cette pommade jusqu'à ce que le malade (névralgique) éprouve la sensation de chaleur et de picotement au lieu d'application.

L'injection hypodermique est très douloureuse et souvent suivie d'inflammation locale. Eulenburg (1), et nous avec lui, déconseillons ce mode d'administration.

Il n'allait jamais au delà d'une dose de 1 1/2 à 2 milligrammes par injection.

Pr. Vératrine pure . . . . 5 centigrammes.
Esprit de vin . . . . } 25 grammes.
Eau distillée. . . . . }
Dissolvez.
D. S. Pour injection hypodermique.

Chaque seringue contenait ainsi à peu près 1 milligramme de l'alcaloïde.

(1) *Percutane, subcutane und intracutane Arznei-Application. Handb. d. Allg. Therap.*, 1880, B^d I, 2e u. 3e Theil, von Dr H. von Ziemssen, S. 86.

FIN.

TABLE DES MATIÈRES.

PREMIÈRE PARTIE.

CHAPITRE Ier.

L'origine de la médecine dosimétrique.

CHAPITRE II.

L'œuvre de Burggraeve.

CHAPITRE III.

De l'action thérapeutique des remèdes.

CHAPITRE IV.

De la combinaison de divers modificateurs médicamenteux.

CHAPITRE V.

De la posologie des médicaments dosimétriques.

CHAPITRE VI.

Des formes médicinales.

CHAPITRE VII.

De l'absorption, de l'élimination, de l'accumulation et de l'accoutumance.

CHAPITRE VIII.

Classification des médicaments.

DEUXIÈME PARTIE.

REGISTRE ALPHABÉTIQUE

AGENTS CHIMIQUES MÉDICAMENTEUX ET PHARMACEUTIQUES.

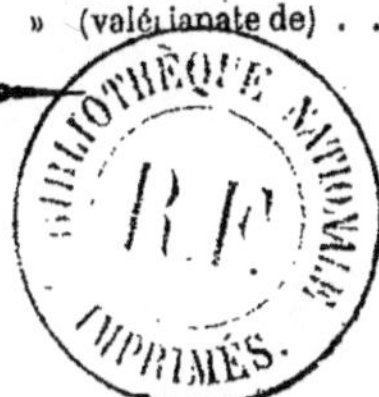